Ania Carolina Muntau
Intensivkurs Pädiatrie

Ania Carolina Muntau

Intensivkurs
Pädiatrie

5., vollständig überarbeitete und
aktualisierte Auflage

Mit über 280 Abbildungen und
130 Tabellen

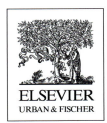

URBAN & FISCHER München

Zuschriften und Kritik an:
Elsevier GmbH, Urban & Fischer Verlag, Lektorat Medizinstudium, Karlstraße 45, 80333 München
E-mail: medizinstudium@elsevier.de

Autorin: Prof. Dr. Ania C. Muntau, Dr. von Haunersches Kinderspital der LMU München, Lindwurmstr. 4, 80337 München, E-mail: Ania.Muntau@med.uni-muenchen.de

Wichtiger Hinweis für den Benutzer
Die Erkenntnisse in der Medizin unterliegen laufendem Wandel durch Forschung und klinische Erfahrungen. Die Autorin dieses Werkes hat große Sorgfalt darauf verwendet, dass die in diesem Werk gemachten therapeutischen Angaben (insbesondere hinsichtlich Indikation, Dosierung und unerwünschten Wirkungen) dem derzeitigen Wissensstand entsprechen. Das entbindet den Nutzer dieses Werkes aber nicht von der Verpflichtung, anhand der Beipackzettel zu verschreibender Präparate zu überprüfen, ob die dort gemachten Angaben von denen in diesem Buch abweichen und seine Verordnung in eigener Verantwortung zu treffen.

Wie allgemein üblich, wurden Warenzeichen bzw. Namen (z. B. bei Pharmapräparaten) nicht besonders gekennzeichnet.

Bibliografische Information Der Deutschen Nationalbibliothek
Die Deutsche Nationalbibliothek verzeichnet diese Publikation in der Deutschen Nationalbibliografie; detaillierte bibliografische Daten sind im Internet unter http://dnb.d-nb.de abrufbar.

Alle Rechte vorbehalten
1. Auflage   1993
2. Auflage   1997
3. Auflage   2004
4. Auflage   2007
5. Auflage   2009
© Elsevier GmbH, München
Der Urban & Fischer Verlag ist ein Imprint der Elsevier GmbH.

09 10 11   12 4 3 2 1

Für Copyright in Bezug auf das verwendete Bildmaterial siehe Abbildungsnachweis.

Der Verlag hat sich bemüht, sämtliche Rechteinhaber von Abbildungen zu ermitteln. Sollte dem Verlag gegenüber dennoch der Nachweis der Rechtsinhaberschaft geführt werden, wird das branchenübliche Honorar gezahlt.

Das Werk einschließlich aller seiner Teile ist urheberrechtlich geschützt. Jede Verwertung außerhalb der engen Grenzen des Urheberrechtsgesetzes ist ohne Zustimmung des Verlages unzulässig und strafbar. Das gilt insbesondere für Vervielfältigungen, Übersetzungen, Mikroverfilmungen und die Einspeicherung und Verarbeitung in elektronischen Systemen.

Programmleitung: Dr. med. Dorothea Hennessen
Planung: Bettina Meschede
Lektorat: Uta Lux
Herstellung: Peter Sutterlitte
Zeichnungen: Stefan Elsberger
Satz: Mitterweger & Partner, Plankstadt
Druck und Bindung: MKT Print d.d., Ljubljana
Umschlaggestaltung: SpieszDesign. Büro für Gestaltung, Neu-Ulm
Gedruckt auf 90 g Nopacoat prestige, 0,87-faches Volumen

ISBN 978-3-437-43392-4

Aktuelle Informationen finden Sie im Internet unter: www.elsevier.de und www.elsevier.com

Vorwort zur 5. Auflage

Die erste Auflage dieses Buches entstand im Jahr 1990 aus den Aufzeichnungen zu meiner Examensvorbereitung mit dem Ziel, eine kurz gefasste Darstellung des prüfungsrelevanten Stoffs anzubieten. Seit der 3. Auflage ist aus einem Kompendium ein reichhaltig bebildertes, kompaktes Lehrbuch geworden. Die entscheidenden Neuerungen der 4. Auflage waren die für den Käufer kostenlose online Version des Textes und aller Abbildungen mit Anbindung an *Student Consult* und die Erstellung von 64 neuen Algorithmen, Tabellen und Checklisten zu Differentialdiagnosen sowie diagnostischem oder therapeutischem Vorgehen. Sie sollen den Studierenden bei der Erstellung differentialdiagnostischer und therapeutischer Konzepte unterstützen und sind weiterhin Bestandteil der nun vorliegenden Auflage. Darüber hinaus wurde für die 4. Auflage eine Vielzahl von Kapiteln grundlegend überarbeitet und entsprechend den neuesten Erkenntnissen aktualisiert. Hierfür danke ich sehr herzlich meinen Kollegen Rebekka Steinmann und Dr. Kati Dokoupil (Säuglingsernährung), Dr. Beate Kusser (Endokrinologie und Diabetes), Dr. Karin Kurnik (Hämostaseologie), Dr. Simon Urschel (Kardiologie), Dr. Matthias Kappler (Mukoviszidose und chronischentzündliche Darmerkrankungen), PD Dr. Philip Bufler (Gastroenterologie) und Dr. Ingo Borggräfe (Neuromuskuläre Erkrankungen und Neurologie).

Bereits 18 Monate nach Erscheinen der Vorauflage habe ich das Buch nun erneut vollständig überarbeitet und aktualisiert. Mein Dank gilt meinen Doktorandinnen Katharina Domdey und Johanna Jank, die mich hierbei mit großem Einsatz in hervorragender Weise unterstützt haben. Sämtliche Korrekturvorschläge von Lesern, die mich per Post oder elektronisch erreicht haben, wurden eingehend geprüft und eingearbeitet. Die jetzige Neuauflage wurde auch dazu genutzt, das Bildmaterial weiter zu verbessern. 20 der insgesamt 230 Abbildungen wurden durch qualitativ noch bessere Fotos ersetzt, einige neue Abbildungen sind hinzugekommen. Diese Fotos zeigen häufig meine eigenen Patienten und stammen fast ausschließlich aus dem Archiv des Dr. von Haunerschen Kinderspitals der Ludwig-Maximilians-Universität in München. Dem Direktor unserer Klinik, Herrn Professor Dietrich Reinhardt, danke ich sehr für die Erlaubnis, die Bilder zu verwenden.

Die neue Approbationsordnung stellt neue Anforderungen an Lernende und Lehrende. Als Modulsprecherin des neuen Medizinischen Curriculums München, MeCuM, bin ich für die Neuorganisation der Lehre in der Pädiatrie verantwortlich. Durch mehr Kleingruppenunterricht, mehr interdisziplinäre Veranstaltungen und mehr praxisrelevante Unterrichtseinheiten versuchen wir, die Studierenden besser auf den Beruf vorzubereiten. Diese Aspekte sollten auch in meinem Buch berücksichtigt werden. Ein wichtiges Element hierbei sind Kasuistiken, die besonders wichtige Krankheitsbilder am Beispiel authentischer Fälle aus unserer Klinik beschreiben. Viele davon entstammen dem klinischen Alltag meiner Freunde und Kollegen.

Den Mitarbeiterinnen des Elsevier Urban & Fischer Verlages, Bettina Meschede und Uta Lux sowie Frau Dr. Dorothea Hennessen möchte ich danken für die nun langjährige, hervorragende, konstruktive Zusammenarbeit und die Bereitschaft, meine stets mit Arbeitsaufwand und Kosten verbundenen Verbesserungsvorschläge anzunehmen und umzusetzen.

Sehr gefreut habe ich mich über zahlreiche Leserzuschriften. Hierbei zeigt sich, dass das Buch nicht nur von Studenten begleitend zum Pädiatrieunterricht und zur Examensvorbereitung, sondern zunehmend auch von Assistenzärzten bei der Vorbereitung zur Facharztprüfung verwendet wird. Ich hoffe, auch in Zukunft von denen zu hören, die mit meinem Buch arbeiten. Ihre Meinung ist es, auf die es ankommt.

Ich wünsche Ihnen viel Freude mit der Pädiatrie!

München, im Frühjahr 2009

Ania Carolina Muntau

Zum Geleit aus der 1. Auflage

Die Pädiatrie hat in den letzten Jahrzehnten eine Fülle von neuen Erkenntnissen gesammelt, pathologische Zusammenhänge aufgeklärt und neue therapeutische Richtlinien erarbeitet. Diese Entwicklung hat aber auch dazu geführt, daß Studenten, die sich auf das Dritte Staatsexamen vorbereiten, Schwierigkeiten haben, ein Repetitorium vorzufinden, das kurz gefaßt ist, einerseits unter bewußtem Verzicht auf ausführliche Literaturzitate, aber andererseits alle wesentlichen und gesicherten Tatsachen enthält und vor allem praktischen Belangen Rechnung trägt. Aber auch praktisch tätige Kinderärzte, die ihre grundlegenden Kenntnisse effektiv auffrischen wollen, sind eine der Zielgruppen dieses Buches.

Durch eine tabellarische, alles Überflüssige vermeidende und dennoch umfassende Darstellung ist es der Autorin gelungen, diesem Bedarf kompetent zu entsprechen. Das Buch ist kein Repetitorium in herkömmlichem Sinne, sondern ein praktisches Handbuch für alle diejenigen, die bereits über die grundlegenden Kenntnisse der Kinderheilkunde verfügen, und kann allen Studenten zur Vorbereitung auf das Staatsexamen wie auch allen praktisch tätigen Kinderärzten wärmstens empfohlen werden.

München, im März 1993   *Prof. Dr. R. J. Haas*

Inhaltsverzeichnis

1 Neonatologie 1

1.1 Definitionen 2
1.2 Postnatale Adaptation 2
**1.3 Beurteilung von Vitalität und Reife-
zustand** 4
  1.3.1 Erstversorgung des Neugeborenen .. 4
  1.3.2 Apgar-Score zur Beurteilung der
Vitalität 4
  1.3.3 Petrussa-Index zur Beurteilung
des Reifezustands 5
1.4 Reanimation des Neugeborenen 5
1.5 Perinatale Schäden 6
1.6 Das Frühgeborene 8
  1.6.1 Atemnotsyndrom (ANS) 8
  1.6.2 Persistierender Ductus arteriosus
(PDA) 9
  1.6.3 Bronchopulmonale Dysplasie
(BPD) 10
  1.6.4 Retinopathia praematurorum
(ROP) 11
  1.6.5 Hirnblutungen 11
  1.6.6 Periventrikuläre Leukomalazie (PVL) .. 13
  1.6.7 Apnoen 14
  1.6.8 Frühgeborenenanämie 14
**1.7 Lungenerkrankungen des Neu-
geborenen** 15
  1.7.1 Mekoniumaspirationssyndrom
(MAS) 15
  1.7.2 Pneumothorax 15
  1.7.3 Lungenhypoplasie 16
  1.7.4 Zwerchfellhernie 16
  1.7.5 Neonatale Pneumonien 17
  1.7.6 Persistierende fetale Zirkulation
(PFC-Syndrom) 17
**1.8 Hämatologische Erkrankungen
des Neugeborenen** 18
  1.8.1 Hyperbilirubinämie des Neu-
geborenen 18
  1.8.2 Morbus haemolyticus neonatorum .. 20
  1.8.3 Neonatale Anämie 22
  1.8.4 Polyglobulie – Hyperviskositäts-
syndrom 22
  1.8.5 Morbus haemorrhagicus
neonatorum (Vitamin-K-Mangel) .. 23
  1.8.6 Neonatale Thrombozytopenie 23
**1.9 Erkrankungen des Gastrointestinal-
trakts beim Neugeborenen** 24
  1.9.1 Omphalozele und Laparoschisis 24
  1.9.2 Nekrotisierende Enterokolitis
(NEC) 25
  1.9.3 Mekoniumileus 25
**1.10 Metabolische Störungen im
Neugeborenenalter** 26
  1.10.1 Hypoglykämien 26
  1.10.2 Hypokalzämie des Neugeborenen .. 27
1.11 Neonatale Krampfanfälle 28
**1.12 Infektionskrankheiten des Neu-
geborenen** 28
  1.12.1 Neonatale Sepsis und Meningitis ... 28
  1.12.2 Konnatale, nichtbakterielle
Infektionen des Neugeborenen 30

  1.12.3 Lues connata 30
  1.12.4 Konjunktivitis des Neugeborenen ... 32
1.13 SIDS (Sudden Infant Death Syndrome) ... 32

2 Genetik 35

**2.1 Autosomale Chromosomen-
aberrationen** 35
  2.1.1 Numerische Aberrationen 35
  2.1.2 Strukturelle Aberrationen 38
2.2 Gonosomale Aberrationen 39
  2.2.1 Ullrich-Turner-Syndrom (45,X0) 39
  2.2.2 Klinefelter-Syndrom (47,XXY) 40
  2.2.3 Syndrom des fragilen
X-Chromosoms 41
  2.2.4 XYY-Syndrom 41
  2.2.5 XXX-Syndrom 41
**2.3 Chromosomale Mikrodeletions-
syndrome** 41
**2.4 Embryofetopathien durch exogene
Noxen** 43
  2.4.1 Alkoholembryopathie 43
  2.4.2 Hydantoinembryopathie 45
  2.4.3 Nikotinabusus 45
2.5 Genetische Beratung 45
2.6 Pränatale Diagnostik 46
2.7 Schwangerschaftsabbruch 46

3 Säuglingsernährung 47

3.1 Physiologie 47
3.2 Muttermilchernährung 47
  3.2.1 Formen der Frauenmilch 48
  3.2.2 Biologische Vorteile der Mutter-
milchernährung 49
  3.2.3 Potenzielle Nachteile des Stillens 50
  3.2.4 Stillphysiologie und praktische
Aspekte des Stillens 51
**3.3 Industriell hergestellte
Säuglingsmilchnahrung** 51
3.4 Beikost 52
**3.5 Vitamin-D- und Fluorsubstitution
im 1. Lebensjahr** 53

4 Vitamine 54

4.1 Wasserlösliche Vitamine 54
  4.1.1 Vitamin B_1 54
  4.1.2 Vitamin B_2 54
  4.1.3 Niacin 55
  4.1.4 Vitamin B_6 55
  4.1.5 Vitamin B_{12} und Folsäure 56
  4.1.6 Vitamin C 56
  4.1.7 Vitamin H 56

4.2 Fettlösliche Vitamine 57
  4.2.1 Vitamin A 57
  4.2.2 Vitamin D 57
  4.2.3 Vitamin E 61
  4.2.4 Vitamin K 61

Inhaltsverzeichnis

5 Endokrinologie 62

5.1 Störungen des Wachstums 62
5.1.1 Kleinwuchs 62
5.1.2 Großwuchs 66
5.2 Störungen der ADH-Sekretion 67
5.2.1 Verminderte ADH-Sekretion: Diabetes insipidus neurohormonalis 67
5.2.2 Vermehrte ADH-Sekretion: Syndrom der inadäquaten ADH-Sekretion 68
5.3 Erkrankungen der Schilddrüse 68
5.3.1 Hypothyreose 68
5.3.2 Hyperthyreose 69
5.3.3 Neugeborenenhyperthyreose 70
5.3.4 Struma im Kindesalter 70
5.3.5 Thyreoiditis 71
5.3.6 Schilddrüsentumoren 72
5.4 Erkrankungen der Nebenschilddrüsen ... 72
5.4.1 Hypoparathyreoidismus 72
5.4.2 Pseudohypoparathyreoidismus (PHP) 73
5.4.3 Hyperparathyreoidismus 74
5.5 Erkrankungen der Nebennierenrinde ... 74
5.5.1 Erkrankungen mit verminderter Kortisolsynthese 74
5.5.2 Erkrankungen mit vermehrter Kortisolsynthese: Cushing-Syndrom 77
5.5.3 Erkrankungen mit isoliert verminderter Aldosteronsynthese .. 78
5.5.4 Erkrankungen mit erhöhter Aldosteronsynthese 78
5.6 Erkrankungen des Nebennierenmarkes .. 79
5.7 Störungen der Sexualentwicklung 80
5.7.1 Pubertas praecox 81
5.7.2 Pubertas tarda 83
5.7.3 Pubertätsgynäkomastie 85
5.8 Störungen der sexuellen Differenzierung: Intersexualität 85

6 Stoffwechselerkrankungen 89

6.1 Störungen des Stoffwechsels aromatischer Aminosäuren 89
6.1.1 Hyperphenylalaninämien 89
6.1.2 Tyrosinämien 93
6.2 Störungen des Stoffwechsels schwefelhaltiger Aminosäuren 95
6.3 Störungen des Stoffwechsels der verzweigtkettigen Aminosäuren Leucin, Isoleucin und Valin 97
6.4 Störungen des Stoffwechsels von Lysin, Hydroxylysin und Tryptophan 101
6.5 Störungen des Harnstoffzyklus 102
6.6 Störungen des Glycinstoffwechsels 104
6.7 Störungen des Kohlenhydratstoffwechsels 105
6.7.1 Hypoglykämien 106
6.7.2 Diabetes mellitus 110
6.7.3 Glykogenspeichererkrankungen ... 116
6.7.4 Störungen des Galaktosestoffwechsels 120
6.7.5 Störungen des Fruktosestoffwechsels 122
6.7.6 Störungen des Glukosetransports .. 124
6.8 Störungen des Transports und der Oxidation von Fettsäuren 125
6.8.1 Carnitintransporterdefekt 125

6.8.2 Medium-Chain-Acyl-CoA-Dehydrogenase-(MCAD-)Defekt 126
6.9 Speichererkrankungen 127
6.9.1 Heteroglykanosen 128
6.9.2 Sphingolipidosen 130
6.10 Peroxisomale Erkrankungen 134
6.10.1 Defekte der peroxisomalen Biogenese 134
6.10.2 Defekte peroxisomaler Proteine 136
6.11 Lipoproteinstoffwechselstörungen 137
6.11.1 Hyperlipoproteinämien 137
6.11.2 Hypolipoproteinämien 141
6.12 Harnsäurestoffwechselstörungen 142
6.12.1 Lesch-Nyhan-Syndrom 142
6.12.2 Xanthinurie 142

7 Infektiologie 144

7.1 Häufige klinische Infektionsbilder im Kindesalter 145
7.1.1 Sepsis 145
7.1.2 Meningitis 146
7.1.3 Osteomyelitis, septische Arthritis ... 147
7.2 Klassische bakterielle Infektionen 148
7.2.1 Infektionen mit Streptokokken der Gruppe A 148
7.2.2 Pneumokokkeninfektionen 150
7.2.3 Staphylokokkeninfektionen 150
7.2.4 Infektionen mit *Haemophilus influenzae* 151
7.2.5 Meningokokkeninfektionen 151
7.2.6 Diphtherie 153
7.2.7 Pertussis (Keuchhusten) 154
7.2.8 Tetanus 155
7.2.9 Botulismus 156
7.2.10 Salmonellosen 156
7.2.11 Durchfallerkrankungen durch *Escherichia coli* 157
7.2.12 Andere bakteriell bedingte Durchfallerkrankungen 158
7.2.13 Brucellose 159
7.2.14 Listeriose 159
7.2.15 Mykoplasmose 160
7.2.16 Chlamydieninfektionen 161
7.3 Infektionen durch Mykobakterien 162
7.3.1 Tuberkulose 162
7.3.2 Nichttuberkulöse mykobakterielle Erkrankungen 167
7.4 Lyme-Borreliose 168
7.5 Virusinfektionen 169
7.5.1 Masern 169
7.5.2 Röteln 171
7.5.3 Exanthema subitum (Dreitagefieber) 172
7.5.4 Erythema infectiosum (Ringelröteln) 173
7.5.5 Varizellen (Windpocken) 174
7.5.6 Herpes zoster 175
7.5.7 Herpes-simplex-Infektionen 175
7.5.8 Parotitis epidemica (Mumps) 177
7.5.9 Infektiöse Mononukleose (Pfeiffer-Drüsenfieber) 178
7.5.10 RS-Virus-Infektionen 179
7.5.11 Influenzavirusinfektionen 180
7.5.12 Parainfluenzavirusinfektionen 181
7.5.13 *Coxsackie-Virus*-Erkrankungen 181
7.5.14 Adenovirusinfektion 182
7.5.15 Rotavirusinfektionen 183

7.5.16	Poliomyelitis	183
7.5.17	Zytomegalievirusinfektion	184
7.5.18	Frühsommermeningoenzephalitis (FSME)	186
7.5.19	Human-Immunodeficiency-Virus-(HIV-)Infektion	187

7.6 Impfungen ... 190
- 7.6.1 Impfkalender ... 190
- 7.6.2 Diphtherieimpfung ... 190
- 7.6.3 Tetanusimpfung ... 191
- 7.6.4 Pertussisimpfung ... 191
- 7.6.5 Hib-Impfung ... 192
- 7.6.6 Polioimpfung ... 192
- 7.6.7 Hepatitis-B-Impfung ... 192
- 7.6.8 Pneumokokkenimpfung ... 192
- 7.6.9 Meningokokkenimpfung ... 193
- 7.6.10 Masernimpfung ... 193
- 7.6.11 Mumpsimpfung ... 193
- 7.6.12 Rötelnimpfung ... 194
- 7.6.13 Varizellenimpfung ... 194
- 7.6.14 Humane Papillomaviren (HPV)-Impfung ... 194
- 7.6.15 BCG-Impfung ... 195

7.7 Pilzinfektionen ... 195
- 7.7.1 Tinea ... 195
- 7.7.2 Candidiasis ... 195
- 7.7.3 Aspergillose ... 196

7.8 Wurmerkrankungen ... 197
- 7.8.1 Infektionen mit Nematoden (Fadenwürmer) ... 197
- 7.8.2 Infektionen mit Trematoden (Saugwürmer) ... 199
- 7.8.3 Taeniasis ... 199

8 Immunologie ... 200

8.1 Primäre Immundefektsyndrome ... 200
- 8.1.1 B-Zell-Defekte ... 201
- 8.1.2 T-Zell-Defekte ... 202
- 8.1.3 Kombinierte T- und B-Zell-Defekte ... 203

8.2 Sekundäre Immundefektsyndrome ... 206
8.3 Impfungen bei Immundefekt ... 206

9 Rheumatische Erkrankungen ... 208

9.1 Juvenile idiopathische Arthritis (JIA) ... 208
- 9.1.1 Systemische JIA: Still-Syndrom ... 209
- 9.1.2 Seropositive Polyarthritis ... 210
- 9.1.3 Seronegative Polyarthritis ... 210
- 9.1.4 Frühkindliche Oligoarthritis (Typ I) ... 211
- 9.1.5 Juvenile Oligoarthritis (Typ II) ... 212

9.2 Reaktive Arthritis ... 214
9.3 Juvenile Arthritis psoriatica ... 215
9.4 Rheumatisches Fieber ... 215
9.5 Kawasaki-Syndrom ... 217
9.6 Systemischer Lupus erythematodes ... 218
9.7 Purpura Schoenlein-Henoch ... 218

10 Hämatologie ... 219

10.1 Erkrankungen des roten Systems ... 220
- 10.1.1 Eisenmangelanämie ... 220
- 10.1.2 Megaloblastäre Anämie ... 221
- 10.1.3 Kongenitale hypoplastische Anämie: Blackfan-Diamond-Anämie ... 222
- 10.1.4 Erworbene hypoplastische Anämien ... 222
- 10.1.5 Infektanämie ... 223
- 10.1.6 Blutungsanämien ... 224
- 10.1.7 Hämolytische Anämien ... 224
- 10.1.8 Sideroblastische Anämien (sideroachrestische Anämien) ... 232
- 10.1.9 Polyglobulie ... 233
- 10.1.10 Panmyelopathien: aplastische Anämien ... 233
- 10.1.11 Myelodysplastisches Syndrom ... 234

10.2 Erkrankungen des weißen Systems ... 235
- 10.2.1 Neutrophile Leukozytopenie ... 235
- 10.2.2 Granulozytenfunktions-störungen ... 236
- 10.2.3 Reaktive Veränderungen des weißen Blutbilds ... 237

10.3 Erkrankungen der Milz ... 238
- 10.3.1 Asplenie ... 238
- 10.3.2 Splenomegalie ... 238

10.4 Hämostaseologie ... 238
- 10.4.1 Hämophilie A ... 238
- 10.4.2 Hämophilie B ... 240
- 10.4.3 Von-Willebrand-Syndrom ... 241
- 10.4.4 Koagulopathie durch Vitamin-K-Mangel ... 241
- 10.4.5 Koagulopathie durch Leber-erkrankungen ... 242
- 10.4.6 Verbrauchskoagulopathien ... 242
- 10.4.7 Thrombozytopenien ... 243
- 10.4.8 Thrombozytenfunktions-störungen ... 245
- 10.4.9 Thrombozytosen ... 245

11 Onkologie ... 246

11.1 Leukämien ... 246
- 11.1.1 Akute lymphatische Leukämie (ALL) ... 247
- 11.1.2 Akute myeloische Leukämie (AML) ... 249
- 11.1.3 Chronisch-myeloische Leukämie (CML) ... 251

11.2 Non-Hodgkin-Lymphome (NHL) ... 252
11.3 Morbus Hodgkin ... 254
11.4 Histiozytosen ... 255
- 11.4.1 Langerhans-Zell-Histiozytosen (LCH) ... 255
- 11.4.2 Hämophagozytische Lympho-histiozytosen (FHLH) ... 256

11.5 Wilms-Tumor ... 257
11.6 Neuroblastom ... 259
11.7 Rhabdomyosarkom ... 261
11.8 Retinoblastom ... 263
11.9 Osteosarkom ... 264
11.10 Ewing-Sarkom ... 265
11.11 Keimzelltumoren ... 267
11.12 Hirntumoren ... 268
- 11.12.1 Astrozytome ... 269
- 11.12.2 Primitive neuroektodermale Tumoren (PNET) ... 270
- 11.12.3 Ependymome ... 271
- 11.12.4 Kraniopharyngeom ... 271

11.13 Tumoren des Rückenmarks ... 272

12 Kardiologie ... 273

12.1 Angeborene Herzfehler ... 275
- 12.1.1 Kongenitale Ausflussbehin-derungen des linken Ventrikels ... 275

IX

Inhaltsverzeichnis

12.1.2 Kongenitale Ausflussbehinderung
des rechten Ventrikels 279
12.1.3 Angeborene Herzfehler mit
Links-rechts-Shunt 279
12.1.4 Angeborene Herzfehler mit
Rechts-links-Shunt 284
12.1.5 Seltenere zyanotische Herzvitien . . 287

**12.2 Erworbene Herz- und Gefäß-
erkrankungen** 292
12.2.1 Bakterielle Endokarditis 292
12.2.2 Myokarditis 293
12.2.3 Perikarditis 294
12.2.4 Herzinsuffizienz 295
12.2.5 Kardiomyopathien 295

12.3 Herzrhythmusstörungen 297
12.3.1 Störungen der Erregungs-
bildung 297
12.3.2 Störungen der Erregungsleitung . . 300

12.4 Das akzidentelle Herzgeräusch 300

13 Erkrankungen des Respirationstraktes . . . 302

13.1 Angeborene Fehlbildungen 303
13.1.1 Choanalatresie 303
13.1.2 Pierre-Robin-Sequenz 304
13.1.3 Kongenitale Laryngo- oder
Tracheomalazie 304
13.1.4 Angeborene Tracheal- und
Bronchusstenosen 305
13.1.5 Kongenitales lobäres
Emphysem 305

**13.2 Erkrankungen von Nase, Ohren und
Rachen** 305
13.2.1 Epistaxis 305
13.2.2 Akute Rhinopharyngitis 306
13.2.3 „Banaler" Infekt der oberen
Luftwege 306
13.2.4 Retropharyngealer Abszess 307
13.2.5 Sinusitis 307
13.2.6 Erkrankungen der Rachen-
mandel 308
13.2.7 Obstruktive Schlafapnoen (OSA) . . 308
13.2.8 Angina tonsillaris 309
13.2.9 Otitis media acuta 310
13.2.10 Mastoiditis 310
13.2.11 Seromukotympanon 310

**13.3 Erkrankungen von Kehlkopf, Trachea
und Bronchien** 311
13.3.1 Subglottische Laryngitis
(Pseudokrupp) 311
13.3.2 Supraglottische Laryngitis
(akute Epiglottitis) 311
13.3.3 Fremdkörperaspiration 312
13.3.4 Akute Bronchitis 314
13.3.5 Obstruktive Bronchitis und
Bronchiolitis 314
13.3.6 Primäre ziliäre Dyskinesie
(Syndrom der immotilen Zilien) . . 315
13.3.7 Bronchiektasen 316
13.3.8 Asthma bronchiale 316
13.3.9 Zystische Fibrose
(Mukoviszidose, CF) 323

13.4 Erkrankungen der Lunge 328
13.4.1 Pneumonie 328
13.4.2 Lungenabszess 330
13.4.3 Lungenatelektase 330
13.4.4 Exogen allergische Alveolitis
(EAA) 331
13.4.5 Lungenemphysem 332

13.5 Erkrankungen der Pleura 332
13.5.1 Pleuritis und Pleuraempyem 332
13.5.2 Hydrothorax 333
13.5.3 Pneumothorax und
Pneumomediastinum 333

14 Gastroenterologie 334

14.1 Erkrankungen des Ösophagus 337
14.1.1 Ösophagusatresie 337
14.1.2 Gastroösophagealer Reflux
(GÖR) 337
14.1.3 Hiatushernie 339
14.1.4 Ösophagusachalasie 339
14.1.5 Ösophagitis 339
14.1.6 Ösophagusverätzungen 340
14.1.7 Ösophagusfremdkörper 340

14.2 Erkrankungen des Magens 341
14.2.1 Gastritis 341
14.2.2 Hypertrophe Pylorusstenose 342

14.3 Erkrankungen des Darmes 343
14.3.1 Duodenalatresie und Duodenal-
stenose 343
14.3.2 Atresien und Stenosen von
Jejunum und Ileum 344
14.3.3 Anal- und Rektumatresie 344
14.3.4 Morbus Hirschsprung 345
14.3.5 Meckel-Divertikel 346
14.3.6 Invagination 347

14.4 Akute infektiöse Gastroenteritis 348

**14.5 Idiopathische chronisch-entzündliche
Darmerkrankungen** 350
14.5.1 Morbus Crohn 350
14.5.2 Colitis ulcerosa 353

14.6 Malabsorptionssyndrome 354
14.6.1 Glukose-Galaktose-
Malabsorption 354
14.6.2 Laktoseintoleranz 355
14.6.3 Saccharoseintoleranz 355
14.6.4 Fruktosemalabsorption 356
14.6.5 Zöliakie 356
14.6.6 Postenteritisches Syndrom 359
14.6.7 Kuhmilchallergie (KMA) 359
14.6.8 Kurzdarmsyndrom 361

14.7 Chronisch-habituelle Obstipation 361

**14.8 Maldigestion im Rahmen
der Mukoviszidose** 362

**14.9 Erkrankungen der Leber und
des biliären Systems** 362
14.9.1 Unkonjugierte Hyperbili-
rubinämien 363
14.9.2 Konjugierte Hyperbili-
rubinämien 364
14.9.3 Cholestase 365
14.9.4 Virushepatitiden 369
14.9.5 Autoimmunhepatitis 374
14.9.6 Nichtvirale Infektionen
der Leber 375
14.9.7 Fulminantes Leberversagen
(FLV) 376
14.9.8 Leberzirrhose und portale
Hypertonie 377
14.9.9 Reye-Syndrom 378
14.9.10 Morbus Wilson 379

14.10 Erkrankungen des Pankreas 380
14.10.1 Akute Pankreatitis 380
14.10.2 Chronische Pankreatitis 381
14.10.3 Generalisierte exokrine Pankreas-
insuffizienz 381

15 Nephrologie und Urologie 383

15.1 Nierenerkrankungen mit Leitsymptom Hämaturie 383
- 15.1.1 IgA-Glomerulonephritis 383
- 15.1.2 Benigne familiäre Hämaturie 386
- 15.1.3 Idiopathische benigne rekurrierende Hämaturie 386
- 15.1.4 Alport-Syndrom (AS) 386
- 15.1.5 Akute postinfektiöse Glomerulonephritis (AGN) 387
- 15.1.6 Membranöse Glomerulonephritis 388
- 15.1.7 Systemischer Lupus erythematodes (SLE) 389
- 15.1.8 Membranoproliferative Glomerulonephritis 389
- 15.1.9 Rapid progressive Glomerulonephritis (RPGN) 390
- 15.1.10 Goodpasture-Erkrankung 391
- 15.1.11 Anaphylaktoide Purpura Schoenlein-Henoch (PSH) 391
- 15.1.12 Hämolytisch-urämisches Syndrom (HUS) 392
- 15.1.13 Nierenvenenthrombose 394

15.2 Nierenerkrankungen mit Leitsymptom Proteinurie 395
- 15.2.1 Nephrotisches Syndrom (NS) 395

15.3 Tubulopathien 399
- 15.3.1 Renale Glukosurie 399
- 15.3.2 Renal-tubuläre Azidose (RTA) 400
- 15.3.3 De-Toni-Debré-Fanconi-Syndrom 401
- 15.3.4 Diabetes insipidus renalis 401
- 15.3.5 Bartter-Syndrom 402

15.4 Tubulointerstitielle Nephritis (TIN) 403
15.5 Arterielle Hypertonie 403
15.6 Niereninsuffizienz 406
- 15.6.1 Akute Niereninsuffizienz (ANI) ... 406
- 15.6.2 Chronische Niereninsuffizienz (CNI) 407

15.7 Kongenitale Nierenfehlbildungen 409
- 15.7.1 Nierenagenesie 409
- 15.7.2 Nierenhypoplasie 409
- 15.7.3 Lage- und Fusionsanomalien der Niere 409
- 15.7.4 Zystische Nierenerkrankungen ... 410

15.8 Harnwegsinfektionen (HWI) 411
15.9 Hydronephrose 413

16 Wasser und Elektrolyte 416

16.1 Wasser und Natrium 416
- 16.1.1 Dehydratation 416
- 16.1.2 Hyperhydratation 418

16.2 Elektrolyte 419
- 16.2.1 Hypokaliämie 419
- 16.2.2 Hyperkaliämie 419
- 16.2.3 Hypokalzämie 419
- 16.2.4 Hyperkalzämie 420

17 Dermatologie 422

17.1 Harmlose Hautveränderungen des Neugeborenen 422
- 17.1.1 Erythema neonatorum 422
- 17.1.2 Milien 423
- 17.1.3 Seborrhoische Säuglingsdermatitis 423
- 17.1.4 Mongolenfleck 424

17.2 Bakterielle Hauterkrankungen 424
- 17.2.1 Impetigo contagiosa 424
- 17.2.2 Staphylococcal Scalded Skin Syndrome (SSSS) 424
- 17.2.3 Erysipel 425
- 17.2.4 Panaritium 425

17.3 Virusbedingte Hauterkrankungen 426
- 17.3.1 Molluscum contagiosum 426
- 17.3.2 Viruspapillome 426

17.4 Blasen bildende Erkrankungen 427
- 17.4.1 Hereditäre Epidermolysen 427
- 17.4.2 Erythema exsudativum multiforme 428
- 17.4.3 Acrodermatitis enteropathica 429

17.5 Kongenitale Ichthyosen 430
17.6 Dermatitiden (Ekzeme) 431
- 17.6.1 Windeldermatitis 431
- 17.6.2 Atopische Dermatitis 432
- 17.6.3 Allergische Kontaktdermatitis 434

17.7 Urtikarielle Erkrankungen 434
- 17.7.1 Urtikaria 434
- 17.7.2 Hereditäres Angioödem 435
- 17.7.3 Strophulus infantum 435

17.8 Arzneimittel- und infektallergische Exantheme 436
- 17.8.1 Arzneimittelexantheme 436
- 17.8.2 Erythema nodosum 436

17.9 Epizoonosen 437
- 17.9.1 Skabies 437
- 17.9.2 Pediculosis capitis 437
- 17.9.3 Pediculosis pubis 438

17.10 Störungen der Pigmentierung 438
- 17.10.1 Hyperpigmentierungen 438
- 17.10.2 Hypopigmentierungen 439

17.11 Mastozytosen 440
- 17.11.1 Mastozytom 440
- 17.11.2 Urticaria pigmentosa und diffuse Mastozytose 440

18 Neuromuskuläre Erkrankungen 442

18.1 Erkrankungen des Motoneurons 442
- 18.1.1 Spinale Muskelatrophie (SMA) ... 442

18.2 Erkrankungen peripherer Nerven 444
- 18.2.1 Guillain-Barré-Syndrom (GBS) 444
- 18.2.2 Fazialisparese 445
- 18.2.3 Hereditäre sensomotorische Neuropathien (HMSN) 447
- 18.2.4 Hereditäre sensorisch-autonome Neuropathien (HSAN) 447

18.3 Erkrankungen der neuromuskulären Übertragung 447
- 18.3.1 Myasthenia gravis 447
- 18.3.2 Botulismus 448

18.4 Myopathien 449
- 18.4.1 Muskeldystrophien 449
- 18.4.2 Entzündliche Myopathien 452
- 18.4.3 Myotone Dystrophie Curschmann-Steinert 453
- 18.4.4 Nichtdystrophe Myotonien 454
- 18.4.5 Maligne Hyperthermie (MH) 456

19 Neurologie 457

19.1 Kongenitale Fehlbildungen des Nervensystems 457
- 19.1.1 Dysrhaphien (Neuralrohrdefekte) 457
- 19.1.2 Kraniosynostosen 460

19.1.3	Mikrozephalie	462
19.1.4	Agenesien des ZNS	462
19.2	**Hydrozephalus**	**463**
19.3	**Epileptische Anfälle und Epilepsien**	**466**
19.3.1	Generalisierte Epilepsien	466
19.3.2	Fokale Epilepsien	471
19.3.3	Epilepsiesyndrome	473
19.3.4	Besondere Formen der Epilepsie	476
19.3.5	Status epilepticus	477
19.3.6	Gelegenheitsanfälle	477
19.3.7	Grundzüge der Epilepsiebehandlung	479
19.3.8	Erkrankungen mit anfallsähnlichen Erscheinungen	480
19.4	**Erkrankungen mit dem Leitsymptom Kopfschmerzen**	**482**
19.4.1	Migräne	482
19.4.2	Symptomatische Kopfschmerzen	483
19.5	**Pseudotumor cerebri**	**484**
19.6	**Vaskuläre ZNS-Erkrankungen**	**485**
19.6.1	Vaskuläre Malformationen	485
19.6.2	Ischämische und zerebrale Insulte	488
19.6.3	Sinus- und Hirnvenenthrombose	489
19.7	**Infantile Zerebralparesen (ZP)**	**489**
19.8	**Erkrankungen des extrapyramidalen Systems**	**492**
19.8.1	Primäre Torsionsdystonie (PTD)	492
19.8.2	Dopa-responsive Dystonie (DRD)	492
19.8.3	Chorea Huntington	493
19.8.4	Tics	493
19.9	**Erkrankungen des Kleinhirns**	**494**
19.9.1	Angeborene Fehlbildungen des Kleinhirns	494
19.9.2	Hereditäre Ataxien	495
19.10	**Rett-Syndrom**	**495**
19.11	**Neurokutane Syndrome**	**496**
19.11.1	Neurofibromatose Typ 1 (NF1)	496
19.11.2	Neurofibromatose Typ 2 (NF2)	497
19.11.3	Tuberöse Hirnsklerose	498
19.11.4	Sturge-Weber-Syndrom	499
19.11.5	Klippel-Trénaunay-Syndrom	500
19.11.6	Hippel-Lindau-Syndrom	500
19.12	**Erkrankungen des Rückenmarkes**	**501**
19.12.1	Syringomyelie	501
19.12.2	Tethered Cord	501

19.13	**Koma**	**502**
19.14	**Schädel-Hirn-Trauma (SHT)**	**504**

20 Pädiatrische Notfälle ... 507

20.1	**Verbrennungen und Verbrühungen**	**507**
20.2	**Ertrinkungsunfälle**	**508**
20.3	**Vergiftungen**	**509**
20.4	**Schädel-Hirn-Trauma**	**511**
20.5	**Pädiatrische Reanimation**	**511**

21 Vorsorgeuntersuchungen im Kindesalter ... 513

21.1	**Übersicht der Untersuchungsschwerpunkte bei den Vorsorgeuntersuchungen**	**513**
21.2	**Altersgemäße psychomotorische Entwicklung**	**513**
21.3	**Vorsorgeuntersuchungen**	**514**
21.4	**Neugeborenenscreening auf angeborene Stoffwechselerkrankungen und Endokrinopathien**	**521**
21.5	**Neugeborenenscreening auf angeborene Hörstörungen**	**521**
21.6	**Sonographische Screeninguntersuchung zum Ausschluss einer Hüftgelenksdysplasie**	**522**

22 Kinderpsychologie und Sozialpädiatrie ... 525

22.1	**Anorexia nervosa**	**525**
22.2	**Adipositas**	**527**
22.3	**Kindesmisshandlung und Kindesmissbrauch**	**528**
22.4	**Enuresis**	**530**
22.5	**Enkopresis**	**531**
22.6	**Legasthenie**	**532**
22.7	**Frühkindlicher Autismus**	**532**
22.8	**Stottern**	**533**
22.9	**Aufmerksamkeits-Defizit-Hyperaktivitäts-Störung (ADHS)**	**533**

Quellenverzeichnis ... 535

Register ... 536

Normwerttabellen

Blutgasanalyse

	Neugeborene	Kinder/Jugendliche
Basenüberschuss	–6 bis +2 mmol/l	–3,5 bis +2,5 mmol/l
pH	7,26 – 7,49	7,35 – 7,45
pCO_2 (art.)	28 – 45 mmHg	32 – 47 mmHg
pO_2 (art.)	50 mmHg	80 – 108 mmHg

Serum/Plasma

	Neugeborene	Kinder/Jugendliche
Albumin	3,2 – 4,5 g/dl	3,5 – 5,0 g/dl
Alkalische Phosphatase	< 520 U/l	< 345 U/l
Ammoniak (NH_3)	< 150 µmol/l	< 50 µmol/l
Bilirubin direkt Bilirubin gesamt	**NG:** < 1,2 mg/dl **NG:** 0,7 – 8,5 mg/dl	1 Mon.–Erwachsene: < 0,4 mg/dl 1 Mon.–Erwachsene: 0,4 – 1,3 mg/dl
Blutsenkung (BSG)	1. Stunde < 6 mm/h; 2. Stunde < 12 mm/h	
Chlorid	95 – 115 mmol/l	94 – 112 mmol/l
Cholesterin	1,4 – 5,0 mmol/l	3,1 – 5,2 mmol/l
CRP	< 5 mg/l	< 5 mg/l
Eisen	63 – 200 µg/dl	22 – 168 µg/dl
Gamma-GT	< 180 U/l	< 30 U/l
Glukose (nüchtern)	50 – 80 mg/dl (2,8 – 4,5 mmol/l)	55 – 100 mg/dl (3 – 6 mmol/l)
GOT (37 °C)	< 40 U/l	< 40 U/l
GPT (37 °C)	< 40 U/l	< 40 U/l
Harnsäure	1,8 – 7,5 mg/dl	3,3 – 7,2 mg/dl
Harnstoff	6 – 13 mg/dl	6 – 19 mg/dl
Kalium	3,1 – 5,2 mmol/l	3,6 – 5,5 mmol/l
Kalzium gesamt	2,2 – 2,7 mmol/l	2,1 – 2,7 mmol/l
Kreatinin	0,4 – 1,2 mg/dl	0,7 – 1,2 mg/dl
Magnesium	0,8 – 1,1 mmol/l	0,7 – 1,2 mmol/l
Natrium	135 – 148 mmol/l	135 – 148 mmol/l
Osmolarität	260 – 295 mosmol/l	275 – 295 mosmol/l
Phosphat	1,3 – 2,5 mmol/l	0,9 – 1,5 mmol/l
Protein (gesamt)	4,6 – 6,8 g/dl	6,0 – 8,0 g/dl
Triglyzeride (nüchtern)	0,34 – 1,12 mmol/l	0,46 – 1,82 mmol/l

Normwerttabellen

Gerinnung

	Neugeborene	Kinder/Jugendliche
Fibrinogen	150 – 300 mg/dl	150 – 300 mg/dl
PTT	35 – 65 Sek.	25 – 42 Sek.
Quick	45 – 85 %	70 – 120 %
Thrombozyten	150 – 350 × 10^3/μl	140 – 475 × 10^3/μl

Normalwerte des roten Blutbildes

Alter	Erythrozyten	Retikulozyten	MCV	Hb	Hämatokrit
	10^6/μl	‰ Erys	μm^3	g/dl	%
1 Tag	5,5 (4,5 – 6,5)	42 (15 – 65)	106 ± 7	19 (14 – 24)	60 (58 – 62)
5 Tage	5,3 (4,4 – 6,1)	30 (10 – 50)	102 ± 4	18 (13 – 23)	60 (58 – 62)
4 Wo.	4,7 (3,9 – 5,3)	8 (3 – 13)	100 ± 6	14 (11 – 17)	44 (41 – 48)
3 Mon.	3,8 (3,2 – 4,3)	19 (10 – 35)	88 ± 6	11 (10 – 13)	34 (30 – 37)
6 Mon.	4,2 (3,8 – 5,0)	8 (3 – 13)	77 ± 7	11,5 (10,5 – 14,5)	37 (34 – 39)
1 Jahr	4,9 (4,2 – 5,5)	8 (3 – 13)	73 ± 8	12 (11 – 15)	37 (33 – 40)
2 – 6 J.	5,0 (4,3 – 5,5)	5 (1 – 13)	76 ± 8	13 (12 – 15)	38 (34 – 41)
7 – 12 J.	5,1 (4,5 – 5,5)	5 (1 – 13)	79 ± 8	14 (13 – 15,5)	41 (37 – 43)
13 – 17 J. männl.	5,4 (4,8 – 5,7)	5 (1 – 13)	78 ± 8	16 (13 – 18)	44 (39 – 47)
13 – 17 J. weibl.	5,0 (4,3 – 5,5)	5 (1 – 15)	79 ± 8	14 (11 – 16)	41 (36 – 44)

Normalwerte des weißen Blutbildes

	Säuglinge	Kinder	Jugendliche
Leukozyten	9 – 15 × 10^3/μl	8 – 12 × 10^3/μl	4 – 9 × 10^3/μl
Granulozyten (Polymorphkernige)			
	%	%	%
Neutrophile	25 – 65	35 – 70	55 – 70
Stabkernige	0 – 10	0 – 10	3 – 5
Segmentkernige	22 – 65	25 – 65	50 – 70
Eosinophile	1 – 7	1 – 5	2 – 4
Basophile	0 – 2	0 – 1	0 – 1
Mononukleäre			
Monozyten	7 – 20	1 – 6	2 – 6
Lymphozyten	20 – 70	25 – 50	25 – 40

Liquordiagnostik

	Neugeborene	Kinder/Jugendliche
Eiweiß	15 – 130 mg/dl	10 – 50 mg/dl
Erythrozyten	0	0
Glukose	38 – 65 mg/dl	49 – 74 mg/dl
Laktat	0,7 – 2,0 mmol/l	0,7 – 2,0 mmol/l
Leukozyten	< 50 Zellen/μl	4 Zellen/μl

Abkürzungsverzeichnis

A	Anamnese
AABR	Automated Auditory Brainstem Response
ABPA	Allergische bronchopulmonale Aspergillose
ACE	Angiotensin-Converting-Enzyme
ACTH	Adrenokortikotropes Hormon
AD	Autosomal-dominant
ADA	Adenosindesaminase
ADH	Antidiuretisches Hormon, Vasopressin
ADHS	Aufmerksamkeits-Defizit-Hyperaktivitäts-Störung
ADPKD	Autosomal-dominant vererbte polyzystische Nierenerkrankung
AEP	Akustisch evozierte Potenziale
AFP	α-Fetoprotein
AGN	Aktue postinfektiöse Glomerulonephritis
AGS	Adrenogenitales Syndrom
AHO	Albright'sche hereditäre Osteodystrophie
AIDS	Acquired Immunodeficiency Syndrome
AK	Antikörper
AL	Argininsukzinatlyase
ALD	Adrenoleukodystrophie
ALL	Akute lymphatische Leukämie
ALTE	Apparent-Life-Threatening-Episode
AMA	Antimitochondriale Antikörper
AML	Akute myeloische Leukämie
ANA	Antinukleäre Antikörper
ANCA	Antineutrophile zytoplasmatische Antikörper
ANI	Akute Niereninsuffizienz
ANS	Atemnotsyndrom
aPTT	Aktivierte partielle Thromboplastinzeit
AR	Autosomal-rezessiv
ARCM	Arrhythmogene rechtsventrikuläre Kardiomyopathie
ARPKD	Autosomal-rezessiv vererbte polyzystische Nierenerkrankung
ART	Antiretrovirale Therapie
AS	Alport-Syndrom/Angelman-Syndrom
ASCA	Anti-*Saccharomyces-cerevisiae*-Antikörper
ASD	Vorhofseptumdefekt
ATIII	Antithrombin III
ATG	Antithymozytenglobulin
ATP	Adenosintriphosphat
AV	Atrioventrikulär
AVM	Arteriovenöse Malformation
AVSD	Atrioventrikulärer Septumdefekt
BAT	Blutaustauschtransfusion
BCG	Bacillus Calmette-Guérin
BE	Basenüberschuss
BH$_4$	Tetrahydrobiopterin
BIPAP	Bilevel Intermittent Positive Airway Pressure
BKS	Blutkörperchensenkungsgeschwindigkeit
BMD	Becker-Muskeldystrophie
BMI	Body-Mass-Index
BNS	Blitz-Nick-Salaam
BP	Bindungsprotein
BPD	Bronchopulmonale Dysplasie
BZ	Blutzucker
CACT	Carnitin-Acylcarnitin-Translocase
cALLA	„common ALL Antigen"
cAMP	Zyklisches Adenosinmonophosphat
CCM	Zerebrale kavernöse Malformation
CDC	Centers for Disease Control
CEA	Karzinoembryonales Antigen
CF	Zystische Fibrose (Mukoviszidose)
CGD	Chronische Granulomatose
CHARGE	*C*oloboma, *H*eart Disease, *A*tresia Choanae, *R*etarded Growth or Development, *G*enital Anomalies, *E*ar Anomalies
CHE	Cholinesterase
CK	Kreatinkinase
CMD	Kongenitale Muskeldystrophie
CML	Chronisch-myeloische Leukämie
CMV	Zytomegalievirus
CNI	Chronische Niereninsuffizienz
CPAP	Kontinuierlicher positiver Atemwegsdruck
CPS	Carbamoylphosphatsynthetase
CPT	Carnitinpalmitoyltransferase
CRP	C-reaktives Protein
CTD	Carnitintransporterdefekt
CTFR	Cystic Fibrosis Transmembrane Conductance Regulator
CTG	Kardiotokogramm/-graphie
D	Diagnostik
DCM	Dilatative Kardiomyopathie
DD	Differentialdiagnose
DDAVP	1-Desamino-8-D-Arginin-Vasopressin
DHEA-S	Dehydroepiandrosteronsulfat
Diag	Diagnose
DIC	Disseminierte intravasale Gerinnung
DIOS	Distales intestinales Obstuktionssyndrom
DM	Dermatomyositis/Diabetes mellitus
DMD	Duchenne-Muskeldystrophie

DORV	Double Outlet Right Ventricle
DRD	Dopa-responsive Dystonie
DTP	Diphtherie, Tetanus, Pertussis
EAA	Exogen allergische Alveolitis
EAEC	Enteroaggregative *E. coli*
EBV	Epstein-Barr-Virus
ECHO (-Viren)	Enteric Cytopathogenic Human Orphan (Viruses)
ECMO	Extrakorporale Membranoxygenierung
ED	Einzeldosis
EEG	Elektroenzephalogramm/-graphie
EHEC	Enterohämorrhagische *E. coli*
EIEC	Enteroinvasive *E. coli*
EKG	Elektrokardiogramm/-graphie
ELBW	Extremely Low Birth Weight Infant
ELISA	Enzyme-Linked Immunosorbent Assay
EMG	Elektromyogramm/-graphie
EPEC	Enteropathogene *E. coli*
EPH	Edema, Proteinurie, Hypertonie
ERCP	Endoskopisch-retrograde Cholangiopankreatographie
ESWL	Extrakorporale Stoßwellenlithotripsie
ETEC	Enterotoxin bildende *E. coli*
FAB	French-American-British
FAD	Flavinadenindinukleotid
FBB-HKS	Fremdbeurteilungsbogen Hyperkinetische Störung
FBD	Familiärer Apolipoprotein-B-Defekt
FEV_1	Forciertes endexspiratorisches Volumen in 1 s
FG	Frühgeborenes
FGFR	Fibroblastenwachstumsfaktorrezeptor
FH	Familiäre Hypercholesterinämie
FHLH	Familiäre hämophagozytische Lymphohistiozytose
FHT	Familiäre Hypertriglyzeridämie
FISH	Fluoreszenz-in-situ-Hybridisierung
FKHL	Familiäre kombinierte Hyperlipidämie
FLV	Fulminantes Leberversagen
FMN	Flavinmononukleotid
FMTC	Familiäres medulläres Schilddrüsenkarzinom
FPIES	Food Protein-Induced Enterocolitis Syndrome
FSH	Follikelstimulierendes Hormon
FSME	Frühsommermeningoenzephalitis
fT_3	Freies Trijodthyronin
fT_4	Freies Thyroxin
FW	Fruchtwasser
G-6-PD	Glukose-6-Phosphat-Dehydrogenase
GA 1	Glutarazidurie Typ 1
GABA	γ-Aminobuttersäure
GADA	Glutamat-Decarboxylase-Antikörper
GBM	Glomeruläre Basalmembran
GBS	Guillain-Barré-Syndrom
GCDH	Glutaryl-CoA-Dehydrogenase
GCS	Glasgow Coma Scale
G-CSF	Granulozyten-koloniestimulierender Faktor

GFAP	Saures Gliafaserprotein
GFR	Glomeruläre Filtrationsrate
GIT	Gastrointestinaltrakt
GLDH	Glutamatdehydrogenase
GLUT	Glukosetransporter
GM-CSF	Granulozyten-Makrophagen-koloniestimulierender Faktor
GN	Glomerulonephritis
GnRH	Gonadotropin-Releasing-Hormon
GÖR	Gastroösophagealer Reflux
GOT	Glutamat-Oxalazetat-Transaminase
GPT	Glutamat-Pyruvat-Transaminase
GRH	Growth-Hormone-Releasing-Hormon
GSB	Gesamtserumbilirubin
GTE	Glyzerintrierukat
GTO	Glyzerintrioleat
GVH	Graft-versus-Host
HA	Hypoallergen
HAV	Hepatitis-A-Virus
HB	Hepatitis B
Hb	Hämoglobin
HbA	Adultes Hämoglobin
HbF	Fetales Hämoglobin
HBV	Hepatitis-B-Virus
hCG	Humanes Choriongonadotropin
HCM	Hypertrophe Kardiomyopathie
HCV	Hepatitis-C-Virus
HDL	High-Density-Lipoprotein
HDV	Hepatitis-D-Virus
HEV	Hepatitis-E-Virus
HF	Herzfrequenz
HHL	Hypophysenhinterlappen
HHV	Humanes Herpesvirus
HiB	Haemophilus influenzae Typ b
HIV	Human Immunodeficiency Virus
Hkt	Hämatokrit
HLA	Human Leukocyte Antigen
HLH	Hypoplastisches Linksherz
HMG-CoA	Hydroxymethylglutaryl-Coenzym A
HMSN	Hereditäre sensomotorische Neuropathie
HNO	Hals-Nasen-Ohren
HOCM	Hypertrophische obstruktive Kardiomyopathie
HPV	Humanes Papillomavirus
HRS	Hodgkin-Reed-Sternberg
HSAN	Hereditäre sensorisch-autonome Neuropathie
HSV	Herpes-simplex-Virus
HUS	Hämolytisch-urämisches Syndrom
HVL	Hypophysenvorderlappen
HWI	Harnwegsinfektion
HWS	Halswirbelsäule
HWZ	Halbwertszeit
IAA	Insulinantikörper
ICR	Interkostalraum
ICS	Inhalative Glukokortikosteroide
IDOL	Infekt der oberen Luftwege
IE	Internationale Einheit

Abkürzungsverzeichnis

IEL	Intraepitheliale Lymphozyten
Ig	Immunglobulin
IGF1	Insulin-like Growth Factor 1
IHH	Idiopathische intrazerebrale Hypertonie
IL	Interleukin
INH	Isoniazid
IPV	Inaktivierte Poliomyelitisvakzine
IQ	Intelligenzquotient
IRD	Infantiles Refsum-Syndrom
ITP	Immunthrombozytopenische Purpura
IVA	Isovalerianazidämie
IVCDH	Isovaleryl-CoA-Dehydrogenase
IVIG	Intravenöses Immunglobulin
JCA	Juvenile chronische Arthritis
JIA	Juvenile idiopathische Arthritis
JLNS	Jervell-Lange-Nielsen-Syndrom
JMML	Juvenile myelomonozytäre Leukämie
JRA	Juvenile rheumatoide Arthritis
K	Klinik
KE	Kohlenhydrateinheit
KG	Körpergewicht
KM	Kontrastmittel
KMA	Kuhmilchallergie
KOF	Körperoberfläche
L&H-Zellen	Lymphozyten und Histiozyten
LAP	Leucinaminopeptidase
LCH	Langerhans-Zell-Histiozytose
LCHAD	Long-Chain-3-Hydroxy-Acyl-CoA-Dehydrogenase
LDH	Laktatdehydrogenase
LDL	Low-Density-Lipoprotein
LGA	Large for Gestational Age
LGMD	Gliedergürtelmuskeldystrophie
LGS	Lennox-Gastaut-Syndrom
LH	Luteinisierendes Hormon
LK	Lymphknoten
LKM-1	Antikörper gegen mikrosomales Antigen aus Leber und Niere
LP	Lipoprotein/Lumbalpunktion
LWS	Lendenwirbelsäule
MAPCA	Major Aortopulmonary Collateral Arteries
MAS	Mekoniumaspirationssyndrom
MCAD	Medium-Chain-Acyl-CoA-Dehydrogenase
MCGN	Minimal-Change-Glomerulonephritis
MCT	Mittelkettige Triglyzeride
MCU	Miktionszystourethrogramm/-graphie
MCV	Mittleres korpuskuläres Volumen
MDS	Myelodysplastische Syndrome
MEBD	Muscle-Eye-Brain-Erkrankung
MEF	Maximaler exspiratorischer Fluss
MELAS	Mitochondriale Enzephalomyopathie mit Laktatazidose und Fluss (Schlaganfall)
MEN	Multiple endokrine Neoplasie
MH	Maligne Hyperthermie
MHC	β-Myosin-Heavy-Chain/Haupthistokompatibilitätskomplex
MHK	Minimale Hemmkonzentration
MIBG	Meta-Jod-Benzylguanidin
MMA	Methymalonazidurie
MMR	Masern, Mumps, Röteln
MODY	Maturity-Onset Diabetes in the Young
MOTT	Mycobacteria Other Than Tuberculosis
MPS	Mukopolysaccharidose
MRT	Magnetresonanztomogramm/-graphie
MSH	Melanozyten stimulierendes Hormon
MTX	Methotrexat
NAGS	N-Azetylglutamat-Synthetase
NAIP-Gen	*Neuronales Apoptoseinhibitor*-Gen
NALD	Neonatale Adrenoleukodystrophie
NBT	Nitroblautetrazolium
NEC	Nekrotisierende Enterokolitis
NF1/2	Neurofibromatose Typ 1/Typ 2
NG	Neugeborenes
NHL	Non-Hodgkin-Lymphom
NK-Zellen	Natürliche Killerzellen
NMDA	N-Methyl-D-Aspartat
NNH	Nasennebenhöhle
NNR	Nebennierenrinde
NNRTI	Nichtnukleosidische Reverse-Transkriptase-Inhibitoren
NO	Stickstoffmonoxid
NRTI	Nukleosidische Reverse-Transkriptase-Inhibitoren
NS	Nephrotisches Syndrom
NSAID	Nichtsteroidale Antiphlogistika
NSE	Neuronenspezifische Enolase
NTBC	2-(2-Nitro-4-Trifluoro-Methylbenzoyl)-1,3-Cyclohexandion
OAE	Otoakustische Emission
OCT	Ornithincarbamoyltransferase
ÖGD	Ösophagogastroduodenoskopie
ORL	Orale Rehydratationslösung
OSA	Obstruktive Schlafapnoe
p.c.	Post conceptionem
PA	Propionazidämie
PAH	Phenylalaninhydroxylase
PAIR	Punktion, Aspiration, Injektion, Reaspiration
PAS	p-Aminosalizylsäure
pCO_2	Partialdruck Kohlenmonoxid im Blut
PCOS	Polyzystisches Ovarsyndrom
PCP	*Pneumocystis carinii* (neue Bezeichnung *P. jirovecii*)
PCR	Polymerase-Kettenreaktion
PDA	Persistierender Ductus arteriosus
PEEP	Positiver endexspiratorischer Atemwegsdruck
PEF	Peak Flow
PEG	Perkutane endoskopische Gastrostomie
PET	Positronenemissionstomogramm/-graphie
PFC-Syndrom	Syndrom der persistierenden fetalen Zirkulation

Pg	Prognose
PHP	Pseudohypoparathyreoidismus
PI	Proteaseinhibitor
PKU	Phenylketonurie
PM	Polymyositis
PNET	Primitiver neuroektodermaler Tumor
PNP	Purinnukleosidphosphorylase
pO$_2$	Partialdruck Sauerstoff im Blut
PSH	Purpura Schoenlein-Henoch
PTD	Primäre Torsionsdystonie
PTH	Parathormon
PTT	Partielle Thromboplastinzeit
PVL	Periventrikuläre Leukomalazie
PVS	Pankreatisches Venensampling
PWS	Prader-Willi-Syndrom
RA	Refraktäre Anämie
RAEB	Refraktäre Anämie mit Blastenexzess
RAEB-T	Refraktäre Anämie mit Blastenexzess in Transformation
RARS	Refraktäre Anämie mit Ringsideroblasten
RAST	Radioallergosorbenttest
RCDP	Rhizomele Chondrodysplasia punctata
RCM	Restriktive Kardiomyopathie
RDS	Respiratory Distress Syndrome
RES	Retikuloendotheliales System
RF	Rheumafaktor
RH	Releasinghormon
RIND	Reversibles ischämisches neurologisches Defizit
RMS	Rhabdomyosarkom
ROP	Retinopathia praematurorum
RPGN	Rapid progressive Glomerulonephritis
RR	Riva-Rocci
RSV	Respiratory-Syncytial-Virus
RTA	Renal-tubuläre Azidose
rtPA	Rekombinanter Gewebe-Plasminogen-aktivator
RT-PCR	Reverse Transkription-Polymerase-Kettenreaktion
RVH	Rechtsventrikuläre Hypertrophie
RWS	Romano-Ward-Syndrom
SAA	Schwere aplastische Anämie
SCAD	Short-Chain-Acyl-CoA-Dehydrogenase
SCID	Severe Combined Immunodeficiency
SD	Schilddrüse/Standardabweichung
SEP	Somatosensorisch evozierte Potenziale
SGA	Small for Gestational Age
SGOT	Serum-Glutamat-Oxalazetat-Transaminase
SGPT	Serum-Glutamat-Pyruvat-Transaminase
SHT	Schädel-Hirn-Trauma
SIADH	Syndrom der inadäquaten ADH-Sekretion

SIDS	Sudden Infant Death Syndrome
SIRS	Systemic Inflammatory Response Syndrome
SLA	Antikörper gegen lösliches Leberantigen
SLE	Systemischer Lupus erythematodes
SMA	Antikörper gegen glatte Muskulatur/Spinale Muskelatrophie
SPECT	Single-Photon-Emissionscomputertomogramm/-graphie
SSMA	Supplementär-sensomotorisches Areal
SSPE	Subakute sklerosierende Panenzephalitis
SSSS	Staphylococcal Scalded Skin Syndrome
SSW	Schwangerschaftswoche
STH	Somatotropes Hormon
STIKO	Ständige Impfkommission
T	Therapie
TA	Trikuspidalatresie
Tbc	Tuberkulose
TGA	Transposition der großen Arterien
TIA	Transitorisch-ischämische Attacke
TIN	Tubulointerstitielle Nephritis
TLVF	Totale Lungenvenenfehlmündung
TNF	Tumor-Nekrose-Faktor
TORCH	Toxoplasmose, Others, Rubella, Cytomegaly, Herpes
TRH	Thyreotropin-Releasing-Hormon
TSH	Thyroideastimulierendes Hormon
UPD	Uniparentale Disomie
V	Verlauf
V. a.	Verdacht auf
VBV	Verhaltensbeurteilung im Vorschulalter
VDAR	Vitamin-D-abhängige Rachitis
VEP	Visuell evozierte Potenziale
VIP	Vasoaktives intestinales Peptid
VLBW	Very Low Birth Weight Infant
VLCAD	Very-Long-Chain-Acyl-CoA-Dehydrogenase
VLDL	Very-Low-Density-Lipoprotein
VSD	Ventrikelseptumdefekt
VUR	Vesikoureteraler Reflux
VWF	Von-Willebrand-Faktor
VZV	Varicella-Zoster-Virus
WAGR	*Wilms-Tumor, Aniridie, urogenitale Fehlbildungen, geistige Retardierung*
WH	Wachstumshormon
WPW	Wolff-Parkinson-White
WWS	Walker-Warburg-Syndrom
z. A.	Zum Ausschluss
ZNS	Zentrales Nervensystem
ZP	Zerebralparese
ZS	Zellweger-Syndrom

1 Neonatologie

Inhaltsverzeichnis

1.1	**Definitionen**	2
1.2	**Postnatale Adaptation**	2
1.3	**Beurteilung von Vitalität und Reifezustand**	4
	1.3.1 Erstversorgung des Neugeborenen	4
	1.3.2 Apgar-Score zur Beurteilung der Vitalität	4
	1.3.3 Petrussa-Index zur Beurteilung des Reifezustands	5
1.4	**Reanimation des Neugeborenen**	5
1.5	**Perinatale Schäden**	6
1.6	**Das Frühgeborene**	8
	1.6.1 Atemnotsyndrom (ANS)	8
	1.6.2 Persistierender Ductus arteriosus (PDA)	9
	1.6.3 Bronchopulmonale Dysplasie (BPD)	10
	1.6.4 Retinopathia praematurorum (ROP)	11
	1.6.5 Hirnblutungen	11
	1.6.6 Periventrikuläre Leukomalazie (PVL)	13
	1.6.7 Apnoen	14
	1.6.8 Frühgeborenenanämie	14
1.7	**Lungenerkrankungen des Neugeborenen**	15
	1.7.1 Mekoniumaspirationssyndrom (MAS)	15
	1.7.2 Pneumothorax	15
	1.7.3 Lungenhypoplasie	16
	1.7.4 Zwerchfellhernie	16
	1.7.5 Neonatale Pneumonien	17
	1.7.6 Persistierende fetale Zirkulation (PFC-Syndrom)	17

1.8	**Hämatologische Erkrankungen des Neugeborenen**	18
	1.8.1 Hyperbilirubinämie des Neugeborenen	18
	1.8.2 Morbus haemolyticus neonatorum	20
	1.8.3 Neonatale Anämie	22
	1.8.4 Polyglobulie – Hyperviskositätssyndrom	22
	1.8.5 Morbus haemorrhagicus neonatorum (Vitamin-K-Mangel)	23
	1.8.6 Neonatale Thrombozytopenie	23
1.9	**Erkrankungen des Gastrointestinaltrakts beim Neugeborenen**	24
	1.9.1 Omphalozele und Laparoschisis	24
	1.9.2 Nekrotisierende Enterokolitis (NEC)	25
	1.9.3 Mekoniumileus	25
1.10	**Metabolische Störungen im Neugeborenenalter**	26
	1.10.1 Hypoglykämien	26
	1.10.2 Hypokalzämie des Neugeborenen	27
1.11	**Neonatale Krampfanfälle**	28
1.12	**Infektionskrankheiten des Neugeborenen**	28
	1.12.1 Neonatale Sepsis und Meningitis	28
	1.12.2 Konnatale, nichtbakterielle Infektionen des Neugeborenen	30
	1.12.3 Lues connata	30
	1.12.4 Konjunktivitis des Neugeborenen	32
1.13	**SIDS (Sudden Infant Death Syndrome)**	32

1 Neonatologie

1.1 Definitionen

Checkliste: Definitionen zur Neonatologie.	
Lebendgeburt	Vorhandensein von mindestens einem der vier Vitalzeichen Herzschlag, Nabelschnurpulsation, Atmung, Willkürmotorik
Totgeburt	Keine Vitalzeichen, Geburtsgewicht > 500 g
Abort	Keine Vitalzeichen, Geburtsgewicht < 500 g
Gestationsalter	Schwangerschaftsdauer vom ersten Tag der letzten Regelblutung bis zur Geburt des Kindes (280 Tage)
Perinatalperiode	29. SSW bis 7. Lebenstag
Neonatalperiode	1.–28. Lebenstag
Reifes Neugeborenes	Gestationsalter 260–293 Tage: vollendete 37. bis Ende 41. SSW
Frühgeborenes	Gestationsalter < 260 Tage: < 37. vollendete SSW
Übertragenes Neugeborenes	Gestationsalter > 293 Tage: > 42. vollendete SSW
Dystrophes Neugeborenes SGA: Small for Gestational Age	Geburtsgewicht < 10. Perzentile oder < 2500 g
VLBW: Very Low Birth Weight Infant	Geburtsgewicht < 1500 g
ELBW: Extremely Low Birth Weight Infant	Geburtsgewicht < 1000 g
Eutrophes Neugeborenes	Geburtsgewicht 10.–90. Perzentile
Hypertrophes Neugeborenes LGA: Large for Gestational Age	Geburtsgewicht > 90. Perzentile oder > 4000 g
Perinatale Mortalität	Sterblichkeit in den ersten 7 Lebenstagen einschließlich Totgeburten: 5 : 1000 in der BRD
Neonatale Mortalität	Sterblichkeit in den ersten vier Wochen: 7,9 : 1000

Wichtigste Ursachen der perinatalen und neonatalen Mortalität sind Unreife, Untergewicht und Anpassungsstörungen.

1.2 Postnatale Adaptation

Atmung

Die Atmung setzt nach Unterbrechung des plazentaren Gasaustauschs ein. Die **Lungenentfaltung** wird durch Surfactant (oberflächenaktives Lipoprotein) unterstützt und ist nach einigen Minuten beendet. Die mittlere **Atemfrequenz** beim schlafenden Neugeborenen beträgt 40–60/min. Beim Neugeborenen ist die **Asphyxietoleranz** mit 5–15 min länger als beim Erwachsenen. Ein Sauerstoffmangel bis zum ersten Atemzug ist unvermeidbar. Eine transitorische, metabolische und respiratorische Azidose ist somit physiologisch. Die Durchführung einer Nabelarterien-pH-Messung gehört bei jedem Neugeborenen zur Erstversorgung. Der pH-Wert beträgt durchschnittlich 7,25 und hat sich in der Regel nach 10 h normalisiert.

> **Merke**
>
> Die mittlere Atemfrequenz beim schlafenden Neugeborenen beträgt 40–60/min. Der Nabelarterien-pH-Wert beträgt durchschnittlich 7,25.

Kreislauf

Durch Unterbrechung des Plazentakreislaufs steigt der Widerstand in der Aorta descendens. Es kommt zu einer Verringerung des Zuflusses in den rechten Vorhof aus der V. cava inferior. Durch die Öffnung der Lungenstrombahn sinkt der Druck in der Pulmonalarterie und steigt im linken Herzen an → **Verschluss des Foramen ovale**.

Durch erhöhten Sauerstoffgehalt des durchfließenden Blutes kommt es zur Kontraktion der Muskulatur des Ductus arteriosus → **Verschluss des Ductus arteriosus Botalli**, der nach Stunden oder Tagen vollständig ist (→ Abb. 1.1).

Die **Herzfrequenz** beträgt initial 150–180/min, später etwa 125/min. Das **Blutvolumen** beträgt 80–100 ml/kg KG. Eine Spätabnabelung bewirkt eine Erhöhung um 15 ml/kg KG! Die **periphere Zirkulation** ist beim Neugeborenen schlecht, häufig besteht eine periphere Zyanose. Eine Stagnation der Blutzirkulation in der Peripherie führt zu lokaler Hypoxie, Plasmaaustritt aus den Kapillaren sowie

1.2 Postnatale Adaptation

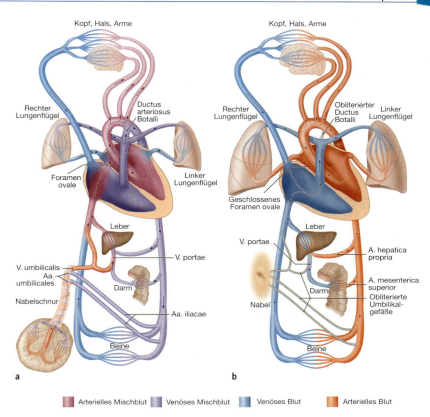

Abb. 1.1 a und b: Kreislaufverhältnisse. a) intrauterin; b) extrauterin. [1]

Arterielles Mischblut | Venöses Mischblut | Venöses Blut | Arterielles Blut

zu einem Anstieg von Erythrozytenzahl, Hämoglobinkonzentration und Hämatokrit.

> **Merke**
>
> Die Herzfrequenz liegt initial bei 150–180/min, später bei 125/min. Das Blutvolumen beträgt 80–100 ml/kg KG.

Gastrointestinaltrakt

Die Entleerung von **Mekonium** (grünschwarz, zäh) erfolgt meist innerhalb der ersten 12 h. Bei Geburt ist der Darm steril. Die **Darmflora** entwickelt sich in den ersten Lebenstagen. Bei Muttermilchernährung kommt es zu einer Besiedelung durch Bifidusflora, bei Kuhmilchernährung durch Coliflora.

Das Fehlen von Darmbakterien ist eine der Ursachen für den Vitamin-K-Mangel bei Neugeborenen.

Energie und Wasser

In den ersten 24 h erfolgt die Energiegewinnung hauptsächlich aus **Glykogenabbau**, dann zunehmend aus **Fettabbau**. Der Verbrauch der Glykogenreserven führt zu einer **Hypoglykämietendenz**. Ein **postnataler Gewichtsverlust** von bis zu 10 % ist physiologisch und betrifft hauptsächlich extrazelluläres Wasser! Der tägliche **Wasserbedarf** beträgt 50–100 ml/kg/d, die tägliche **Urinproduktion** 50–150 ml/kg/d.

Die erste Blasenentleerung erfolgt in der Regel bereits während der Geburt, ist bis 48 h postnatal jedoch noch normal.

> **Merke**
>
> Ein postnataler Gewichtsverlust von bis zu 10 % ist physiologisch. Der tägliche Wasserbedarf beträgt 50–100 ml/kg KG/d, die tägliche Urinproduktion 50–150 ml/kg KG/d.

Wärmeregulation

Anfangs ist die Wärmeregulation schlecht. Bei **Unterkühlung** kommt es zu einem starken Anstieg des Sauerstoffbedarfs durch Fettsäureoxidation im braunen Fettgewebe. Eine anaerobe Stoffwechselsituation, Hypoxie, Surfactantinaktivierung und Hypoglykämie können eine **Azidose** zur Folge haben. Bereits eine geringgradige Überwärmung führt zu **Hyperthermie**.

Erythropoese

In der zweiten Schwangerschaftshälfte verlagert sich die Blutbildung von der fetalen Leber zum Knochenmark. Im letzten Schwangerschaftsdrittel beginnt die Umstellung von fetalem Hämoglobin (HbF) auf adultes Hämoglobin (HbA) mit niedrigerer Sauerstoffaffinität. Der HbF-Anteil beträgt bei Geburt 80 %. Zum Zeitpunkt der Geburt wandert der Ort der Erythropoetinproduktion von der Leber

Neonatologie

zur Niere. Bei Geburt kommt es mit der Umstellung von der plazentaren zur pulmonalen Oxygenierung zu einem erheblichen Anstieg der Sauerstoffverfügbarkeit.

Endokrine Drüsen

Eine **Östrogenwirkung** führt zu Brustdrüsenschwellung, Neugeborenenakne und selten sogar zu Vaginalblutungen. Eine **Prolaktinwirkung** kann zu einer Milchsekretion führen.

1.3 Erstversorgung von Neugeborenen und Beurteilung von Vitalität und Reifezustand

1.3.1 Erstversorgung des Neugeborenen

Voraussetzungen für die Erstversorgung von Neugeborenen sind ein komplett ausgerüsteter Reanimationsplatz und die Verfügbarkeit eines in der Reanimation von Neugeborenen erfahrenen Arztes.

Absaugen

Ein vitales Neugeborenes, das innerhalb der ersten 5–10 s zu schreien beginnt, muss nicht abgesaugt werden. Absaugen ist für das Kind unangenehm, kann zu Schleimhautläsionen führen und reflektorische Bradykardien und Apnoen verursachen. Wenn abgesaugt werden muss, dann in der Reihenfolge Mund-Rachen-Nase.

Abnabeln

Ziele: Vermeidung einer plazentoneonatalen Übertransfusion und eines neonatalen Blutverlusts. Das vaginal geborene reife Neugeborene wird nach 1–1,5 min ohne Ausstreichen der Nabelschnur abgenabelt. Bei Geburt aus sitzender oder hockender Stellung kann früher abgenabelt werden. Nach einer **Sectio** wird das Neugeborene nach Ausstreichen der Nabelschnur zum Kind hin abgenabelt. Bei **Polyglobulie** (chronische Plazentainsuffizienz, Übertragung, diabetische Fetopathie) wird auch

nach Sectio rasch ohne Ausstreichen abgenabelt. Bei **Nabelschnurumschlingungen** wird die Nabelschnur umgehend gelockert. Durch Ausstreichen der Nabelschnur wird der in der Regel erfolgte Blutverlust ausgeglichen.

Abtrocknen und erste Lagerung

Das Neugeborene wird möglichst rasch mit einem Tuch abgetrocknet und auf die Brust der Mutter gelegt.

Erhebung des Apgar-Score (→ 1.3.2)

Der Apgar-Wert nach 1 min ist wichtig für die Entscheidung, ob Reanimationsmaßnahmen durchgeführt werden müssen. Die Apgar-Werte nach 5 und 10 min sind prognostisch bedeutsamer. Die Werte werden vom Geburtshelfer oder von der Hebamme während der Routineversorgung erhoben.

Säure-Basen-Status

Nabelarterien- und -venenblut zur Untersuchung von pH, pCO_2 und BE sollen möglichst rasch, idealerweise sogar noch vor Lösung der Plazenta, entnommen werden.

Erstuntersuchung des Neugeborenen

Die U1 wird etwa 10 min nach der Geburt durchgeführt (→ Kap. 21.3).

Anlegen des Kindes

Im Alter von 20–30 min wird das Neugeborene erstmalig an der Brust der Mutter angelegt. Mutter und Kind verbleiben in der Regel 2 h nach der Geburt zur lückenlosen Überwachung im Kreißsaal.

1.3.2 Apgar-Score zur Beurteilung der Vitalität

Das Neugeborene wird nach 1, 5 und 10 min beurteilt (→ Tab. 1.1):
- >8 Punkte: Risiko gering
- 6–8 Punkte: Intensive pädiatrische Untersuchung erforderlich
- <6 Punkte: Verlegung auf pädiatrische Intensivstation.

Tab. 1.1 Kriterien des Apgar-Scores.

Kriterien	0	1	2
A = Aussehen	Blass oder blau	Stamm rosig, Extremitäten blau	Rosig
P = Puls	0	≤ 100/min	> 100/min
G = Grimassieren bei Nasensondierung	Keines	Verziehen des Gesichts	Husten
A = Aktivität	Keine Bewegung	Geringe Beugung der Extremitäten	Aktive Bewegung
R = Respiration	Keine	Unregelmäßig, langsam	kräftiges Schreien

1.4 Reanimation des Neugeborenen

> **Merke**
>
> Prognostisch wichtig ist der 5-min-Apgar-Wert!

1.3.3 Petrussa-Index zur Beurteilung des Reifezustands

Beurteilung

Reifealter = 30 + Punktzahl aus Petrussa-Index. Erhält ein Neugeborenes für jedes Kriterium zwei Punkte, so entspricht die Reife der 40. Gestationswoche (→ Tab. 1.2).

1.4 Reanimation des Neugeborenen

Epidemiologie

Etwa 1 % der Neugeborenen mit einem Geburtsgewicht > 2500 g benötigen Reanimationsmaßnahmen. In 80 % der Reanimationen reicht eine Beutel-Masken-Beatmung aus, in 20 % der Reanimationen ist eine Intubation erforderlich. Bei Risikokindern (z. B. Frühgeborene, Geburt aus Beckenlage, Mehrlinge) sind Reanimationsmaßnahmen häufiger erforderlich.

Klinik und Therapie

Man unterscheidet in Abhängigkeit vom klinischen Schweregrad vier Gruppen von Neugeborenen, die unterschiedliche Maßnahmen benötigen (→ Tab. 1.3). Die Abfolge der lebensrettenden Maßnahmen bei Neugeborenen zeigt Abbildung 1.2.

> **Merke**
>
> Bei fehlender adäquater regelmäßiger Spontanatmung oder einer Herzfrequenz < 100/min werden Maßnahmen zur Neugeborenenreanimation ergriffen. Häufig genügen das Freimachen der Atemwege und die Belüftung der Lunge.

Beendigung der Reanimationsmaßnahmen

Neugeborene, die ab dem Zeitpunkt der Geburt für mindestens 10 min keine Lebenszeichen zeigen, haben ein extrem hohes Risiko für Mortalität oder schwerwiegende Behinderung. Eine Beendigung der Reanimation kann daher erwogen werden, wenn nach 10 min ununterbrochener und adäquater Reanimationsmaßnahmen keine Lebenszeichen nachweisbar sind.

Tab. 1.2 Kriterien zur Beurteilung der Reife eines Neugeborenen (Petrussa-Index).

Kriterien	0	1	2
Ohrform	Ungeformt	Weich	Fest
Haut	Durchsichtig	Dünn	Rosig, fest
Hoden	Nicht tastbar	Hoch im Skrotum	Deszendiert
Labien	Labia majora < Labia minora	Labia majora = Labia minora	Labia majora > Labia minora
Lanugo	Überall	Gesicht frei	Fehlt
Fußsohlen	Keine Falten	Distal Falten	Überall Falten

Tab. 1.3 Klinische Schweregrade und erforderliche Maßnahmen bei kranken Neugeborenen.

	Klinische Symptome	Maßnahmen
Gruppe 1	• Kräftiges Atmen oder Schreien • Guter Muskeltonus • Rasches Rosigwerden • Herzfrequenz > 100/min	Keine
Gruppe 2	• Insuffiziente Spontanatmung oder Apnoe • Persistierende zentrale Zyanose • Normaler oder reduzierter Muskeltonus • Herzfrequenz < 100/min	Taktile Stimulation und/oder Sauerstoffgabe Ggf. Beutel-Masken-Beatmung
Gruppe 3	• Insuffiziente Spontanatmung oder Apnoe • Zyanotisch oder blass • Schlaffer Muskeltonus • Herzfrequenz < 100/min	Beutel-Masken-Beatmung Ggf. Herzdruckmassage
Gruppe 4	• Insuffiziente Spontanatmung oder Apnoe • Blass • Schlaffer Muskeltonus • Keine Herzaktion	Beutel-Masken-Beatmung Herzdruckmassage Ggf. Medikamente

Neonatologie

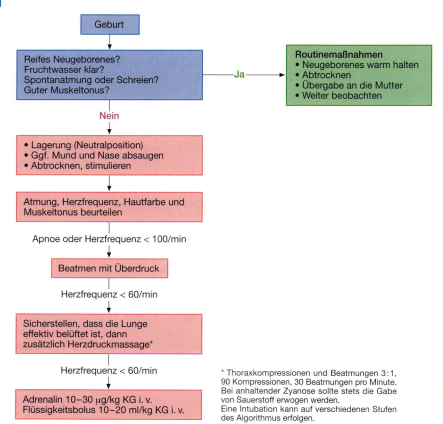

Abb. 1.2: Algorithmus der Neugeborenenreanimation. Modifiziert nach Abschnitt 6 der Leitlinien zur Reanimation 2005 des European Resuscitation Counsil.

* Thoraxkompressionen und Beatmungen 3:1, 90 Kompressionen, 30 Beatmungen pro Minute. Bei anhaltender Zyanose sollte stets die Gabe von Sauerstoff erwogen werden. Eine Intubation kann auf verschiedenen Stufen des Algorithmus erfolgen.

■ Verzicht auf Reanimation
Es gibt Umstände, bei denen der kindliche Zustand bereits initial mit einer hohen Mortalität und einer sehr hohen Morbidität verbunden ist. In diesen Situationen (z. B. Frühgeburt < 23. SSW und/oder Geburtsgewicht < 400 g, Anenzphalie, Trisomie 13 oder 18) kann erwogen werden, auf die Durchführung von Reanimationsmaßnahmen primär zu verzichten. Dies gilt insbesondere dann, wenn Gelegenheit zur ausführlichen vorherigen Besprechung mit den Eltern bestand.

1.5 Perinatale Schäden

Perinatale Asphyxie

■ Definition
Schwerste postnatale Anpassungsstörung, die mit Sauerstoffmangel einhergeht, oft schon intrauterin beginnt und sich klinisch als Bradykardie und Atemstörung manifestiert.

■ Epidemiologie
Eine perinatale Asphyxie tritt bei 1 % aller Geburten, bei 0,5 % der Neugeborenen mit einem Gestationsalter > 36 Wochen sowie bei 9 % aller Frühgeborenen auf.

■ Ätiologie
In 90 % der Fälle handelt es sich um **prä- oder perinatale** Ursachen. In 10 % der Fälle entsteht die perinatale Asphyxie in der **postnatalen** Adaptationsphase. Risiken sind präexistierende mütterliche Erkrankungen, Infektionen, eine EPH-Gestose oder Mehrlingsschwangerschaften. Weitere Ursachen sind eine Plazentainsuffizienz, Fruchtwasseranomalien, Plazenta-Nabelschnur-Anomalien und Lageanomalien. Außerdem besteht eine erhöhte Gefahr für eine Asphyxie bei operativen Geburten und Frühgeburten. Ebenso kann die mütterliche Einnahme von Medikamenten, Drogen, Alkohol oder Nikotin das Asphyxierisiko erhöhen.

■ Klinik
Die klinischen Leitsymptome sind Bradykardie und respiratorische Insuffizienz. In schweren Fällen kommt es zu Apnoen und einer Asystolie. Eine **blaue Asphyxie** geht mit einer Zyanose, eine **weiße Asphyxie** mit Blässe und Schock einher. Weitere Symptome sind Hyperexzitabilität, muskuläre Hypertonie, Hyperventilation sowie zerebrale Krampfanfälle. Eine typische Asphyxiefolge ist ein Hirnödem (Sonographie). Die Prognose ist bei weißer Asphyxie schlechter als bei blauer Asphyxie.

> **Merke**
>
> Die klinischen Leitsymptome der perinatalen Asphyxie sind Bradykardie und respiratorische Insuffizienz.

▪ Therapie
- Kardiopulmonale Reanimation
- Sauerstoffzufuhr und maschinelle Beatmung
- Blutdruckunterstützung
- Behandlung zerebraler Krampfanfälle (Diazepam, Barbiturate)
- Sonographische Hirnödemüberwachung.

▪ Komplikationen
Porenzephale Zysten durch Nervenzelluntergang, Hirnatrophie, psychomotorische Retardierung, spastische Zerebralparese und Epilepsie können als Folge einer perinatalen Asphyxie auftreten.

Frakturen

▪ Lokalisation
- Die **Klavikulafraktur** tritt hauptsächlich bei schwieriger Entbindung der Schulter oder des ausgestreckten Arms bei Lageanomalien auf.
- Zu einer Humerusfraktur kommt es durch Armlösung bei Beckenendlage.
- Oberschenkelfrakturen sind selten.
- Schädelfrakturen sind meist Impressionsfrakturen, die von einem Kephalhämatom begleitet werden. Begleitende intrakranielle Blutungen sind möglich. Typische Ursachen sind ein enges Becken oder eine Forcepsentbindung.

> **Merke**
>
> Die Klavikulafraktur ist die häufigste geburtstraumatisch bedingte Fraktur.

▪ Klinik
Frakturen führen zu Schonhaltung, pathologischer Beweglichkeit, Krepitation und tastbarer Kallusbildung. Begleitend können eine Schwellung, ein Hämatom und Schmerzen bestehen. Eine neurologische Beeinträchtigung kann z. B. bei begleitendem Plexusschaden auftreten.

Nervenläsionen

▪ Ätiologie
Schwierige Entbindung, Beckenendlage, Schulterdystokie und Makrosomie des Neugeborenen sind die häufigsten Ursachen.

➕ 001 Video: Schulterdystokie

▪ Klinik
Obere Plexuslähmung Erb-Duchenne (C5 und C6): schlaffe Lähmung von Ober- und Unterarmmuskulatur, der Arm liegt bewegungslos gestreckt und innen rotiert, die Fingerbeweglichkeit ist erhalten (→ Abb. 1.3).
Untere Plexuslähmung Klumpke (C8 und TH1): Sie kommt seltener vor und tritt nahezu immer in Kombination mit einer oberen Plexusparese auf. Sie betrifft den ganzen Arm einschließlich der Finger. Begleitend können ipsilateral eine Zwerchfellparese oder ein Horner-Syndrom, Miosis und Enophthalmus auftreten.
Eine Fazialisparese kann nach Forcepsentbindungen vorkommen. Meist heilt sie spontan aus.

▪ Therapie
Die Behandlung besteht in der Durchführung einer Physiotherapie mit dem Ziel, die Beweglichkeit zu erhalten und Kontrakturen zu vermeiden.

Blutungen

Muskel: Muskuläre Blutungen entstehen hauptsächlich im M. sternocleidomastoideus durch schwierige Kopfentwicklung. Oft kann ein Knoten im Muskel getastet werden. Die Blutung kann zu einer Schiefhaltung des Kopfes führen. Sie ist meist sonographisch darstellbar.
Intrakraniell: Blutungen erfolgen epidural, subdural, subarachnoidal sowie in das Kleinhirn. Ausgelöst werden sie durch eine erhebliche mechanische Belastung sub partu. Die charakteristischen klinischen Symptome sind eine vorgewölbte Fontanelle, Apnoen, zerebrale Krampfanfälle, pathologische Pupillenreaktionen, schriller Schrei und Trink-

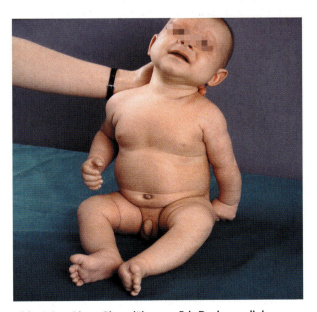

Abb. 1.3: Obere Plexuslähmung Erb-Duchenne links.

Neonatologie

schwäche. Bei großen Blutungen kann eine Anämie entstehen. Die Kombination mit Schädelfrakturen ist möglich. Eine operative Entlastung ist sehr risikoreich.

Extrakraniell: Caput succedaneum: ödematös-teigige Schwellung über die Schädelnähte hinweg. Eine Therapie ist nicht erforderlich. **Kephalhämatom:** fluktuierende, subperiostal gelegene Schwellung ohne Überschreitung der Schädelnähte (→ Abb. 1.4). Sie entsteht durch Verletzung periostaler Blutgefäße durch Scherkräfte. Sekundär kann eine Hyperbilirubinämie auftreten. Oft erfolgt die Rückbildung sehr langsam über Monate. Eine Verkalkung ist häufig.

> **Merke**
>
> **Caput succedaneum:** ödematös-teigige Schwellung über die Schädelnähte hinweg.
> **Kephalhämatom:** fluktuierende Schwellung ohne Überschreitung der Schädelnähte.

1.6 Das Frühgeborene

■ Definition
Ein Frühgeborenes kommt nach einer Gestationszeit von unter 37 vollendeten Schwangerschaftswochen zur Welt. Bei sehr kleinen Frühgeborenen kann die Unreife von Organsystemen zu verschiedenen akuten und chronischen Erkrankungen wie Apnoe und Bradykardie, Atemnotsyndrom, bronchopulmonaler Dysplasie, persistierendem Ductus arteriosus, Retinopathie, Hirnblutung und periventrikulärer Leukomalazie führen.

■ Epidemiologie
Bei 5–6 % aller Geburten handelt es sich um Frühgeburten. Bei 1,5 % aller Geburten liegt das Geburtsgewicht unter 1500 g bzw. beträgt das Gestationsalter weniger als 32 SSW (→ Tab. 1.4).

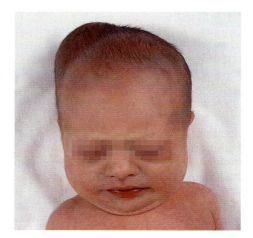

Abb. 1.4: Kephalhämatom.

Tab. 1.4 Geburtsgewicht in Abhängigkeit von der Schwangerschaftsdauer.

Schwangerschaftswochen	Geburtsgewicht (g)
22	500
24	700
27	1000

Schwere neurologische Schäden treten bei etwa 4 %, leichte neurologische Auffälligkeiten bei etwa 8 % sehr kleiner Frühgeborener auf (→ Tab. 1.5). Die Grenze der Überlebensfähigkeit liegt heute bei etwa 24 SSW.

1.6.1 Atemnotsyndrom (ANS)

■ Definition
Das Atemnotsyndrom bei Frühgeborenen wird in der Regel durch einen Surfactantmangel verursacht, manifestiert sich klinisch unmittelbar nach der Geburt als rasch progrediente Ateminsuffizienz und tritt fast ausschließlich bei einem Gestationsalter

Tab. 1.5 Übersicht der wichtigsten Komplikationen bei Frühgeborenen.

Organsystem	Komplikationen
Atmung	Apnoen Atemnotsyndrom (ANS) Bronchopulmonale Dysplasie (BPD)
Herz/Kreislauf	Persistierende fetale Zirkulation (PFC) Persistierender Ductus arteriosus (PDA)
Neurologie	Hirnblutung Periventrikuläre Leukomalazie (PVL)
Augen	Retinopathia praematurorum (ROP)
Gastrointestinaltrakt	Nekrotisierende Enterokolitis (NEC)
Infektion	Bakterien Viren Pilze

1.6 Das Frühgeborene

unter 35 SSW (< 2000 g Geburtsgewicht) auf. Synonyma: Respiratory Distress Syndrome (RDS), Syndrom der hyalinen Membranen.

Epidemiologie
Das ANS ist die häufigste Todesursache der Neonatalperiode (1 % aller Neugeborenen). Es tritt bei etwa 60 % der Frühgeborenen mit weniger als 30 Gestationswochen auf.

Pathogenese
Surfactantmangel bei struktureller Unreife des Lungenparenchyms: Surfactant vermindert die Oberflächenspannung der Alveolen. Dadurch werden das Alveolarsystem stabilisiert und ein Alveolarkollaps in der Exspiration verhindert. Bei Surfactantmangel ist dieser Mechanismus gestört.

Pathophysiologie
Surfactantmangel führt zu Atelektasen und damit zu einer Abnahme der Lungencompliance. Folge der Minderbelüftung sind eine Hypoxämie sowie ein Anstieg von CO_2, wodurch es zu systemischer Hypotonie und Vasokonstriktion der Lungengefäße kommt. Hierdurch entsteht eine pulmonale Minderperfusion, es bilden sich intrapulmonale Shunts aus und es kommt zum Rechts-links-Shunt auf Vorhofebene (Foramen ovale, Ductus arteriosus). Azidose, Hypoxie und veränderter Lungenstoffwechsel hemmen die postnatal einsetzende De-novo-Synthese von Surfactant.

Klinik
Unmittelbar nach der Geburt oder innerhalb der ersten Lebensstunden kommt es zu **Dyspnoe, Tachypnoe** (> 60/min), **Nasenflügeln** und exspiratorischem Stöhnen. Hinzu kommen sternale und interkostale **Einziehungen**, ein abgeschwächtes Atemgeräusch, ein blassgraues Hautkolorit (Mikrozirkulationsstörung), eine Temperaturinstabilität und häufig eine **Zyanose.**

Diagnostik
- **Blutgasanalyse:** Hypoxämie, CO_2-Anstieg
- **Röntgen-Thorax:** Stadieneinteilung des Atemnotsyndroms in vier Grade (→ Tab. 1.6).

Komplikationen
Typische Komplikationen des ANS sind pulmonales interstitielles Emphysem, Pneumothorax, Pneumomediastinum, Pneumoperitoneum, Pneumoperikard, bronchopulmonale Dysplasie, persistierender Ductus arteriosus, persistierende fetale Zirkulation (PFC-Syndrom), nekrotisierende Enterokolitis sowie Hirnblutungen.

Therapie
Die **symptomatische Therapie** beinhaltet die Sauerstoffzufuhr und maschinelle Beatmung sowie eine Infusionstherapie bei Zirkulationsstörungen. Oberstes Gebot ist das „minimal handling" der Kinder!
Kausal kann **Surfactant** vom Schwein oder vom Rind intrabronchial substituiert werden. Dadurch kommt es zu einer Verbesserung der Oxygenierung und des Gasaustauschs, wodurch die Pneumothoraxinzidenz, die mit einem Atemnotsyndrom assoziierte Sterblichkeit und die Inzidenz der bronchopulmonalen Dysplasie reduziert werden können.
Lungenreifungsbehandlung: Die Schwangere erhält 48 h vor der Geburt Betamethason, wodurch die Surfactantsynthese induziert wird. Im Anschluss daran erfolgen eine schonende Geburtseinleitung und eine optimale Primärreanimation von Risikokindern.

> **Merke**
>
> Die wichtigste Maßnahme zur Prävention des Atemnotsyndroms ist die Lungenreifungsbehandlung.

1.6.2 Persistierender Ductus arteriosus (PDA)

Definition
Häufigstes kardiovaskuläres Problem bei Frühgeborenen, das zu Links-rechts-Shunt und Lungenödem führen kann.

Epidemiologie
Die Häufigkeit eines PDA nimmt mit zunehmendem Geburtsgewicht ab.
- 42 % bei Geburtsgewicht < 1000 g
- 21 % bei Geburtsgewicht von 1000–1500 g
- 7 % bei Geburtsgewicht von 1500–1750 g.

Pathogenese
Die postnatal ansteigende Sauerstoffsättigung führt normalerweise zu einer Kontraktion des Ductus arteriosus, der sich dann verschließt. Bei Frühgeborenen

Tab. 1.6 Stadieneinteilung des Atemnotsyndroms nach radiologischen Kriterien.

Stadium	Radiologische Zeichen
Stadium 1	Fein granuläre Zeichnung der gesamten Lunge
Stadium 2	Zusätzlich positives Luftbronchogramm jenseits des Herzschattens
Stadium 3	Zusätzlich Unschärfe des Herzschattens und der Zwerchfellkonturen
Stadium 4	Weiße Lunge (→ Abb. 1.5)

1 Neonatologie

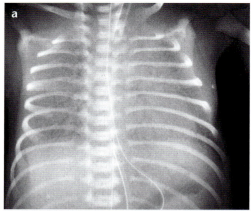

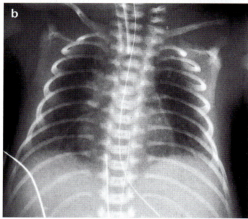

Abb. 1.5 a und b: Atemnotsyndrom des Frühgeborenen.
a) Thorax nach Intubation, 2 Stunden nach Geburt: Aufnahme in sehr geringer Inspiration; milchglasartige Transparenzminderung mit Luftbronchogramm; Herz- und Mediastinalkontur unscharf.
b) 4 Stunden nach Surfactant-Gabe erheblich höhere Transparenz beider Lungen trotz Minderung des endexspiratorischen Beatmungsdrucks; klinisch deutliche Befundbesserung. [29]

fällt die Reaktion auf die Kontraktionsreize wegen unreifer Gefäßmuskulatur und hoher Prostaglandinkonzentrationen (Vasodilatation) schwächer aus.

Bei Vorliegen eines ANS kommt es bei offenem Ductus arteriosus zu einem Rechts-links-Shunt. Die Vasokonstriktion der Lungenarterien (pCO$_2$, Azidose) und ein hoher intrapulmonaler Druck führen zu einem geringeren bidirektionalen Blutfluss durch den PDA. Bei Rückbildung des ANS sinkt der pulmonale Gefäßwiderstand. In dieser Phase entwickelt sich ein hämodynamisch signifikanter Links-rechts-Shunt mit Lungenüberdurchblutung, Lungenödem und kardialer Insuffizienz. Dadurch kommt es zu einer akuten Verschlechterung der Beatmungssituation.

■ **Klinik**
Ein PDA manifestiert sich häufig am 3.–5. Lebenstag mit einem **systolischen Herzgeräusch,** das anfangs infraklavikulär lokalisiert ist. Ein kontinuierliches Maschinengeräusch ist möglich. In 20 % der

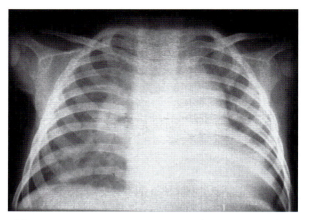

Abb. 1.6: Röntgen-Thorax bei persistierendem Ductus arteriosus Botalli mit Kardiomegalie und vermehrter Lungengefäßzeichnung, vor allem zentral.

Fälle besteht jedoch kein Herzgeräusch! Weitere charakteristische Befunde sind Pulsus celer et altus, Tachykardie, niedriger diastolischer Blutdruck sowie eine Blutdruckamplitude > 25 mmHg. Typischerweise kommt es zu einer **Verschlechterung der Beatmungssituation.**

■ **Diagnostik**
- **Röntgen-Thorax:** Kardiomegalie, vermehrte Lungengefäßzeichnung, Lungenödem (→ Abb. 1.6)
- **Echokardiographie:** direkte Darstellung des PDA und Beurteilung des diastolischen Rückflusses in der Pulmonalarterie mit Abschätzung des Shuntvolumens.

■ **Therapie**
Ziel: Der Verschluss des Ductus sollte innerhalb der ersten 7–10 Lebenstage erfolgen, um chronische Schäden, z. B. eine bronchopulmonale Dysplasie, zu vermeiden.
Medikamentös: Prostaglandinsynthesehemmer (z. B. Indometacin) können einen Verschluss des Ductus bewirken. Kontraindikationen sind Thrombozytopenie und Niereninsuffizienz.
Operativ: Bei Kontraindikationen für eine Indometacintherapie oder bei Versagen einer solchen Therapie ist eine operative Ligatur des PDA indiziert.

> **Merke**
>
> Ein frühzeitiger Verschluss des Ductus arteriosus ist insbesondere bei hämodynamischer Relevanz sehr wichtig.

1.6.3 Bronchopulmonale Dysplasie (BPD)
■ **Definition**
Schwere, chronische Lungenerkrankung, die bei 30–60 % der Frühgeborenen mit einem Geburtsge-

wicht unter 1000 g und bei 10 % der Frühgeborenen mit einem Geburtsgewicht unter 1500 g auftritt.

■ Ätiologie und Pathogenese
Lungenunreife, bronchoalveoläres Trauma bei maschineller Beatmung („Barotrauma"), Sauerstofftoxizität sowie zusätzliche Risikofaktoren wie Infektionen, PDA oder genetische Prädisposition können das Auftreten einer BPD begünstigen. Dabei kommt es zu einem interstitiellen Ödem, zu Atelektasen, überblähten Alveolen, interstitieller Fibrose und obliterativer Bronchiolitis.

■ Klinik
- Dyspnoe, Einziehungen, Rasselgeräusche, chronischer Husten, Glockenform des Thorax
- Sauerstoffbedarf > 21 % im Alter von 28 Tagen
- Einschränkung der Lungenfunktion: pCO_2 erhöht, Atemwegswiderstand erhöht, intermittierender Bronchospasmus, vermehrte Schleimproduktion
- Pulmonale Hypertonie, Cor pulmonale, Rechtsherzversagen, Lebervergrößerung
- Rezidivierende bronchopulmonale Infektionen, obstruktive Bronchitiden.

■ Diagnostik
Röntgen-Thorax: überblähte Areale neben atelektatischen Bezirken; fibrotische Verdichtungen, Emphysemblasen, Kardiomegalie.

■ Therapie
Die Therapie besteht in erster Linie in einer adäquaten **Oxygenierung**, da die Hypoxie den pulmonalen Gefäßwiderstand erhöht: Sauerstoffgabe mit dem Ziel, eine Sauerstoffsättigung über 90 % zu erreichen! Hinzu kommen eine ausreichende Kalorienzufuhr, eine Flüssigkeitsrestriktion, die Verabreichung von Diuretika (Hydrochlorothiazid und Spironolacton) und Bronchodilatatoren (Salbutamol per inhalationem). Vitamin A unterstützt die Bildung und Heilung des Lungenepithels. Die Physiotherapie hat bei der BPD einen besonderen Stellenwert!

■ Prognose
Die Mortalität im 1. Lebensjahr beträgt 25 %! Langzeitfolgen sind hyperreagibles Bronchialsystem, Asthma bronchiale und eingeschränkte Lungenfunktion.

> **Merke**
>
> Präventive Maßnahmen zur Reduktion der Häufigkeit der bronchopulmonalen Dysplasie sind die pränatale Steroidgabe, eine frühzeitige Surfactanttherapie, die frühzeitige Behandlung eines relevanten PDA sowie eine frühzeitige Extubation von Frühgeborenen.

1.6.4 Retinopathia praematurorum (ROP)

■ Definition und Ätiologie
Bedrohliche, durch Unreife und Sauerstofftoxizität verursachte vasoproliferative Erkrankung der Retina, die zur Erblindung ehemaliger Frühgeborener führen kann.

■ Epidemiologie
76 % aller Frühgeborenen der 24.–25. SSW und 54 % aller Frühgeborenen der 26.–27. SSW sind betroffen.

■ Ätiologie und Pathogenese
Die akute und chronische toxische Wirkung von Sauerstoff auf die retinalen Blutgefäße führt zur ROP. Sie kommt nur bei Frühgeborenen vor! Weitere Risikofaktoren sind Hyperkapnie, Blutaustauschtransfusionen, häufige Bluttransfusionen sowie Lichteinwirkung.

Erhöhte arterielle Sauerstoffpartialdrücke führen zur **Vasokonstriktion** der unreifen retinalen Gefäße, es kommt zu einer Obliteration vaskulärer Strukturen. Die extraretinale fibrovaskuläre **Proliferation** bewirkt eine **Neovaskularisation.** Die Traktion von Gefäßen, die in den Glaskörper einsprießen, führt zur **Netzhautablösung**, und durch Synechien mit frontaler Verlagerung der Linse kommt es zum **Sekundärglaukom**.

■ Therapie
Die wirksamsten Behandlungsmethoden bei ROP sind die Kryotherapie und die Lasertherapie. Beide Methoden zerstören die peripheren Anteile der Retina und verlangsamen oder verhindern das abnorme Gefäßwachstum.
Kryotherapie: Sie reduziert das Erblindungsrisiko auf die Hälfte. Bei bereits erfolgter Netzhautablösung sind die operativen Ergebnisse schlecht.
Lasertherapie: Sie ist ebenso effektiv, aber weniger schmerzhaft.

■ Prävention
Wichtige vorbeugende Maßnahmen sind die kontrollierte Sauerstofftherapie mit Meidung von Hyperoxämie bei Frühgeborenen < 32 SSW sowie regelmäßige augenärztliche Untersuchungen!

1.6.5 Hirnblutungen

■ Definition
Eine Hirnblutung ist eine häufige Komplikation bei unreifen Frühgeborenen, die zu Hydrozephalus und neurologischen Langzeitschäden führen kann.

■ Epidemiologie
Hirnblutungen treten vor allem bei Frühgeborenen mit einem Gestationsalter < 28 SSW und einem Geburtsgewicht < 1000 g auf. Die Häufigkeit nimmt mit zunehmendem Gestationsalter ab. 50 % aller

Neonatologie

Frühgeborenen der 25. SSW, 38 % aller Frühgeborenen der 26. SSW und 20 % aller Frühgeborenen der 28. SSW sind betroffen. Der Schweregrad der Blutung korreliert mit der Unreife und dem Ausmaß der Asphyxie.

■ Pathogenese

Ursache ist die **Germinalmatrix**, eine unreife, metabolisch aktive Schicht neuroepithelialer Zellen. Sie ist zwischen der 22. und der 28. SSW sehr prominent und bildet sich bis zur 32. SSW zurück. Ihre Gefäße sind zahlreich, groß und wegen eines einschichtigen Endothels sehr vulnerabel. Bei Hypoxie oder Blutdruckschwankungen kommt es daher sehr leicht zur Ruptur und damit zur Blutung.

Im Anschluss an eine Blutung kommt es häufig zu einer obliterierenden und fibrosierenden Arachnoiditis, die zu Liquorzirkulationsstörungen und zur klassischen Folge eines **posthämorrhagischen Hydrozephalus** führt.

■ Risikofaktoren

Die Risikofaktoren für eine Hirnblutung beim Frühgeborenen fasst die Checkliste zusammen.

Checkliste: Risikofaktoren für eine Hirnblutung.

- Frühgeburtlichkeit (≤ 28 Wochen)
- Niedriges Geburtsgewicht (≤ 1000 g)
- Unreifes Gefäßbett der periventrikulären Keimlager
- Asphyxie/Hypoxie
- Hypokapnie
- Fehlende Autoregulation der Hirndurchblutung (blutdruckpassive Zirkulation)
- Verminderte Hirndurchblutung
  - Niedrige Flussgeschwindigkeiten in den Hirnarterien
  - Niedriger Blutdruck
  - Hypokapnie
- Vermehrte Hirndurchblutung
  - Hoher Blutdruck
  - Rasche Volumensubstitution (vor allem NaHCO$_3$)
  - Austauschtransfusion
  - Ductusligatur
  - Hyperkapnie
  - Pneumothorax (CO$_2$-Anstieg; Anstieg des Venendrucks)
  - Endotracheales Absaugen
  - Zerebrale Krampfanfälle
  - Länger dauernde Manipulationen am Patienten
- Erhöhter Venendruck
  - Schwierige Vaginalgeburt aus Beckenendlage
  - Pneumothorax
  - Beatmungsprobleme (Tubusobstruktion, erhöhter PEEP)
  - Asphyxie
- Gerinnungsprobleme
- Fluktuierende Flussmuster in den Hirnarterien
- Gegenatmen gegen Beatmungsgerät

■ Klinik

90 % aller Hirnblutungen treten innerhalb der ersten 72 Lebensstunden auf. 50 % der Blutungen manifestieren sich am 1., 25 % am 2. und 15 % am 3. Lebenstag. Kleine und große Blutungen können asymptomatisch verlaufen. Eine vorgewölbte Fontanelle, Temperaturinstabilitäten, metabolische Azidose, muskuläre Hypotonie, zerebrale Krampfanfälle, Blutdruckabfälle sowie Apnoen können klinische Hinweise auf eine Hirnblutung sein.

■ Diagnostik

- Sonographie des Schädels bei allen Frühgeborenen < 32 SSW am Ende der 1. und der 2. Lebenswoche (→ Abb. 1.7)
- Bei klinischen Symptomen Sonographie des Schädels unabhängig vom Gestationsalter
- Bei pathologischen Befunden wöchentliche sonographische Kontrolluntersuchungen
- Nach sonographischen Kriterien werden die Hirnblutungen in drei Schweregrade eingeteilt (→ Tab. 1.7).

■ Folgen schwerer Hirnblutungen

Ventrikelerweiterung: Sie tritt Tage bis Wochen nach der Blutung auf. Das Ausmaß ist abhängig von der Blutmenge, die in das Ventrikelsystem gelangt ist. Man unterscheidet eine passagere Erweiterung und einen therapiebedürftigen posthämorrhagischen Hydrozephalus.

Hämorrhagische Infarzierung des Hirnparenchyms (früher Hirnblutung Grad IV): Die Echogenitätsvermehrung im Hirnparenchym entsteht durch eine Blockade des venösen Abstroms durch die Ventrikeltamponade und nicht, wie früher vermutet, durch eine Ausdehnung der Ventrikelblutung. Daher ist sie in der Klassifikation nicht mehr enthalten.

Porenzephale Zyste: Sie ist Folge der hämorrhagischen Infarzierung, ihre Größe entspricht der Größe der ursprünglichen Echogenitätsvermehrung.

■ Prognose

Hirnblutungen Grad I und II erhöhen das Risiko für neurologische Komplikationen nicht wesentlich. Grad-III-Blutungen sind in 30 %, hämorrhagische Infarzierungen in 70 % der Fälle mit schweren neurologischen Komplikationen assoziiert.

■ Prävention

Die Reduktion der Risikofaktoren ist der wichtigste präventive Faktor. Muskelrelaxanzien und Sedativa stabilisieren fluktuierende Hirndurchblutungsmuster und verhindern Hustenattacken und Gegenatmen am Respirator. Hypokapnien (Verminderung der Hirndurchblutung mit Gefahr der Hypoxie) und Hyperkapnien (Vermehrung der Hirndurchblutung mit Gefahr der Gefäßruptur) müssen unbedingt ver-

1.6 Das Frühgeborene

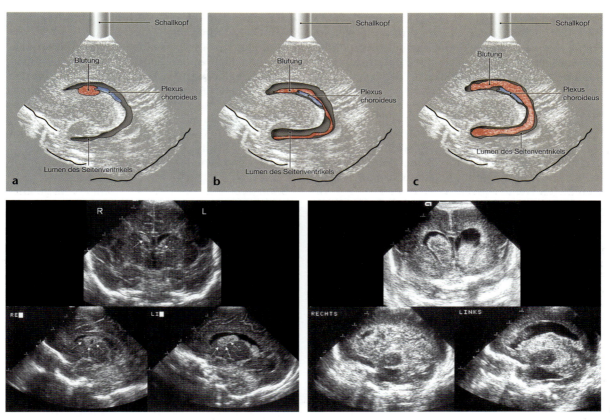

Abb. 1.7 a bis e: Klassifikation der intraventrikulären Blutung des Frühgeborenen.
a) Grad-I-Blutung; b) Grad-II-Blutung; c) Grad-III-Blutung. d) Hirnblutung Grad I und II Ultraschall, oben koronare Schnittführung, unten parasagittale Schnittführungen. Frühgeborenes der 30. SSW, 2. Lebenstag. Subependymale Blutung Grad I links und intraventrikuläre Blutung Grad II rechts. e) Hirnblutung Grad III Ultraschall, oben koronare Schnittführung, unten parasagittale Schnittführungen. Frühgeborenes der 26. SSW, 3. Lebenstag. Intraventrikuläre Blutung Grad III beidseits. [1]

Tab. 1.7 Klassifikation der Hirnblutungen nach sonographischen Kriterien.

Grad I	Subependymale Blutung
Grad II	Ventrikelblutung, < 50% des Lumens
Grad III	Ventrikelblutung, > 50% des Lumens

hindert werden (Ziel-pCO_2 40–55 mmHg). Das „minimal handling" von Frühgeborenen reduziert ebenfalls das Risiko für Hirnblutungen.

1.6.6 Periventrikuläre Leukomalazie (PVL)

▪ Definition
Zerebrale Erkrankung bei Frühgeborenen, die durch zerebrale Minderperfusion, Nekrosenbildung und Defektbildung entsteht und zu einer infantilen Zerebralparese führen kann.

▪ Epidemiologie
40–50 % aller Frühgeborenen mit einem Geburtsgewicht unter 1500 g entwickeln eine PVL.

▪ Ätiologie und Pathogenese
Hypoxie und Ischämie sowie pränatale Infektionen führen zu einer Schädigung der periventrikulären weißen Hirnsubstanz mit Ausbildung von Nekrosen. Es entstehen Substanzdefekte (→ Abb. 1.8).

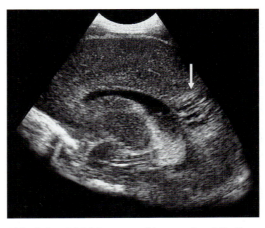

Abb. 1.8: Schädelsonographie: periventrikuläre Leukomalazie mit Nachweis von Nekrosen in Nachbarschaft des Seitenventrikels.

Neonatologie

Klinik

Eine PVL ist im akuten Stadium oft symptomarm. Hypotonie und Lethargie sind möglich. Später können eine spastische Diplegie der Beine sowie eine infantile Zerebralparese auftreten.

1.6.7 Apnoen

Definition

Atempausen > 20 s mit Sauerstoffsättigungsabfall und/oder Bradykardie, die beim Frühgeborenen häufig als sog. idiopathische Apnoen infolge einer Unreife des Atemzentrums vorkommen.

Epidemiologie

Rezidivierende Apnoen kommen bei 30 % aller Frühgeborenen sowie bei 80 % aller Frühgeborenen mit einem Geburtsgewicht unter 1000 g vor.

Einteilung

- **Zentrale Apnoen** (häufigste Form): fehlender Luftfluss, fehlende Atembewegungen
- **Obstruktive Apnoen:** fehlender Luftfluss, Atembewegungen sind vorhanden
- **Gemischte Apnoen.**

Ätiologie

Idiopathische Apnoen sind typische Apnoen des Frühgeborenen und Ausdruck eines noch unreifen Atemzentrums durch ungenügende axodendritische Verbindung respiratorischer Neurone im Hirnstamm. Hierdurch kommt es zu einem verminderten Ansprechen von Chemorezeptoren auf Änderungen von pO_2 und pCO_2. Frühgeborene reagieren auf Hypoxie mit Apnoe und nicht, wie reife Neugeborene, mit Hyperventilation. Insbesondere im Schlaf kann die Atmung nicht kontinuierlich aufrechterhalten werden.
Symptomatische Apnoen können verursacht werden durch Hirnblutungen, Hypoxie, mütterlichen Drogenabusus, Atemwegsobstruktionen, ANS, Pneumonie, Pneumothorax, Aspiration, Sepsis, Meningitis, nekrotisierende Enterokolitis, Hypovolämie, Anämie, PDA, Hypotonie, Hypoglykämie, Hypokalzämie und Hypothermie.

Klinik

Atempause > 20 s mit Sauerstoffsättigungsabfall (Zyanose) und/oder Bradykardie (HF < 100/min).

Differentialdiagnose

Periodische Atmung des Frühgeborenen: Atempausen (5–10 s) und Hyperventilationsphasen im Wechsel. Begleitend treten weder Bradykardie noch Zyanose auf. Hierbei handelt es sich nicht um Apnoen!

Therapie

- **Stimulation:** daraufhin meist Wiedereinsetzen der Atmung

- **Maskenbeatmung** ohne Erhöhung der bestehenden O_2-Zufuhr
- **Medikamentöse Therapie:** Theophylline, Aminophylline, Koffein oder Doxapram
- **Beatmung:** Nasen-Rachen-CPAP, Intubation bei mehr als zwei Apnoen mit Bradykardie/Stunde.

> **Merke**
>
> Plötzlich gehäuft auftretende Apnoen und Bradykardien sind klinische Hinweise auf eine Sepsis!

1.6.8 Frühgeborenenanämie

Pathophysiologie

Folgende Faktoren tragen zur Frühgeborenenanämie bei: Bei Frühgeborenen ist die Erythrozytenmasse geringer als bei Reifgeborenen, da diese im letzten Schwangerschaftstrimenon ansteigt. Bei Frühgeborenen ist die Erythrozytenlebensdauer auf 35–50 Tage verkürzt. Sehr kleine Frühgeborene verdoppeln ihr Geburtsgewicht in 2 Monaten (Reifgeborene in 6 Monaten). Dies führt zu einer erheblichen Hämodilution. Frühgeborene haben ein erhöhtes Risiko für geburtstraumatische Blutungen in Haut und Weichteile sowie für Hirnblutungen. Die Intensivbehandlung bedingt erhebliche diagnostische Blutverluste. Die Eisenspeicher sind wegen der verkürzten Gestationszeit nicht gefüllt und werden durch diagnostische Blutentnahmen weiter entleert. Der niedrige Eisengehalt von Muttermilch und die häufig auftretende Nahrungsunverträglichkeit verstärken den Eisenmangel.

Prävention und Therapie

Durch folgende Maßnahmen lässt sich die Frühgeborenenanämie verhindern bzw. behandeln:
Plazentare Transfusion: Die Plazenta stellt ein wertvolles Reservoir für eine autologe Transfusion dar. Verzögertes Abnabeln um 20–30 s vergrößert die Erythrozytenmasse und senkt den Transfusionsbedarf.
Reduktion diagnostischer Blutverluste: Blutentnahmen müssen auf das unbedingt erforderliche Minimum reduziert werden (Mikromethoden, transkutane Messmethoden). Jede Blutentnahme muss streng indiziert sein (keine „Routineblutentnahmen").
Humanes rekombinantes Erythropoetin: Es stimuliert die beim Frühgeborenen durch Erythropoetinmangel bedingte reduzierte Erythropoese. Ohne gleichzeitige adäquate Eisensubstitution ist jedoch keine suffiziente Erythropoese möglich.
Erythrozytentransfusionen: Sie sollten möglichst sparsam durchgeführt werden. Evidenzbasierte Transfusionsrichtlinien für Frühgeborene existieren bisher nicht.

> **Merke**
>
> Die Frühgeborenenanämie ist im Gegensatz zur Trimenonanämie des reifen Neugeborenen nicht physiologisch und bedarf einer Behandlung.

1.7 Lungenerkrankungen des Neugeborenen

1.7.1 Mekoniumaspirationssyndrom (MAS)

■ **Definition**
Komplikation einer intrauterinen Asphyxie mit den Folgen eines schweren Atemnotsyndroms unmittelbar nach der Geburt. Betroffen sind vor allem reife, dystrophe und übertragene Neugeborene.

■ **Epidemiologie**
Ein MAS tritt bei 0,2–6 von 1000 Lebendgeborenen auf.

■ **Pathogenese**
Eine intrauterine Hypoxie führt zu fetaler Atmung und Fruchtwasseraspiration und/oder zu einer Vasokonstriktion mesenterialer Gefäße, zu einer Hyperperistaltik und zu frühzeitigem Mekoniumabgang. Mit den ersten Atemzügen gelangen Mekoniumpartikel in kleinere Bronchiolen, es kommt zu einer partiellen Bronchusobstruktion. Hierdurch entstehen Atelektasen, überblähte emphysematöse Areale und extraalveoläre Luftansammlungen (interstitielles Emphysem, Pneumothorax, Pneumomediastinum). Surfactant wird inaktiviert.

Es kann zu einer chemischen Pneumonie und zur Entwicklung intrapulmonaler Shunts kommen. Ein pulmonaler Hochdruck und eine persistierende fetale Zirkulation sind die Folgen.

> **Merke**
>
> Mekonium im Fruchtwasser weist auf eine intrauterine Asphyxie hin.

■ **Klinik**
Die Haut ist mit Mekonium bedeckt. Die Symptome der respiratorischen Insuffizienz sind Tachypnoe, Dyspnoe, Zyanose und Schnappatmung. Sekundär kann es zu Bradykardien und Schock kommen.

■ **Diagnostik**
Röntgen-Thorax: Dichte fleckige Infiltrate neben überblähten Arealen, abgeflachtes Zwerchfell, extraalveoläre Luftansammlungen.

■ **Therapie**
Absaugen, sobald der Kopf geboren ist! Möglichst vor dem ersten Atemzug sollten die Stimmritze laryngoskopisch eingestellt und der Larynxeingang abgesaugt werden. Unmittelbar postnatal erfolgen Intubation und tracheobronchiale Lavage mit physiologischer NaCl-Lösung. Eine primäre Maskenbeatmung ist kontraindiziert, da hierdurch das Mekonium weiter in die kleinen Atemwege transportiert würde! Zunächst wird das Kind konventionell beatmet. Eine Hochfrequenzoszillationsbeatmung, die Surfactantsubstitution und u. U. der Einsatz von Stickstoffmonoxid (NO) sind bei schlechter Oxygenierung indiziert. Als Ultima Ratio kann eine extrakorporale Membranoxygenierung (ECMO) erwogen werden. Eine frühzeitige antibiotische Therapie ist wichtig.

■ **Prävention**
Die frühzeitige Information durch den Geburtshelfer ist entscheidend! Bei Zeichen der intrauterinen Asphyxie sollte die Geburt sofort beendet werden, wenn Hinweise auf eine kindliche Gefährdung, z. B. Herztondezelerationen im CTG, bestehen.

■ **Prognose**
Die Mortalität beträgt 10 %!

> **Merke**
>
> Eine primäre Maskenbeatmung ist bei Verdacht auf Mekoniumaspiration kontraindiziert.

1.7.2 Pneumothorax

■ **Definition und Ätiologie**
Komplikation einer Vielzahl von pulmonalen Erkrankungen (z. B. Atemnotsyndrom, Mekoniumaspiration, Staphylokokkenpneumonie, Zwerchfellhernie) oder therapeutischen Maßnahmen (z. B. Reanimation, Beatmung) im Neugeborenenalter, die bei der Entwicklung eines Spannungspneumothorax oder eines Pneumoperikards einer sofortigen therapeutischen Intervention bedarf.

■ **Epidemiologie**
Ein asymptomatischer Pneumothorax tritt bei 1 % aller Neugeborenen, ein symptomatischer Pneumothorax bei etwa 10 % beatmeter Frühgeborener auf.

■ **Pathogenese**
Ein hoher intraalveolärer **Druck** führt zu einer Überblähung von Alveolen, wodurch es zu einer **Ruptur** der Alveolarwand kommt. Luft entweicht durch das interstitielle Gewebe und entlang den perivaskulären Gefäßscheiden und peribronchialen Lymphgefäßen. Bei einer weiteren Ausbreitung des Alveolarlecks entstehen ein interstitielles Emphysem, ein Pneumomediastinum, ein Pneumothorax, ein Pneumoperikard, ein Pneumoperitoneum und/oder ein Hautemphysem.

1 Neonatologie

■ Klinik
Leitsymptome von Spannungspneumothorax und Pneumoperikard sind plötzlich einsetzende Atemnot, Zyanose, Thoraxasymmetrie, seitendifferentes Atemgeräusch, Verlagerung der Herztöne, Schocksymptomatik, Bradykardie, Blutdruckabfall und eine Asystolie.

> **Merke**
>
> Spannungspneumothorax und Pneumoperikard sind lebensbedrohliche Notfälle.

■ Diagnostik
Im Notfall darf keine Zeit mit diagnostischen Maßnahmen verloren werden!
Röntgen-Thorax: Ansammlung freier Luft. Bei Spannungspneumothorax Verdrängung von Herz und Gefäßband auf die kontralaterale Seite.

■ Therapie
Kleine Pneumothoraces bedürfen in der Regel keiner Therapie. Bei Spannungspneumothorax muss die sofortige Pleurapunktion erfolgen. Im Anschluss daran wird eine Pleuradrainage gelegt.

1.7.3 Lungenhypoplasie

■ Definition und Ätiologie
Folge einer gestörten Organanlage oder Kompression sowie Wachstums- und Reifungshemmung der fetalen Lunge mit dem klinischen Bild eines schweren Atemnotsyndroms.

■ Pathogenese
Eine Lungenhypoplasie kann Folge einer **gestörten Organanlage** sein (z.B. bei Chromosomenaberrationen). Häufiger wird sie jedoch durch eine **Ausreifungsstörung der fetalen Lunge** verursacht. So können Erkrankungen, die zu einem **eingeschränkten intrathorakalen Volumen** bzw. zu einer **Verdrängung von funktionellem Lungengewebe** führen, das fetale Lungenwachstum hemmen (z.B. kongenitale Zwerchfellhernie, Hydrops fetalis [bilaterale Pleuraergüsse], Chylothorax). Vor der Geburt enthält die Lunge eine Flüssigkeit aus Sekreten der Bronchialdrüsen, Fruchtwasser und Surfactant. Zu wenig Fruchtwasser **(Oligohydramnion)**, wie es bei bilateraler Nierenagenesie (Potter-Sequenz) oder chronischem Fruchtwasserverlust bei vorzeitigem Blasensprung auftritt, kann durch einen Mangel an intraalveolärem Flüssigkeitsvolumen ebenfalls zu einer schweren Lungenhypoplasie führen. Fetale Atembewegungen setzen intrauterin ein und konditionieren die Atemmuskulatur. Eine **Störung der fetalen Atembewegungen**, z.B. bei neuromuskulären Erkrankungen oder Anenzephalie, kann eine Lungenhypoplasie zur Folge haben.

■ Klinik
Es kommt zu einem schweren Atemnotsyndrom mit progredienter pulmonaler Insuffizienz. Häufig treten bilaterale Pneumothoraces in den ersten Lebensstunden auf. Gelegentlich entwickelt sich das Bild einer persistierenden fetalen Zirkulation.

1.7.4 Zwerchfellhernie

■ Definition
In der überwiegenden Mehrzahl der Fälle links auftretender Zwerchfelldefekt mit Verlagerung von Bauchorganen in die Thoraxhöhle, wodurch es zu Lungenkompression, konsekutiver Lungenhypoplasie und Herzverlagerung kommt. Es handelt sich um einen kinderchirurgischen Notfall!

■ Epidemiologie
Eine Zwerchfellhernie tritt mit einer Häufigkeit von $1 : 10\,000$ auf.

■ Formen
- Bochdalek-Hernie: lumbokostal links, $> 95\,\%$ der Fälle.
- Morgagni-Hernie: sternokostal rechts, $< 5\,\%$ der Fälle.

■ Pathogenese
Der meist links bestehende Zwerchfelldefekt führt zu einer Verlagerung abdomineller Organe in den Thoraxraum. Es kommt zu einer intrauterinen Lungenkompression mit Lungenhypoplasie. Herz und Mediastinum werden nach rechts verdrängt.

■ Klinik
Es kommt innerhalb der ersten Lebensstunden zu einem **schweren Atemnotsyndrom** mit Dyspnoe, Tachypnoe und Zyanose und Besserung der Dyspnoe bei Oberkörperhochlagerung. Der Thorax ist asymmetrisch vorgewölbt und zeigt **keine Atemexkursionen**. Bei der Auskultation **fehlt das Atemgeräusch**, u.U. sind Darmgeräusche im Thorax bei eingesunkenem Abdomen auskultierbar.

■ Diagnostik
- **Röntgen-Thorax:** Unterbrechung der Zwerchfellkontur; abdominelle Organe liegen intrathorakal; Mediastinalverlagerung (→ Abb. 1.9 a und b).
- **Pränatale Diagnostik:** Sonographie.

■ Therapie
Eine Maskenbeatmung ist kontraindiziert! Sie führt zur Luftfüllung des Magens und damit zur Verstärkung der Lungenkompression. Postnatal erfolgen die sofortige Intubation, Legen einer Magensonde sowie die Lagerung auf die betroffene Seite. Der Defekt wird so früh wie möglich operativ verschlossen.

1.7 Lungenerkrankungen des Neugeborenen

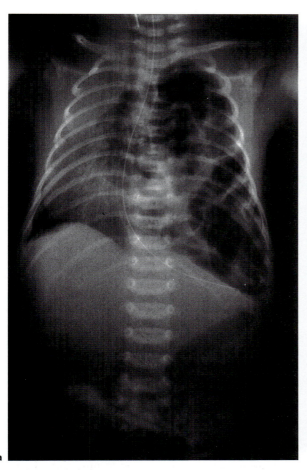
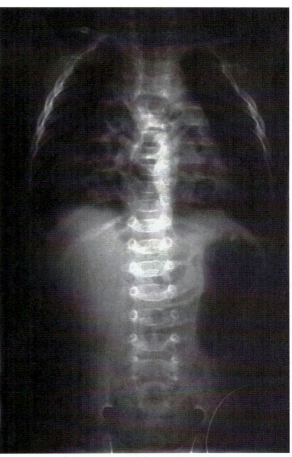

Abb. 1.9 a und b: Babygramm bei Zwerchfellhernie; a) Bochdalek-Hernie: Zwerchfell nicht abgrenzbar, Darmschlingen im linken Thorax nachweisbar, Mediastinalverlagerung nach rechts; b) Morgagni-Hernie: Zwerchfellkontur unscharf, Darmschlingen im mittleren Thorax, Herzrand unscharf.

> **Merke**
>
> Keine Maskenbeatmung bei Verdacht auf Atemnotsyndrom durch Zwerchfellhernie.

1.7.5 Neonatale Pneumonien

■ **Definition**
Folge einer intrauterin, sub partu oder postnatal erworbenen Infektion der Lunge mit mütterlichen oder nosokomialen Keimen.

■ **Ätiologie**
Ursache ist die Aspiration infizierten Fruchtwassers. Risikofaktoren sind vorzeitiger Blasensprung > 24 h, mütterliches Amnioninfektionssyndrom und Frühgeburtlichkeit.

■ **Erreger**
- β-hämolysierende Streptokokken der Gruppe B
- *Escherichia coli*
- Enterokokken
- *Staphylococcus aureus*
- *Listeria monocytogenes*
- Viren: RSV, Adeno-, Parainfluenzaviren, CMV, HSV, VZV
- Bei beatmeten Frühgeborenen: Pseudomonas, Klebsiellen, Chlamydien.

■ **Klinik**
Wie bei Atemnotsyndrom.

■ **Therapie**
Die neonatale bakterielle Pneumonie wird antibiotisch behandelt. Bei Ateminsuffizienz erfolgt die maschinelle Beatmung.

1.7.6 Persistierende fetale Zirkulation (PFC-Syndrom)

■ **Definition**
Persistenz der fetalen Kreislaufverhältnisse mit Rechts-links-Shunt durch postnatal auftretende Hypoxie und Azidose, die hauptsächlich bei reifen oder übertragenen Neugeborenen vorkommt.

1 Neonatologie

Pathogenese
Perinatale Hypoxie und Azidose führen zu einer Konstriktion der Lungenarteriolen und zu pulmonaler Hypertonie. Über den offenen Ductus arteriosus und das offene Foramen ovale besteht ein Rechts-links-Shunt (persistierende fetale Zirkulation). Hierdurch werden die pulmonale Hypoxie und die Azidose verstärkt.

Klinik
Ein PFC-Syndrom betrifft hauptsächlich reife oder übertragene Neugeborene. Diese zeigen das Bild der **respiratorischen Insuffizienz** mit zentraler Zyanose, Einziehungen und stöhnender Exspiration. Häufig ist ein PFC-Syndrom mit fetaler sowie perinataler Asphyxie, Mekoniumaspirationssyndrom, Pneumonie, Zwerchfellhernie, Lungenhypoplasie, Hypoglykämie und Hypothermie assoziiert.

Diagnostik
- **Röntgen-Thorax:** verminderte Lungenperfusion; oft finden sich wenig Auffälligkeiten, und es besteht eine Diskrepanz zwischen schlechtem Allgemeinzustand und Röntgenbild.
- **Echokardiographie:** Ausschluss zyanotischer Vitien, Nachweis des Rechts-links-Shunts auf Vorhof- und Ductusebene.

Therapie
Die wichtigsten therapeutischen Maßnahmen sind die maschinelle Beatmung und eine ausreichende Oxygenierung. Eine medikamentöse pulmonale Vasodilatation kann mit einer NO-Beatmung, Prostazyklin oder Tolazolin erzielt werden. Bei ausbleibender Besserung ist eine extrakorporale Membranoxygenierung (ECMO) indiziert.

1.8 Hämatologische Erkrankungen des Neugeborenen

1.8.1 Hyperbilirubinämie des Neugeborenen (Icterus neonatorum)

Definition
Anstieg der Bilirubinkonzentration im Serum, der 60 % aller Neugeborenen betrifft. Bis zu einer Bilirubinkonzentration von 15 mg/dl (260 µmol/l) handelt es sich beim reifen Neugeborenen um einen physiologischen Ikterus. Bei Überschreiten eines Grenzwerts von 25 mg/dl (430 µmol/l) besteht das Risiko einer Bilirubinenzephalopathie mit Zerstörung von Nervenzellen in Kerngebieten der Basalganglien und Hirnstammkernen (Kernikterus, → Tab. 1.8).

Epidemiologie
Die Hyperbilirubinämie betrifft 60 % aller Neugeborenen. Die Inzidenz der schweren Hyperbilirubinämie > 25 mg/dl (430 µmol/l) beträgt 25 : 100 000. In letzter Zeit wird eine Häufigkeitszunahme der akuten Bilirubinenzephalopathie mit Kernikterus diskutiert. Die wichtigste Ursache hierfür ist wahrscheinlich die immer frühere Entlassung von Mutter und Kind aus der Entbindungsklinik und das Überwachungsdefizit in der Folgezeit.

Pathogenese
Bilirubin ist das Abbauprodukt von Hämoglobin. Es wird an Albumin gebunden zur Leber transportiert, dort aufgenommen und durch die Glukuronyltransferase zu direktem Bilirubin konjugiert, das über die Galle ausgeschieden wird. Bei verminderter Glukuronidierung kann unkonjugiertes, lipidlösliches Bilirubin in lipidhaltige Nervenzellen eindringen und diese durch Hemmung der oxidativen Phosphorylierung zerstören.

Risikofaktoren
Bei kranken Neugeborenen und Frühgeborenen erhöhen bestimmte Risikofaktoren, die durch Verdrängung aus der Albuminbindung zur Zunahme des freien Bilirubinanteils führen, die Gefahr einer Hirnschädigung. Hierzu gehören:
- Hämolyse
- Hypalbuminämie
- Medikamente mit hoher Proteinbindung (z.B. Ceftriaxon, Furosemid [Lasix®], Diazepam, Digoxin)
- Asphyxie
- Azidose
- Schock
- Hypo- oder Hyperthermie
- Hypoglykämie
- Sepsis.

Tab. 1.8 Definition pathologischer Hyperbilirubinämien.

Bezeichnung	Kriterium
Icterus praecox	GSB > 12 mg/dl (208 µmol/l) in den ersten 36 Lebensstunden
Icterus gravis	GSB > 20 mg/dl (340 µmol/l)
Icterus prolongatus	Hyperbilirubinämie > 14 Tage
Direkte Hyperbilirubinämie	Konjugiertes Bilirubin > 2 mg/dl (34 µmol/l) in den ersten 2 Lebenswochen, später > 0,5 mg/dl (8 µmol/l)

GSB: Gesamtserumbilirubin

1.8 Hämatologische Erkrankungen des Neugeborenen

Risikofaktoren für eine schwere Hyperbilirubinämie sind:
- Gesamtserumbilirubin > 95. Perzentile (→ Abb. 1.10)
- Ikterus in den ersten 24 Lebensstunden
- Blutgruppeninkompatibilität mit positivem Coombs-Test
- Bekannte hämolytische Erkrankung (z. B. Sphärozytose, Elliptozytose, G6PDH-Mangel)
- Positive Familienanamnese
- Ausgedehnte Hämatome (z. B. Kephalhämatom)
- Ausschließliches Stillen und Gewichtsverlust (Dehydratation)
- Gestationsalter 35+0 bis 36+6 SSW

Klinik

Bei **Hyperbilirubinämie** besteht ein Haut- und Sklerenikterus.

Akute Bilirubinenzephalopathie: Frühe Zeichen sind Lethargie, Schläfrigkeit, muskuläre Hypotonie, Bewegungsarmut und Trinkschwäche. Später kommt es zu Irritabilität, schrillem Schreien und Opisthotonus. In der Endphase treten zerebrale Krampfanfälle auf, es kommt zu Koma und Tod.

Chronische Bilirubinenzephalopathie, Kernikterus: Charakteristische Symptome sind eine extrapyramidale Bewegungsstörung mit Choreoathetose (athetoide Zerebralparese), Blickwendung nach oben, Hörverlust, Intelligenzminderung und verzögerte psychomotorische Entwicklung.

Diagnostik
- Bei Ikterus < 24 Lebensstunden: erweiterte pädiatrische Diagnostik
- Bei Entlassung < 48 Lebensstunden und Ikterus: Bestimmung des Gesamtserumbilirubins (GSB). Die Bilirubinmessung kann auch unblutig transkutan mit einem Multispektralgerät erfolgen. Bei Werten > 75. Perzentile ist jedoch eine nasschemische Bestimmung erforderlich.
- Bilirubinwert > 75. Perzentile: Kontrolle nach 48 h
- Bilirubinwert > 95. Perzentile: Kontrolle nach 24 h
- GSB über der Fototherapiegrenze: Blutbild, Retikulozyten, Blutgruppenbestimmung mit Rhesusfaktor, direkter und indirekter Coombs-Test, direktes Bilirubin, Gesamteiweiß, CRP, Schilddrüsenparameter
- GSB über der BAT-Grenze: zusätzlich Blutausstrich, Albumin, Aktivität der G6PDH, ggf. weitere Diagnostik.

Therapie

Die Empfehlungen zu den Grenzwerten zur Durchführung einer Fototherapie oder einer Blutaustauschtransfusion fasst Tabelle 1.9 zusammen.

Fototherapie: Unter der Einwirkung von Blaulicht einer Wellenlänge von 460 nm wird das Bilirubin in ein strukturelles Isomer (Lumirubin) überführt, das ohne Glukuronidierung mit der Galle und renal ausgeschieden werden kann.

Tipps zur praktischen Durchführung der Fototherapie:
- Möglichst große Oberfläche bestrahlen: entkleidetes Kind, kleine oder keine Windel
- Abstand Lampe–Kind 15–20 cm
- Augen abdecken
- Zunächst intermittierende Behandlung in 4- bis 6-stündigen Intervallen
- Bei steigenden Werten oder drohender BAT kontinuierliche Bestrahlung
- Intensivierung der Therapie durch Verwendung fiberoptischer Leuchtmatten
- Der Nutzen einer erhöhten Flüssigkeitszufuhr unter Fototherapie ist unbewiesen.

Blutaustauschtransfusion (BAT): Austausch von kindlichem Blut gegen Erwachsenenblut über einen Nabelvenenkatheter in Schritten von 2–3 ml/kg KG. Das doppelte Blutvolumen des Kindes (2 × 80 ml/kg KG) wird ausgetauscht.

Die Situation bei Frühgeborenen < 35 SSW ist unklar. Für sie gibt es wenige Daten zur Toxizität von Bilirubin. Insgesamt werden niedrigere Fototherapie- und BAT-Grenzwerte als für gesunde, reife Neugeborene empfohlen.

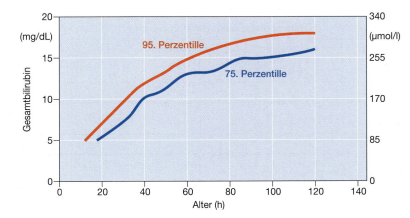

Abb. 1.10: Normogramm mit altersbezogenen Serumbilirubinkonzentrationen bei reifen Neugeborenen zur Risikoabschätzung für das Auftreten einer behandlungsbedürftigen Hyperbilirubinämie. Nach: M. Berns: Hyperbilirubinämie beim reifen Neugeborenen. Monatsschr Kinderheilkd 2006; 154: 835–843.

1 Neonatologie

Tab. 1.9 Therapeutisches Vorgehen bei Hyperbilirubinämie (gesunde, reife Neugeborene).

| Alter (h) | Gesamtserumbilirubin [mg/dl (µmol/l)] | | |
	Fototherapie	Fototherapie 4–6 h, dann BAT*	BAT
≤ 24**			
25–48	≥ 15 (260)	≥ 20 (340)	≥ 25 (430)
49–72	≥ 18 (310)	≥ 25 (430)	≥ 30 (510)
> 72	≥ 20 (340)	≥ 25 (430)	≥ 30 (510)

BAT: Blutaustauschtransfusion
* BAT, wenn kein Abfall um 1–2 mg/dl (20–30 µmol/l)
**Bei klinischem Ikterus Festlegung des therapeutischen Vorghens nach pädiatrischer Abklärung.

■ Prävention

Neugeborene mit einem Risiko für eine schwere Hyperbilirubinämie müssen zuverlässig identifiziert und rasch adäquat behandelt werden. Die wichtigste präventive Maßnahme ist die engmaschige Überwachung des Neugeborenen. Bei früher Entlassung aus der Geburtsklinik muss daher zweifelsfrei mit den Eltern geklärt werden, durch wen und zu welchem Zeitpunkt erforderliche Kontrolluntersuchungen durchgeführt werden.

1.8.2   Morbus haemolyticus neonatorum

■ Definition

Blutgruppeninkompatibilitäten zwischen Mutter und Kind führen zur Hämolyse kindlicher Erythrozyten. In schweren Fällen kommt es zum Hydrops

congenitus universalis, der jedoch nur bei der schwerer verlaufenden Rh-Inkompatibilität, nicht jedoch bei der AB0-Inkompatibilität vorkommt.

Rh-Inkompatibilität

■ Epidemiologie

Seit Einführung der Anti-D-Prophylaxe kommt ein Morbus haemolyticus neonatorum nur noch bei 0,07 % aller Geburten vor (davor bei 0,6 %).

■ Pathogenese

Konstellation: Mutter rh-negativ, Vater Rh-positiv, Kind Rh-positiv.

Größere Mengen kindlichen Bluts treten während einer Schwangerschaft in der Regel nicht in den mütterlichen Kreislauf über. Die Mutter bildet daher in der ersten Schwangerschaft meist keine

---

Checkliste: Differentialdiagnose des Neugeborenenikterus.

Indirekte Hyperbilirubinämie (unkonjugiertes Bilirubin erhöht)	Direkte Hyperbilirubinämie (konjugiertes Bilirubin erhöht)
Verminderte Bilirubinkonjugation	**Intrahepatische Cholestase**
• Physiologischer Ikterus • Hypothyreose • Medikamente, Hormone (Enzymhemmung) • Crigler-Najjar-Syndrom • Gilbert-Meulengracht-Syndrom	• Neonatale Cholestase • Infektionen: Toxoplasmose, Röteln, CMV, Hepatitis (TORCH) • α_1-Antitrypsin-Mangel • Intrahepatische Gallengangshypoplasie • Galaktosämie, Tyrosinämie • Neonatale Hämochromatose • Parenterale Ernährung
Gesteigerte Hämolyse	**Extrahepatische Gallesekretionsstörung**
• Blutgruppeninkompatibilität (Rh, AB0) • Genetisch bedingte hämolytische Anämien • Infektionen	• Etrahepatische Gallengangsatresie • Choledochuszyste • Zystische Fibrose
Vermehrter Anfall abzubauender Erythrozyten	
• Polyglobulie • Hämatome	
Vermehrte enterale Bilirubinrückresorption	
• Intestinale Obstruktionen • Gallengangsatresie • Niedrige Kalorienzufuhr • Muttermilchikterus	

1.8 Hämatologische Erkrankungen des Neugeborenen

Anti-D-Antikörper, und das erste Kind bleibt gesund. Während der Geburt kann jedoch eine größere Menge fetaler Erythrozyten in den Kreislauf der Mutter gelangen. Dies führt zur Bildung von Anti-D-Antikörpern durch die Mutter (Sensibilisierung). In der nächsten Schwangerschaft können die nun vorhandenen Anti-D-Antikörper nach Plazentapassage die Erythrozyten eines Rh-positiven Kindes hämolysieren. Es kommt zu Anämie mit Hypoxie und Azidose, zu einer Verminderung der Albuminsynthese mit Ödemen, Pleuraergüssen und Hydrops, zu einer gesteigerten Zellregeneration (Retikulozytose, Erythroblastose) sowie zu einer extramedullären Blutbildung in Leber und Milz (Hepatosplenomegalie).

■ Klinik
Die klinischen Leitsymptome sind **Anämie**, **Hepatosplenomegalie**, **Icterus gravis et praecox** mit Kernikterusgefahr sowie Ödeme und Pleuraergüsse. In schweren Fällen kommt es zum **Hydrops congenitus universalis**.

■ Diagnostik
- Blutgruppenbestimmung von Mutter und Kind
- Blutbild: Anämie
- Retikulozyten erhöht
- Indirektes Bilirubin im Serum erhöht
- Indirekter Coombs-Test: Nachweis plazentagängiger IgG-Antikörper bei der Mutter
- Direkter Coombs-Test: Nachweis inkompletter Antikörper an den Erythrozyten des Kindes.

■ Therapie
An erster Stelle stehen die **Fototherapie** und die **Blutaustauschtransfusion.** Vor einer Austauschtransfusion kann ein Therapieversuch mit hoch dosierten Immunglobulinen i.v. erfolgen.

Bei Hydrops universalis: Aderlass, Aszitespunktion, Transfusion 0-rh-negativer Erythrozyten und Austauschtransfusion.

■ Prävention
Anti-D-Prophylaxe: Unmittelbar nach der Geburt erhält eine rh-negative Mutter, die ein Rh-positives Kind entbunden hat, Rh-Antikörper-haltiges Gammaglobulin, das die Rh-positiven Erythrozyten im mütterlichen Kreislauf der Mutter zerstört, bevor es zur Sensibilisierung kommt.
Fetale Bluttransfusion: Bei Nachweis einer niedrigen Hämoglobinkonzentration im Nabelschnurblut werden Transfusionen in utero durchgeführt. Hierdurch kann ein Hydrops fetalis in 90 % der Fälle verhindert werden.

Kasuistik

A: Bei der Ultraschalluntersuchung einer Zweitgravida werden in der 37. SSW ein mäßiggradiger Aszites und leichte Pleuraergüsse beim Kind festgestellt. Die Blutgruppe der Mutter ist 0-rh-negativ, und es können Anti-D-Antikörper im Serum nachgewiesen werden. Nach der Geburt des ersten Kindes war keine Anti-D-Prophylaxe durchgeführt worden. Die vorliegenden Befunde veranlassen die behandelnden Gynäkologen dazu, einen Kaiserschnitt durchzuführen und der Schwangeren Anti-D zu verabreichen.
K: Die neugeborene Lisa ist postnatal blass und mäßiggradig tachykard (180/min). Leber und Milz sind vergrößert. Es bestehen ein Aszites und Pleuraergüsse.
D: Der Hämoglobinwert beträgt 6 g/dl. Der direkte Coombs-Test ist positiv. Im Blutausstrich sind zahlreiche Erythroblasten nachweisbar. Die Konzentration des indirekten Bilirubins im Serum liegt initial bei 2 mg/dl und steigt innerhalb von 1 h auf 7 mg/dl an.
Diag: Rh-Inkompatibilität mit beginnendem Hydrops fetalis.
Th + V: Lisa erhält unmittelbar postnatal eine Transfusion rh-negativer Erythrozyten und hoch dosiert Immunglobuline i.v. Anschließend wird eine Austauschtransfusion durchgeführt. Hierunter steigt die Hämoglobinkonzentration auf 15,9 g/dl an, und die Konzentration des indirekten Bilirubins fällt auf 3 mg/dl ab. In den folgenden Tagen wird noch eine intensivierte Fototherapie durchgeführt. Unter diesen Maßnahmen kommt es zu einer raschen Rückbildung von Aszites und Pleuraergüssen. Lisa wird am 12. Lebenstag in bestem Allgemeinzustand nach Hause entlassen.

AB0-Inkompatibilität

■ Epidemiologie
Bei 20–25 % aller Schwangerschaften besteht eine AB0-Inkompatibilität. Nur in 10 % der Fälle treten jedoch Symptome auf.

■ Pathogenese
Konstellationen:
- Mutter 0, Kind A oder B
- Mutter A, Kind B
- Mutter B, Kind A.

Es existieren bereits ohne Immunisierung IgM-Isoantikörper gegen A und B, diese können jedoch die Plazenta nicht passieren. Zusätzlich kann die Mutter IgG-Antikörper gegen die kindliche Blutgruppe bilden, diese können die Plazenta passieren. Nicht selten ist dann bereits das erste Kind betroffen! Die Hämolyse ist weniger ausgeprägt als bei Rh-Inkompatibilität, weil ein Teil der Anti-A- und Anti-B-Antikörper durch AB-Antigene in der Plazenta neutra-

Neonatologie

lisiert wird und noch nicht alle Neugeborenenerythrozyten A- bzw. B-Antigene besitzen.

▪ Klinik
Meist tritt nur eine **geringgradige Anämie** auf. Eine Hepatosplenomegalie besteht selten, ein Hydrops kommt nicht vor. Eine Gefährdung besteht nur durch Hyperbilirubinämie und Kernikterus.

▪ Therapie
In den meisten Fällen reicht eine Fototherapie aus. Eine Austauschtransfusion ist in der Regel nicht erforderlich.

1.8.3 Neonatale Anämie

▪ Definition
Unterschreitung eines Hämoglobinwerts von 14 g/dl (Hämatokrit 40 %) am ersten Lebenstag beim Reifgeborenen (→ Tab. 1.10 und 1.11).

▪ Therapie
Bei akutem Blutverlust (weiße Asphyxie, Schock) muss eine umgehende Transfusion von 0-rh-negativen Erythrozyten ohne vorherige Kreuzprobe erfolgen!

Bei allen anderen Indikationen erfolgen vor der Transfusion die Blutgruppenbestimmung und Kreuzprobe.

1.8.4 Polyglobulie – Hyperviskositätssyndrom

▪ Definition
Ein Hämatokritwert von > 65 % führt zu einer Erhöhung der Blutviskosität, wodurch es zu vaskulärer Stase, Mikrothrombosierung, Organhypoperfusion und Ischämie kommen kann.

▪ Epidemiologie
Eine Polyglobulie tritt bei 5 % aller Neugeborenen auf.

▪ Risikofaktoren
Neonatale Dystrophie, fetofetale oder maternofetale Transfusion, diabetische Fetopathie und späte Abnabelung sind wichtige Risikofaktoren für eine Polyglobulie.

▪ Klinik
Die klinischen Leitsymptome sind Plethora, Belastungszyanose, Lethargie, Hyperexzitabilität, Myoklonien, zerebrale Krampfanfälle sowie Ikterus.

▪ Diagnostik
- Blutbild: Hämatokrit > 65 %; Hämoglobin > 22 g/dl; Thrombozytopenie
- Serum: Hypokalzämie; Hyperbilirubinämie.

▪ Komplikationen
Es kann zu einer Herzinsuffizienz, dem Syndrom der persistierenden fetalen Zirkulation, Nierenversagen sowie Ileus und nekrotisierender Enterokolitis kommen.

Tab. 1.10 Ursachen neonataler Anämien.

Blutverlust	Verminderte Blutbildung	Gesteigerte Hämolyse
• Fetofetale Transfusion	• Infektionen	• Rh-Inkompatibilität
• Placenta praevia	• Blackfan-Diamond-Anämie	• AB0-Inkompatibilität
• Vorzeitige Plazentalösung	• Konnatale Leukämie	• Erythrozytenmembrandefekte
• Nabelschnureinriss		• Hämoglobinopathien
• Neonatale Blutung		
• Fetomaternale Transfusion		

Tab. 1.11 Symptome neonataler Anämien.

Akuter Blutverlust	Chronischer Blutverlust	Gesteigerte Hämolyse
• Blässe	• Blässe bei guter Vitalität	• Blässe
• Tachykardie	• Tachykardie	• Ikterus
• Schwache periphere Pulse	• Herzinsuffizienz	• Hepatosplenomegalie
• Niedriger Blutdruck	• Hepatosplenomegalie	• Erythroblastose
• Tachypnoe	• Erythroblastose	• Hydrops fetalis
• Schock	• Hydrops fetalis	

Therapie
Ziel: Hämatokrit 55–60 %.

Häufig genügt eine reichliche Flüssigkeitsgabe (5 ml/kg KG/h). Bei einem Hämatokrit > 70 % ist eine Hämodilution mittels partieller Austauschtransfusion (Blutplasma oder Albumin) erforderlich.

Austauschvolumen =

$$\frac{Blutvolumen \times (aktueller\ Hkt - gewünschter\ Hkt)}{aktueller\ Hkt}$$

1.8.5 Morbus haemorrhagicus neonatorum (Vitamin-K-Mangel)

Definition
Spontanblutungen bei Neugeborenen infolge eines Vitamin-K-Mangels.

Ätiologie
Vitamin-K-Mangel bei sonst gesunden und reifen Neugeborenen, der durch Mangelernährung oder antikonvulsive Therapie in der Schwangerschaft sowie parenterale Ernährung oder Antibiotikatherapie beim Neugeborenen zusätzlich verstärkt wird.

> **Merke**
>
> Muttermilch enthält wesentlich weniger Vitamin K als Kuhmilch! Gestillte Kinder sind daher bezüglich Vitamin-K-Mangelblutungen stärker gefährdet.

Pathogenese
Infolge einer weiteren Verminderung der bei Neugeborenen normalerweise schon niedrigen Aktivitäten der Vitamin-K-abhängigen Blutgerinnungsfaktoren können Spontanblutungen auftreten. Wegen der bestehenden Leberunreife kommt es bei Frühgeborenen häufiger als bei reifen Neugeborenen zu Blutungen.

Klinik
- **Perinatale Form:** 1. Lebenstag, blutender Nabel, Hautblutungen
- **Frühform:** 2.–5. Lebenstag, Hämatemesis und schwarze Stühle, Nasenbluten, blutender Nabel
- **Spätform:** 3.–7. Lebenswoche, vorwiegend voll gestillte Säuglinge (Vitamin-K-arme Muttermilch!). In 50 % der Fälle kommt es zu akut lebensbedrohlichen ZNS-Blutungen!

Diagnostik
Gerinnung: Quick-Wert erniedrigt; PTT in schweren Fällen verlängert; Fibrinogen im Normbereich; Aktivitäten von Faktor II, VII, IX und X erniedrigt; Thrombozytenzahl im Normbereich.

Therapie
Bei lebensbedrohlicher Blutung wird **Vitamin K 1 mg/kg i.v.** verabreicht. Der Wirkungseintritt erfolgt innerhalb 1 h. **Cave:** Bei i.v. Gabe von Vitamin K bei Neugeborenen besteht die Gefahr eines Kernikterus (Erniedrigung der Albuminbindungskapazität für Bilirubin). Eine intravenöse Applikation von Vitamin K sollte daher streng indiziert werden. Alternativ kann Vitamin K s.c. oder i.m. verabreicht werden. Außerdem ist die Gabe von Frischblut oder Plasmapräparaten mit hohem Gehalt an Gerinnungsfaktoren sinnvoll.

> **Merke**
>
> Eine i.v. Gabe von Vitamin K sollte wegen der Gefahr eines Kernikterus streng indiziert werden.

Prognose
Die Letalität der Spätform des Morbus haemorrhagicus neonatorum beträgt 20 %!

Prävention
Alle gesunden Neugeborenen erhalten Vitamin K 2 mg p.o. bei der U1 (postnatal), bei der U2 (3.–10. Lebenstag) und bei der U3 (4.–6. Lebenswoche). Dies ist bei gestillten Kindern besonders wichtig! Bei nicht gesicherter enteraler Resorption, bei manchen Frühgeborenen und bei manchen kranken Neugeborenen erfolgt die parenterale Verabreichung von 100–200 µg Vitamin K postnatal, danach Vitamin K 1 mg p.o. pro Woche bis zum errechneten Geburtstermin.

1.8.6 Neonatale Thrombozytopenie

Die wichtigsten Ursachen neonataler Thrombozytopenien sind in Tabelle 1.12 zusammengefasst.

Neonatale Alloimmunthrombozytopenie

Definition
Alloimmunthrombozytopenie des Neugeborenen durch aktive Immunisierung der Mutter gegen fetale Plättchenantigene, transplazentaren Antikörpertransfer und antikörpervermittelte Zerstörung kindlicher Thrombozyten.

Epidemiologie
98 % der Bevölkerung besitzen PL^{A1}-positive Thrombozyten. Eine Sensibilisierung könnte bei 1 % aller Schwangerschaften eintreten. Eine manifeste Thrombozytopenie tritt jedoch nur bei etwa 2 von 1000 Lebendgeborenen auf.

Pathogenese
Die fetomaternale Thrombozyteninkompatibilität verläuft analog zur Rh-Inkompatibilität. Die Mutter besitzt Thrombozytenoberflächenantigene nicht (PL^{A1}-negativ), die das Kind besitzt (PL^{A1}-positiv). Die Mutter bildet spezifische, gegen diese Antigene gerichtete IgG-Antikörper, die die Plazenta passieren

1 Neonatologie

Tab. 1.12 Ursachen neonataler Thrombozytopenien.

Mütterliche Ursachen
• Autoimmunthrombozytopenie
• Medikamente in der Schwangerschaft
• Alloimmunthrombozytopenie

Kindliche Ursachen
• Konnatale Infektionen
• Neugeborenensepsis
• DIC nach Asphyxie und Schock
• Nekrotisierende Enterokolitis
• Nach Austauschtransfusion
• Panzytopenie
• Wiskott-Aldrich-Syndrom
• Riesenhämangiom

können. Es kommt zur Zerstörung kindlicher Thrombozyten. Häufig ist bereits das erste Kind betroffen.

Klinik
Es kommt typischerweise zu einer schweren hämorrhagischen Diathese mit petechialem Blutungstyp und einer hohen Inzidenz intrazerebraler Blutungen. Die Erkrankung ist durch eine Antikörperelimination in den ersten 4–6 Lebenswochen selbstlimitierend.

Diagnostik
- Blutbild: Thrombozyten $< 20\,000/\mu l$
- Nachweis antithrombozytärer Antikörper.

Therapie
Die Behandlung besteht in der Verabreichung hoch dosierter Gammaglobuline i.v. Bei manifester Blutung werden gewaschene PL^{A1}-negative Thrombozytenkonzentrate, z.B. der Mutter, transfundiert.

Prävention
Bei erneuter Schwangerschaft einer sensibilisierten Mutter ist das Erkrankungsrisiko für das Kind sehr hoch. Die Diagnosestellung erfolgt durch Thrombozytopenienachweis beim Fetus. Präventive Maßnahmen sind eine mütterliche Gammaglobulintherapie und/oder die fetale Transfusion geeigneter Thrombozyten.

Neonatale Autoimmunthrombozytopenie

Definition
Neonatale Thrombozytopenie durch passiven transplazentaren Antikörpertransfer, z.B. bei mütterlicher immunthrombozytopenischer Purpura (ITP) oder bei Lupus erythematodes.

Epidemiologie
Eine neonatale Thrombozytopenie tritt bei 30 % der Kinder von Müttern mit einer ITP auf.

Klinik
Die Thrombozytopenie beginnt kurz nach der Geburt. Eine lebensbedrohliche hämorrhagische Diathese ist möglich. Die Dauer der Erkrankung beträgt 2–3 Monate.

Therapie
Die Behandlung besteht in der Verabreichung hoch dosierter Gammaglobuline i.v. Bei bedrohlicher Blutung werden Thrombozytenkonzentrate transfundiert. Die Wirksamkeit ist jedoch wegen der Antikörperpräsenz nur kurz.

1.9 Erkrankungen des Gastrointestinaltrakts beim Neugeborenen

1.9.1 Omphalozele und Laparoschisis

Definition
Bauchwanddefekte, bei denen im Fall der Omphalozele Darmteile und Leber in einem von Nabelschnurhäuten umgebenen Bruchsack außerhalb des Bauchraums liegen und bei denen im Fall der Laparoschisis ein Bauchwanddefekt rechts vom Nabel besteht.

Klinik
Omphalozele: Nabelschnurhernie, mediane Bruchsackvorwölbung, enthält amnionüberhäutete Abdominalorgane und ist häufig von anderen Fehlbildungen begleitet (→ Abb. 1.11).
Laparoschisis: Bauchwanddefekt **rechts lateral** der normalen Nabelschnur. Ausgetretene Abdominalorgane sind unbedeckt und oft entzündlich verändert (→ Abb. 1.12). Meist handelt es sich um eine isolierte Fehlbildung.

Therapie
Eine operative Therapie sollte wegen der Infektionsgefahr unmittelbar nach der Geburt erfolgen.

1.9 Erkrankungen des Gastrointestinaltrakts beim Neugeborenen

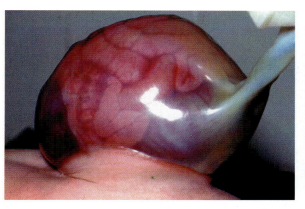

Abb. 1.11: Omphalozele. Nabelschnurhernie mit medianer Bruchsackvorwölbung.

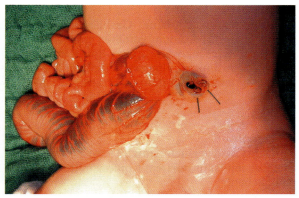

Abb. 1.12: Laparoschisis. Bauchwanddefekt rechts lateral der normalen Nabelschnur.

1.9.2 Nekrotisierende Enterokolitis (NEC)

■ Definition
Hämorrhagisch-nekrotisierende entzündliche Erkrankung, vor allem des terminalen Ileums und des Colon ascendens, die hauptsächlich bei Frühgeborenen auftritt.

■ Epidemiologie
Es handelt sich um die häufigste Ursache eines akuten Abdomens beim Neugeborenen. Es besteht eine deutliche Abhängigkeit vom Gestationsalter. 12 % aller Frühgeborenen und 2 % aller Neugeborenen sind betroffen.

> **Merke**
>
> Die nekrotisierende Enterokolitis ist die häufigste Ursache eines akuten Abdomens beim Neugeborenen.

■ Pathogenese
Die Entstehung der NEC ist nicht vollständig geklärt. Vermutlich kommt es durch eine lokale Ischämie zu einer Vorschädigung der Darmmukosa. Bakterien wandern in die Darmwand ein und verursachen entzündliche Veränderungen mit Ödem. Es kommt zu einer Mikrozirkulationsstörung mit Darmwandnekrose, Perforation und Peritonitis.

■ Risikofaktoren
- Asphyxie
- Nabelschnurgefäßkatheterisierung
- Blutaustauschtransfusion
- PDA
- Polyglobulie
- Schock.

■ Klinik
Allgemeinsymptome sind Temperaturlabilität, Apnoe, Bradykardien, Apathie, Trinkschwäche und ein blassgraues Hautkolorit.
Lokalsymptome sind die Auftreibung und Druckschmerzhaftigkeit des Abdomens, sichtbare Darmschlingen, eine fehlende Peristaltik, galliges Erbrechen sowie schleimig-blutige Stühle. Eine Flankenrötung ist ein Spätsymptom der Peritonitis.

■ Diagnostik
Röntgen-Abdomen: verdickte Darmwände, Pneumatosis intestinalis (bläschenförmige intestinale Luft); freie Luft im Pfortadersystem.

■ Therapie
Bei Verdacht auf eine nekrotisierende Enterokolitis wird eine Magenablaufsonde gelegt. Das Kind wird bei Nahrungskarenz parenteral ernährt. Die antibiotische Therapie sollte gegen Anaerobier wirksam sein (z. B. Metronidazol). Bei Perforation erfolgt die Laparotomie. Nekrotische Darmanteile werden reseziert, vorübergehend wird ein Anus praeter angelegt.

■ Prognose
Die Mortalität der NEC beträgt 20–40 %.

1.9.3 Mekoniumileus

■ Definition
Darmverschluss durch Verlegung des terminalen Ileums durch kittartige Mekoniumsäule, die überwiegend bei Patienten mit zystischer Fibrose (Mukoviszidose) auftritt.

■ Epidemiologie
Bei 5–10 % der Neugeborenen mit zystischer Fibrose tritt ein Mekoniumileus auf.

■ Klinik
Das Abdomen ist aufgetrieben. Typischerweise bleibt der Mekoniumabgang aus, es kommt zu Erbrechen. Gefürchtete Komplikation: Mekoniumperitonitis.

■ Differentialdiagnose
Mekoniumpfropfsyndrom bei Frühgeborenen mit geringer Darmmotilität und später oraler Nahrungszufuhr.

Diagnostik

Röntgen-Abdomen: feine Gasbläschen im Bereich der mit Mekonium gefüllten unteren Ileumschlingen, typischerweise keine Spiegelbildungen. Nach Kontrastmittelfüllung stellt sich der Dickdarm als charakteristischer dünner Strang dar: **Mikrokolon.**

Therapie

Zunächst wird versucht, durch Darmspülungen und Einläufe mit isoosmolarem Kontrastmittel den Ileus zu beheben.

Bei Misserfolg oder Perforation muss chirurgisch vorgegangen werden.

1.10 Metabolische Störungen im Neugeborenenalter

1.10.1 Hypoglykämien

Transitorische Hypoglykämie des Neugeborenen

Definition

Absinken der Plasmaglukosekonzentration unter 2,8 mmol/l (50 mg/dl) bei reifen Neugeborenen und Frühgeborenen. Entgegen früheren Definitionen besteht kein Hinweis darauf, dass Frühgeborene eine höhere Toleranz gegenüber Glukosemangel aufweisen. Der Glukosebedarf ist im Gegenteil aufgrund geringerer Glykogenreserven vermutlich höher!

Epidemiologie

Eine transitorische Hypoglykämie tritt bei etwa 2 von 1000 Lebendgeburten, mit einer vielfach höheren Inzidenz bei Risikogruppen (Frühgeborene, Small-for-Gestational-Age-[SGA-]Kinder), auf.

Ätiologie

Geringe Leberglykogenspeicherung, geringe Muskelproteinmasse und geringes Körperfett führen zu einer geringen Bereitstellung der für den Energiestoffwechsel notwendigen Substrate. Häufig ist dies bei Plazentainsuffizienz der Fall. Eine verzögerte Ausreifung der Glukoneogeneseenzyme kann ebenfalls zu Hypoglykämien führen. Obwohl das hormonelle System in den meisten Fällen intakt ist, kann in seltenen Fällen auch ein Hypopituitarismus die Ursache neonataler Hypoglykämien sein.

Differentialdiagnostisch sollte bei jeder Hypoglykämie beim Neugeborenen an das mögliche Vorliegen einer angeborenen Stoffwechselstörung gedacht werden!

Klinik

Klinische Symptome können auch bei schwerer Hypoglykämie fehlen! Apathie, Trinkfaulheit, Unruhe, Schwitzen, Tachykardie, Blutdruckschwankungen, Tachypnoe, Apnoen und Zyanoseanfälle sind die unspezifischen Zeichen einer Hypoglykämie. Der **zerebrale Krampfanfall** als Ausdruck des intrazerebralen Energiemangels ist die klassische Komplikation der neonatalen Hypoglykämie.

Therapie

Jede Hypoglykämie ist therapiebedürftig! Häufig reicht die orale Zufuhr von Maltodextrin (z.B. 15 % in Muttermilch) aus. Ist eine Fütterung nicht möglich, sollte eine Glukoseinfusion (6–8 mg/kg KG/min) erfolgen.

Prognose

Nach 3–5 Lebenstagen können die meisten Neugeborenen ihre Blutzuckerkonzentration spontan über 50 mg/dl halten.

Hypoglykämie bei Neugeborenen diabetischer Mütter

Definition

Reaktive Hypoglykämie beim Neugeborenen durch Hyperinsulinismus bei Anpassung an hohe intrauterine Glukosekonzentrationen bei Diabetes mellitus der Mutter: diabetische Fetopathie.

Epidemiologie

Bei 75 % der Kinder diabetischer Mütter und bei 25 % der Kinder von Müttern mit Gestationsdiabetes tritt eine diabetische Fetopathie auf.

Pathogenese

Die mütterliche Hyperglykämie bewirkt eine fetale Hyperglykämie. Die fetale Pankreasreaktion bewirkt eine fetale Hyperinsulinämie. Fetale Hyperglykämie und Hyperinsulinämie führen zu vermehrter Glukoseaufnahme in die Leber. Es kommt zu vermehrter Glykogensynthese, beschleunigter Lipogenese, vermehrter Proteinsynthese sowie Hypertrophie und Hyperplasie der Pankreasinselzellen. Ein erhöhtes Gewicht fetaler Organe mit Ausnahme des Gehirns sowie eine metabolische Azidose beim Fetus durch Hyperinsulinismus sind die Folge. Bei der Nabelschnurdurchtrennung wird die Glukosezufuhr über die Plazenta bei noch bestehendem Hyperinsulinismus unterbrochen. Die Folge ist eine **Hypoglykämie.**

Klinik

Makrosomie, Geburtsgewicht > 4000 g, vermehrtes Körperfett und große Organe sind erste Hinweise. Weitere Zeichen der Hypoglykämie sind eine Hyperexzitabilität (Hypokalzämie), Tachypnoe, höhere Inzidenz von **Atemnotsyndromen** sowie eine

1.10 Metabolische Störungen im Neugeborenenalter

Kardiomegalie und Septumhypertrophie in 30 % der Fälle. Die Inzidenz angeborener Fehlbildungen ist um das Dreifache erhöht: **kaudale Regression** (Fehlbildung im lumbosakralen Übergang sowie der Femora), Neuralrohrdefekte, intestinale Atresien, Gallengangsatresie, Harntraktanomalien, Polyspleniesyndrom mit Mesokardie und Nierenagenesie.

■ Diagnostik
- **Basisschema:** Glukosebestimmung nach 1, 3, 6 und 12 Lebensstunden präprandial aus Kapillarblut
- **Kontrollschema:** Es gilt für die Bewertung der Situation zu jedem der o. g. Zeitpunkte (→ Abb. 1.13).
- Blutbild, Kalzium und Bilirubin in Serum
- **Echokardiographie:** Herzhypertrophie?
- Entwicklungsneurologische Untersuchung im Verlauf.

> **Merke**
>
> Die Morbidität Neugeborener diabetischer Mütter ist vor allem bei schlecht eingestelltem Diabetes der Schwangeren erhöht. Kinder von Müttern mit optimaler Stoffwechseleinstellung können jedoch ebenfalls eine diabetische Fetopathie entwickeln (unterschiedlicher Glukosetransfer über die Plazenta und individuelle Sensitivität des kindlichen Pankreas).

■ Therapie
Ab der 3. Lebensstunde wird mit der Fütterung von Maltodextrin 15 % begonnen (Mindestmenge 3 ml/kg KG alle 3 h). Da auch Neugeborene diabetischer Mütter möglichst gestillt werden sollten, werden sie vor jeder Maltodextringabe angelegt, um die Milchbildung zu fördern. Bei schlechter Verträglichkeit wird eine Glukoseinfusion (6–8 mg/kg KG/min) verabreicht, bis der Hyperinsulinismus abklingt.

■ Prävention
Die **Schwangerschaftsbetreuung** steht im Mittelpunkt der präventiven Maßnahmen! Während der Entbindung sollte eine mütterliche Hyperglykämie vermieden werden, da sie die reaktive Hypoglykämie beim Neugeborenen verstärkt.

■ Prognose
Die perinatale Mortalität von Kindern diabetischer Mütter wurde in den letzten 50 Jahren von 30 % auf 3 % gesenkt. Dennoch ist sie weiterhin gegenüber der Normalbevölkerung um das Drei- bis Sechsfache erhöht.

1.10.2 Hypokalzämie des Neugeborenen

■ Definition
Kalzium im Serum < 1,8 mmol/l beim Neugeborenen.

■ Epidemiologie
Eine Hypokalzämie tritt bei 5–10 % aller reifen Neugeborenen auf. Je unreifer das Kind, desto häufiger ist die Hypokalzämie.

■ Ätiologie
- **Frühe Form:** erste 3 Lebenstage, häufigere und meist asymptomatische Form. Ein transitorischer Hypoparathyreoidismus ist die häufigste Ursache.

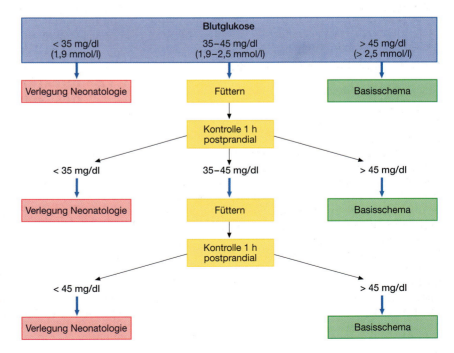

Abb. 1.13: Kontrollschema zur postnatalen Bestimmung der Blutglukose bei Neugeborenen diabetischer Mütter. Deutsche Diabetes-Gesellschaft 2003.

1 Neonatologie

Durch aktiven maternofetalen Kalziumtransport liegt die fetale Serumkalziumkonzentration höher als die der Mutter, und es kommt zu einer Suppression der Nebenschilddrüsenfunktion und zu einem postnatalen Abfall des Serumkalziums.

- **Späte Form:** erste 3 Lebenswochen, seltenere und meist symptomatische Form, z. B. bei Hypoparathyreoidismus, Vitamin-D-Mangel, antikonvulsiver Therapie (Phenytoin, Phenobarbital) der Mutter oder zu hohem Phosphatgehalt von Säuglingsnahrungen.

■ Klinik
Die Symptome der Hypokalzämie sind Hyperexzitabilität, Irritabilität, Tremor, Myoklonien, zerebrale Krampfanfälle, Apnoen, Tachypnoe, Laryngospasmus sowie rezidivierendes Erbrechen.

■ Therapie
Die Behandlung beinhaltet die Verabreichung von Kalziumglukonat 10 % 2 ml/kg KG p.o. in 8-stündigen Abständen.

Bei schweren Formen wird Kalziumglukonat 10 % 1–2 ml/kg KG langsam i.v. unter EKG-Kontrolle gegeben. Auf eine ausreichende orale Kalziumzufuhr sollte geachtet werden. Das Kalzium-Phosphat-Verhältnis ist in Muttermilch günstiger als in Kuhmilch!

1.11 Neonatale Krampfanfälle

■ Definition
Zerebrale Anfälle Neugeborener, die sich von Anfällen älterer Kinder und Erwachsener bezüglich ihres Ablaufs unterscheiden, am häufigsten infolge einer hypoxisch-ischämischen Enzephalopathie auftreten, aber auch Folge einer Hypoglykämie oder Hypokalzämie sein können.

■ Epidemiologie
Es besteht eine deutliche Abhängigkeit vom Gestationsalter. Neonatale Krampfanfälle treten bei bis zu 20 % aller Frühgeborenen und nur bei 0,5 % aller Reifgeborenen auf. 90 % der Krampfanfälle treten innerhalb der ersten 2 Lebenstage auf.

■ Klinik
Selten handelt es sich um generalisierte Anfälle, oft bestehen nur diskrete fokale **Myoklonien. Apnoen** hingegen sind häufig. **Nystagmus** und **Hypersalivation** sind weitere wichtige Symptome.
Sonderform Vitamin-B$_6$-abhängige Krampfanfälle:
Es handelt sich um einen genetisch bedingten erhöhten Bedarf an Vitamin B$_6$. Zerebrale Krampfanfälle treten in den ersten Lebensstunden oder erst am 4.–5. Lebenstag auf. Auf Gaben hoher Dosen Vitamin B$_6$ (100 mg i.v.) sistieren die Anfälle prompt. Bei Auslassversuch treten erneut Krampfanfälle auf.

Die Prognose ist bei frühzeitiger und konsequenter Therapie sehr gut.

> **Merke**
>
> 30 % aller Krampfanfälle bei Neugeborenen und 50 % aller Krampfanfälle bei Frühgeborenen werden durch perinatale Komplikationen, häufig durch eine hypoxisch-ischämische Enzephalopathie verursacht.

■ Diagnostik
- Mütterliche Anamnese: Drogen, Ernährung
- Geburtsanamnese: Asphyxie, Trauma
- Ausschluss Hypoglykämie, Hypokalzämie, Hyperammonämie
- Ausschluss Sepsis/Meningitis mittels Blutkulturen und Liquorpunktion
- EKG, EEG
- Sonographie des Schädels
- Augenärztliche Untersuchung.

Bei Ansprechen auf Vitamin B$_6$: Bestimmung von Glutamat, GABA und Pyridoxal-5-Phosphat im Liquor und in Erythrozyten.

> **Merke**
>
> Bei neonatalen Krampfanfällen sollte stets ein Ansprechen auf Vitamin B$_6$ ausgetestet werden!

■ Therapie
Bei symptomatischen Krampfanfällen wird die Primärerkrankung behandelt. Phenobarbital und Phenytoin sind die antikonvulsiven Medikamente der ersten und zweiten Wahl. Bei nachgewiesenem Ansprechen auf Vitamin B$_6$ erfolgt eine Vitamin-B$_6$-Substitution mit etwa 10 mg/kg KG/d p.o. Andere Antikonvulsiva können dann häufig abgesetzt werden.

1.12 Infektionskrankheiten des Neugeborenen

1.12.1 Neonatale Sepsis und Meningitis

■ Definition
Die Neugeborenensepsis ist eine bakterielle Erkrankung, die durch die klinischen Symptome einer systemischen Infektion und durch eine Bakteriämie gekennzeichnet ist, in 25 % der Fälle zu einer Beteiligung der Hirnhäute führt und in hohem Maß zur Mortalität und Morbidität von Neugeborenen und Frühgeborenen beiträgt.

■ Epidemiologie
Bei etwa 2 % der Lebendgeborenen tritt eine neonatale Sepsis auf. Bei vorzeitigem Blasensprung erhöht sich die Inzidenz auf 3–5 %. 25 % der Sepsispatienten erkranken auch an einer Meningitis.

1.12 Infektionskrankheiten des Neugeborenen

Checkliste: Ursachen neonataler Krampfanfälle.

Stoffwechselstörungen mit Hypoglykämie

- Hirnstammschädigung (Asphyxie, Blutung)
- Fetopathia diabetica
- Glykogenmangel (Unreife)
- Erhöhter Glukoseverbrauch (Sepsis)
- Primäre Kohlenhydrat-Stoffwechselstörungen
- Primäre Aminosäure-Stoffwechselstörungen
- Primäre Fettsäuren-Oxidationsstörungen

Zerebrale Anfälle

- Geburtsbedingte Hirnschädigung (Hypoxie)
- ZNS-Fehlbildungen (Hydrozephalus)
- Entzündliche ZNS-Erkrankungen (Meningitis, CMV, Toxoplasmose)

Stoffwechselstörungen mit Hypokalzämie

- Hirnstammschädigung (Asphyxie, Blutung)
- Hypoparathyreoidismus
- Hypomagnesiämie
- Hyperphosphatämie

Verschiedene

- Kernikterus
- Vitamin-B_6-abhängige Krampfanfälle
- Drogenentzug (mütterliche Abhängigkeit)
- Polyglobulie
- Hyponatriämie/Hypernatriämie

■ Klassifikation

- **Early-Onset-Sepsis:** Auftreten in den ersten 3 Lebenstagen, foudroyanter Verlauf (> 90 % der Fälle)
- **Late-Onset-Sepsis:** Auftreten nach der 1. Lebenswoche (< 10 % der Fälle)
- **Nosokomiale Sepsis:** Auftreten bei intensivmedizinisch behandelten Früh- und Neugeborenen nach dem 3. Kliniktag.

■ Risikofaktoren

Vorzeitiger Blasensprung > 18 h, mütterliches Fieber > 38,5 °C, mütterliches CRP > 20 mg/dl, Asphyxie, Mekoniumaspiration, Frühgeburtlichkeit, intratracheale Beatmung, zentrale Venenkatheter.

■ Infektionswege

- Hämatogen
- Transplazentar
- Aspiration infizierten Fruchtwassers
- Kutane oder intestinale Besiedelung des Neugeborenen
- Vertikale Übertragung von der Mutter auf das Kind während der Geburt
- Nosokomiale Infektionen: Begünstigung durch invasive Maßnahmen.

■ Erregerspektrum

Early-Onset-Sepsis: am häufigsten β-hämolysierende Streptokokken der Gruppe B, *Escherichia coli.*
Late-Onset-Sepsis: β-hämolysierende Streptokokken der Gruppe B, *Escherichia coli, Staphylococcus aureus*, Listerien, *Haemophilus influenzae.*
Nosokomiale Sepsis: *Staphylococcus epidermidis*, Klebsiellen, Pseudomonas, Serratia, *Candida albicans.*

■ Klinik

Neonatale Sepsis: Die Symptomatik ist **unspezifisch** und variabel („schlechtes Aussehen"), mit Temperaturregulationsstörungen, Tachypnoe, Apnoe, Trinkschwäche und Erbrechen. Das Abdomen ist aufgetrieben. Weitere Symptome sind ein blassgraues Hautkolorit, Marmorierung, kühle Peripherie, Ikterus, Hyperexzitabilität, Apathie, Krampfanfälle, Petechien und Blutungsneigung. Die schwerste Manifestationsform ist der septische Schock.
Neonatale Meningitis: Zusätzliche Symptome sind Berührungsempfindlichkeit, schrilles Schreien, gespannte Fontanelle, opisthotone Körperhaltung. Eine Nackensteifigkeit fehlt in dieser Altersgruppe.

■ Diagnostik

- **Blutbild:** Leukozytose oder Leukozytopenie, Thrombozytopenie
- I/T-Wert („immature/total": Stabkernige/Gesamtzahl der Leukozyten) > 0,2 ab dem 2. Lebenstag spezifischer Hinweis auf Infektion
- C-reaktives Protein erhöht, jedoch frühestens 8–12 h nach Beginn der klinischen Symptomatik
- IL-6, IL-8 und Prokalzitonin im Serum steigen im Verlauf einer Sepsis deutlich früher an als das C-reaktive Protein.
- Gerinnungsstörung
- Bakteriologische Kulturen: Haut- und Schleimhautabstriche, Urin, Blut, Liquor
- **Liquorpunktion:** Pleozytose, Glukoseerniedrigung, Eiweißerhöhung.

■ Therapie

Eine intravenöse antibiotische Therapie ist beim ersten klinischen Verdacht unbedingt erforderlich. Zunächst erfolgt z. B. eine Dreifachtherapie mit einem Cephalosporin, Ampicillin und einem Aminoglykosid. Die Therapie wird nach Erhalt der bakteriologischen Ergebnisse an das Erregerspektrum angepasst. Bei Meningitis erfolgt die Behandlung in doppelter Dosierung („Meningitisdosis"). Die Therapiedauer beträgt mindestens 10 Tage. Begleitend wird eine Candida-Prophylaxe mit Nystatin durchgeführt.

1 Neonatologie

> **Merke**
>
> Eine rasche Progredienz der Neugeborenensepsis zum septischen Schock innerhalb von Stunden ist möglich und bei nicht adäquater Therapie häufig.

Prognose
Die Mortalität beträgt auch heute noch bis zu 25 %. Kleine Frühgeborene sind besonders gefährdet.

Prävention der Neugeborenensepsis durch Streptokokken der Gruppe B
Bei Nachweis einer Besiedelung mit Streptokokken der Gruppe B in der 35.–37. SSW und/oder Vorhandensein von Risikofaktoren (drohende Frühgeburt, vorzeitiger Blasensprung > 18 h, Temperatur > 38,5 °C) erhält die Schwangere eine intrapartuale Chemoprophylaxe mit Penicillin G (Mittel der ersten Wahl) oder Ampicillin. Hierdurch wird die frühe Form der Neugeborenensepsis in 86 % der Fälle verhindert.

> **Kasuistik**
>
> **A:** Max kommt als Sohn einer 35-jährigen Erstgravida, Erstpara nach unauffälliger Schwangerschaft am errechneten Geburtstermin zur Welt. Geburtsgewicht 3210 g, Apgar 9/10/10, Nabelschnur-pH 7,32.
> **D:** Am 2. Lebenstag wird Max zunehmend „schlapper" und leicht „gräulich". Die Verlegung in die Kinderklinik erfolgt wegen einer deutlichen Erhöhung des CRP im Serum. Bei Aufnahme ist der Allgemeinzustand bei nur mäßig reduzierter Mikrozirkulation recht gut. Nach Entnahme von Blutkulturen wird umgehend mit einer intravenösen antibiotischen Dreifachtherapie (Cefotaxim, Ampicillin, Tobramycin) begonnen. 2 h nach Aufnahme verfällt das Kind, es ist grau und marmoriert. Es bestehen eine Tachdyspnoe und eine arterielle Hypotonie. Max ist extrem berührungsempfindlich und schreit schrill. Die Blutentnahme ergibt 35 000 Leukozyten/μl bei deutlicher Linksverschiebung und eine Erhöhung des CRP auf 10 mg/dl. Bei der Liquorpunktion finden sich 8000 Zellen/μl, eine Glukosekonzentration von 30 mg/dl und eine Proteinkonzentration von 900 mg/dl. Es entwickelt sich eine erhebliche metabolische Azidose (pH 7,1) und Max wird bei progredienter klinischer Verschlechterung intubiert, beatmet und mit Katecholaminen behandelt.
> **Diag:** Die positiven Blut- und Liquorkulturen bestätigen die Diagnose einer „Early-Onset"-B-Streptokokken-Sepsis mit Meningitis und septischem Schock.
> **Th + V:** Unter Fortführung der intravenösen antibiotischen Therapie bessert sich der klinische Zustand rasch, und Max kann nach 24 h extubiert werden. Am 20. Lebenstag wird er in bestem Allgemeinzustand nach Hause entlassen.

1.12.2 Konnatale, nichtbakterielle Infektionen des Neugeborenen

Definition
TORCH (Toxoplasmose, Others, Röteln, Cytomegalie, Herpes) fasst eine Gruppe konnataler Infektionen zusammen, die sich unter einem ähnlichen klinischen Bild manifestieren können, das vom asymptomatischen bis zum letalen Verlauf reicht (→ Tab. 1.13).

Diagnostik
Nachweis spezifischer IgM-Antikörper im Serum.

1.12.3 Lues connata

Definition und Ätiologie
Intrauterin oder im Rahmen der Geburt erworbene, d. h. auf den Fetus oder das Neugeborene durch die erkrankte und unzureichend therapierte Mutter übertragene Infektion mit *Treponema pallidum*.

Pathogenese
- Die luische Infektion des Fetus ist wegen fehlender Plazentapassage **vor dem 5. Schwangerschaftsmonat nicht möglich.**
- Infektion der Mutter vor der Konzeption: Absterben des Fetus im 5. oder 6. Schwangerschaftsmonat
- Infektion der Mutter bei Konzeption: Totgeburt im 7. oder 8. Schwangerschaftsmonat
- Infektion der Mutter im zweiten oder dritten Trimenon: Geburt eines kranken Kindes
- Infektion der Mutter wenige Wochen oder kurz vor der Entbindung: eventuell Geburt eines gesunden Kindes
- Eine Infektion des Kindes ist jedoch an den luischen Veränderungen im Geburtskanal möglich. Dann kommt es zur erworbenen Lues des Neugeborenen mit Entstehung eines Primäraffekts am Erregereintrittsort.
- Bei ausreichender Behandlung der Mutter kommt es zur Übertragung von Antikörpern auf den kindlichen Organismus. Das Kind wird gesund geboren, zeigt aber positive Seroreaktionen. Die passiv übertragenen Antikörper werden innerhalb von 3–4 Monaten abgebaut.

Klinik
Übersicht der Manifestationsformen der Lues connata:
- **Lues connata praecox:** Symptome des Neugeborenen
- **syphilitische Symptome der Rezidivperiode:** Symptome im 2.–4. Lebensjahr
- **Lues connata tarda:** spätluetische Veränderungen, Symptome im Schul- bis Jugendalter.

Lues connata praecox:
- Welke, gelbliche, greisenhafte, schlaffe Haut
- Ausgeprägte Anämie, Hepatosplenomegalie

1.12 Infektionskrankheiten des Neugeborenen

Tab. 1.13 Klinische Symptomatik und Therapie von TORCH-Infektionen.

Erreger	Symptomatik	Therapie/Prävention
Toxoplasma gondii	• Hydrozephalus	• Pyrimethamin
	• Intrakranielle Verkalkungen	• Sulfadiazin
	• Mikrozephalus	• Folinsäure
	• Chorioretinitis	• Pränatale Therapie mit Spiramycin (< 15. SSW) oder Pyrimethamin und Sulfadiazin (> 16. SSW)
	• Hepatosplenomegalie	
	• Fieber	
Zytomegalievirus (→ Kap. 7.5.17)	• Mikrozephalie	• Ganciclovir
	• Intrakranielle Verkalkungen	• Foscarnet
	• Chorioretinitis	• Cidofovir
	• Purpura	• CMV-freie Blutprodukte
	• Myokarditis	
	• Hepatosplenomegalie	
	• Dystrophie	
	• Panzytopenie	
Rötelnvirus (→ Kap. 7.5.2)	• Mikrozephalie	Rötelnimpfung
	• Dystrophie	
	• Purpura	
	• Hepatosplenomegalie	
	• Ikterus	
	• Myokarditis	
	• Interstitielle Pneumonie	
	• Meningoenzephalitis	
	• Katarakt, Retinopathie	
	• Innenohrschwerhörigkeit	
	• Angeborene Herzfehler	
Herpes simplex Virus (→ Kap. 7.5.7)	• **Intrauterine Infektion**	Aciclovir
	• Mikrozephalie	
	• Chorioretinitis	
	• Hautinfektion	
	• **Postnatale Infektion**	
	• Enzephalitis	
	• Keratokonjunktivitis	

- Gedeihstörung
- **Koryza:** blutiger Schnupfen
- Pneumonia alba
- Interstitielle Hepatitis (Feuersteinleber)
- **Osteochondritis syphilitica,** in der Folge Parrot-Pseudoparalyse durch Epiphysenlösung
- **Hochsinger-Infiltrate:** Papelkranz an den Lippen mit Infiltration der umgebenden Haut mit Einrissen
- **Parrot-Furchen:** Abheilung o.g. Einrisse unter radiärer Narbenbildung
- **Syphilitisches Pemphigoid:** Blasenbildung an Palmae und Plantae
- Alopezie, Paronychien
- Zusätzlich Symptome der Lues II des Erwachsenen.

Syphilitische Symptome der Rezidivperiode: wie Symptome der erworbenen Lues, zusätzlich:

Neonatologie

- Condylomata lata
- Plaques muqueuses
- Gummata
- Tuberoserpiginöse Syphilome.

Lues connata tarda:
- Tabes dorsalis
- Paralyse (quartäre Metalues)
- Neuritis nervi optici
- Defektheilungen der Lues connata praecox (luetische Stigmata):
  - Parrot-Furchen
  - Caput natiforme (luetischer Quadratschädel)
  - Sattelnase
  - Türkensäbeltibia
  - Hutchinson-Trias.

> **Merke**
>
> **Hutchinson-Trias:** Keratitis parenchymatosa, Innenohrschwerhörigkeit, Tonnenform der Schneidezähne.

■ Diagnostik
- Direkter Erregernachweis aus Hautblasen oder Nasensekret (Dunkelfeld)
- TPHA: *Treponema-pallidum*-Hämagglutinationstest in der 3. Woche positiv
- FTA: Fluoreszenz-Treponemen-Antikörpertest in der 4. Woche positiv
- IgM-Fluoreszenz-Test
- *Treponema-pallidum*-Immobilisationstest in der 8. Woche positiv
- Röntgen
- Lumbalpunktion.

■ Therapie
Penicillin G i.v. 100 000 IE/kg/d über 14 Tage, kann zur Jarisch-Herxheimer-Reaktion durch Treponemenzerfall führen (10–15 % der Fälle): Fieber, Kopfschmerzen, Myalgien.

■ Prophylaxe
Erkennung und Behandlung der mütterlichen Lues! Therapie der Schwangeren mit Penicillin G.

1.12.4 Konjunktivitis des Neugeborenen

■ Definition
Infektiös bedingte Bindehautentzündung.

■ Erreger
Die häufigsten Erreger der neonatalen Konjunktivitis sind Chlamydien, Staphylokokken, Streptokokken, *Haemophilus influenzae* und *Escherichia coli*.

■ Klinik
Eine Konjunktivitis kommt häufiger bei Spontangeburten als bei Schnittentbindungen vor. Sie manifestiert sich häufig bereits in den ersten Lebenswochen mit Rötung und eitriger Sekretion der Konjunktiva. Die Infektion kann auf die Kornea übergreifen.

■ Therapie
Erythromycin p.o. und als Augensalbe.

■ Prophylaxe
Die Silbernitratprophylaxe (Credé-Prophylaxe) wird nicht mehr allgemein empfohlen. Heute wird im Kreißsaal häufig eine Prophylaxe mit Erythromycin durchgeführt.

1.13 SIDS (Sudden Infant Death Syndrome)

■ Definitionen
Sudden Infant Death Syndrome (SIDS): plötzlicher, unvorhersehbarer Tod eines über 1 Monat alten Säuglings, ohne adäquate Erklärung durch eine gründliche postmortale Untersuchung.

Apparent-Life-Threatening-Episode (ALTE): Episode mit Apnoe, Zyanose, Blässe, Muskeltonusveränderungen und Erstickungsanfällen, die den Beobachter sehr erschreckt und die in der Regel bei Eintreffen medizinischer Hilfe beendet ist.

■ Epidemiologie
- Häufigkeit 2:1000; 40–50 % postnataler Todesfälle
- Häufigste Todesursache bei normalgewichtigen Säuglingen jenseits der Neugeborenenperiode
- Selten vor Ende des 1. Lebensmonats und nach Abschluss des 1. Lebensjahrs; Häufigkeitsgipfel zwischen dem 3. und 6. Lebensmonat; 95 % der Fälle ereignen sich im 1. Lebenshalbjahr
- Jungen sind mit 65 % etwas häufiger betroffen.
- Saisonale Häufung in den Wintermonaten, Häufung an den Wochenenden
- Nach dem Tod eines Kindes an SIDS ist das Wiederholungsrisiko in der Familie etwa fünfmal höher als in der Normalbevölkerung.

■ Risikofaktoren
- Männliches Geschlecht
- Niedriges Geburtsgewicht
- Frühgeborene, bronchopulmonale Dysplasie
- Vorausgegangener Aufenthalt auf einer Neugeborenenintensivstation
- Peri- und postnatale Komplikationen; perinatale Asphyxie
- Kinder, die ein ALTE hinter sich haben
- Geschwister von Kindern mit SIDS
- Bauchlage
- Überwärmung
- Niedriges Alter der Mutter
- Weniger konsequente Schwangerschaftsüberwachung

1.13 SIDS (Sudden Infant Death Syndrome)

- Nikotin- und Drogenabusus der Mutter, niedriger sozioökonomischer Status
- Häufige Schwangerschaften der Mutter.

Ätiologie
Die Ursachen sind weiterhin ungeklärt. Es ist von einer multifaktoriellen Genese auszugehen. Die derzeit gängige Hypothese geht von einer primären Störung der ZNS-Funktion aus, die zu Atemregulationsstörungen führt, die im Zusammenhang mit ungünstigen Begleitumständen tödlich sind.

Möglicherweise spielen auch angeborene Stoffwechselerkrankungen bei der SIDS-Genese eine wichtige Rolle; insbesondere Störungen der Fettsäurenoxidation und mitochondriale Stoffwechselerkrankungen wurden mit SIDS in Zusammenhang gebracht.

Situation am Auffindeort
Bei **fehlenden sicheren Todeszeichen** (Leichenstarre, Totenflecke, ausgeprägte Hypothermie) sollte mit einer Reanimation begonnen werden. Das Kind sollte unter Reanimationsbedingungen in die nächstgelegene Kinderklinik gebracht werden.

Bei **vorhandenen sicheren Todeszeichen** ist ein Transport in die Kinderklinik nicht mehr möglich, und der Tod muss vor Ort festgestellt werden. Es sollten, wenn irgend möglich, eine genaue Anamnese erhoben, das Kind genau untersucht (inklusive Temperaturmessung) und die Auffindesituation präzise dokumentiert werden (Collins 1961: Sudden Unexpected Death in Infants: „A disease of theories").

Differentialdiagnose
- Kindesmisshandlung!
- Gastroösophagealer Reflux mit oder ohne Aspiration
- Kardiomyopathie, Arrhythmie, Herzvitium
- Meningitis
- RSV-Infektion
- Sepsis
- Elektrolytentgleisung
- Hypoglykämie
- Hirntumor
- Krampfanfall
- Angeborene Stoffwechselerkrankung.

Diagnostik bei V.a. ALTE
- Anamnese: exakte Umstände beim Auffinden des Kindes, Vorausgehen von Schwitzen, Infekt, Fieber, Erbrechen, Diarrhö, Stridor, Zyanose beim Füttern, abnormen Extremitäten-, Zungen- oder Augenbewegungen
- Körperliche Untersuchung
- Labor: Blutbild, Blutglukose, Serumelektrolyte, Leberenzyme, Nierenwerte, Ammoniak und Laktat im Serum, Blutgasanalyse, Blutkulturen, Urinstatus, Urinkultur, Aminosäuren und organische Säuren im Urin, Lumbalpunktion fakultativ

- Apparative Untersuchungen: Röntgen-Thorax, Polysomnographie: EEG, Atmung, EKG, Augenbewegungen, EMG; Sonographie zum Ausschluss eines gastroösophagealen Refluxes; Schädel-MRT und weitere Untersuchungen nach Klinik und Vorbefunden.

Weiteres Vorgehen im Todesfall
Kinder nach SIDS müssen stets obduziert werden („ungeklärte Todesursache"). Eine Asservierung von Gewebe (Haut, Leber, Muskel) sowie von Plasma, Urin, Liquor und DNA wäre zum Ausschluss einer zugrunde liegenden schweren Erkrankung (z.B. genetisch bedingte Stoffwechselstörung) wünschenswert.

Die Eltern sollten darauf vorbereitet werden, dass die Kriminalpolizei dazu verpflichtet ist, der Todesursache nachzugehen. Dies dient der Entlastung der Eltern! Die Eltern haben häufig den Wunsch nach einem ausführlichen Gespräch zu einem späteren Zeitpunkt. Diesem sollte unbedingt nachgekommen werden. Darüber hinaus sollte auf die verschiedenen Selbsthilfeinitiativen (z.B. Gesellschaft zur Erforschung des plötzlichen Säuglingstodes, GEPS) hingewiesen werden.

Vorgehen bei Geschwisterkindern
Bei ALTE- und SIDS-Geschwistern sollte zunächst eine gründliche Untersuchung erfolgen. Bei pathologischen Befunden oder anamnestischer Belastung wird ein Heimmonitor zur Überwachung von Herz- und Atemfrequenz für die Dauer des 1. Lebensjahrs verordnet. Eine eingehende Aufklärung der Eltern über das signifikante Mortalitätsrisiko trotz Monitorüberwachung sowie eine Schulung der Eltern bezüglich einfacher Reanimationsmaßnahmen ist unbedingt erforderlich.

Prävention
Durch folgende Maßnahmen kann das SIDS-Risiko gesenkt werden:
Rückenlage: Das Kind sollte vom 1. Tag an immer – auch tagsüber – auf dem Rücken schlafen.
Schlafsack: Er ist sicherer als eine Decke, da er sich nicht über den Kopf ziehen lässt.
Schlafplatz: Im 1. Jahr sollte das Kind im Elternschlafzimmer im eigenen Bett schlafen.
Schutz vor Überwärmung: Die Temperatur im Schlafzimmer sollte 18°C nicht überschreiten. Schwitzt der Säugling im Nackenbereich, ist es zu warm.
Rauchfreie Umgebung: Rauchen während der Schwangerschaft, in der Wohnung und in Anwesenheit des Kindes sollte vermieden werden.
Stillen: Nach Möglichkeit sollte das Kind 6 Monate lang gestillt werden.
Verwendung eines Schnullers: Die Verwendung des Schnullers sollte beginnen, wenn das Stillen gut etabliert ist, und bis zum Ende des 1. Lebensjahrs fortgesetzt werden.

1 Neonatologie

Kasuistik

A: David ist das zweite Kind gesunder Eltern. Die Geburt erfolgte in der 37. SSW bei einem Geburtsgewicht von 2400 g (SGA). Inzwischen ist er 8 Monate alt und hat sich altersentsprechend entwickelt. Am frühen Nachmittag legt die Mutter David zum Mittagsschlaf in sein Bett. Etwa 30 min später sieht sie nach ihm und findet ihn leblos vor. Er ist völlig schlapp, die Haut ist gräulich marmoriert, und es besteht eine ausgeprägte Lippenzyanose. Die Mutter nimmt ihn hoch, schüttelt ihn, aber er zeigt keine Regung. Sie beginnt mit verzweifelten Beatmungsversuchen, die jedoch daran scheitern, dass sie so etwas noch nie gemacht hat. Sie rennt zum Telefon und alarmiert den Notarzt. Dieser findet das Kind leblos und asystol vor. Er beginnt unverzüglich mit der kardiopulmonalen Reanimation mit Maskenbeatmung und Herz-Druck-Massage. Es werden mehrere Zugänge gelegt, David wird intubiert. Nach mehrfacher Adrenalingabe ist ein Sinusrhythmus nachweisbar. Während der gesamten Reanimation sind die Pupillen weit und lichtstarr. David wird in die nächstgelegene Kinderklinik transportiert.

K: Bei Aufnahme auf der Intensivstation beträgt die Körpertemperatur 32 °C. Glasgow Coma Scale 3. Äußere Verletzungszeichen bestehen nicht. Die Pupillen sind weit und lichtstarr. Herz und Lunge sind auskultatorisch unauffällig, die Leber ist 1 cm unter dem rechten Rippenbogen tastbar.

D: Die Blutgasanalyse ergibt eine ausgeprägte metabolische Azidose (pH 6,84; pCO_2 19 mmHg; BE –18; HCO_3 9 mmol/l). Die sonstigen Laborwerte (Urin, Plasma, Liquor) sind weitgehend unauffällig. Eine toxikologische Untersuchung sowie eine umfangreiche Stoffwechseldiagnostik ergeben keine Auffälligkeiten. Ebenso bleibt die bildgebende Diagnostik (Röntgen-Thorax, Schädel-CT, EKG, Echokardiographie) ohne pathologischen Befund.

Diag: Nach Ausschluss einer Vielzahl möglicherweise zugrunde liegender Erkrankungen und aufgrund der Anamnese wird die Diagnose des plötzlichen Kindstodes gestellt.

V: Im weiteren Verlauf zeigt das EEG zweimal im Abstand von 24 h bei einer Ableitungsdauer von jeweils 30 Minuten eine Nulllinie. Am folgenden Tag werden die Intensivmaßnahmen auf Supportivmaßnahmen reduziert. 12 h später verstirbt David.

In einem langen Gespräch, das in einem ruhigen Raum fernab von der Station stattfindet, werden Davids Eltern darüber informiert, dass eine Obduktion stattfinden muss, da die Todesursache nicht geklärt werden kann. Sowohl die Klinikseelsorgerin als auch eine Psychologin nehmen an dem Gespräch teil. Auch werden die Eltern darüber informiert, dass die Kriminalpolizei ihnen einige Fragen stellen wird, weil sie routinemäßig dazu verpflichtet ist, der Todesursache nachzugehen.

Davids Eltern erhalten Informationsmaterial zu verschiedenen Elterninitiativen, die sie kontaktieren können. Es wird angeregt, Davids Bruder gründlich untersuchen zu lassen. Ein Heimmonitor ist nicht erforderlich, da der Junge bereits 3 Jahre alt ist.

➕ 002 IMPP-Fragen

2 Genetik

Inhaltsverzeichnis

2.1 Autosomale Chromosomen-aberrationen 35

    2.1.1 Numerische Aberrationen 35
    2.1.2 Strukturelle Aberrationen 38

2.2 Gonosomale Aberrationen 39

    2.2.1 Ullrich-Turner-Syndrom (45,X0) 39
    2.2.2 Klinefelter-Syndrom (47,XXY) 40
    2.2.3 Syndrom des fragilen
            X-Chromosoms 41
    2.2.4 XYY-Syndrom 41
    2.2.5 XXX-Syndrom 41

2.3 Chromosomale Mikrodeletions-syndrome 41

2.4 Embryofetopathien durch exogene Noxen 43

    2.4.1 Alkoholembryopathie 43
    2.4.2 Hydantoinembryopathie 45
    2.4.3 Nikotinabusus 45

2.5 Genetische Beratung 45

2.6 Pränatale Diagnostik 46

2.7 Schwangerschaftsabbruch 46

2.1 Autosomale Chromosomenaberrationen

■ Epidemiologie
Die Häufigkeit numerischer und struktureller Aberrationen ist hoch und beträgt bei Spontanaborten 1 : 2, bei Totgeburten 1 : 20 und bei Lebendgeburten 1 : 200.

Checkliste: Indikationen zur Durchführung einer Chromosomenanalyse.

- Multiple Fehlbildungen
- Geistige Retardierung unklarer Ursache
- Intersexuelles Genitale oder abnorme Sexualentwicklung
- Sterilität
- Gehäufte Fehlgeburten
- Totgeburt ungeklärt
- Positive Familienanamnese für Chromosomenbruchsyndrome
- Positive Familienanamnese für monogene Erkrankung

2.1.1 Numerische Aberrationen

■ Ätiologie
Meist kommt es zur **Neumutation** durch Fehlverteilung einzelner Chromosomen (Non-Disjunction) in der Meiose oder Mitose. Dies kann zur Bildung aneuploider Keimzellen und nach der Befruchtung zu aneuploiden Zygoten führen. Mit zunehmendem Alter der Mutter sind **Non-Disjunction-Prozesse** häufiger. Das Alter des Vaters beeinflusst ebenfalls die Häufigkeit von numerischen Chromosomenaberrationen.

Trisomie 21 (Down-Syndrom)

■ Definition
Häufigstes chromosomales Syndrom durch überzähliges Chromosom 21, das mit typischer kraniofazialer Dysmorphie, Skelettveränderungen, Organfehlbildungen, mentaler Retardierung, muskulärer Hypotonie, erhöhter Infektanfälligkeit und erniedrigter Lebenserwartung, häufig wegen erhöhter Leukämieinzidenz, einhergeht.

■ Epidemiologie
Die durchschnittliche Häufigkeit der Trisomie 21 beträgt 1 : 700 Lebendgeborene. In über 50 % der Fälle von Feten mit Trisomie 21 kommt es in der Frühschwangerschaft zum Spontanabort. Die Häufigkeit steigt mit zunehmendem mütterlichen Alter (→ Tab. 2.1).

■ Ätiologie
In 95 % der Fälle liegt eine freie Trisomie 21 vor, eine Translokation findet sich bei 5 % der Patienten. Das Down-Syndrom ist nach neuen Erkenntnissen als „contiguous gene syndrome" zu werten, d.h., die dreifache Dosis mehrerer Gene einer bestimmten Chromosomenregion verursacht die für das Krankheitsbild charakteristische Symptomatik.

Genetik

Tab. 2.1 Geschätzte Häufigkeit des Down-Syndroms in Abhängigkeit vom mütterlichen Alter.

Mütterliches Alter	Inzidenz
> 20 Jahre	1 : 1925
> 25 Jahre	1 : 1205
> 30 Jahre	1 : 885
> 35 Jahre	1 : 365
> 40 Jahre	1 : 110
> 45 Jahre	1 : 32
> 49 Jahre	1 : 12

Klinik

Das Krankheitsbild wird durch die charakteristische **kraniofaziale Dysmorphie** geprägt: Der Schädel ist klein und rund mit flachem Okziput, der Hals kurz und breit. Die Kinder haben ein rundes Gesicht mit flachem Profil und vorgewölbter Stirn. Die Nasenwurzel ist flach, die Nase kurz. Der Mund ist auffallend klein mit dicken, evertierten Lippen. Die **Makroglossie** fehlt fast nie. Die **mongoloide Lidachsenstellung** (schräg nach außen oben) ist pathognomonisch. Es bestehen ein Hypertelorismus (weiter Augenabstand) sowie ein Epikanthus. Die Augenwimpern sind spärlich und kurz, auf der Iris sind häufig weiße Flecken sichtbar **(Brushfield-Spots,** → Abb. 2.1). Die Ohren sind klein und rund mit kleinem, adhärentem Ohrläppchen.

Darüber hinaus lassen sich häufig **Hand- und Fußdeformitäten** nachweisen: kurze, breite Hände mit kurzen Fingern (Brachymesophalangie), Klinodaktylie des fünften Fingers, **Vierfingerfurche,** kleine Füße, kurze Zehen sowie eine **Sandalenlücke** (vergrößerter Abstand zwischen erster und zweiter Zehe).

Skelettveränderungen sind ein weiteres typisches Kennzeichen der Trisomie 21. Die Überstreckbarkeit der Gelenke ist sehr ausgeprägt. Beckenveränderungen sind charakteristisch: Die Hüftgelenkpfannen stehen fast horizontal, die Schenkelhälse in Coxa-valga-Stellung, der Azetabularwinkel ist abgeflacht, die Darmbeinschaufeln sind ausladend („Elefantenohren"). Nahezu regelmäßig besteht ein deutlicher Kleinwuchs.

Begleitende **Organfehlbildungen** sind sehr häufig: **Herzfehler** (40 % der Fälle): ASD, VSD, Endokardkissendefekte, Fallot-Tetralogie; **gastrointestinale Malformationen:** Duodenalstenose, Pancreas anulare, Analatresie, Megakolon, Rektumprolaps; **Urogenitaltrakt:** bei Jungen besteht in 100 % der Fälle ein Hypogonadismus; **ZNS:** Charakteristisch ist eine ausgeprägte muskuläre Hypotonie. Die Patienten zeigen eine mentale Retardierung variablen Ausmaßes.

Weitere Komplikationen sind eine Hypothyreose durch lymphozytäre Thyreoiditis, eine hohe Infektanfälligkeit und ein zehn- bis 30fach erhöhtes Risiko, an einer Leukämie zu erkranken.

> **Merke**
>
> Die erniedrigte Lebenserwartung bei Trisomie 21 ist häufig auf die erhöhte Leukämieinzidenz zurückzuführen.

Prognose

Der IQ beträgt im Alter von 5 Jahren durchschnittlich 50, weist jedoch eine hohe interindividuelle Variabilität auf. Die Fähigkeit zum abstrakten Denken ist am stärksten betroffen. Gefühlsleben und Sozialverhalten sind meist ausgeprägt und förderbar. Ein normaler Pubertätseintritt erfolgt bei beiden Geschlechtern. Die Mädchen sind fertil. 50 % der von ihnen geborenen Kinder sind gesund, 50 % der Fälle sind mongoloide Kinder. Väter mit Down-Syndrom sind nicht bekannt.

Die 5-Jahres-Überlebensrate von Patienten mit Herzfehler beträgt 70 %, die der Patienten ohne Herzfehler 90 %. Die häufigsten **Todesursachen** sind Herzfehler, Infektionen und Leukämie.

Therapie

Sie richtet sich nach den begleitenden Fehlbildungen und Komplikationen: z. B. Herzfehlerkorrektur und Infektionsbehandlung.

Für die körperliche und geistige Entwicklung sind Frühfördermaßnahmen und Physiotherapie von besonderer Bedeutung.

Trisomie 18 (Edwards-Syndrom)

Definition

Chromosomales Syndrom durch **überzähliges Chromosom 18.** Leitsymptom ist die charakteristische Handstellung bei kraniofazialer Dysmorphie und erheblich verkürzter Lebenserwartung.

Epidemiologie

Die Häufigkeit beträgt 1 : 8000. Mädchen sind etwa viermal häufiger betroffen als Jungen.

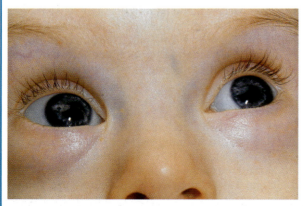

Abb. 2.1: Brushfield-Spots.

2.1 Autosomale Chromosomenaberrationen

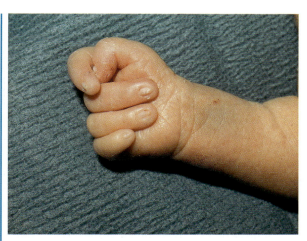

Abb. 2.2: Charakteristische Handstellung bei Edwards-Syndrom: Zeigefinger und kleiner Finger sind über Mittel- und Ringfinger geschlagen.

Eine schwere Enzephalopathie tritt mit hoher Wahrscheinlichkeit auf.

▪ Prognose
Die mittlere Lebenserwartung beträgt bei Jungen 2–3 Monate, bei Mädchen 10 Monate.

Trisomie 13 (Pätau-Syndrom)

▪ Definition
Chromosomales Syndrom durch überzähliges Chromosom 13.

▪ Epidemiologie
Die Trisomie 13 tritt mit einer Häufigkeit von 1 : 4000 bis 1 : 10 000 auf.

▪ Ätiologie
In 80 % der Fälle handelt es sich um eine freie Trisomie 13 durch meiotische Non-Disjunction, in 20 % liegt ein Mosaik oder eine Translokation vor.

▪ Ätiologie
In 80 % der Fälle liegt eine freie Trisomie 18 durch meiotische Non-Disjunction vor. In 20 % der Fälle handelt es sich um ein Mosaik. Die Häufigkeit steigt mit zunehmendem mütterlichen Alter.

▪ Klinik
Leitsymptom ist die **Beugung der Finger**. Dabei sind Zeigefinger und kleiner Finger über Mittel- und Ringfinger geschlagen (→ Abb. 2.2).
Weiter weisen dysplastische, tief ansetzende Ohren („**Faunenohren**"), eine Mikrognathie, ein langer, schmaler Schädel mit prominentem Okziput, ein kurzes Sternum sowie ein enges Becken und Wiegenkufenfüße auf die Diagnose hin. Die Kinder sind meist dystroph. In über 95 % der Fälle liegen **Herzvitien** vor. Zwerchfellhernien sind häufig (→ Abb. 2.3 a und b).

▪ Klinik
Die **Mikrozephalie**, die häufig mit Defekten an der Schädelhaut einhergeht, ist eines der klinischen Leitsymptome. Okuläre Auffälligkeiten sind eine Mikrophthalmie (→ Abb. 2.4) und Kolobome. Außerdem treten kapilläre Hämangiome, Lippen-Kiefer-Gaumen-Spalten und Hexadaktylien (→ Abb. 2.5) gehäuft auf. Begleitende Organfehlbildungen sind **Herzvitien,** vor allem VSD und PDA, sowie eine **polyzystische Nierendegeneration**. Die geistige Entwicklung ist erheblich retardiert, häufig besteht eine Epilepsie. Der biochemische Marker des Syndroms ist eine Persistenz von embryonalem und fetalem Hämoglobin.

▪ Prognose
Die mittlere Lebensdauer beträgt bei beiden Geschlechtern 4 Monate.

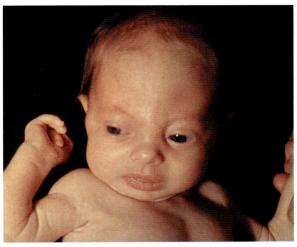

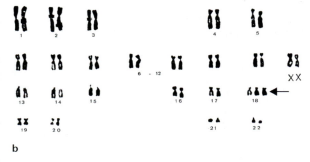

Abb. 2.3 a und b: a) Säugling mit Trisomie 18: langer, schmaler Schädel, Mikrognathie und kurzes Sternum; b) Karyogramm bei Trisomie 18.

2 Genetik

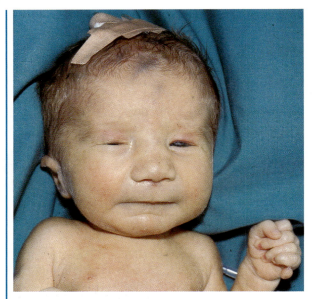

Abb. 2.4: Typische Fazies bei Pätau-Syndrom: Mikrophthalmie.

2.1.2 Strukturelle Aberrationen

■ Ätiologie
Es kommt zu **Umbauten** innerhalb eines Chromosoms oder zwischen verschiedenen Chromosomen. Die Folge sind entweder unbalancierte Genverhältnisse durch Verlust oder Überschuss von Chromosomenmaterial innerhalb eines Karyotyps oder balancierte Genverhältnisse mit Strukturumbauten ohne Verlust oder Zugewinn von chromosomalem Material. **Unbalancierte Translokationen** führen zu Monosomien und Trisomien kleinerer Chromosomensegmente. Fehlbildungs-Retardierungs-Syndrome mit charakteristischem, chromosomensegmentspezifischem Phänotyp sind die Folge. Monosomien führen zu schwereren Krankheitsbildern als Trisomien des gleichen Segments.
Balancierte Translokationen sind phänotypisch unauffällig und können über mehrere Generationen vererbt werden.

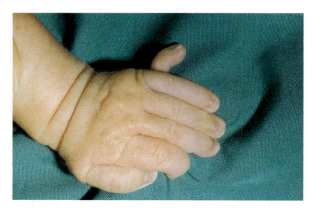

Abb. 2.5: Hexadaktylie bei Pätau-Syndrom.

Bei der **Robertson-Translokation** (zentrische Fusion) kommt es zur Verlagerung eines vergleichsweise großen Chromosomenabschnitts auf ein nicht-homologes Chromosom, wobei 2 akrozentrische Chromosomen verschmelzen. Dies geschieht durch eine Fusion von zwei langen Armen akrozentrischer Chromosomen im Zentromerbereich, wobei die beiden kurzen Arme verloren gehen und somit ein metazentrisches Chromosom entsteht. Eine Robertson-Translokation kann balanciert oder unbalanciert sein. Das häufigste Beispiel ist rob (21;14). Träger einer solchen Translokation im balancierten Zustand haben nur 45 Chromosomen. Klinisch wirkt sich dies beim Patienten nicht aus, da nur Satelliten-DNA fehlt, welche auch auf anderen akrozentrischen Chromosomen vorliegt. Das fusionierte Chromosom bzw. ein fehlendes Chromosom oder ein zusätzlicher langer Arm des akrozentrischen Chromosoms kann jedoch an die Nachkommen weitergegeben werden, sodass das Risiko einer unbalancierten Chromosomenstörung, z.B. einer Robertson-Trisomie 21 oder 14, hier hoch ist.

■ Formen
Strukturelle Aberrationen sind möglich in Form von Deletion, Ringbildung, Fehlteilung einzelner Chromosomen, Duplikation, Inversion und Translokation.

Partielle Monosomie 5p, (Cri-du-Chat-Syndrom)

■ Ätiologie
In 80 % der Fälle liegt eine De-novo-Deletion eines Teils des kurzen Arms von Chromosom 5 vor. In 20 % der Fälle handelt es sich um eine elterliche balancierte Translokation, bei der der distale Abschnitt des kurzen Arms von Chromosom 5 auf ein anderes Chromosom transloziert ist.

■ Epidemiologie
Die Häufigkeit der partiellen Monosomie 5p beträgt unabhängig vom mütterlichen Alter 1 : 50 000.

■ Klinik
Leitsymptome sind der **hohe, monotone Schrei** (Katzenschrei) und eine psychomotorische Retardierung. Außerdem finden sich typischerweise ein niedriges Geburtsgewicht, eine Mikrozephalie, ein rundliches Gesicht mit Hypertelorismus und Epikanthus, tief sitzende Ohren und eine Mikrognathie (→ Abb. 2.6 a und b).

■ Prognose
Bei geringer Letalität erreichen viele Kinder das Erwachsenenalter. Eine erhebliche psychomotorische Retardierung mit einem **IQ < 20** ist die Regel. Die Sprachentwicklung bleibt oft aus. Es kann zu permanenter Bettlägerigkeit kommen.

2.2 Gonosomale Aberrationen

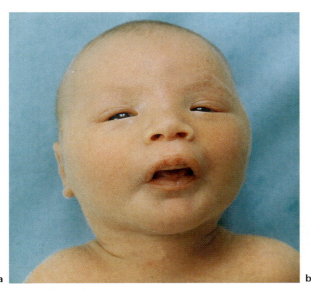 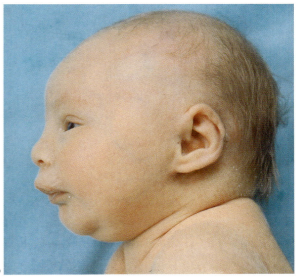

Abb. 2.6 a und b: Typische Fazies bei Cri-du-Chat-Syndrom („Katzenschreisyndrom"): Rundliches Gesicht, Hypertelorismus, Epikanthus, tief sitzende Ohren, Mikrognathie.

Partielle Monosomie 4p (Wolf-Syndrom)

■ Ätiologie
In 90 % der Fälle handelt es sich um eine De-novo-Deletion des kurzen Arms von Chromosom 4, in 10 % der Fälle besteht eine Translokation oder ein Mosaik bei einem Elternteil. Die Häufigkeit ist nicht genau bekannt.

■ Klinik
In 40 % der Fälle kommt es zur Übertragung der bei Geburt häufig untergewichtigen Kinder (SGA).

Die charakteristischen **Dysmorphiezeichen** sind ein dolichozephaler Schädel mit hoher Stirn, Hypertelorismus, Lidfaltenanomalien, eine antimongoloide Lidachsenstellung, eine breite Nasenwurzel bei breitem Nasenrücken, herabgezogene Mundwinkel, Ohrmuscheldysplasie, Mikroretrognathie und oft eine Gaumenspalte. Häufig bestehen Iriskolobome und Strabismus.

Begleitende Organfehlbildungen sind angeborene Herzfehler, Nierenfehlbildungen und eine Hypospadie bei Jungen. Am **Skelett** finden sich Grübchen an Ellenbogen und Knien sowie lange, spitz zulaufende Finger. In der Regel besteht eine schwere psychomotorische Retardierung.

■ Prognose
Genaue Daten hierzu sind nicht bekannt; die Lebenserwartung ist vermutlich reduziert.

2.2 Gonosomale Aberrationen

Etwa 50 % aller Chromosomenaberrationen sind gonosomale Aberrationen mit der Folge einer gestörten Gonadendifferenzierung.

2.2.1 Ullrich-Turner-Syndrom (45,X0)

■ Definition
Gonadendysgenesie mit hypergonadotropem Hypogonadismus infolge gonosomaler Monosomie, die zu charakteristischen Dysmorphiezeichen, Minderwuchs und Organfehlbildungen bei phänotypisch weiblichen Individuen führt.

■ Epidemiologie
Das Ullrich-Turner-Syndrom tritt mit einer Häufigkeit von 1 : 2500 auf.

■ Ätiologie
In 50 % der Fälle fehlt das zweite X-Chromosom infolge von Non-Disjunction. Es besteht keine Abhängigkeit der Häufigkeit vom Alter der Mutter. Mosaike und strukturelle Chromosomenveränderungen kommen vor.

■ Klinik
Das Ullrich-Turner-Syndrom manifestiert sich bereits bei Geburt durch eine erhebliche **Wachstumsretardierung** sowie durch Lymphödeme an Hand- und Fußrücken (→ Abb. 2.7 b).

Ein Epikanthus, das **Pterygium colli** (→ Abb. 2.7 a), der Schildthorax mit weitem Mamillenabstand, der tiefe Haaransatz im Nacken mit reversem Haarstrich, der Cubitus valgus und die Verkürzung des vierten Mittelhandknochens sind charakteristisch. Häufig sind die Nägel hypoplastisch. Eine schwere Osteoporose ist eine typische Komplikation. Das äußere Genitale ist weiblich. Anstelle der Ovarien ist ein schmales fibröses Gebilde nachweisbar: „**ovarian streaks**".

Es kommt zu sexuellem Infantilismus und **primärer Amenorrhö**.

2 Genetik

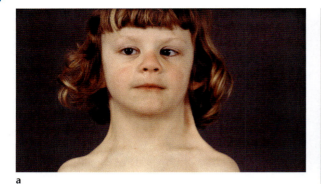
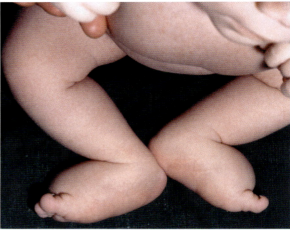

Abb. 2.7 a und b: a) Mädchen mit Ullrich-Turner-Syndrom: Epikanthus, Pterygium colli; b) Lymphödeme bei einem Säugling mit Ullrich-Turner-Syndrom.

Begleitende Organfehlbildungen sind angeborene Herz- und Aortenfehlbildungen, vor allem Pulmonalstenosen und Aortenisthmusstenosen sowie Nierenfehlbildungen. Eine idiopathische Medianekrose sowie Aneurysmen treten gehäuft auf.

Ein Minderwuchs ist die Regel, die durchschnittliche Endgröße liegt bei 144 cm. Die Intelligenz ist meist normal.

Variante
Noonan-Syndrom: Ullrich-Turner-Stigmata bei Mädchen oder Jungen, die einen normalen weiblichen oder männlichen Chromosomensatz aufweisen. Variable Gonadenfunktion.

Diagnostik
- **Chromosomenanalyse:** 45,X0 oder Mosaik
- Sonographie der Nieren und der Ovarien
- Echokardiographie
- Plasmagonadotropine, vor allem FSH, erhöht: **hypergonadotroper Hypogonadismus.**

Therapie
Eine **Wachstumshormontherapie** beschleunigt das Längenwachstum und führt in vielen Fällen zu einer Endgröße > 150 cm.

Eine **Östrogensubstitutionstherapie** ist indiziert. Der ideale Zeitpunkt hierzu ist jedoch umstritten, da ein früher Beginn die Endgröße beeinträchtigt. Eine begleitende psychosoziale Unterstützung ist wünschenswert.

> **Merke**
>
> Das Auftreten des Ullrich-Turner-Syndroms ist vom Alter der Mutter unabhängig.

2.2.2 Klinefelter-Syndrom (47,XXY)

Definition
Numerische gonosomale Chromosomenaberration mit dem Genotyp XXY, die zu primärem Hypogonadismus mit eunuchoidem Hochwuchs, Hodenatrophie, Gynäkomastie, mentaler Retardierung und emotionalen Auffälligkeiten führt.

Epidemiologie
Die Häufigkeit beträgt 1 : 1000 der männlichen Lebendgeborenen, sie nimmt mit dem Alter der Eltern zu.

Ätiologie
Das Klinefelter-Syndrom entsteht durch Non-Disjunction während der Meiose.

Klinik
In der frühen Kindheit bestehen relativ wenig Symptome. Häufig erfolgt die Diagnosestellung daher erst in der Pubertät. Eine **mentale Retardierung** sowie psychische Auffälligkeiten (ängstlich, schüchtern, unreif, aggressiv) sind häufig. Typischerweise besteht ein **eunuchoider Hochwuchs** mit langen Beinen. Die **Hoden sind klein,** der Penis ebenso. Der Pubertätsbeginn erfolgt verzögert. Bei 80 % der erwachsenen Männer liegt eine **Gynäkomastie** vor. Meist bestehen Azoospermie und **Infertilität** sowie eine Leydig-Zell-Hyperplasie. Der Bartwuchs ist gering.

Diagnostik
- Chromosomenanalyse: 47,XXY
- Vor dem 10. Lebensjahr normale Plasmagonadotropine
- In der Pubertät Zeichen des hypergonadotropen Hypogonadismus: FSH und LH erhöht, Testosteron erniedrigt
- Hodenbiopsie: in der Pubertät sklerosierende Tubulusdegeneration und Leydig-Zell-Hyperplasie.

2.3 Chromosomale Mikrodeletionssyndrome

■ Therapie
Eine Substitutionstherapie mit Testosteron sollte etwa ab dem 12. Lebensjahr durchgeführt werden.

2.2.3 Syndrom des fragilen X-Chromosoms

■ Definition
Das Syndrom des fragilen X-Chromosoms ist eines der häufigsten genetischen Syndrome und Ursache geistiger Behinderung durch vermehrte Fragilität des X-Chromosoms. Synonyma: Martin-Bell-Syndrom, Marker-X-Syndrom.

■ Epidemiologie
Die Häufigkeit beträgt 1 : 1500 männlicher Neugeborener und 1 : 5000 weiblicher Neugeborener. In 7 % der Fälle ist das Syndrom des fragilen X-Chromosoms Ursache eines schweren, in 4 % der Fälle Ursache eines leichten Intelligenzdefekts.

■ Ätiologie
Es handelt sich um eine spezifische Chromosomenbrüchigkeit am X-Chromosom durch eine vielfache Replikation von CCG-Sequenzen im FMR_1-Gen. Durch eine zunehmende Verlängerung der Trinukleotidsequenz in der Generationenfolge kommt es zu einem Antizipationseffekt.

■ Klinik
Die wichtigsten Symptome sind **große Ohren,** ein **langes Kinn,** bei Jungen eine **Testisvergrößerung,** Hyperaktivität sowie eine mittlere bis schwere **geistige Retardierung** bei einem durchschnittlichen IQ von 50 (→ Abb. 2.8).

■ Diagnostik
Direkter Nachweis der CCG-Amplifikation im FMR_1-Gen durch DNA-Analyse.

> **Merke**
>
> Wegen der hohen Genhäufigkeit und der Möglichkeit des molekulargenetischen Nachweises sollte bei jeder unklaren Form der geistigen Behinderung das Syndrom des fragilen X-Chromosoms ausgeschlossen werden.

2.2.4 XYY-Syndrom

■ Epidemiologie
Häufigkeit: 1 : 1000 männlicher Lebendgeborener.

■ Klinik
Der Phänotyp ist unauffällig männlich, es besteht Fertilität. Endokrinologische Auffälligkeiten lassen sich nicht nachweisen, insbesondere ist die Testosteronproduktion normal.
In der Regel tritt ein Hochwuchs auf. Psychiatrische Auffälligkeiten hingegen sind charakteristisch. Es handelt sich häufig um kriminelle Tendenzen, die sich im guten sozialen Milieu mildern, im schlechten steigern. Oft bestehen Passivität, eine verminderte Frustrationstoleranz, Haltlosigkeit, Verführbarkeit und Labilität. Die Aggressivität ist eher nicht gesteigert. Der IQ liegt im unteren Bereich der Norm.

2.2.5 XXX-Syndrom

■ Epidemiologie
Häufigkeit: 1 : 1000 weiblicher Lebendgeborener.

■ Klinik
Der Phänotyp ist unauffällig weiblich, es besteht Fertilität bei regelrechtem Pubertätsverlauf.
Eine Störung der intellektuellen Entwicklung ist möglich. Die Patientinnen sind eher ruhig, passiv, leicht erziehbar.
Darüber hinaus treten häufig **Sprachentwicklungsstörungen** sowie eine **Verzögerung emotionaler Reifungsprozesse** auf.

2.3 Chromosomale Mikrodeletionssyndrome

■ Definition
Als chromosomale Mikrodeletionssyndrome werden Erkrankungen bezeichnet, die durch den Verlust sehr kleiner Chromosomenbruchstücke verursacht werden. Sind mehrere benachbarte Gene von der Deletion betroffen, spricht man von „contiguous gene syndromes".

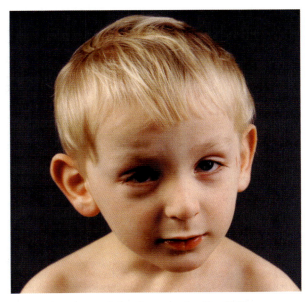

Abb. 2.8: Junge mit Syndrom des fragilen X-Chromosoms; große Ohren.

2 Genetik

■ Epidemiologie
Die Häufigkeit chromosomaler Mikrodeletionssyndrome beträgt 1 : 10 000 bis 1 : 50 000.

■ Pathogenese
Die häufigste Ursache einer Mikrodeletion ist eine meiotische nichthomologe Rekombination zwischen sog. repetitiven Sequenzen, die die Deletionsregion flankieren. Bei einigen Krankheitsbildern (z. B. Angelman-Syndrom) ist nur ein einzelnes Gen im Deletionsbereich für die Symptomatik verantwortlich, in anderen Fällen entstehen die klinischen Auffälligkeiten durch den Verlust dosissensitiver Gene im Deletionsbereich (Haploinsuffizienz). Darüber hinaus können weitere Faktoren wie das sog. Imprinting bei Prader-Willi- bzw. Angelman-Syndrom eine Rolle spielen.

■ Genomic Imprinting
Chromosomenmutationen, bei denen die beiden homologen Chromosomen vom gleichen Elternteil geerbt wurden, werden als **uniparentale Disomie (UPD)** bezeichnet. Eine mögliche pathologische Konsequenz ist bei Isodisomie (beide Chromosomen identisch) die Homozygotie für einen rezessiven Gendefekt. Von besonderer Bedeutung ist das Fehlen bestimmter Gene, die grundsätzlich nur auf einem elterlichen Allel – entweder immer auf dem mütterlichen oder immer auf dem väterlichen – aktiv sind. Diese von der Keimbahnpassage abhängige Inaktivierung von Genen wird als „genomic imprinting" bezeichnet. Nur wenige menschliche Gene unterliegen dem „genomic imprinting", d. h. werden monoallelisch exprimiert. In Abhängigkeit von der chromosomalen Lokalisation kann eine uniparentale Disomie zu Krankheiten führen. Klassische Beispiele für genomische Prägung sind das Prader-Willi-Syndrom (PWS) und das Angelman-Syndrom (AS). Sie werden in über 70 % der Fälle durch Mikrodeletion 15q11–13 oder UPD_{15} verursacht. Die Mikrodeletion 15q11–13 liegt beim PWS immer auf dem paternalen Chromosom 15, beim AS immer auf dem maternalen Chromosom 15, d. h., das PWS entsteht durch das Fehlen paternaler und das AS durch das Fehlen maternaler genetischer Information der Region 15q11–13 (→ Abb. 2.9).

> **Merke**
>
> Das Prader-Willi-Syndrom entsteht durch das Fehlen paternaler, das Angelman-Syndrom durch das Fehlen maternaler genetischer Information der Region 11–13.

■ Klinik
→ Tabelle 2.2.

■ Diagnostik
Nachweis der Mikrodeletion mittels Fluoreszenz-in-situ-Hybridisierung (FISH-Analyse). Eine Erfassung mit der üblichen zytogenetischen Diagnostik ist nicht möglich, da die Mikrodeletion unterhalb der Auflösungsgrenze der normalen Chromosomenanalyse liegt.

Tab. 2.2 Mikrodeletionssyndrome		
Syndrom	**Chromosomale Lokalisation**	**Klinische Symptomatik**
Williams-Beuren-Syndrom	7q11.23	Supravalvuläre Aortenstenose, Hyperkalzämie, Dysmorphie, Verhaltensauffälligkeiten
Prader-Willi-Syndrom	15q11.2 (pat)	Muskuläre Hypotonie, anfangs Gedeihstörung, später Adipositas, Entwicklungsverzögerung, Minderwuchs (→ Abb. 2.10)
Angelman-Syndrom	15q11.2 (mat)	Schwere Entwicklungsverzögerung, Sprachentwicklungsverzögerung, Lachepisoden, zerebrale Krampfanfälle, Ataxie (→ Abb. 2.11)
Miller-Dieker-Syndrom	17p13.3	Lissenzephalie, Balkenmangel, schwere Entwicklungsverzögerung, zerebrale Krampfanfälle, Dysmorphie
Smith-Magenis-Syndrom	17p11.2	Entwicklungsverzögerung, Sprachentwicklungsverzögerung, periphere Neuropathie, Verhaltensauffälligkeiten, diskrete Dysmorphie
Mikrodeletion 22q („CATCH-22")	22q11.2	**C**ardial, **A**bnormal Face, **T**hymic Hypoplasia, **C**left Palate, **H**ypocalcemia
DiGeorge-Syndrom		Herzfehler, Thymushypoplasie, Hypokalzämie, Entwicklungsverzögerung, Dysmorphie
Sphrintzen-Syndrom		Herzfehler, Gaumenspalte, velopharyngeale Insuffizienz, Thymushypoplasie, Hypokalzämie, Verhaltensauffälligkeiten, Psychosen, Dysmorphie, leichte Entwicklungsverzögerung

Nach I. Rost: Chromosomale Mikrodeletionssyndrome. Monatsschr Kinderheilkd 2000; 148: 55–69.

2.4 Embryofetopathien durch exogene Noxen

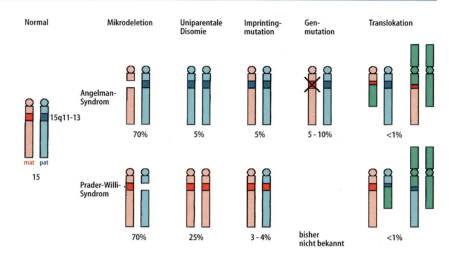

Abb. 2.9: Mutationstypen und -häufigkeit bei Prader-Willi-Syndrom und Angelman-Syndrom. [14]

> **Merke**
>
> Ohne klinische Verdachtsdiagnose mit der Indikation zur FISH-Analyse können die Mikrodeletionssyndrome in der Regel nicht diagnostiziert werden.

■ Wiederholungsrisiko
Meist treten die Mikrodeletionssyndrome sporadisch auf, das Wiederholungsrisiko ist daher niedrig! Bei Vorliegen einer vererbten Imprintingmutation beträgt das Wiederholungsrisiko jedoch 50 %.

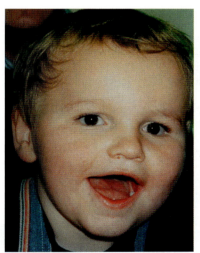

Abb. 2.11: 2,5 Jahre alter Junge mit Angelman-Syndrom. [14]

2.4 Embryofetopathien durch exogene Noxen

■ Definitionen
Gametopathie: präkonzeptionelle Schädigung der elterlichen Keimzellen.
Blastopathie: Schädigung 1.–14. Tag post conceptionem (p. c.) in der Blastogenese.
Embryopathie: Schädigung 15. Tag bis Ende 12. SSW p. c. in der Organogenese.
Fetopathie: Schädigung Beginn 13. SSW bis Geburt.

2.4.1 Alkoholembryopathie

■ Definition
Kombination von primordialem Minderwuchs, geistiger Entwicklungsretardierung mit Verhaltensanomalien, Mikrozephalie, besonderen Fazies- und

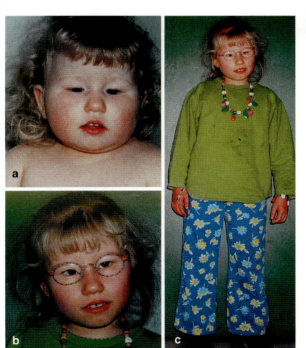

Abb. 2.10 a bis c: Mädchen mit Prader-Willi-Syndrom: a) im Alter von 2 Jahren, b) und c) im Alter von 8 Jahren. [14]

43

multiplen weiteren Anomalien bei Kindern alkoholsüchtiger Mütter. 50–60 g reinen Alkohols pro Tag gelten als kritische Menge.

Epidemiologie

Die geschätzte Häufigkeit in Deutschland beträgt 1:250 (leichte Formen) bis 1:1000 (schwere Formen). Der sozioökonomische Status der Familie spielt eine wichtige Rolle. Die Dunkelziffer der Kinder mit Schwachformen einer Alkoholembryopathie ist sehr hoch, weil der Alkoholismus der Mutter häufig verschwiegen wird.

Pathogenese

Ethanol wirkt zytotoxisch und mitosehemmend. Es ist unklar, ob Ethanol oder seine Metaboliten, wie z.B. Acetaldehyd, die Schädigung bedingen. Chronische Unterernährung, Spurenelement- und Vitaminmangel der Mutter spielen ebenfalls eine Rolle. Etwa 30 % der Kinder alkoholkranker Frauen haben eine Alkoholembryopathie, es besteht keine direkte Dosis-Wirkungs-Beziehung.

Klinik

Die klinischen **Leitsymptome** sind intrauteriner Minderwuchs, Mikrozephalie, psychomotorische Retardierung, Hyperaktivität und muskuläre Hypotonie.

Dysmorphiezeichen: Blepharophimose, Epikanthus, antimongoloide Lidachsenstellung, niedrige Stirn, kurzer Nasenrücken, eingesunkene Nasenwurzel, schmales Lippenrot, verstrichenes Philtrum, Mandibulahypoplasie, hoher Gaumen oder Gaumenspalte, tief sitzende Ohren (→ Abb. 2.12 a und b).

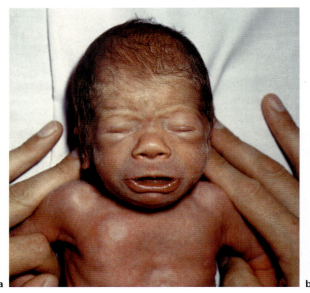

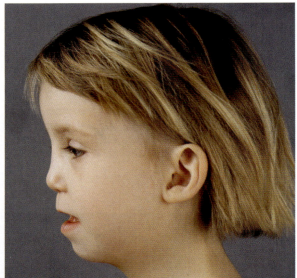

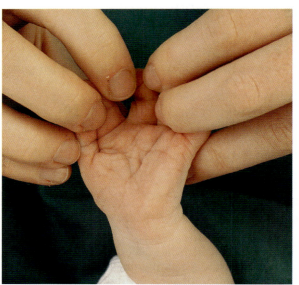

Abb. 2.12 a bis c: a) Neugeborenes mit typischen Stigmata der Alkoholembryopathie: kurzer Nasenrücken, schmales Lippenrot, verstrichenes Philtrum, Mandibulahypoplasie, tief sitzende Ohren und Trichterbrust; b) vier Jahre altes Mädchen mit Stigmata der Alkoholembryopathie: niedrige Stirn, schmales Lippenrot, verstrichenes Philtrum, Mandibulahypoplasie und tief sitzende Ohren; c) Handfurchenanomalien bei Alkoholembryopathie: scharf abgeknickter Zwischenfingerabschnitt der Dreifingerfurche, rudimentäre Fünffingerfurche und tief eingegrabene Daumenfurche.

Skelettanomalien: Handfurchenanomalien (→ Abb. 2.12 c), Klinodaktylie V, Hüftluxation, Trichterbrust.
Organfehlbildungen: Herzfehler, Anomalien des Genitales, Hämangiome, Urogenitalfehlbildungen.

■ Therapie

Die symptomatische Therapie besteht in der operativen Korrektur von Gaumenspalten, Hernien und Herzvitien. Frühfördermaßnahmen sind für die Entwicklung der Kinder entscheidend!

■ Prognose

Bei Entwöhnung vor Ende des ersten Trimenons ist eine normale geistige Entwicklung möglich! Insgesamt ist die Prognose erheblich von den sozialen häuslichen Faktoren abhängig.

Kasuistik

A: Anna ist das dritte Kind einer 42 Jahre alten Viertgravida, Drittpara und eines 48 Jahre alten Vaters. Die Schwangerschaft wurde in der 16. SSW festgestellt, die nächste gynäkologische Untersuchung wurde etwa in der 30. SSW durchgeführt. Die Mutter der Patientin konsumierte während der gesamten Schwangerschaft täglich 2 l Bier und 0,7 l 38%igen Weinbrand (326 g reiner Alkohol pro Tag) und rauchte dazu jeden Tag 60 Zigaretten. Die Geburt erfolgte in der 35. SSW.
D: Bei Geburt wiegt Anna 2060 g (50. Perzentile), die Körperlänge beträgt 38 cm (< 10. Perzentile), der Kopfumfang liegt bei 30 cm (50. Perzentile). Apgar 4/8/9. Anna wird unmittelbar postnatal intubiert und maschinell beatmet. Sie zeigt die charakteristischen Dysmorphiezeichen einer Alkoholembryopathie: Blepharophimose, Epikanthus, eingesunkene Nasenwurzel, kurzer Nasenrücken, verstrichenes Philtrum, schmales Lippenrot, Hypoplasie der Mandibula, Klino- und Kamptodaktylie V, Handfurchenanomalien und eine Trichterbrust. Bis auf einen kleinen, hämodynamisch nicht wirksamen Ventrikelseptumdefekt bestehen keine weiteren Organfehlbildungen.
Anna kann nach wenigen Tagen extubiert werden. Wegen einer ausgeprägten Trinkschwäche wird sie 8 Wochen lang teilsondiert.
V: Entwicklungsneurologisch bestehen deutliche Auffälligkeiten im Sinn einer geringen Differenzierung, einer Haltungsinstabilität, einer geringen Bewegungsvariabilität und einer nur spärlichen Kontaktaufnahme. Unter intensiver Förderung bessern sich diese Befunde im Lauf der ersten 6 Lebensmonate. Anna wird im Alter von 5 Monaten adoptiert.

2.4.2 Hydantoinembryopathie

■ Definition

Intrauterine Schädigung des Fetus durch Hydantoinbehandlung in der Schwangerschaft.

■ Epidemiologie

Schäden treten bei 6 % der exponierten Kinder auf.

■ Klinik

Charakteristisch sind kurze Fingerendphalangen mit Nagelhypoplasie. Darüber hinaus bestehen häufig ein niedriges Geburtsgewicht und eine Mikrozephalie. Eine geistige Retardierung ist möglich.

2.4.3 Nikotinabusus

Nikotinabusus während der Schwangerschaft führt zu niedrigem Geburtsgewicht. Die Abortrate, die Frühgeburtlichkeit und die perinatale Mortalität sind erhöht. Nikotin verursacht keine Fehlbildungen, die Allergie-, Bronchitis- und Asthmaneigung des Kindes wird jedoch gefördert.

2.5 Genetische Beratung

Voraussetzung der genetischen Beratung ist die möglichst eindeutige diagnostische Zuordnung eines in der Familie womöglich vorliegenden Krankheitsbildes. Das Gespräch umfasst die Aufklärung über genetische Erkrankungen, die Risikobestimmung für die Familie und das mögliche Betroffensein von Nachkommen sowie die Vermittlung von Informationen über Untersuchungen zur Erkennung von Anlageträgern und über Optionen der pränatalen Diagnostik und Therapie.

Merke

Bei einer genetischen Beratung sollte stets auch das „Recht auf Nichtwissen" berücksichtigt werden.

■ Indikationen

- Einer der Elternteile ist von einer genetischen Erkrankung betroffen.
- In der Familie eines Elternteils ist ein Betroffener.
- Gesunde Eltern haben ein betroffenes Kind.
- Erhöhtes Alter der Eltern (Mutter > 35, Vater > 45 Jahre)
- Habituelle Abortneigung ohne gynäkologische Ursache
- Verwandtenehe
- Ein möglicher Umweltschaden hat auf das Ungeborene eingewirkt.
- Infektionen in der Frühschwangerschaft.

2.6 Pränatale Diagnostik

Die Durchführung einer pränatalen Diagnostik kann angeboten werden, wenn bei Diagnose eines Kindes ein hohes Wiederholungsrisiko besteht und eine vorgeburtliche Abklärung möglich ist. Falls eine pränatale Diagnostik gewünscht wird, ist eine humangenetische Beratung unbedingt erforderlich.

■ **Techniken**
- **Sonographie:** Sie dient v. a. dem Nachweis morphologischer Auffälligkeiten (z. B. Herzfehler). Durch Bestimmung der Nackenfaltendicke (Nackentransparenz) gegen Ende des 1. Trimenons kann die Wahrscheinlichkeit einer kindlichen Chromosomenstörung genauer bestimmt werden.
- **Amniozentese:** Sie kann ab der 14. SSW durchgeführt werden. Durch transabdominale Punktion werden 10–20 ml Fruchtwasser entnommen, die Zellen abzentrifugiert und kultiviert. Nach etwa 14 Tagen sind ausreichend Zellen für eine Chromosomenanalyse oder eine DNA-Extraktion zur Mutationsanalyse verfügbar. Ein Befund ist erst in der 17. bis 18. SSW zu erwarten.
- **Chorionzottenbiopsie:** Sie wird üblicherweise ab der 11. SSW durchgeführt. Über eine transabdominale Punktion werden Zellen aus den Chorionzotten gewonnen. Hieraus kann direkt DNA zur Mutationsanalyse extrahiert werden. Ein Teil der Zellen wird für eine Chromosomenanalyse angezüchtet.
- **Nabelschnurpunktion:** Diese ab der 20. SSW mögliche Methode erlaubt die Durchführung einer fetalen Blutentnahme oder einer fetalen Bluttransfusion.
- **Fetoskopie:** Hierbei wird eine Kamera in die Amnionhöhle eingeführt und der Fetus direkt betrachtet. Es können Gewebeproben entnommen werden. Durch die Entwicklung hochauflösender Ultraschallgeräte wird eine Fetoskopie heute nur noch in Ausnahmefällen durchgeführt.

■ **Risiken**
- Abort bei Amniozentese 0,5 %
- Abort bei Chorionzottenbiopsie 1 %
- Abort bei Nabelschnurpunktion 2 %
- Abort bei Fetoskopie 5 %
- Infektion

2.7 Schwangerschaftsabbruch

Ein Schwangerschaftsabbruch ist in Deutschland grundsätzlich verboten. Ausnahmen, bei denen ein Abbruch straffrei bleibt, sind in § 218 des Strafgesetzbuches geregelt. Dies gilt dann, wenn die Fortsetzung der Schwangerschaft eine schwerwiegende Gefahr für die körperliche oder seelische Gesundheit der **Schwangeren** bedeuten würde. Das bedeutet, dass es **keine kindliche Indikation** für einen Schwangerschaftsabbruch gibt.
Für einen Abbruch **vor der 14. SSW** ist eine Schwangerschaftskonfliktberatung ausreichend. Für einen unbefristeten Abbruch **nach der 14. SSW** ist eine ärztliche Bescheinigung erforderlich. Als Begründung ist die Gefahr einer schweren Beeinträchtigung der seelischen Gesundheit der Schwangeren ausreichend.

■ **Methoden des Schwangerschaftsabbruchs**
Die am häufigsten angewandte Methode ist die **Vakuumaspiration**, die die früher übliche Curettage weitgehend abgelöst hat. Sie kann in der 6. bis 14. SSW durchgeführt werden. Der **medikamentöse Abbruch** ist in der Europäischen Union bis zur 9. SSW zugelassen. In Deutschland werden mit dieser Methode etwa 10 %, in der Schweiz 56 % und in Schweden 61 % der Abbrüche durchgeführt. Zunächst erfolgt unter ärztlicher Aufsicht die Einnahme von Mifepriston, das die Wirkung von Progesteron blockiert und zur Öffnung des Muttermundes führt. Etwa zwei Tage später wird Misoprostol, ein Prostaglandin, verabreicht. Es führt dazu, dass sich die Gebärmutter zusammenzieht und die Gebärmutterschleimhaut mitsamt dem Fruchtsack und dem Embryo ausstößt. Der Vorgang ist vergleichbar mit einem Spontanabort oder einer stärkeren Regelblutung.
Medikamentöse Spätabbrüche nennt man Schwangerschaftsabbrüche nach der 14. SSW. Hierzu erfolgt durch die Verabreichung von Mifepriston gefolgt von einem Prostaglandin die medikamentöse Einleitung der Geburt. Das Kind verstirbt während des Geburtsvorgangs. Kommt ein Kind lebend zur Welt, hat es Anrecht auf alle neonatologischen Intensivmaßnahmen. In Deutschland wird ein Schwangerschaftsabbruch nach der 23. SSW in der Regel nicht durchgeführt.

✚ 003 IMPP-Fragen

3 Säuglingsernährung

Inhaltsverzeichnis

3.1	Physiologie	47
3.2	Muttermilchernährung	47
	3.2.1 Formen der Frauenmilch	48
	3.2.2 Biologische Vorteile der Muttermilchernährung	49
	3.2.3 Potenzielle Nachteile des Stillens	50
	3.2.4 Stillphysiologie und praktische Aspekte des Stillens	51

3.3	Industriell hergestellte Säuglingsmilchnahrung	51
3.4	Beikost	52
3.5	Vitamin-D- und Fluorsubstitution im 1. Lebensjahr	53

3.1 Physiologie

Die Empfehlungen für die altersabhängige Nährstoffzufuhr fasst Tabelle 3.1 zusammen.

Vereinfachte Darstellung des **täglichen Wasserbedarfs** im 1. Lebensjahr:
- 1. Trimenon: 1/6 des Körpergewichts
- 2. Trimenon: 1/7 des Körpergewichts
- 3. Trimenon: 1/8 des Körpergewichts
- 4. Trimenon: 1/9 des Körpergewichts.

Vereinfachte Darstellung der normalen **wöchentlichen Gewichtszunahme** des gesunden Säuglings:
- 1. Trimenon: 200 g
- 2. Trimenon: 150 g
- 3. Trimenon: 100 g
- 4. Trimenon: 75 g.

3.2 Muttermilchernährung

Muttermilch ist die **ideale Ernährungsform** für reife Säuglinge in den ersten Lebensmonaten, da sie an die Bedürfnisse des Neugeborenen angepasst ist. Sie ist stets verfügbar, richtig temperiert und billig. Die Oxytocinausschüttung durch Anlegen des Kindes bewirkt eine **raschere Uterusrückbildung.** Es besteht die Hypothese, dass es durch die biochemische Verwandtschaft von Frauenmilch und Serumproteinen nicht zur Sensibilisierung durch Übertritt von Fremdeiweiß aus dem Darm kommt. Bisher konnte aber nicht sicher belegt werden, dass die Inzidenz **atopischer Erkrankungen** bei gestillten Kindern geringer ist. Es wurde jedoch gezeigt, dass die

---

Tab. 3.1 Empfehlungen für die altersabhängige tägliche Nährstoffzufuhr in Anlehnung an die Empfehlungen der Deutschen, Österreichischen und Schweizer Gesellschaften für Ernährung (D-A-CH) 2000.

Alter	Wasser	Eiweiß	Kilokalorien
1.–3. Tag	50 ml/kg	1,5 g/kg	60 kcal/kg
10. Tag	140 ml/kg	2,7 g/kg	120 kcal/kg
3.–12. Monat	150 ml/kg	1,1–2 g/kg	125 kcal/kg
1.–4. Jahr	125 ml/kg	1,0 g/kg	90 kcal/kg
4.–7. Jahr	100 ml/kg	0,9 g/kg	80 kcal/kg
7.–10. Jahr	75 ml/kg	0,9 g/kg	70 kcal/kg
13.–18. Jahr	50 ml/kg	0,9 g/kg	60 kcal/kg
Erwachsene	40 ml/kg	0,8 g/kg	50 kcal/kg

Tab. 3.2 Normale Gewichts- und Längenentwicklung gesunder Säuglinge und Kinder.

Alter	1. Tag	4 Monate	1 Jahr	6 Jahre	12 Jahre
Gewicht	3400 g	Verdoppelt etwa 6800 g	Verdreifacht etwa 10 kg	Versechsfacht etwa 20 kg	Verzwölffacht etwa 40 kg
Länge	50 cm	64 cm	75 cm	116 cm	150 cm

Inzidenz von Adipositas, Diabetes mellitus Typ 2 und Zöliakie bei ehemals gestillten Kindern niedriger ist. Durch das Stillen wird eine **enge Mutter-Kind-Bindung** gefördert.

> **Merke**
>
> Muttermilch ist an die Bedürfnisse des Neugeborenen angepasst, stets verfügbar, richtig temperiert und billig.

3.2.1 Formen der Frauenmilch

Kolostrum

- Bis zum 4. Lebenstag
- Niedriger Energiegehalt: 56 kcal/100 ml
- Geringer Fett- und Kohlenhydratgehalt
- Hoher Proteingehalt, davon mindestens 50 % sekretorisches IgA
- Besonderer Reichtum an weißen Blutzellen: Makrophagen, polymorphkernige Granulozyten, Lymphozyten
- Hochwertig bezüglich immunologischer Funktionen.

Transitorische Milch

- 5.–10. Lebenstag
- Höherer Energiegehalt: 60 kcal/100 ml
- Höherer Fett- und Kohlenhydratgehalt
- Niedrigerer Proteingehalt.

Reife Frauenmilch

- Ab 11. Lebenstag
- Höherer Energiegehalt: 68 kcal/100 ml
- Höherer Fettgehalt
- Kohlenhydratgehalt wie bei transitorischer Milch
- Niedrigerer Proteingehalt (→ Tab. 3.3 und Abb. 3.1).

> **Kasuistik**
>
> **A:** Özkan wird im Alter von 8 Wochen wegen mangelnder Gewichtszunahme in der Kinderklinik vorgestellt. Er ist das erste Kind türkischer Eltern. Die Eltern berichten, das Kind auf Empfehlung der Schwiegermutter mit Kuhmilch ernährt zu haben,

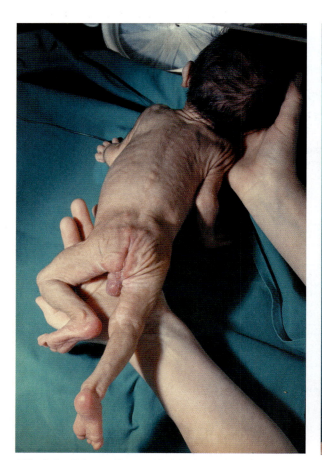
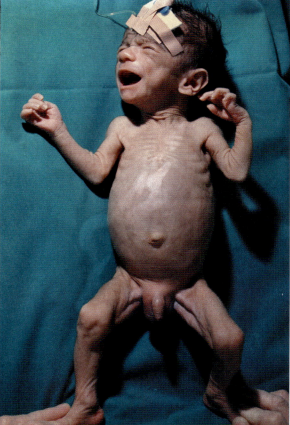

Abb. 3.1: Schwere Dystrophie bei einem 8 Wochen alten Säugling, der mit reiner Kuhmilch ernährt wurde.

Tab. 3.3 Vergleich der Zusammensetzung von Muttermilch und Kuhmilch.

	Muttermilch (g/100 ml)	Kuhmilch (g/100 ml)
Protein	1,0	3,4
Fett	3,8	3,7
Kohlenhydrate	7,0	4,6
Mineralien	0,2	0,8
Kilokalorien	66	65

da die Mutter nicht stillen könne. In den letzten 2 Wochen sei es jedoch zu rezidivierendem Erbrechen gekommen, und Özkan wolle nun überhaupt nicht mehr trinken. Das Neugeborenenscreening hatte keinen Anhalt für das Vorliegen einer Galaktosämie ergeben.

K: Bei Aufnahme wiegt Özkan 2800 g (< 3. Perzentile). Es bestehen eine ausgeprägte Dystrophie und Exsikkose. Das Kind ist hyperexzitabel.

D: Bei der Blutuntersuchung findet sich eine hypernatriämische Dehydratation mit einer Serumnatriumkonzentration von 160 mmol/l.

Diag: schwere Dystrophie und hypernatriämische Dehydratation bei reiner Kuhmilchernährung.

Th + V: Durch eine vorsichtige intravenöse Rehydratationstherapie kann die Serumnatriumkonzentration innerhalb von 48 h normalisiert werden. Özkan wird zunächst über eine Sonde mit einer Säuglingsanfangsnahrung ernährt. Er verträgt die Milch gut, nimmt langsam an Gewicht zu und beginnt zu trinken. Am 7. Tag des stationären Aufenthalts entwickelt er jedoch Fieber und eine ausgeprägte Thrombozytopenie. Trotz sofortiger intravenöser Antibiotikatherapie verläuft die Sepsis mit Nachweis von *E. coli* in der Blutkultur fulminant, und Özkan verstirbt 2 Tage später an Multiorganversagen.

Die reine Kuhmilchernährung hat zu einer schweren Dystrophie und zu einem sekundären Immundefekt geführt, der das Auftreten der Sepsis begünstigt hat.

3.2.2 Biologische Vorteile der Muttermilchernährung

Eiweiß

Der Proteingehalt der Muttermilch ist relativ **niedrig**. Das Proteinangebot ist an die Enzymausstattung des Säuglings angepasst, und es kommt nicht zu einer Zufuhr überschüssiger Aminosäuren. Der Kaseinanteil in der Muttermilch liegt mit 40 % deutlich niedriger als in Kuhmilch (60 %).

Kohlenhydrate

Der Kohlenhydratgehalt der Muttermilch ist relativ **hoch**. Muttermilch enthält von allen Milchsorten am meisten **Laktose**. Das Wachstum von *Lactobacillus bifidus* wird dadurch begünstigt, das Coliwachstum gebremst. Saure Stühle sind die Folge, wodurch weniger Hautreizungen als bei alkalischen Stühlen künstlich ernährter Säuglinge auftreten. Darüber hinaus enthält Muttermilch Oligosaccharide, die die Bindung pathogener Keime an ihre Rezeptoren verhindern und das Wachstum intestinaler Bifidusbakterien weiter fördern.

Fett

Der quantitative Fettgehalt der Muttermilch entspricht dem der Kuhmilch, unterliegt aber auch diätetischen Einflüssen. Sie enthält essenzielle Fettsäuren wie Linolsäure (C18:2ω-6), α-Linolensäure (C18:2ω-3), Arachidonsäure (C20:4ω-6) und Docosahexaensäure (C22:6ω-3). Die beiden Letzteren sind besonders wichtig für die Entwicklung von ZNS und Retina. Die bessere Resorption von Muttermilchfetten erfolgt durch die in der Muttermilch enthaltene Lipase, die in Kuhmilch nicht vorkommt.

Mineralien

Der Mineralgehalt der Muttermilch ist relativ **niedrig**. Dies bedingt eine geringere Osmolarität sowie eine geringere Gefahr der hypertonen Dehydratation bei Wasserverlusten. Kalzium, Zink und Eisen werden bei gestillten Kindern besser resorbiert.

Vitamine

Vitamin D und Vitamin K sind in Muttermilch nicht in ausreichendem Maß enthalten und müssen substituiert werden. Die übrigen Vitamine in der Muttermilch entsprechen den täglichen Bedürfnissen des Kindes, vorausgesetzt, die Stillende ernährt sich ausgewogen.

> **Merke**
>
> Vitamin D und Vitamin K sind in Muttermilch nicht in ausreichendem Maß enthalten und müssen substituiert werden.

Immunologie

Wichtig ist der Infektionsschutz durch Muttermilch! Muttermilch enthält spezifische **Immunglobuline,** vor allem sekretorisches IgA sowie IgM und IgG, **Lysozym** und **Laktoferrin.** Die von der Mutter übertragenen Antikörper werden in der Regel nicht resorbiert, üben aber eine Schutzfunktion im Intestinaltrakt aus. Sie vermitteln durch Einwanderung immunkompetenter Zellen aus dem mütterlichen Darm und dem Tracheobronchialsystem in die Brustdrüse während der Schwangerschaft **passiven**

Schutz gegen alle Erreger, mit denen sich der mütterliche Organismus auseinandergesetzt hat.
Die Muttermilch enthält außerdem Makrophagen, Granulozyten, Lymphozyten Antistaphylokokkenfaktor und Antiadhärenzfaktoren.
Lysozym spaltet Mukopolysaccharide und Mukopeptide in Zellwänden grampositiver Bakterien.
Laktoferrin hemmt durch Eisenbindung das Wachstum eisenabhängiger Enterobakterien.

Merke

Infektionsschutz durch Muttermilch: Immunglobuline vermitteln passiven Schutz im Intestinaltrakt.

3.2.3 Potenzielle Nachteile des Stillens

Infektionsübertragung

Mütterliche Infektionen (z.B. Hepatitis, HIV, CMV) können über die Muttermilch zur Infektion des Neugeborenen führen.

Schadstoffe

Es kann zu einer Anreicherung von langlebigen lipophilen Schadstoffen in der Muttermilch kommen:
- **Pestizide:** DDT, Hexachlorbenzol, Lindan
- **Industrieschadstoffe:** polychlorierte Biphenyle, Dibenzodioxine, Dibenzofurane.

Die Konzentration der aufgenommenen Schadstoffmenge im Säuglingsfettgewebe wird jedoch durch die rasche Zunahme des kindlichen Fettkompartiments teilweise ausgeglichen. Ein Rückgang der Schadstoffkonzentrationen in der Muttermilch wurde durch das Verbot einiger chlororganischer Stoffe möglich. Erkrankungen durch Muttermilchschadstoffbelastung wurden bisher nicht nachgewiesen.
Mütterlicher Alkohol-, Nikotin-, Medikamenten- und Drogenabusus können über die Muttermilch zu einer Belastung des Kindes führen.

Mütterliche vegetarische Ernährung

Eine rein pflanzliche, **veganische** Ernährungsweise führt zu erheblichen Gefahren, insbesondere zu einem **Vitamin-B_{12}-Mangel.** Aufgrund großer Vitamin-B_{12}-Speicher in der Leber treten Symptome bei der Mutter erst spät auf, und häufig ist erst das zweite oder dritte Kind betroffen. Der gestillte Säugling entwickelt dann nach wenigen Monaten ein schweres Vitamin-B_{12}-Mangel-Syndrom mit ernsten, in mindestens einem Drittel der Fälle irreversiblen Hirnschäden mit generalisierter Hirnatrophie. Alimentärer Eisen- und Folsäuremangel sind weitere Gefahren einer vegetarischen Ernährung stillender Mütter.

Merke

Eine streng vegetarische mütterliche Ernährung kann beim gestillten Säugling zu einem schweren Vitamin-B_{12}-Mangel mit konsekutiver, häufig irreversibler Hirnschädigung führen.

Kasuistik

A: Nico, ein 14 Monate alter Junge, wird wegen zunehmender Apathie und Bewusstseinseinschränkung in die Notaufnahme gebracht. Die Eltern berichten, er sei in den letzten 24 h zunehmend müde gewesen, habe nicht essen wollen und sei zuletzt nicht mehr ansprechbar gewesen. Besondere Vorkommnisse werden verneint.
D: Bei Aufnahme ist Nico präkomatös. Eine Kontaktaufnahme ist nicht möglich, bei Berührung schreit er schrill. Gewicht 7,3 kg (1 kg unter der 3. Perzentile), Länge 70 cm (4 cm unter der 3. Perzentile). Die Laboruntersuchung ergibt folgende Befunde: Hb 8,2 g/dl; Hkt 24%; MCV 117 fl; Erythrozyten 2,1 Mio./µl; Leukozyten 6300/µl; Thrombozyten 297 000/µl. GOT 114 U/l; GPT 72 U/l. Ferritin (4 ng/ml) und Gesamteiweiß (4,8 g/dl) erniedrigt. Vitamin B_{12} (< 100 pg/ml) stark erniedrigt. Folsäure (890 ng/ml) erhöht.
Im EEG zeigen sich schwere Allgemeinveränderungen. Die Kernspintomographie des Schädels zeigt eine deutliche frontal und temporal betonte Hirnatrophie.
Aufgrund der erhobenen Befunde wird eine intensivierte Ernährungsanamnese erhoben. Sie ergibt, dass die Mutter des Patienten sich seit 14 Jahren streng veganisch ernährt. Nico sei 8 Monate lang voll gestillt worden. Seit dem 9. Lebensmonat erhalte er zusätzlich kleine Mengen Beikost (Trockenobst, Datteln, Rosinen). Die neurologische Entwicklung sei bis zum Alter von 10 Monaten normal verlaufen (freies Sitzen mit 8 Monaten, Laufen an der Hand mit 10 Monaten). Seit dem ersten Geburtstag beobachten die Eltern einen Verlust erworbener motorischer Fähigkeiten (kein Laufen, kein Stehen, kein Sitzen mehr).
Diag: Vitamin-B_{12}-Mangel durch streng vegetarische Ernährung.
T + V: Die parenterale Verabreichung von Vitamin B_{12} führt rasch zu einer Normalisierung der Laborparameter, des EEG und zu einer deutlichen Besserung des kernspintomographischen Befunds. Im Alter von 2 Jahren zeigt Nico jedoch leider noch eine schwerwiegende Störung der motorischen und mentalen, hier besonders der verbalen Entwicklung. Die Wahrscheinlichkeit, dass Nico den Entwicklungsrückstand wieder aufholen wird, ist gering.

3.2.4 Stillphysiologie und praktische Aspekte des Stillens

Hormone

Prolaktin: Milchproduktion

Prolaktin wird während des Stillens aus dem **Hypophysenvorderlappen** ausgeschüttet. Es regt die Milchproduktion an. Die Milchproduktion steigt bei vollständiger Brustentleerung bis in die hinteren Drüsenanteile.

Oxytocin: Milchabgabe

Die Ausschüttung von Oxytocin aus dem **Hypophysenhinterlappen** wird durch sensorische Reize, z.B. durch Annäherung des Kindes und als Antwort auf die Saugaktivität des Säuglings, angeregt. Dies bewirkt eine Kontraktion des Myoepithels in der Brustdrüse, wodurch die Milch aus den hinteren Drüsenabschnitten in die Milchgänge und Milchseen ausgepresst wird.

■ Stilltechnik
- **Früh anlegen** (1. Stunde post partum)!
- Anregung der Milchproduktion durch **häufiges** Anlegen.
- Anfangs an jeweils nur einer Brust für 2–4 min anlegen.
- Erste Brust vollständig leer trinken lassen.
- Brust wird in etwa sieben bis neun Minuten geleert.
- Kind nicht länger als 20 min an der Brust lassen (Rhagaden).
- Je häufiger und vollständiger die Brust entleert wird, desto größer wird die Milchmenge.
- Vordere Milchanteile sind fettarm!
- Fütterung **nach Bedarf:** 6 (–10) Mahlzeiten.
- Menge ad libitum.
- Windeln sollten bei jedem Wickeln nass sein.
- Vor und nach dem Stillen Reinigung der Brust mit lauwarmem Wasser.
- Nach dem Stillen Säuberung der Brustwarze mit einem sterilen Tuch und Auftragen einer Hautschutzcreme.
- Echte Stillhindernisse sind sehr selten.
- Auf ausreichende mütterliche Trinkmenge achten (mindestens 2,5 l/Tag).
- Möglichst kein Nikotin und kein Alkohol, wenig Koffein.

> **Merke**
>
> Ein postnataler Gewichtsverlust von bis zu 10% des Körpergewichts ist bei sonst gutem Allgemeinzustand des Kindes physiologisch. Erst bei einer Gewichtsabnahme > 10% erfolgt eine passagere Zufütterung mit Dextroselösung oder Säuglingsanfangsnahrung. Im Alter von 10 Tagen sollte das Geburtsgewicht wieder erreicht sein.

■ Stillen und Medikamente

Für fast jede Behandlungsindikation lässt sich eine Therapie finden, die das Weiterstillen erlaubt. Abstillen ist z.B. nicht erforderlich bei Einnahme von Kontrazeptiva, Bromocriptin, Tetrazyklinen, Sulfonamiden, Kortikosteroiden, bei Lokalanästhesie und Narkose oder bei Heparinisierung. **Kontraindizierte Medikamente** in der Stillzeit sind Zytostatika, Radionuklide, Kombinationstherapien mit mehreren Psychopharmaka und Antiepileptika, jodhaltige Kontrast- und Desinfektionsmittel.

■ Stilldauer

Etwa ab dem 5. Monat wird mit der Zufütterung von Breimahlzeiten begonnen. Ernährungsphysiologische Vorteile des Stillens bestehen bis etwa zum 5. Monat, immunologische Vorteile etwa bis zum 6. Monat. Danach überwiegen meist die Nachteile (→ oben).

> **Merke**
>
> Ausschließliches Stillen ist bis zum 4.–6. Lebensmonat sinnvoll.

3.3 Industriell hergestellte Säuglingsmilchnahrung

Mit den heute verfügbaren hochwertigen Säuglingsmilchnahrungen können nicht gestillte Neugeborene ohne Risiko ernährt werden. Für verschiedene Altersstufe gibt es unterschiedliche Nahrungen.

„Pre"-Nahrungen
- Präparate mit der höchsten Anpassung an Muttermilch (frühere Bezeichnung „adaptiert")
- Laktose als einziges Kohlenhydrat
- Dünnflüssige Beschaffenheit, kann wie Muttermilch ad libitum gefüttert werden
- Wegen geringerer Sättigung können sechs Mahlzeiten täglich notwendig sein.
- Besonders geeignet für die Neugeborenenernährung und die Zufütterung zur Muttermilch, wenn diese nicht ausreicht
- Ab dem 1. Lebenstag.

„1"-Nahrungen
- Präparate mit geringerer Anpassung an die Muttermilch (frühere Bezeichnung „teiladaptiert")
- Nicht nur Laktose als Kohlenhydrat, sondern auch verschiedene Polysaccharide
- Beschaffenheit sämiger, dadurch längere Sättigungsdauer
- Eiweißreduktion im Vergleich zur Kuhmilch häufig nur quantitativ ohne besondere Kaseinreduktion

Säuglingsernährung

- Nicht geeignet für die Neugeborenenernährung und für die Zufütterung zur Muttermilch
- Es kommt leichter zu Überfütterung: Gewichtskontrollen!
- Ab der 6. Lebenswoche.

Folgenahrungen

- Können aus Kuhmilch oder Sojaeiweiß hergestellt werden
- Höherer Protein- und Energiegehalt
- Ermöglichen günstige Nährstoffversorgung für ältere Säuglinge (z. B. höherer Eisengehalt)
- Ab dem 5. Lebensmonat möglich, aber nicht notwendig.

Säuglingsnahrungen auf Sojabasis

- Bei gesunden Neugeborenen oder Säuglingen nicht indiziert
- Nur bei besonderer Indikation, z. B. Galaktosämie. Der Einsatz bei Kuhmilchallergie wird diskutiert, darf aber **nicht** vor dem 6. Lebensmonat erfolgen.
- Von Säuglingsnahrungen auf Sojabasis abzugrenzen ist die sog. Sojamilch, die in Reformhäusern angeboten wird und für die Säuglingsernährung nicht geeignet ist.

Hypoallergene (HA) Nahrungen

- Allergenreduzierte Säuglingsnahrungen auf Eiweißhydrolysatbasis
- Bei Kindern mit familiärer Allergiebelastung indiziert, deren Mütter nicht stillen können
- Können die Häufigkeit allergischer Manifestationen, vor allem der Haut und des Gastrointestinaltrakts, reduzieren
- Als „Pre-", „1-" und Folgenahrung verfügbar.

Hochgradige Eiweißhydrolysatnahrungen

- Diätprodukte mit hochgradig hydrolysiertem Protein (Alfaré®, Nutramigen®, Pregomin®) oder Aminosäurenmischungen (Neocate®, Pregomin AS®)
- Zur Therapie von Malabsorptionssyndromen indiziert
- Zur Therapie von stattgefundener Sensibilisierung des Säuglings auf Kuhmilcheiweiß mit schweren kutanen oder gastrointestinalen Symptomen indiziert
- Nicht zur Allergieprävention gesunder Neugeborener und Säuglinge geeignet!
- Extrem teuer
- Je älter der Säugling, desto schlechter ist die geschmackliche Akzeptanz (bitterer Geschmack).

> **Merke**
>
> Säuglingsnahrungen auf Sojabasis oder hochgradige Eiweißhydrolysatnahrungen sind bei gesunden Neugeborenen oder Säuglingen nicht indiziert. Sie sind speziellen Indikationen vorbehalten.

3.4 Beikost

Mit der Beikostfütterung wird ab dem 5., spätestens ab dem 7. Lebensmonat begonnen.

■ Durchführung

Schrittweise Substitution einer Milchmahlzeit durch Gemüse-Fleisch-Brei im 5. Lebensmonat, um Ballaststoffe, Eisen, Zink und andere Nährstoffe anzubieten. Ab dem 6. Lebensmonat Ersatz einer weiteren Milchmahlzeit durch Milch-Getreide-Obst-Brei (→ Abb. 3.2).

> **Merke**
>
> Mit der Beikostfütterung wird ab dem 5. Lebensmonat begonnen.

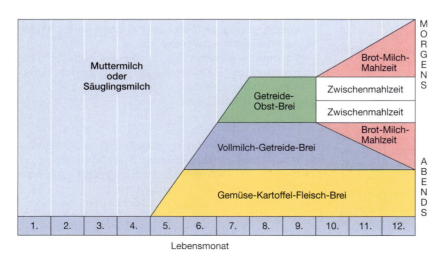

Abb. 3.2: Ernährungsplan im 1. Lebensjahr (Forschungsinstitut für Kinderernährung Dortmund).

3.5 Vitamin-D- und Fluor-substitution im 1. Lebensjahr

Vitamin D

Der tägliche Bedarf liegt bei 800–1000 IE/Tag. Industrielle Säuglingsmilch enthält 400 IE/l. Bei jeder Form der Säuglingsernährung ist die zusätzliche Gabe von 500 IE Vitamin D täglich bis mindestens zum Ende des 1. Lebensjahrs nötig.

Fluorid

Fluorid erhöht in einer angemessenen Zufuhr sowohl vor dem Zahndurchbruch als auch danach die Widerstandsfähigkeit der Zähne gegen Karies. Fluoridsupplemente wirken topisch und systemisch, in den ersten 3 Lebensjahren sollten die Zähne jedoch mit fluoridfreien Zahnpflegemitteln gereinigt werden, da die Zahnpasta teilweise oder ganz geschluckt wird, was eine akute oder chronische Toxizität zur Folge haben kann.

Der Fluorgehalt im Trinkwasser ist in Deutschland zur Kariesprophylaxe zu niedrig. Benötigt werden daher 0,25 mg Fluorid/Tag ab der Neugeborenenzeit. Die Dosis wird bis in das Kindes- und Jugendalter stufenweise gesteigert.

Kombinationspräparate: D-Fluorette 500®, Fluor-Vigantolette 500®.

✚ 004 IMPP-Fragen

4 Vitamine

Inhaltsverzeichnis

4.1 Wasserlösliche Vitamine 54

    4.1.1 Vitamin B$_1$ 54
    4.1.2 Vitamin B$_2$ 54
    4.1.3 Niacin 55
    4.1.4 Vitamin B$_6$ 55
    4.1.5 Vitamin B$_{12}$ und Folsäure 56
    4.1.6 Vitamin C 56
    4.1.7 Vitamin H 56

4.2 Fettlösliche Vitamine 57

    4.2.1 Vitamin A 57
    4.2.2 Vitamin D 57
    4.2.3 Vitamin E 61
    4.2.4 Vitamin K 61

■ **Definition**

Vitamine sind für das Wachstum und die Funktionserhaltung des Organismus essenzielle Nahrungsbestandteile, die regelmäßig in kleinen Mengen aufgenommen werden müssen.

4.1 Wasserlösliche Vitamine

4.1.1 Vitamin B$_1$

Die Substanz **Thiamin** (aktive Substanz Thiaminpyrophosphat) kommt in Hülsenfrüchten, Eigelb, Fleisch, Leber, Nüssen, Hefe und Vollkorn vor. Der Bedarf kann nur teilweise durch Milch gedeckt werden, daher ist die frühzeitige Gabe von Vollkornprodukten wichtig! Thiamin ist ein **Koenzym** von wichtigen Enzymen des Kohlenhydratstoffwechsels, z. B. der Dehydrogenase für die Ketosäuren der verzweigtkettigen Aminosäuren und der Pyruvatdehydrogenase.

Beriberi

In Südostasien ist diese Erkrankung bei einseitiger Ernährung mit poliertem Reis noch häufig. Leichte Formen kommen auch in Europa bei Säuglingen, die von fehlernährten Müttern gestillt werden, oder bei parenteraler Ernährung ohne ausreichende Thiaminsubstitution vor.

■ **Klinik**

Frühzeichen sind Müdigkeit, Apathie, Unruhe, Reizbarkeit, Depression, Somnolenz, Konzentrationsstörungen, Anorexie, Übelkeit und abdominelle Schmerzen.

- **Atrophische oder polyneuritische Form:** Lähmungen der Bein-, Arm- und Rumpfmuskulatur, Parästhesien

- **Akute neurale Form:** Hirnnervenlähmungen, enzephalitische Symptome
- **Hydropische Form:** allgemeine Ödeme durch erhöhte Kapillarpermeabilität, peripher bedingtes Herzversagen
- **Akute kardiale Form:** dilatative Kardiomyopathie und Herzinsuffizienz
- **Thiaminmangel bei parenteraler Ernährung:** Im Vordergrund steht immer eine durch die Grunderkrankung nicht zu erklärende **Laktatazidose.** Die begleitende periphere Neuritis äußert sich durch Parästhesien und Brennen an den Füßen, und später kommt es zum Verlust der Tiefensensibilität.

■ **Diagnostik**

Die Messung der Transketolaseaktivität in Erythrozyten vor und nach Gabe von Thiaminpyrophosphat ist die zuverlässigste Methode zur Bestimmung der Thiaminversorgung.

■ **Therapie**

Bei gestillten Säuglingen erfolgt die Therapie von Mutter und Kind.

Bei **schwerer Polyneuropathie** wird Thiamin in einer Dosierung von 10–20 mg/d verabreicht.

Bei der **kardiovaskulären Form von Beriberi** wird Thiamin in einer Dosierung von 50–100 mg/d über einige Tage i.v., dann p.o. verabreicht.

Eine dramatische klinische Besserung ist zu erwarten.

4.1.2 Vitamin B$_2$

Die Substanz **Riboflavin** kommt in Fleisch, Leber, Eiern, Milch und grünem Gemüse vor. Sie ist für die Umwandlung von Pyridoxin zu Pyridoxalphosphat notwendig. Die wichtigsten Derivate sind Flavinmononukleotid (FMN) und Flavinadenindinukleotid

(FAD) als prosthetische Gruppen verschiedener Enzyme, die eine wichtige Rolle im Elektronentransport spielen.

Riboflavinmangel

Der klinisch manifeste Mangel ist in Industrieländern selten, da Milch und Milchprodukte als die wichtigsten Riboflavinlieferanten gut verfügbar sind. Er wird meist durch ungenügende Resorption bei Patienten mit Galleabflussproblemen verursacht.

■ Klinik
Die charakteristischen **Schleimhautsymptome** sind die Cheilosis (Perlèche) und die Glossitis (typischer Magentafarbton der Zunge). Am **Auge** kommt es zu Keratitis, Konjunktivitis, Photophobie und vermehrtem Tränenfluss. Die **Haut** zeigt eine Hyperkeratose und eine seborrhoische Dermatitis. Eine normochrome **Anämie** ist häufig.

■ Therapie
Die Verabreichung von Riboflavin in einer Dosierung von 10 mg/d p.o. führt zu einer raschen Besserung der Symptomatik. Meist ist die Gabe eines Vitamin-B-Komplex-Präparats indiziert.

4.1.3 Niacin

Die Substanzen **Nikotinsäure** und **Nikotinsäureamid** kommen in Hefe, Leber, Muskelfleisch und Getreide vor. Sie sind keine Vitamine im engeren Sinn, da die Synthese von Nikotinsäure aus Tryptophan durch die menschliche Leber möglich ist. Sie sind Bestandteile der Wasserstoff übertragenden Koenzyme NAD und NADP und spielen eine wichtige Rolle bei Elektronentransport, Glykolyse, Fett- und Cholesterinsynthese.

Pellagra

■ Klinik
Frühzeichen der Pellagra sind Anorexie, Schwäche, Parästhesien und Somnolenz. Die **klassische Trias** setzt sich aus **D**ermatitis, **D**iarrhö und **D**emenz zusammen. Darüber hinaus besteht häufig eine Glossitis mit Atrophie der Zungenpapillen.

■ Therapie
Die Verabreichung von Nikotinsäureamid 20 mg/kg KG/d p.o., s.c. oder i.m. führt zu einer raschen Besserung der Symptomatik.

Symptome einer Überdosierung von Nikotinsäureamid
- Trockenheit und verstärkte Pigmentierung der Haut
- Abdominelle Schmerzen, Erbrechen, Diarrhö
- Leberfunktionsstörungen, Ikterus
- Störung der Glukosetoleranz.

4.1.4 Vitamin B_6

Vitamin B_6 liegt als **Pyridoxin, Pyridoxal und Pyridoxamin im Intermediärstoffwechsel** vor, welches in die biologisch aktive Form Pyridoxal-5-Phosphat bzw. Pyridoxamin-5-Phosphat umgewandelt wird.

Es kommt in Karotten, Leber, Muskelfleisch, Eiern, Fisch, Hefe und Getreide vor und ist **Koenzym** von Aminotransferasen und Decarboxylasen im Aminosäurestoffwechsel. Als Koenzym der Glutamatdecarboxylase und der γ-Aminobuttersäure-Aminotransferase spielt es im Neurotransmitterstoffwechsel eine zentrale Rolle und ist daher für die ZNS-Funktion essenziell.

Vitamin-B_6-Mangel

Er ist selten und tritt meist bei der Einnahme antagonisierender Medikamente (z.B. Isoniazid bei Tbc-Therapie) auf.

■ Klinik
Leitsymptome sind **zerebrale Krampfanfälle** und eine **Polyneuropathie.** Außerdem bestehen häufig eine Dermatitis, eine Glossitis und eine mikrozytäre Anämie.

■ Diagnostik
- Pyridoxal-5-Phosphat, GABA und Glutamat im Serum und im Liquor
- Pyridoxal-5-Phosphat in Erythrozyten.

■ Vitamin-B_6-Abhängigkeit bei neonatalen Krampfanfällen
Bei neonatalen Krampfanfällen sollte stets ein Therapieversuch mit Vitamin B_6 (100 mg Pyridoxin i.v.) unternommen werden. Sistiert der Anfall, ist eine Vitamin-B_6-Abhängigkeit zu vermuten. Die Erhaltungsdosis liegt bei etwa 10 mg/kg KG/d. Bei Ansprechen sind weitere Antikonvulsiva nicht erforderlich.

Symptome einer Überdosierung von Vitamin B_6
Als Symptome können bei länger dauernder Vitamin-B_6-Zufuhr in hoher Dosierung auftreten:
- Periphere Neuropathie, Sensibilitätsstörungen
- Ataxie, Hyporeflexie und Muskelschwäche
- Pathologie: axonale Degeneration.

> **Merke**
>
> Bei Säuglingen mit zerebralen Krampfanfällen sollte grundsätzlich die Möglichkeit einer Vitamin-B_6-Abhängigkeit in Erwägung gezogen und ein Therapieversuch mit Vitamin B_6 unternommen werden!

4.1.5 Vitamin B₁₂ und Folsäure

→ Kapitel Hämatologie.

4.1.6 Vitamin C

Ascorbinsäure kommt in Paprika, Kohl, Kartoffeln, Beeren und Zitrusfrüchten vor. Sie hat eine **antioxidative Wirkung.** Durch die Stimulation von Fibroblasten, Chondroblasten und Osteoblasten sowie der Kollagenbildung ist sie am Aufbau von Binde- und Stützgewebe beteiligt. Darüber hinaus fördert sie die Eisenresorption aus dem Darm und unterstützt die Erythropoese.

Infantiler Skorbut (Moeller-Barlow-Krankheit)

Die unzureichende Vitamin-C-Zufuhr einer stillenden Mutter führt zur Unterversorgung des Kindes. Bei fieberhaften Infekten, Diarrhö, Eisen- und Proteinmangel ist der Vitamin-C-Bedarf erhöht. Das klinische Bild des **Vitamin-C-Mangels** tritt mit einem Häufigkeitsgipfel zwischen dem 6. und 24. Lebensmonat auf.

■ **Klinik**
Die Symptomatik beginnt häufig mit Unruhe, Tachypnoe, Verdauungsstörungen und Appetitlosigkeit. **Subperiostale Hämatome** führen zu einer Schmerzhaftigkeit der unteren Gliedmaßen. Von einer Pseudoparalyse spricht man bei einer Froschhaltung der unteren Extremitäten mit Beugung von Hüfte und Knie bei Lagerung in Außenrotation **(„Hampelmann-Phänomen")**. Beim **skorbutischen Rosenkranz** handelt es sich um eine Verdickung der Knochen-Knorpel-Grenzen der Rippen mit bajonettartiger Abknickung, die zu einer sog. Stufenbrust führt (im Gegensatz zum rachitischen Rosenkranz). Häufig treten Epiphyseolysen und Spontanfrakturen auf.

Außerdem kann es zu petechialen Hautblutungen, Schleimhautblutungen, zu einer Hämaturie und zu gastrointestinalen Blutungen kommen, die sekundär zu einer Anämie führen. Eine livide Verfärbung und Schwellung des leicht blutenden Zahnfleischs sind charakteristisch.

■ **Diagnostik**
Röntgen: Osteoporose, Ausdünnung der Kortikaliszeichnung, schwerste Veränderungen im Kniebereich, Verbreiterung, Verdichtung und Spornbildung an den Metaphysen, Ringschatten an den Epiphysenkernen, subperiostale Kalkeinlagerungen als Residuum subperiostaler Blutungen.

■ **Differentialdiagnose**
• Arthritis, Osteomyelitis, rheumatisches Fieber
• Syphilitische Pseudoparalyse
• Purpura Schoenlein-Henoch, thrombozytopenische Purpura
• Leukämie.

■ **Therapie**
Die Verabreichung von L-Ascorbinsäure in einer Dosierung von 100–200 mg/d ist erforderlich.

Symptome einer Überdosierung von Ascorbinsäure

Bei Einnahme von mehr als 4 g Ascorbinsäure pro Tag kann es zur renalen Oxalatsteinbildung kommen.

4.1.7 Vitamin H

Biotin kommt in Hefe, Leber, Sojamehl, Reiskleie, Hafer und Eigelb vor. Es ist eine prosthetische Gruppe von vier Carboxylasen:
• 3-Methylcrotonyl-CoA-Carboxylase
• Pyruvatcarboxylase
• Propionyl-CoA-Carboxylase
• Acetyl-CoA-Carboxylase.

Vitamin-H-Mangel

Es gibt zwei hereditäre Biotinutilisationsdefekte, die jeweils zu einem multiplen Carboxylasemangel führen.

■ **Biotinidasemangel (Late Onset)**
Die Biotinidase macht freies Biotin verfügbar. Die Erkrankung wird autosomal-rezessiv vererbt. Sie tritt mit einer Häufigkeit von 1 : 60 000 auf und manifestiert sich im Alter von mehreren Monaten oder Jahren. Durch die Biotinzufuhr über die Nahrung kann es zu einer Verschleierung der Symptomatik kommen.

Die charakteristischen neurologischen Symptome sind **muskuläre Hypotonie, zerebrale Krampfanfälle** und eine progrediente **mentale Retardierung**. Außerdem kommt es zu einer **Hörstörung**, zu einer **Optikusatrophie** und sehr häufig zu einer **Keratokonjunktivitis. Hautekzeme** und eine **Alopezie** weisen ebenfalls auf einen Biotinidasemangel hin. Wird die Erkrankung nicht erkannt und behandelt, kann es zu **Koma** und Exitus letalis kommen. Das biochemische Leitsymptom ist eine chronische **Laktatazidose.**

■ **Holocarboxylase-Synthetase-Mangel (Early Onset)**
Die Holocarboxylase-Synthetase biotinyliert die vier Carboxylasen und macht sie damit aktiv. Die Erkrankung wird autosomal-rezessiv vererbt. Sie manifestiert sich bereits im frühen Säuglingsalter. Die Symptome entsprechen denen des Biotinidasemangels.

■ **Diagnostik**
• Der Biotinidasemangel wird durch das erweiterte Neugeborenenscreening erfasst.
• Bestimmung organischer Säuren im Urin: Nachweis spezifischer Metabolite

- Bestimmung der Biotinidaseaktivität im Serum und in Leukozyten
- Bei V.a. Holocarboxylase-Synthetase-Mangel Bestimmung der Aktivitäten der vier Carboxylasen (→ oben) in kultivierten Fibroblasten.

■ Therapie
Beim Biotinidasemangel ist die Verabreichung von **Biotin** in einer Dosierung von 10 mg/d p.o. sehr effektiv. Die Behandlung des Holocarboxylase-Synthetase-Mangels ist wesentlich komplexer.

4.2 Fettlösliche Vitamine

4.2.1 Vitamin A

Die Substanzen **Retinol** (Vitamin A_1), **Dehydroretinol** (Vitamin A_2) und **Retinsäure** kommen in Eigelb, Milchfett, Säugetierleber und Fischleberöl vor. Sie beeinflussen im Rahmen der Rhodopsinbildung den Sehvorgang und gelten als „Wachstums- und Epithelschutzvitamine".

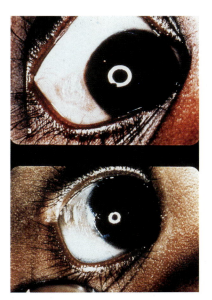

Abb. 4.1: Xerophthalmie bei Vitamin-A-Mangel.

Vitamin-A-Mangel

Er kommt bei gesunden Kindern mit ausgewogener Ernährung nur selten vor.

■ Klinik
Die klinischen Leitsymptome sind die verminderte Dunkeladaptation (**Nachtblindheit**), **Xerophthalmie** (verminderte Tränensekretion und Auftreten dreieckiger, weißlich-gelblicher Verdickungen der Konjunktiva am Rand der Kornea, → Abb. 4.1) und **Keratomalazie** (fleckförmige trübe Infiltrationen der Hornhaut, die zu Ulzerationen führen). In schweren Fällen kann es zur Erblindung kommen.

Darüber hinaus besteht eine verminderte Widerstandsfähigkeit der Haut und Schleimhäute gegenüber mechanischer Irritation und eine verstärkte Verhornung der Hautdeckschichten, vor allem an den Schultern und Streckseiten der oberen Extremitäten (**follikuläre Keratose**).

Immer kommt es zu einer schweren Gedeihstörung.

■ Diagnostik
- Bestimmung der Vitamin-A-Konzentration im Serum
- Dunkeladaptationstest
- Biomikroskopische Untersuchung der Konjunktiva zur Feststellung einer Xerophthalmie.

■ Therapie
Säuglinge erhalten Vitamin A in einer Dosierung von 10 000 IE/d über mehrere Wochen, ältere Kinder 2 000 IE/kg KG/d über mehrere Wochen. Bei gestörter enteraler Resorption muss das Vitamin intramuskulär verabreicht werden.

Zur Behandlung der Augenveränderungen wird Vitamin A in öliger Lösung lokal appliziert.

Symptome einer Überdosierung von Vitamin A
Als Symptome treten bei einer Zufuhr von > 18 000 IE/d über Wochen auf:
- Anorexie, Gedeihstörung
- Kopfschmerzen, Unruhe, Reizbarkeit
- Trophische Hautveränderungen
- Schmerzhafte Schwellungen der langen Röhrenknochen
- Osteoporose, kortikale Hyperostosen, becherförmige Auftreibungen der Metaphysenenden
- Intrakranielle Drucksteigerung
- Ikterus, Hepatomegalie
- Teratogenität!

4.2.2 Vitamin D

Vitamin D kommt in Hühnerei, Fisch, Milch und Milchprodukten vor. Die unterschiedlichen Metabolite sind **Ergocalciferol** (Vitamin D_2), **Cholecalciferol** (Vitamin D_3) und **Calcitriol** (1,25-$[OH]_2$-Vitamin D_3), welches biologisch aktiv ist.

■ Physiologie
→ Abbildung 4.2.

■ Übersicht der wichtigsten biologischen Funktionen von Vitamin D
- Erhöhung des Plasmakalziumspiegels
- Steigerung der Kalzium- und Phosphatrückresorption in der Niere
- Steigerung der Kalziumresorption im Darm
- Osteoidmineralisation durch Erhöhung des Calcium-Phosphat-Produkts

Vitamine

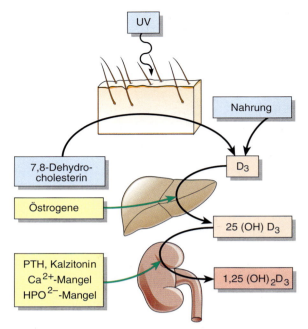

Abb. 4.2: Der Vitamin-D-Stoffwechsel.

- Hemmung der Freisetzung von Parathormon
- Immunregulation, Zelldifferenzierung.

■ Bedarf
- Frühgeborene: 1 000 IE/d
- Säuglinge: 800 IE/d
- Erwachsene: 100 IE/d.

Vitamin-D-Mangel-Rachitis

■ Definition
Gestörte Mineralisation des wachsenden Knochens mit ungenügender Kalziumphosphateinlagerung durch Mangel an Vitamin D.

■ Ätiologie
- Verminderte Sonnenbestrahlung
- Alimentärer Vitamin-D-Mangel bei rein vegetarischer Ernährung!
- Verminderte Vitamin-D-Reserven bei Frühgeborenen
- Malabsorptionssyndrome wie Zöliakie, zystische Fibrose, Steatorrhö, Pankreatitis
- Extrahepatische Gallengangsatresie und schwere hepatozelluläre Erkrankung
- Antikonvulsive Therapie mit Phenytoin, Phenobarbital.

■ Pathogenese
Bei **Vitamin-D-Mangel** kommt es zu einer verminderten Bildung von 1,25-(OH)$_2$-Vitamin D$_3$ in der Niere. Die dadurch bedingte verminderte Kalziumresorption führt zu einem geringen Mineralangebot an das Skelett. Enchondrale und periostale **Ossifikationsstörungen** mit Ausbleiben der Wachstumsfugenverkalkung sind die Folgen.

Es kommt zur Hyperplasie nicht verkalkten Osteoids durch verstärkte Osteoblastentätigkeit mit Knochenauftreibungen, wobei die Matrix nicht verkalkt.

Bei Fortbestehen des Vitamin-D-Mangels kommt es zum völligen Sistieren der enteralen Kalziumresorption mit Hypokalzämie, wodurch ein **sekundärer Hyperparathyreoidismus** mit Wachstumshemmung, Knochendeformierungen und pathologischen Frakturen entsteht.

■ Klinik
Häufig beginnt die Symptomatik im 3. Lebensmonat mit Unruhe, Schreckhaftigkeit, Missstimmung, Schwitzen am Hinterkopf, Bewegungsarmut und Muskelhypotonie. Die Vitamin-D-Mangel-Rachitis führt darüber hinaus zu einer Reihe charakteristischer Symptome, insbesondere am Skelett:
- Kraniotabes: Erweichungsbezirke am Hinterkopf
- Caput quadratum: Schädelabflachung okzipital, Vorwölbung bifrontal
- Rachitischer Rosenkranz: exzessive Osteoidbildung an den Knorpel-Knochen-Grenzen der Rippen
- Harrison-Furche: kostale Einziehungen im Bereich der Zwerchfellinsertion
- Pectus carinatum: Abflachung der seitlichen Thoraxpartien bei Vorwölbung des Brustbeins
- Sitzkyphose: Wirbelsäulenkrümmung beim Aufsetzen durch Muskel- und Bänderschlaffheit
- Marfan-Zeichen: Auftreibungen an den Knochenenden mit Doppelhöckerbildung durch vermehrte Osteoidbildung (→ Abb. 4.3 a und b)
- Genua valga, Genua vara, Kartenherzbecken
- Verzögerter Zahndurchbruch, Zahnschmelzdefekte, Karies
- Froschbauch: Hypotonie der Bauchmuskulatur
- Spasmophilie: Laryngospasmus, Pfötchenstellung, Krämpfe durch Hypokalzämie
- Rachitogene Tetanie durch Hypokalzämie
- Obstipation
- Erhöhte Infektanfälligkeit.

■ Komplikationen
In der Folge einer Rachitis können respiratorische Infektionen wie Bronchitiden und Bronchopneumonien sowie pulmonale Atelektasen bei schwerer Thoraxdeformierung auftreten. Ist die Rachitis durch eine Fehlernährung bedingt, bestehen häufig begleitend ein Eisenmangel und eine daraus resultierende Anämie.

■ Diagnostik
- **Röntgen**
  - Vor allem an Hand und Knie Aufhellung und unregelmäßige Begrenzung der Metaphysenabschlussplatte; Auftreibung und becherförmige Deformierung der Metaphysen, Epiphysenverbreiterung; subperiostale Aufhellungen oder Verdickungen im Bereich der Diaphysen (Looser-Umbauzonen) (→ Abb. 4.4)

4.2 Fettlösliche Vitamine

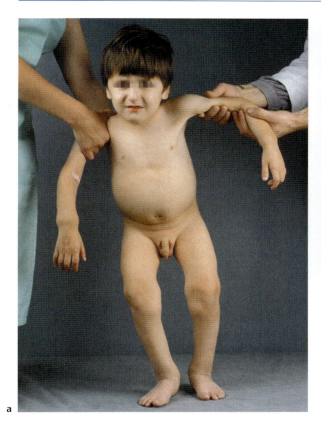

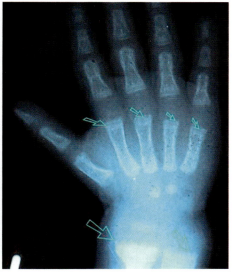

Abb. 4.4: Auftreibung und Becherung der metaphysären Wachstumsfugen, verminderte Mineralisation. [13]

– Kalzium im Serum initial niedrig, dann subnormal oder normal, im Spätstadium niedrig
– Phosphat im Serum initial hoch oder normal, später niedrig
– Aktivität der alkalischen Phosphatase im Serum erhöht
– Hyperaminoazidurie
– Intaktes Parathormon im Serum erhöht (sekundärer Hyperparathyreoidismus).

■ **Differentialdiagnose**
- Kraniotabes bei Hydrozephalus oder bei Osteogenesis imperfecta
- Skorbut
- Chondrodystrophie
- Vitamin-D-abhängige Rachitis Typ I und II
- Vitamin-D-resistente Rachitis
- Phosphatdiabetes.

■ **Therapie**
Bei einer manifesten Rachitis wird **Vitamin D₃** in einer Dosierung von 5 000 IE/d über 3 Wochen verabreicht. Bei Tetanie sind 10 000 IE/d erforderlich.
Begleitend müssen ausreichende Mengen **Kalzium**, z.B. als Kalziumglukonat in einer Dosierung von 5–10 g/d, zugeführt werden. Bei Tetanie wird Kalzium 10 % i.v. verabreicht.
Im Anschluss an die Therapie sollte eine Vitamin-D-Prophylaxe, zunächst in erhöhter Dosis, durchgeführt werden.

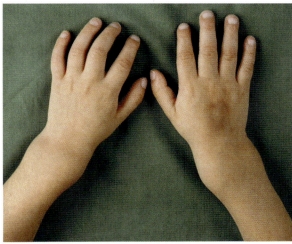

Abb. 4.3 a und b: Junge mit Vitamin-D-Mangel-Rachitis: a) Froschbauch durch Hypotonie der Bauchmuskulatur, Stehunfähigkeit bei deutlicher Schwellung im Bereich der Kniegelenke beidseits; b) Schwellung im Bereich beider Handgelenke durch Auftreibungen an den Knochenenden mit Doppelhöckerbildung (Marfan-Zeichen).

– Osteoporose
– Grünholzfrakturen, pathologische Frakturen, besonders der Rippen
– Zeichen des sekundären Hyperparathyreoidismus: subperiostale Arrosionen der Phalangen

• **Labor**
– Vitamin D im Serum erniedrigt

> **Merke**
>
> Die Vitamin-D-Therapie kann durch Kalziumeinbau in den Knochen in der Heilungsphase zu einer schweren Hypokalzämie führen. Eine begleitende Kalziumsubstitution ist daher bei der Rachitistherapie unbedingt erforderlich.

59

4 Vitamine

◼ Prophylaxe
Alle Säuglinge erhalten im 1. Lebensjahr Vitamin D 500 IE/d, Frühgeborene 1 000 IE/d.

◼ Prognose
Zunächst normalisieren sich innerhalb von 1–2 Wochen die Serumkonzentrationen von Kalzium, Phosphat und Parathormon. Die Aktivität der alkalischen Phosphatase im Serum kann vorübergehend weiter ansteigen, die radiologischen Skelettveränderungen bilden sich nach Wochen bis Monaten zurück.

Vitamin-D-abhängige Rachitis Typ I (VDAR I)

◼ Definition
Genetisch bedingter, autosomal-rezessiv vererbter Defekt der renalen 25-OH-D-1-α-Hydroxylase, wodurch Calcitriol nicht gebildet wird.

◼ Klinik
Die klinischen Symptome einer Vitamin-D-Mangel-Rachitis (→ oben) beginnen im 3.–6. Lebensmonat, obwohl die Vitamin-D-Prophylaxe durchgeführt wird. Auch die radiologischen und laborchemischen Veränderungen entsprechen denen der Vitamin-D-Mangel-Rachitis. Das Auftreten weiterer familiärer Rachitisfälle ist aufgrund der genetischen Grundlage möglich.

◼ Therapie
Da eine Therapieresistenz gegenüber der normalerweise therapeutisch wirksamen Vitamin-D-Dosierung („Vitamin-D-abhängig") besteht, muss eine lebenslange Verabreichung der physiologisch aktiven Vitamin-D-Form 1,25-(OH)$_2$-Vitamin D$_3$ (Calcitriol) in einer Dosierung von 1–2 µg/d erfolgen. Auf ein ausreichendes alimentäres Kalziumangebot sollte geachtet werden.

Vitamin-D-abhängige Rachitis Typ II (VDAR II)

◼ Definition
Autosomal-rezessiv vererbte Endorganresistenz von Darm und Skelett gegenüber Calcitriol, die durch einen Rezeptordefekt bedingt ist und mit stark erhöhten Konzentrationen an 1,25-(OH)$_2$-Vitamin D$_3$ im Serum einhergeht.

◼ Klinik
Die Leitsymptome sind eine schwere kalzipenische Rachitis mit Kleinwuchs und häufig eine totale Alopezie.

◼ Diagnostik
- 1,25-(OH)$_2$-Vitamin D$_3$ im Serum stark erhöht
- Untersuchung von Rezeptoren in Hautfibroblasten.

◼ Therapie
Die Erkrankung wird mit 1,25-(OH)$_2$-Vitamin D$_3$ (Calcitriol) in einer Dosierung von bis zu 50 µg/d oder mit hohen Dosen Vitamin D$_3$ behandelt. Bei Therapieversagen kann ein Versuch mit hoch dosierter Kalziumverabreichung unternommen werden.

Phosphatdiabetes (familiäre hypophosphatämische Rachitis)

◼ Definition
X-chromosomal-dominant vererbter Defekt der Phosphatrückresorption im proximalen Tubulus, wobei zusätzlich ein Defekt der Konversion von 25-(OH)-Vitamin D$_3$ zu 1,25-(OH)$_2$-Vitamin D$_3$ besteht.

◼ Klinik
Die Symptomatik beginnt erst nach Belastung (Laufen), also nach dem 1. Lebensjahr. Es kommt zu einer schweren **Spätrachitis** mit Verbiegungen der unteren Extremitäten (Coxa vara, Genu varum, Genu valgum) sowie zu einer Wachstumsretardierung, die zu einem hochgradigen Minderwuchs führt. Die allgemeinen, systemischen Symptome einer Rachitis fehlen.

◼ Diagnostik
- **Röntgen:** wie bei Vitamin-D-Mangel-Rachitis, Beginn der Veränderungen später
- **Labor:**
  – Serumkalzium normal
  – Hypophosphatämie, Phosphatausscheidung erhöht

Tab. 4.1 Übersicht der verschiedenen Formen der Rachitis und verwandter Störungen.

Erkrankung	Vererbung	Defekt	Therapie
Vitamin-D-Mangel-Rachitis		Alimentär Malabsorption Hepatozellulär Antikonvulsiva	Vitamin D$_3$
Vitamin-D-abhängige Rachitis I	Autosomal-rezessiv	Störung der Calcitriolsynthese	1,25-(OH)$_2$-Vitamin D$_3$, Kalzium
Vitamin-D-abhängige Rachitis II	Autosomal-rezessiv	Endorganresistenz	Hoch dosiert 1,25-(OH)$_2$-Vitamin D$_3$, hoch dosiert Kalzium
Phosphatdiabetes	X-dominant	Störung der Phosphatrückresorption	Phosphat oral, 1,25-(OH)$_2$-Vitamin D$_3$

4.2 Fettlösliche Vitamine

– Aktivität der alkalischen Phosphatase im Serum erhöht
– Kein sekundärer Hyperparathyreoidismus
– Keine Hyperaminoazidurie.

■ Differentialdiagnose
- Tubulopathie
- Vitamin-D-Mangel-Rachitis
- Hyperparathyreoidismus
- Malabsorption.

■ Therapie
Bei dieser Form der Rachitis steht die Phosphatsubstitution (1–4 g/d) im Mittelpunkt. Darüber hinaus wird 1,25-$(OH)_2$-Vitamin D_3 (Calcitriol) in einer Dosierung von 0,5–1 µg/d substituiert.

Vitamin-D-Intoxikation

■ Definition
Die Aufnahme hoher Vitamin-D-Mengen über mehrere Wochen resultiert in einer Erhöhung von 25-(OH)-Vitamin D_3 und 1,25-$(OH)_2$-Vitamin D_3 im Serum. Die dadurch vermehrte Kalziumresorption aus Darm und Skelett führt zum **Hyperkalzämiesyndrom**.

■ Klinik
- Appetitlosigkeit, Übelkeit, Erbrechen, Obstipation
- Polyurie, Polydipsie, Dehydratation
- Muskuläre Hypotonie, Apathie
- Bradykardie und Herzstillstand
- Weichteilverkalkung
- Nephrokalzinose, Niereninsuffizienz.

■ Diagnostik
- Anamnese
- Labor:
  – Hyperkalzämie, Hyperkalziurie
  – Intaktes Parathormon im Serum niedrig
  – Vitamin D im Serum erhöht.

■ Therapie
Bei einer Vitamin-D-Intoxikation ist das sofortige Absetzen von Vitamin D erforderlich. Außerdem wird eine kalzium- und Vitamin-D-arme Ernährung durchgeführt.

4.2.3 Vitamin E

Die Substanz **Tocopherol** kommt in keimenden Weizen- und Roggenkörnern, Erbsen, Bohnen, Eiern, Butter, Haferflocken und pflanzlichen Ölen vor. Die Wirkungsweise ist nicht vollständig geklärt.

Tocopherol verhindert die Oxidation ungesättigter Fettsäuren und bewirkt damit eine Stabilisierung von Membranlipiden. Außerdem ist Vitamin E an der Prostaglandinsynthese beteiligt.

Vitamin-E-Mangel

Der Vitamin-E-Mangel ist selten. Er tritt vor allem im Rahmen von Malabsorptions- und Maldigestionssyndromen auf.

■ Klinik
Es kommt vor allem zu **neurologischen Symptomen** mit einer Hyporeflexie und Muskelschwäche, einer zerebellären Ataxie und Hirnnervenlähmungen. Die Verformung von Erythrozyten führt zu einer **Hämolyse.** Es besteht eine **Thrombozytose,** und die Thrombozytenaggregation ist gesteigert.

■ Diagnostik
- Erythrozytenverformung
- Thrombozytose
- Vitamin E im Serum erniedrigt.

■ Therapie
Vitamin E sollte nach Möglichkeit p.o. substituiert werden.

■ Prophylaxe
Sie ist indiziert bei einer Störung der intestinalen Fettresorption und bei langfristiger parenteraler Ernährung. Bei Frühgeborenen können eine günstige Beeinflussung der retrolentalen Fibroplasie und eine Reduktion des Risikos von Ventrikelblutungen erreicht werden.

4.2.4 Vitamin K

→ Kapitel Neonatologie.

> **Merke**
>
> In den letzten Jahren registrieren Kinderkliniken in Deutschland vermehrt Vitamin-K-Mangel. Er ist häufig auf alternative Ernährungsformen, vor allem bei Familien mit hohem Bildungsniveau, zurückzuführen.

➕ 005 IMPP-Fragen

5 Endokrinologie

Inhaltsverzeichnis

5.1 Störungen des Wachstums 62

    5.1.1 Kleinwuchs 62
    5.1.2 Großwuchs 66

5.2 Störungen der ADH-Sekretion 67

    5.2.1 Verminderte ADH-Sekretion: Diabetes
    insipidus neurohormonalis 67
    5.2.2 Vermehrte ADH-Sekretion: Syndrom
    der inadäquaten ADH-Sekretion 68

5.3 Erkrankungen der Schilddrüse 68

    5.3.1 Hypothyreose 68
    5.3.2 Hyperthyreose 69
    5.3.3 Neugeborenenhyperthyreose 70
    5.3.4 Struma im Kindesalter 70
    5.3.5 Thyreoiditis 71
    5.3.6 Schilddrüsentumoren 72

**5.4 Erkrankungen der Nebenschild-
drüsen** 72

    5.4.1 Hypoparathyreoidismus 72
    5.4.2 Pseudohypoparathyreoidismus
    (PHP) 73
    5.4.3 Hyperparathyreoidismus 74

**5.5 Erkrankungen der Nebennieren-
rinde** 74

    5.5.1 Erkrankungen mit verminderter
    Kortisolsynthese 74
    5.5.2 Erkrankungen mit vermehrter
    Kortisolsynthese: Cushing-
    Syndrom 77
    5.5.3 Erkrankungen mit isoliert
    verminderter Aldosteronsynthese . . . 78
    5.5.4 Erkrankungen mit erhöhter
    Aldosteronsynthese 78

**5.6 Erkrankungen des Nebennieren-
markes** 79

5.7 Störungen der Sexualentwicklung 80

    5.7.1 Pubertas praecox 81
    5.7.2 Pubertas tarda 83
    5.7.3 Pubertätsgynäkomastie 85

**5.8 Störungen der sexuellen Differen-
zierung: Intersexualität** 85

Physiologie

Im Hypothalamus werden Releasinghormone (RH) und inhibitorische Hormone gebildet. Von dort erfolgt der Transport zum Hypophysenvorderlappen (HVL) über das portale Gefäßsystem. Im Hypophysenhinterlappen (HHL) werden die in den Nuclei supraopticus und paraventricularis gebildeten Hormone Oxytocin und Vasopressin (ADH) gespeichert. Im HVL stimulieren die RH die Produktion gonadotroper Hormone. Die Gonadotropine bewirken ihrerseits die Ausschüttung peripherer Hormone durch die endokrinen Drüsen. Über einen negativen Feedbackmechanismus hemmen die peripheren Hormone die weitere Ausschüttung von RH und Gonadotropinen.

5.1 Störungen des Wachstums

Drei **Phasen des Wachstums** werden unterschieden:
• Initial intensives Wachstum, Maximum im 5. Schwangerschaftsmonat

• Gleichmäßiges Wachstum der Kindheit
• Pubertärer Wachstumsschub.

Wachstumsstörungen entstehen durch eine veränderte **Wachstumsgeschwindigkeit**. Die **Skelettreifung** erfolgt parallel zum Längenwachstum. Die Bestimmung des Knochenalters kann bis zu einem Alter von 1,5 Jahren durch eine Röntgenaufnahme des Knies, bei einem Alter über 1,5 Jahren durch eine Röntgenaufnahme der linken Hand bestimmt werden.

5.1.1 Kleinwuchs

■ **Definition**
Körpergröße < 3. Perzentile oder Mittelwert – 2 SD. Folge von verminderter Wachstumsgeschwindigkeit oder verkürzter Wachstumsdauer.

5.1 Störungen des Wachstums

Checkliste: Differentialdiagnose des Kleinwuchses.

Normvarianten

• Familiärer Kleinwuchs	Gleichmäßiges Wachstum entlang der 3. Perzentile
	Größe von Vater und/oder Mutter < 3. Perzentile
	Knochenalter entspricht dem Lebensalter
	Endgröße im genetischen familiären Zielbereich
• Konstitutionelle Entwicklungsverzögerung (→ Kap. 5.7)	Verminderte Wachstumsgeschwindigkeit
	Verzögertes Eintreten der Pubertät, verspäteter pubertärer Wachstumsschub, spätes Erreichen der genetischen Zielgröße
	Häufig verzögerte Entwicklung bei den Eltern
	Knochenalter entspricht dem Längenalter (retardiert)
	Endgröße normal, da Wachstumsphase verlängert
	Häufiger bei Jungen als bei Mädchen

Intrauteriner Kleinwuchs

- Plazentainsuffizienz
- Pränatale Infektionen
- Alkoholembryopathie

Endokrine Störungen

• Hypophyse	Wachstumshormonmangel (→ S. 64)
• Schilddrüse	Hypothyreose
• Nebenniere	Hyperkortisolismus (vor allem iatrogen)

Sekundärer Kleinwuchs

• Mangelernährung	
• Chronische Erkrankungen	Gastrointestinal
	Renal
	Hepatisch
	Kardial
	Neurologisch
• Psychosoziale Deprivation	

Skelettanomalien

• Rachitis	Typische Stigmata
• Achondroplasie, Hypochondroplasie	Dysproportionierter Kleinwuchs
• Osteogenesis imperfecta	Rezidivierende Knochenfrakturen

Chromosomale Aberrationen

• Gonosomale Aberrationen	• Ullrich-Turner-Syndrom
• Autosomale Aberrationen	• Trisomie 21

Syndrome

• Noonan-Syndrom	Phänotyp wie Ullrich-Turner-Syndrom
• Prader-Willi-Syndrom	Gedeihstörung im 1. Lebensjahr, später Adipositas, mentale Retardierung
• Silver-Russell-Syndrom	SGA, trianguläres Gesicht, Körperasymmetrie
• Williams-Beuren-Syndrom	Aortenstenose, Hyperkalzämie, Dysmorphie, Verhaltensauffälligkeiten
• Dubowitz-Syndrom	Intrauteriner Kleinwuchs, Mikrozephalie, Ptosis, Gaumenspalte

Stoffwechselerkrankungen

• Speichererkrankungen	Glykogenosen
	Mukopolysaccharidosen

5 Endokrinologie

■ Diagnostik

- **Eigenanamnese:** Schwangerschaftsverlauf, Geburtstrauma, Geburtsmaße (SGA?), Wachstumsverlauf, statomotorische Entwicklung, Ernährung, Schädel-Hirn-Trauma, chronische Erkrankung
- **Familienanamnese:** Größe der Mutter, Alter bei Menarche, Größe des Vaters, später Wachstumsschub bei den Eltern?
- **Auxiologie:** Gewicht, Länge, Kopfumfang, Aktualisierung der Wachstumskurve, Bestimmung der Wachstumsgeschwindigkeit
- **Körperliche Untersuchung:** proportioniert oder dysproportioniert? Dysmorphiezeichen? Pubertätsstadium? Begleitende pathologische Organbefunde?
- **Skelettalterbestimmung:** Röntgen linke Hand oder linkes Knie
- **Labor:** Blutbild, GOT, GPT, Harnstoff, Kreatinin, Kalzium, Phosphat, alkalische Phosphatase, TSH und fT_4, IGF1, IGF-BP3, Transglutaminase-Antikörper, 17-OH-Progesteron, Kortisol im Urin, evtl. Chromosomenanalyse
- **Spezifische Untersuchungen:** Wachstumshormon-Nachtprofil, 2 Wachstumshormon-Stimulationstests, LHRH-Test
- **Verlaufsbeobachtung** mit Hilfe der Perzentilenkurve (→ Abb. 5.2).
- **Endgrößenvoraussage:** Unter Berücksichtigung des Knochenalters und der aktuellen Länge kann ab einem Knochenalter von etwa 8–10 Jahren eine prospektive Endlänge berechnet werden. Diese liegt zu 94 % im Bereich der genetischen Zielgröße, die mit Hilfe der Körpergröße der Eltern berechnet wird (→ Tab. 5.1).

Einen Algorithmus zum differentialdiagnostischen Vorgehen bei Kleinwuchs zeigt Abbildung 5.1.

Isolierter Wachstumshormonmangel

■ Epidemiologie
Ein isolierter Wachstumshormonmangel tritt mit einer Häufigkeit von 1 : 4 000 bis 1 : 20 000 auf.

■ Physiologie
Die Wachstumshormon-(WH-)Sekretion erfolgt pulsatil, vorwiegend im Schlaf zu Beginn des Slow-Wave-Schlafs, aber auch bei körperlicher Anstrengung und bei Hunger. WH fördert den Muskel- und Knochenaufbau. Die Vermittlung des Längen-

wachstums langer Röhrenknochen erfolgt über Somatomedine, z. B. IGF1 = Insulin-like Growth Factor 1.

■ Ätiologie
- Meist idiopathischer isolierter WH-Mangel
- Seltener autosomal-rezessiv (Typ IA, Typ IB), autosomal-dominant (Typ II) oder X-chromosomal-dominant (Typ III) vererbter WH-Mangel
- Isolierter WH-Mangel oder in Kombination mit weiteren hormonellen Ausfällen bei Tumor des Hypothalamus oder des HVL (Kraniopharyngeom), perinatalem Trauma (Beckenendlage, Forceps), nach Schädelbestrahlung oder Schädel-Hirn-Trauma
- Endorganresistenz gegenüber WH (Rezeptordefekt): Laron-Syndrom.

■ Klinik
Häufig ist die Größe bei Geburt normal, da das intrauterine Längenwachstum und das Wachstum im 1. Lebensjahr WH-unabhängig sind. Die Kinder werden ab dem 2.–3. Lebensjahr auffällig. Das Leitsymptom ist die **verminderte Wachstumsgeschwindigkeit** (etwa 3 cm/Jahr), und es entwickelt sich das Bild des proportionierten **hypophysären Kleinwuchses** mit puppenhaftem Aussehen sowie kleinen Händen und Füßen. Es besteht ein relatives Übergewicht, das Knochenalter ist retardiert, der Zahnwechsel verspätet. Bei Jungen besteht häufig ein Mikropenis. Bei Neugeborenen mit komplettem WH-Mangel treten gehäuft Hypoglykämien auf (WH ist ein Antiinsulin).

> **Merke**
>
> Die Leitsymptome des Wachstumshormonmangels sind zunehmender Kleinwuchs, pathologisch niedrige Wachstumsgeschwindigkeit und retardiertes Knochenalter.

■ Diagnostik
- **Perzentilenkurve:** verminderte Wachstumsgeschwindigkeit
- **Röntgen:** retardiertes Knochenalter
- Suchtest: IGF1 und IGF-BP3 (Bindungsprotein) im Serum erniedrigt
- WH-Bestimmung: Einzelwerte sind wegen der pulsatilen Sekretion nicht verwertbar; WH-Stimulationstests sind daher erforderlich. Diese haben eine hohe Sensitivität, aber eine geringe Spezifität; zur Diagnosestellung eines WH-Mangels müssen daher zwei Tests pathologisch ausfallen. Folgende Tests stehen zur Verfügung:
- **Insulinhypoglykämietest:**
  - Bolus Altinsulin i.v. (Dosis BZ-abhängig)
  - Bestimmung von BZ und WH bei –15, 0, 15, 30, 60, 90 min

Tab. 5.1 Rechnerische Abschätzung der Endgröße.

Genetische Zielgröße	
Jungen: $\dfrac{V + M + 13}{2}$	Mädchen: $\dfrac{V + M - 13}{2}$

V: Größe des Vaters; M: Größe der Mutter

5.1 Störungen des Wachstums

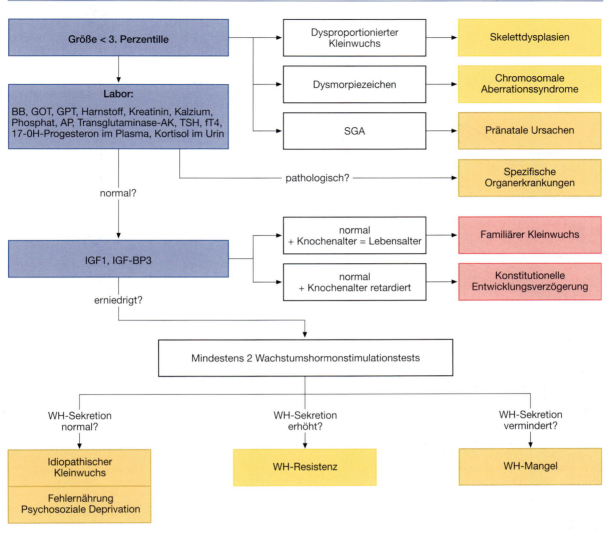

Abb. 5.1: Algorithmus zum differentialdiagnostischen Vorgehen bei Kleinwuchs. Häufige Diagnosen sind rot, weniger häufige sind orange und die seltenen sind gelb hinterlegt.

- Bestimmung von Kortisol bei 0 und 30 min
- **Beurteilung:** WH > 10 ng/ml: kein WH-Mangel, WH und Kortisol niedrig: Panhypopituitarismus
- **Arginin-Stimulationstest**
  - Arginin als Kurzinfusion i.v.
  - Bestimmung von WH bei 0, 30, 60, 90 min
  - **Beurteilung:** WH > 10 ng/ml: kein WH-Mangel
- **Clonidin-Stimulationstest**
  - 75 µg Clonidin (Catapresan®) p.o.
  - Bestimmung von WH bei 0, 30, 60, 90 min
  - **Beurteilung:** WH > 10 ng/ml: kein WH-Mangel, WH 5–10 ng/ml: partieller WH-Mangel, WH < 5 ng/ml: kompletter WH-Mangel
- **Schlaftest**
  - Bestimmung des WH-Profils im Schlaf (20.00–8.00 Uhr)
  - **Beurteilung:** Erwartet werden drei WH-Spitzen, Spitzen sollten > 10 ng/ml sein, die nächtliche Gesamtmenge sollte mindestens 4 000 ng/ml betragen.
- **GRH-Test**
  - Gabe von 1 µg/kg KG GRH
  - **Beurteilung:** kein WH-Anstieg: hypophysärer WH-Mangel, WH-Anstieg auf > 10 ng/ml: hypothalamischer WH-Mangel.

Merke

- Insulin-, Arginin-, Clonidintest gleichwertig
- Bei allen WH-Tests: Kind nüchtern
- Zur Diagnosestellung eines WH-Mangels sind zwei pathologische Ergebnisse von Stimulationstests erforderlich.
- Hypothyreose täuscht WH-Mangel vor.

5 Endokrinologie

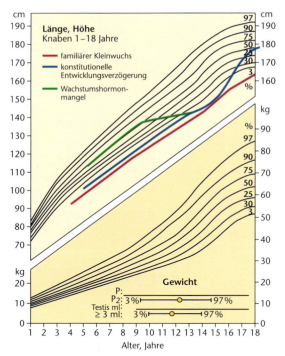

Abb. 5.2: Wachstumsverlauf bei Patienten mit familiärem Kleinwuchs (rot), konstitutioneller Entwicklungsverzögerung (blau) sowie Wachstumshormonmangel (grün). (Nach: Dörr/Rascher: Praxisbuch Jugendmedizin, Urban & Fischer Verlag, 2002)

■ Therapie
Zur Therapie des isolierten Wachstumshormonmangels wird biosynthetisches Wachstumshormon (hGH) in einer Dosis von 2 IE/m² KOF/d s.c. bis zum Erreichen der Endgröße (Wachstumsrate < 2 cm/Jahr) verabreicht. Die Endgröße wird durch eine Verringerung des Wachstumsrückstands vor Beginn des Pubertätswachstumsschubs optimiert. Aus diesem Grund sollte bei dem in 50 % der Fälle fehlenden spontanen Pubertätseintritt keine zu frühe Pubertätseinleitung erfolgen.

5.1.2 Großwuchs

■ Definition
Körpergröße > 97. Perzentile oder Mittelwert + 2 SD. Folge von erhöhter Wachstumsgeschwindigkeit oder verlängerter Wachstumsdauer.

■ Diagnostik
- **Familienanamnese:** kardiovaskuläre Erkrankungen, Marfan-Syndrom
- **Labor:** außer einer Chromosomenanalyse bei V.a. Klinefelter-Syndrom in der Regel nicht erforderlich.

■ Therapie
Eine medikamentöse Behandlung kann bei einer errechneten Endlänge von über 185 cm bei Mädchen bzw. über 205 cm bei Jungen erwogen werden. Wegen potenzieller Nebenwirkungen sollte die Indikation streng gestellt werden!

Checkliste: Differentialdiagnose des Großwuchses.

Normvarianten	
Familiärer Großwuchs	• Gleichmäßiges Wachstum entlang der 97. Perzentile
	• Großwuchs auch anderer Familienmitglieder
	• Knochenalter entspricht dem Lebensalter
Konstitutionelle Entwicklungsbeschleunigung	• Akzeleriertes Knochenalter
	• Früh-normale Pubertätsentwicklung
	• Normale Endgröße
Endokrine Störungen	
Pubertas praecox	• Zunächst schnelles Wachstum
	• Verfrühter Epiphysenfugenschluss
	• Endgröße gering
Adrenogenitales Syndrom	• Zunächst beschleunigtes Längenwachstum
	• Begleitend Genitalanomalien
	• Endgröße gering
Hyperthyreose	• Anfänglich beschleunigtes Längenwachstum
	• Begleitend u. a. Tachykardie, Gewichtsverlust
Hypophysärer Großwuchs	• Vermehrte WH-Sekretion bei Adenom des HVL
	• Bei Auftreten nach Epiphysenfugenschluss Akromegalie
Chromosomale Aberrationen	
Klinefelter-Syndrom	• Hochwuchs und Hypogonadismus
	• Lange Extremitäten
	• Kleiner Penis und kleine Hoden, Gynäkomastie
	• XXY-Karyotyp
XYY-Karyotyp	• Großwuchs mit Manifestation in der Pubertät
	• Verhaltensauffälligkeiten, sonst wenig klinische Symptome

Checkliste: Differentialdiagnose des Großwuchses. (Fortsetzung)	
Alimentärer Großwuchs	
Adipositas und Großwuchs (Adiposogigantismus)	
Genetische Störungen	
Marfan-Syndrom	• Autosomal-dominant
	• Lange Extremitäten
	• Überstreckbare Gelenke
	• Thoraxdeformitäten
	• Linsenluxation
	• Aortendilatation
Homozystinurie	• Autosomal-rezessiv
	• Phänotypische Ähnlichkeit zum Marfan-Syndrom
	• Arachnodaktylie
	• Linsenluxation
	• Arterielle und venöse Thrombosen
Beckwith-Wiedemann-Syndrom	• Groß bei Geburt
	• Omphalozele, Nabelhernie, Makroglossie
	• Gehäuft Wilms-Tumoren
Neurologische Störung	
Zerebraler Gigantismus (Sotos-Syndrom)	• Schnelles Wachstum und akromegale Züge im 1. Jahr
	• Makrozephalie und verzögerte geistige Entwicklung
	• Hoher Gaumen, langes Gesicht, gewölbte Stirn
	• Hypertelorismus und antimongoloide Lidachse
	• Beschleunigtes Knochenalter

Das Therapieprinzip besteht in einer **Beschleunigung der Knochenreifung** durch Sexualhormone, die zu einer Vorverlegung des Epiphysenfugenschlusses führt.

Jungen: hoch dosiert Testosteron als Depotpräparat i.m. Beginn bei einem Knochenalter von 12–13 Jahren. Therapiedauer 1–1,5 Jahre. Die erreichbare Längeneinsparung beträgt maximal 8 cm.

Mädchen: hoch dosiert Östrogene p.o. Zusätzlich jede 4. Woche Gestagen zur Erzielung einer Abbruchblutung. Beginn bei einem Knochenalter von 11 Jahren. Nach Eintreten der Menarche ist eine Therapie nicht mehr sinnvoll. Die Therapie wird bei Epiphysenfugenschluss beendet. Die erreichbare Längeneinsparung beträgt maximal 6–8 cm.

5.2 Störungen der ADH-Sekretion

■ **Physiologie**

ADH wird im Nucleus supraopticus und Nucleus paraventricularis des Hypothalamus gebildet. Die Speicherung erfolgt in der Neurohypophyse (Hypophysenhinterlappen, HHL). Die Wirkung besteht in einer **Harnkonzentrierung** durch Wasserrückresorption in den distalen Tubuli und Sammelrohren.

5.2.1 Verminderte ADH-Sekretion: Diabetes insipidus neurohormonalis

■ **Definition**

Polyurie und Polydipsie durch ADH-Mangel.

■ **Ätiologie**

Der **primäre Diabetes insipidus neurohormonalis** ist idiopathisch (30 %) oder familiär (meist autosomal-dominant vererbt) bedingt. Der häufigere **sekundäre Diabetes insipidus neurohormonalis** kann als Folge von Hypothalamustumoren (Hälfte der Fälle), Entzündungen (Tbc, Meningitis, Sarkoidose), Traumen, Operationen, vaskulären Veränderungen und im Rahmen einer Lymphohistiozytose auftreten.

■ **Klinik**

Die klinischen Leitsymptome sind **Polyurie** und **Polydipsie** bei starkem Durst. Es kommt zu hypoosmolarem Urin, hyperosmolarem Serum und Hypovolämie. Säuglinge sind durch **Dehydratation,** Gedeihstörung, Hyperosmolarität, Fieber und Schock gefährdet.

■ **Diagnostik**

• Serum: Hypernatriämie, Osmolarität erhöht
• Urin: Urinosmolarität erniedrigt, spezifisches Gewicht des Urins erniedrigt
• ADH-Test: Exogene ADH-Gabe führt zu einem Anstieg der Urinosmolarität und beseitigt die Serumhyperosmolarität (Differenzierung zum renalen Diabetes insipidus).
• Durstversuch: Trotz ansteigender Serumosmolarität erfolgt keine ausreichende Urinkonzentration, die Urinosmolarität bleibt unter der Serumosmolarität.
• NaCl-Infusion: bewirkt ebenfalls keine Reduktion der Urinausscheidung.

5 Endokrinologie

> **Merke**
>
> Differentialdiagnose Polyurie und Polydipsie:
> - Diabetes mellitus
> - Diabetes insipidus neurohormonalis
> - Diabetes insipidus renalis
> - psychogene Polydipsie
> - Hyperkalzämie
> - Chronische Niereninsuffizienz.

■ Therapie

Bei symptomatischen Formen steht die Therapie der Grunderkrankung im Vordergrund.

Bei idiopathischen Formen wird 1-Desamino-8-D-Arginin-Vasopressin (DDAVP) intranasal (Minirin®) oder per os verabreicht.

5.2.2 Vermehrte ADH-Sekretion: Syndrom der inadäquaten ADH-Sekretion

■ Definition

Wasserintoxikation mit Ausscheidung eines hypertonen Urins trotz hypotoner Extrazellularflüssigkeit durch überschießende ADH-Sekretion. Synonym: Schwartz-Bartter-Syndrom.

■ Ätiologie

Es tritt begleitend bei Pneumonien sowie bei ZNS-Affektionen wie Meningitis, Enzephalitis und Hirntrauma auf. Die Medikamente Carbamazepin, Morphin, Nikotin, Barbiturate, Vincristin und Cyclophosphamid können Auslöser sein. Außerdem kommt es bei Hypophyseninsuffizienz und bei beatmeten Neugeborenen mit bronchopulmonaler Dysplasie vor.

■ Klinik

Die Leitsymptome sind **geringe Urinausscheidung** und **Gewichtszunahme**. Begleitend können Schwindel, Übelkeit, Bewusstseinsstörungen und Krämpfe auftreten.

■ Diagnostik
- Serumnatrium und Serumosmolarität erniedrigt
- Natriumausscheidung im Urin trotz Hyponatriämie
- Plasmareninaktivität erniedrigt.

■ Therapie

Die Therapie der Grunderkrankung steht im Vordergrund. Die symptomatische Therapie besteht in einer Flüssigkeitsrestriktion sowie im vorsichtigen Ausgleich des Natriumverlusts durch eine NaCl-Infusion.

5.3 Erkrankungen der Schilddrüse

5.3.1 Hypothyreose

■ Definition

Die angeborene Hypothyreose ist eine anatomisch oder funktionell bedingte Störung der Schilddrüsenfunktion, die unbehandelt zu schwerer Retardierung der geistigen und körperlichen Entwicklung führt.

■ Epidemiologie

Die angeborene Hypothyreose ist mit einer Häufigkeit von 1 : 3 000 die häufigste angeborene Endokrinopathie.

■ Ätiologie
→ Tabelle 5.2.

> **Merke**
>
> Die häufigste Ursache der angeborenen Hypothyreose ist eine Entwicklungsstörung des Organs (80–90 %).

Tab. 5.2 Ätiologie der angeborenen Hypothyreose.

Primäre Hypothyreose (Mangel peripherer SD-Hormone)	Schilddrüsendysgenesien (80–90 %): • Athyreose • Ektopie • Hypoplasie Störungen der Hormonsynthese, meist autosomal-rezessiv (10–20 %) Schilddrüsenhormonresistenz
Sekundäre Hypothyreose (TSH-Mangel)	Genetische Störungen der TSH-Synthese Tumor Trauma Entzündung
Tertiäre Hypothyreose (TRH-Mangel)	Tumor Trauma Entzündung
Transiente Hypothyreose (transienter Mangel peripherer SD-Hormone)	Jodmangel Jodkontamination Mütterliche Immunglobuline

5.3 Erkrankungen der Schilddrüse

Klinik
Kongenitale Hypothyreosen sind bei Geburt meist nicht manifest. In den ersten Lebenswochen entwickeln sich **Icterus prolongatus**, Trinkschwäche, auffällige Bewegungsarmut, Obstipation und **Makroglossie**. Die kleine Fontanelle ist offen, das Knochenalter retardiert. Die Kinder zeigen eine grobe Fazies mit krauser Stirn und eine teigige Haut (Myxödem, → Abb. 5.3). Die Säuglinge sind **„sehr brav"** und schläfrig, schreien heiser. Der **Muskeltonus** ist **hypoton**, häufig besteht eine **Bradykardie**. Das Abdomen ist ausladend, und häufig liegt eine Nabelhernie vor.

Bei Schilddrüsendysgenesie zeigt sich eine nackte Trachea. Bei Jodmangel oder Enzymdefekt besteht eine Struma.

Im weiteren Verlauf kommt es zu einem geistigen und statomotorischen **Entwicklungsrückstand** sowie zu **Kleinwuchs** mit retardiertem Skelettalter. Die unbehandelte Hypothyreose führt zu **Kretinismus** mit Debilität, Zwergwuchs und Schwerhörigkeit.

Diagnostik
- Erhöhtes TSH im **Neugeborenenscreening** am 3. Lebenstag
- T_3 und fT_4 erniedrigt
- Bestimmung von Thyreoglobulin und Schilddrüsenantikörpern
- Sonographie der Schilddrüse
- Knochenalterbestimmung (Röntgen-Knie) kann Hinweis auf die Schwere der Hypothyreose geben, wird heute jedoch kaum noch durchgeführt
- Bei Verdacht auf Ektopie: ^{123}I-Szintigraphie
- Auf einen TRH-Test (starker TSH-Anstieg) kann meist verzichtet werden.

Therapie
Bereits bei Verdacht auf eine konnatale Hypothyreose sollte mit einer Substitutionstherapie begonnen werden. Hierzu wird synthetisches L-Thyroxin in einer Dosierung von 10–15 µg/kg KG/d p.o. verabreicht.

Im Rahmen der Therapieüberwachung werden TSH (Ziel 0,5–2 µU/ml) und fT_4 bestimmt. Zeichen der Überdosierung sind Unruhe, Schlaflosigkeit, Diarrhö und Tachykardie.

> **Merke**
>
> Bei Verdacht auf Hypothyreose sollte der Therapiebeginn so früh wie möglich, d.h. bereits vor der endgültigen Diagnosebestätigung erfolgen.

Screening
- TSH-Bestimmung im Neugeborenenscreening am 3. Lebenstag
- Werte > 20 µE/ml verdächtig
- Werte > 100 µE/ml beweisend für eine kongenitale Hypothyreose.

> **Merke**
>
> Cave: Sekundäre und tertiäre Hypothyreosen werden beim Neugeborenenscreening nicht erfasst.

Prognose
Wachstum und geistige Entwicklung verlaufen unter rechtzeitiger Substitution normal.

5.3.2 Hyperthyreose

Definition
Überschießende, von der hypophysären Steuerung unabhängige Produktion von Schilddrüsenhormonen und ihre Wirkung auf den Organismus.

Epidemiologie
Die Häufigkeit der Hyperthyreose beträgt 1 : 50 000 bis 1 : 100 000. Sie tritt bei Mädchen fünfmal häufiger als bei Jungen auf. Der Häufigkeitsgipfel liegt zwischen 12 und 14 Jahren, selten tritt eine Hyperthyreose vor dem 10. Lebensjahr auf.

Ätiologie
Fast immer liegt ein **Morbus Basedow** vor. Dabei werden Autoantikörper gegen TSH-Rezeptoren gebildet, die an den TSH-Rezeptor (TRAK) binden und die Schilddrüsenhormonproduktion stimulieren. Selten handelt es sich um eine autonome Schilddrüsenhormonsekretion durch ein Adenom oder eine gesteigerte hypophysäre TSH-Sekretion.

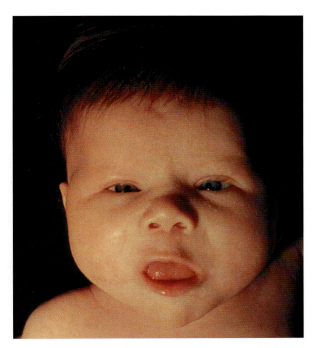

Abb. 5.3: Säugling mit Myxödem bei kongenitaler Hypothyreose. Grobe Fazies und Makroglossie.

5 Endokrinologie

■ Klinik
Die Symptome sind **Nervosität, motorische Unruhe** („kann nicht still sitzen"), Konzentrationsstörungen, Schulschwierigkeiten und Gemütsschwankungen. Hinzu kommen ein Tremor, **Tachykardien**, ein **systolisch hoher Blutdruck** und eine große Blutdruckamplitude. Trotz Polyphagie tritt eine Gewichtsabnahme ein. Es besteht eine Wärmeintoleranz. Das Wachstum ist beschleunigt. In über 80 % der Fälle besteht eine Struma diffusa, in etwa 60 % der Fälle ein Exophthalmus.
Charakteristische klinische Zeichen der Hyperthyreose sind:
- **Graefe-Zeichen:** Zurückbleiben des Oberlids bei Blicksenkung
- **Stellwag-Zeichen:** seltener Lidschlag
- **Moebius-Zeichen:** Konvergenzschwäche.

■ Diagnostik
- T_3 und fT_4 erhöht, TSH supprimiert
- Kein Anstieg von TSH auf Gabe von TRH
- Nachweis von Autoantikörpern: TRAK und Anti-Thyreoglobulin
- Niedriges Serumcholesterin
- Sonographie der Schilddrüse: Volumenbestimmung, Adenome?
- Szintigraphie nur bei sonographischem Verdacht auf Adenom
- Knochenalterbestimmung.

■ Therapie
Langfristig muss eine **thyreostatische Therapie** mit Methimazol und Carbimazol durchgeführt werden. Bei schwerer kardialer Symptomatik kommen zusätzlich β-Blocker zum Einsatz. Bei vollständiger Blockade mit Thyreostatika kann eine iatrogene Hypothyreose durch eine zusätzliche L-Thyroxin-Substitution vermieden werden. Bei großer Struma und Chronizität ist die **subtotale Thyreoidektomie** oder eine **Radiojodtherapie** indiziert.

■ Prognose
Zwei Drittel der Fälle heilen unter konservativer Therapie innerhalb 1 Jahres aus.

5.3.3 Neugeborenenhyperthyreose
■ Definition
Relativ seltener, lebensbedrohlicher, hyperthyreoter Zustand, der bei 1 % der Neugeborenen von Müttern mit Morbus Basedow durch die passive Übertragung von TRAK auftritt.

■ Ätiologie
Transplazentare Passage thyreostimulierender Antikörper bei mütterlicher Hyperthyreose.

■ Klinik
Die wichtigsten Symptome sind Struma, Exophthalmus und Dyspnoe. Dazu kommen Tachykardie, Herzinsuffizienz und Hyperthermie.

■ Therapie
Bis zum Abbau der Antikörper werden thyreostatische und sedierende Medikamente verabreicht.

5.3.4 Struma im Kindesalter
■ Definition
Vergrößerung der Schilddrüse über die für das entsprechende Lebensalter festgelegte Norm.

Diffuse parenchymatöse Struma
■ Ätiologie
Echte Hyperplasie durch chronische Hyperstimulation, insbesondere bei **chronischem Jodmangel** (Zufuhr < 40 µg/d) und bei **Morbus Basedow**.

Struma neonatorum
■ Ätiologie
Häufigste Ursache ist ein **Jodmangel** in der Gravidität. Außerdem können eine Übertragung strumigener Stoffe (PAS, Resorzin) von der Mutter auf den Fetus, eine Thyreostatikatherapie bei der Schwangeren und die Übertragung von TRAK bei Morbus Basedow der Mutter eine Struma beim Neugeborenen verursachen. Ein Enzymmangel der Schilddrüsenhormonsynthese führt bereits intrauterin zu Hormonmangel und zu einem TSH-Anstieg, der in einer Struma resultiert.

■ Klinik
Die äußerlich sichtbare Vergrößerung der Schilddrüse kann zu Stridor und Atemnot führen (→ Abb. 5.4).

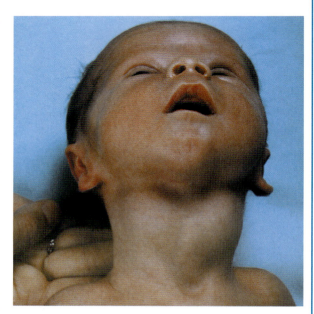

Abb. 5.4: Struma neonatorum.

5.3 Erkrankungen der Schilddrüse

Juvenile euthyreote Struma

■ Ätiologie
Jodmangel sowie eine familiäre Jodfehlverwertung können bei Jugendlichen zu einer Struma führen.

■ Klinik
Es sind deutlich mehr Mädchen als Jungen betroffen. Eine Struma tritt meist in der Pubertät ohne begleitende Schilddrüsenfunktionsstörung (Euthyreose) auf. Die Schilddrüse ist homogen vergrößert, bei längerem Bestehen können sich Nekrosen, Zysten und Knoten ausbilden.

■ Diagnostik
- Schilddrüsenhormone im Serum meist im Bereich der unteren Norm
- TSH im Serum im Normbereich
- TRH-Test normal
- Schilddrüsenantikörper negativ
- Palpatorisch und sonographisch im Frühstadium keine Knoten nachweisbar.

■ Therapie
Eine optimale Jodzufuhr (z.B. 200 µg/d) ist entscheidend. Bei Jodrefraktärität wird Thyroxin zur TSH-Suppression verabreicht. Bei konsequenter Therapie lässt sich die Strumektomie vermeiden.

> **Merke**
>
> **Differentialdiagnosen** zur Struma im Kindesalter:
> - Mediane und laterale Halszyste
> - Lymphangiome
> - Hämangiome
> - Thyreoiditis
> - Schilddrüsenadenom
> - Schilddrüsenkarzinom.

5.3.5 Thyreoiditis

Chronisch lymphozytäre Thyreoiditis Hashimoto

■ Definition
Häufigste Schilddrüsenerkrankung im Kindesalter als Folge einer Autoimmunerkrankung, bei der es durch zelluläre und humorale Mechanismen zu einer Infiltration des Schilddrüsengewebes kommt, die zum Funktionsverlust des Organs führen kann und bei Mädchen dreimal häufiger als bei Jungen auftritt.

■ Ätiologie
Es handelt sich um eine klassische Autoimmunerkrankung mit T-Suppressor-Zell-Funktionsstörung und genetischer Prädisposition.

■ Klinik
Die Erkrankung manifestiert sich bevorzugt in der Pubertät mit schleichendem Beginn. Die Schilddrüse ist diffus vergrößert, indolent und derb. Bei langem Bestehen bilden sich Knoten aus. Meist bestehen keine begleitenden klinischen Symptome. Zunächst kommt es u.U. zu einer transitorischen Hyperthyreose, später besteht häufig eine **Hypothyreose.** Ein kombiniertes Auftreten mit anderen Endokrinopathien ist möglich.

■ Diagnostik
- Antikörper gegen Thyreoglobulin stark erhöht
- Antikörper gegen mikrosomales Schilddrüsenantigen (Peroxidase) erhöht
- Schilddrüsenhormone zunächst erhöht, später meist erniedrigt
- Sonographie der Schilddrüse: inhomogenes Parenchym, echoarme Areale
- Histologie: Nachweis lymphozytärer Infiltrate (nur bei verdächtigem Knoten indiziert).

■ Therapie
Bei Struma oder bei Hypothyreose wird L-Thyroxin in einer Dosierung von 100 µg/m² KOF verabreicht. Bei fehlender Struma oder bei latenter Hypothyreose bringt die Behandlung keinen sicheren Vorteil.

> **Merke**
>
> Die Hashimoto-Thyreoiditis ist die häufigste Schilddrüsenerkrankung im Kindesalter.

Akute eitrige Thyreoiditis

■ Ätiologie
Die Erkrankung entsteht primär bakteriell (Streptokokken, Staphylokokken, Anaerobier) oder sekundär lymphogen/hämatogen im Rahmen anderer Infektionen.

■ Klinik
Eine akute eitrige Thyreoiditis tritt im Kindesalter selten auf. Es besteht ein erheblicher Lokalschmerz mit Dysphagie und Schmerzausstrahlung zum Ohr und in den Thorax. Die Schilddrüse ist weich! Die Schilddrüsenfunktion wird in der Regel nicht beeinträchtigt.

■ Therapie
Die Behandlung besteht in der Verabreichung von Antibiotika und in einer chirurgischen Abszessdrainage.

Subakute nichteitrige Thyreoiditis de Quervain

■ Ätiologie
Diese im Kindesalter sehr seltene Schilddrüsenerkrankung wird durch Mumps-, Adeno-, Coxsackie-, ECHO- und Epstein-Barr-Viren ausgelöst oder tritt im Anschluss an o.g. Virusinfektionen auf. Darüber hinaus besteht eine genetische Disposition.

5 Endokrinologie

Klinik

Die Erkrankung beginnt schleichend mit Fieber, Dysphagie und vergrößerter, konsistenzvermehrter, druckdolenter Schilddrüse. Typischerweise strahlt der Schmerz zum Ohr aus. Es besteht eine milde und transiente Hyperthyreose. Histologisch lassen sich Riesenzellen und Pseudotuberkel nachweisen.

Therapie

Meist kommt es zur Spontanheilung. In einigen Fällen können hoch dosierte Salizylate hilfreich sein, selten werden Steroide benötigt. Thyreostatika kommen nicht zum Einsatz.

Chronisch fibröse Thyreoiditis (Riedel-Struma)

Ätiologie

Bisher sind die Ursachen dieser im Kindesalter seltenen Erkrankung ungeklärt. Es besteht die Hypothese, dass es sich bei der Riedel-Struma um das Spätstadium der chronisch lymphozytären Thyreoiditis handelt.

Klinik

Es kommt zu einer ausgeprägten Fibrose der Schilddrüse mit Ausdehnung bis zu Trachea, Ösophagus und Nackenmuskulatur sowie zu einer narbigen Fixierung des Organs.

Diagnostik

Eine Biopsie ist erforderlich, da die Riedel-Struma klinisch nicht von einem Karzinom abgrenzbar ist.

Therapie

Kortikosteroide sind in einigen Fällen hilfreich, häufig ist eine chirurgische Intervention notwendig.

5.3.6 Schilddrüsentumoren

Epidemiologie

Primäre Schilddrüsentumoren sind im Kindesalter **sehr selten**, treten aber zunehmend als **Zweitmalignom** nach Bestrahlung und Chemotherapie auf. Mädchen sind häufiger betroffen als Jungen.

Pathologie
- Schilddrüsenadenom
- Papilläres Schilddrüsenkarzinom (häufigste Form)
- Follikuläres Schilddrüsenkarzinom
- Medulläres C-Zellen-Karzinom: familiäre Häufung (autosomal-dominant)!
- Anaplastisches Schilddrüsenkarzinom.

Klinik

Eine asymmetrische symptomlose Schilddrüsenvergrößerung ist charakteristisch. In 50 % der Fälle bestehen bereits bei Erstvorstellung Metastasen. Die Metastasierung beim papillären Schilddrüsenkarzi-

nom erfolgt in die regionären Lymphknoten. In 5 % der Fälle liegen pulmonale Metastasen vor.

Diagnostik
- Schilddrüsenhormonkonzentrationen im Serum normal
- Thyreoglobulin kann als Tumormarker verwertbar sein
- Sonographie der Schilddrüse
- ^{123}Jodid-Schilddrüsenszintigraphie: Nachweis eines kalten Knotens
- Offene **Biopsie** mit Schnellschnitt: histologische Untersuchung
- **Röntgen-Thorax:** Ausschluss von Lungenmetastasen.

Therapie

Eine radikale Schilddrüsen- und Lymphknotenexstirpation ist bei malignen Tumoren erforderlich. Postoperativ wird L-Thyroxin zur Hormonsubstitution und TSH-Suppression verabreicht.

Als postoperative Tumormarker dienen die Konzentrationen von Thyreoglobulin und Kalzitonin im Serum.

Prognose

Beim papillären Karzinom ist die Prognose mit einer Langzeitüberlebensrate von 80 % relativ gut. Beim medullären Karzinom besteht die Möglichkeit des Vorliegens einer multiplen endokrinen Neoplasie (MEN) Typ 2 (→ Kap. Phäochromozytom).

5.4 Erkrankungen der Nebenschilddrüsen

Physiologie

Die Synthese von Parathormon (PTH) erfolgt in den Epithelkörperchen. PTH erhöht über verschiedene Mechanismen die Serumkalziumkonzentration:
- **Darm:** Erhöhung der Kalziumresorption durch Synthesesteigerung von 1,25-$(OH)_2$-Vitamin D_3
- **Niere:** Erhöhung der Kalziumreabsorption, Hemmung der Phosphatreabsorption
- **Knochen:** Erhöhung der Kalzium- und Phosphatmobilisierung durch Aktivierung der Osteoklasten.

5.4.1 Hypoparathyreoidismus

Definition

Mangel an Parathormon, bei dem klinisch die durch die Hypokalzämie bedingten Symptome im Vordergrund stehen.

Ätiologie
→ Tabelle 5.3.

5.4 Erkrankungen der Nebenschilddrüsen

Tab. 5.3 Ätiologie des Hypoparathyreoidismus.

Sporadischer primärer Hypoparathyreoidismus	Transitorisch im Neugeborenenalter Persistierend isoliert Persistierend bei DiGeorge-Syndrom
Familiärer primärer Hypoparathyreoidismus	Isoliert (AR, AD, X-chromosomal) APECED-Syndrom (AR) Mit Schwerhörigkeit und Nephropathie (AR, AD) Mit Kleinwuchs und Entwicklungsverzögerung (AR)
Sekundärer Hypoparathyreoidismus	Postoperativ Bestrahlung Hypomagnesiämie Hämosiderose Tumor

AR: autosomal-rezessiv; AD: autosomal-dominant; APECED: autoimmune Polyendokrinopathie-Candidiasis-Ektodermale-Dystrophie

■ Klinik

Die klinische Symptomatik wird durch die akute oder chronische Hypokalzämie geprägt.

Symptome der akuten Hypokalzämie sind erhöhte muskuläre Erregbarkeit, Tetanie und Krampfanfälle.

Symptome der chronischen Hypokalzämie sind Hautatrophie, Alopezie, Nagelbrüchigkeit, Zahndystrophie, muskuläre Hypotonie, Konzentrationsschwäche, depressive Verstimmung und Kleinwuchs.

Symptome möglicherweise assoziierter Erkrankungen:

DiGeorge-Syndrom: Thymushypo - oder -aplasie, angeborene Herzfehler und Malformationen der großen Gefäße, Gesichtsfehlbildungen (→ Kap. 2.3).

APECED-Syndrom: autoimmunes Polyendokrinopathie-Candidiasis-Ektodermales-Dystrophie-Syndrom. Zunächst besteht ein hartnäckiger Soor von Nägeln und Mundschleimhaut. Der Hypoparathyreoidismus tritt meist nach dem 3. Lebensjahr, eine primäre Nebennierenrindeninsuffizienz meist nach dem 6. Lebensjahr auf. Fakultativ kommt es zu Alopezie, Vitiligo, Steatorrhö und Hashimoto-Thyreoiditis.

■ Diagnostik

- Hypokalzämie
- Hyperphosphatämie
- Intaktes Parathormon im Serum erniedrigt.

■ Therapie

In der **Akutphase** wird Kalziumglukonat 10 % in einer Dosierung von 1–2 ml/kg KG langsam i.v. verabreicht.

Im Rahmen der **Langzeittherapie** wird die Kalziumaufnahme aus dem Darm durch Vitamin D_3 oder Calcitriol stimuliert. Auf eine ausreichende Kalziumzufuhr sollte unbedingt geachtet werden. Das Serumkalzium sollte wegen der Tendenz zur Hyperkalziurie nur in den unteren Normbereich angehoben werden (cave: Nephrokalzinose und Nephrolithiasis)!

> **Merke**
>
> Leitsymptome bei Hypoparathyreoidismus: Tetanie und Krampfanfälle bei Hypokalzämie.

5.4.2 Pseudohypoparathyreoidismus (PHP)

■ Definition

Familiäre, autosomal-dominant vererbte Erkrankung mit adäquater Parathormonsynthese, aber **Endorganresistenz** von Niere und Skelett gegenüber der hormonellen Wirkung.

■ Pathophysiologie

Es besteht eine Endorganresistenz gegenüber Parathormon bei normaler Synthese und Sekretion von Parathormon. Man unterscheidet einen PHP Typ I und Typ II in Abhängigkeit von vorhandenem oder fehlendem Anstieg von cAMP im Urin auf Gabe von PTH. Die meisten Patienten mit Typ I weisen somatische Auffälligkeiten im Sinn der Albright'schen hereditären Osteodystrophie (AHO) auf.

■ Klinik

Auch hier stehen die **Symptome der Hypokalzämie** im Vordergrund (→ Hypoparathyreoidismus).

Die **klinischen Zeichen der AHO** sind Kleinwuchs, ein rundes Gesicht, ein kurzer Hals, ein gedrungener Körper bei Übergewicht, eine Brachydaktylie und subkutane Verkalkungen. Bei den meisten Patienten besteht eine geistige Retardierung.

Zusätzliche Skelettveränderungen sind Radiusdeformierungen, Exostosen und die röntgenologischen Zeichen eines Hyperparathyreoidismus.

■ Therapie

Die Behandlung besteht in der hoch dosierten Verabreichung von $1,25\text{-}(OH)_2$-Vitamin D_3. Die Serumkalziumkonzentration sollte in den oberen Norm-

5 Endokrinologie

bereich angehoben werden, um den sekundären Hyperparathyreoidismus zu supprimieren.

5.4.3 Hyperparathyreoidismus

■ Definition
Im Kindesalter seltene, chronische Übersekretion von Parathormon, die primär oder sekundär auftreten kann und mit dem Leitsymptom der **Hyperkalzämie** einhergeht.

■ Ätiologie
→ Tabelle 5.4.

■ Klinik
Symptome der **Hyperkalzämie** sind Anorexie, Übelkeit, Erbrechen, Gewichtsabnahme, psychische Veränderungen und Blutdruckerhöhung.

Symptome der **Hyperkalziurie** sind Polyurie, Polydipsie, Nephrolithiasis und Nephrokalzinose.

Symptome der **vermehrten PTH-Wirkung** auf das Skelett sind Osteitis fibrosa generalisata und Knochenschmerzen.

■ Diagnostik
- Hyperkalzämie
- Hypophosphatämie
- Intaktes Parathormon im Serum erhöht
- Hyperkalziurie und Hyperphosphaturie
- **Sonographie und MRT:** Adenomsuche
- **Röntgen:** subperiostale Defekte an den Radialseiten der Mittelphalangen.

■ Therapie
Die Hyperkalzämie wird durch eine Unterbrechung der Kalziumzufuhr, durch eine Infusion von NaCl und die Verabreichung von Furosemid und Prednison (hemmt Osteoklasten und intestinale Kalziumresorption) behandelt.

Die Nebenschilddrüsen werden im Rahmen einer Operation exploriert. Bei solitärem Adenom erfolgt die Resektion, bei Hyperplasie aller vier Nebenschilddrüsen werden eine totale Parathyreoidektomie und eine Autotransplantation von Nebenschilddrüsengewebe in die Unterarmmuskulatur durchgeführt.

> **Merke**
>
> Hyperparathyreoidismus: Symptome der Hyperkalzämie, der Hyperkalziurie und der vermehrten PTH-Wirkung auf das Skelett.

5.5 Erkrankungen der Nebennierenrinde

5.5.1 Erkrankungen mit verminderter Kortisolsynthese

Adrenogenitales Syndrom (AGS)

■ Definition
Autosomal-rezessiv vererbter Enzymdefekt der Kortisolsynthese, der bei Mädchen zu einem Pseudohermaphroditismus femininus, bei Jungen zu einer Pseudopubertas praecox führt und darüber hinaus bei Beteiligung der Aldosteronsynthese mit einem schweren Salzverlustsyndrom assoziiert sein kann.

■ Epidemiologie
Das AGS tritt mit einer Häufigkeit von etwa $1 : 11\,000$ auf. Es handelt sich um die häufigste Form der Nebennierenrindeninsuffizienz im Kindesalter.

■ Einteilung
- Klassisches AGS
  - AGS ohne Salzverlust (unkompliziertes, einfach virilisierendes AGS)
  - AGS mit Salzverlust (kompliziertes AGS)
- Nichtklassisches AGS
  - Late-Onset-AGS
  - Cryptic AGS.

■ Pathophysiologie
Angeborene **Enzymdefekte** der Kortisolbiosynthese führen zu einer unzureichenden Kortisolbildung. Bei Kortisolmangel kommt es zur erhöhten ACTH-Produktion. ACTH steigert die Konzentration der gemeinsamen Vorstufen von Kortisol und Androgenen, die durch den Enzymblock der Kortisolsynthese vermehrt zu Androgenen umgewandelt werden (→ Abb. 5.5). Es kommt zur **Virilisierung**. Bei

---

Tab. 5.4 Ätiologie des Hyperparathyreoidismus.

Sporadischer primärer Hyperparathyreoidismus	Solitäres Adenom Hyperplasie der Nebenschilddrüsen Ektope Parathormonsekretion
Familiärer primärer Hyperparathyreoidismus	Isoliert (AR, AD) MEN 1: Hyperparathyreoidismus, Pankreasgastrinom, Hypophysenadenom MEN 2: Hyperparathyreoidismus, Schilddrüsenkarzinom, Phäochromozytom
Sekundärer Hyperparathyreoidismus	Vitamin D-Mangel-Rachitis mit Hypokalzämie Niereninsuffizienz Pseudohypoparathyreoidismus

AR: autosomal-rezessiv; AD: autosomal-dominant; MEN: multiple endokrine Neoplasie

5.5 Erkrankungen der Nebennierenrinde

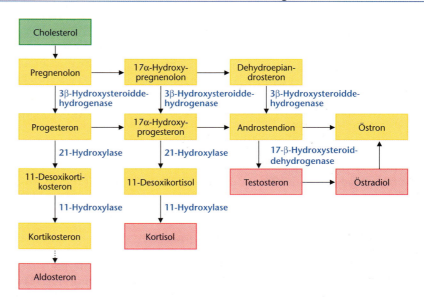

Abb. 5.5: Die Synthese von Kortisol, Aldosteron, Testosteron und Östrogen in der Nebenniere.

zusätzlicher Störung der Mineralokortikoidsynthese durch einen 21-Hydroxylase-Mangel auch in der Zona glomerulosa (Zona fasciculata: Kortisolsynthese) tritt eine unzureichende Aldosteronproduktion mit **Salzverlust** auf.

■ Ätiologie
- Defekt der **21-Hydroxylase**: 95 % aller Fälle mit AGS, davon 75 % AGS mit Salzverlust (kompletter Defekt), 25 % AGS ohne Salzverlust (partieller Defekt)
- Defekt der **11-Hydroxylase**: Anhäufung von Desoxykortikosteron, das mineralokortikoid wirkt. Aufgrund der physiologischen Mineralokortikoidresistenz des Neugeborenen entwickeln sich Natriumretention und Hypertonus erst später.
- Defekt der **3-β-Hydroxysteroiddehydrogenase**: meist Salzverlustsyndrom, leichte Virilisierung bei Mädchen und mangelhafte Maskulinisierung bei Knaben.

■ Klinik
Leitsymptome des AGS sind eine **Gedeihstörung** und ein **atypisches Genitale** (→ Abb. 5.6).
Unkompliziertes, einfach virilisierendes AGS bei
- Mädchen führt zu einem **Pseudohermaphroditismus femininus**. Das äußere Genitale bei Geburt ist virilisiert, es besteht eine Klitorishypertrophie. Uterus, Ovarien, Tuben und Vagina sind vorhanden. Die Brustentwicklung bleibt aus, es kommt zur Amenorrhö. Cave: Fehleinschätzung als Buben mit beidseitigem Kryptorchismus und Hypospadie!
- Jungen führt zu einer **Pseudopubertas praecox**. Bei Geburt sind die Kinder unauffällig. Ab dem Kleinkindalter treten Zeichen der verfrühten Pubertät auf: Penishypertrophie, Genitalhyperpigmentierung und vermehrte Skrotalfältelung. Die Hodenentwicklung bleibt jedoch infantil. Auf-

grund einer Knochenalterakzeleration kommt es zu einem beschleunigten Längenwachstum. Der Epiphysenfugenschluss erfolgt mit 7–10 Jahren, woraus eine geringe Endgröße resultiert!

Kompliziertes AGS mit Salzverlust
Im Alter von 2–3 Wochen kommt es zu einer lebensbedrohlichen Salzverlustkrise mit Trinkschwäche, Erbrechen und Gewichtsabnahme, die zu Dehydratation, Apathie, Hyponatriämie, Hyperkaliämie und metabolischer Azidose führt.

Late-Onset-AGS
Säuglinge und Kinder zeigen keine Symptome. Bei Mädchen tritt eine pubertäre Virilisierung auf. Es besteht eine HLA-B14-Assoziation.

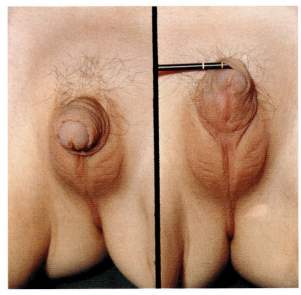

Abb. 5.6: Virilisiertes Genitale bei einem Mädchen mit AGS. Klitorishypertrophie, Fusion der Labien und gemeinsame Öffnung von Vagina und Urethra.

5 Endokrinologie

Cryptic AGS

Klinisch sind die Kinder völlig unauffällig. Biochemisch sind die Veränderungen des AGS mit erhöhten Konzentrationen des Leithormons 17-Hydroxy-Progesteron (17-OH-P) nachweisbar. Es besteht eine HLA-B14-Assoziation.

■ Differentialdiagnose
- Hypertrophe Pylorusstenose: Klinik ähnlich, hier jedoch Hypokaliämie, Hypochlorämie und metabolische Alkalose
- Hormonproduzierender Tumor der NNR.

■ Diagnostik
- Genaue **Inspektion** des Genitales
- Leitmetabolit 17-OH-Progesteron im Serum stark erhöht
- Pregnantriol und Pregnantriolon im Urin erhöht
- ACTH-Kurztest: exzessiver 17-OH-P-Anstieg
- HLA-Typisierung und DNA-Analyse
- Chromosomenanalyse
- Pränatale Diagnostik: Chorionzottenbiopsie in der 9. SSW zur DNA-Analyse.
- Erfassung in Neugeborenen-Screening

■ Therapie
Ziele sind die Beendigung der Virilisierung und der Pseudopubertas praecox sowie eine Normalisierung des Längenwachstums, der Geschlechtsfunktion und der Reproduktionsfähigkeit.

Einfach virilisierendes AGS: Substitution von Hydrokortison in einer Dosierung von 10–20 mg/m²/d, davon 50 % morgens, 25 % mittags und 25 % abends. In Stresssituationen (z. B. Infektion, Fieber, Operation) ist der Bedarf erhöht, und die Dosis sollte verdoppelt bis vervierfacht werden.

Salzverlustsyndrom: Zusätzlich wird als Mineralokortikoid 9α-Fluorokortisol in einer Dosierung von 50–200 μg/Tag verabreicht. Bei hohem Fieber und Erbrechen wird die Dosis gesteigert. Bei Säuglingen können zusätzlich 0,5–1 g NaCl täglich p.o. gegeben werden.

■ Pränatale Therapie
Ziel ist die Verhinderung der Virilisierung des Genitales weiblicher AGS-Feten. Zunächst erfolgt eine „blinde" Behandlung aller AGS-Risikoschwangerschaften. Medikament der Wahl ist **Dexamethason**, das der Schwangeren verabreicht wird. Es passiert die Plazenta ab der 5. SSW und wirkt nicht teratogen, unterdrückt aber die kindliche Androgenproduktion. Im ersten Trimenon erfolgt dann die Chorionzottenbiopsie zur Bestimmung von Geschlecht und Genotyp. Eine Therapiefortführung erfolgt nur, wenn der Fetus weiblich ist **und** ein AGS nachgewiesen wurde.

> **Merke**
>
> Leitsymptome des adrenogenitalen Syndroms sind das atypische Genitale sowie die lebensbedrohliche Salzverlustkrise bei kompliziertem AGS.

Nebennierenrindeninsuffizienz: Morbus Addison

■ Definition
Verringerung oder Ausfall der NNR-Steroidhormon-Produktion, also unzureichende oder fehlende Produktion sowohl der Gluko- als auch der Mineralokortikoide bei gleichzeitiger Erhöhung des adrenokortikotropen Hormons ACTH durch Zerstörung von mindestens 90 % der Nebennierenrinde.

■ Ätiologie
- **Primär: ACTH erhöht**
  - Autoimmunadrenalitis: 50–80 % der Fälle
  - Perinatale Nebennierenblutungen
  - Waterhouse-Friderichsen-Syndrom bei Meningokokkensepsis
  - Infektionen (Tbc, Histoplasmose)
  - Salzverlustsyndrom bei adrenogenitalem Syndrom
  - Autoimmune Polyendokrinopathien
  - Aplasie oder Hypoplasie der Nebennieren
  - X-chromosomal-rezessiv vererbte Adrenoleukodystrophie
- **Sekundär: ACTH erniedrigt**
  - Autoimmunprozess im HVL mit isoliertem ACTH-Ausfall
  - Panhypopituitarismus: Tumor, Trauma, Blutung
- **Tertiär: ACTH erniedrigt**
  - Iatrogen: langfristige Kortikosteroidtherapie
  - Iatrogen: Schädelbestrahlung
  - Hypothalamustumoren
  - Hypothalamusinfiltrate

> **Merke**
>
> Die häufigste Ursache einer Nebennierenrindeninsuffizienz im Kindesalter ist die iatrogene Form durch langfristige Verabreichung von Kortikosteroiden in pharmakologischer Dosis!

■ Pathophysiologie
Zu Erkrankungsbeginn besteht meist ein isolierter Kortisolausfall, später tritt ein Aldosteronmangel hinzu, der zu Salzverlust führt. Zuletzt kommt es zum kompletten NNR-Ausfall.

■ Klinik
Chronische Form (Morbus Addison): Symptome sind Schwäche, Adynamie, Gewichtsverlust und rezidivierende Diarrhöen. Bei primären Formen tritt eine vermehrte Pigmentierung von Haut und Schleimhäuten auf. Bei sekundären Formen besteht

eine auffallende Blässe (weißer Addison: MSH betroffen). Weitere Symptome sind eine arterielle Hypotonie und Salzhunger.

Akute Form (Addison-Krise): Sie tritt meist durch unvorhergesehene Stresssituationen bei bekannter chronischer oder latenter Insuffizienz ohne rechtzeitige Substitution auf. Beim Neugeborenen kann es bei hämorrhagischer Infarzierung der Nebenniere (NNR-Apoplexie) zu einer akuten adrenalen Krise kommen. Als Waterhouse-Friderichsen-Syndrom wird die akute Nebennierenrindennekrose bei perakuter Meningokokkensepsis bezeichnet. Die Folgen sind Exsikkose, Blutdruckabfall, Schock, Oligurie, abdominelle Schmerzen (Pseudoperitonitis), Erbrechen, Diarrhö, Hypoglykämie und Koma.

◾ Diagnostik
- Hyponatriämie, Hypochlorämie, Hyperkaliämie
- Metabolische Azidose
- Hypoglykämie
- Kortisolkonzentration im Serum erniedrigt
- Aldosteronkonzentration im Serum erniedrigt
- Nebennierenandrogenkonzentrationen im Serum erniedrigt
- ACTH-Konzentration im Serum erhöht (primär)
- Plasmareninaktivität im Serum erhöht
- **ACTH-Test:** unzureichender Anstieg von Kortisol
- **Nachweis von Nebennierenrindenantikörpern:** in über 50 % der Fälle positiv
- **Sonographie und Kernspintomographie der Nebennieren:** Nachweis von Einblutungen, Infarzierungen und einer NNR-Atrophie
- **Sekundäre Formen:** ACTH erniedrigt, NNR-Hormone erniedrigt, ACTH-Test normal.

◾ Differentialdiagnose
- Schwere akute Infektionen
- Diabetisches Koma
- ZNS-Erkrankungen
- Vergiftungen.

◾ Therapie
Bei einer **Addison-Krise** muss die Behandlung möglichst schnell und effektiv erfolgen! Sie beinhaltet eine Substitution von Glukose und NaCl sowie die Verabreichung von Hydrokortison und Mineralokortikoiden i.v.

Beim **chronischen Morbus Addison** ist eine langfristige perorale Substitution von Gluko- und Mineralokortikoiden, z. B. Kortisol und 9α-Fluorokortisol, wie bei AGS erforderlich.

Im Rahmen der **Therapieüberwachung** gilt die Plasmareninaktivität als empfindlicher Parameter des Mineralokortikoidhaushalts. Darüber hinaus werden Wachstum, Skelettalter und Blutdruck regelmäßig untersucht und dokumentiert.

> **Merke**
>
> Die Addison-Krise (z. B. bei Säuglingen durch NNR-Apoplexie) ist ein pädiatrischer Notfall, der einer umgehenden Therapie bedarf.

5.5.2 Erkrankungen mit vermehrter Kortisolsynthese: Cushing-Syndrom und Morbus Cushing

◾ Definition
Übermäßige autonome Produktion von Kortisol durch adrenalen Tumor auf Endorganebene **(Cushing-Syndrom)**, beidseitige Nebennierenhyperplasie durch überschießende ACTH-Produktion bei Adenom des Hypophysenvorderlappens **(Morbus Cushing)** oder vermehrte Kortisolproduktion durch hypothalamische Störung.

◾ Ätiologie
- **Primär:** adrenaler Tumor (Cushing-Syndrom), bei Kindern oft Karzinome!
- **Sekundär:** basophiles HVL-Adenom (Morbus Cushing)
- **Tertiär:** hypothalamische Störung
- **Iatrogen:** Bei Kindern unter 12 Jahren ist eine Kortikosteroidtherapie die häufigste Ursache eines Cushing-Syndroms
- **Paraneoplastisch** (ektope ACTH-Produktion).

◾ Klinik
Das typische klinische Bild ist durch Stammfettsucht, Stiernacken und Vollmondgesicht gekennzeichnet (→ Abb. 5.7 a). Bei Kindern besteht häufig eine generalisierte Adipositas. Hinzu kommen Osteoporose, Muskelschwund, Adynamie und Verhaltensauffälligkeiten. Häufig bestehen Virilisierungserscheinungen wie Hirsutismus und Akne, Hautatrophie und Striae rubrae sind dagegen selten (→ Abb. 5.7 b). Im Perzentilenverlauf zeigt sich bei übermäßiger Gewichtszunahme typischerweise ein Wachstumsstillstand. Langfristige Komplikationen sind diabetogene Stoffwechsellage und arterieller Hypertonus.

◾ Diagnostik
- Freies Kortisol und 17-OH-Kortikosteroide im Urin erhöht
- Kortisol im Serum normal oder erhöht, flaches Kortisoltagesprofil mit aufgehobener Nachtsenke. Einzelwerte können, vor allem morgens, normal sein!
- Plasma-ACTH bei Morbus Cushing erhöht, bei Cushing-Syndrom erniedrigt
- **Dexamethasonhemmtest:** unzureichende Kortisolsuppression
- **Sonographie der Nebennieren:** Nachweis adrenaler Tumoren

5 Endokrinologie

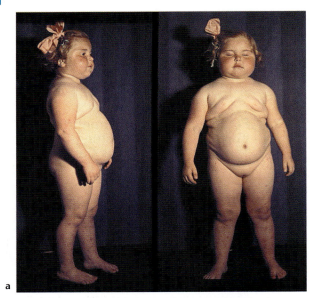

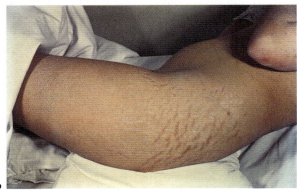

Abb. 5.7 a und b: Cushing-Syndrom: a) Vollmondgesicht und Adipositas; b) Striae rubrae.

- **Kernspintomographie des Schädels:** Nachweis intrazerebraler Raumforderungen.

■ Therapie
Bei adrenalem Tumor erfolgt die chirurgische Entfernung. Bei Hypophysenadenom wird eine selektive transsphenoidale Adenomentfernung durchgeführt.
Postoperativ ist eine Kortisonsubstitution erforderlich, bis sich die atrophierte NNR regeneriert hat.

> **Merke**
>
> Typisches Bild bei Cushing-Syndrom im Kindesalter: Wachstumsverzögerung bei übermäßiger Gewichtszunahme und generalisierter Adipositas.
> Bei Kindern unter 12 Jahren ist eine Kortikosteroidtherapie die häufigste Ursache für ein Cushing-Syndrom.

5.5.3 Erkrankungen mit isoliert verminderter Aldosteronsynthese

Isolierter Hypoaldosteronismus

■ Definition
Im Kindesalter sehr seltener, autosomal-rezessiv vererbter Mangel eines Enzymkomplexes mit drei Untereinheiten: 11β-Hydroxylase, 18-Hydroxylase, 18-Oxidase. Dadurch kommt es zu einer fehlenden Umwandlung von 18-Hydroxykortikosteron zu Aldosteron.

■ Klinik
Die klinischen Leitsymptome sind **Gedeihstörung** und **Dehydratation** in der Neugeborenenperiode.

■ Diagnostik
- Hyponatriämie, Hyperkaliämie, metabolische Azidose
- Plasmareninaktivität im Serum erhöht
- Aldosteronkonzentration im Serum erniedrigt
- 18-Hydroxykortikosteron-Konzentration im Serum erhöht.

■ Therapie
Der Mineralokortikoidmangel wird durch Salzverabreichung und Gabe von 9α-Fluorokortisol behandelt.

■ Prognose
Mit zunehmendem Alter kommt es zu einer spontanen Besserung der Salzverlustsymptomatik. In einigen Fällen kann die Therapie abgebrochen werden. Dabei besteht jedoch die Gefahr des Reninanstiegs und der Wachstumsverlangsamung als Zeichen des chronischen Salzmangels.

Checkliste: Differentialdiagnose Cushing-Syndrom und Adipositas.

Cushing-Syndrom	Adipositas
• Verzögertes Wachstum	• Beschleunigtes Wachstum
• Rote Striae (selten)	• Blasse Striae
• Stammfettsucht	• Allgemeine Fettsucht
• Freies Kortisol im Urin hoch	• Freies Kortisol im Urin normal

5.5.4 Erkrankungen mit erhöhter Aldosteronsynthese

Primärer Hyperaldosteronismus

■ Definition
Im Kindesalter extrem seltene Erkrankung mit vermehrter Mineralokortikoidwirkung.

■ Ätiologie
- Erkrankungen mit autonomer Aldosteronproduktion, die vom Renin-Angiotensin-System unabhängig ist: **Conn-Syndrom**

- Aldosteronsezernierende Adenome der NNR
- Bilaterale mikronoduläre adrenokortikale Hyperplasie
- Glukokortikoidsupprimierbarer Hyperaldosteronismus: beidseitige Nebennierenhyperplasie mit gutem Ansprechen auf Glukokortikoide.

■ Klinik
Der Mineralokortikoidexzess manifestiert sich mit arteriellem Hypertonus, Hypokaliämie, Polyurie, Nykturie, Enuresis und Polydipsie. Außerdem besteht eine deutliche Muskelschwäche. Eine Tetanie kann auftreten.

■ Diagnostik
- Hypernatriämie, Hypokaliämie, metabolische Alkalose
- Supprimierte Renin-Angiotensin-Aktivität
- Aldosteron im Plasma erhöht
- Plasmareninaktivität stets niedrig.

■ Therapie
Aldosteronsezernierende Adenome der NNR werden operativ entfernt. Der glukokortikoidsupprimierbare Hyperaldosteronismus spricht gut auf niedrige Dexamethasondosen an.

Sekundärer Hyperaldosteronismus

■ Ätiologie
Erhöhte Aldosteronproduktion ohne adrenale Ursache infolge stimulierter Renin-Angiotensin-Produktion bei erniedrigtem effektiven Plasmavolumen, z.B. bei nephrotischem Syndrom, Rechtsherzinsuffizienz, Leberzirrhose, Nierenarterienstenose.

■ Klinik
In der Regel stehen die Symptome der Grunderkrankung im Vordergrund.

5.6 Erkrankungen des Nebennierenmarkes

Phäochromozytom

■ Definition
Katecholaminproduzierender Tumor, der von chromaffinen Zellen des Nebennierenmarkes oder von sympathischen Ganglien des Grenzstranges im Abdominal-, Thorax- oder Halsbereich ausgeht.

■ Epidemiologie
Das Phäochromozytom tritt selten im Kindesalter auf (betrifft jährlich 1 : 1 000 000 Kinder < 16 Jahren). Es kommt in verschiedenen Konstellationen vor:
- **Adrenal:** 90 %, davon 10 % bilateral
- **Extraadrenal:** 10 %, davon 90 % abdominal

- **Im Rahmen einer multiplen endokrinen Neoplasie (MEN 2):** 10 %
- **Maligne:** 10 %, häufig bilateral.

■ Klinik
Phäochromozytome können überall dort vorkommen, wo sich chromaffine Zellen befinden: Kopf, Hals, hinteres Mediastinum, ventrale Aorta, Becken, Blase. Die Erkrankung manifestiert sich durch die **erhöhte Katecholaminausschüttung** mit dem Leitsymptom eines **arteriellen Hypertonus,** der anfallsartig oder als Dauerhypertonus auftritt. Weitere häufige Symptome sind Tachykardien, Kopfschmerzen, Sehstörungen, Angstattacken, Schweißausbrüche, Blässe, Flush, Übelkeit, Erbrechen und Gewichtsverlust.

■ Diagnostik
- **Katecholaminausscheidung** im 24-h-Urin erhöht: Adrenalin, Noradrenalin, Metanephrine, Vanillinmandelsäure
- **Clonidintest**: Bei Phäochromozytom bleibt der Abfall der Serumkatecholamine aus.
- **Tumorlokalisation:** Röntgen-Thorax, Sonographie, Computer- und Kernspintomographie
- **Meta-Jod-123-Benzylguanidin-(MIBG-)Szintigraphie:** Anreicherung von MIBG in Phäochromozytomzellen (hohe Spezifität und Sensitivität).

■ Differentialdiagnose
Andere Ursachen des arteriellen Hypertonus: Nierenerkrankungen, Aortenisthmusstenose, Hyperthyreose, Cushing-Syndrom, Nebennierenrindentumoren.
Andere katecholaminproduzierende Tumoren: Neuroblastom, Ganglioneuroblastom, Ganglioneurom (hier aber meist auch Erhöhung von Dopamin und Homovanillinsäure).

■ Therapie
Bei einer akuten hypertensiven Krise wird Phentolamin i.v. gegeben. Bei Tachykardien werden β-Blocker verabreicht.
Präoperativ muss durch die Verabreichung von α-Blockern, z.B. Phenoxybenzamin, Normotonie erreicht werden. Anschließend erfolgt die Operation mit dem Ziel der Entfernung sämtlicher Tumoren.
Intraoperativ ist eine strenge Überwachung erforderlich, da der Blutdruck zunächst stark ansteigen, nach Entfernung des Phäochromozytoms jedoch kritisch absinken kann.

> **Merke**
>
> Das Phäochromozytom ist mit einer erhöhten Katecholaminausschüttung assoziiert, die zum Leitsymptom des arteriellen Hypertonus führt.

5 Endokrinologie

Multiple endokrine Neoplasien (MEN)

■ Definition
Autosomal-dominant vererbte Erkrankungen, bei denen mehr als eine endokrine Drüse von Hyperplasie oder Tumor betroffen ist und die mit einer Gesamthäufigkeit von 1 : 25 000 vorkommen.

■ Ätiologie
MEN 1 wird verursacht durch Mutationen im *Menin*-Gen (11q13), einem Tumorsuppressorgen. Genetische Ursache des MEN-2-Syndroms sind Mutationen im *Ret-Protoonko*gen auf Chromosom 10q11.2.

■ Klinik
MEN 1 (Wermer-Syndrom):
- Primärer Hyperparathyreoidismus (95 %)
- Leittumor: Pankreastumor (Gastrinom, Insulinom, Glukagonom, 50 %)
- Hypophysenadenome (30 %).

MEN 2a (Sipple-Syndrom):
- 70 % der MEN-2-Fälle
- Leittumor: Medulläres (C-Zellen-)Schilddrüsenkarzinom (100 %)
- Phäochromozytom (50 %)
- Primärer Hyperparathyreoidismus (20 %).

MEN 2b (Gorlin-Syndrom):
- 10 % aller MEN-2-Fälle
- Klinik wie MEN 2a
- Zusätzlich Ganglioneuromatose (u. a. Zunge, Darm)
- Marfanoider Habitus
- **FMTC-only** = Non-MEN (20 % der MEN-2-Fälle): nur familiäres medulläres Schilddrüsenkarzinom (FMTC)

5.7 Störungen der Sexualentwicklung

Während der gesamten Kindheit kommt es zu pulsatiler FSH- und LH-Sekretion. In der Pubertät erfolgt eine starke Zunahme der FSH- und LH-Sekretion. Bei Jungen besteht eine kontinuierliche, bei Mädchen eine zyklische Produktion. Mit Zunahme der basalen LH-Konzentration steigen die Östrogenproduktion der Ovarien und die Testosteronproduktion der Testes an.

Als **Pubertät** bezeichnet man biologische und physiologische Veränderungen, die mit der körperlichen und sexuellen Reifung verbunden sind (→ Abb. 5.8 und 5.9).

Der Pubertätsbeginn erfolgt bei Mädchen durchschnittlich 2 Jahre früher als bei Jungen. 2–3 Jahre vor der eigentlichen Pubertät kommt es zur **Adrenarche**. Zu diesem Zeitpunkt erfolgt ein Anstieg von Androstendion und Dehydroepiandrosteronsulfat (DHEA-S) als frühestes biochemisches Zei-

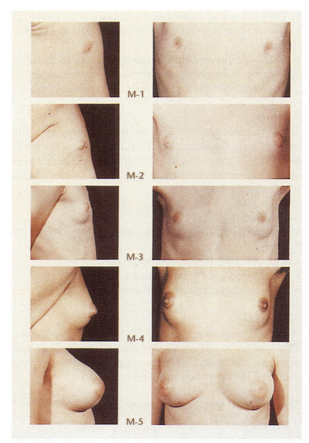

Abb. 5.8: Stadien der Brustentwicklung nach Tanner:
M-1: präpubertal kein palpabler Drüsenkörper, nur die Brustwarze ist prominent.
M-2: Brustknospe: leichte Vorwölbung der Drüse im Bereich des Warzenhofs, Vergrößerung des Areolendurchmessers gegenüber M-1.
M-3: Brustdrüse und Areola weiter vergrößert. Drüse jetzt größer als der Warzenhof; dieser ist jedoch ohne eigene Konturen.
M-4: Knospenbrust: Areola und Warze heben sich gesondert von der übrigen Drüse ab.
M-5: voll entwickelte Brust: Die Warzenhofvorwölbung hebt sich von der allgemeinen Brustkontur nicht mehr ab.

chen der beginnenden Pubertät. Die klinisch fassbare Pubertät setzt bei Mädchen durchschnittlich im Alter von 10 Jahren ein. Zunächst kommt es zum Beginn der Brustentwicklung **(Thelarche)**, wenige Monate später gefolgt vom Beginn der Schambehaarung **(Pubarche)**. Die erste Menstruationsblutung **(Menarche)** tritt durchschnittlich 2,5 Jahre später ein, in Industrieländern etwa im 13. Lebensjahr. Der Pubertätswachstumsschub beginnt bei Mädchen etwa 1 Jahr vor der Menarche. Nach der Menarche wachsen die Mädchen durchschnittlich noch 6–8 cm bis zum Erreichen der Endgröße.

Bei Jungen kommt es mit Pubertätsbeginn zu einer Zunahme des Hodenvolumens von etwa 2 ml auf das Erwachsenenvolumen von 15–25 ml. Die erste bewusste Ejakulation tritt meist bei einem Skelettalter von etwa 13,5 Jahren auf.

5.7 Störungen der Sexualentwicklung

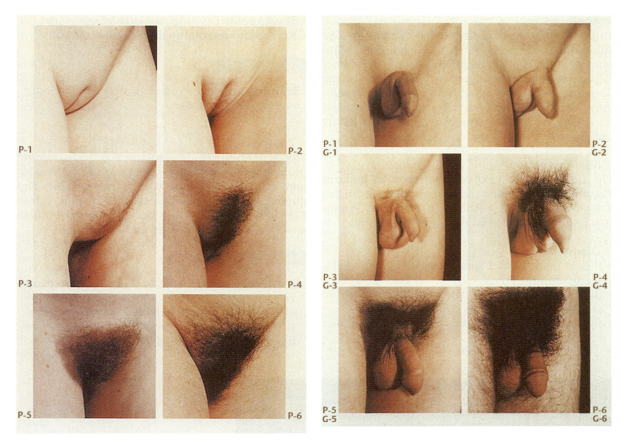

Abb. 5.9: Stadien der Entwicklung der Pubesbehaarung nach Tanner:
P-1: präpubertal keine Pubesbehaarung; Genitalregion ist nicht stärker als das Abdomen behaart.
P-2: spärliches Wachstum von langen, leicht pigmentierten, flaumigen Haaren, glatt oder leicht gekräuselt. Sie erscheinen hauptsächlich an der Peniswurzel bzw. entlang den großen Labien.
P-3: beträchtlich dunklere, kräftigere und stärker gekräuselte Haare. Behaarung geht über die Symphyse hinaus.
P-4: Behaarung entspricht dem Erwachsenentyp, die Ausdehnung ist aber noch beträchtlich kleiner. Noch keine Ausbreitung auf die Innenseite der Oberschenkel.
P-5: in Dichte und Ausdehnung wie beim Erwachsenen, aber nach oben horizontal begrenzt. Dreieckform.
P-6: Bei 80% der Männer und 10% der Frauen kommt es zu einer weiteren Ausbreitung der Behaarung über P-5 hinaus nach oben. [2]
Die Stadien G-1–G-6 bezeichnen die Genitalentwicklung beim Jungen. [2]

Bei beiden Geschlechtern erfolgt in der Pubertät eine Zunahme der Wachstumsgeschwindigkeit von vorher 5 cm/Jahr auf bis zu 12 cm/Jahr.

> **Merke**
>
> Die sexuelle Entwicklung ist enger mit dem Skelettalter als mit dem chronologischen Alter assoziiert.

5.7.1 Pubertas praecox

■ Definition
Auftreten erster Pubertätszeichen im Alter von weniger als 8 Jahren bei Mädchen und weniger als 9 Jahren bei Jungen.

■ Einteilung
- **Zentrale Pubertas praecox vera:** hypothalamisch-hypophysär (durch GnRH) ausgelöst, Ablauf normal und harmonisch
- **Pseudopubertas praecox:** von GnRH unabhängig, Ablauf nicht harmonisch.

Pubertas praecox vera

■ Pathophysiologie
Es handelt sich um eine vollständige Reifung der Gonaden, nicht nur um ein Auftreten sekundärer Geschlechtsmerkmale. Der **Gonadotropinanstieg** führt zur Gonadenvergrößerung, zur Hormonausschüttung und zur Ausbildung von Pubertätsmerkmalen.

5 Endokrinologie

■ Ätiologie
In der Mehrzahl der Fälle handelt es sich um eine **idiopathische** Pubertas praecox. Hiervon sind Mädchen deutlich häufiger betroffen als Jungen. Seltener liegen **ZNS-Veränderungen** wie hypothalamusnahe Tumoren, ein Hydrozephalus oder eine Hirnschädigung durch Infektion oder Bestrahlung zugrunde. Sie treten bei beiden Geschlechtern gleich häufig auf.

■ Klinik
Die Leitsymptome sind ein **Auftreten sekundärer Geschlechtsmerkmale** und ein **beschleunigtes Längenwachstum** (→ Abb. 5.10). Durch frühzeitigen Epiphysenschluss ist die Endgröße gering.

■ Diagnostik
- Basale und LHRH-stimulierte LH- und FSH-Werte erhöht
- Bei Mädchen Östradiolkonzentration im Serum erhöht
- Bei Jungen Testosteronkonzentration im Serum erhöht
- Akzeleriertes Knochenalter
- **Sonographie** der inneren Geschlechtsorgane
- **Kernspintomographie** des Schädels obligat!

> **Merke**
>
> Bei Pubertas praecox vera muss stets ein Hirntumor ausgeschlossen werden.

■ Therapie
Wegen der begleitenden psychischen Belastung und drohenden Kleinwuchses kann ein **LHRH-Analogon** als Depotpräparat verabreicht werden. Dadurch kommt es zur Suppression der hypophysären LH- und FSH-Sekretion. Bei sekundären Formen steht die Tumorbehandlung im Vordergrund.

> **Merke**
>
> Eines der Hauptprobleme bei Pubertas praecox ist die Diskrepanz zwischen somatischer und psychischer Entwicklung, die zu erheblichen psychosozialen Schwierigkeiten und bei Mädchen zur Gefahr des sexuellen Missbrauchs führen kann.

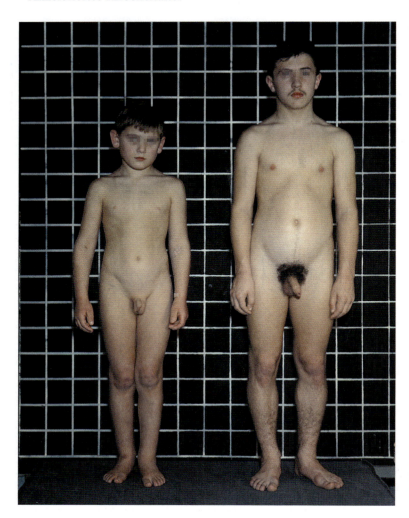

Abb. 5.10 Pubertas praecox vera bei einem 10 Jahre alten Jungen (rechts) im Vergleich zu einem gleichaltrigen gesunden Jungen (links): beschleunigtes Längenwachstum und Auftreten sekundärer Geschlechtsmerkmale.

5.7 Störungen der Sexualentwicklung

Pseudopubertas praecox

■ Pathophysiologie

Auftreten sekundärer Geschlechtsmerkmale durch Ausschüttung von Sexualsteroiden **ohne initialen Gonadotropinanstieg** bei infantilen Gonaden. Die Sexualhormone sind extragonadaler Herkunft oder werden in Gonadentumoren gebildet.

■ McCune-Albright-Syndrom

Café-au-Lait-Flecken, fibröse Knochendysplasie, GnRH-unabhängige Pseudopubertas praecox.

■ Familiäre Testotoxikose

Geschlechtsgebunden autosomal-dominant vererbt. Die gonadotropinunabhängige, frühe Reifung von Sertoli- und Leydig-Zellen führt zu Hodenvergrößerung und Spermatogenese, zur Entwicklung sekundärer Geschlechtsmerkmale und zum Testosteronanstieg im Plasma bei niedrigen Gonadotropinen. Nach GnRH-Stimulation ist kein Gonadotropinanstieg nachweisbar.

> **Merke**
>
> Bei Pseudopubertas praecox muss stets ein Gonaden- oder NNR-Tumor ausgeschlossen werden.

Prämature Pubarche

■ Ätiologie

Bei beiden Geschlechtern ist eine prämature Pubarche in 40 % der Fälle **Ausdruck eines heterozygoten 21-Hydroxylase-Defekts!** Außerdem kann sie durch hormonbildende Tumoren ausgelöst werden oder idiopathisch sein. Betroffen sind vor allem Mädchen zwischen 4 und 7 Jahren.

Prämature Thelarche

■ Ätiologie

Bei Mädchen erfolgt eine prämature Thelarche im 1. und 2. Lebensjahr als Reaktion auf die in diesem Alter physiologisch erhöhten Gonadotropin- und Östrogenspiegel. Eine isolierte prämature Thelarche ist bei älteren Mädchen idiopathisch.

■ Klinik

Es zeigt sich eine isolierte Brustentwicklung. Weitere Pubertätsmerkmale sind nicht nachweisbar, das Knochenalter ist nicht beschleunigt.

■ Diagnostik

- Gonadotropinkonzentrationen im Serum niedrig
- Östradiol im Serum niedrig
- Keine Östrogeneffekte im Vaginalabstrich
- Knochenalter: nicht beschleunigt.

■ Prognose

Meist erfolgt eine spontane Rückbildung des Befundes nach wenigen Monaten. Die Pubertät beginnt nicht verfrüht.

5.7.2 Pubertas tarda

■ Definition

Vollständiges Fehlen von Pubertätszeichen im Alter von 14 Jahren bei Mädchen und im Alter von 15 Jahren bei Jungen.

■ Ätiologie

- **Konstitutionelle Entwicklungsverzögerung**
- Gonadale Störungen: **hypergonadotroper Hypogonadismus**

Checkliste: Ätiologie der Pseudopubertas praecox.	
Isosexuelle Pseudopubertas praecox	
Mädchen (Östrogenproduktion)	**Jungen (Androgenproduktion)**
Autonome Ovarialzysten	Testotoxikose
McCune-Albright-Syndrom	Adrenogenitales Syndrom
Ovarialtumoren	Leydig-Zell-Tumor
Exogene Östrogenzufuhr	Teratom
	hCG-sezernierende Tumoren
	Exogene Androgenzufuhr
Heterosexuelle Pseudopubertas praecox	
Mädchen (Androgenproduktion)	**Jungen (Östrogenproduktion)**
Adrenogenitales Syndrom	Sertoli-Zell-Tumor
Nebennierenrindentumor	Exogene Östrogenzufuhr
Androgenproduzierender Tumor	
Exogene Androgenzufuhr	

5 Endokrinologie

- Hypothalamisch-hypohysäre Störungen: **hypogonadotroper Hypogonadismus**
- **Allgemeinpädiatrische Ursachen** wie Morbus Crohn, Zöliakie, chronische Nieren- und Herzerkrankungen, zystische Fibrose, Unterernährung, psychosoziale Vernachlässigung, Anorexia nervosa sowie Leistungssport und Gewichtsabnahme bei Mädchen.

Konstitutionelle Entwicklungsverzögerung

■ Epidemiologie
Die konstitutionelle Entwicklungsverzögerung ist die häufigste Ursache der verzögerten Pubertätsentwicklung. Sie tritt bei Jungen häufiger als bei Mädchen auf.

■ Ätiologie
Es handelt sich um eine funktionelle Variante der normalen Entwicklung mit verzögerter puberaler Reaktivierung des GnRH-Pulsgenerators. Die konstitutionelle Entwicklungsverzögerung tritt familiär gehäuft auf, d. h., häufig war ein Elternteil ebenfalls betroffen.

■ Klinik
Die gleichmäßige Verzögerung von Längenwachstum, Skelettreifung und sexueller Reifung ist für die konstitutionelle Entwicklungsverzögerung charakteristisch. Bei Geburt liegen Gewicht und Länge im Normbereich. In den ersten Lebensjahren ist die Wachstumsgeschwindigkeit deutlich vermindert, später normal oder niedrig normal. Die Pubertät tritt verspätet ein.

■ Diagnostik
- Familienanamnese! Häufig familiäre Neigung zu verspätetem Pubertätsbeginn
- Wachstumsgeschwindigkeit im unteren Normbereich
- Retardiertes Skelettalter
- Geschlechtshormone im infantilen Bereich, Gonadotropine durch GnRH nicht stimulierbar
- Verspäteter Anstieg von Androstendion und DHEA-S im Serum
- Prolaktinbestimmung: Ausschluss eines Prolaktinoms.

■ Therapie
Aus medizinischer Sicht ist eine Behandlung meist nicht notwendig. Häufig bestehen jedoch erhebliche psychische Probleme. In diesen Fällen können eine temporäre Testosterontherapie bei Jungen und eine niedrig dosierte Östrogentherapie bei Mädchen erwogen werden. Die Indikation sollte jedoch streng gestellt werden.

■ Prognose
Die Prognose ist ausgezeichnet. In der Regel tritt die Pubertät spontan ein. Die Endlänge ist normal, da der Wachstumsschub verspätet erfolgt und ein Wachstum wegen des verzögerten Knochenalters länger stattfinden kann.

> **Merke**
>
> Die konstitutionelle Entwicklungsverzögerung ist bei Mädchen und Jungen die häufigste Ursache der verzögerten Pubertätsentwicklung.

Hypogonadismus

Primärer, gonadaler, hypergonadotroper Hypogonadismus

■ Pathophysiologie
Der Defekt liegt im Bereich des Endorgans. Hierdurch kommt es zu einer verminderten oder fehlenden Sekretion peripherer Hormone. Der Feedbackmechanismus führt zu sekundär erhöhten Gonadotropinkonzentrationen.

■ Diagnostik
- Testosteron bzw. Östradiol niedrig
- FSH stark erhöht, LH erhöht
- Bei Jungen unzureichender Testosteronanstieg auf hCG-Gabe.

■ Therapie
Bei persistierendem Hypogonadismus wird die Pubertät nach Erreichen eines pubertätsreifen Alters mit Sexualsteroiden eingeleitet. Die Therapie soll den altersphysiologischen Ablauf der Pubertät imitieren.

Bei Anorchie ist meist bis zum Alter von 10 Jahren keine Therapie erforderlich. Ein Therapiebeginn mit Testosteron erfolgt bei Anstieg der basalen LH-Werte auf hypergonadotrope Werte. Bei Klinefelter-Syndrom mit ausgeprägtem Hypogonadismus und niedrigen Testosteronkonzentrationen wird eine parenterale Substitution mit Depottestosteron durchgeführt.

Bei Ullrich-Turner-Syndrom sollte eine Östrogensubstitution nicht vor einem Alter von 12 Jahren erfolgen, da hierdurch die Endgröße zusätzlich beeinträchtigt wird.

Sekundärer hypogonadotroper Hypogonadismus

■ Pathophysiologie
Der Defekt liegt im Bereich des Hypothalamus oder der Hypophyse. Hierdurch kommt es zu einer verminderten Sekretion von GnRH und/oder LH und FSH, woraus eine verminderte Sekretion peripherer Sexualhormone resultiert. Der sekundäre hypogonadotrope Hypogonadismus ist insgesamt seltener als der primäre hypergonadotrope Hypogonadismus.

Kallmann-Syndrom: hereditäre hypothalamische Störung mit Anosmie (Riechverlust) und isoliertem Gonadotropinmangel.

5.8 Störungen der sexuellen Differenzierung: Intersexualität

Checkliste: Differentialdiagnose hypergonadotroper Hypogonadismus.	
Bei phänotypisch männlichen Individuen	**Bei phänotypisch weiblichen Individuen**
Angeborene/erworbene bilaterale Anorchie	Ullrich-Turner-Syndrom
X-Chromatin-negative Gonadendysgenesie	Reine XX- und XY-Gonadendysgenesie
Testosteronbiosynthesedefekte	Testosteron-/Östrogenbiosynthesedefekte
Klinefelter-Syndrom	Ovarielle Insuffizienz nach Noxen
Noonan-Syndrom	Ovarielle Insuffizienz bei Systemerkrankung
Testikuläre Insuffizienz nach Noxen	Autoimmune polyglanduläre Insuffizienz
Testikuläre Insuffizienz bei Systemerkrankung	Inaktivierende FSH-Rezeptor-Gen-Mutationen
Autoimmune polyglanduläre Insuffizienz	Hyperandrogenämische Ovarialinsuffizienz
Inaktivierende LH-Rezeptor-Gen-Mutationen	Galaktosämie

Checkliste: Differentialdiagnose hypogonadotroper Hypogonadismus.	
Isolierter Ausfall der Gonadotropinwirkung	**Funktioneller Gonadotropinmangel**
Kallmann-Syndrom	Chronische Systemerkrankung
Inaktivierende GnRH-Rezeptor-Gen-Mutationen	Ernährungs- und Essstörungen
Isolierter LH-Mangel (z.B. LHβ-Gen-Mutation)	Hypothyreose, Diabetes mellitus
Isolierter FSH-Mangel (z.B. FSHβ-Gen-Mutation)	Prader-Willi-Syndrom
ZNS-Erkrankungen	**Idiopathische Formen**
Tumoren, z.B. Kraniopharyngeom	
Bestrahlung	
Infektion	
Trauma	

■ **Diagnostik**
- Testosteron bzw. Östradiol niedrig, FSH und LH niedrig
- Fehlender Gonadotropinanstieg bei Stimulation mit GnRH (hypophysärer Defekt)
- Ausschluss Panhypopituitarismus: fT_4, TSH, Kortisol, ACTH
- Fundusspiegelung
- Kernspintomographie des Schädels: Tumorsuche

■ **Therapie**
Bei persistierendem Hypogonadismus wird die Pubertät nach Erreichen eines pubertätsreifen Alters mit Sexualsteroiden eingeleitet.

5.7.3 Pubertätsgynäkomastie

■ **Epidemiologie**
Eine Pubertätsgynäkomastie tritt bei 60 % der 14-jährigen Jungen auf.

■ **Ätiologie**
Es handelt sich um eine temporäre Imbalance des Verhältnisses von Testosteron zu Östrogenen.

■ **Klinik**
Die Pubertätsgynäkomastie manifestiert sich als ein- oder doppelseitige Schwellung der Brustdrüsenkörper, die oft mit einer Druckschmerzhaftigkeit verbunden ist.

■ **Diagnostik**
- Testosteron, Östradiol, Prolaktin im Normbereich
- Klinefelter-Syndrom ausschließen!
- Exogene Östrogeneinflüsse ausschließen!
- Exakte Dokumentation von Größe und Form.

■ **Therapie**
Die wichtigste therapeutische Maßnahme besteht in der eingehenden Aufklärung des Patienten und seiner Eltern über die Harmlosigkeit und die gute Prognose der Veränderung. Nur bei extremer psychischer Belastung kommt eine Therapie mit synthetischen Antiöstrogenen oder eine operative Entfernung in Frage.

■ **Prognose**
Meist kommt es innerhalb von 2–3 Jahren zu einer spontanen Rückbildung der Gynäkomastie.

5.8 Störungen der sexuellen Differenzierung: Intersexualität

■ **Physiologie**
Das innere und äußere Genitale ist bipotenziell angelegt. Bis zur 6. SSW ist die Gonade undifferenziert.

Männliche Entwicklung

Liegt ein Y-Chromosom vor, differenziert sich die neutrale Gonadenanlage zum Hoden. Für die Testisentwicklung ist das *SRY*-Gen auf dem kurzen Arm des Y-Chromosoms entscheidend. Bei vorhandenem Y-Chromosom und *SRY*-Gen erfolgt die Differenzierung von Sertoli-Zellen und Leydig-Zellen in der Gonadenanlage. Die **Sertoli-Zellen** produzieren in der 8. SSW das **Anti-Müller-Hormon,** das die Entwicklung der aus den Müller-Gängen entstehenden Strukturen, also Uterus, Tuben und obere Vagina, unterdrückt. Die **Leydig-Zellen** sezernieren ab der 8. SSW Testosteron, wodurch es zur Erhaltung der **Wolff-Strukturen** kommt: Es entstehen Nebenhoden, Ductus deferens, Ampullen und Samenblasen.

Weibliche Entwicklung

Fehlt das Y-Chromosom oder ist das *SRY*-Gen mutiert oder deletiert, differenziert sich die neutrale Gonadenanlage zum **Ovar** mit Ausbildung von Oogonien (3. Monat) und von Primordialfollikeln (5. Monat). In der Frühschwangerschaft erfolgt die Rückbildung der Wolff-Strukturen. Es entstehen Uterus, Tuben und obere Vagina aus dem **Müller-Gang** sowie distale Vagina und Vulva aus dem Sinus urogenitalis.

Hermaphroditismus verus

Definition
Gonadale Intersexualität mit gleichzeitigem Vorhandensein von Ovar- und Testesgewebe unabhängig vom genetischen Geschlecht.

Ätiologie und Pathogenese
- Geschlechtschromosomenmosaike
- Translokationen des Y-Chromosoms auf Autosomen oder X-Chromosom
- Translokation des *SRY*-Gens auf Autosomen oder X-Chromosom
- 46,XX/46,XY-Chimärismus durch doppelte Fertilisierung oder Fusion zweier normal fertilisierter Eizellen
- Karyotyp meist 46,XX.

Klinik
Das äußere Genitale kann alle Übergänge zwischen männlich und weiblich zeigen (→ Abb. 5.11). In 50 % der Fälle bestehen Leistenhernien, in denen Testes oder Ovotestes liegen. Die Entwicklung des inneren Genitales entspricht der ipsilateralen Gonade. In der Pubertät kommt es oft zu einer partiellen Virilisierung und Gynäkomastie, häufig auch zu Regelblutungen.

Diagnostik
- Chromosomenanalyse und Karyotypbestimmung
- Nachweis testikulären Gewebes durch Stimulation mit hCG
- Diagnosestellung durch histologischen Nachweis beider Gewebstypen.

Pseudohermaphroditismus femininus

Definition
Weibliches chromosomales Geschlecht und weibliches inneres Genitale bei virilisiertem äußeren Genitale.

Ätiologie
Ursache ist eine intrauterine Androgenwirkung auf weibliche Feten, wobei ein kongenitales adrenogenitales Syndrom die häufigste Ursache ist. Eine transplazentare Virilisierung weiblicher Feten kann auch durch exogene oder endogene mütterliche Androgene während der Schwangerschaft (Medikamente, Zysten oder Tumoren) entstehen.

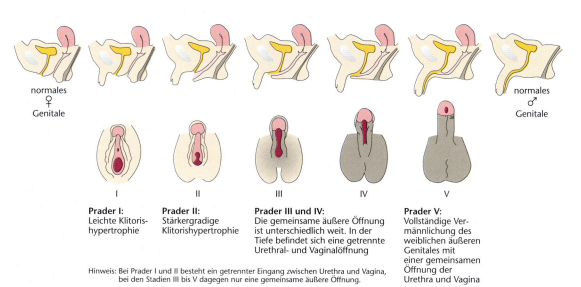

Abb. 5.11: Einteilung des intersexuellen Genitales nach Prader.

5.8 Störungen der sexuellen Differenzierung: Intersexualität

■ Klinik

Typischerweise besteht eine Virilisierung des äußeren Genitales mit Klitorishypertrophie und Sinus urogenitalis.

■ Diagnostik

- Chromosomenanalyse und Karyotypbestimmung
- Testosteron, Östradiol, Gonadotropine im Serum
- 17-OH-Progesteron im Serum und im Urin
- hCG-Test: Anstieg von Testosteron?
- Biopsie: histologische Untersuchung der Gonaden.

Pseudohermaphroditismus masculinus

■ Definition

Männliches chromosomales Geschlecht und männliches inneres Genitale bei inkomplett virilisiertem, unklarem oder komplett feminisiertem äußerem Genitale.

■ Ätiologie

- Inkomplette und reine Gonadendysgenesie
- Androgenresistenz
- Testosteronbiosynthesedefekte
- Leydig-Zell-Hypoplasie.

Inkomplette und reine Gonadendysgenesie

■ Ätiologie

Es handelt sich um eine Differenzierungsstörung der Testes. Gonaden und Karyotyp sind männlich, Müller-Strukturen sind vorhanden.

■ Klinik

Das Genitale ist intersexuell. Bei reiner (kompletter) Gonadendysgenesie besteht ein weiblicher Phänotyp.

■ Diagnostik

- Inkomplette Gonadendysgenesie: hCG-Test: Anstieg von Testosteron variabel, Gonadotropinkonzentrationen variabel
- Reine Gonadendysgenesie: hCG-Test: kein Anstieg von Testosteron, Gonadotropinkonzentrationen meist erhöht.

Androgenresistenz

■ Ätiologie

Häufigste Sexualdifferenzierungsstörung durch X-chromosomal-rezessiv vererbten kompletten oder partiellen Androgenrezeptordefekt.

■ Klinik

Die Androgenresistenz führt zur **testikulären Feminisierung**. Bei Geburt ist das Genitale weiblich. Die Vagina endet blind, Uterus und Tuben fehlen (Anti-Müller-Hormon). Das innere Genitale ist männlich, Hoden sind oft inguinal, in den Labien oder in Leistenhernien tastbar. Sie können auch intraabdomi-

nell liegen. In der Pubertät kommt es zur normalen Brustentwicklung, der Habitus ist weiblich. Dabei besteht jedoch eine primäre Amenorrhö, und die Scham- und Achselbehaarung fehlt: **„hairless women"**.

■ Diagnostik

- Testosteron und LH im Serum stark erhöht (erst nach der Pubertät!)
- Biochemische Rezeptoranalyse in kultivierten Genitalhautfibroblasten
- Mutationsnachweis im Androgenrezeptorgen.

■ Therapie

Eine operative Hodenentfernung sollte wegen der Gefahr der malignen Entartung noch vor der Pubertät erfolgen. Außerdem erhalten die Patienten eine Östrogensubstitution.

Testosteronbiosynthesedefekte

■ Ätiologie

Autosomal-rezessiv vererbte Defekte von Enzymen der Testosteronbiosynthese (17/20-Lyase des Enzymkomplexes P450C17 oder 17β-Hydroxysteroid-Dehydrogenase) führen durch verminderte Testosteronproduktion zu unzureichender Virilisierung genetisch männlicher Individuen. Im Gegensatz zur Gonadendysgenesie kommt es zu einer vollständigen Regression der Müller-Gänge.

■ Klinik

Das Genitale ist weiblich oder intersexuell, die Vagina endet blind. In Abhängigkeit vom vorliegenden Enzymdefekt kann begleitend eine Nebennierenrindeninsuffizienz auftreten.

■ Diagnostik

Mutationsanalyse des Gens, welches das Typ-3-Isoenzym der 17β-Hydroxysteroid-Dehydrogenase kodiert.

5α-Reduktase-Defekt

■ Ätiologie

Es handelt sich um einen autosomal-rezessiv vererbten Defekt in der Metabolisierung von Testosteron zu Dihydrotestosteron. Der Dihydrotestosteronmangel führt zu einer Störung der Maskulinisierung.

■ Klinik

Klassischerweise besteht ein fast weibliches äußeres Genitale mit einer kurzen, blind endenden Vagina. Während der Pubertät erfolgt eine Maskulinisierung durch Testosteron, die so ausgeprägt sein kann, dass einige Patienten einen Geschlechtsrollenwechsel von weiblich zu männlich vollziehen. Die Fertilität kann trotz eingeschränkter Spermatogenese erhalten sein!

Therapie der Intersexualität

Die Therapie der Intersexualität ist komplex. Einerseits wird eine möglichst frühe eindeutige Geschlechtszuweisung angestrebt, um die psychologische Belastung der Eltern und später des Kindes so gering wie möglich zu halten. Andererseits erfolgt damit die Entscheidung zu einem Zeitpunkt, an dem viele Einzelheiten über die individuelle Ausprägung der einzelnen Störung noch nicht bekannt sind und das Neugeborene das eigene Erleben und die eigenen Wünsche noch nicht einbringen kann. Aus diesem Grund wird heute versucht, nach bestmöglicher Erfassung der zugrunde liegenden Störung im Konsens mit den Eltern eine Geschlechtszuweisung zu treffen. Irreversible chirurgische Eingriffe werden aber nach Möglichkeit erst dann durchgeführt, wenn das betroffene Individuum selbst über seine Geschlechtsidentität entscheiden kann. Eine Ausnahme stellen virilisierte Mädchen mit AGS dar, die sich in aller Regel später weiblich orientieren und vor diesem Hintergrund in den meisten Zentren im 2. oder 3. Lebensjahr operiert werden. Grundsätzlich gilt, dass zusätzlich bei vielen Störungen eine hormonelle Substitutionstherapie erforderlich ist. Die langfristige psychologische Betreuung von Patienten und Eltern ist von besonderer Bedeutung.

⊞ 006 IMPP-Fragen

6 Stoffwechselerkrankungen

Inhaltsverzeichnis

6.1 Störungen des Stoffwechsels aromatischer Aminosäuren 89

    6.1.1 Hyperphenylalaninämien 89
    6.1.2 Tyrosinämien 93

6.2 Störungen des Stoffwechsels schwefelhaltiger Aminosäuren 95

6.3 Störungen des Stoffwechsels der verzweigtkettigen Aminosäuren Leucin, Isoleucin und Valin 97

6.4 Störungen des Stoffwechsels von Lysin, Hydroxylysin und Tryptophan 101

6.5 Störungen des Harnstoffzyklus 102

6.6 Störungen des Glycinstoffwechsels ... 104

6.7 Störungen des Kohlenhydratstoffwechsels 105

    6.7.1 Hypoglykämien 106
    6.7.2 Diabetes mellitus 110
    6.7.3 Glykogenspeichererkrankungen ... 116
    6.7.4 Störungen des Galaktosestoffwechsels 120

6.7.5 Störungen des Fruktosestoffwechsels 122
6.7.6 Störungen des Glukosetransports .. 124

6.8 Störungen des Transports und der Oxidation von Fettsäuren 125

    6.8.1 Carnitintransporterdefekt 125
    6.8.2 Medium-Chain-Acyl-CoA-Dehydrogenase-(MCAD-)Defekt 126

6.9 Speichererkrankungen 127

    6.9.1 Heteroglykanosen 128
    6.9.2 Sphingolipidosen 130

6.10 Peroxisomale Erkrankungen 134

    6.10.1 Defekte der peroxisomalen Biogenese 134
    6.10.2 Defekte peroxisomaler Proteine 136

6.11 Lipoproteinstoffwechselstörungen ... 137

    6.11.1 Hyperlipoproteinämien 137
    6.11.2 Hypolipoproteinämien 141

6.12 Harnsäurestoffwechselstörungen 142

    6.12.1 Lesch-Nyhan-Syndrom 142
    6.12.2 Xanthinurie 142

6.1 Störungen des Stoffwechsels aromatischer Aminosäuren

6.1.1 Hyperphenylalaninämien

■ **Definition**

Erhöhung der Plasmaphenylalaninkonzentration über 120 µmol/l bei einer Phenylalanin-Tyrosin-Ratio > 3. Sie entsteht entweder durch eine Funktionseinschränkung des Enzyms Phenylalaninhydroxylase (PAH, 98 %) oder durch eine Störung der Biosynthese oder Regeneration des Kofaktors der Phenylalaninhydroxylase, Tetrahydrobiopterin (BH$_4$, 2 %). Unbehandelt führen die zugrunde liegenden Erkrankungen in der Regel zu schwerer psychomotorischer Retardierung.

■ **Klassifikation**

- Defekt der PAH ohne BH$_4$-Sensitivität
- Hyperphenylalaninämie mit BH$_4$-Sensitivität
  - Defekt der PAH mit BH$_4$-Sensitivität

- Defekt der Biosynthese oder Regeneration von BH$_4$
- Transitorische Hyperphenylalaninämie
- Sekundäre Hyperphenylalaninämie (z. B. bei schwerer Hepatopathie).

Defekte der Phenylalaninhydroxylase (PAH)

■ **Definition**

Der autosomal-rezessiv vererbte Defekt der Phenylalaninhydroxylase ist die häufigste genetisch bedingte Aminosäurestoffwechselstörung, die unbehandelt zu schwersten neurologischen Symptomen führt, bei frühzeitig beginnender und konsequent durchgeführter diätetischer Behandlung jedoch mit einer altersentsprechenden Entwicklung einhergeht.

In Abhängigkeit von der Enzymrestaktivität werden drei verschiedene klinische Schweregrade unterschieden (→ Tab. 6.1).

6 Stoffwechselerkrankungen

Tab. 6.1 Klinische Klassifikation bei Defekt der PAH.

	Plasmaphenylalaninkonzentration vor Therapie	Aktivität der PAH
Klassische Phenylketonurie	> 1200 µmol/l	< 1 %
Milde Phenylketonurie	600–1200 µmol/l	1–3 %
Milde Hyperphenylalaninämie	120–600 µmol/l	3–10 %

▪ Epidemiologie
Der Phenylalaninhydroxylasemangel ist mit einer Häufigkeit von 1 : 6000 die häufigste genetisch bedingte Aminosäurestoffwechselstörung.

▪ Ätiologie
Mutationen im *PAH*-Gen, das auf Chromosom 12 lokalisiert ist, verursachen den Phenylalaninhydroxylasemangel. Mehr als 500 Mutationen sind bekannt.

▪ Pathogenese
Bei verminderter Aktivität der **PAH**, die die Umwandlung von Phenylalanin zu Tyrosin katalysiert, kommt es zu einer Akkumulation von Phenylalanin in Zellen und Körperflüssigkeiten. Tyrosin wird damit zur essenziellen Aminosäure. Das überschüssige Phenylalanin wird zu **Phenylpyruvat, Phenyllaktat** und **Phenylazetat** (Phenylketone) abgebaut, die renal ausgeschieden werden. Die hohe Plasmaphenylalaninkonzentration hemmt die Aktivitäten der Tyrosin- und Tryptophanhydroxylase: Es kommt zu einem **Defizit der Neurotransmitter** Dopamin, Serotonin, Noradrenalin und Adrenalin sowie von Melanin (→ Abb. 6.1). Die irreversible Schädigung von Hirnstrukturen führt zu mentaler Retardierung. Intermittierende hohe Phenylalaninkonzentrationen verursachen reversible toxische Effekte im Sinne von neuropsychologischen Auffälligkeiten. Die zugrunde liegenden Mechanismen sind nicht vollständig geklärt.

▪ Hypothesen zur Pathogenese des Zerebralschadens
- Phenylalanin hemmt den Transport anderer Aminosäuren über die Blut-Hirn-Schranke, wodurch es zu einer Störung der intrazerebralen Proteinsynthese und Myelinisierung kommt.
- Phenylalanin hemmt die ATP-Sulfurylase, hierdurch kommt es zu einem vermehrten Myelinabbau.
- Der Enzymdefekt ist mit einer Beeinträchtigung der Neurotransmittersynthese assoziiert.

▪ Klinik der unbehandelten Phenylketonurie (PKU)
Neugeborene mit klassischer PKU sind klinisch unauffällig. Unbehandelte Kleinkinder haben häufig **blonde Haare**, helle Haut und blaue Augen, leiden oft an **ekzematösen Hautveränderungen** und weisen einen pferdestallähnlichen Uringeruch (Phenylessigsäure) auf (→ Abb. 6.2). Im 2. Lebenshalbjahr entwickelt sich ein hochgradiger, progredienter **mentaler Entwicklungsrückstand**. **Zerebrale Krampfanfälle**, Pyramidenbahnzeichen (gesteigerte Muskeleigenreflexe) und extrapyramidale Störungen (erhöhter Muskeltonus) sind häufig. Das Bewegungsmuster ist **hyperkinetisch**, **Verhaltensauffälligkeiten** mit aggressivem Verhalten treten regelmäßig auf. Vor Einführung der diätetischen Therapie wurden die meisten Patienten in einer geschlossenen Behinderteneinrichtung untergebracht.

Bei Patienten mit milder PKU und insbesondere mit milder Hyperphenylalaninämie ist das Risiko einer geistigen Behinderung deutlich geringer.

▪ Diagnostik
- **Quantitative Bestimmung von Phenylalanin** im **Neugeborenenscreening** am 3. Lebenstag!
- Zur Diagnosebestätigung sollte die umgehende stationäre Aufnahme des Kindes in ein spezialisiertes Stoffwechselzentrum erfolgen. Bei bestätig-

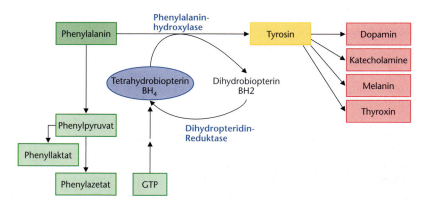

Abb. 6.1: Stoffwechsel von Phenylalanin und Tetrahydrobiopterin.

6.1 Störungen des Stoffwechsels aromatischer Aminosäuren

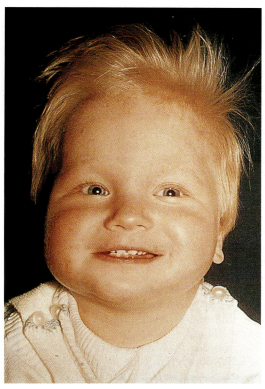

Abb. 6.2: 12 Monate alter Junge mit unbehandelter Phenylketonurie: Entwicklungsrückstand, Ekzemneigung, blonde Haare, blaue Augen.

ter Hyperphenylalaninämie (Werte → „klinische Klassifikation", → Tab. 6.1) mittels **Aminosäurenanalyse** müssen sekundäre Formen **(Leberfunktionsdiagnostik)** ausgeschlossen werden. Darüber hinaus muss zur Klassifikation des Defekts vor Therapiebeginn eine Untersuchung auf BH_4-Sensitivität erfolgen.

- **Untersuchung auf BH_4-Sensitivität:** In jüngster Zeit wurde bekannt, dass pharmakologische Dosen von BH_4 nicht nur bei Patienten mit BH_4-Mangel durch Defekt der Synthese oder Regeneration des Kofaktors, sondern auch bei der überwiegenden Mehrzahl der Patienten mit milderen Phänotypen eines PAH-Defekts ohne BH_4-Mangel und bei einigen Patienten mit klassischer PKU zu einem Absinken der Plasmaphenylalaninkonzentration führen. Bei jedem Patienten mit Hyperphenylalaninämie wird daher **vor Beginn der Diät** ein BH_4-Belastungstest durchgeführt: Verabreichung von **BH_4 20 mg/kg KG p.o. und Messung der Plasmaphenylalaninkonzentration** vor Verabreichung von BH_4 sowie 4, 8, 15 und 24 h nach Gabe von BH_4. Kommt es zu einem Abfall der Plasmaphenylalaninkonzentration um mindestens 30 %, liegt eine BH_4-sensitive Hyperphenylalaninämie (BH_4-sensitiver Defekt der PAH oder Defekt der Synthese oder Regeneration von BH_4) vor.
- **Mutationsanalyse** des *PAH*-Gens: Die Genotypisierung erlaubt Rückschlüsse auf die Schwere des klinischen Verlaufs, die Korrelation zum Phänotyp ist jedoch nicht immer konsistent. Die DNA-Analyse kann auch zur pränatalen Diagnostik eingesetzt werden. Die Indikation zur pränatalen Diagnostik bei Phenylketonurie ist jedoch wegen der guten Behandelbarkeit der Erkrankung überaus umstritten.

■ Therapie des PAH-Defekts ohne BH_4-Sensitivität

Phenylalaninfreie Diät: In den ersten Tagen nach Diagnosestellung wird zur raschen Senkung der stark erhöhten Plasmaphenylalaninkonzentration eine phenylalaninfreie Säuglingsnahrung (P-AM Analog® oder PKU-Mix®) gefüttert.

Phenylalaninarme Diät: Nach Abfall der Plasmaphenylalaninkonzentration (< 600 µmol/l) wird mit der phenylalaninarmen Diät begonnen. Da Phenylalanin eine essenzielle Aminosäure ist, darf es nicht vollständig aus der Nahrung entfernt werden. Hierzu werden entsprechend der individuellen Phenylalanintoleranz kleine Mengen Muttermilch oder handelsübliche Säuglingsnahrung im Wechsel mit phenylalaninfreier Milch gefüttert.

Später müssen besonders eiweißreiche Nahrungsmittel (Fleisch, Fisch, Milchprodukte) vollständig gemieden werden (weitgehend **vegetarische Diät**). Back- und Teigwaren aus speziellem eiweißarmem Mehl und andere eiweißarme Spezialnahrungsmittel kommen zum Einsatz.

Wegen der geringen erlaubten täglichen Zufuhr an natürlichem Protein muss eine **Eiweißsubstitution mit phenylalaninfreiem Aminosäurengemisch** erfolgen, das mit Tyrosin, Vitaminen, Mineralstoffen und Spurenelementen angereichert ist (P-AM®, PKU®). Der Geschmack dieser Präparate ist sehr unangenehm.

■ Therapie des PAH-Defekts mit BH_4-Sensitivität

Bei diesen Patienten kann auf die Durchführung einer Diät verzichtet werden. Die Verabreichung von BH_4 in einer Dosierung von 10–15 mg/kg/d führt in der Regel zu einer zufriedenstellenden Senkung der Plasmaphenylalaninkonzentration. In Europa erfolgt die Therapie noch im Rahmen klinischer Studien, da das Medikament derzeit in der Schweiz nur zu diagnostischen Zwecken und lediglich in Japan zu therapeutischen Zwecken zugelassen ist.

> **Merke**
>
> Der Ersatz der Diät durch eine Kofaktortherapie bei BH_4-sensitiven Formen des PAH-Defekts führt zu einem erheblichen Gewinn an Lebensqualität.

■ Therapieziele
- 1.–10. Lebensjahr:
Plasmaphenylalanin 42–240 µmol/l

6 Stoffwechselerkrankungen

- 11.–16. Lebensjahr:
  Plasmaphenylalanin 42–900 µmol/l
- > 16 Jahre: Plasmaphenylalanin 42–1 200 µmol/l.

Therapieüberwachung

Hierzu werden regelmäßige Bestimmungen der Plasmaphenylalaninkonzentration aus Kapillarblut (zunächst täglich, dann wöchentlich, dann monatlich) durchgeführt. Die Blutentnahme erfolgt in der Regel durch die Eltern, die Proben werden per Post verschickt.

Therapiedauer

Mit der Therapie sollte unbedingt innerhalb der ersten 2 Lebenswochen begonnen werden. Auch durch einen späten Behandlungsbeginn bei symptomatischen Kindern (z.B. Kinder von Einwanderern aus Ländern, in denen es kein Neugeborenenscreening gibt) kann die Intelligenzentwicklung noch positiv beeinflusst und die neurologische Symptomatik gebessert werden.

Bei der früher üblichen Lockerung oder sogar vollständigen Beendigung der Diät im Pubertätsalter unter der Vorstellung der abgeschlossenen Hirnreifung wurden schlechte Erfahrungen im Sinne auftretender Konzentrationsschwäche, von Leistungsabfall und Verhaltensstörungen gemacht. Daher sollte die **Therapie lebensbegleitend** durchgeführt werden.

> **Merke**
>
> Therapie bei Phenylketonurie: Beginn so früh wie möglich, Einhaltung so streng wie möglich, Dauer lebensbegleitend.

Prognose

Unter strikter, im 1. Lebensmonat begonnener phenylalaninarmer Diät kommt es zu einer nahezu altersentsprechenden geistigen und körperlichen Entwicklung.

Defekte der Biosynthese oder Regeneration von BH$_4$

Etwa 2 % aller Hyperphenylalaninämien werden durch Defekte von Enzymen der Biosynthese (GTP-Cyclohydrolase, 6-Pyruvoyl-Tetrahydropterin-Synthase) oder der Regeneration von BH$_4$ (Dihydropteridinreduktase, Pterin-Carbinolamin-Dehydratase) verursacht. Früher sprach man auch von „atypischer PKU". Bei Defekt der Sepiapterinreduktase fehlt die begleitende Hyperphenylalaninämie.

Pathogenese

BH$_4$ ist Kofaktor der Phenylalanin-, Tyrosin- und Tryptophanhydroxylase. Folgen eines BH$_4$-Mangels sind eine **Hyperphenylalaninämie** sowie ein **Mangel der Neurotransmitter** Dopamin, Serotonin, Noradrenalin und Adrenalin, der das klinische Bild prägt. Außerdem kommt es zu einer Akkumulation abnormer Pterine.

Klinik

Der Neurotransmittermangel führt zum **infantilen Parkinsonismus**: Hypokinesie, Hypomimie, Stammhypotonie, Extremitätenhypertonie, Schluckbeschwerden mit Hypersalivation, okulogyre Krisen, Myoklonien, choreoathetotische Bewegungsstörung. Bei ausbleibender Therapie kommt es zu einer hochgradigen motorischen und mentalen Entwicklungsverzögerung.

Diagnostik

Wegen der erheblichen therapeutischen Konsequenzen ist bei jeder im Screening entdeckten Hyperphenylalaninämie der Ausschluss eines BH$_4$-Mangels erforderlich!

- **Oraler BH$_4$-Belastungstest:** Bei Vorliegen eines Defekts der Synthese oder Regeneration von BH$_4$ fällt die Plasmaphenylalaninkonzentration nach Gabe von BH$_4$ ab.
- Bestimmung der Pterine im Urin: Nachweis pathologischer Konzentrationen von Biopterin und Neopterin
- Aktivität der Dihydropteridinreduktase in Erythrozyten
- Bestimmung von biogenen Aminen und Pterinen im Liquor.

Therapie

BH$_4$ wird zur Senkung der Plasmaphenylalaninkonzentration verabreicht. Zur Überwindung der Blut-Hirn-Schranke sind sehr hohe BH$_4$-Dosen erforderlich, die im klinischen Alltag nicht eingesetzt werden können. Daher erhalten alle Patienten mit atypischer PKU **Neurotransmittervorstufen**: L-Dopa, Carbidopa, 5-OH-Tryptophan.

Bei Defekt der Dihydropteridinreduktase ist BH$_4$ wirkungslos, da es zu BH$_2$ oxidiert wird und durch den Enzymdefekt keine Wiederherstellung von BH$_4$ möglich ist. Patienten mit diesem Defekt erhalten eine phenylalaninarme Diät und Neurotransmittervorstufen.

Prognose

Sie ist umgekehrt proportional zum Alter bei Therapiebeginn, jedoch insgesamt sehr viel heterogener als bei Defekt der PAH. Insbesondere bei den BH$_4$-Synthese-Defekten treten trotz früh einsetzender und adäquat durchgeführter Therapie nicht selten neurologische Residualsymptome auf.

Maternale Phenylketonurie

Definition

Embryofetopathie durch Hyperphenylalaninämie der Schwangeren.

Pathogenese
Hohe mütterliche Plasmaphenylalaninkonzentrationen führen zu einer Schädigung des Fetus. Das Ausmaß der Schädigung hängt von der Höhe der mütterlichen Plasmaphenylalaninkonzentration ab.

Klinik
Die Leitsymptome sind **niedriges Geburtsgewicht**, **Mikrozephalie** und angeborene **Herzfehler**. In der weiteren Folge tritt häufig eine mentale Retardierung auf, wobei der IQ-Wert umgekehrt proportional zur mütterlichen Plasmaphenylalaninkonzentration in der Schwangerschaft ist.

Prophylaxe
Die fetale Schädigung kann nur durch eine präkonzeptionell begonnene und über den gesamten Schwangerschaftsverlauf konsequent beibehaltene, strikt phenylalaninarme Diät verhindert werden.

Procedere
Bei PKU-Patientinnen sollte zunächst eine konsequente Schwangerschaftsverhütung erfolgen. Bei bestehendem Kinderwunsch wird die Diät stark intensiviert. Bei konstant im Zielbereich liegenden Plasmaphenylalaninkonzentrationen (120–240 µmol/l) werden die Kontrazeptiva abgesetzt. Bei eingetretener Schwangerschaft erfolgt die strikte diätetische Weiterbehandlung bis zur Entbindung.

> **Merke**
>
> Zur Verhütung der fetalen Schädigung bei maternaler PKU ist eine strenge Diäteinstellung **vor und während** der Schwangerschaft erforderlich!

6.1.2 Tyrosinämien

Definition
Angeborene Defekte von Enzymen des Tyrosinstoffwechsels, die zu umschriebenen Krankheitsbildern mit Beteiligung der Leber, der Nieren, der Augen oder der Haut führen.

Tyrosinämie Typ I (hepatorenale Tyrosinämie)

Definition
Autosomal-rezessiv vererbter Defekt der Fumarylazetoazetathydrolase, der zu hepatischen, renalen und neurologischen Symptomen führt.

Epidemiologie
Die Häufigkeit beträgt 1 : 700 in Quebec und 1 : 50 000 in Norwegen.

Pathogenese
Der Enzymdefekt durch Mutationen im ***FAH*-Gen** führt zu einer Akkumulation von Fumarylazetoazetat und Maleylazetoazetat, die zu den hepatotoxischen Metaboliten Sukzinylazetoazetat und Sukzinylazeton verstoffwechselt werden. Sukzinylazeton hemmt die 5-Aminolävulinsäure-Dehydratase, wodurch es bei Tyrosinämie Typ I zu einer massiv vermehrten Ausscheidung von 5-Aminolävulinsäure kommt, die das Auftreten porphyrieähnlicher Symptome erklärt (→ Abb. 6.3).

Klinik
Akute Form: Sie kommt häufiger vor und manifestiert sich in den ersten Lebenswochen mit einer akuten Lebererkrankung, die zu Erbrechen, Ikterus, Hepatomegalie, Ödemen, Aszites, Hypoglykämie und einer schweren Gerinnungsstörung mit Blutungsneigung führt. Die Erkrankung schreitet rasch zum terminalen Leberversagen fort.
Chronische Form: Schleichend entwickeln sich eine Gedeihstörung, ein Wachstumsrückstand, eine progressive Lebererkrankung mit Blutungsneigung, eine Rachitis durch renal-tubuläre Dysfunktion (De-Toni-Debré-Fanconi-Syndrom) und eine Niereninsuffizienz.

Komplikationen
Ohne medikamentöse Therapie kommt es zu einer Leberzirrhose mit terminalem Leberversagen. Ein hepatozelluläres Karzinom tritt bei unbehandelten Patienten, die nicht bereits im frühen Säuglingsalter im Rahmen einer akuten Krise verstorben sind, typischerweise im Kleinkind- bis Schulalter auf.

Diagnostik
- Hypoglykämie, Hyperbilirubinämie, Hypoproteinämie
- Aktivitäten der Aminotransferasen erhöht

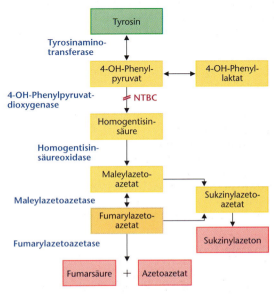

Abb. 6.3: Der Tyrosinstoffwechsel.

6 Stoffwechselerkrankungen

- Gerinnungsstörung: Quick erniedrigt, PTT verlängert, Fibrinogen, ATIII und die Aktivitäten weiterer Gerinnungsfaktoren erniedrigt
- α-Fetoprotein erhöht (nur bei erhaltener Leberfunktion!)
- Tyrosin und Methionin im Plasma erhöht
- Hyperaminoazidurie, Glukosurie, Hyperphosphaturie: Fanconi-Syndrom
- **Sukzinylazeton** im Urin und im Plasma erhöht (spezifischer Parameter!)
- 5-Aminolävulinsäure im Urin erhöht
- Enzymaktivitätsmessung in Leber oder Fibroblasten
- DNA-Analyse: **FAH-Gen** auf Chromosom 15
- **Pränatale Diagnostik:** Bestimmung der Aktivität der Fumarylazetoazetase in Chorionzotten, Messung von Sukzinylazeton im Fruchtwasser, Mutationsanalyse, sofern die Mutation beim Indexpatienten bekannt ist.

Differentialdiagnose
- Transitorische Tyrosinämie
- Tyrosinämie Typ II
- Hereditäre Fruktoseintoleranz
- Galaktosämie
- Riesenzellhepatitis
- Neonatale Hämochromatose
- Neonatale Infektionen.

Merke
Jedes Leberversagen im Kindesalter sollte an eine Tyrosinämie Typ I denken lassen.

Therapie
NTBC-Therapie: Diese sehr erfolgreiche medikamentöse Therapie hat das therapeutische Vorgehen bei Patienten mit Tyrosinämie Typ I revolutioniert. NTBC [2-(2-Nitro-4-Trifluoro-Methylbenzoyl)-1,3-Cyclohexandion] ist ein Herbizid, das die 4-Hydroxyphenylpyruvat-Dioxygenase hemmt. Hierdurch wird die Bildung der toxischen Metaboliten Maleylazetoazetat, Fumarylazetoazetat, Sukzinylazetoazetat und Sukzinylazeton verhindert.
Tyrosinarme, phenylalaninarme und methioninarme Diät: Sie sollte auch bei NTBC-Therapie durchgeführt werden, weil es durch die Hemmung der 4-Hydroxyphenylpyruvat-Dioxygenase zu einer Hypertyrosinämie kommt.
Lebertransplantation: Bei frühzeitiger Therapie mit NTBC kann in vielen Fällen auf diese früher einzige effektive Therapieoption verzichtet werden.

Tyrosinämie Typ II (Richner-Hanhart-Syndrom)

Definition
Erhöhung von Tyrosin im Plasma durch die seltene, autosomal-rezessiv vererbte Aktivitätsminderung der Cytosol-Tyrosinaminotransferase in der Leber mit Manifestation an der Haut und an den Augen (okulokutane Form).

Pathogenese
Durch den Defekt der Tyrosinaminotransferase im Leberzytosol kommt es zu einer Akkumulation von Tyrosin im Plasma und im Liquor. Die Kornealäsionen werden durch kristalline Tyrosinablagerungen verursacht.

Klinik
Im Bereich der **Haut** (80 %) kommt es zu palmaren und plantaren schmerzhaften, nicht juckenden Hyperkeratosen. Selten besteht eine Hyperhidrosis. Im Bereich der **Augen** (75 %) kommt es in den ersten Lebensmonaten zu kornealen herpetiformen Erosionen und Ulzerationen, die zu Lakrimation, Photophobie und Rötung führen. Als **neurologische Komplikation** (60 %) kann eine mentale Retardierung auftreten.

Diagnostik
- Tyrosin im Plasma stark erhöht ($> 1200\,\mu mol/l$ diagnostisch)
- 4-Hydroxyphenylpyruvat, -laktat und -azetat im Urin erhöht
- Enzymaktivitätsbestimmung aus Lebergewebe
- DNA-Analyse.

Therapie
Durch eine **tyrosin- und phenylalaninarme Diät** kommt es zu einer raschen Abheilung der kornealen und kutanen Veränderungen. Durch einen frühen Therapiebeginn kann die mentale Retardierung verhindert werden.

Transitorische Tyrosinämie des Neugeborenen

Definition
Vorübergehender Anstieg des Tyrosins im Plasma in den ersten 2 Lebenswochen durch verzögerte Ausreifung der Enzyme **Tyrosinaminotransferase** oder **4-Hydroxyphenylpyruvat-Dioxygenase** in der Leber.

Epidemiologie
Betroffen sind 0,2–10 % aller Neugeborenen, häufig handelt es sich um unreife Kinder.

Eine proteinreiche Ernährung des Kindes (> 3 g/kg KG/d) begünstigt das Auftreten der transitorischen Tyrosinämie.

Klinik
Meist sind die Kinder asymptomatisch, insbesondere besteht keine Leberschädigung! Gelegentlich werden Lethargie, Trinkschwäche und Verminderung der Spontanmotorik beobachtet.

▪ Diagnostik
Phenylalanin (Neugeborenenscreening!) und Tyrosin im Plasma sind erhöht.

▪ Therapie
Eine Verminderung der Proteinzufuhr sowie die Verabreichung von Vitamin C in einer Dosierung von 200–400 mg/d zur Aktivierung der 4-Hydroxyphenylpyruvat-Dioxygenase führen zu einer raschen Normalisierung der biochemischen Veränderungen.

▪ Prognose
Meist kommt es innerhalb 1 Monats zur Spontanheilung, bei Therapie erfolgt die Blutwertnormalisierung schneller.

Alkaptonurie

▪ Definition
Autosomal-rezessiv vererbter Defekt der Homogentisinsäureoxidase, bei dem Homogentisinsäure, die im Stoffwechsel von Phenylalanin und Tyrosin anfällt, nicht weiter metabolisiert werden kann. Es entsteht die typische Trias aus Homogentisinurie, Ochronose und Arthritis.

▪ Klinik
Einziges Symptom im Kindesalter ist die **Nachdunkelung des Urins** durch Oxidation und Polymerisation der Homogentisinsäure. Bei Verwendung alkalihaltiger Waschmittel kommt es zu einer Rotfärbung der Windeln. Außerdem besteht eine charakteristische Dunkelfärbung des Zerumens. Arthritis und Ochronose treten erst im mittleren Erwachsenenalter auf.
Ochronose: Dunkelfärbung von Knorpel durch Homogentisinsäureablagerung, dunkle Flecken in der Sklera, diffuse Schwarzverfärbung der Konjunktiva, der Kornea und des Ohrknorpels.
Arthritis: Sie tritt mit zunehmendem Alter bei fast allen betroffenen Patienten auf. Vor allem die großen Gelenke wie Hüfte und Knie sowie die Wirbelsäule sind betroffen. Es bestehen die klinischen Charakteristika der rheumatoiden Arthritis und die radiologischen Zeichen einer Osteoarthritis. Häufig kommt es zu degenerativen Veränderungen der LWS mit Verschmälerung der Zwischenwirbelräume und Verschmelzung der Wirbelkörper.

▪ Diagnostik
Nachweis einer erhöhten Homogentisinsäurekonzentration im Urin.

▪ Therapie
Die Erkrankung wird durch eine eiweißarme Diät behandelt.

6.2 Störungen des Stoffwechsels schwefelhaltiger Aminosäuren

Homozystinurie

▪ Definition
Autosomal-rezessiv vererbter Defekt der **β-Zystathioninsynthetase**, wodurch es zu Bindegewebsläsionen und einer verstärkten Thrombozytenadhäsivität kommt (→ Abb. 6.4). Folgen sind charakteristische Symptome am Auge, an den Gefäßen und am Skelett sowie thromboembolische Komplikationen.

▪ Epidemiologie
Die Häufigkeit beträgt 1 : 200 000.

▪ Klinik
Bei Geburt sind die Kinder unauffällig. Im weiteren Verlauf kommt es zu Symptomen im Bereich verschiedenster Organsysteme.
Augen: Linsenluxation (charakteristisches klinisches Zeichen!), Glaukom, Myopie.
Skelett: Veränderungen ähnlich denen bei Marfan-Syndrom: dysproportionierter Großwuchs, lange Extremitäten, Arachnodaktylie, Skoliose.
Gefäße: frühzeitige Arteriosklerose, Thromboembolien.
ZNS: Eine psychomotorische Entwicklungsverzögerung ist in etwa 60 % der Fälle nachweisbar. Psychiatrische Auffälligkeiten und zerebrale Krampfanfälle bestehen bei etwa 50 % der Patienten.

▪ Diagnostik
- Totales Homozystein und Methionin im Plasma erhöht, Zystin im Plasma erniedrigt
- Homozysteinausscheidung im Urin erhöht
- Enzymaktivitätsbestimmung in Fibroblasten
- DNA-Analyse: **CBS-Gen** auf Chromosom 21

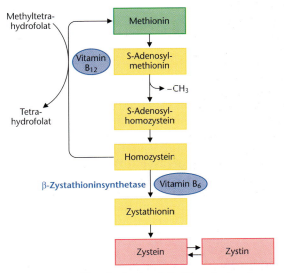

Abb. 6.4: Stoffwechsel schwefelhaltiger Aminosäuren.

6 Stoffwechselerkrankungen

Tab. 6.2 Übersicht der wichtigsten Transportstörungen.

Lokalisation	Nicht transportierte Metaboliten	Erkrankung
Nierentubulus	Aminosäuren Glukose Phosphat	De-Toni-Debré-Fanconi-Syndrom
	Glukose	Renale Glukosurie
	Dibasische Aminosäuren	Zystinurie
Darmmukosa und Nierentubulus	Neutrale Aminosäuren	Hartnup-Krankheit
Lysosomen	Zystin	Zystinose

- **Pränatale Diagnostik:** Enzymaktivitätsbestimmung aus Amnionzellen oder Chorionzotten, Mutationsanalyse, wenn die Mutation beim Indexpatienten bekannt ist.

Therapie

Therapieziel ist die möglichst weitgehende Normalisierung des Gesamthomozysteins im Plasma. Zunächst sollte die **Vitamin-B$_6$-Abhängigkeit** ausgetestet werden, da etwa 50 % der Patienten auf eine hoch dosierte Substitutionstherapie mit Vitamin B$_6$ (300–900 mg/d) ansprechen. Begleitend sollte eine Folsäuresubstitution erfolgen. Bei Erfolglosigkeit wird eine **methioninarme (eiweißarme) Diät** unter Substitution von Zystin durchgeführt. Alternativ kann **Betain** zur Remethylierung von Homozystein zu Methionin eingesetzt werden.

Zystinurie

Definition

Autosomal-rezessiv vererbte renal-tubuläre Transportstörung der dibasischen Aminosäuren Ornithin, Arginin, Lysin sowie von Zystin, deren einzige klinische Komplikation die Bildung von Nierensteinen ist (→ Tab. 6.2).

Epidemiologie

Die Häufigkeit beträgt 1 : 2 000 bis 1 : 7 000.

Pathogenese

Es handelt sich um eine gestörte Rückresorption von dibasischen Aminosäuren und Zystin im proximalen Tubulus. Dadurch sind die Konzentrationen dieser Substanzen im Urin erhöht. Die schlechte Wasserlöslichkeit von Zystin mit Auskristallisation im sauren Milieu führt typischerweise zum klinischen Leitsymptom der **Nephrolithiasis**.

Klinik

Bis auf die u. U. bereits im Kleinkindalter auftretende **Nephrolithiasis** sind die Patienten beschwerdefrei.

Diagnostik

- Zystin, Ornithin, Arginin und Lysin im Urin erhöht

- Sonographie der Nieren und ableitenden Harnwege: Nephrolithiasis?

Therapie

Das Ziel der Therapie ist die Verhinderung einer Nephrolithiasis. Hierzu erfolgt eine hohe Flüssigkeitszufuhr, die auch nächtliches Trinken vorsieht (Wecker stellen). Eine Urinalkalisierung erhöht die Zystinlöslichkeit.

In schwierigen Fällen kann eine medikamentöse Therapie mit D-Penicillamin oder Mercaptopropionylglycin erwogen werden. Dadurch kommt es zur Bildung eines besser löslichen Disulfids mit Zystin. Bei bereits eingetretener Nephrolithiasis werden die Nierensteine durch Lithotripsie oder operativ entfernt.

Nephropathische Zystinose

Definition

Autosomal-rezessiv vererbte lysosomale Transportstörung von Zystin mit Speicherung von Zystin in fast allen Geweben, die insbesondere zu einer renalen Insuffizienz führt (→ Tab. 6.2).

Epidemiologie

Die Häufigkeit beträgt 1 : 50 000 bis 1 : 100 000.

Pathogenese

Mutationen im *Cystinosin-(CTNS-)*Gen führen zu einem lysosomalen Transportdefekt für Zystin. Dadurch kommt es zur Speicherung von Zystin im retikuloendothelialen System vieler Gewebe, nicht aber in der Muskulatur oder im Gehirn. Die Zystinspeicherung in verschiedenen Organen ruft keine wesentlichen klinischen Symptome hervor, in der Niere kommt es jedoch zu schweren Funktionsstörungen, zunächst am Tubulus, dann auch am Glomerulus. Zystinablagerungen in der Kornea treten ebenfalls auf.

Klinik

Zunächst verläuft die Entwicklung regelrecht. In der zweiten Hälfte des 1. Lebensjahres beginnt die klinische Symptomatik mit Appetitlosigkeit, Erbrechen, Dystrophie, Fieber, Polydipsie, Polyurie und **Vitamin-D-refraktärer Rachitis**. Es kommt zu einer

Wachstumsverzögerung. Die intellektuelle Entwicklung ist normal. Es besteht eine Photophobie, bei der Spaltlampenuntersuchung lassen sich **Zystinkristalle** in Kornea und Konjunktiva nachweisen. Es entwickelt sich ein **Fanconi-Syndrom** mit generalisierter Hyperaminoazidurie, Glukosurie, Polyurie, renaler Azidose, Phosphaturie und Hyperkaliurie. Dehydratation und Hypokaliämie können im Rahmen von Infekten zu schweren Stoffwechselkrisen führen. Eine **terminale Niereninsuffizienz** tritt innerhalb der 1. Lebensdekade auf.

■ **Diagnostik**
- **Spaltlampe:** kristalline Einlagerungen in Kornea und Konjunktiva
- **Fundusuntersuchung:** typische Pigmentveränderung
- **Zystinkonzentration** in Leukozyten stark erhöht
- **Mutationsanalyse**.

■ **Therapie**
Die tubuläre Dysfunktion wird symptomatisch behandelt. Meist sind hohe Dosen Vitamin D erforderlich.

Cysteamin bindet Zystin in zweifacher Weise: einerseits unter Bildung von Zystein, das über den Zysteintransporter aus den Lysosomen ausgeschleust werden kann, andererseits unter Bildung des gemischten Disulfids Zystein-Cysteamin, das über den Lysintransporter aus den Lysosomen ausgeschleust werden kann. Diese Behandlung kann die Progression zum terminalen Nierenversagen aufhalten. Bei niereninsuffizienten Patienten müssen Hämodialyse und Nierentransplantation erfolgen.

6.3 Störungen des Stoffwechsels der verzweigtkettigen Aminosäuren Leucin, Isoleucin und Valin

Ahornsirupkrankheit (Leuzinose)

■ **Definition**
Autosomal-rezessiv vererbte Stoffwechselerkrankung durch Defekt des gemeinsamen Dehydrogenasekomplexes der α-Ketosäuren der verzweigtkettigen Aminosäuren Leucin, Isoleucin und Valin mit Entstehung einer ausgeprägten neurologischen Symptomatik im Neugeborenenalter bei charakteristischem Uringeruch (→ Abb. 6.5).

■ **Epidemiologie**
Die Häufigkeit beträgt 1 : 100 000 bis 1 : 200 000.

■ **Pathogenese**
Die Störung der oxidativen Decarboxylierung der verzweigtkettigen Aminosäuren Leucin, Isoleucin und Valin führt zu einer Akkumulation der drei

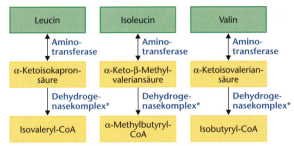

Abb. 6.5: Stoffwechseldefekt bei Ahornsirupkrankheit.

Aminosäuren und der korrespondierenden α-Ketosäuren in allen Organen und Körperflüssigkeiten. Der Name Ahornsirupkrankheit entstand durch den würzigen Uringeruch, der an Ahornsirup oder Maggi erinnert.

■ **Klinik**
Klassische Form: Nach einem symptomfreien Intervall von bis zu 5 Tagen kommt es **innerhalb der 1. Lebenswoche** zu einer **rasch progredienten neurologischen Symptomatik**: Trinkschwäche, Erbrechen, Lethargie, Koma, muskuläre Hypertonie und Opisthotonus. Intermittierend treten Episoden mit muskulärer Hypotonie, Krampfanfällen und auffälligem süßlich-würzigen Geruch von Urin, Schweiß und Zerumen auf. Unbehandelt versterben die Patienten in einer schweren Ketoazidose.
Intermediärform: Die Symptome sind rezidivierendes Erbrechen, Gedeihstörung, psychomotorische Retardierung und Ataxie. Die Ketoazidose fehlt häufig.
Intermittierende Form: Hier kommt es nur im Rahmen kataboler Phasen (z. B. Infektion, Impfung, Operation) zu episodenhaften metabolischen Entgleisungen bei unauffälliger psychomotorischer Entwicklung.

■ **Diagnostik**
- Die Ahornsirupkrankheit wird heute im Rahmen des erweiterten **Neugeborenenscreenings** durch den Nachweis von Aminosäuren im Blut mittels Tandemmassenspektrometrie bereits am 3. Lebenstag erfasst!
- Schwere metabolische Azidose (Ketoazidose!), Hypoglykämie
- Leucin, Isoleucin und Valin im Plasma und im Urin erhöht
- α-Ketosäuren der verzweigtkettigen Aminosäuren im Urin erhöht
- Alloisoleucin im Plasma und im Urin erhöht (spezifisch für Ahornsirupkrankheit).

■ **Therapie**
Die Notfalltherapie beinhaltet die **Anabolisierung** und **Detoxifikation**.

Akute Krise: Die Zufuhr an exogenem Protein wird kurzzeitig gestoppt. Der Katabolismus wird durch eine hoch dosierte Glukoseinfusion bei gleichzeitiger Insulininfusion durchbrochen.

Die Entfernung toxischer Metabolite erfolgt durch forcierte Diurese und/oder Hämofiltration. Immer sollte ein Therapieversuch mit dem Kofaktor Thiamin in einer Dosierung von 10 mg/d unternommen werden.

Dauertherapie: Lebensbegleitend werden eine eiweißarme Diät und Eiweißsubstitution mit leucin-, isoleucin- und valinfreien Aminosäurenmischungen durchgeführt. Bei nachgewiesener Thiaminsensitivität wird Thiamin in einer Dosierung von 10–800 mg/d verabreicht.

■ Prognose
Sie ist umgekehrt proportional zum Alter bei Behandlungsbeginn **(Neugeborenenscreening!).** In allen katabolen Situationen (Infektion, Impfung, Operation) kann es zu schwerer Ketoazidose, Hirnödem und letalem Ausgang kommen.

Methylmalonazidurie (MMA) und Propionazidämie (PA)

■ Definition
Angeborene Störungen im Abbau von Leucin, Isoleucin und Valin mit vermehrter Ausscheidung organischer Säuren: „organische Azidurien" (→ Abb. 6.6). Die Leitsymptome sind eine **metabolische Azidose** und **Hyperammonämie,** die bereits im Neugeborenenalter zum Koma führen können.

■ Epidemiologie
Die kumulative Häufigkeit verschiedener Enzymdefekte beträgt etwa 1 : 10 000.

■ Ätiologie
- **MMA:** Defekt der Methylmalonyl-CoA-Mutase
- **PA:** Defekt der Propionyl-CoA-Carboxylase

■ Pathogenese
Die Enzymdefekte führen zu einer Akkumulation organischer Säuren. Darüber hinaus kommt es infolge einer Hemmung der Pyruvatdehydrogenase zu einem sekundären Laktatanstieg. Beides zusammen führt zur **metabolischen Azidose**. Die akkumulierenden organischen Säuren werden zur endogenen Detoxifikation mit Carnitin verestert: Nachweis **spezifischer Acylcarnitine** (Neugeborenenscreening!) und Entstehung eines Mangels an freiem Carnitin. Über die Hemmung der Pyruvatcarboxylase kommt es zur **Hypoglykämie.** Methylmalonsäure und Propionyl-CoA hemmen die Azetylglutamatsynthetase, wodurch Azetylglutamat als Kofaktor der Carbamoylphosphatsynthetase (Harnstoffzyklus) fehlt und die **Hyperammonämie** entsteht. Die Hyperammonämie führt zum **Hirnödem** und damit zur Hirnschädigung.

■ Klinik
Neonatale Form: Es handelt sich um ein akutes Krankheitsbild, das sich in den ersten Lebenstagen mit Trinkschwäche, Erbrechen, Dehydratation, Hepatopathie, Lethargie, muskulärer Hypotonie und schließlich Koma und Multiorganversagen manifestiert.

Chronisch-intermittierende Form: Im Rahmen kataboler Stoffwechselsituationen (Infektion, Impfung, Operation) treten rezidivierende metabolische Krisen mit Azidose und Hyperammonämie auf. Im Intervall sind die Kinder asymptomatisch.

Chronisch-progrediente Form: Es handelt sich um ein unspezifisches Krankheitsbild mit Gedeihstö-

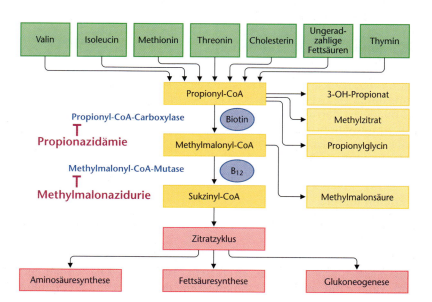

Abb. 6.6: Störungen beim Abbau verzweigtkettiger Aminosäuren bei Methylmalonazidurie und Propionazidämie (T = Defekt des Enzyms).

6.3 Störungen des Stoffwechsels der verzweigtkettigen Aminosäuren Leucin, Isoleucin und Valin

rung, muskulärer Hypotonie und psychomotorischer Entwicklungsretardierung.

Diagnostik
- MMA und PA können heute im Rahmen erweiterter **Neugeborenenscreeningprogramme** durch den Nachweis spezifischer Acylcarnitine im Blut mittels Tandemmassenspektrometrie bereits am 3. Lebenstag erfasst werden. Beide Erkrankungen sind jedoch derzeit nicht Bestandteil des offiziellen Screeningprogramms der gesetzlichen Krankenkassen.
- **Laborleitbefunde:** metabolische Azidose, Hypoglykämie, Hyperammonämie
- Konzentration von freiem Carnitin im Plasma erniedrigt
- Bestimmung organischer Säuren im Urin
- Enzymaktivitätsbestimmung aus kultivierten Fibroblasten
- Mutationsanalyse.

Merke
Die Hyperammonämie tritt nicht nur bei Harnstoffzyklusdefekten auf, sondern kann auch ein Kardinalsymptom von organischen Azidurien sein.

Therapie
Die **Notfalltherapie** beinhaltet die **Anabolisierung** und **Detoxifikation.**

Die Zufuhr an exogenem Protein wird kurzzeitig gestoppt. Der Katabolismus wird durch eine hoch dosierte Glukoseinfusion bei gleichzeitiger Insulininfusion durchbrochen. Die parenterale Ernährung sieht eine hohe Kalorienzufuhr vor. Die Entfernung toxischer Metabolite erfolgt durch forcierte Diurese und die Verabreichung von L-Carnitin i.v., das die pathologischen Metabolite bindet und sie dadurch renal ausscheidbar macht. Bei Versagen der konservativen Therapie wird eine Hämofiltration durchgeführt.

Dauertherapie: Die Patienten erhalten lebensbegleitend eine streng **eiweißarme Diät** und eine Eiweißsubstitution mit vorstufenfreier Aminosäurenmischung. Zur Detoxifikation wird L-Carnitin in einer Dosierung von etwa 100 mg/kg KG/d verabreicht.

Kofaktortherapie: Hydroxycobalamin wird bei Nachweis einer Vitamin-B$_{12}$-abhängigen Form einer Methylmalonazidurie substituiert.

Prognose
Die Prognose ist erheblich vom Ausmaß und von der Dauer der initialen Hyperammonämie und der Häufigkeit später auftretender Hyperammonämien abhängig. Durch die frühzeitige Erkennung und Behandlung der Erkrankungen können die Mortalität und die Inzidenz neurologischer Symptome (z.B.

extrapyramidale Bewegungsstörungen) und mentaler Retardierungen wahrscheinlich erheblich reduziert werden.

Kasuistik

A: Leo ist das zweite Kind gesunder Eltern. Seine Schwester ist im Alter von 3 Wochen nach einem neonatalen hyperammonämischen Koma bei einer Methylmalonazidurie trotz intensivster Therapiebemühungen gestorben. Die Eltern haben sich nach einer eingehenden genetischen Beratung, bei der sie darüber aufgeklärt wurden, dass das Wiederholungsrisiko 25 % beträgt, gegen die Durchführung einer pränatalen Diagnostik entschieden.
K: Leo kommt nach einer komplikationslosen Schwangerschaft am errechneten Geburtstermin zur Welt und zeigt nach der Geburt keinerlei klinische Auffälligkeiten.
Diag: Bereits am 1. Lebenstag wird durch den Nachweis erhöhter Konzentrationen von Propionylcarnitin mittels Tandemmassenspektrometrie die Diagnose einer Methylmalonazidurie gestellt.
D: Die Diagnose wird durch die Untersuchung der organischen Säuren im Urin und durch die Enzymaktivitätsbestimmung in kultivierten Fibroblasten bestätigt.
T: Leo erhält seit dem 1. Lebenstag eine eiweißarme Diät unter Eiweißsubstitution mit einer vorstufenfreien Aminosäurenmischung. Im Alter von 1 Jahr wird wegen einer zunehmenden Essstörung eine PEG-Sonde gelegt. Außerdem wird er mit L-Carnitin behandelt. Relevante Hyperammonämien oder gar ein Koma konnten durch diese Maßnahmen verhindert werden.
V: Leo ist inzwischen 4,5 Jahre alt und hat sich weitgehend altersentsprechend entwickelt (→ Abb. 6.7). Der Verlauf bei diesem Patienten zeigt, dass die Prognose auch sehr schwerwiegender angeborener Stoffwechselerkrankungen durch eine frühzeitige Diagnosestellung im erweiterten Neugeborenenscreening und eine frühzeitige Therapie erheblich verbessert werden kann.

Isovalerianazidämie (IVA)

Definition
Autosomal-rezessiv vererbte Störung des Abbaus von Leucin durch Defekt der Isovaleryl-CoA-Dehydrogenase, die bereits im Neugeborenenalter zu einer schweren Stoffwechselkrise und Koma führen kann.

Epidemiologie
Die Häufigkeit beträgt etwa 1 : 100 000.

Pathogenese
Der Defekt der Isovaleryl-CoA-Dehydrogenase (IVCDH) durch Mutationen im *IVD*-Gen führt zu ei-

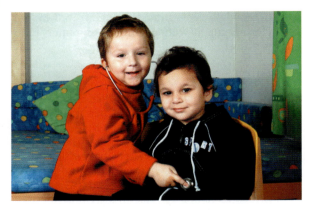

Abb. 6.7: 4,5 Jahre alter Patient mit Methylmalonazidurie und 2,5 Jahre alter Patient mit Propionazidämie. Bei beiden Patienten wurde die Diagnose im erweiterten Neugeborenenscreening gestellt. Sie haben sich unter frühzeitiger Therapie bisher nahezu altersentsprechend entwickelt.

nem verminderten Abbau von Leucin und hierdurch zur Akkumulation von Isovaleryl-CoA, der neurotoxischen Isovaleriansäure und einer Vielzahl weiterer Abbauprodukte, die renal ausgeschieden werden (→ Abb. 6.8). Ein sekundärer Carnitinmangel entsteht durch Veresterung des akkumulierenden Isovaleryl-CoA zu Isovalerylcarnitin. Darüber hinaus wird Isovaleryl-CoA auch mit Glycin zu Isovalerylglycin verestert. Dieser Entgiftungsmechanismus wird therapeutisch genutzt.

Klinik

Neonatale Form: Es handelt sich um ein akutes Krankheitsbild, das sich am 3.–6. Lebenstag mit Trinkschwäche, Erbrechen und Dehydratation manifestiert. Häufig kommen zerebrale Krampfanfälle sowie ein unangenehmer schweißiger Körpergeruch hinzu. Die Patienten werden zunehmend lethargisch und zeigen Bewusstseinstrübungen bis zum Koma.

Chronisch-intermittierende Form: Im Rahmen kataboler Stoffwechselsituationen, typischerweise erstmalig im Verlauf des 1. Lebensjahres, kommt es zu rezidivierenden Stoffwechselkrisen mit Erbrechen, Lethargie und Koma.

Asymptomatische Form: Inzwischen ist bekannt, dass einige Patienten trotz milder biochemischer Auffälligkeiten keine Symptome entwickeln.

Diagnostik

- Die IVA wird heute im Rahmen des erweiterten **Neugeborenenscreenings** durch den tandemmassenspektrometrischen Nachweis des spezifischen Metaboliten Isovalerylcarnitin bereits am 3. Lebenstag erfasst.
- **Laborleitbefunde:** metabolische Azidose, Hyperammonämie, milde Ketonurie
- **Organische Säuren im Urin:** Nachweis von Isovaleriansäure und Isovalerylglyzin
- Konzentration von **freiem Carnitin** im Plasma erniedrigt
- Enzymaktivitätsbestimmung aus kultivierten Fibroblasten
- Mutationsanalyse.

Therapie

Die **Notfalltherapie** beinhaltet die Anabolisierung und Detoxifikation. Die Zufuhr an exogenem Protein wird kurzzeitig gestoppt. Der Katabolismus wird durch eine hoch dosierte Glukoseinfusion bei gleichzeitiger Insulininfusion durchbrochen. Zur Elimination toxischer Metabolite werden L-Carnitin und Glycin i.v. verabreicht. Bei Versagen der konservativen Therapie wird eine Hämofiltration durchgeführt.

Dauertherapie: Die Patienten erhalten lebensbegleitend eine eiweißarme Diät und eine Eiweißsubstitution mit leucinfreier Aminosäurenmischung. Zur Unterstützung der Isovaleryl-CoA-Ausscheidung werden L-Carnitin und Glycin verabreicht.

Prognose

Ohne Behandlung verstirbt mehr als die Hälfte der Kinder mit der akuten neonatalen Form in der initialen Krise. Bei frühzeitiger Diagnosestellung im Neugeborenenscreening und raschem Therapiebeginn bestehen gute Aussichten auf eine altersentsprechende geistige und motorische Entwicklung.

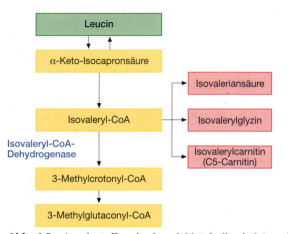

Abb. 6.8: Leucinstoffwechsel und Metabolite bei Isovalerianazidämie.

6.4 Störungen des Stoffwechsels von Lysin, Hydroxylysin und Tryptophan

Glutarazidurie Typ 1 (GA 1)

■ Definition
Autosomal-rezessiv vererbte Störung des Abbaus von Lysin, Hydroxylysin und Tryptophan durch Defekt der Glutaryl-CoA-Dehydrogenase, die bei ausbleibender Therapie zu einer schweren enzephalopathischen Krise mit Verlust sämtlicher statomotorischer Fähigkeiten und Auftreten einer extrapyramidalen Bewegungsstörung führen kann.

■ Epidemiologie
Die Häufigkeit beträgt etwa 1 : 80 000.

■ Pathogenese
Der Defekt der Glutaryl-CoA-Dehydrogenase (GCDH) führt zu vermindertem Abbau von Lysin, Hydroxylysin und Tryptophan und zur Akkumulation von Glutarsäure, 3-Hydroxyglutarsäure und Glutakonsäure, die renal ausgeschieden werden (→ Abb. 6.9). Ein sekundärer Carnitinmangel entsteht durch Veresterung des akkumulierenden Glutaryl-CoA zu Glutarylcarnitin. Bisher sind 150 krankheitsauslösende Mutationen im *GCDH*-Gen bekannt. Im Rahmen der gefürchteten enzephalopathischen Krise kommt es durch bisher nicht geklärte Mechanismen zu einer irreversiblen Schädigung des Striatums und damit zur extrapyramidalen Bewegungsstörung.

■ Klinik
Vor Auftreten der enzephalopathischen Krise ist das klinische Leitsymptom eine **progrediente Makrozephalie**. Bei der Geburt ist der Kopfumfang häufig noch normal, in den ersten Lebensmonaten kommt es typischerweise zu einem beschleunigten Kopfwachstum mit Kreuzen der Perzentilen. Das charakteristische Merkmal der GA 1 ist die **frontotemporale Hirnatrophie** mit Flüssigkeitsansammlungen (**Hygromen**) und **Hämatomen**. Nach meist unauffälliger neurologischer Entwicklung erleiden die meisten Kinder mit GA 1 eine einzige schwere **enzephalopathische Krise**. Diese wird typischerweise durch einen banalen Infekt oder eine katabole Stoffwechselepisode (protrahiertes Fasten, Impfung) ausgelöst und tritt durchschnittlich im Alter von 1 Jahr auf. Sie führt zu einem **Verlust sämtlicher statomotorischer Fähigkeiten** und zum Auftreten einer **extrapyramidalen Bewegungsstörung** mit Dystonie, Dyskinesien und Choreoathetose (→ Abb. 6.10). Die Intelligenz ist in der Regel weitgehend unbeeinträchtigt.

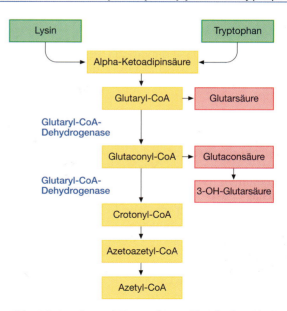

Abb. 6.9: Lysin- und Tryptophanstoffwechsel sowie Metabolite bei Glutarazidurie Typ 1.

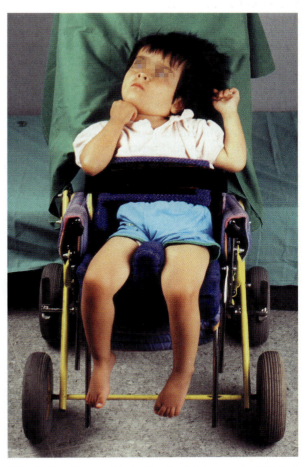

Abb. 6.10: Glutarazidurie Typ 1. 4 Jahre altes Mädchen nach enzephalopathischer Krise: schwere Behinderung mit dyston-dyskinetischer Bewegungsstörung.

> **Merke**
>
> Die für die GA 1 pathognomonischen subduralen Hygrome können zur Fehldiagnose der Kindesmisshandlung führen.

Diagnostik
- Die GA 1 wird heute im Rahmen des erweiterten **Neugeborenenscreenings** durch den tandemmassenspektrometrischen Nachweis des spezifischen Metaboliten Glutarylcarnitin bereits am 3. Lebenstag erfasst.
- **Organische Säuren im Urin:** Nachweis von Glutarsäure, 3-Hydroxyglutarsäure, Glutaconsäure
- Konzentration von **freiem Carnitin** im Plasma erniedrigt
- Enzymaktivitätsbestimmung aus kultivierten Fibroblasten oder Leukozyten
- Mutationsanalyse
- **Schädelsonographie, Kernspintomographie:** frontotemporale Hirntrophie, Basalganglienveränderungen.

Therapie
Präsymptomatische Patienten unter 6 Jahre erhalten eine **lysinarme Diät** und eine Eiweißsubstitution mit lysinfreier und tryptophanarmer Aminosäurenmischung. Zur Detoxifikation wird L-Carnitin in einer Dosierung von etwa 100 mg/kg KG/d verabreicht.

Bei Infekten, Impfungen und Operationen muss präventiv eine **Notfalltherapie** erfolgen. Sie beinhaltet die Anabolisierung und Detoxifikation. Die Zufuhr an exogenem Protein wird kurzzeitig gestoppt. Der Katabolismus wird durch eine hoch dosierte Glukoseinfusion bei gleichzeitiger Insulininfusion durchbrochen. Zur Elimination toxischer Metabolite wird L-Carnitin in erhöhter Dosierung i.v. verabreicht.

Bei **Kindern ab 6 Jahren** kann die Therapie gelockert werden, da bisher keine enzephalopathischen Krisen in dieser Altersgruppe beobachtet wurden. Proteinexzesse sollten jedoch vermieden und Proteine mit niedrigem Lysingehalt bevorzugt werden. Die L-Carnitin-Substitution kann auf 50 mg/kg KG/d reduziert werden.

Bei **postsymptomatischen, neurologisch auffälligen Patienten** sind diätetische Maßnahmen in der Regel nicht mehr effektiv. Die Bewegungsstörung kann durch die Gabe des GABA-Analogons Baclofen oder durch Benzodiazepine, z. B. Clonazepam, günstig beeinflusst werden. Viele Patienten benötigen eine perkutane Gastrostomie zur Sicherstellung der Flüssigkeits- und Nährstoffzufuhr.

Prognose
Die Auswertung der Daten aus erweiterten Neugeborenenscreeningprogrammen hat gezeigt, dass eine Diagnosestellung und der Therapiebeginn in den ersten Lebenstagen in der überwiegenden Mehrzahl der Fälle die enzephalopathische Krise und damit die schwere Behinderung verhindern können.

6.5 Störungen des Harnstoffzyklus

Definition
Angeborene, mit einer Ausnahme autosomal-rezessiv vererbte Defekte der am Harnstoffzyklus beteiligten Enzyme, die häufig bereits in der Neugeborenenperiode lebensbedrohliche Symptome verursachen und typischerweise mit einer Hyperammonämie einhergehen (→ Abb. 6.11)

Defekte
- Carbamoylphosphatsynthetase (CPS)
- Ornithincarbamoyltransferase (OCT)
- Argininsukzinatsynthetase (AS): Citrullinämie
- Argininosukzinatlyase (AL): Argininobernsteinsäurekrankheit
- Arginase: Argininämie
- N-Azetylglutamat-Synthetase (NAGS).

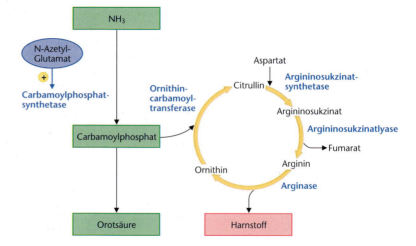

Abb. 6.11: Der Harnstoffzyklus.

6.5 Störungen des Harnstoffzyklus

Epidemiologie
Harnstoffzyklusdefekte treten mit einer Häufigkeit von etwa 1 : 30 000 auf.

Vererbung
- Die Defekte der CPS, AS, AL, Arginase und NAGS werden autosomal-rezessiv vererbt.
- Der Defekt der OCT wird X-chromosomal-rezessiv vererbt.

Pathogenese
Der Harnstoffzyklus dient der Elimination überschüssigen Stickstoffs, indem Ammoniak zu ungiftigem Harnstoff metabolisiert wird. Liegt einer der o. g. Enzymdefekte vor, kommt es zur **Hyperammonämie** und zur Akkumulation der Aminosäuren vor dem Block, während die Aminosäuren hinter dem Block in verminderter Konzentration nachweisbar sind. Darüber hinaus kommt es regelmäßig zu einer **erhöhten Glutaminkonzentration** im Plasma. Der erhöhte Glutamingehalt in Astrozyten führt über osmotische Effekte zu Astrozytenschwellung und **Hirnödem**. Bei Akkumulation von Carbamoylphosphat wird **Orotsäure** gebildet, die als wichtiger diagnostischer Marker verwendet werden kann (erhöht bei allen Harnstoffzyklusstörungen außer bei CPS- und NAGS-Mangel!).

Klinik
Neonatale Manifestation: Nach einem kurzen symptomfreien Intervall von etwa 24 h kommt es zu Trinkschwäche, Erbrechen, Lethargie, Irritabilität, Tachypnoe, Krampfanfällen und Koma. Sehr häufig wird die Erkrankung als Sepsis fehldiagnostiziert! Unbehandelt versterben die Kinder innerhalb weniger Tage.
Manifestation im Kleinkindalter: Die Symptomatik ist weniger akut und variabler und tritt bei erhöhter exogener Proteinzufuhr (z. B. bei Umstellung von Muttermilch auf Säuglingsnahrung) oder bei endogener Proteinbelastung durch Katabolie (Infekt, Impfung) auf. Die Symptome sind Anorexie, Lethargie, Erbrechen, Gedeihstörung und psychomotorische Entwicklungsretardierung. Häufig sind Verhaltensauffälligkeiten das einzige klinische Symptom. Eine Hepatomegalie fehlt selten. Häufig wird die Erkrankung wegen des im Vordergrund stehenden rezidivierenden Erbrechens als gastrointestinale Erkrankung oder Nahrungsmittelallergie fehldiagnostiziert.
Manifestation in der Pubertät: Die neurologische Symptomatik steht im Vordergrund. Bei hoher exogener Proteinzufuhr oder im Rahmen kataboler Stoffwechselsituationen (Infektion, Impfung, Operation) kommt es zu einer akuten Enzephalopathie mit Lethargie, Verhaltensauffälligkeiten (Agitation und Desorientiertheit), Erbrechen, Kopfschmerzen und Ataxie. Bei ausbleibender Therapie kommt es zu Koma mit Hirnödem und Exitus letalis. Im Inter-

vall sind die Patienten weitgehend symptomfrei, eine mentale Retardierung ist jedoch häufig.
Sonderform Arginasedefekt: Bei dieser Störung tritt eine charakteristische Symptomatik mit spastischer Diplegie auf, die oft als Zerebralparese fehldiagnostiziert wird.

> **Merke**
>
> Bei unspezifischer schwerwiegender Symptomatik im Neugeborenenalter und bei rezidivierendem Erbrechen sollte an die Bestimmung von Ammoniak im Plasma gedacht werden.

Diagnostik
- **Hyperammonämie** (1. Lebenswoche $\geq$ 150 µmol/l, dann $\geq$ 50 µmol/l)
- **Blutgasanalyse:** respiratorische Alkalose
- **Aminosäuren** im Plasma: Erhöhung von Glutamin und – in Abhängigkeit vom Defekt – von spezifischen Aminosäuren vor dem Enzymblock, verminderte Konzentrationen der Aminosäuren hinter dem Block
- **Orotsäure** im Urin: erhöht bei allen Defekten außer NAGS- und CPS-Mangel
- **Enzymaktivitätsbestimmung** aus Lebergewebe
- **Mutationsanalyse.**

Checkliste: Differentialdiagnosen bei Hyperammonämie.	
Angeboren	**Erworben**
Harnstoffzyklusdefekte	Leberfunktionsstörung
Organische Azidurien	Transitorische Hyperammonämie des Neugeborenen
Störungen des Transports oder der Oxidation von Fettsäuren	Valproattherapie
Hyperinsulinismus-Hyperammonämie-Syndrom	Reye-Syndrom

Therapie
Die **Notfalltherapie** beinhaltet die **Anabolisierung** und **Detoxifikation.**

Die Zufuhr an exogenem Protein wird kurzzeitig gestoppt. Der Katabolismus wird durch eine hoch dosierte Glukoseinfusion bei gleichzeitiger Insulininfusion durchbrochen. Die parenterale Ernährung sieht eine hohe Kalorienzufuhr vor.
Aktivierung alternativer Wege der Stickstoffelimination: Natriumbenzoat bindet Glycin unter Bildung von Hippursäure, die renal ausgeschieden wird. Phenylbutyrat bindet Glutamin unter Bildung von Phenylazetylglutamin, das renal ausgeschieden wird.

Bei Versagen der konservativen Therapie wird eine Hämofiltration durchgeführt.
Aminosäurensubstitution: Die Aminosäuren L-Arginin oder L-Citrullin werden bei den meisten Harn-

6 Stoffwechselerkrankungen

stoffzyklusdefekten substituiert (nicht bei Argininämie).

Dauertherapie: Die Patienten erhalten lebensbegleitend eine streng **eiweißarme Diät** und eine Eiweißsubstitution mit einer Mischung essenzieller Aminosäuren. Natriumbenzoat und/oder Phenylbutyrat werden zur Aktivierung alternativer Wege der Stickstoffelimination gegeben.

Eine **Lebertransplantation** kann bei schwieriger metabolischer Einstellung durchgeführt werden.

■ Prognose

Bei Manifestation mit schwerem hyperammonämischem Koma im Neugeborenenalter besteht ein hohes Behinderungsrisiko. Bei prospektiver Therapie (z. B. bei Geschwisterkindern) ist die Prognose besser.

Merke

Die IQ-Entwicklung verläuft umgekehrt proportional zur Komadauer und -schwere.

Kasuistik

A: Emma ist das erste Kind gesunder, nichtkonsanguiner Eltern. Schwangerschaft und Geburt verlaufen komplikationslos. Geburtsgewicht 3400 g, Apgar 9/10/10. Am 3. Lebenstag treten eine zunehmende Müdigkeit, Trinkschwäche und Tachydyspnoe auf. Unter dem Verdacht auf eine Neugeboreneninfektion erfolgt die Verlegung von der Entbindungsstation auf die Neugeborenen-Intensivstation.

D + K: Nach Abnahme von Blutkulturen wird mit einer antibiotischen Therapie begonnen. Am Abend des 3. Lebenstages ist Emma tief komatös. Die daraufhin veranlasste Bestimmung der Ammoniakkonzentration im Plasma ergibt eine ausgeprägte Hyperammonämie mit 1353 μmol/l (normal < 150 μmol/l). Eine Azidose besteht nicht (pH-Wert 7,53). Bei der Untersuchung der Aminosäuren im Plasma finden sich erhöhte Konzentrationen von Glutamin, Citrullin und Argininosukzinat bei erniedrigter Argininkonzentration. Die Orotsäureausscheidung im Urin ist erhöht. Die Patientin wird intubiert und in ein spezialisiertes Stoffwechselzentrum verlegt.

Diag: Aufgrund der Hyperammonämie bei fehlender Azidose, der Konstellation der Plasmaaminosäuren und der erhöhten Orotsäureausscheidung im Urin kann die Diagnose einer Argininobernsteinsäure-Erkrankung durch Defekt der Argininosukzinatlyase gestellt werden. Die Diagnose bestätigt sich molekulargenetisch.

T: Die exogene Proteinzufuhr wird umgehend gestoppt, und es wird mit einer hoch dosierten Glukoseinfusion und der Verabreichung von Fett i.v. begonnen, um eine hohe Energiezufuhr zu erreichen. Die Patientin erhält außerdem Argininhydrochlorid und Natriumbenzoat i.v. Unter dieser Therapie kommt es zu einem raschen Absinken der Ammoniakkonzentration im Plasma. Bereits 12 h nach Aufnahme liegt diese im Normbereich, und Emma kann bereits am nächsten Tag extubiert werden.

Der Defekt der Argininosukzinatlyase spricht besonders gut auf eine Therapie mit Arginin an, da bei ausreichender Verfügbarkeit von Arginin Argininosukzinat gebildet wird, dessen renale Clearance der von Harnstoff entspricht. Argininosukzinat wird somit nahezu vollständig über die Niere eliminiert, wodurch überschüssiger Stickstoff aus dem Körper entfernt wird. Die Gefahr der metabolischen Entgleisung mit hyperammonämischen Krisen ist bei dieser Form der Harnstoffzyklusstörung daher vergleichsweise gering.

V: Emma erhält eine eiweißarme Diät bei Substitution essenzieller Aminosäuren mit einer speziellen Aminosäurenmischung. Außer L-Arginin benötigt sie derzeit keine Medikamente. Im Alter von 1 Jahr wird wegen einer zunehmenden Essstörung eine PEG-Sonde gelegt. Emma ist jetzt 5 Jahre alt und besucht den Kindergarten. Die psychomotorische Entwicklung ist mittelgradig retardiert, und es besteht eine Störung der Feinmotorik. Das Mädchen läuft seit dem Alter von 19 Monaten frei und hat im Alter von 23 Monaten begonnen zu sprechen. Darüber hinaus ist die Leber deutlich vergrößert, und die Aktivitäten der Aminotransferasen im Serum sind erhöht. Eine chronische Hepatopathie mit langsam progredienter Leberfunktionsstörung und Leberfibrose ist die typische Langzeitkomplikation der hier vorliegenden angeborenen Stoffwechselstörung.

6.6 Störungen des Glycinstoffwechsels

■ Definition

Erhöhungen von Glycin in verschiedenen Körperflüssigkeiten durch primären Defekt des Glycin spaltenden Enzymkomplexes (nonketotische Hyperglycinämie) oder sekundär bei Vorliegen anderer angeborener Stoffwechselerkrankungen, insbesondere organischer Azidämien (ketotische Hyperglycinämie)

Nonketotische Hyperglycinämie

■ Defekt

Glycin spaltendes Enzymsystem in der Leber und im ZNS.

■ Vererbung
Autosomal-rezessiv. Die Erkrankung kommt besonders häufig in Finnland vor.

■ Pathogenese
Der Enzymdefekt führt zu Glycinanhäufung in Plasma, Liquor und ZNS. Obwohl Glycin im ZNS als Neurotransmitter hemmender Synapsen wirkt, hat es über die Aktivierung glutaminerger N-Methyl-D-Aspartat-(NMDA-)Rezeptoren auch einen exzitatorischen Effekt. Dies führt zu schweren Krampfanfällen und Hirnschäden.

■ Klinik
Neonatale Form (80 %): Die Kinder sind bei Geburt unauffällig. Die Symptomatik beginnt meist am 2. Lebenstag mit Trink- und Saugschwäche, therapieresistenten myoklonischen Krampfanfällen, Lethargie, Koma, muskulärer Hypotonie und Apnoephasen. Bei Überleben kommt es zu mentaler Retardierung, Myoklonien und Mikrozephalie.
Late-Onset-Form (20 %): Der Symptombeginn erfolgt im Kleinkindalter bis zur Adoleszenz. Die Patienten weisen neurologische Symptome unterschiedlicher Ausprägung auf.

■ Diagnostik
- **Glycin** in Plasma, Urin und Liquor erhöht
- **Verhältnis Liquorglycin zu Plasmaglycin** stark erhöht
- Ausschluss organischer Azidurien (ketotische Hyperglycinämie)
- **EEG:** Nachweis des charakteristischen „Burst-Suppression"-Musters
- Enzymaktivitätsbestimmung in Leberzellen
- Mutationsanalyse.

■ Therapie
Zur **Glycinausschleusung** wird Natriumbenzoat, zur **Glycinrezeptorblockade im ZNS** werden Strychnin und Benzodiazepine und zur **NMDA-Rezeptor-Blockade im ZNS** Dextromethorphan und Ketamin verabreicht.

■ Prognose
Bei der neonatalen Form der Erkrankung ist die Prognose trotz Therapie sehr schlecht.

6.7 Störungen des Kohlenhydratstoffwechsels

■ Physiologie
Glukose ist der zentrale Energieträger des menschlichen Stoffwechsels. Gehirn und Erythrozyten sind absolut glukoseabhängig. Die Blutglukosekonzentration ist das Ergebnis von Glukoseproduktion und Glukoseverbrauch.

Für die Regulation der Blutglukose wichtige Stoffwechselwege

Glykolyse: anaerober Abbau von Glukose zu Pyruvat in Erythrozyten, Nierenmark und Skelettmuskel.

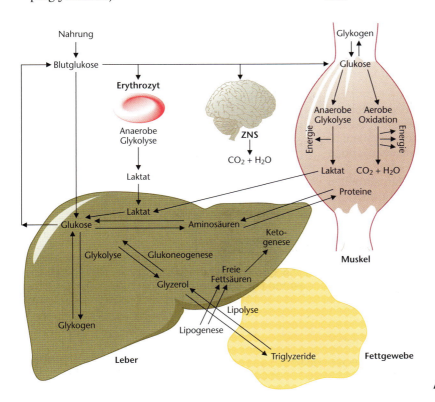

Abb. 6.12: Der Glukosestoffwechsel.

6 Stoffwechselerkrankungen

Glykogensynthese: Glykogenbildung aus Glukose zur Speicherung in Leber, Nierenrinde, Skelettmuskel.

Glukoneogenese: Neubildung von Glukose aus Aminosäuren, Pyruvat und Glyzerol (aus Fettabbau).

Lipolyse: Abbau von Fetten zu Glyzerol und freien Fettsäuren.

Ketogenese: Bildung von Ketonkörpern (Azetoazetat, β-Hydroxybutyrat und Azeton) aus in Hungersituationen anfallenden Fettsäuren (Lipolyse). Ketonkörper dienen dann als alternative energiereiche Substrate in Gehirn und Muskulatur.

Lipogenese: Aufbau von Fetten (→ Abb. 6.12).

Die wichtigsten an der Regulation der Blutglukose beteiligten Hormone

Insulin: Senkung der Blutglukose durch Förderung des Glukosetransports in die Zelle, Förderung der Glykogensynthese, Hemmung der Glykogenolyse, Hemmung der Glukoneogenese.

Glukagon: Erhöhung der Blutglukose durch Förderung der Glykogenolyse, Förderung der Glukoneogenese.

Wachstumshormon: kurzfristig durch Stimulation der β-Zellen des Pankreas insulinähnliche Wirkung, langfristig blutglukosesteigernde Wirkung durch Hemmung des Glukoseverbrauchs und Förderung der Glukoneogenese (Antiinsulinwirkung).

Adrenalin: Freisetzung in Stresssituationen, Glukosebereitstellung durch Glykogenolyse, Förderung der Glukoseaufnahme in die Zellen zur Energiebereitstellung für die Muskulatur.

Kortisol: Erhöhung der Blutglukose durch vermehrte Glukoneogenese aus Aminosäuren.

6.7.1 Hypoglykämien

■ Definition

Absinken der Blutglukosekonzentration unter die für bestimmte Altersgruppen festgelegten Normwerte (→ Tab. 6.3). Bisher gibt es keine systematischen Untersuchungen, die zu einer überzeugenden Definition für Hypoglykämie führen könnten. Unten stehende Richtlinien reflektieren den aktuellen Kenntnisstand. Entgegen früheren Definitionen besteht kein Hinweis darauf, dass Frühgeborene eine höhere Toleranz gegenüber Glukosemangel haben. Im Gegenteil: Aufgrund geringerer Glykogenreserven ist der Glukosebedarf vermutlich höher!

■ Epidemiologie

Die Hypoglykämie ist die häufigste metabolische Störung im Kindesalter, die im Neugeborenen- und Säuglingsalter häufiger als im späteren Kindesalter auftritt.

■ Ätiologie

→ Checkliste: Wichtige Ursachen von Hypoglykämien im Kindesalter.

> **Merke**
>
> Wiederholte oder lang dauernde Hypoglykämien führen zu Schäden des ZNS.

■ Klinik

Cave: Hypoglykämien sind häufig asymptomatisch!

Wichtig ist nicht nur der absolute Blutglukosewert, sondern vor allem die Geschwindigkeit des Blutglukoseabfalls: Je rascher der Abfall, desto ausgeprägter sind die Symptome (→ Tab. 6.4).

Die Gefährdung des Gehirns im Rahmen der Hypoglykämie ist von der Verfügbarkeit alternativer energiereicher Substrate abhängig. Besonders bedrohlich sind daher hypoketotische Hypoglykämien (Hyperinsulinismus, Störungen des Transports oder der Oxidation von Fettsäuren).

■ Diagnostik

Eine gezielte Diagnostik ist nur in der Phase der akuten Hypoglykämie sinnvoll!

- **Anamnese:** Alter bei Beginn der Symptomatik, Symptomatik nüchtern oder postprandial? Länge der möglichen Nüchternperioden, Begleitsymptome
- **Glukose** im Plasma
- Blutgasanalyse
- Laktat, Ammoniak im Plasma
- Freie Fettsäuren und Ketonkörper (3-Hydroxybutyrat) im Plasma (→ Tab. 6.5 und 6.6)
- Gesamtcarnitin, freies Carnitin, Acylcarnitine im Plasma
- Insulin, C-Peptid, Kortisol, TSH, T_3, fT_4, Wachstumshormon, Glukagon, ACTH
- Organische Säuren im Urin in der ersten Portion nach der Hypoglykämie
- Gezielte Enzymaktivitätsbestimmungen aus Erythrozyten, Fibroblasten oder Lebergewebe
- Gezielte DNA-Analyse.

> **Merke**
>
> Eine gezielte Diagnostik ist nur in der Phase der akuten Hypoglykämie sinnvoll!

Tab. 6.3 Altersabhängige Definition der Hypoglykämie.

Neu- und Frühgeborene	Säuglinge und Kleinkinder	Ältere Kinder
< 50 mg/dl (2,8 mmol/l)	< 50 mg/dl (2,8 mmol/l)	< 55 mg/dl (3,0 mmol/l)

6.7 Störungen des Kohlenhydratstoffwechsels

Checkliste: Wichtige Ursachen von Hypoglykämien im Kindesalter.

Ungenügende Glukosezufuhr	• Hunger
	• Malabsorption
	• Lebererkrankungen
	• Geringe Glykogenreserven (z. B. FG/NG)
	• Verminderte Glykogenolyse
	• Verminderte Glukoneogenese
Erhöhter Verbrauch	• Vermehrte Muskelarbeit
	• Hyperinsulinismus
	• Katabolismus
Medikamente	• Insulin
	• β-Blocker
	• Salizylate
Angeborene Stoffwechselstörungen	• Hyperinsulinismus
	• Störungen der Fettsäurenoxidation
	• Glykogenspeichererkrankungen
	• Glukoneogenesestörungen
	• Hereditäre Fruktoseintoleranz
	• Galaktosämie
	• Organische Azidurien
Mangel an blutzuckersteigernden Hormonen	• Wachstumshormonmangel
	• ACTH-Mangel bei Hypopituitarismus
	• Nebennierenrindeninsuffizienz
	• Glukagonmangel

Tab. 6.4 Übersicht klinischer Hypoglykämiezeichen in verschiedenen Altersstufen.

Neugeborene	Ältere Kinder
Tremor, Irritabilität	Blässe
Apnoe, Zyanose	Kaltschweißigkeit
Schrilles Schreien	Kopfschmerzen
Blässe	Schwindel
Apathie	Sehstörungen
Muskuläre Hypotonie	Bauchschmerzen, Erbrechen
Tachypnoe	Hunger
Trinkschwäche	Verhaltensauffälligkeiten
Zerebrale Krampfanfälle	Zerebrale Krampfanfälle
Koma	Koma

Tab. 6.5 Unterteilung der Hypoglykämien in hypoketotische und ketotische Formen.

Hypoketotische Hypoglykämien (Plasmaketonkörper niedrig)	Ketotische Hypoglykämien (Plasmaketonkörper hoch)
Hyperinsulinismus	Störungen im Glykogenabbau
Störungen der Fettsäurenoxidation	Störungen der Glukoneogenese
Glykogenose Typ I	Endokrine Störungen
Postprandiale (reaktive) Hypoglykämie	Organische Azidurien

6 Stoffwechselerkrankungen

Tab. 6.6 Metabolitenkonstellation im Blut bei verschiedenen Störungen, die mit Hypoglykämien einhergehen.

Ketonkörper niedrig, freie Fettsäuren niedrig	• Hyperinsulinismus
	• NNR-Insuffizienz
	• Hypopituitarismus (Säuglinge)
Ketonkörper niedrig, freie Fettsäuren hoch	• Störungen der Fettsäurenoxidation
Ketonkörper hoch, freie Fettsäuren hoch	• Organische Azidurien
	• Glykogenose Typ VI
	• Glykogensynthetasemangel
Ketonkörper hoch, Laktat niedrig	• Hypopituitarismus (Kleinkinder)
	• Glykogenose Typ III
Laktat hoch	• Glykogenose Typ I
	• Fruktose-1,6-Bisphosphatase-Mangel
	• Pyruvatcarboxylasemangel
	• Defekte der mitochondrialen Atmungskette

Tab. 6.7 Diagnoseweisende Symptome bei kindlichen Hypoglykämien.

Symptom	Erkrankung
Ausgeprägte Hepatomegalie	• Glykogenspeicherkrankheiten
Mäßiggradige Hepatomegalie	• Hereditäre Fruktoseintoleranz
	• Fruktose-1,6-Bisphosphatase-Mangel
	• Störungen der Fettsäurenoxidation
Geringgradige Hepatomegalie	• Hyperinsulinismus
	• Organische Azidurien
Leberfunktionsstörung	• Hereditäre Fruktoseintoleranz
	• Galaktosämie
	• Tyrosinämie Typ I
Kleinwuchs	• Hypothalamisch-hypophysäre Insuffizienz
	• Glykogenspeicherkrankheiten
Gaumenspalte, Mikropenis	• Kongenitaler Panhypopituitarismus
Makrosomie	• Intrauterin beginnender Hyperinsulinismus
Somnolenz, Koma	• Störungen der Fettsäurenoxidation

■ Differentialdiagnose

Die Begleitsymptome können diagnostische Hinweise zur Grunderkrankung liefern. Tabelle 6.7 bietet eine Übersicht.

Hyperinsulinismus

■ Definition
Passagere oder persistierende Erhöhung der Plasmainsulinkonzentration trotz Hypoglykämie.

■ Epidemiologie
Mit 55 % ist der Hyperinsulinismus die häufigste Ursache persistierender Hypoglykämien im 1. Lebensjahr.

■ Ätiologie
- **Transitorischer Hyperinsulinismus über wenige Tage** bei mütterlichem Diabetes mellitus, Erythroblastosis fetalis, Beckwith-Wiedemann-Syndrom und Medikamenteneinnahme der Mutter in der Schwangerschaft (Thiazide, Sulfonamide, β-Mimetika, Tokolytika, Diazoxid, Antidiabetika)
- **Transitorischer Hyperinsulinismus, z. T. über Monate**, bei Mangelgeborenen und postnataler Asphyxie
- **Persistierender Hyperinsulinismus** bei kongenitalem Hyperinsulinismus.

> **Merke**
>
> Der Hyperinsulinismus ist die häufigste Ursache persistierender Hypoglykämien im 1. Lebensjahr.

Kongenitaler Hyperinsulinismus

■ Klassifikation
- **Schwerer neonataler Hyperinsulinismus mit diffuser β-Zell-Hyperplasie (60 %):** autosomal-rezessiv vererbte Mutationen im Sulfonylharnstoff-Rezeptorgen (*SUR1*-Gen) oder im *KIR6.2*-Gen des ATP-sensitiven Kaliumkanals der pankreatischen β-Zelle
- **Hyperinsulinismus mit fokaler adenomatöser Hyperplasie des Pankreas:** somatischer Verlust maternaler Allele der Chromosomenregion 11p15, in der auch das *SUR1*-Gen liegt. Dadurch werden paternal vererbte rezessive *SUR1*-Mutationen demaskiert und führen in einem umschriebenen Pankreasbereich zu einem Defekt des ATP-sensitiven Kaliumkanals.
- **Milder kongenitaler Hyperinsulinismus:** autosomal-dominant vererbte Mutationen im *Glukokinase*-Gen oder im *Glutamatdehydrogenase*-Gen (**Hyperinsulinismus-Hyperammonämie-Syndrom**).

108

Klinik

Neonatale Form: Die Patienten sind bei Geburt häufig makrosom, in 50 % der Fälle treten in den ersten Lebenstagen zerebrale Krampfanfälle auf. Die Symptome der Hypoglykämie sind Apnoen, Zittrigkeit, Trinkschwäche und Somnolenz.

Infantile Form: Diese Form der Erkrankung manifestiert sich meist durch das Auftreten zerebraler Krampfanfälle.

> **Merke**
>
> Da dem ZNS sowohl primäres (Glukose) als auch alternatives (Ketonkörper) energiereiches Substrat fehlt, ist für junge Säuglinge das Risiko, im Rahmen einer Hypoglykämie durch Hyperinsulinismus einen bleibenden Hirnschaden zu entwickeln, außerordentlich hoch.

Diagnostik

- Extrem gesteigerter Glukosebedarf: > 10 mg/kg KG/min
- Plasmainsulinkonzentration bei Plasmaglukose < 2 mmol/l: > 3 mU/l
- Freie Fettsäuren im Plasma bei Plasmaglukose < 2 mmol/l: < 600 µmol/l
- 3-Hydroxybutyrat bei Plasmaglukose < 2 mmol/l: $< 0,1$ mmol/l
- Glukagontest (30 µg/kg KG i.m.): Anstieg der Plasmaglukosekonzentration $> 1,4$ mmol/l in 45 min
- **Selektives pankreatisches Venensampling (PVS) mit Insulinbestimmung:**
  - diffuse Form: gleichmäßige Erhöhung der Insulinkonzentrationen
  - fokale adenomatöse Form: erhöhte Insulinkonzentrationen nur im Bereich der fokalen Läsion
- **Intraarterieller Kalziumstimulationstest:** Nach Katheterisierung der A. mesenterica superior, A. gastroduodenalis und A. lienalis führt eine Injektion von Kalzium zur selektiven Stimulation der Insulinsekretion mit besonders hohen Anstiegen der Insulinkonzentration im Bereich einer fokalen adenomatösen Läsion.

> **Merke**
>
> Biochemische Leitsymptome bei Hyperinsulinismus: Hypoglykämie, erhöhte Insulinkonzentration, erniedrigte freie Fettsäuren und erniedrigte Ketonkörperkonzentrationen.

Therapie

Therapieziel ist die Vermeidung hypoketotischer Hypoglykämien und der damit verbundenen Langzeitfolgen wie psychomotorische Retardierung, Epilepsie und Mikrozephalie.

Eine **hoch dosierte altersabhängige intravenöse Glukosezufuhr** ist häufig erforderlich:

- Neugeborene: 15–20 mg/kg KG/min
- Säuglinge: 12–13 mg/kg KG/min
- Kleinkinder: 8–12 mg/kg KG/min.

Orale Glukosezufuhr: Sie beinhaltet häufige, kleine Mahlzeiten mit definierter Kohlenhydratmenge. Hierzu werden Oligosaccharide (Maltodextrin®) oder eine Glukosepolymer-Lösung (Dextroneonat®) verwendet. Häufig ist eine Dauersondierung der Kohlenhydrate erforderlich. Durch den Einsatz ungekochter Maisstärke (Mondamin®) zur verzögerten Glukosefreisetzung und -resorption aus komplexen Kohlenhydraten kann die Plasmaglukosekonzentration über einen längeren Zeitraum aufrechterhalten werden („Depoteffekt").

Medikamentöse Therapie

Notfalltherapie: Wenn trotz hoher i.v. Glukosezufuhr keine Stabilisierung des Blutzuckers möglich ist, wird Glukagon oder Somatostatin als Dauerinfusion verabreicht.

Diazoxid führt über eine Öffnung des Kaliumkanals an der pankreatischen β-Zelle zu einer Reduktion der Insulinsekretion. Die therapeutische Wirksamkeit von Diazoxid ist definiert als eine Normalisierung der Plasmaglukosekonzentration (> 3 mmol/l) prä- und postprandial bei altersentsprechender Ernährung mit einer nächtlichen Fastenperiode und ohne Glukoseinfusion über einen Zeitraum von mindestens 5 Tagen. Mögliche Nebenwirkungen sind eine Hypertrichose, Überwässerung, Hyperurikämie, Hypotonie und allergische Exantheme.

Octreotid hemmt die Insulinsekretion über verschiedene Mechanismen an der pankreatischen β-Zelle (Kaliumkanal, Kalziumkanal, Exozytose).

Nifedipin hemmt die Insulinsekretion über eine Blockade der Kalziumkanäle der pankreatischen β-Zelle.

Glukagon wirkt als antiinsuläres Hormon über die Aktivierung der Glukoneogenese und der Glykogenolyse.

Operative Therapie

Sie besteht in einer Pankreasteilresektion bei Versagen diätetischer und medikamentöser Therapieversuche. Bei der diffusen Form erfolgt die subtotale Pankreasresektion (95 %). Bei der fokalen adenomatösen Form wird die fokale Läsion nach intraoperativer Lokalisation durch Untersuchung serieller Gefrierschnitte aus Biopsien entfernt.

> **Merke**
>
> Bei jedem Patienten mit persistierendem Hyperinsulinismus sollte die therapeutische Wirksamkeit von Diazoxid ausgetestet werden.

6 Stoffwechselerkrankungen

> **Merke**
>
> Eine subtotale Pankreasresektion ist mit einem hohen Risiko (etwa 75 %) der Entwicklung eines insulinpflichtigen Diabetes mellitus in der Pubertät verbunden. Der sichere präoperative Ausschluss einer fokalen adenomatösen Erkrankungsform ist daher von essenzieller Bedeutung!

Kongenitaler Hyperinsulinismus mit Hyperammonämie (Hyperinsulinismus-Hyperammonämie-Syndrom)

◼ Definition
Bei der früher als leucinsensitive Hypoglykämie bezeichneten Störung handelt es sich um eine autosomal-dominant vererbte Erkrankung, die durch Mutationen im *Glutamatdehydrogenase1-(GLUD1-)* Gen mit erhöhter Aktivität der Glutamatdehydrogenase bedingt ist.

◼ Diagnostik
- **Leucinbelastungstest:** Verabreichung von L-Leucin (50 mg/kg KG). Im positiven Fall kommt es innerhalb von 30 min zu einem Anstieg des Plasmainsulins und zu einer Hypoglykämie.
- Mutationsanalyse.

> **Merke**
>
> Der Leucinbelastungstest kann zu lebensbedrohlichen Hypoglykämien führen. Er darf nur bei liegendem i.v. Zugang und strenger ärztlicher Überwachung durchgeführt werden! Es sollte erwogen werden, auf die Durchführung eines Leucinbelastungstests zugunsten einer molekulargenetischen Untersuchung zu verzichten.

◼ Therapie
Medikamentöse Therapie: Diazoxid führt über eine Öffnung des Kaliumkanals an der pankreatischen β-Zelle zu einer Reduktion der Insulinsekretion.
Diätetische Therapie: Eine eiweißarme Diät und Eiweißsubstitution mittels einer leucinfreien Aminosäurenmischung sind wirksam.

Endokrin bedingte Hypoglykämien

◼ Definition
Hyporegeneratorische Hypoglykämien durch STH-Mangel, ACTH-Mangel, Panhypopituitarismus oder Nebennierenrindeninsuffizienz.

◼ Pathogenese
Ein Mangel an Hormonen, die die Plasmaglukosekonzentration steigern, führt zu einer fehlenden Bereitstellung glukoneogenetischer Substrate (Aminosäuren, Glyzerol). Hierdurch kommt es zur Hypoglykämie.

◼ Klinik
Häufig manifestieren sich endokrine Störungen durch schwere Hypoglykämien in der Neugeborenenperiode mit kurzer Nüchterntoleranz. Neugeborene mit Hypopituitarismus haben in knapp 50 % der Fälle zusätzliche kongenitale Mittellinienanomalien, z. B. eine septooptische Dysplasie sowie einen Kleinwuchs bei Wachstumshormonmangel.

Je älter die Kinder, desto seltener treten symptomatische Hypoglykämien auf und desto länger ist die Nüchterntoleranz.

◼ Diagnostik
- Der Glukosebedarf ist im Vergleich zum Hyperinsulinismus deutlich niedriger (wichtiges Unterscheidungsmerkmal!).
- Hormonbestimmungen **in der Hypoglykämie:** Insulin, C-Peptid, Kortisol, TSH, T_3, fT_4, Wachstumshormon, Glukagon, ACTH.

◼ Therapie
Die Behandlung besteht in einer Substitution fehlender Hormone.

6.7.2 Diabetes mellitus

◼ Definition
Störung des Energiestoffwechsels durch absoluten oder relativen Mangel an Insulin, die die Freisetzung und Verwertung von Glukose, den Verbrauch und die Speicherung von Fetten sowie den Auf- und Umbau von Struktureiweißen betrifft, mit Hyperglykämie einhergeht und zu einer Vielzahl von Langzeitkomplikationen führen kann.

◼ Epidemiologie
Der Diabetes mellitus ist eine der häufigsten chronischen Erkrankungen bei Kindern und Jugendlichen mit jährlich 3000 Neuerkrankungen in der Altersgruppe 0–19 Jahre in Deutschland.

> **Merke**
>
> Jedes 300. Neugeborene wird in Deutschland vor seinem 20. Geburtstag an Diabetes mellitus erkranken!

◼ Klassifikation
Die verschiedenen Formen des Diabetes mellitus in Abhängigkeit von den zugrunde liegenden pathogenetischen Mechanismen sind in Tabelle 6.8 zusammengefasst.
Immunologisch vermittelter Diabetes mellitus Typ 1 A: häufigste Form im Kindesalter (90 % der Patienten < 25 Jahre), bei der die genetische Prädisposition im Vordergrund steht. 10 % der an Typ 1 A Erkrankten haben eine positive Familienanamnese, und über 90 % weisen eine charakteristische HLA-

6.7 Störungen des Kohlenhydratstoffwechsels

Tab. 6.8 Klassifikation des Diabetes mellitus.

Diabetes mellitus Typ 1	Immunologisch vermittelte Form (**Typ 1 A**) Idiopathische Form (**Typ 1 B**)
Diabetes mellitus Typ 2	
Andere spezifische Diabetestypen	**Genetische Defekte der β-Zell-Funktion, z.B.:** • MODY 1–7 • Mutationen der mitochondrialen DNA **Genetische Defekte der Insulinwirkung, z.B.:** • Typ-A-Insulinresistenz **Erkrankungen des exokrinen Pankreas, z.B.:** • Pankreatitis • Zystische Fibrose • Hämochromatose **Endokrinopathien, z.B.:** • Cushing-Syndrom • Glukagonom • Phäochromozyton • Hyperthyreose **Medikamente, z.B.:** • Kortikosteroide • Schilddrüsenhormone • Diazoxid • Phenytoin **Infektionen, z.B.:** • Kongenitale Rötelninfektion • Zytomegalievirusinfektion **Genetische Syndrome, gelegentlich mit Diabetes assoziiert, z.B.:** • Down-Syndrom • Klinefelter-Syndrom • Ullrich-Turner-Syndrom • Prader-Willi-Syndrom
Gestationsdiabetes	

Assoziation auf. Autoantikörper sind definitionsgemäß nachweisbar.

Idiopathischer Diabetes mellitus Typ 1 B: nicht immunogene, jedoch mit hoher Penetranz vererbbare Form ohne Nachweis von Autoantikörpern.

Diabetes mellitus Typ 2: relativer Insulinmangel bei erhöhter Insulinresistenz, selten besteht eine Insulinabhängigkeit. Mit dem dramatischen Anstieg der Adipositas bei Kindern und Jugendlichen werden in Deutschland zunehmend pädiatrische Patienten mit Typ-2-Diabetes registriert.

MODY („Maturity-Onset Diabetes in the Young"): autosomal-dominant vererbte Störungen der Insulinfreisetzung. Klinisch imponieren die MODY-Formen wie ein Typ-2-Diabetes und wurden bis vor wenigen Jahren dieser Gruppe zugeordnet. In der Regel besteht keine Azetonurie oder Ketoazidose.

Diese Erkrankungsform wird oft fälschlicherweise als „harmlos" eingestuft und kann daher früh zu diabetischen Folgeerkrankungen führen. In Tabelle 6.9 sind die verschiedenen MODY-Formen und ihre genetischen Ursachen dargestellt. Die häufigste Form ist MODY 3 (60 %). MODY 2 (20 %) geht im Vergleich zu den anderen MODY-Formen mit einem günstigeren klinischen Verlauf einher. MODY 5 ist mit kongenitalen Nierenerkrankungen assoziiert und führt im Verlauf oft zu terminaler Niereninsuffizienz.

Insulinresistenzsyndrome: Störungen der Glukosetoleranz bei massiv erhöhten Insulin- und C-Peptid-Konzentrationen, am häufigsten bei Mädchen nach der Pubertät begleitet von Acanthosis nigricans, Hirsutismus und Zyklusstörungen im Rahmen des polyzystischen Ovarsyndroms (PCOS).

Diabetes mellitus Typ 1

■ Ätiologie und Pathogenese

Genetische Prädisposition

Vermittlung hauptsächlich über Gene der HLA-Region, insbesondere HLA-DR3/4 und HLA-DQ B1 02/03; inzwischen sind jedoch mindestens zehn weitere Gene bekannt, die zum Diabetesrisiko beitragen. Daher ist das Erkrankungsrisiko bei familiärer Belastung deutlich erhöht (→ Tab. 6.10).

Umweltfaktoren

Virusinfektionen (Mumps, Masern, Röteln, Coxsackie) werden mit der Entstehung des Diabetes mellitus in Zusammenhang gebracht.

Frühe Kuhmilchexposition: Kuhmilchverbrauch und Stilldauer korrelieren mit der Diabetesinzidenz, und Kuhmilchantikörper werden bei frisch diagnostizierten Patienten mit Diabetes vermehrt nachgewiesen. Eine molekulare Ähnlichkeit zwischen

Stoffwechselerkrankungen

Tab. 6.9 MODY-Formen.

MODY-Typ	Gendefekt	Klinische Zeichen	Besonderheiten
MODY 1	HNF-4	• Typ-2-ähnlicher Diabetes • Häufig mikrovaskuläre Folgeschäden	–
MODY 2	Glukokinase	• Gestörte Glukosetoleranz • z. T. nur interkurrent (z. B. bei Infekten) nachweisbar • Niedriges Risiko für Folgeerkrankungen	Homozygot: Neonataler Diabetes
MODY 3	HNF-1	• Typ-2-ähnlicher Diabetes • Häufig mikrovaskuläre Folgeschäden	–
MODY 4	IPF-1	• Typ-2-ähnlicher Diabetes	Homozygot: Pankreasagenesie
MODY 5	HNF-1ß	• Typ-2-ähnlicher Diabetes	Renale Fehlbildungen Niereninsuffizienz
MODY 6	Neuro D1	• Typ-2-ähnlicher Diabetes	–
MODY 7	ABCC8	• Kongenitaler Hyperinsulinismus • Im Verlauf zunehmender Verlust der Insulinsekretion • Diabetes im mittleren Alter	–

Nach: J. Grulich-Henn: Genetik des Diabetes mellitus Typ 2 und verwandter Diabetesformen. Monatsschr Kinderheilkd, 2005; 153: 921–926.

Tab. 6.10 Familiäres Risiko des Diabetes mellitus Typ 1.

Betroffener Verwandter	Risiko
Geschwisterkind	5 %
Zwilling, zweieiig	5 %
Zwilling, eineiig	30–50 %
Vater	7 %
Mutter	3 %
Beide Eltern	30 %

Kuhmilchantigenen und β-Zell-Oberflächenantigenen könnte eine Ursache hierfür sein.

Eine **frühe Glutenexposition** im 1. Lebenshalbjahr ist mit einer erhöhten Diabetesinzidenz assoziiert.

Autoimmunprozess

Die Kombination einer genetischen Prädisposition und auslösender Umweltfaktoren bewirkt einen Immunprozess, bei dem Makrophagen in die Insel einwandern und den T-Helfer-Zellen Antigene über MHC-Klasse-II-Moleküle präsentieren. Makrophagen aktivieren über Interleukine spezifisch zytotoxische T-Zellen sowie unspezifisch Makrophagen, die eine direkte Zerstörung von β-Zellen bewirken (**TH1-Antwort**). Zusätzlich werden B-Lymphozyten aktiviert, die gegen β-Zellen gerichtete Antikörper produzieren (**TH2-Antwort**). Der Zeitraum zwischen Beginn des Autoimmunprozesses und Manifestation des Diabetes (bei etwa 80- bis 90 %iger Zerstörung der Inselzellen) beträgt in der Regel mehrere Jahre (→ Abb. 6.13).

Stressfaktoren

Ereignisse, die mit einem erhöhten Insulinbedarf einhergehen (Infektion, Operation) beschleunigen die β-Zell-Destruktion. Sie gehen der Diabeteserstmanifestation oft voraus und werden damit als Auslöser angesehen.

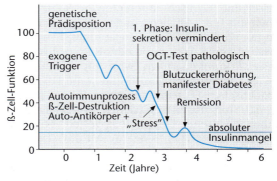

Abb. 6.13: Schematischer Ablauf der immunologischen Zerstörung von pankreatischen β-Zellen, die der Manifestation des Diabetes mellitus vorausgeht. [2]

6.7 Störungen des Kohlenhydratstoffwechsels

■ Pathophysiologie

Pathogenetisches Prinzip ist der **Insulinmangel**.
Wirkungen von Insulin:

- **Transport** von Glukose in Muskel- und Fettzellen. Der Glukoseeintritt in Leberzellen, Gehirnzellen und Erythrozyten ist ohne Insulin möglich. Transport von Aminosäuren in Muskelzellen und Transport von Ionen (K^+, Mg^{2+}, PO_4^{3-}) in die Zellen
- **Steigerung von Syntheseprozessen:** Glykogensynthese, Fettsäuresynthese, Triglyzeridsynthese
- **Hemmung von Abbauvorgängen:** Lipolyse, Glykogenolyse
- **Hemmung von Synthesevorgängen:** Glukoneogenese
- Der **Insulinmangel** führt zu vermindertem Glukoseeintritt in Muskel- und Fettzellen. Eine verminderte Glykogensynthese, gesteigerte Glukoneogenese und verminderter Ionentransport in die Zelle führen zu **Hyperglykämie, Hyperosmolarität und Katabolismus**.
- Bei Überschreiten der Nierenschwelle für Glukose (180 mg/dl) kommt es zu Glukosurie, osmotischer Diurese, Polyurie, Dehydratation und kompensatorischer Polydipsie.
- Die **massive Ketonkörpersynthese** (3-Hydroxybutyrat und Azetoazetat) ist Folge des zellulären Glukosemangels bei gesteigerter Lipolyse: **Ketoazidose**
- **Elektrolytverlust:** K^+ und Na^+ gehen mit der Ketonkörperausscheidung im Urin verloren. Dadurch kommt es zu zunehmendem Wasser- und Elektrolytverlust mit Verstärkung der Dehydratation.
- Die **Stressreaktion** entsteht vor allem durch die Dehydratation. Die vermehrte Ausschüttung von Adrenalin, Glukagon, Kortisol und Wachstumshormon führt zur Beschleunigung der metabolischen Dekompensation.
- Das **Coma diabeticum** entsteht durch die progressive Dehydratation, Azidose, Hyperosmolarität und Elektrolytentgleisung.

> **Merke**
>
> Insulin ist ein anaboles Hormon!

■ Klinik

Die Symptomatik bei Diabetes mellitus Typ 1 beginnt meist schleichend über Tage bis Wochen. Die Diagnose wird jedoch oft erst bei beginnender Stoffwechselentgleisung gestellt, wenn sich die Symptomatik akut verschlechtert. Leitsymptome sind **Polyurie und Polydipsie**. Es kommt zu **Gewichtsverlust** trotz Heißhunger und Polyphagie. Häufig besteht eine schwere **Exsikkose**. Weitere Symptome sind Müdigkeit, Leistungsknick, abdominelle Schmerzen (Pseudoperitonitis), Übelkeit und Erbrechen. Bei Vorliegen einer fortgeschrittenen Ketoazidose sind die **Kussmaul-Atmung** (respiratorischer Kompensationsversuch bei metabolischer Azidose) mit süßlich-fruchtigem Fötor sowie eine **Bewusstseinsstörung** charakteristisch.

■ Labor

- **Hyperglykämie und Glukosurie:** Ein zu einem beliebigen Zeitpunkt gemessener Blutzucker > 11 mmol/l (200 mg/dl) bei gleichzeitig bestehender Symptomatik (→ oben) oder ein Nüchternblutzucker ≥ 7 mmol/l (120 mg/dl) zu zwei unabhängigen Zeitpunkten sichert die Diagnose eines Diabetes mellitus.
- **Hyperketonämie und Ketonurie**
- **Blutgasanalyse:** metabolische Azidose
- Blutbild: häufig Leukozytose
- Elektrolytbestimmung (Na^+, K^+, Cl^-, Ca^{++}, Ph^-) im Serum
- **Insulin und C-Peptid im Serum:** Maß für die endogene β-Zell-Restaktivität, werden äquimolar sezerniert
- **HbA_{1c}** (glykosylierter Hämoglobinanteil) erhöht
- **Nachweis von Antikörpern** gegen β-Zell-Antigene (Inselzellantikörper): Glutamat-Decarboxylaseantikörper (GADA), Insulinantikörper (IAA), Tyrosinphosphataseantikörper (IA-2A).

■ Verlauf

- **Manifestationsphase**
- **Partielle Remission:** Nach der ersten Phase des schweren Insulinmangels kommt es in 60–80 % der Fälle zu einer zeitweisen Erholung der β-Zellen mit erneuter endogener Insulinproduktion („honeymoon"). Die Stoffwechseleinstellung ist bei geringem Insulinbedarf in dieser Phase stabil. Die Dauer beträgt Wochen bis Monate.
- **Chronischer Diabetes:** sekundäre Dekompensation nach Erschöpfung körpereigener Insulinreserven.

■ Initialtherapie

Therapie der Ketoazidose: Der Therapiebeginn sollte sofort nach Diagnosestellung erfolgen!

Die **Flüssigkeitssubstitution** erfolgt zunächst mit NaCl 0,9 %. Wegen der Gefahr eines Hirnödems sollte die Hyperosmolarität vorsichtig reduziert werden! Wenn der Blutzucker auf etwa 16 mmol/l (290 mg/dl) abgefallen ist, wird mit einer vorsichtigen Zugabe von Glukose 5 % begonnen (Verhinderung eines zu raschen Osmolaritätsabfalls).

Eine **Kaliumsubstitution** sollte bei gesicherter Diurese früh erfolgen, weil durch den Kaliumtransport von extra- nach intrazellulär durch Insulin und den Rückgang der Azidose die Gefahr der Hypokaliämie besteht.

Eine **Pufferung** mit Natriumbikarbonat wird nur bei Schock und eingeschränkter myokardialer Funktion durchgeführt. Die Azidose wird in der Regel durch die Gabe von Flüssigkeit, Elektrolyten, Glukose und Insulin erfolgreich korrigiert.

6 Stoffwechselerkrankungen

Insulin: Beginn mit 0,05–0,1 IE/kg KG/h i.v.; langsame Blutzuckersenkung anstreben!

Bei mehr als 50 % der Patienten ist keine Infusionsbehandlung erforderlich, da die Dehydratation nur geringgradig ist und sofort mit subkutanen Insulininjektionen begonnen werden kann.

Merke

Innerhalb der ersten 24 h nach Therapiebeginn kann sich der klinische Zustand durch ein Hirnödem verschlechtern!

■ Dauertherapie

Insulintherapie: Es wird fast nur noch Humaninsulin verwendet. Die Wirkdauer ist je nach verwendeten Präparaten sehr kurz (Insulinanalog, z. B. Humalog®), kurz (Normalinsulin, z. B. Actrapid® HM), mittellang (Basalinsulin [NPH], z. B. Protaphan®) oder lang (Zinkinsulin, z. B. Semilente® MC).

Bei allen Akutsituationen wird Altinsulin 0,1 E/ kg KG i.v., dann 0,1 E/kg KG/h verabreicht. Dadurch wird der Blutzucker in der Regel um 5,5 mmol/l/h (100 mg/dl/h) gesenkt. Nach Azidoseausgleich und klinischer Stabilisierung sollte möglichst rasch auf die subkutane Gabe von Insulin übergegangen werden. Richtlinie für den Insulinbedarf: 1 IE/kg KG/Tag.

Konventionelle Therapie: zwei tägliche Injektionen von Normal- und Verzögerungsinsulin bei festgelegten Nahrungszeiten und -mengen.

Intensivierte Therapie: Trennung von Basalinsulin und Mahlzeiteninsulin (Basis-Bolus-Therapie). Meist werden Basalinsulin als NPH-Insulin zwei- bis viermal täglich und Normalinsulin oder ein sehr kurz wirksames Insulinanalogon zusätzlich zu den Mahlzeiten verabreicht. Dies bedeutet vier bis fünf Insulininjektionen täglich bei ebenso vielen Blutzuckerkontrollen (Zielbereich 4–9 mmol/l, 70–160 mg/dl).

Faustregeln zur Insulindosisanpassung (Korrekturfaktor)

In Abhängigkeit vom Körpergewicht senkt 1 IE zusätzliches Normalinsulin oder Analoginsulin den Blutzuckerwert
- bei 30–40 kg um 5,0 mmol/l (90 mg/dl),
- bei 40–50 kg um 2,8 mmol/l (50 mg/dl),
- bei > 50 kg um 2,2 mmol/l (40 mg/dl).

Abschätzung der pro Kohlenhydrateinheit (KE) notwendigen Insulinmenge in Abhängigkeit von der Tageszeit (Korrekturfaktor)
- Morgens 2 IE Normalinsulin pro KE
- Mittags 1 IE Normalinsulin pro KE
- Abends 1,5 IE Normalinsulin pro KE

Merke

Die Korrektur- und KE-Faktoren sind interindividuell sehr unterschiedlich, und die eigenen Werte sollten jedem Patienten bekannt sein.

Veränderung der Grundmenge des Verzögerungsinsulins

Eine Dosisanpassung sollte erfolgen, wenn der Blutzucker über mehrere Stunden zur Zeit des Wirkungsmaximums (6 h nach Injektion) außerhalb des Zielbereiches von 4–9 mmol/l (70–160 mg/dl) liegt. Bei erhöhten Werten mittags wird z. B. die morgendliche Basalinsulindosis um 10 % erhöht.

Dosisanpassung bei Sport: Hier ist durchschnittlich eine Reduktion der Insulindosis um 10–20 % pro Stunde möglich (erhebliche Variabilität!).

■ Ernährung

Durch die intensivierte Insulintherapie sind die Ernährungsrichtlinien für Diabetiker in den letzten Jahren deutlich weniger restriktiv geworden. Empfohlen wird eine gesunde, eher fettarme Mischkost mit einem Kohlenhydratanteil von etwa 50 %. Alle Nahrungsmittel können gegessen werden. Diabetikernahrungsmittel mit Zuckeraustauschstoffen bieten keine Vorteile. Eine Kohlenhydrateinheit (KE) entspricht 10–12 g Kohlenhydraten. Eine Ernährungsberatung ist ein wichtiger Eckpunkt der Diabetikerbetreuung und -schulung. Nur die Kenntnis der Blutglukosewirksamkeit der Nahrung erlaubt eine adäquate Insulindosierung.

■ Therapiekomplikationen

Hypoglykämie: Zu hohe Insulindosis, zu geringe Nahrungszufuhr und zu hoher Glukoseverbrauch können eine Hypoglykämie auslösen. Meist genügt dann eine orale Kohlenhydrataufnahme. In schweren Fällen werden Glukagon 0,5 mg i.m. oder Glukose 20 % i.v. verabreicht.

Dawn-Phänomen: Morgendliche Hyperglykämie ohne vorausgegangene Hypoglykämie durch Insulinresistenz in den frühen Morgenstunden und nachlassende Insulinwirkung aufgrund der Kinetik der Insulinpräparationen. Therapie: Spätinjektion mit einem lang wirkenden Insulin.

Somogyi-Phänomen: Es kommt sehr viel seltener als das Dawn-Phänomen vor. Morgendliche reaktive Hyperglykämie durch hohe abendliche Insulindosis mit nächtlicher Hypoglykämie. Therapie: Reduktion der abendlichen Insulindosis.

■ Stoffwechselüberwachung
- **Blutglukosemessung** drei- bis fünfmal täglich. Ziel 4–9 mmol/l (70–160 mg/dl)
- **Dokumentation** von BZ, Insulindosis, Nahrungsmenge und Besonderheiten (Hypoglykämie, Sport) in einem Tagebuch oder mit Hilfe eines EDV-Programms

6.7 Störungen des Kohlenhydratstoffwechsels

- **HbA1$_c$-Kontrollen** alle 3 Monate, mindestens dreimal jährlich. Ziel < 7 %
- **LDL-, HDL-Cholesterin und Triglyzeride im Serum** einmal jährlich
- **Serologisches Screening** auf Zöliakie (Transglutaminaseantikörper) und Hashimoto-Thyreoiditis (thyreoidale Peroxidase- und Thyreoglobulinantikörper) einmal jährlich
- **Albuminausscheidung im Urin** einmal jährlich
- **Blutdruckmessung** vierteljährlich
- **Augenärztliche Untersuchung** mit Fundusspiegelung einmal jährlich.

◾ Diabetische Folgeerkrankungen und Begleiterkrankungen

Mikroangiopathie: Sie kann schon vor der Pubertät auftreten und manifestiert sich an unterschiedlichen Organen:

- **Retinopathie:** Sie tritt bei 20 % nach 10 Jahren, bei 45–60 % nach 20 Jahren auf. Das Risiko für die Entwicklung einer Retinopathie erhöht sich bei schlechter Blutzuckereinstellung über längere Zeit um das Achtfache bei HbA1$_c$ über 10 % bzw. um das Vierfache bei HbA1$_c$ über 9 %.
- **Nephropathie:** Sie tritt bei 40 % nach 25 Jahren auf; in 50 % der Fälle ist sie Todesursache. Frühsymptom: Mikroalbuminurie. Folge: arterielle Hypertonie
- **Neuropathie:** bei Kindern selten.

Makroangiopathie: Die Arteriosklerose kann bereits bei Kindern beginnen.

Immunologische Begleiterkrankungen: erhöhte Inzidenz für Zöliakie (1–4 %), Hashimoto-Thyreoiditis (4–25 %), perniziöse Anämie (2–4 %) und Morbus Addison (0,5 %).

◾ Prognose

Die Lebenserwartung diabetischer Kinder ist durchschnittlich bisher wohl noch um 15 Jahre gegenüber der Normalbevölkerung vermindert. Sie hängt insbesondere von den vaskulären und neuronalen Komplikationen ab. Die Entwicklung von Folgeerkrankungen kann durch eine strenge Stoffwechseleinstellung signifikant reduziert werden. Wichtig für die Mortalität ist die Nephropathie mit Niereninsuffizienz und Bluthochdruck. Eine Besserung der Prognose kann durch Dialyse und Nierentransplantation erreicht werden. Bei ausgewählten Patienten lässt sich eine Verbesserung der Stoffwechseleinstellung und damit der Langzeitprognose durch subkutane Insulindauerinfusion mit Hilfe einer tragbaren Pumpe erzielen.

Kasuistik

A: Laura, ein 5 Jahre altes Mädchen, wird wegen seit 4 Wochen bestehender rezidivierender Bauchschmerzen beim Kinderarzt vorgestellt. Da bei der körperlichen Untersuchung keine Auffälligkeiten feststellbar sind, verzichtet der Kinderarzt auf weitere diagnostische Maßnahmen.
2 Wochen später erfolgt eine erneute Vorstellung. Die Mutter berichtet nun, dass ihr aufgefallen sei, dass Laura in den letzten Wochen sehr viel getrunken und mindestens 2 kg an Gewicht verloren habe. Jetzt wird der Kinderarzt hellhörig.

K: Bei der körperlichen Untersuchung finden sich milde Zeichen einer Dehydratation.

D: Die Urinuntersuchung ergibt eine deutliche Glukosurie und Ketonurie. Laura wird daraufhin sofort in die Kinderklinik eingewiesen. Die Laboruntersuchungen ergeben: Glukose im Serum 25 mmol/l (450 mg/dl), metabolische Azidose (pH 7,29, pCO$_2$ 28 mmHg, Bikarbonat 17 mmol/l) und HbA1$_c$-Konzentration 9,5 % (deutlich über dem Normbereich).

Diag: Es handelt sich um eine Erstmanifestation eines Diabetes mellitus Typ 1.

Th: Unmittelbar nach Aufnahme wird mit einer intravenösen Rehydratation unter Verwendung von isotoner Kochsalzlösung sowie mit einer intravenösen Insulintherapie in einer Dosierung von 0,05 E/kg KG × Stunde begonnen. Unter dieser Therapie kommt es zu einem kontinuierlichen Abfall des Blutzuckers, der nicht schneller als 100 mg/dl × Stunde erfolgen sollte. Am nächsten Tag kann die Therapie bei stabilen Blutzuckerwerten auf subkutane Insulingaben (Drei- bis Vier-Spritzen-Therapie) umgestellt werden (Dosierung: 1,0–1,5 IE/kg × Tag).

V: 1 Woche später wird Laura nach intensiver Schulung nach Hause entlassen. Ihre Mutter hat bereits gelernt, ihr die Insulinspritzen zu verabreichen.

Diabetes mellitus Typ 2

◾ Epidemiologie

Mit der Zunahme der Adipositas im Kindesalter ist eine Häufigkeitszunahme des Diabetes mellitus Typ 2 im Jugendalter zu beobachten.

◾ Ätiologie und Pathogenese

Grundlage ist die Kombination aus Insulinresistenz und Insulinsekretionsdefizit. Einen entscheidenden Einfluss hierauf haben genetische Veranlagung, Bewegungsarmut und Übergewicht.

◾ Klinik

Die Symptomatik bei Diagnosestellung reicht von einer asymptomatischen Hyperglykämie bis zur diabetischen Ketoazidose oder hyperosmolaren, nicht-

6 Stoffwechselerkrankungen

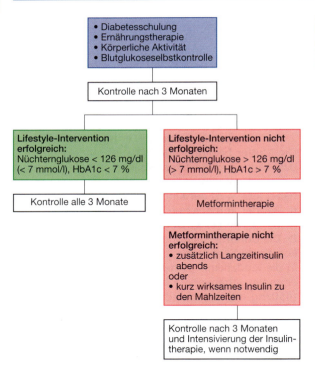

Abb. 6.14: Behandlung des asymptomatischen Diabetes mellitus Typ 2 bei Kindern und Jugendlichen. Nach S. Wiegand: Therapie des Diabetes mellitus Typ 2. Monatsschr Kinderheilkd 2005; 153: 936–944.

Tab. 6.11 Indikationen für die Durchführung eines oralen Glukosetoleranztests.

Kinder ab dem 10. Lebensjahr
• Mit Übergewicht (BMI > 90. Perzentile) und
• Risikofaktoren:
– Positive Familienanamnese für Typ-2-Diabetes bei erst- oder zweitgradig Verwandten
– Ethnische Herkunft: Asiat, Afrikaner, Indianer, Hispanier
– Zeichen der Insulinresistenz oder mit ihr assoziierter Veränderungen (Acanthosis nigricans, arterielle Hypertonie, Dyslipidämie, polyzystisches Ovarsyndrom)
– Extreme Adipositas (BMI > 99,5. Perzentile)

ketotischen Hyperglykämie. Letztere sind bei Diabetes mellitus Typ 2 selten, aber mit einer erheblichen Morbidität assoziiert.

■ **Komplikationen**
Mikroangiopathie: Retinopathie, Nephropathie und Neuropathie mit den Spätfolgen Erblindung, Niereninsuffizienz und Dialyse, Beinamputation.
Makroangiopathie: Schlaganfall und Herzinfarkt.

■ **Therapie**
Die kausale Therapie ist eine Steigerung der körperlichen Aktivität und/oder eine Gewichtsreduktion. Wird nach 3 Monaten keine befriedigende Stoffwechseleinstellung erreicht, ist eine zusätzliche pharmakologische Therapie indiziert (→ Abb. 6.14).

■ **Prävention**
Da Frühformen asymptomatisch verlaufen, ist eine Screeninguntersuchung in Risikogruppen sinnvoll. Indikationen für die Durchführung eines oralen Glukosetoleranztests fasst Tabelle 6.11 zusammen.

6.7.3 Glykogenspeichererkrankungen

■ **Definition**
Krankheiten durch hereditäre Enzymdefekte des Glykogenabbaus bzw. der Glykogensynthese mit pathologischer Glykogenspeicherung in vielen Organen und den klinischen Leitsymptomen Hepatomegalie und Hypoglykämie (→ Abb. 6.15).

■ **Epidemiologie**
Die kumulative Häufigkeit der Glykogenosen beträgt etwa 1 : 60 000.
Mit einer Ausnahme werden alle Formen autosomal-rezessiv vererbt. Der Phosphorylase-b-Kinase-Mangel wird X-chromosomal-rezessiv vererbt.

Glykogenose Typ Ia (von Gierke)

■ **Ätiologie**
Bei dieser Form der Glykogenose liegt ein Defekt der Glukose-6-Phosphatase in Leber, Niere und Dünndarm vor.

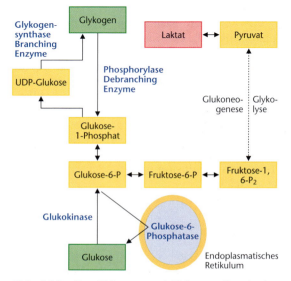

Abb. 6.15: Der Glykogen- und Glukosestoffwechsel.

6.7 Störungen des Kohlenhydratstoffwechsels

■ Pathogenese

Die Glukose-6-Phosphatase setzt Glukose aus Glykogen und aus glukoneogenetischen Substraten frei. Bei einem Enzymdefekt kommt es zu einer Akkumulation von Glukose-6-Phosphat in Leber und Nieren und zu einer Stimulation der Glykogensynthese mit der Folge einer massiven Glykogenspeicherung vor allem in der Leber (**Hepatomegalie**), in den Nieren und in Thrombozyten. Biochemisch bestehen **schwere Hypoglykämien** und eine **Laktatazidose**, da alle Präkursoren, die normalerweise in der Leber zu Glukose umgewandelt werden (Glykogen, Galaktose, Fruktose, Glyzerol, Aminosäuren) zu Pyruvat und Laktat abgebaut werden. Außerdem kommt es zu einer **Hyperlipidämie** bei verminderter Lipoproteinlipaseaktivität bei Hypoinsulinismus. Die **Hyperurikämie** entsteht durch die kompetitive Hemmung der renalen Harnsäuresekretion durch Laktat.

■ Klinik

Oft ist ein **zerebraler Krampfanfall** das Initialsymptom. Häufig fehlen Hypoglykämiesymptome trotz sehr niedriger Blutzuckerwerte, da Laktat als alternatives Substrat im ZNS verwendet wird. Das Abdomen ist bei extremer **Hepatomegalie** ohne Splenomegalie vorgewölbt (→ Abb. 6.16 b), die Nieren sind vergrößert. Betroffene Säuglinge haben durch vermehrtes subkutanes Fettgewebe ein charakteristisches **Puppengesicht** (→ Abb. 6.16 a). Es kommt zu einer Wachstumsretardierung mit proportioniertem **Kleinwuchs**. Spätsymptome sind Xanthome, Blutungsneigung und Gicht.

> **Merke**
>
> Vor Therapiebeginn fehlen häufig Hypoglykämiesymptome trotz sehr niedriger Blutzuckerwerte, da Laktat als alternatives Substrat im ZNS verwendet wird. Bei intermittierend auftretenden Hypoglykämien nach erfolgter Stoffwechseleinstellung (keine chronische Laktatazidose mehr) stehen keine alternativen Substrate im ZNS mehr zur Verfügung, und die Gefahr der Hirnschädigung durch die Hypoglykämie ist sehr viel höher!

■ Diagnostik
- Nüchternhypoglykämie mit kurzer Nüchterntoleranz
- Laktatazidose ohne Ketonkörpererhöhung
- Hypertriglyzeridämie > Hypercholesterinämie
- Hyperurikämie
- Aktivitäten der Aminotransferasen im Serum mäßig erhöht
- Glukose-6-Phosphatase-Aktivität in Leberzellen vermindert
- Mutationsanalyse

■ Therapie

Das **Ziel** ist eine möglichst konstante Aufrechterhaltung der Blutglukosekonzentration zur Vermei-

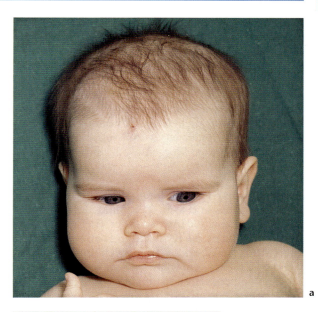

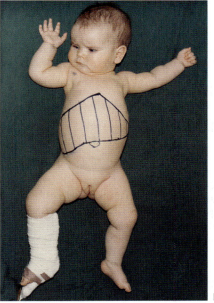

Abb. 6.16 a und b: 5 Monate alter Säugling mit Glykogenose Typ Ia: a) Puppengesicht; b) ausgeprägte Hepatomegalie.

dung von Hypoglykämien und des damit assoziierten Risikos einer Hirnschädigung. Darüber hinaus sollen sekundäre metabolische Veränderungen und eine übermäßige Glykogenspeicherung in den betroffenen Organen verhindert werden.

Tagsüber werden häufig kleine kohlenhydratreiche Mahlzeiten verabreicht. Dabei werden 60 % der Kalorien als Kohlenhydrate zugeführt. Ab dem 2. Lebensjahr kann eine Zufütterung von ungekochter Maisstärke (Mondamin®) zur Verlängerung der Nüchterntoleranz durch verzögerte Glukosefreisetzung und -resorption erfolgen. Fruktose und Laktose sind wegen der Verstärkung der Laktatazidose (→ oben) verboten.

6 Stoffwechselerkrankungen

Nachts erfolgt eine kontinuierliche Dauersondierung von Säuglingsnahrung oder eines Glukosepolymers (Dextroneonat®). Bei Säuglingen und Kleinkindern ist eine Magensonde jedoch mit einem erheblichen Risiko der Sondendislokation und konsekutiver Aspiration und/oder Hypoglykämie verbunden. Bei jungen Säuglingen wird daher die Anlage einer perkutanen endoskopischen Gastrostomie (PEG) empfohlen. Ältere Kinder legen sich selbst abends eine Magensonde, die am Morgen wieder entfernt wird.

■ Prognose
Wachstum und Rückbildung der laborchemischen Veränderungen sind vom Zeitpunkt des Therapiebeginns und von der Intensität der Therapie abhängig. Gefürchtet ist die Entwicklung von hepatozellulären Adenomen und Karzinomen im Erwachsenenalter. Eine weitere wichtige Komplikation ist das Auftreten einer Niereninsuffizienz.

> **Merke**
>
> Durch die kontinuierliche nächtliche Dauersondierung konnte die Langzeitprognose von Patienten mit Glykogenose deutlich verbessert werden. Eine minutiöse Schulung der Eltern bezüglich des Umgangs mit der Ernährungspumpe und bezüglich der Sondenkonnektion ist von vitaler Bedeutung. Die Installation eines Warnsystems (z. B. Klingelmatte) ist hilfreich.

Glykogenose Typ Ib

■ Ätiologie
Bei der Glykogenose Typ Ib handelt es sich um einen intrazellulären Transportdefekt von Enzymsystemen, die die Glukose-6-Phosphatase durch mikrosomale Membranen transportieren.

■ Klinik
Klinisch ist die Glykogenose Typ Ib zunächst nicht vom Typ Ia zu unterscheiden. Zusätzlich bestehen bei Typ Ib eine **Neutropenie und Granulozytenfunktionsstörung,** die zu rezidivierenden bakteriellen Infektionen führen, welche sich hauptsächlich an der Haut und pulmonal manifestieren. Eine weitere schwerwiegende Komplikation ist das Auftreten einer chronisch-entzündlichen Darmerkrankung, die an den Morbus Crohn erinnert („Crohn-like bowel disease").

■ Diagnostik
- Laborchemie wie Typ Ia
- Gesamtleukozytenzahl normal, neutrophile Leukozyten bis auf ein Zehntel der Norm vermindert
- Enzymdiagnostik nur aus frischem Lebergewebe möglich (nicht tiefgefroren!)
- Mutationsanalyse.

■ Therapie
Die Therapie der Glykogenose Ib entspricht der des Typs Ia. Zusätzlich sind jedoch eine Infektionsbekämpfung (antibiotische Dauertherapie mit Cotrimoxazol) und -prophylaxe erforderlich (Verabreichung des rekombinanten Granulozyten-koloniestimulierenden Faktors [G-CSF] bei Granulozyten < 1000/µl).

Glykogenose Typ II (Pompe)

■ Ätiologie
Dem Morbus Pompe liegt ein Defekt der lysosomalen sauren α-1,4-Glukosidase zugrunde.

■ Pathogenese
Das Enzym ist in allen Lysosomen lokalisiert und spaltet das durch Endozytose und Autophagozytose in die Lysosomen gelangte Glykogen in Glukoseeinheiten. Bei Fehlen des Enzyms bleibt Glykogen in den Lysosomen liegen. Hierdurch kommt es zu einer Auftreibung der glykogenreichen Organe Myokard, Skelettmuskulatur, Leber und Nieren. Auch das ZNS ist betroffen.

■ Klinik
Infantile Form: Die Symptomatik beginnt meist in den ersten Lebensmonaten mit den Leitsymptomen der **Makroglossie** und **muskulären Hypotonie**. Es besteht eine ausgeprägte **Kardiomegalie**, ein Herzgeräusch fehlt in der Regel. Die Muskulatur ist aufgetrieben und prall. Eine Hepatomegalie tritt erst sekundär bei zunehmender Herzinsuffizienz auf. Die Intelligenz ist normal. Die Kinder versterben im 1. Lebensjahr an Herzinsuffizienz oder Aspirationspneumonie.

Juvenile Form: Die Erkrankung manifestiert sich durch das verspätete Erreichen motorischer Meilensteine. Das Herz ist nicht betroffen. Die Myopathie verläuft langsam progredient, und die Patienten versterben in der Regel vor Erreichen des Erwachsenenalters.

Adulte Form: Das klinische Leitsymptom der Muskelschwäche tritt in der 3.–4. Lebensdekade auf. Die Lebenserwartung kann normal sein.

■ Diagnostik
- Keine Hypoglykämien
- Elektronenmikroskopische Untersuchung von Hautbiopsien: abnorme, glykogenbepackte Lysosomen
- Enzymaktivitätsmessung in Leukozyten, Leber, Skelettmuskel oder Fibroblasten
- Mutationsanalyse.

■ Therapie
In jüngster Zeit konnten erste Therapieerfolge durch eine Enzymersatztherapie erzielt werden, die inzwischen zugelassen ist (Myozyme®). Die Therapie führt

zu einer deutlichen Verbesserung der respiratorischen, kardialen und motorischen Funktionen. Mit der Behandlung sollte möglichst frühzeitig begonnen werden. Sonst stehen symptomatische Therapiemaßnahmen (Physiotherapie) im Vordergrund.

■ Prognose

Die infantile Form führt ohne Enzymersatztherapie im 1. Lebensjahr zum Tod durch Herzinsuffizienz. Der Verlauf der juvenilen und adulten Form ist protrahierter.

Glykogenose Typ III (Cori)

■ Ätiologie

Es handelt sich um einen Defekt der Amylo-1,6-Glukosidase (Debranching Enzyme).

■ Pathogenese

Die Seitenketten des Glykogens werden nicht gelöst. Das Glykogen hat abnorme, kurze Seitenketten. Zu einer schweren Hypoglykämie kommt es erst, wenn das Glykogen bis zu den Verzweigungspunkten abgebaut ist, d.h., die Nüchterntoleranz ist länger als bei Glykogenose Typ I. Wichtige biochemische Unterscheidungsmerkmale sind die Ketose bei der Glykogenose Typ III und die Laktatazidose bei der Glykogenose Typ I.

■ Klinik

Die Hepatomegalie ist bei Erkrankungsbeginn ähnlich ausgeprägt wie bei Typ I. In der Pubertät besteht eine Tendenz zur Rückbildung der Lebergröße. Im jungen Erwachsenenalter entwickeln sich häufig eine schwere Myopathie und Kardiomyopathie!

■ Diagnostik

- Geringere Hypoglykämieneigung, höhere Fastentoleranz
- Kaum Laktaterhöhung
- Geringe Harnsäureerhöhung
- Ausgeprägte Ketose bei Fasten (im Gegensatz zu Typ I)
- Amylo-1,6-Glukosidase-Aktivität in Erythrozyten und Leberzellen vermindert
- Mutationsanalyse.

■ Therapie

Die diätetische Therapie ähnelt der bei Typ I. Meist ist sie weniger streng, selten ist eine nächtliche Dauersondierung notwendig. Fruktose und Laktose sind erlaubt. Eine hohe Proteinzufuhr bewirkt eine Substratbereitstellung für die intakte Glukoneogenese und verhindert dadurch die Muskelproteolyse.

■ Prognose

Bezüglich der Leber- und Nierenfunktion ist die Prognose günstig. Bei Beteiligung der Muskulatur ist sie ungünstig. Viele dieser Patienten sind im Erwachsenenalter auf einen Rollstuhl angewiesen.

Glykogenose Typ IV

■ Ätiologie

Es handelt sich um einen Defekt der α-1,4-1,6-Transglukosidase (Branching Enzyme).

■ Pathogenese

Die Seitenketten des Glykogens werden nicht verzweigt. Das Glykogen hat abnorme, lange Ketten. Die Ähnlichkeit zu Amylopektin hat der Erkrankung den Namen **Amylopektinose** gegeben. Das abnorme Glykogen führt frühzeitig zur Entwicklung einer Leberzirrhose. Darüber hinaus ist die Glukosefreisetzung aus den abnormen Glykogenketten gestört.

■ Klinik

Diese Form der Glykogenose ist die einzige, die sich durch eine **Leberfunktionsstörung** manifestiert. Die Erkrankung führt rasch zu **Leberzirrhose** und **terminalem Leberversagen** innerhalb der ersten 5 Lebensjahre. Hypoglykämien können auftreten, stehen aber nicht im Vordergrund.

■ Diagnostik

- Aktivitäten der Aminotransferasen im Serum erhöht
- Hypalbuminämie, Hypoproteinämie
- Gerinnungsstörung
- Geringe Hypoglykämieneigung
- Sonographie oder Kernspintomographie der Leber: Leberzirrhose, Aszites
- Leberhistologie: Nachweis PAS-positiver Ablagerungen in den Hepatozyten
- Elektronenmikroskopie: Nachweis charakteristischer fibrillärer Strukturen
- α-1,4-1,6-Transglukosidase-Aktivität in Leberzellen vermindert
- Mutationsanalyse.

■ Therapie

In den meisten Fällen besteht die einzige langfristige Therapieoption in der Durchführung einer Lebertransplantation.

■ Prognose

Ohne Lebertransplantation ist die Prognose schlecht, nach Lebertransplantation ist sie sehr gut.

Glykogenose Typ VI

■ Ätiologie

Beim Defekt des Leberphosphorylasekomplexes handelt es sich um die häufigste Form der Glykogenose.

■ Formen

- Defekt der Leberphosphorylase, autosomal-rezessiv

- Defekt der Phosphorylase-b-Kinase ausschließlich der Leber, X-chromosomal-rezessiv
- Defekt der Phosphorylase-b-Kinase von Leber und Muskel, autosomal-rezessiv.

■ Klinik
Es handelt sich um die mildeste klinische Verlaufsform der Glykogenosen mit dem Leitsymptom der **Hepatomegalie**. Im frühen Kindesalter kann die Symptomatik die des Typ I imitieren, und häufig besteht ein erheblicher Kleinwuchs. In der Pubertät bilden sich jedoch alle Symptome zurück, die Leber verkleinert sich. Bei Patienten mit Kleinwuchs findet ein eindrucksvolles Aufholwachstum statt.

■ Diagnostik
- Zunächst ausgeprägte Hypoglykämieneigung möglich
- Erhöhte Aktivitäten der Aminotransferasen
- Keine Laktatazidose
- Enzymaktivitätsbestimmung in Lebergewebe
- Mutationsanalyse.

■ Therapie
Meist sind bis auf kohlenhydratreiche Mahlzeiten keine intensiven diätetischen Maßnahmen erforderlich. Bei Patienten mit ausgeprägter Hypoglykämieneigung im Kleinkindalter wird vorübergehend eine Therapie wie bei Typ I durchgeführt.

■ Prognose
Sie ist ausgezeichnet. In der Pubertät erfolgt eine Rückbildung aller Symptome.

Glykogensynthasedefekt (Glykogenose Typ 0)

■ Ätiologie
Es handelt sich um eine Störung des Glykogenaufbaus und nicht, wie bei den klassischen Glykogenspeichererkrankungen, um einen Defekt des Glykogenabbaus.

■ Klinik
Es kommt typischerweise in den **frühen Morgenstunden** oder nach protrahiertem Fasten zu **Bewusstseinsstörungen**, unkoordinierten Augenbewegungen und Krampfanfällen, da die Kinder über keine Glykogenreserven zur Aufrechterhaltung der Plasmaglukosekonzentration verfügen. Die Leber ist typischerweise nicht vergrößert. Das Wachstum ist retardiert.

■ Diagnostik
- Nüchternhypoglykämie
- Ketose
- Postprandiale Hyperlaktazidämie
- Enzymaktivitätsbestimmung in Lebergewebe
- Mutationsanalyse.

■ Therapie
Die Behandlung erfordert die Verabreichung häufiger, proteinreicher Mahlzeiten. Eine bis zwei Nachtmahlzeiten mit Gabe ungekochter Maisstärke in einer Dosierung von jeweils 1–2 g/kg KG verhindern frühmorgendliche Hypoglykämien.

6.7.4 Störungen des Galaktosestoffwechsels

■ Definition
Autosomal-rezessiv vererbte Störungen des Galaktosestoffwechsels führen zu erhöhten Galaktosekonzentrationen in Geweben und Körperflüssigkeiten. Die klinischen Symptome reichen von asymptomatischen Verlaufsformen bis zu Erkrankungen, die mit lebensbedrohlichen Krisen in der Neugeborenenperiode und schweren Langzeitkomplikationen assoziiert sind (→ Abb. 6.17).

Klassische Galaktosämie

■ Definition
Mangel der Galaktose-1-Phosphat-Uridyltransferase, der durch die Anhäufung von Galaktose-1-Phosphat und Galaktose in den Zellen zu Leberschaden, Katarakt und Nierentubulusschädigung führt.

■ Epidemiologie
Die klassische Galaktosämie tritt mit einer Häufigkeit von etwa 1 : 40 000 auf.

■ Ätiologie
Die Erkrankung wird durch Mutationen im *Galaktose-1-Phosphat-Uridyltransferase-(GALT-)*Gen,

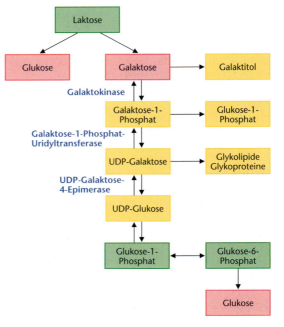

Abb. 6.17: Der Galaktosestoffwechsel.

6.7 Störungen des Kohlenhydratstoffwechsels

das auf Chromosom 9 lokalisiert ist, verursacht. In 70 % der Fälle liegt die Mutation Q188R vor.

Pathogenese

Muttermilch und voll adaptierte Säuglingsmilch enthalten als einziges Kohlenhydrat Laktose (Glukose + Galaktose). Die verminderte Aktivität der Galaktose-1-Phosphat-Uridyltransferase führt dazu, dass Galaktose-1-Phosphat nicht abgebaut wird. Die Akkumulation von Galaktose-1-Phosphat schädigt die Parenchymzellen von Nieren, Leber, Darm und Gehirn. Galaktit akkumuliert in den Augenlinsen und führt zu Katarakt. Galaktose-1-Phosphat hemmt die Phosphoglukomutase, dadurch kommt es zur Hypoglykämie.

Klinik

Wenige Tage nach Milchfütterung tritt ein **sepsisähnliches Bild** mit Trinkschwäche, Erbrechen, Diarrhö, Ikterus, Lethargie und muskulärer Hypotonie auf. Die begleitende schwere **Leberfunktionsstörung** mit Hepatomegalie, Ödemen und Aszites führt zu einer schweren Gerinnungsstörung mit Blutungsneigung. Die Nierenfunktionsstörung äußert sich als Tubulopathie mit Hyperaminoazidurie. Eine gramnegative Sepsis (*E. coli*) tritt häufig auf. Innerhalb von Tagen oder Wochen kommt es zu nukleären **Katarakten,** die rasch irreversibel werden. Bei der fulminanten Form ist die Erkrankung tödlich, wenn sie nicht umgehend behandelt wird.

> **Merke**
>
> Klinische Trias bei klassischer Galaktosämie: Leberzirrhose, Katarakt und geistige Retardierung.

Diagnostik

- **Neugeborenenscreening am 3. Lebenstag!** Messung der Galaktosekonzentration im Blut und halbquantitativer Nachweis der Aktivität der Galaktose-1-Phosphat-Uridyltransferase (Beutler-Test). Häufig befinden sich die Kinder aber bei Eintreffen des Screeningergebnisses bereits in stationärer Behandlung.
- Hyperbilirubinämie mit Erhöhung des **direkten Bilirubins**
- **Gerinnungsstörung:** Quick-Erniedrigung, PTT-Verlängerung
- Erhöhte Aktivitäten der Aminotransferasen im Serum
- **Hypoglykämie**
- Reduzierende Substanzen im Urin erhöht
- Hyperaminoazidurie (Tubulusschaden)
- Beutler-Test: halbquantitativer Nachweis der Galaktose-1-Phosphat-Uridyltransferase-Aktivität
- **Galaktose-1-Phosphat**-Konzentration in Erythrozyten erhöht
- Quantitative Enzymaktivitätsmessung in Erythrozyten
- Mutationsanalyse.

Therapie

Notfalltherapie: Die Zufuhr an Muttermilch oder Säuglingsmilch auf Kuhmilchbasis muss umgehend gestoppt werden! Bei schwerer Gerinnungsstörung werden Vitamin K und/oder Fresh Frozen Plasma i.v. verabreicht. Eine Antibiotikatherapie sollte großzügig erfolgen, da stets vom Vorliegen einer gramnegativen Sepsis ausgegangen werden muss.
Dauertherapie: Säuglinge erhalten eine weitgehend **galaktosefreie Säuglingsnahrung** (Säuglingsnahrung auf Soja- oder Kaseinhydrolysatbasis).

Mit Einführung der Beikost wird die Einhaltung der Diät schwieriger. Das Therapieziel der vollständigen Eliminierung von Galaktose aus der Ernährung ist in praxi unerreichbar. Die wichtigste Galaktosequelle sind Milch und Milchprodukte, in denen Galaktose in β-glykosidischer Bindung vorliegt. Hieraus kann im Darm freie Galaktose freigesetzt werden. Obst und Gemüse können erhebliche Mengen nicht nur an gebundener Galaktose in α-glykosidischer Bindung, sondern auch an freier, löslicher Galaktose enthalten. Darüber hinaus liegt die endogene Galaktoseproduktion beim Erwachsenen bei etwa 1 g täglich.

Bei Mädchen mit hypergonadotropem Hypogonadismus sollte ab dem 12. Lebensjahr eine Hormonsubstitutionstherapie durchgeführt werden.

> **Merke**
>
> Beim geringsten klinischen Verdacht auf Vorliegen einer angeborenen Störung im Galaktosestoffwechsel müssen die Milchernährung sofort beendet und die Ernährung des Kindes auf eine galaktosefreie Säuglingsmilch umgestellt werden. Wird früh genug mit der galaktosefreien Diät begonnen, bilden sich die klinischen Symptome (Ikterus, Gerinnungsstörung, Katarakte) rasch zurück. Die Progression zur Leberzirrhose kann verhindert werden.

Prognose

Trotz frühzeitig begonnener und konsequent durchgeführter Therapie ist die Prognose nicht so gut, wie ursprünglich angenommen wurde. Ein hypergonadotroper Hypogonadismus tritt bei 54 % der Mädchen (Ovarialfibrose) auf. Weitere häufige Komplikationen sind Sprachstörungen (65 %), eine Rechenschwäche (44 %), ein Intentionstremor (14 %), eine Mikrozephalie (13 %) und eine Ataxie (8 %). Der IQ liegt bei 83 % der über 12 Jahre alten Patienten unter 85!

Duarte-Variante

Es handelt sich um eine harmlose Variante mit verminderter Aktivität der Galaktose-1-Phosphat-Uridyltransferase durch andere Mutationen am Transferaselocus. Die Duarte-Variante ist nur bezüglich des Wanderungsverhaltens des Enzyms in der Gelelektrophorese von der normalen Transferase unterscheidbar. Diese Mutationen führen nicht zu klinischen Symptomen.

Defekt der Uridin-Diphosphat-Galaktose-4-Epimerase

■ Definition
Autosomal-rezessiv vererbte Störung des Galaktosestoffwechsels, die sehr selten in ihrer schweren klinischen Form auftritt.

■ Klassifikation
Generalisierte Form: Enzymaktivität < 10 %, Galaktose-1-Phosphat-Konzentration in Erythrozyten stark erhöht, klinische Manifestation und Verlauf wie bei klassischer Galaktosämie.
Milde Form: inkompletter Enzymdefekt, Galaktose-1-Phosphat-Konzentration in Erythrozyten nur initial erhöht, keine klinischen Symptome.

■ Diagnostik
- **Neugeborenenscreening** am 3. Lebenstag: Galaktosekonzentration im Blut erhöht, Beutler-Test normal
- Galaktose-1-Phosphat-Konzentration in Erythrozyten erhöht
- Aktivität der Galaktose-1-Phosphat-Uridyltransferase in Erythrozyten normal
- Aktivität der Uridin-Diphosphat-Galaktose-4-Epimerase in Erythrozyten erniedrigt.

■ Therapie
Bei der **generalisierten Form** wird eine galaktosearme Diät durchgeführt. Bei Vorliegen eines kompletten Enzymdefekts kann Galaktose nicht aus Glukose synthetisiert werden. Eine vollständige Entfernung von Galaktose aus der Ernährung würde daher zu einem Substratmangel für die Bildung galaktosylierter Metabolite (Galaktoproteine und Galaktolipide) führen. Es wird daher empfohlen, kleine Mengen exogener Galaktose zuzuführen.
Bei **partiellem Defekt** wird vorübergehend eine laktosefreie Säuglingsnahrung bis zur Normalisierung von Galaktose-1-Phosphat in Erythrozyten gefüttert.

Defekt der Galaktokinase

■ Definition
Autosomal-rezessiv vererbte Störung des Galaktosestoffwechsels, die zu beidseitigen Katarakten führt.

■ Klinik
Beidseitige Katarakte treten in den ersten Lebenswochen auf. Ein Pseudotumor cerebri ist eine häufige klinische Manifestationsform des Galaktokinasedefekts.

■ Diagnostik
- **Neugeborenenscreening** am 3. Lebenstag: Galaktosekonz. im Blut erhöht, Beutler-Test normal

- Galaktose, Galaktitol und Glukose im Urin erhöht.

■ Therapie
Die Durchführung einer milchfreien Ernährung reicht aus. Andere Quellen geringerer Mengen an Galaktose können vernachlässigt werden, da die geringe zugeführte Galaktosemenge entweder metabolisiert oder ausgeschieden wird, bevor signifikante Mengen an Galaktitol entstehen, das für die Kataraktbildung verantwortlich ist.

6.7.5 Störungen des Fruktosestoffwechsels

Hereditäre Fruktoseintoleranz

■ Definition
Autosomal-rezessiv vererbter Mangel an Fruktose-1-Phosphat-Aldolase, wodurch es nach Fruktosegenuss zu Erbrechen und schwerer Leberfunktionsstörung kommt (→ Abb. 6.18).

■ Epidemiologie
Die Häufigkeit beträgt 1 : 20 000.

■ Ätiologie
Die Erkrankung wird durch Mutationen im *Aldolase-B-(ALDOB-)*Gen, das auf Chromosom 9 lokalisiert ist, verursacht.

■ Pathogenese
Der Enzymdefekt führt zu einer Akkumulation von Fruktose-1-Phosphat in Leber, Niere und Darm (toxisch). Fruktose-1-Phosphat wirkt als kompetitiver Inhibitor für die Phosphorylase, wodurch die Gly-

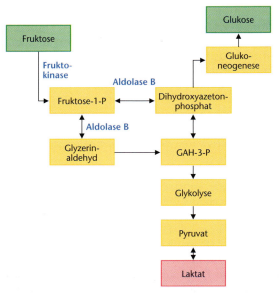

Abb. 6.18: Der Fruktosestoffwechsel.

6.7 Störungen des Kohlenhydratstoffwechsels

kogenolyse gehemmt wird: Es kommt zur **Hypoglykämie**. Eine zusätzliche Hemmung der Glukoneogenese führt zu einer Hypoglykämieverstärkung.

■ Klinik
Solange eine fruktosefreie Ernährung (Muttermilch oder Säuglingsanfangsnahrung) erfolgt, bestehen keine Symptome!
Nach Zufuhr von Fruktose kommt es zu Erbrechen, Diarrhö, **postprandialer Hypoglykämie**, Lethargie, Krampfanfällen, Ikterus und Hepatomegalie. Bei weiterer Fruktosezufuhr entsteht eine schwere **Leberfunktionsstörung** mit Gerinnungsstörung (→ Abb. 6.19).

Ältere Kinder zeigen eine ausgeprägte Abneigung gegenüber fruktose- und saccharosehaltigen Nahrungsmitteln (Obst und Süßigkeiten)! Patienten mit hereditärer Fruktoseintoleranz haben typischerweise **kariesfreie Zähne**.

> **Merke**
>
> Erkrankungen mit Hypoglykämie, Ikterus und Hepatomegalie: Tyrosinämie Typ I, klassische Galaktosämie, hereditäre Fruktoseintoleranz.

■ Diagnostik
- Genaue Ernährungsanamnese
- Postprandiale Hypoglykämie
- Chronische metabolische Azidose (renale tubuläre Azidose)
- Erhöhte Aktivitäten der Aminotransferasen im Serum
- Bilirubinkonzentration im Serum erhöht (mit erhöhtem Anteil an direktem Bilirubin)
- Gerinnungsstörung
- Phosphatkonzentration im Serum niedrig
- Generalisierte Hyperaminoazidurie
- Reduzierende Substanzen im Urin erhöht bei negativem Glukosenachweis
- Intravenöser Fruktosebelastungstest: wegen erheblicher Gefahr der akuten Hypoglykämie heute weitgehend obsolet
- Enzymaktivitätsbestimmung in Leber- oder Dünndarmschleimhautgewebe
- **Mutationsanalyse:** ersetzt heute in den meisten Fällen den Fruktosebelastungstest und die Enzymaktivitätsbestimmung.

■ Therapie
Lebensbegleitend wird eine fruktosefreie bis -arme Diät durchgeführt. Nach Rückbildung der Lebervergrößerung ist 1 g Fruktose pro Tag erlaubt. Aufgrund der Abneigung gegenüber fruktosehaltigen Nahrungsmitteln fällt den Patienten die Diäteinhaltung in der Regel nicht schwer. Eine Vitaminsubstitution erfolgt mittels Multivitaminpräparaten.

> **Merke**
>
> Beim geringsten klinischen Verdacht auf Vorliegen einer angeborenen Störung im Fruktosestoffwechsel müssen die Fruktosezufuhr sofort beendet und die Ernährung des Kindes auf eine fruktosefreie Diät umgestellt werden. Eine Besserung der klinischen Symptomatik erhärtet die Verdachtsdiagnose.

■ Prognose
Wenn die Erkrankung rechtzeitig erkannt wird, ist die Prognose sehr gut. Die Leberfunktion normalisiert sich unter Therapie vollständig, Spätkomplikationen sind nicht bekannt.

> **Merke**
>
> Die Verabreichung fruktosehaltiger Infusionslösungen führt bei Menschen mit angeborenen Störungen im Fruktosestoffwechsel zu akuter Lebensgefahr. Fruktose-, sorbitol- und invertzuckerhaltige Infusionslösungen sind daher heute obsolet.

Essenzielle Fruktosurie

■ Definition
Autosomal-rezessiv vererbte, gutartige Anomalie durch Defekt der Fruktokinase.

■ Epidemiologie
Die essenzielle Fruktosurie tritt mit einer Häufigkeit von 1 : 50 000 auf.

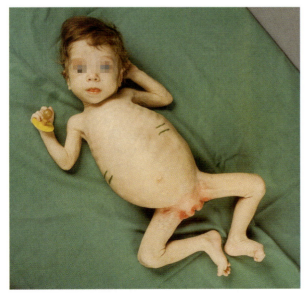

Abb. 6.19: Säugling mit hereditärer Fruktoseintoleranz: Dystrophie, Hepatomegalie und Aszites nach chronischer Fruktosezufuhr.

6 Stoffwechselerkrankungen

■ Pathogenese
Fruktose kann nicht phosphoryliert werden und wird im Urin ausgeschieden. Es kommt zu einer Hyperfruktosämie und Fruktosurie.

■ Klinik
Klinische Symptome bestehen nicht.

■ Diagnostik
- Reduzierende Substanzen im Urin positiv durch Fruktosurie
- Zuckerdünnschichtchromatographie.

■ Therapie
Eine Behandlung ist nicht erforderlich.

6.7.6 Störungen des Glukosetransports

■ Definition
Hereditäre Defekte des Glukosetransports an Zellmembranen unterschiedlicher Organe, die zu umschriebenen Krankheitsbildern führen und häufig gut behandelbar sind.

Kongenitale Glukose-Galaktose-Malabsorption (SGLT$_1$-Defekt)

■ Definition
Angeborener, sehr gut therapierbarer Defekt des aktiven Natrium-Glukose-Kotransporters SGLT$_1$, der in der Neugeborenenperiode zu einer massiven, lebensbedrohlichen Diarrhö führt.

■ Pathogenese
Durch einen hereditären Defekt des „aktiven" Natrium-Glukose-Kotransporters SGLT$_1$ in der luminalen Zellmembran der Mukosazelle kann Glukose nicht aus dem Darm resorbiert werden, und es kommt zu einer osmotischen Diarrhö.

■ Klinik
Klinisches Leitsymptom sind **massive Durchfälle** in der Neugeborenenperiode, die durch Flüssigkeits- und Elektrolytentgleisung mit einer **hohen Letalität** verbunden sind, wenn Glukose und Galaktose nicht aus der Nahrung entfernt werden. Die Symptome sistieren innerhalb 1 h nach Entfernen der nichtresorbierbaren Zucker aus der Nahrung.

■ Diagnostik
- Reduzierende Substanzen im Stuhl
- Mutationsanalyse.

■ Therapie
Eine vollständige Elimination von Glukose und Galaktose aus der Nahrung ist erforderlich. Die Verabreichung von Fruktose, die an der apikalen Enterozytenmembran durch den „passiven" Transporter GLUT$_5$ in die Zelle aufgenommen wird, ist sinnvoll.

Glukose-Transporterprotein-Syndrom (GLUT$_1$-Defekt)

■ Definition
Wahrscheinlich autosomal-dominant vererbter Defekt des Glukosetransporters GLUT$_1$, der zu einem intrazerebralen Glukosemangel mit dem klinischen Leitsymptom zerebraler Krampfanfälle führt.

■ Pathogenese
Durch eine angeborene Störung des „passiven" Glukosetransports an der Blut-Hirn-Schranke und im ZNS kommt es zu einem intrazerebralen Glukosemangel, der zu Krampfanfällen im Säuglingsalter führt.

■ Klinik
Das Leitsymptom sind **infantile zerebrale Krampfanfälle**. Darüber hinaus können eine psychomotorische Entwicklungsretardierung, eine sekundäre Mikrozephalie, eine muskuläre Hypotonie und eine Ataxie auftreten.

■ Diagnostik
- **Biochemisches Leitsymptom:** Erniedrigung der Liquorglukosekonzentration bei normaler Plasmaglukosekonzentration und normalem Liquorlaktat
- Glukoseaufnahmestudien an Erythrozyten
- Mutationsanalyse.

■ Therapie
Eine **ketogene Diät** mit extrem niedrigem Kohlenhydratanteil (4 % der Energie), niedrigem Proteingehalt (6 % der Energie) und sehr hohem Fettanteil (**90 %** der Energie) sorgt für die intrazerebrale Bereitstellung von Ketonkörpern als alternative energiereiche Substrate.

> **Merke**
>
> Vor Beginn einer ketogenen Diät muss eine Störung des Transports oder der Oxidation von Fettsäuren unbedingt ausgeschlossen werden (Acylcarnitinanalyse im Plasma). Bei Kindern mit o. g. Stoffwechseldefekten kann keine Ketogenese erfolgen. Sowohl die 2-tägige Nulldiät, die als Vorbereitung auf die ketogene Diät empfohlen wird, als auch die massive Fettbelastung würden bei solchen Patienten zu lebensbedrohlichen metabolischen Dekompensationen führen.

> **Merke**
>
> Bei der ketogenen Diät handelt es sich um eine sehr einseitige Ernährungsform, die mit einem hohen Risiko der Unterversorgung bezüglich einer Vielzahl von Nahrungsbestandteilen einhergeht. Es muss daher eine altersentsprechende Substitution von Vitaminen und Mineralstoffen erfolgen. Eine engmaschige ärztliche Überwachung ist unbedingt erforderlich!

6.8 Störungen des Transports und der Oxidation von Fettsäuren

■ Prognose

Durch die ketogene Diät lässt sich die Anfallsfrequenz bei Kindern mit $GLUT_1$-Defekt innerhalb weniger Wochen deutlich reduzieren. Mit zunehmendem Alter nimmt die zerebrale Glukoseutilisation bei Kindern zu, so dass nach dem 10. Lebensjahr die diätetische Therapie versuchsweise beendet werden kann.

Fanconi-Bickel-Syndrom ($GLUT_2$-Defekt)

■ Definition

Autosomal-rezessiv vererbter Defekt des Glukosetransporters $GLUT_2$.
Folgen: Glykogenspeicherung in der Leber und renale Tubulopathie.

■ Pathogenese

Der Defekt des Glukosetransporters $GLUT_2$, der in Hepatozyten, pankreatischen β-Zellen sowie an der basolateralen Membran von Enterozyten und renalen Tubuluszellen exprimiert wird, führt zu einer hepatischen Glykogenakkumulation und zu einer proximalen renal-tubulären Funktionsstörung mit gestörter Utilisation von Glukose und Galaktose.

■ Klinik

Symptome: ausgeprägte Hepatomegalie, Gedeihstörung, Kleinwuchs, Rachitis und Osteopenie.

■ Diagnostik

- Glukosurie, Phosphaturie, generalisierte Hyperaminoazidurie, renaler Bikarbonatverlust
- Hypophosphatämie
- Erhöhte Aktivität der alkalischen Phosphatase im Serum
- Mutationsanalyse.

■ Therapie

Die tubulären Verluste werden durch eine Substitution von Wasser und Elektrolyten, Vitamin D, Phosphat und Natriumbikarbonat ausgeglichen.
Die diätetische Galaktosezufuhr wird eingeschränkt. Die Zufuhr von Fruktose kann uneingeschränkt erfolgen, da der Fruktosetransport von $GLUT_2$ unabhängig ist. Der Kleinwuchs kann durch eine hochkalorische Diät mit häufigen kleinen Mahlzeiten und Verabreichung von ungekochter Maisstärke (Mondamin®) günstig beeinflusst werden.

6.8 Störungen des Transports und der Oxidation von Fettsäuren

Seit der Einführung erweiterter Neugeborenenscreeningprogramme ist bekannt, dass genetisch bedingte Defekte des Transports oder der Oxidation von Fettsäuren zu den häufigsten angeborenen Stoffwechselstörungen gehören (→ Abb. 6.20). Es handelt sich um Erkrankungen, die unbehandelt mit einer sehr hohen Mortalität und Morbidität einhergehen und im präsymptomatischen Stadium häufig ausgezeichnet behandelbar sind.

■ Epidemiologie

Die kumulative Inzidenz für alle Defekte beträgt 1 : 8000 Neugeborene.

■ Klassifikation

(→ Abb. 6.20)
- **Störungen des Carnitinzyklus**
  - Defekt des Carnitintransporters (CTD)
  - Defekt der Carnitinpalmitoyltransferase I (CPT I)
  - Defekt der Acylcarnitin-Carnitin-Translocase (CACT)
  - Defekt der Carnitinpalmitoyltransferase II (CPT II)
- **Störungen der mitochondrialen β-Oxidation von Fettsäuren**
  - Defekt der Very-Long-Chain-Acyl-CoA-Dehydrogenase (VLCAD)
  - Defekt der Long-Chain-3-Hydroxy-Acyl-CoA-Dehydrogenase (LCHAD)
  - Defekt der Medium-Chain-Acyl-CoA-Dehydrogenase (MCAD)
  - Defekt der Short-Chain-Acyl-CoA-Dehydrogenase (SCAD).

Beispielhaft werden der Carnitintransporterdefekt (Carnitinzyklusstörung) und der Defekt der Medium-Chain-Acyl-CoA-Dehydrogenase (Störung der mitochondrialen β-Oxidation von Fettsäuren) besprochen.

6.8.1 Carnitintransporterdefekt

■ Definition

Autosomal-rezessiv vererbter Defekt des natriumabhängigen Carnitintransporters im Muskel und in der Niere, der hauptsächlich zu kardialen und muskulären Symptomen führt.

■ Pathogenese

Der Defekt des natriumabhängigen Carnitintransporters führt zu einem schweren systemischen Carnitinmangel, der mit muskulärer Hypotonie und Kardiomyopathie einhergeht.

■ Klinik

Die Erkrankung manifestiert sich zwischen dem 2. und 7. Lebensjahr mit progressivem Herzversagen durch **hypertrophe Kardiomyopathie** und **muskuläre Schwäche**. Unbehandelt sterben die Patienten im Kindesalter.

■ Diagnostik

- Der Carnitintransporterdefekt wird im erweiterten Neugeborenenscreening am 3. Lebenstag durch Tandemmassenspektrometrie erfasst.

6 Stoffwechselerkrankungen

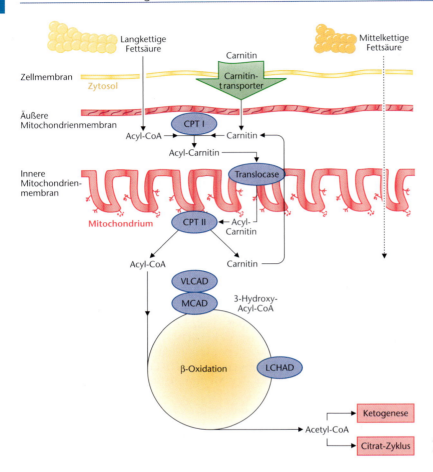

Abb. 6.20: Carnitinzyklus und mitochondriale Oxidation von Fettsäuren.

- Carnitinkonzentration im Plasma extrem erniedrigt
- Carnitinkonzentration im Urin erhöht
- Carnitintransport an kultivierten Fibroblasten vermindert
- Mutationsanalyse.

■ Therapie
Die Behandlung besteht ausschließlich in der Verabreichung von L-Carnitin in einer Dosierung von 100 mg/kg KG/d.

■ Prognose
Durch die Therapie mit L-Carnitin wird die kardiale und muskuläre Funktion innerhalb weniger Monate nahezu normalisiert. Die Prognose des behandelten Carnitintransporterdefekts ist damit ausgezeichnet, während der unbehandelte Defekt mit einer extrem hohen Mortalität assoziiert ist. Daher ist es sehr sinnvoll, diese Erkrankung durch ein erweitertes Neugeborenenscreening zu erfassen.

6.8.2 Medium-Chain-Acyl-CoA-Dehydrogenase-(MCAD-)Defekt

■ Definition
Bei diesem autosomal-rezessiv vererbten Defekt der mitochondrialen Oxidation mittelkettiger Fettsäuren handelt es sich um die häufigste angeborene Störung dieser Gruppe.

■ Pathogenese
Der Enzymdefekt führt dazu, dass Fettsäuren einer Kettenlänge von C6 bis C10 nicht abgebaut werden können. Bei ausreichenden Glykogen- und Glukosereserven macht sich der Defekt nicht bemerkbar. Im Rahmen protrahierter Fastenperioden, wenn der Körper auf die Energiegewinnung aus der Oxidation von Fettsäuren angewiesen ist, kann kein Acetyl-CoA entstehen. Ketonkörper als alternative energiereiche Substrate können daher nicht gebildet werden, und es kommt zu einer schweren **hypoketotischen Hypoglykämie**. Die akkumulierenden mittelkettigen Fettsäuren werden mit Carnitin verestert, und es entstehen **Acylcarnitine** spezifischer Kettenlänge, die mittels Tandemmassenspektrometrie nachgewiesen werden können (Neugeborenenscreening!). Da hierbei Carnitin verbraucht wird, ist die Konzentration an freiem Carnitin im Plasma niedrig. Der Acetyl-CoA-Mangel führt dazu, dass N-Acetylglutamat als Kofaktor der Carbamoylphosphatsynthetase (Harnstoffzyklus) vermindert gebildet wird. Es kommt zu einer (milden) **Hyperammonämie**.

■ Klinik

Der MCAD-Defekt manifestiert sich typischerweise im späten Säuglings- oder frühen Kleinkindalter, meist vor dem 18. Lebensmonat. **Protrahierte Nahrungskarenz** oder katabole Stoffwechselsituationen (Infektionen, Impfungen, Operationen) führen zu **Somnolenz** und **Koma**. Häufig gehen Übelkeit und Erbrechen voraus, die Leber ist vergrößert. Im Rahmen der Hypoglykämie kommt es zu zerebralen Krampfanfällen. 50 % der Patienten erleiden einen Atemstillstand, 90 % benötigen Intensivmaßnahmen. Etwa 25 % der Patienten, bei denen die Diagnose nicht bekannt ist, versterben im Rahmen ihrer ersten Stoffwechselkrise. Die Rate gravierender neurologischer Langzeitkomplikationen ist bei den überlebenden Patienten hoch.

■ Diagnostik

- Die Patienten werden im erweiterten Neugeborenenscreening am 3. Lebenstag identifiziert: Nachweis spezifischer Acylcarnitine
- Freies Carnitin im Plasma erniedrigt
- **In der Krise:** hypoketotische Hypoglykämie, metabolische Azidose, Hyperammonämie, Aminotransferasen erhöht, Hyperurikämie, freie Fettsäuren im Plasma hoch, 3-Hydroxybutyrat im Plasma niedrig
- Organische Säuren im Urin: Nachweis spezifischer Metaboliten
- Mutationsanalyse.

■ Therapie

Notfalltherapie: Die hoch dosierte Glukoseinfusion ist die lebensrettende Maßnahme.
Dauertherapie: Die Vermeidung protrahierten Fastens ist die einzig notwendige therapeutische Langzeitmaßnahme bei MCAD-Defekt.

■ Prognose

Unbehandelt ist der MCAD-Defekt mit einer hohen Mortalität und Morbidität assoziiert. Die Ergebnisse erweiterter Neugeborenenscreeningprogramme zeigen, dass eine frühzeitige Diagnosestellung und die damit einhergehende Meidung protrahierter Nüchternepisoden zu einer dramatischen Verbesserung der Prognose führen. Mortalität und Morbidität können nahezu vollständig vermieden werden.

Kasuistik

A: Franziska, ein bisher stets gesundes 18 Monate altes Mädchen, erkrankt mit akutem Erbrechen und Diarrhö. Es bestehen subfebrile Temperaturen um 38,5 °C. Bei der Vorstellung in der Praxis am Nachmittag diagnostiziert der Kinderarzt eine akute Gastroenteritis und verordnet eine „Teepause". Zu Hause verabreicht die Mutter des Kindes in stündlichen Abständen kleine Mengen Ka-

millentee. Gegen Mitternacht sieht die Mutter noch einmal nach ihrer Tochter, Franziska ist jedoch nicht erweckbar.

D: Bei Aufnahme auf der Intensivstation ist sie tief komatös. Die Laboruntersuchungen ergeben eine Hypoglykämie (1,5 mmol/l; 28 mg/dl), eine metabolische Azidose (pH 7,17; pCO_2 13, BE –16, HCO_3 12), eine mäßiggradige Hyperammonämie (110 µmol/l) sowie erhöhte Aktivitäten der Aminotransferasen im Serum. Im Urin lassen sich keine Ketonkörper nachweisen. Die weitere Diagnostik ergibt erhöhte Konzentrationen freier Fettsäuren sowie eine erniedrigte 3-Hydroxybutyrat-Konzentration. Bei der Analyse der Acylcarnitine im Plasma ist die Octanoylcarnitinkonzentration massiv erhöht.

Diag: Die Diagnose eines Medium-Chain-Acyl-CoA-Dehydrogenase-Mangels wird molekulargenetisch gesichert.

T + Pg: Die intravenöse Glukoseinfusion führt innerhalb von 12 h zu einer Normalisierung der Vigilanz und des neurologischen Befunds. Weitere Stoffwechselkrisen konnten durch die Vermeidung protrahierter Fastenperioden (> 8 h) verhindert werden. Franziska ist inzwischen 6 Jahre alt und altersentsprechend entwickelt.

6.9 Speichererkrankungen

Checkliste: Übersicht und Einteilung wichtiger Speichererkrankungen.	
Heteroglykanosen	**Sphingolipidosen**
Mukopolysaccharidosen	**Morbus Gaucher**
• Typ I-H Pfaundler-Hurler	• Infantile Form
• Typ I-S Scheie	• Spätinfantile Form
• Typ I-H/S	• Adulte Form
• Typ II Hunter	• **Morbus Niemann-Pick** Typen A–F
• Typ III Sanfilippo	• **Morbus Krabbe**
• Typ IV Morquio	• Infantile Form
• Typ VI Maroteaux-Lamy	• Juvenile Form
• Typ VII Sly	• Adulte Form
Oligosaccharidosen	**Metachromatische Leukodystrophie**
• Mannosidose	• spätinfantile Form
• Fukosidose	• Juvenile Form
• Sialidose	• Adulte Form
Mukolipidosen	**Morbus Fabry**
• Typ II	G_{M1}-**Gangliosidose**

6 Stoffwechselerkrankungen

Checkliste: Übersicht und Einteilung wichtiger Speicher-erkrankungen (Fortsetzung).

• Typ III	• Typ I, infantile Form
• Typ IV	• Typ II, spätinfantile Form
	• Typ III, adulte Form
	G$_{M2}$-Gangliosidose
	• Typ I: M. Tay-Sachs
	• Typ II: M. Sandhoff

6.9.1 Heteroglykanosen

Mukopolysaccharidosen

■ **Definition**
Gruppe von Erbkrankheiten, bei denen es durch unterschiedliche angeborene lysosomale Enzymdefekte zu einem unvollständigen Abbau und zur Speicherung von sauren Mukopolysacchariden in verschiedenen Organen kommt.

■ **Vererbung**
Mit einer Ausnahme werden alle Mukopolysaccharidosen autosomal-rezessiv vererbt, der Typ II Hunter wird X-chromosomal-rezessiv vererbt.

■ **Pathogenese**
Mukopolysaccharide sind polyanionische Polymere aus Neutralzuckern, Uronsäuren und Aminozuckern, die mit Schwefelsäure verestert sind. Chondroitinsulfat, Dermatansulfat und Heparansulfat sind für die Entstehung der Mukopolysaccharidosen am wichtigsten. Mukopolysaccharide sind der Hauptbestandteil der interzellulären Grundsubstanz im Bindegewebe.
Eine Mukopolysaccharidspeicherung in mesenchymalen Geweben führt zu knöchernen Veränderungen: **Dysostosis multiplex** mit Vergröberung von Gesichtszügen als typisches gemeinsames Symptom der Mukopolysaccharidosen.
Eine Mukopolysaccharidspeicherung in viszeralen Geweben führt zu Organomegalie, insbesondere zu einer Hepatosplenomegalie als klinischem Leitsymptom.
Eine Mukopolysaccharidspeicherung in neuralen Geweben führt zu einer progressiven mentalen Retardierung.
Die Mukopolysaccharide werden im Urin ausgeschieden und können hier zu diagnostischen Zwecken detektiert werden.

■ **Klinik**
Die häufigsten Symptome sind kraniofaziale Dysmorphie, psychomotorische Retardierung, Dysostosis multiplex und Korneatrübungen. Sie treten jedoch bei den einzelnen Formen der Erkrankung mit unterschiedlicher Ausprägung auf. Tabelle 6.12 fasst die klinischen Leitsymptome der einzelnen Mukopolysaccharidosen zusammen. Im Folgenden wird exemplarisch die häufigste und klassische Mukopolysaccharidose, der Typ I-H (Pfaundler-Hurler), beschrieben.

Mukopolysaccharidose Typ I-H (Pfaundler-Hurler)

■ **Definition**
Schwerste Form der Mukopolysaccharidose durch Defekt der **α-L-Iduronidase.**

■ **Epidemiologie**
Die Häufigkeit beträgt 1 : 100 000.

■ **Klinik**
Es handelt sich um die schwerste Form der Mukopolysaccharidose. Die Kinder sind bei Geburt unauffällig. Im Lauf des 1. Lebensjahres entwickeln sich die typischen Merkmale (→ Abb. 6.21 a bis c):

Tab. 6.12 Klinische Leitsymptome der Mukopolysaccharidosen.

Erkrankung	Psychomotorische Retardierung	Dysostosis multiplex	Korneatrübung
MPS I H Pfaundler-Hurler	+++	+++	+++
MPS I X Scheie	–	+	+
MPS II Hunter	+++	++	–
MPS III Sanfilippo	+++	+	–
MPS IV Morquio	–	+++	+
MPS VI Maroteaux-Lamy	–	+++	++
MPS VII Sly	++	++	

6.9 Speichererkrankungen

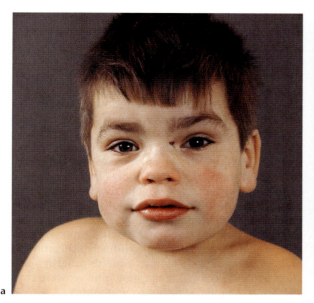
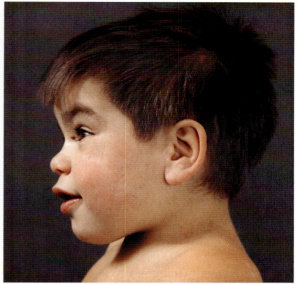

Abb. 6.21 a bis c: Junge mit Mukopolysaccharidose Typ I (Pfaundler-Hurler): a) typische Facies: großer Kopf, breite, eingesunkene Nasenwurzel, wulstige Augenbrauen; b) im Profil ist die eingesunkene Nasenwurzel besonders gut zu erkennen; c) Hornhauttrübung.

- Kraniofaziale Dysmorphie: großer Kopf, Balkonstirn, breite, eingesunkene Nasenwurzel, wulstige Augenbrauen
- Hornhauttrübung
- Makroglossie und Gingivahyperplasie
- Einschränkung der Mimik
- Hepatosplenomegalie
- Hernien
- Atemwegsobstruktion und rezidivierende Atemwegsinfektionen
- Skelettanomalien: Zwergwuchs mit zusammengedrängtem Rumpf, Sitzbuckel, dorsolumbale Kyphose, Gelenkkontrakturen und tatzenartige Hände
- Eine regrediente Entwicklung mit **Verlust bereits erworbener psychomotorischer Fähigkeiten** ist charakteristisch.
- Spätsymptome: Blindheit, Hydrozephalus und Herzklappenfehlfunktion.

■ Diagnostik
- **Mukopolysaccharidscreening** im Urin: metachromatische Anfärbung von Mukopolysacchariden (Toluidinblaufärbung)
- Quantifizierung und Differenzierung der **sauren Mukopolysaccharide** im Urin
- Immer auch Untersuchung der **Oligosaccharide im Urin**
- Blutausstrich: Lymphozytenvakuolen
- Aktivitätsmessung der Iduronidase in Leukozyten oder Fibroblasten
- Mutationsanalyse
- **Pränatale Diagnostik!**

Merke

Bei der Mukopolysaccharidose Typ I handelt es sich um die schwerste Form der Mukopolysaccharidosen.

■ Therapie
Neben der symptomatischen Therapie (Frühförderung, orthopädische Maßnahmen, Krankengymnastik, Infektionsbekämpfung usw.) stehen derzeit zwei kausale Therapieansätze zur Verfügung.
Knochenmarktransplantation: Sie sollte möglichst vor dem 24. Lebensmonat durchgeführt werden. Bei früh transplantierten Kindern wird das ZNS effektiv

6 Stoffwechselerkrankungen

geschützt, Gelenkprobleme und Mobilität werden hingegen nur wenig beeinflusst.

Enzymersatztherapie (Aldurazyme®): Sie kommt zum Einsatz, wenn kein Spender zur Verfügung steht oder die Diagnose zu spät gestellt wurde. Es zeigt sich kein Effekt auf die ZNS-Schädigung, die Wirkung auf die Hepatosplenomegalie und die Gelenkbeweglichkeit ist hingegen sehr gut.

Oligosaccharidosen

■ Definition
Gruppe angeborener lysosomaler Speichererkrankungen mit Störung vorwiegend des Glykoproteinstoffwechsels.

Mannosidose
■ Klinik
Die Erkrankung manifestiert sich gegen Ende des 1. Lebensjahres mit einer psychomotorischen **Entwicklungsverzögerung**. Sitzen und Laufen werden verspätet erlernt. Die Sprache entwickelt sich erst gegen Ende des 2. Lebensjahres. Der Umweltkontakt ist gut, eine Sonderschulausbildung ist möglich. **Phänotyp:** Die Körpergröße ist altersgemäß. Das Gesicht ist rundlich, die Nase plump, die Nasenwurzel eingesunken, die Lippen prominent. Eine Makrozephalie besteht in 30 % der Fälle. Eine Schwerhörigkeit ist häufig. Bei 50 % der Kinder besteht eine Hepatomegalie, oft treten Hernien auf. Die Skelettveränderungen sind eher leicht ausgeprägt im Sinne einer Dysostosis multiplex.

Fukosidose
■ Klinik
Infantile Form: Eine schwere Entwicklungsverzögerung tritt im 1. Lebensjahr auf. Weitere Symptome sind Vergröberung der Gesichtszüge, Spastik, rezidivierende Infektionen und Hepatomegalie. Die Patienten versterben meist vor dem 10. Lebensjahr.
Adulter Typ: langsamerer Krankheitsverlauf, klinisch sonst ähnlich der infantilen Form.

Sialidose (Neuraminidasemangel)
■ Klinik
Das klinische Spektrum der Sialidose reicht von der eher milden Form mit kirschrotem Makulafleck und Myoklonien bis zur schweren kongenitalen Form mit Hydrops fetalis.

Mukolipidosen

■ Definition
Lysosomale Speichererkrankungen mit Störung des komplexen Kohlenhydratstoffwechsels, die Merkmale sowohl der Mukopolysaccharidosen als auch der Sphingolipidosen aufweisen und deshalb Mukolipidosen genannt wurden.

Als beispielhafter Vertreter dieser Gruppe wird die klinische Symptomatik der Mukolipidose II beschrieben.

Mukolipidose II (I-Cell Disease)
■ Klinik
Die Symptomatik der Mukolipidose II ähnelt der der Myukopolysaccharidose Typ I (Pfaundler-Hurler). Die Kinder sind bei Geburt häufig untergewichtig. Es besteht eine unverwechselbare Gesichtsdysmorphie mit Balkonstirn, eingesunkener Nasenwurzel, Schwellung der Augenlider und rundlicher Kinn-Wangen-Partie. Eine Gingivahyperplasie ist häufig. Die Hepatosplenomegalie ist extrem ausgeprägt. Die Skelettauffälligkeiten sind ein dysproportionierter Kleinwuchs, eine schwere Osteodysplasie mit Gelenkkontrakturen, Hüftgelenkluxationen und Sitzbuckel. Die Hände sind tatzenartig. Die Haut ist derb verdickt. Es besteht eine schwere psychomotorische Retardierung.

6.9.2 Sphingolipidosen
■ Definition
Lysosomale Lipidspeichererkrankungen, bei denen der Enzymdefekt zur intrazellulären Akkumulation verschiedener Glykolipide führt.

■ Vererbung
Mit einer Ausnahme werden alle Sphingolipidosen autosomal-rezessiv vererbt, der Morbus Fabry wird X-chromosomal-rezessiv vererbt.

■ Pathogenese und Klinik
Da Glykolipide gehäuft in Membranstrukturen von Gehirn und Nervengewebe vorkommen, treten hauptsächlich **neurodegenerative Symptome** auf.

Zusätzlich bestehen häufig eine Hepatosplenomegalie, ophthalmologische Symptome und Skelettveränderungen.

■ Therapie
Eine Enzymersatztherapie konnte bisher erfolgreich für Morbus Gaucher und Morbus Fabry entwickelt werden.

■ Prävention
Die effektivste präventive Maßnahme ist die pränatale Diagnostik.

Morbus Gaucher

■ Definition
Autosomal-rezessiv vererbter Defekt der **Glukozerebrosidase** mit Zerebrosidspeicherung im RES von Milz, Leber, Knochenmark und Lymphknoten.

■ Häufigkeit
Die Häufigkeit der nichtneuronopathischen Form beträgt 1 : 40 000 (1 : 1000 bei Aschkenasim), die der

akut-neuronopathischen Form 1 : 100 000 und die der chronisch-neuronopathischen Form 1 : 50 000 bis 1 : 1 000 000.

■ Klassifikation

Die bisherige Klassifikation des Morbus Gaucher umfasste drei Typen, die sich hinsichtlich des Zeitpunktes der Erstmanifestation, der Mitbeteiligung des ZNS und der Lebenserwartung unterscheiden. Diese Einteilung wird nun zunehmend verlassen, da viele klinische Verläufe intermediären Formen entsprechen und damit nicht eindeutig zuzuordnen sind. Heute unterscheidet man eine **nichtneuronopathische Verlaufsform** (ehemals Typ 1) und eine **neuronopathische Verlaufsform** des Morbus Gaucher, die **akut** (ehemals Typ 2) oder **chronisch** (ehemals Typ 3) auftreten kann.

■ Ätiologie und Pathogenese

Der Morbus Gaucher wird durch Mutationen im *Glukozerebrosidase-(GBA-)Gen* verursacht. Der Defekt der Glukozerebrosidase führt zu einer Störung des Abbaus komplexer Glykosphingolipide, welche wesentliche Bestandteile von Zellmembranen sind. In der Folge wird nicht gespaltenes Glukozerebrosid in Makrophagen, vor allem in Milz, Leber und Knochenmark gespeichert (Gaucher-Zellen).

■ Klinik

Nichtneuronopathische Verlaufsform: Die massive Splenomegalie steht im Vordergrund und führt zu Hypersplenismus mit Panzytopenie (→ Abb. 6.22). Knochenschmerzen sind ein weiteres charakteristisches Symptom, das oft mit Fieber einhergeht (DD: Osteomyelitis). Aseptische Knochennekrosen und pathologische Frakturen treten gehäuft auf. Eine Auftreibung an den distalen Femurenden findet sich bei etwa 80 % der Patienten. Bei frühem Krankheitsbeginn kommt es zu Kleinwuchs und Dystrophie. Neurologische Symptome bestehen definitionsgemäß nicht.

Neuronopathische Verlaufsform: Die **akut-neuronopathische** Verlaufsform manifestiert sich im 2.–3. Lebensmonat. Es treten Fütterungsschwierigkeiten mit Gedeihstörung und gehäufte Infekte der Atemwege auf. Es besteht eine ausgeprägte Hepatosplenomegalie. Im 2. Lebenshalbjahr treten die neurologischen Symptome in den Vordergrund: Dysphagie, Stridor, Augenmuskellähmungen, Opisthotonus, zunehmende Tetraspastik. Ein kirschroter Makulafleck kann häufig nachgewiesen werden. Der zerebrale Abbauprozess schreitet rasch fort und das Finalstadium ist durch schwerste Kachexie, Gelenkkontrakturen und therapieresistente Infektionen charakterisiert. Der Tod tritt meist im 2.–3. Lebensjahr ein. Die **chronisch-neuronopathische** Verlaufsform beginnt später und verläuft langsamer. Im 2.–3. Lebensjahr (in 30 % der Fälle erst am Ende der 1. Lebensdekade) kommt es zu Fieberschüben, vermehrter Blutungsneigung, Hepatosplenomegalie. Die Infiltration des Knochenmarks führt zu einer Panzytopenie, die durch einen Hypersplenismus weiter verstärkt wird. Die zerebrale Beteiligung manifestiert sich häufig als horizontale supranukleäre Blickparese (Blickapraxie). Weitere Symptome sind eine meist leichte mentale Retardierung mit Verhaltensauffälligkeiten, Choreoathetosen und Krampfanfälle.

■ Diagnostik

- Blutbild: Anämie und Thrombozytopenie
- Ferritin im Serum erhöht
- Aktivität der sauren Phosphatase im Serum erhöht
- Aktivität des Angiotensin-Converting-Enzyms (ACE) im Serum erhöht
- Aktivität der Chitotriosidase im Serum erhöht
- Nachweis von „**Gaucher-Zellen**" im Knochenmark (Makrophagen mit Glukozerebrosidspeicherung; → Abb. 6.23)
- Glukozerebrosidaseaktivität in Leukozyten oder Fibroblasten vermindert
- Sonographie des Abdomens
- Röntgen des Achsenskeletts und Beckens
- Röntgen-Thorax
- EKG und Echokardiographie
- Augenärztliche Untersuchung
- Mutationsanalyse.

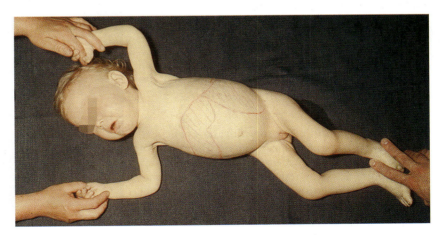

Abb. 6.22: Säugling mit massiver Splenomegalie und etwas geringer ausgeprägter Lebervergrößerung bei Morbus Gaucher.

6 Stoffwechselerkrankungen

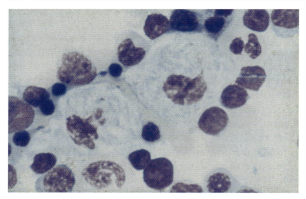

Abb. 6.23: Knochenmarkausstrich: mit Glukozerebrosiden angefüllte, „papierknitterartig" aussehende Gaucher-Zellen.

■ Therapie
Eine **Enzymersatztherapie** ist für die Behandlung der nichtneuronopathischen und der chronisch-neuronopathischen Verlaufsform zugelassen. Rekombinant hergestellte Glukozerebrosidase (Cerezyme®) wird in 2-wöchigen Abständen intravenös verabreicht. Die Therapie führt zu einer Steigerung der Leistungsfähigkeit, zu einer Verbesserung der hämatologischen Parameter, zu einer Reduktion von Leber- und Milzgröße und zu einem eindrucksvollen Wachstumsschub.

Eine **medikamentöse Substratreduktion** (Miglustat, Zevesca®) beinhaltet eine Hemmung der Synthese der Speichersubstanz und verfolgt damit mechanistisch ein andersartiges Therapieziel. Sie ist bisher nur für Patienten über 18 Jahre, für die eine Enzymersatztherapie nicht in Frage kommt, zugelassen.

Die **symptomatische Therapie** beinhaltet hauptsächlich pflegerische und unterstützende Maßnahmen. Bei Knochenschmerzen kommen Kortikosteroide und orthopädische Maßnahmen zum Einsatz. Vor Einführung der Enzymersatztherapie stellte die Splenektomie die einzige Möglichkeit dar, wenn ein ausgeprägter Hypersplenismus mit Blutungsneigung infolge der Thrombozytopenie bestand. Die Durchführung einer Knochenmarktransplantation ist seit Einführung der Enzymersatztherapie bei Morbus Gaucher nicht mehr indiziert.

Niemann-Pick-Krankheit

■ Definition
Ein Defekt der **Sphingomyelinase** führt zur Speicherung von Sphingomyelin in den Lysosomen von Knochenmark, Leber, Milz und Gehirn.

■ Klinik
Typ A: akute infantile neuropathische Form: Die Symptomatik beginnt unspezifisch im Alter von 3–4 Monaten mit Trinkunlust und Gedeihstörung. Das Leitsymptom ist die Hepatosplenomegalie, wobei die Lebervergrößerung typischerweise überwiegt (im Gegensatz zum Morbus Gaucher, bei dem die Splenomegalie überwiegt!). Im 2. Lebenshalbjahr kommt es zu einer neurologischen Verschlechterung mit Verlust des sozialen Kontakts und einer muskulären Hypotonie, die später in eine Spastik übergeht. Die Muskeleigenreflexe sind schlecht auslösbar. Die Patienten versterben in der Regel vor dem 4. Lebensjahr.

Typ B: chronisch-viszerale Form: Eine Hepatosplenomegalie tritt im Kleinkindalter auf (→ Abb. 6.24). Charakteristisch ist die Lungenbeteiligung mit Makrophageninfiltration. Eine ZNS-Beteiligung liegt nicht vor, die Lebenserwartung ist wahrscheinlich normal (cave: Lungenbeteiligung).

■ Diagnostik
- Kirschroter Makulafleck in 50 % der Fälle nachweisbar (→ Abb. 6.25)

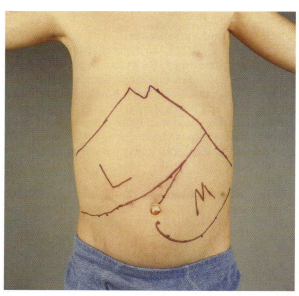

Abb. 6.24: Hepatosplenomegalie bei Morbus-Niemann-Pick.

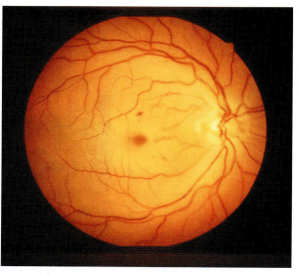

Abb. 6.25: Kirschroter Makulafleck.

6.9 Speichererkrankungen

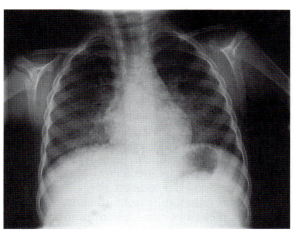

Abb. 6.26: Röntgen-Thorax bei Morbus-Niemann-Pick Typ B mit vermehrter interstitieller Zeichnung.

- Röntgen-Thorax bei Typ B: interstitielle Zeichnungsvermehrung (→ Abb. 6.26)
- **Schaumzellen** (lipidspeichernde RES-Zellen) im Knochenmark und in Lymphknoten
- Enzymaktivitätsbestimmung in kultivierten Fibroblasten
- Mutationsanalyse.

Morbus Krabbe

■ **Definition**
Defekt der **Galaktozerebrosid-β-Galaktosidase**, Synonym: Globoidzellleukodystrophie.

■ **Pathogenese**
Der Defekt der Galaktozerebrosid-β-Galaktosidase führt nicht zu einer Akkumulation von Galaktozerebrosid, sondern von Galaktosylsphingosin, einem toxischen Metaboliten. Er resultiert in einer Zerstörung der Oligodendrozyten sowie zentraler und peripherer Demyelinisierung.

■ **Klinik**
Die Symptomatik beginnt im Alter von 3–6 Monaten mit Irritabilität, schwer beeinflussbaren, lang anhaltenden Schreiattacken, tonischer Streckung der unteren Extremitäten bei Lärm oder Licht, Blindheit bei Optikusatrophie und Taubheit. Es kommt zu permanentem Opisthotonus, gebeugten Armen und gestreckten Beinen, Hyperpyrexie, Hypersalivation, häufigen zerebralen Krampfanfällen und Verlust des sozialen Kontakts zur Umwelt. Die Kinder versterben durchschnittlich im Alter von 13 Monaten.

■ **Diagnostik**
- Biochemisches Leitsymptom: erhöhte Liquoreiweißkonzentration
- Nervenleitgeschwindigkeit vermindert
- Kernspintomographie des Schädels: Demyelinisierung, Verkalkungen
- Enzymaktivitätsbestimmung in Leukozyten oder kultivierten Fibroblasten
- Mutationsanalyse.

■ **Therapie**
Da keine kausale Therapie zur Verfügung steht, muss sich die Behandlung auf symptomatische Maßnahmen beschränken.

Metachromatische Leukodystrophie

■ **Definition**
Defekt der **Zerebrosidsulfatase (Arylsulfatase A)**.

■ **Pathogenese**
Sulfatid (Galaktozerebrosidsulfat) ist ein Bestandteil der Myelinscheiden im peripheren und zentralen Nervensystem. Durch den Enzymdefekt wird die Sulfatbindung nicht gespalten, und es kommt zur Sulfatidakkumulation, die zur Demyelinisierung führt.

■ **Klinik**
Spätinfantile Form: Sie manifestiert sich im späten Säuglingsalter oder frühen Kleinkindalter mit Regression bereits erworbener Fähigkeiten: Muskelhypotonie, Hyporeflexie, Ataxie und Gehunfähigkeit. Später kommt es zu spastischer Tetraparese, Bulbärparalyse (Schluckstörungen) und Optikusatrophie. Der Tod tritt meist durch Aspiration im Alter zwischen 3 und 6 Jahren ein.
Frühjuvenile Form: Die Symptomatik beginnt im Kleinkindalter mit Gangunsicherheit, Ataxie und Pyramidenbahnzeichen (positiver Babinski) bei abgeschwächten Muskeleigenreflexen. Früh treten Verhaltensstörungen auf. Es kommt zu einem dementiellen Verlauf. Die Kinder versterben nach 5–10 Jahren.
Juvenile Form: Die Erkrankung manifestiert sich im Schulalter mit Schulschwierigkeiten und Verhaltensstörungen. Die Symptomatik ähnelt einer endogenen Psychose. Motorische Störungen und Demenz treten erst nach Jahren auf. Die Patienten versterben nach 12–15 Jahren.

■ **Diagnostik**
- Nervenleitgeschwindigkeit erheblich vermindert
- Kernspintomographie des Schädels: Demyelinisierung
- Enzymaktivitätsbestimmung in Leukozyten oder kultivierten Fibroblasten
- Mutationsanalyse.

■ **Therapie**
Eine kausale Therapie steht nicht zur Verfügung.

Morbus Fabry

■ **Definition**
X-chromosomal-rezessiv vererbter Defekt der **α-Galaktosidase**.

6 Stoffwechselerkrankungen

■ Pathogenese
Der Defekt der α-Galaktosidase führt zur Akkumulation des Glykosphingolipids Ceramidtrihexosid im Endothel von Gefäßen und Epithelien vieler Organe (besonders der Nieren) sowie Zellen der glatten Muskulatur. Das ubiquitäre Vorkommen der Speichersubstanzen erklärt die Manifestation der Erkrankung in vielen Organsystemen.

■ Klinik
Bei männlichen Patienten beginnt die Symptomatik im Schulalter. Anfallsartig auftretende brennende Schmerzen an Händen und Füßen (**Akroparästhesien**), die durch Kälte und Wärme verstärkt werden, sind charakteristisch. Die Regulation der Schweißbildung ist gestört (vermindert oder vermehrt). Ein weiteres klinisches Leitsymptom sind kleine, rötliche bis blauschwarze Gefäßektasien, die an verschiedenen Stellen des Körpers auftreten: **Angiokeratoma corporis diffusum**. Augenveränderungen sind häufig: **Cornea verticillata** (diffuse, spiralförmige Hornhauttrübung) und **Katarakte**. Kardiale **Klappeninsuffizienzen und Störungen der Erregungsüberleitung** sind Folgen der Ablagerung von Speichermaterial am Herzen. Die **chronische Niereninsuffizienz** stellt die häufigste Todesursache (durchschnittlich im Alter von 40 Jahren) dar.

Trotz der X-chromosomal-rezessiven Vererbung treten auch bei weiblichen Konduktoren häufig klinische Symptome auf.

> **Merke**
>
> Nicht selten werden Patienten mit Morbus Fabry in Unkenntnis der Diagnose wegen der multiplen, „unerklärlichen" Symptome einer psychiatrischen Behandlung zugeführt. Die Kenntnis der Erkrankung ist wegen der nun verfügbaren Enzymersatztherapie von erheblicher Bedeutung.

■ Diagnostik
- Nachweis doppelbrechender Substanzen im Urin
- Enzymaktivitätsbestimmung in Leukozyten oder Fibroblasten
- Mutationsanalyse.

■ Therapie
Die **Enzymersatztherapie** mit gentechnisch hergestellter α-Galaktosidase führt zu einer raschen Reduktion der Lipidanreicherung im Plasma und in der Leber, die Nierenfunktion bessert sich, die Schmerzkrisen lassen nach.

GM₂-Gangliosidose Typ I (Tay-Sachs-Krankheit)

■ Definition
Defekt der **Hexosaminidase A**. Synonym: infantile amaurotische Idiotie.

■ Klinik
Die Tay-Sachs-Krankheit tritt häufig bei Kindern jüdischer Abstammung (Aschkenasim) auf, sonst ist sie selten. Bei Geburt sind die Kinder unauffällig. Im Alter von etwa 6 Monaten kommt es zum **Verlust bereits erworbener statomotorischer Fähigkeiten**. Ein charakteristisches Frühsymptom sind **myoklonische Schreckbewegungen** auf Geräusche. Typischerweise fehlt eine Hepatosplenomegalie. Im 2. Lebensjahr kommt es zu Spastik, Schluckstörungen, zerebralen Krampfanfällen, Nystagmus, Erblindung und einer progredienten Makrozephalie durch Schwellung der weißen Hirnsubstanz. Die Patienten versterben durchschnittlich im Alter von 2–4 Jahren, meist an einer Aspirationspneumonie.

■ Diagnostik
- **Kirschroter Makulafleck** bei allen Patienten!
- Enzymaktivitätsbestimmung in Leukozyten oder Fibroblasten
- Mutationsanalyse.

■ Therapie
Eine kausale Therapie steht nicht zur Verfügung.

6.10 Peroxisomale Erkrankungen

■ Definition
Gruppe genetisch determinierter Erkrankungen durch Defekt der peroxisomalen Biogenese oder durch angeborene Funktionsstörungen peroxisomaler Proteine, die zu schweren Symptomen in der Kindheit führen (→ Tab. 6.13).

■ Pathogenese
Peroxisomen kommen in allen Zellen außer in reifen Erythrozyten vor. Sie haben eine wichtige Funktion im Rahmen kataboler (Abbau von überlangkettigen Fettsäuren, Gallensäuren, Prostaglandinen und Leukotrienen) und anaboler Stoffwechselwege (Synthese von Plasmalogenen und Cholesterin). Genetische Defekte von Enzymen des peroxisomalen Stoffwechsels können zu verschiedensten Erkrankungen beim Menschen führen. Zwei Erkrankungsgruppen werden unterschieden: Störungen der peroxisomalen Biogenese mit Ausfall sämtlicher peroxisomaler Funktionen und Erkrankungen durch Defekte einzelner Proteine.

6.10.1 Defekte der peroxisomalen Biogenese

■ Pathogenese
Bei den Defekten der peroxisomalen Biogenese ist der Import peroxisomaler Matrixproteine gestört, wodurch es zu einem vollständigen Verlust aller peroxisomalen Funktionen kommt.

6.10 Peroxisomale Erkrankungen

Tab. 6.13 Einteilung peroxisomaler Erkrankungen.

Störungen der peroxisomalen Biogenese	Peroxisomale Erkrankungen durch Defekte einzelner Proteine
Zellweger-Syndrom	X-chromosomal vererbte Adrenoleukodystrophie
Neonatale Adrenoleukodystrophie	Defekt der Acyl-CoA-Oxidase
Infantile Refsum-Erkrankung	Defekt des bifunktionellen Enzyms
Rhizomele Chondrodysplasia punctata	Defekt der peroxisomalen Thiolase
	Defekt der DHAP-Alkyl-Transferase
	Defekt der Alkyl-DHAP-Synthase
	Glutarazidurie Typ III
	Klassische Refsum-Erkrankung
	Hyperoxalurie Typ I
	Akatalasämie

DHAP: Dihydroxyazetonphosphat
Acyl-CoA-Oxidase, bifunktionelles Enzym; Thiolase: Enzyme der peroxisomalen β-Oxidation;
DHAP-Alkyl-Transferase und Alkyl-DHAP-Synthase: Enzyme der Plasmalogenbiosynthese

■ **Klinik**
Das phänotypische „Zellweger-Spektrum" bildet mit dem klassischen Zellweger-Syndrom, der neonatalen Adrenoleukodystrophie und der infantilen Refsum-Erkrankung ein **Kontinuum** mit abnehmender Schwere, während die rhizomele Chondrodysplasia punctata sich klinisch deutlich unterscheidet.

■ **Diagnostik bei Störungen der peroxisomalen Biogenese**
- Konzentrationen der überlangkettigen Fettsäuren im Plasma massiv erhöht
- Plasmalogenbiosynthese gestört
- Fehlender Nachweis intakter Peroxisomen in kultivierten Fibroblasten
- Erhöhte Phytansäurekonzentration bei rhizomeler Chondrodysplasia punctata und klassischer Refsum-Erkrankung
- Eine pränatale Diagnostik ist bei allen Formen möglich.

Zellweger-Syndrom (zerebrohepatorenales Syndrom, ZS)

■ **Klinik**
Es handelt sich um die schwerste autosomal-rezessiv vererbte Form einer peroxisomalen Biogenesestörung.

Die Kinder weisen eine charakteristische **kraniofaziale Dysmorphie** mit hoher Stirn, Hypertelorismus, eingesunkener Nasenwurzel und Epikanthus auf. **Okuläre Anomalien** (Katarakte, Glaukom, Hornhauttrübungen, Retinopathia pigmentosa, Dysplasie des Nervus opticus) sind häufig. **Neurologische Symptome** sind eine schwere muskuläre Hypotonie („floppy infant"), neonatale Krampfanfälle und ein psychomotorischer Entwicklungsstillstand.

Immer besteht eine charakteristische neuronale Migrationsstörung, die auf bestimmte Hirnareale begrenzt ist. Eine **cholestatische Lebererkrankung** mit frühzeitiger Entstehung einer Leberzirrhose ist häufig. Bei den meisten Patienten bestehen **Nierenzysten,** die jedoch sehr klein sein können.

■ **Therapie**
Wirksame Behandlungsmethoden stehen derzeit nicht zur Verfügung.

■ **Prognose**
Die Patienten versterben im frühen Säuglingsalter.

Neonatale Adrenoleukodystrophie (NALD)

■ **Klinik**
Die Patienten zeigen einen protrahierteren Verlauf einer peroxisomalen Biogenesestörung. Die Dysmorphiezeichen sind wenig ausgeprägt. Häufig treten **neonatale Krampfanfälle** auf. Es kommt zu einer schweren **psychomotorischen Retardierung**. Eine Hepatomegalie und Leberfunktionsstörung treten regelmäßig auf. Eine **Retinitis pigmentosa** und ein **Hörverlust** sind charakteristisch. **Symptome der Nebenniereninsuffizienz** sind Ermüdbarkeit, Erbrechen und Hautfaltenpigmentierung. Ein Überleben bis in die 2. Lebensdekade ist möglich.

■ **Therapie**
Wirksame Behandlungsmethoden stehen derzeit nicht zur Verfügung.

■ **Prognose**
Die Patienten versterben meist vor dem 6. Lebensjahr.

Infantiles Refsum-Syndrom (IRD)

◾ Klinik
Es handelt sich um die leichteste Verlaufsform einer peroxisomalen Biogenesestörung. Die Manifestation erfolgt später. Die Dysmorphiezeichen sind gering oder fehlen. Zunächst werden die motorischen Meilensteine erreicht, im Alter von 1–3 Jahren erfolgt eine langsame Regression. Die neurologische Symptomatik ist weniger stark ausgeprägt als bei Patienten mit ZS und NALD. **Hepatomegalie** und **Nebennierenatrophie** bestehen regelmäßig. **Hörverlust** und **Retinitis pigmentosa** sind charakteristisch. Die Patienten überleben durchschnittlich länger als solche mit ZS und NALD.

◾ Therapie
Wirksame Behandlungsmethoden stehen derzeit nicht zur Verfügung.

◾ Prognose
Die Patienten versterben meist vor dem 8. Lebensjahr.

Rhizomele Chondrodysplasia punctata (RCDP)

◾ Klinik
Charakteristische Verkürzung der proximalen Extremitäten, kraniofaziale Dysmorphie, Katarakte, psychomotorische Retardierung, Wirbelkörperveränderungen und Kalzifikationen der Epiphysen sind die Symptome der Erkrankung.

◾ Therapie
Wirksame Behandlungsmethoden stehen derzeit nicht zur Verfügung.

6.10.2 Defekte peroxisomaler Proteine

X-chromosomal vererbte Adrenoleukodystrophie (X-ALD)

◾ Definition und Pathogenese
Die X-chromosomal-rezessiv vererbte Adrenoleukodystrophie ist die häufigste peroxisomale Erkrankung. Ein Defekt des peroxisomalen ABC-Transporters ABCD1 führt zu einer Akkumulation überlangkettiger Fettsäuren, zu einer entzündlichen Demyelinisierung des ZNS, zu peripherer Neuropathie sowie adrenaler und testikulärer Insuffizienz.

◾ Klinik
Sechs verschiedene klinische Verlaufsformen sind bekannt, und unterschiedliche Phänotypen treten häufig auch bei identischem Genotyp innerhalb einer Familie auf. Betroffen sind hauptsächlich Jungen. Mehr als die Hälfte weiblicher Mutationsträger zeigt jedoch ebenfalls neurologische Symptome.

Kindlich-zerebrale Form (48 %): Es handelt sich um die schwerste klinische Verlaufsform mit rascher Progredienz der neurologischen Symptomatik. Zunächst sind die Kinder völlig unauffällig. Die Symptomatik beginnt im Alter von 3–10 Jahren mit Verhaltensauffälligkeiten, Visusverschlechterung und vermindertem Hörvermögen. Innerhalb weniger Monate kommt es zu einem vegetativen Stadium mit spastischer Tetraparese, zerebralen Krampfanfällen und Demenz. Die Patienten versterben meist innerhalb von 3 Jahren nach Diagnosestellung.

Jugendlich-zerebrale Form (5 %): Sie unterscheidet sich von o. g. Form nur durch das Manifestationsalter.

Erwachsen-zerebrale Form (3 %): Sie unterscheidet sich von o. g. Formen nur durch das Manifestationsalter.

Adrenomyeloneuropathie (25 %): Die Symptomatik beginnt in der 3. Lebensdekade. Die Demyelinisierung des Rückenmarks und der peripheren Neurone führt zu spastischer Paraparese der Beine, Inkontinenz und somatosensiblen Störungen.

Addison-Only-Form (10 %): isolierte Nebennierenrindeninsuffizienz.

Asymptomatische Form (10 %): keine Symptome.

◾ Diagnostik
- Konzentrationen der überlangkettigen Fettsäuren im Plasma erhöht
- Kernspintomographie des Schädels: Demyelinisierungsbezirke vor allem periventrikulär, okzipital betont
- Mutationsanalyse
- Bei Nebenniereninsuffizienz: ACTH erhöht, Kortisol erniedrigt.

◾ Therapie
In einem sehr frühen Stadium der neurologischen Symptomatik ist die Durchführung einer **Knochenmarktransplantation** eine Behandlungsmethode, die zur permanenten Heilung führen kann.

Bei Jungen unter 6 Jahren ohne klinische Symptome kann die Durchführung einer speziellen **Diät** das Auftreten neurologischer Symptome hinauszögern. Hierbei werden einfach ungesättigte Fettsäuren in Form von Glyzerintrioleat (GTO) und Glyzerintrierukat (GTE) als 4:1-Mischung („Lorenzos Öl") zugeführt. Hierunter kommt es zu einer Normalisierung der überlangkettigen Fettsäuren im Plasma. Das Fortschreiten einer bestehenden neurologischen Symptomatik kann jedoch nicht aufgehalten werden.

◾ Prognose
Sie ist in erheblichem Maß von der klinischen Verlaufsform (im Kleinkindalter letal bis asymptomatisch) abhängig.

6.11 Lipoproteinstoffwechselstörungen

6

Kasuistik

A: Kevin ist 8,5 Jahre alt. Bis vor 1 Jahr bestanden keinerlei Probleme. Seit etwa 6 Monaten jedoch hat er große Schwierigkeiten beim Schreiben, und seine vorher so schöne Schrift ist kaum noch zu entziffern. Am ersten Advent beim Weihnachtsbasteln wollen ihm die Strohsterne einfach nicht mehr gelingen, und vor Wut und Enttäuschung darüber fegt er die Bastelutensilien vom Tisch, rennt aus dem Zimmer und fällt hin, wie sooft in letzter Zeit. Seine Mutter erkennt ihn einfach nicht wieder und beschließt, ihn in der Kinderklinik vorzustellen.

K: Bei der Untersuchung fallen neben einer deutlichen Hyperpigmentierung der Haut ein erhöhter Muskeltonus, gesteigerte Muskeleigenreflexe und eine gestörte Feinmotorik, vor allem im Bereich der Hände, auf.

D: Die Kernspintomographie des Schädels zeigt ausgedehnte symmetrische signalintense Läsionen parietookzipital. Die daraufhin veranlasste Bestimmung der überlangkettigen Fettsäuren im Serum ergibt einen klassischen pathologischen Befund. Die erhöhte basale ACTH-Konzentration bei niedrigem basalen Kortisol im Serum weist auf die begleitende Nebenniereninsuffizienz hin.

Diag: Es handelt sich um den typischen Verlauf der kindlich-zerebralen Form einer X-chromosomal-rezessiv vererbten Adrenoleukodystrophie.

T + Pg: Kevins Eltern erfahren, dass aufgrund der bestehenden kernspintomographischen Veränderungen und der neurologischen Symptomatik durch eine Knochenmarktransplantation keine dauerhafte Heilung erzielt werden kann. Im Alter von 10 Jahren befindet sich Kevin in einem vegetativen Zustand mit Tetraspastik, Verlust der Seh-, Sprech- und Hörfähigkeit und Einbuße aller kognitiven Funktionen. Kevin verstirbt 6 Monate später. Die Untersuchung der langkettigen Fettsäuren im Serum bei seinem 3-jährigen Bruder Justin ergibt, dass er glücklicherweise nicht von der Erkrankung betroffen ist.

Klassisches Refsum-Syndrom

■ Pathogenese
Durch eine Störung des Phytansäureabbaus kommt es zu einer Akkumulation und Speicherung von Phytansäure im Plasma und im Gewebe.

■ Klinik
Die Erkrankung manifestiert sich meist in der Adoleszenz, gelegentlich auch im Kleinkindalter mit peripherer Polyneuropathie, zerebellärer Ataxie und Retinitis pigmentosa (Nachtblindheit als Frühsymptom).

Dysmorphie, mentale Retardierung und Leberfunktionsstörung fehlen typischerweise.

■ Diagnostik
- **Nervenleitgeschwindigkeit** vermindert
- Akustisch und visuell evozierte Potenziale abnorm
- Elektroretinogramm pathologisch
- Liquoreiweiß erhöht
- Phytansäure im Serum erhöht
- Enzymdefektnachweis in Fibroblasten.

■ Therapie
Durch eine phytansäurearme Diät und eine Plasmapherese kann die Phytansäurekonzentration reduziert werden.

■ Prognose
Die Therapie kann das Fortschreiten der peripheren Polyneuropathie aufhalten.

6.11 Lipoproteinstoffwechselstörungen

6.11.1 Hyperlipoproteinämien

■ Definition
Konzentrationserhöhung der Plasmalipide über die altersentsprechende 95. Perzentile (→ Tab. 6.14).

Merke

Genetische und sekundäre Hypercholesterinämien sind ein wichtiger Risikofaktor für die frühzeitige Entwicklung einer Arteriosklerose. Sie sollten bereits im Kindesalter behandelt werden, da schon frühzeitig Gefäßläsionen entstehen, deren Ausmaß mit der Höhe des LDL-Cholesterins bzw. des LDL/HDL-Quotienten assoziiert ist.

■ Physiologie
Lipide (Triglyzeride und Cholesterin) sind wasserunlöslich und müssen im Blut an Plasmaeiweiße gebunden transportiert werden. Lipoproteine bestehen aus Lipiden und Apoproteinen, die für die Hydrophilität sorgen. Die Benennung der Lipoproteine erfolgt nach ihrem Verhalten bei der Ultrazentrifugation:
- Chylomikronen
- VLDL (Very-Low-Density Lipoproteins)
- LDL (Low-Density Lipoproteins)
- HDL (High-Density Lipoproteins).

Chylomikronen werden ausschließlich im Dünndarm aus resorbiertem Fett gebildet. Sie transportieren das aus der Nahrung stammende Neutralfett und Cholesterin über die Lymphe in die Blutbahn und dann zur Leber. In der Leber werden VLDL, LDL und HDL gebildet, in das Blut abgegeben und durch Fettgewebs- und andere Zellen über spezifische LDL-Rezeptoren aufgenommen. Lipoprotein (a), ein LDL-Partikel mit angelagertem Apoprote-

137

Stoffwechselerkrankungen

Tab. 6.14 Richtwerte zur orientierenden Beurteilung von Lipid- und Lipoproteinbefunden bei Kindern und Jugendlichen bis 19 Jahre.

Alter (Jahre)	Cholesterin (mg/dl)	Triglyzeride (mg/dl)	LDL-Cholesterin (mg/dl)	HDL-Cholesterin (mg/dl)	Lp(a) (mg/dl)
1–3	< 140	< 100	< 90	≥ 35	< 30
4–7	< 150	< 110	< 100	≥ 40	< 30
8–15	< 160	< 110	< 110	≥ 40	< 30
16–19	< 170	< 120	< 110	≥ 40	< 30

Umrechnung:
Cholesterin in mg/dl × 0,0259 = mmol/l; Triglyzeride in mg/dl × 0,01 = mmol/l

in (a), ist bei erhöhten Plasmakonzentrationen ein eigenständiger, aber nachgeordneter Risikoindikator für Koronarerkrankungen sowie für thrombotische Erkrankungen im Kindesalter. Die Plasmakonzentrationen der Lipide und Lipoproteine steigen bei gesunden Kindern bis zum 18. Lebensjahr an, insbesondere in den ersten 3 Lebensjahren und gegen Ende der Pubertät. Zur Bewertung sind daher altersbezogene Referenzwerte erforderlich (→ Tab. 6.14).

Familiäre Hypercholesterinämie – LDL-Rezeptor-Defizienz (FH)

Definition
Autosomal-dominant vererbter Defekt der **LDL-Rezeptoren** (Typ II nach Fredrickson).

Epidemiologie
Die **heterozygote Form** ist eine der häufigsten kongenitalen Stoffwechselstörungen, die Inzidenz beträgt 1:500. Die **homozygote Form** ist selten (1:1 000 000).

Pathogenese
Der Funktionsverlust der LDL-Rezeptoren führt zu einem verminderten intrazellulären Abbau von LDL, wodurch die Feedbackhemmung des Schrittmacherenzyms der Cholesterinsynthese HMG-CoA-Reduktase ausbleibt und die endogene Cholesterinsynthese zunimmt. Bei der **heterozygoten Form** steigt die Cholesterinkonzentration im Plasma auf das Zweifache, bei der **homozygoten Form** auf das Sechs- bis Zehnfache der Norm an, wodurch das **Atheroskleroserisiko** massiv erhöht ist.

Klinik
Kinder mit der **heterozygoten Form** sind im Kindesalter asymptomatisch. Arcus lipoides corneae, Xanthelasmen und Xanthome (→ Abb. 6.27) sind bei Kindern selten. Gefäßschäden entstehen jedoch früh, und das Risiko für frühzeitige Herzinfarkte ist stark erhöht.

Kinder mit der **homozygoten Form** zeigen einen Beginn der koronaren Arteriosklerose vor dem 10. Lebensjahr. Massive Xanthome können schon bei Geburt bestehen. Immer sind Xanthelasmen und ein Arcus lipoides corneae zu beobachten. Herzinfarkte können bereits im Kindesalter auftreten und führen häufig vor dem 30. Lebensjahr zum Tod.

Diagnostik
- Familienanamnese: bei Hyperlipidämie oder frühen kardiovaskulären Erkrankungen bei Verwandten ersten oder zweiten Grades: **Lipidbestimmung** (Cholesterin, Triglyzeride). Sie sollte frühestens ab dem 3. Lebensjahr wegen sonst fehlender therapeutischer Konsequenz erfolgen.
- Unabhängig von der Familienanamnese einmalige **Gesamtcholesterinbestimmung** bei jedem Kind im Rahmen einer Vorsorgeuntersuchung (z. B. U9 oder U10)
- Bei Hypercholesterinämie Erhebung des **vollständigen Lipidstatus** aus Nüchternplasma: Gesamtcholesterin, Triglyzeride, LDL- und HDL-Cholesterin, Lipoprotein (a) und Gesamthomozystein
- Leber- und nierenassoziierte Parameter sowie Schilddrüsenfunktionsparameter zum Ausschluss einer sekundären Hyperlipidämie
- LDL-Rezeptor-Status an Fibroblasten oder Leukozyten
- Mutationsanalyse
- Hochauflösende Ultraschalluntersuchung der Aa. carotideae und der Aorta abdominalis zur frühzeitigen Detektion einer erhöhten Intima-Media-Dicke
- Bei homozygoter Hypercholesterinämie: jährlich Echokardiographie und Belastungs-EKG.

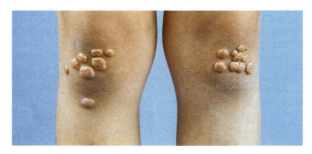

Abb. 6.27: Xanthome bei Hypercholesterinämie.

6.11 Lipoproteinstoffwechselstörungen

■ Therapie

Bei der **heterozygoten Form** werden diätetische und medikamentöse Maßnahmen veranlasst (→ Therapie der Hyperlipoproteinämien im Kindesalter). Bei der **homozygoten Form** ist darüber hinaus eine regelmäßige Elimination des LDL-Cholesterins durch extrakorporale Verfahren (LDL-Apherese) oder eine Lebertransplantation erforderlich.

Familiäre Hypercholesterinämie – familiärer Apolipoprotein-B-Defekt (FBD)

■ Definition

Autosomal-dominant vererbte Fettstoffwechselstörung durch Defekt von Apolipoprotein B.

■ Epidemiologie

Die Erkrankung ist mit einer Inzidenz von 1:200 bis 1:700 ähnlich häufig wie die FH.

■ Pathogenese

Mutationen im *ApoB3500*-Gen führen zu einer ineffizienten Bindung des strukturell veränderten Apolipoprotein B an den LDL-Rezeptor, wodurch das LDL-Cholesterin im Plasma ansteigt.

■ Klinik und Diagnostik

Phänotyp, kardiovaskuläre Risiken und diagnostische Maßnahmen sind vergleichbar mit denen bei FH.

Familiäre Hypertriglyzeridämie (FHT)

■ Definition

Häufige autosomal-dominant vererbte Fettstoffwechselstörung mit Vermehrung von Triglyzeriden und VLDL (Typ IV nach Fredrickson).

■ Epidemiologie

Die Häufigkeit der familiären Triglyzeridämie beträgt 1:500. In 10–20% der Fälle tritt die Hyperlipidämie bereits im Kindes- oder Jugendalter auf.

■ Klinik und Diagnostik

- Meist besteht eine Adipositas oder ein metabolisches Syndrom (Adipositas, Glukoseintoleranz mit Hyperinsulinämie, Hyperurikämie, erniedrigtes HDL-Cholesterin und arterielle Hypertonie).
- Das Risiko für Myokardinfarkte ist erhöht, aber in deutlich geringerem Maße als bei FH.
- Triglyzeride im Plasma 200–500 mg/dl
- VLDL erhöht.

■ Therapie

Den Patienten werden eine Gewichtsnormalisierung sowie die Durchführung einer fettarmen Diät empfohlen.

Familiäre kombinierte Hyperlipidämie (FKHL)

■ Definition

Häufigste autosomal-dominant vererbte Erkrankung des Lipoproteinstoffwechsels, die mit einer Erhöhung von Serumcholesterin- und Triglyzeridkonzentrationen einhergeht.

■ Epidemiologie

Die Häufigkeit der kombinierten Hyperlipidämie beträgt 1:250. Die Hyperlipidämie manifestiert sich im Adoleszenten- oder frühen Erwachsenenalter.

■ Klinik und Diagnostik

- Das Atheroskleroserisiko ist vor allem durch die Hypercholesterinämie deutlich erhöht.
- Cholesterin und Triglyzeride im Plasma erhöht
- LDL und VLDL erhöht.

■ Therapie

Zur Cholesterin- und Triglyzeridreduktion werden Diät und Medikamente empfohlen (→ Therapie der Hyperlipoproteinämien im Kindesalter). Bei adipösen Patienten wird eine Gewichtsabnahme angestrebt.

Familiäre Hyperchylomikronämie durch Defekt der Lipoproteinlipase oder des Apolipoprotein C II

■ Definition

Seltener, autosomal-rezessiv vererbter Defekt der Lipoproteinlipase oder ihres Kofaktors Apolipoprotein C II (Typ I nach Fredrickson).

■ Pathogenese

Durch die Aktivitätsverminderung der Lipoproteinlipase ist der Abbau von Chylomikronen verlangsamt: Es kommt zur **Hyperchylomikronämie**. Chylomikronen bestehen zu 95% aus Triglyzeriden, wodurch die exzessive **Hypertriglyzeridämie** entsteht.

■ Klinik

Die Symptomatik beginnt im Schulalter mit eruptiven **Xanthomen** im Gesicht und am Körper sowie einer **Hepatomegalie**. Bei Triglyzeridkonzentrationen > 1000 mg/dl besteht ein erhöhtes **Pankreatitisrisiko** mit chronisch-rezidivierenden Bauchschmerzen oder akuten, lebensbedrohlichen Ereignissen. Nicht selten fällt die Lipämie bei einer Routineblutentnahme zufällig auf (milchiges Serum und abgrenzbare Fettschicht nach Sedimentation der Erythrozyten). Das Atheroskleroserisiko ist nicht deutlich erhöht.

■ Diagnostik

- Triglyzeride im Nüchternplasma erhöht
- Enzymaktivitätsbestimmung im Plasma.

6 Stoffwechselerkrankungen

Therapie

Die diätetische Therapie beruht auf der strengen Begrenzung der Zufuhr natürlicher langkettiger Fette auf etwa 12–25 g/Tag. Die Diät lässt sich durch die Verabreichung von mittelkettigen Triglyzeriden (MCT), die überwiegend ohne Bildung von Chylomikronen über den Portalkreislauf zur Leber transportiert werden, akzeptabler gestalten. Essenzielle Fettsäuren und fettlösliche Vitamine müssen u. U. substituiert werden.

Phytosterinämie (Sitosterinämie)

Definition

Seltene, autosomal-rezessive Erkrankung, die mit erhöhten Konzentrationen aus der Nahrung stammender pflanzlicher Sterine und einer schweren, frühzeitig manifesten Atherosklerose einhergeht.

Pathogenese

Pflanzliche Sterine aus der Nahrung werden bei Vorliegen von Mutationen im *ABCD5-* oder *ABCD8*-Gen vermehrt absorbiert bzw. vermindert biliär ausgeschieden.

Klinik

Ab dem Vorschulalter treten **Xanthome** und eine schwere Atherosklerose auf, die mit einem **extrem erhöhten Myokardinfarktrisiko** bereits im Kindes- und Jugendalter assoziiert ist. Einige Patienten zeigen eine milde Hämolyse, eine Thrombozytopenie und eine Splenomegalie. Arthralgien und eine Arthritis können ebenfalls auftreten.

Diagnostik
- Phytosterine im Plasma erhöht
- Mutationsanalyse.

Therapie

Eine **phytosterinarme Diät** in Kombination mit Ezetimib reduziert die Phytosterinkonzentration im Plasma.

Sekundäre Hyperlipoproteinämien

Sekundäre Hyperlipoproteinämien können im Rahmen verschiedener Erkrankungen oder bei Einnahme bestimmter Medikamente auftreten. Wichtige Ursachen sind in Tabelle 6.15 zusammengefasst. Häufig können sekundäre Hyperlipidämien durch die Behandlung der Grunderkrankung oder durch das Weglassen auslösender Substanzen günstig beeinflusst werden. Bei schwerer und langfristig bestehender sekundärer Hyperlipidämie ist eine lipidsenkende Therapie wie bei primär genetischen Hyperlipidämien indiziert.

> **Merke**
>
> Bei Vorliegen einer Hyperlipidämie sollten mögliche Grunderkrankungen (→ Tab. 6.15) stets ausgeschlossen werden!

Therapie der Hyperlipoproteinämien im Kindesalter

Diät

Bei Kindern mit **Hypercholesterinämie** sollte ab dem Alter von 3 Jahren eine Ernährungsmodifikation erfolgen. Die Diät sieht eine fettarme (< 30 % der Gesamtenergiezufuhr) und cholesterinarme (< 150 mg/d) Ernährung vor, die arm an gesättigten Fettsäuren (tierische Fette) ist. Die Aufnahme mehrfach ungesättigter Fettsäuren (z. B. Olivenöl) und komplexer Kohlenhydrate (Vollkornprodukte)

Tab. 6.15 Wichtige Ursachen sekundärer Hyperlipoproteinämien.

	Erkrankungen	Auswirkungen auf den Lipidstoffwechsel
Lebererkrankungen	Extrahepatische Gallengangsatresie	HDL ↓ , LpX
	Biliäre Zirrhose	HDL ↓ , LpX
	Glykogenose Typ I	TG ↑ ↑ , Chol ↑
Endokrinopathien	Hypothyreose	LDL ↑, TG ↑, HDL ↓
	Hyperthyreose	HDL ↓
	Diabetes mellitus	LDL ↑, TG ↑, HDL ↓
	Morbus Cushing	LDL ↑, TG ↑
Andere Erkrankungen	Nephrotisches Syndrom	LDL ↑, TG ↑, HDL ↓
	Niereninsuffizienz	LDL ↑ ↑
	Anorexia nervosa	TG ↑, HDL ↓
	Lupus erythematodes	TG ↑ ↑
	Pankreatitis	TG ↑
	Adipositas	TG ↑
Medikamente	β-Blocker	TG ↑, HDL ↓
	Kortikosteroide	LDL ↑, TG ↑
	Ciclosporin	LDL ↑
	Tacrolimus	LDL ↑
	Thiazide	LDL ↑, TG ↑
	Östrogene	TG ↑
	Gestagene	LDL ↑, TG ↑

6.11 Lipoproteinstoffwechselstörungen

sollte erhöht werden. Der regelmäßige Verzehr von mit Sitostanol angereicherter Margarine wird empfohlen, da die Zufuhr von 1–3 g täglich das LDL-Cholesterin um 10–15 % senken kann. Durch die sonstige diätetische Therapie ist eine mittelfristige Senkung des LDL-Cholesterins um 7–15 % möglich.

Bei Kindern mit **Hypertriglyzeridämie** ist eine Diät mit begrenzter Zufuhr an Mono- und Disacchariden sowie gesättigten Fettsäuren ratsam. Bei adipösen Patienten sollte eine Gewichtsreduktion angestrebt werden. Durch die diätetische Therapie ist eine mittelfristige Senkung der Triglyzeride um 80 % möglich.

Bei zusätzlich vorliegender **Hyperhomozysteinämie** sollte Folsäure (0,5–5 mg/d) verabreicht werden. Regelmäßige sportliche Aktivität ist zur Unterstützung der diätetischen Therapie wichtig.

Medikamentöse Therapie

Sie sollte ab dem Alter von 8 Jahren bei nicht ausreichend erfolgreicher Diättherapie ergänzend erwogen werden. Die Indikationen hierzu fasst die Checkliste zusammen.

Cholesterinsynthesehemmer (Statine) hemmen die HMG-CoA-Reduktase, das Schlüsselenzym der Cholesterinbiosynthese, und senken das LDL-Cholesterin um 20–60 % und die Triglyzeride in geringem Maße. Bisher ist nur Pravastatin für Kinder ab 8 Jahre zugelassen, es wird einmal täglich in einer Dosierung von 10–40 mg verabreicht. Nebenwirkungen (Erhöhungen der Aktivitäten der Aminotransferasen und Myopathien mit Muskelschmerzen und CK-Aktivitätserhöhung) sind sehr selten.

Der Sterintransporterinhibitor Ezetimib hemmt die Cholesterinaufnahme im Darm und senkt das LDL-Cholesterin um 15–20 % und die Triglyzeride um 10–15 %. Die Substanz ist für Kinder ab 10 Jahre zugelassen und wird einmal täglich in einer Dosierung von 10 mg verabreicht. Nebenwirkungen (Kopfschmerzen, Bauchschmerzen oder Diarrhö) sind sehr selten.

Bei ungenügender Wirkung einer Monotherapie können Pravastatin und Ezetimib kombiniert verabreicht werden.

Anionenaustauscherharze (Colestyramin, Colestipol) sind weniger gut wirksam, stärker belastend und daher cholesterinsenkende Medikamente der zweiten Wahl.

Fibrate (Bezafibrat, Fenofibrat) steigern die Aktivität der Lipoproteinlipase und vermindern die Konzentration von Apolipoprotein C III. Sie werden bei schwerer Hypertriglyzeridämie und bei schwerer kombinierter Hyperlipidämie eingesetzt. Mögliche Nebenwirkungen sind Erhöhungen der Aktivitäten der Aminotransferasen, Myopathien, gastrointestinale Beschwerden und Cholelithiasis.

Checkliste: Indikationen zur medikamentösen Therapie bei Kindern mit Hyperlipoproteinämie

- LDL-Cholesterin > 190 mg/dl und Gesamtcholesterin/HDL-Cholesterin > 5 oder
- LDL-Cholesterin > 160 mg/dl und Gesamtcholesterin/HDL-Cholesterin > 5 **plus** eines der folgenden 4 Kriterien:
  - Positive Familienanamnese (2 Verwandte 1. oder 2. Grades)
  - 2 sonstige Risikofaktoren (arterieller Hypertonus, HDL erniedrigt, Rauchen)
  - 1 Risikofaktor und 2 Risikoindikatoren (Triglyzeride > 200 mg/dl, Lp (a) ≥ 30 mg/dl, Gesamthomozystein ≥ 12 μmol/l, metabolisches Syndrom, deutlich erhöhte Intima-Media-Dicke der A. carotis)
  - 3 Risikofaktoren oder Risikoindikatoren

6.11.2 Hypolipoproteinämien

Hypoalphalipoproteinämie

■ Definition
Autosomal-rezessiv vererbter Defekt der **ApoA-I-Synthese.** Synonyma: HDL-Mangel, Tangier-Krankheit.

■ Pathogenese
Der Mangel an protektivem HDL führt zu einem erhöhten Atheroskleroserisiko.

■ Klinik und Diagnostik
- Große gelbliche Tonsillen, Hepatosplenomegalie, periphere Neuropathie, diffuse Korneainfiltrationen, frühzeitige Koronarsklerose
- HDL stark erniedrigt, Cholesterin niedrig, VLDL normal, Triglyzeride hoch.

Abetalipoproteinämie

■ Definition
Autosomal-rezessiv vererbte Störung mit abnormer Synthese ApoB enthaltender Lipoproteine.

■ Klinik und Diagnostik
- Fettmalabsorption, Diarrhö, Retinitis pigmentosa, zerebelläre Ataxie, Akanthozytose
- Serum wasserklar, Cholesterin und Triglyzeride erniedrigt, Chylomikronen, LDL und VLDL fehlen.

■ Therapie
Die Vitamine A, D, E und K sowie mittelkettige Triglyzeride werden substituiert.

Smith-Lemli-Opitz-Syndrom

■ Definition
Autosomal-rezessiv vererbtes Fehlbildungssyndrom mit Störung der endogenen Cholesterinbiosynthese durch einen Defekt des Enzyms 7-Dehydrocholesterol-Reduktase.

6 Stoffwechselerkrankungen

■ Epidemiologie
Die Häufigkeit beträgt ca. 1:60 000.

■ Pathogenese
Mutationen im *SLO*-Gen führen zu einer verminderten Aktivität der 7-Dehydrocholesterol-Reduktase, woraus eine verminderte Synthese von Cholesterin und eine Akkumulation von 7-Dehydrocholesterol und 8-Dehydrocholesterol resultieren. Durch die erniedrigte Cholesterinkonzentration kann es sekundär zu einem Mangel an Gallensäuren, Steroidhormonen und Signalproteinen kommen.

■ Klinik
Klinisch zeigt sich bei erkrankten Kindern eine **kraniofaziale Dysmorphie** mit Mikrozephalie, Mikroretrognathie, Blepharoptose, Epikanthus und antevertierter Nasenöffnung. Gaumenspalten und Katarakte treten gehäuft auf. Eine Daumenverkürzung, Poly- und Syndaktylien sind häufig. Charakteristische **Organfehlbildungen** sind Hypospadie, Pylorusstenose und Herzfehler. Eine mentale Retardierung ist die Regel. Die meisten Kinder entwickeln schon bald nach der Geburt eine **Gedeihstörung** und eine verminderte Wachstumsgeschwindigkeit, die zu **Kleinwuchs** führt. Milde Phänotypen kommen vor.

■ Diagnostik
- Gesamtcholesterin in 90 % der Fälle erniedrigt (< 100 mg/dl)
- 7-Dehydrocholesterol und 8- Dehydrocholesterol im Plasma erhöht
- Mutationsanalyse
- Pränatale Diagnostik möglich.

■ Therapie
Die Zufuhr von exogenem Cholesterin als Pulver oder als Eigelb führt zu einer Erhöhung der Cholesterinkonzentration und über die Feedbackhemmung zu einer verminderten Produktion der Cholesterinvorstufen 7-Dehydrocholesterol und 8-Dehydrocholesterol. Dies kann auch durch die Gabe von Simvastatin erreicht werden.

■ Prognose
Die Therapie führt in vielen Fällen zu deutlichen Entwicklungsfortschritten und besserer Gewichtszunahme. Kongenitale Fehlbildungen können naturgemäß nicht beeinflusst werden.

> **Merke**
>
> Nicht nur Erhöhungen, sondern auch erniedrigte Konzentrationen von Cholesterin können zu schwerwiegenden Symptomen führen!

6.12 Harnsäurestoffwechselstörungen

6.12.1 Lesch-Nyhan-Syndrom

■ Definition und Pathogenese
X-chromosomal-rezessiv vererbter Defekt der **Guanin-Hypoxanthin-Phosphoribosyl-Transferase.**

■ Epidemiologie
Die Häufigkeit der Erkrankung beträgt 1:300 000.

■ Pathogenese
Regulativ kommt es durch Wegfall einer Feedbackhemmung zu einer vermehrten Harnsäuresynthese mit Hyperurikämie und vermehrter Harnsäureausscheidung im Urin.

■ Klinik
Es sind nur Jungen betroffen. Die Erkrankung manifestiert sich am Ende der Säuglingszeit mit psychomotorischer Retardierung, Dystonie, Spastik, Choreoathetose, zwanghaften Selbstverstümmelungstendenzen und Aggressivität, die sich oft auch gegenüber anderen äußert (→ Abb. 6.28 a und b).

Später treten Tophi, eine Gichtarthritis, Harnsäuresteine sowie eine fortschreitende Nephropathie bis zur Niereninsuffizienz auf.

■ Diagnostik
- Harnsäure im Serum erhöht
- Harnsäureausscheidung vermehrt
- Enzymaktivitätsbestimmung in Erythrozyten oder kultivierten Fibroblasten
- Mutationsanalyse.

■ Therapie
Bisher ist eine Therapie der zerebralen Symptome nicht möglich. Eine Therapie mit Allopurinol (Hemmung der Xanthinoxidase) beeinflusst die Gelenk- und Nierenveränderungen. Die Einstellung des Urin-pH-Werts um 7 verbessert die Harnsäurelöslichkeit und reduziert dadurch das Risiko der Nephrolithiasis. Mechanische Schutzmaßnahmen sind bei Selbstverstümmelung erforderlich.

6.12.2 Xanthinurie

■ Definition
Autosomal-rezessiv vererbter Defekt der **Xanthinoxidase**.

■ Pathogenese
Die gestörte Umwandlung von Hypoxanthin und Xanthin zu Harnsäure führt zu einer vermehrten Xanthinausscheidung im Urin, und es kommt zu Xanthinsteinen.

6.12 Harnsäurestoffwechselstörungen

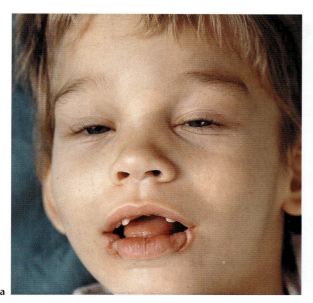 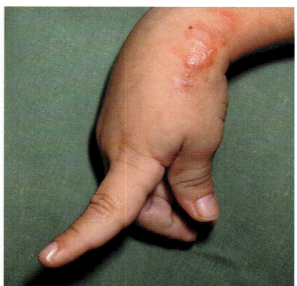

Abb. 6.28 a und b: Junge mit Lesch-Nyhan-Syndrom: a) Zeichen der Selbstmutilation im Bereich der Lippen; b) Verletzung am Handgelenk durch Autoaggression.

Klinik
Das klinische Leitsymptom ist das Auftreten von Xanthinsteinen. Gelegentlich kann eine Myopathie durch Ablagerung von Xanthinkristallen in der Muskulatur auftreten.

Diagnostik
- Biochemisches Leitsymptom **Hypourikämie**: Harnsäure im Serum erniedrigt (< 1 mg/dl)
- Enzymaktivitätsbestimmung in Leber- und Dünndarmzellen.

007 IMPP-Fragen

7 Infektiologie

Inhaltsverzeichnis

7.1 Häufige klinische Infektionsbilder im Kindesalter 145

7.1.1 Sepsis 145
7.1.2 Meningitis 146
7.1.3 Osteomyelitis, septische Arthritis .. 147

7.2 Klassische bakterielle Infektionen 148

7.2.1 Infektionen mit Streptokokken der Gruppe A 148
7.2.2 Pneumokokkeninfektionen 150
7.2.3 Staphylokokkeninfektionen 150
7.2.4 Infektionen mit *Haemophilus influenzae* 151
7.2.5 Meningokokkeninfektionen 151
7.2.6 Diphtherie 153
7.2.7 Pertussis (Keuchhusten) 154
7.2.8 Tetanus 155
7.2.9 Botulismus 156
7.2.10 Salmonellosen 156
7.2.11 Durchfallerkrankungen durch *Escherichia coli* 157
7.2.12 Andere bakteriell bedingte Durch-fallerkrankungen 158
7.2.13 Brucellose 159
7.2.14 Listeriose 159
7.2.15 Mykoplasmose 160
7.2.16 Chlamydieninfektionen 161

7.3 Infektionen durch Mykobakterien 162

7.3.1 Tuberkulose 162
7.3.2 Nichttuberkulöse mykobakterielle Erkrankungen 167

7.4 Lyme-Borreliose 168

7.5 Virusinfektionen 169

7.5.1 Masern 169
7.5.2 Röteln 171
7.5.3 Exanthema subitum (Dreitagefieber) 172
7.5.4 Erythema infectiosum (Ringelröteln) 173
7.5.5 Varizellen (Windpocken) 174
7.5.6 Herpes zoster 175

7.5.7 Herpes-simplex-Infektionen 175
7.5.8 Parotitis epidemica (Mumps) 177
7.5.9 Infektiöse Mononukleose (Pfeiffer-Drüsenfieber) 178
7.5.10 RS-Virus-Infektionen 179
7.5.11 Influenzavirusinfektionen 180
7.5.12 Parainfluenzavirusinfektionen 181
7.5.13 *Coxsackie-Virus*-Erkrankungen 181
7.5.14 Adenovirusinfektion 182
7.5.15 Rotavirusinfektionen 183
7.5.16 Poliomyelitis 183
7.5.17 Zytomegalievirusinfektion 184
7.5.18 Frühsommermeningoenzephalitis (FSME) 186
7.5.19 Human-Immunodeficiency-Virus-(HIV-)Infektion 187

7.6 Impfungen 190

7.6.1 Impfkalender 190
7.6.2 Diphtherieimpfung 190
7.6.3 Tetanusimpfung 191
7.6.4 Pertussisimpfung 191
7.6.5 Hib-Impfung 192
7.6.6 Polioimpfung 192
7.6.7 Hepatitis-B-Impfung 192
7.6.8 Pneumokokkenimpfung 192
7.6.9 Meningokokkenimpfung 193
7.6.10 Masernimpfung 193
7.6.11 Mumpsimpfung 193
7.6.12 Rötelnimpfung 194
7.6.13 Varizellenimpfung 194
7.6.14 Humane Papillomaviren (HPV)-Impfung 194
7.6.15 BCG-Impfung 195

7.7 Pilzinfektionen 195

7.7.1 Tinea 195
7.7.2 Candidiasis 195
7.7.3 Aspergillose 196

7.8 Wurmerkrankungen 197

7.8.1 Infektionen mit Nematoden (Fadenwürmer) 197
7.8.2 Infektionen mit Trematoden (Saugwürmer) 199
7.8.3 Taeniasis 199

7.1 Häufige klinische Infektionsbilder im Kindesalter

7.1.1 Sepsis

■ Definitionen

SIRS (Systemic Inflammatory Response Syndrome) bezeichnet eine systemische entzündliche Reaktion, die durch Mikroorganismen (Bakterien, Pilze, Viren, Parasiten) oder nichtinfektiöse Faktoren (z. B. Trauma, Verbrennung) ausgelöst wird.

> **Merke**
>
> Sepsis = SIRS + Infektion.

■ Ätiologie und Pathogenese

Bakterien, Pilze, Viren oder Parasiten können eine Sepsis auslösen. Nach der Neugeborenenperiode häufig nachgewiesene Erreger sind Pneumokokken, Staphylokokken, Meningokokken, *Haemophilus influenzae* Typ b, Streptokokken, *Escherichia coli*, Salmonellen und Shigellen. Aus einer zunächst harmlosen Erkrankung (Otitis media, Sinusitis, Pneumonie) oder einer okkulten Bakteriämie kann sich eine lebensbedrohliche Sepsis entwickeln.

Die Endotoxinfreisetzung aus Bakterien stimuliert die Ausschüttung endogener Mediatoren (u. a. Interleukine, Tumor-Nekrose-Faktor), die über Wirkungen an der Zellmembran und über die Aktivierung von Leukozyten und humoralen Abwehrsystemen zur Abnahme des peripheren Vasomotorentonus, zu einer Störung der peripheren Sauerstoffutilisation und zur Endothelschädigung führen. Eine Sepsis kommt am häufigsten auf onkologischen sowie auf neonatologischen und pädiatrischen Intensivstationen vor. Die Übertragung erfolgt überwiegend über die Hände des medizinischen Personals.

■ Klinik

Bei **Neugeborenen** kommt es vor allem zu unspezifischen und gering ausgeprägten Symptomen mit Temperaturinstabilität, Tachypnoe und Tachykardie, Trinkschwäche, Erbrechen, Icterus prolongatus und blassgrauem Hautkolorit.

Ältere Kinder leiden unter schwerem Krankheitsgefühl, hohem Fieber und Schüttelfrost, Gliederschmerzen, Tachypnoe und Tachykardie und weisen häufig eine Hepatosplenomegalie auf. Ein Exanthem sowie petechiale Blutungen bei Meningokokkensepsis oder als Ausdruck einer beginnenden Verbrauchskoagulopathie können auftreten.

Komplikationen sind septische Streuherde und der septische Schock.

■ Diagnostik

- **Blutbild: Leukozytose** und Linksverschiebung oder Leukopenie
- **Entzündungsparameter:** C-reaktives Protein erhöht, BKS erhöht, IL-6 früher als CRP erhöht
- **Blutkulturen** aerob und anaerob
- **Urinkultur,** bakteriologische Untersuchung von Abstrichmaterial
- **Lumbalpunktion** bei jedem Säugling mit Sepsisverdacht.

Checkliste: Begriffsklärung Sepsis, septischer Schock und Multiorganversagen.			
Sepsis	Sepsis und SIRS sind durch das Vorliegen von zwei oder mehr der folgenden Symptome charakterisiert		
	Körpertemperatur > 38 °C oder < 36 °C		
	Alter	Herzfrequenz	Atemfrequenz
	< 1 Monat	> 190/min	> 60/min
	1–11 Monate	> 160/min	> 45/min
	1–2 Jahre	> 140/min	> 40/min
	3–5 Jahre	> 130/min	> 35/min
	6–12 Jahre	> 120/min	> 30/min
	13–15 Jahre	> 100/min	> 25/min
	> 15 Jahre	> 90/min	> 20/min
	Leukozyten > 12 000/μl oder < 4000/μl oder > 10 % Stabkernige		
Septischer Schock	Sepsis mit Hypotonie trotz ausreichender Volumensubstitution zusammen mit Perfusionsstörungen und Laktatazidose, Oligurie oder akuter Bewusstseinsstörung		
Multiorganversagen	Schwere Organfunktionsstörungen bei akut krankem Patienten.		

Definitionen der Consensus Conference von American College of Chest Physicians und Society of Critical Care Medicine, Anpassung für Kinder durch Hayden, 1994.

7 Infektiologie

- Gegenstromelektrophorese zum Antigennachweis in Urin und Liquor

Therapie
Die wichtigste **Basismaßnahme** ist, wenn möglich, die Beseitigung der Infektionsquelle (z.B. chirurgische Herdsanierung, Entfernung infizierter Katheter).

Darüber hinaus ist eine **frühzeitige antibiotische, antimykotische, antivirale oder antiparasitäre Chemotherapie** nach zu erwartendem Erreger, häufig als Kombinationstherapie (z.B. Cephalosporin, Ampicillin und Aminoglykosid) erforderlich. **Supportive Maßnahmen** sind z.B. die Kreislaufstabilisierung, eine ausreichende Oxygenierung, eine parenterale Ernährung sowie die Substitution von Gerinnungsfaktoren.

Prognose
Die Letalität ist auch heute noch hoch und beträgt bei Neugeborenen 15–30 %, bei älteren Kindern 10–50 %, bei septischem Schock 60–70 %.

> **Merke**
>
> Bei jedem Säugling mit Sepsisverdacht sollte eine Lumbalpunktion durchgeführt werden.

7.1.2 Meningitis

Definition
Entzündung der Leptomeninx (Arachnoidea und Pia mater) meist durch Infektion mit Bakterien, Viren, Pilzen, Protozoen oder Parasiten.

Bakterielle Meningitis

Epidemiologie
60 % aller Meningitiden betreffen das Kindesalter. Die höchste Inzidenz besteht in den beiden ersten Lebensjahren. Im 1. Lebensjahr sind 75 von 100 000 Säuglingen, insgesamt sind 3 von 100 000 Kindern pro Jahr betroffen.

Ätiologie
Bei **Neugeborenen** bis zur 6. Lebenswoche sind β-hämolysierende Streptokokken der Gruppe B und *E. coli* am häufigsten. Seltener verursachen Listerien, Staphylokokken oder Klebsiellen eine Meningitis.
Nach der 7. Lebenswoche sind nur noch drei Erreger relevant: *Haemophilus influenzae* Typ b, *Neisseria meningitidis* und *Streptococcus pneumoniae*.

Pathogenese
Bei Neugeborenen und Säuglingen erfolgt der Befall der Meningen im Zug einer Sepsis oder einer Bakteriämie. Bei Kleinkindern handelt es sich meist um eine hämatogene Streuung von Infektionen des Nasen-Rachen-Raums. Sekundäre Meningitiden treten bei fortschreitender Infektion der paranasalen Sinus, des Mittelohrs und des Mastoids und bei Schädel-Hirn-Trauma mit Eröffnung der Liquorräume und sekundärem Einwandern von Pneumokokken in den Liquorraum auf.

Klinik
Neugeborene: je jünger das Kind, desto unspezifischer die Symptome! Eine plötzliche Atemstörung ist das auffälligste Symptom. Blassgraues Hautkolorit, Trinkschwäche, Erbrechen, schrilles Schreien, eine gespannte Fontanelle, Opisthotonus, vermehrte Berührungsempfindlichkeit, Hyperexzitabilität, Bewusstseinsstörungen und zerebrale Krampfanfälle sind weitere klinische Symptome.
Säuglinge nach der 6. Lebenswoche: Klinische Leitsymptome sind **Fieber und Erbrechen**. Außerdem können eine vorgewölbte Fontanelle, Apathie, Unruhe oder Lethargie, eine vermehrte Berührungsempfindlichkeit, Bewusstseinsstörungen und zerebrale Krampfanfälle auftreten.
Kinder nach dem 1. Lebensjahr: Klinische Leitsymptome sind **Fieber und Kopfschmerzen**. Nackensteifigkeit, Erbrechen, Bewusstseinsstörung, Krampfanfälle können hinzukommen.
Brudzinski-Zeichen: Die passive Beugung des Nackens führt zur Beugung von Hüft- und Kniegelenken.
Kernig-Zeichen: Die passive Kniegelenkstreckung bei gebeugter Hüfte ist schmerzhaft und wird mit heftigem reflektorischen Widerstand beantwortet.

> **Merke**
>
> Je jünger das Kind, desto unspezifischer sind die Symptome einer Meningitis.

Komplikationen
Ein akuter Hydrozephalus, subdurale Hygrome, entzündliche Gefäßverschlüsse, Sinusvenenthrombosen und kortikale Defekte sind wichtige mögliche Komplikationen einer Meningitis. Als weitere Folge kann das Syndrom der inadäquaten ADH-Sekretion (SIADH) vorkommen. Das **Waterhouse-Friderichsen-Syndrom** ist die klassische Komplikation bei Meningokokkensepsis.
Spätschäden: psychomotorische Entwicklungsverzögerung, Hörstörungen, Hirnnervenlähmungen, Epilepsie und Hydrozephalus.

Diagnostik
- **Lumbalpunktion:** Zellzahl, Eiweiß, Glukose, Gegenstromelektrophorese oder Latexagglutinationstest zum Antigennachweis, bakteriologische Kultur
- **Blutentnahme:** Leukozytose mit Linksverschiebung oder Leukopenie, Thrombozytopenie mög-

7.1 Häufige klinische Infektionsbilder im Kindesalter

lich, C-reaktives Protein häufig erhöht, Blutkulturen.

> **Merke**
>
> Liquorbefunde bei bakterieller Meningitis:

Parameter	Befund
Zellzahl	> 1000/µl
Granulozytenanteil	> 70 %
Eiweiß	> 100 mg/dl
Glukose	< 1,7 mmol/l (30 mg/dl)
Laktat	> 4,5 mmol/l
Liquor-Blutglukose-Relation	< 0,4

■ Therapie

Antibiotikatherapie bei noch nicht bekanntem Erreger: Neugeborene und Säuglinge erhalten eine Kombinationstherapie (z. B. Cephalosporin, Ampicillin und Aminoglykosid i.v.), bei älteren Kindern kann eine Monotherapie mit Cefotaxim i.v. erfolgen. Die Therapie wird nach Identifikation des Erregers ggf. umgesetzt. Die Mindesttherapiedauer bei Neugeborenen beträgt 14 Tage, bei älteren Kindern 7 Tage.

Eine Verabreichung von Dexamethason (2 × 0,4 mg/kg KG/d über 2 Tage) als supportive Maßnahme bei bakterieller Meningitis jenseits der 6. Lebenswoche führt zu einer Reduktion der Hörschäden. Die erste Gabe sollte vor der initialen Antibiotikagabe erfolgen!

■ Prävention

- Schutzimpfung gegen *Haemophilus influenzae* Typ b
- Pneumokokkenimpfung mit Konjugatimpfstoff für alle Säuglinge und Kinder < 2 Jahre
- Impfung gegen Meningokokken der Gruppe C für alle Kinder im 2. Lebensjahr (kein Schutz gegen Serogruppe B, häufigster Erreger in Deutschland)
- Chemoprophylaxe für Kontaktpersonen von Meningitispatienten: Rifampicin p.o.

■ Prognose

Die Pneumokokkenmeningitis ist mit der höchsten Letalität (6–20 %) verbunden. Bei der Hib-Meningitis beträgt sie 5 %, bei der Meningokokkenmeningitis 1–4 %.

■ Meldepflicht

Bei Erkrankung oder Tod an bakterieller Meningitis.

> **Merke**
>
> Die Pneumokokkenmeningitis ist mit der höchsten Letalität assoziiert.

Virusmeningitis

■ Epidemiologie

Eine Virusmeningitis kommt selten bei Neugeborenen und jungen Säuglingen, häufiger jedoch im späteren Kindes- und jungen Erwachsenenalter vor.

■ Ätiologie

Auslöser sind ECHO-, Coxsackie- (Entero-) und Mumpsviren, seltener Adeno-, Parainfluenza-, FSME- und lymphozytäres Choriomeningitisvirus.

■ Klinik

Plötzlicher Beginn mit Fieber, Erbrechen, Kopfschmerzen und meningitischen Zeichen. Der Verlauf ist in der Regel gutartig.

■ Diagnostik

- **Lumbalpunktion:** Zellzahl, Eiweiß, Glukose, Antigennachweis und Bakteriologie
- Serologische Antikörpertests auf Enteroviren, Mumps, FSME und Borrelien
- Virusisolierung aus Liquor, Stuhl, Rachenspülwasser.

> **Merke**
>
> Liquorbefunde bei Virusmeningitis:

Parameter	Befund
Zellzahl	11–500/µl
Anteil mononukleärer Zellen	> 70 %
Eiweiß	< 100 mg/dl
Glukose	Normal

■ Therapie

Symptomatisch, Flüssigkeitszufuhr, Bettruhe.

■ Prognose

Sehr gut.

7.1.3 Osteomyelitis, septische Arthritis

■ Definition

Bakterielle Infektion eines Knochens ausgehend vom Knochenmark bzw. Entzündung eines Gelenks.

147

7 Infektiologie

■ Epidemiologie
80 % aller Osteomyelitiden kommen im Kindesalter vor, 50 % davon im Säuglingsalter. Eines von 5000 Kindern < 13 Jahren ist betroffen.

■ Ätiologie
- Alle Altersstufen: *Staphylococcus aureus*, Streptokokken der Gruppe A
- Frühgeborene: *Candida albicans*
- Neugeborene: Streptokokken der Gruppe B
- Säuglinge und Kleinkinder: *Haemophilus influenzae*, Tuberkulose
- Bei Neutropenie: *Pseudomonas aeruginosa*
- Bei Sichelzellanämie: Salmonellen.

■ Pathogenese nach Altersstufen
Säuglinge: Die Infektion überschreitet die Metaphysen-Epiphysen-Grenze und kann entlang der A. nutricia zur septischen Arthritis führen.
Kleinkinder: Die perforierenden Arterienäste haben sich zurückgebildet, die Epiphysenfuge ist gefäßlos und wirkt deshalb als Barriere gegen die Ausbreitung der Osteomyelitis.
Schulkinder und Adoleszente: Durch Schluss der schützenden Epiphysenfuge kann die Infektion wieder in das Gelenk einbrechen.

■ Lokalisation
Lange Röhrenknochen sind am häufigsten betroffen, seltener das Os ilium, das Os pubis, Wirbelkörper, Schädel- oder Kieferknochen. Häufige Gelenkmanifestationen sind Knie, Hüfte, Ellbogen und Sprunggelenk.

■ Klinik
Die Erkrankung beginnt mit hohem Fieber und Schüttelfrost. Hinzu kommen eine lokale Schwellung, Rötung, Überwärmung und Schmerzen. Bei Säuglingen sind die Symptome unspezifischer, häufig besteht nur eine auffallende Bewegungsarmut einer Extremität.

■ Komplikationen
- Spontanfraktur
- Wachstumshemmung des betroffenen Knochens bei Befall der Epiphyse und der Epiphysenfuge
- Chronische Osteomyelitis
- Gelenkarthrose bei Arthritis.

■ Diagnostik
- **Blutentnahme:** Leukozytose und Linksverschiebung, C-reaktives Protein erhöht, BKS regelmäßig beschleunigt, oft > 100 mm in der 1. Stunde (wichtiger Verlaufsparameter!)
- **Keimnachweis** anstreben, um eine gezielte Therapie zu ermöglichen!
  Blutkultur (in 40–50 % der Fälle hier Erregernachweis möglich), Gelenkpunktion, Biopsie

- **Röntgenbild** des betroffenen Knochens in zwei Ebenen: Initial besteht lediglich eine Weichteilschwellung. Typische Zeichen der Osteomyelitis sind frühestens nach 10 Tagen nachweisbar: osteolytische Herde, Periostreaktionen, Verkalkungen
- **99 m-Technetium-Szintigraphie:** wird am 2.–4. Tag positiv. Es kommt zur Technetiumanreicherung in entzündlichen Herden. **Cave: Strahlenbelastung!** Also nur bei gezielter Fragestellung
- **Kernspintomographie:** bei chronischer Osteomyelitis zur Erkennung radiologisch und szintigraphisch stummer Herde sehr hilfreich
- **Biopsie:** immer dann, wenn andere raumfordernde Prozesse, z. B. ein Ewing-Sarkom, nicht eindeutig ausgeschlossen werden können.

■ Therapie
Eine intravenöse **Antibiotikatherapie** ist stets erforderlich. Sie erfolgt zunächst mit Clindamycin (Staphylokokkenwirksamkeit) und Cefotaxim (Wirksamkeit gegen gramnegative Keime). Nach Keimisolation kann ggf. eine Umstellung des Antibiotikums erfolgen. Die Therapiedauer beträgt mindestens 3 Wochen!

Eine **Ruhigstellung** zur Schmerzbekämpfung ist in den ersten 7 Tagen sinnvoll. Später sollte eine Ruhigstellung vermieden werden, da die funktionelle Bewegung den Heilungsprozess fördert.

Eine **chirurgische Therapie** ist bei Abszessen, Nekrosen, Sequestern, Fisteln und bei fehlendem Ansprechen auf die antibiotische Therapie notwendig.

> **Merke**
>
> Eine eitrige Arthritis muss sofort chirurgisch entlastet werden.

■ Prognose
In etwa 80 % der Fälle kommt es zu einer Restitutio ad integrum.

7.2 Klassische bakterielle Infektionen

7.2.1 Infektionen mit Streptokokken der Gruppe A

■ Definition
β-hämolysierende Streptokokken der Gruppe A gehören zu den häufigsten bakteriellen Erregern von Infektionskrankheiten des oberen Respirationstrakts. Sie verursachen insbesondere eine Angina tonsillaris, Scharlach und das Erysipel.

■ Erreger
Synonym: *Streptococcus pyogenes*; Streptokokken der Gruppe A sind grampositive, ovale bis runde, unbewegliche, nicht Sporen tragende Bakterien.

7.2 Klassische bakterielle Infektionen

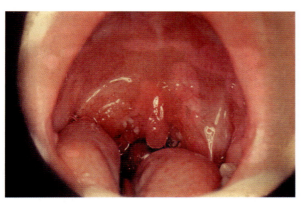

Abb. 7.1: Streptokokkenangina. Eitrige Stippchen auf beiden Tonsillen.

Oberflächenantigene: M-Protein und Hyaluronsäurekapsel führen zu verstärkter Virulenz und weisen eine immunologische Kreuzreaktivität zu kardialem Myosin und kardialem Sarkolemm auf. **Exotoxinbildung:** Das erythrogene Exotoxin verursacht Scharlach.

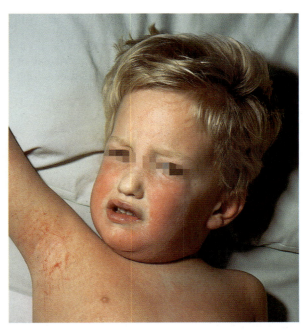

Abb. 7.2: Kind mit Scharlach und typischer perioraler Blässe.

■ Inkubationszeit
2–4 Tage.

■ Klinik
Angina tonsillaris: Leitsymptome sind Fieber und Halsschmerzen. Es bestehen eine Rötung und Vergrößerung der Tonsillen mit eitrigen Stippchen (→ Abb. 7.1). Begleitend kommt es zu einer zervikalen Lymphknotenvergrößerung. Bei tonsillektomierten Patienten tritt eine **Pharyngitis** auf.
Scharlach ist definiert als Angina tonsillaris plus Exanthem, das durch Streptokokken hervorgerufen wird, die erythrogenes Exotoxin produzieren. Leitsymptome sind Fieber, Halsschmerzen und Erbrechen. **Enanthem:** düsterrote entzündliche Verfärbung der Pharynxschleimhaut und Tonsillitis mit eitrigen Stippchen. **Himbeerzunge:** gerötete Zunge mit deutlich erhabenen Papillen. **Exanthem:** Es beginnt am Brustkorb und überzieht dann den ganzen Körper mit Betonung der Leistengegend. Die Effloreszenzen sind stecknadelkopfgroße, dicht stehende hellrote Papeln, die sich rau anfühlen. Es besteht eine typische periorale Blässe (→ Abb. 7.2). Ein Übergang des Exanthems in eine groblamelläre Schuppung, vor allem an Händen und Füßen, ist charakteristisch.

Streptokokken der Gruppe A können außerdem das **Erysipel** und eine **Impetigo contagiosa** verursachen (→ Kapitel 17).

> **Merke**
>
> Von Scharlach spricht man, wenn bei einer Angina tonsillaris ein charakteristisches Exanthem besteht.

■ Komplikationen
- **Rheumatisches Fieber:** Ausbruch mit einer Latenz von 10–20 Tagen. Leitsymptome sind Pankarditis, Arthritis, Erythema anulare und Chorea minor (→ Kapitel 9).
- **Akute Poststreptokokkenglomerulonephritis:** Auftreten einer Hämaturie 6–10 Tage nach der Streptokokkeninfektion (→ Kap. 15).

■ Diagnostik
- **Rachenabstrich:** Schnelltest, kultureller Streptokokkennachweis
- **Antikörpertiter** gegenüber Streptolysin-O und -S; Hyaluronidase, Streptokinase und Desoxyribonuklease sind als Verlaufsparameter hilfreich, haben aber in der Akutphase keine Bedeutung.

■ Therapie
In letzter Zeit werden bakteriologische Versagerquoten unter Penicillin von 20–30 % beobachtet. Mangelnde Compliance, insbesondere nach Abklingen der Symptome, ist wohl die wichtigste Ursache.
Penicillin V in einer Dosierung von 100 000 IE/kg KG/d p.o. ist jedoch immer noch die Therapie der Wahl. Die Therapiedauer beträgt 10 Tage! Beschwerdefreiheit ist nach 24–48 h zu erwarten.
Bei Therapieversagen oder bei Penicillinallergie kommen Cephalosporine, Amoxicillin mit Clavulansäure oder Makrolide zum Einsatz.

7 Infektiologie

> **Merke**
>
> Eine 5-tägige Therapie mit einem Cephalosporin oder Amoxicillin mit Clavulansäure ist genauso erfolgreich wie eine 10-tägige Therapie mit Penicillin V.

7.2.2 Pneumokokkeninfektionen

■ Epidemiologie
Weltweit einer der häufigsten Erreger von Pneumonien, Meningitiden, Otitiden und Sinusitiden ist *Streptococcus pneumoniae*. Die Übertragung erfolgt durch Tröpfcheninfektion. Disponierend für Pneumokokkeninfektionen sind Abwehrstörungen. Die Letalität beträgt etwa 5 %.

■ Erreger
Streptococcus pneumoniae ist ein verkapseltes grampositives Bakterium (Diplokokken).

■ Klinik
Bakterielle Meningitis, vor allem otogene Meningitis; Pneumonie, vor allem Lobärpneumonie; Otitis und Sinusitis.

■ Diagnostik
- Gram-Färbung und Nachweis von Diplokokken
- Erregerisolierung aus Sputum, Liquor, Blut oder Pleuraerguss.

■ Therapie
Antibiotikum der ersten Wahl ist Penicillin G! Alternativen sind Cephalosporine oder Makrolide.

■ Prophylaxe
Eine **Pneumokokkenschutzimpfung** mit einem Konjugatimpfstoff wird für alle Säuglinge und Kleinkinder bis zum vollendeten 2. Lebensjahr empfohlen.

7.2.3 Staphylokokkeninfektionen

■ Definition
Infektionen mit **koagulasepositiven Staphylokokken** (*Staphylococcus aureus*) führen entweder zu lokalen eitrigen Infektionen oder durch die Freisetzung von Toxinen zu Krankheitsbildern, die unabhängig vom Infektionsort auftreten. Infektionen mit **koagulasenegativen Staphylokokken** (*Staphylococcus epidermidis*) sind eine häufige Ursache nosokomialer Infektionen.

■ Klassifikation
- Koagulasepositive Staphylokokken (*Staphylococcus aureus*)
- Koagulasenegative Staphylokokken (*Staphylococcus epidermidis*).

■ Erreger
Es handelt sich um grampositive, nicht bewegliche Kokken, die in haufenartiger Anordnung vorkommen und hochaktive Exotoxine produzieren: Hämolysine, Hyaluronidase, Proteasen, Katalase und andere. Meist besteht durch Bildung von Penicillinase eine Resistenz gegenüber Penicillin.

■ Epidemiologie
Staphylokokken kommen ubiquitär vor, sie sind Bestandteil der normalen Hautflora. Die Übertragung erfolgt ausgehend von Wunden oder Abszessen sowie aerogen durch asymptomatische Träger.

■ Klinik
Koagulasepositive Staphylokokken (*Staphylococcus aureus*) verursachen Staphylokokkenabszesse, eine Impetigo contagiosa (→ Abb. 7.3), eitrige Konjunktivitiden, das Hordeolum, Pneumonien im Säuglingsalter, Osteomyelitis und Arthritis, das Staphylococcal Scalded Skin Syndrome, das toxische Schocksyndrom und Nahrungsmittelintoxikationen.

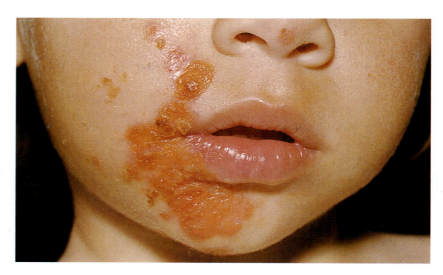

Abb. 7.3: Impetigo contagiosa: überwiegend konfluierende Erosionen mit honiggelben Krusten, im Randbereich vereinzelt Bläschen sichtbar. In bakteriologischer Untersuchung: *Staphylococcus aureus*. [4]

Koagulasenegative Staphylokokken (*Staphylococcus epidermidis*) sind die häufigsten Krankheitserreger nosokomialer Infektionen im Kindesalter. Sie können fast jedes infektiöse Krankheitsbild bei Neugeborenen verursachen und spielen bei katheterassoziierten Infektionen eine besondere Rolle.

Diagnostik
- Gram-Präparat
- Erregerisolierung.

Therapie
Bei Nachweis **koagulasepositiver Staphylokokken (*Staphylococcus aureus*)** und Abszessbildung ist eine chirurgische Drainage des Eiterherds erforderlich. Bei leichten Infektionen kann eine perorale antibiotische Therapie mit Cephalosporinen (z. B. Cefuroxim) erfolgen. Bei schweren Infektionen werden Clindamycin, Rifampicin, Fusidinsäure oder Cephalosporine i.v. verabreicht.
Koagulasenegative Staphylokokken (*Staphylococcus epidermidis*): Auf der Haut vorkommende Stämme sind meist penicillinsensibel, sonst wird mit Vancomycin oder Teicoplanin i.v. behandelt. In 50 % der Fälle ist eine Fremdkörperentfernung (Katheter) erforderlich.

7.2.4 Infektionen mit *Haemophilus influenzae*

Definition
Die Infektion mit ***Haemophilus influenzae*** kann zu einer Vielzahl von Infektionen führen, wobei die schweren, sog. invasiven Infektionen wie Meningitis, Epiglottitis und Sepsis hauptsächlich von *Haemophilus influenzae* Typ b verursacht werden, gegen den eine aktive Immunisierung zur Verfügung steht.

Erreger
Es handelt sich um ein kleines, gramnegatives, oft kokkoides, unbewegliches, sporenloses Stäbchen. Es sind bekapselte und unbekapselte Stämme bekannt. Fast alle invasiven Infektionen wie Meningitis und Epiglottitis werden durch den Kapseltyp b (***Haemophilus influenzae Typ b***) verursacht. Die Inkubationszeit beträgt wenige Tage.

Epidemiologie
Unbekapselte Stämme gehören zur Normalflora des Nasen-Rachen-Raums. Die Übertragung erfolgt durch Tröpfcheninfektion. Invasive Erkrankungen kommen vor allem bei Säuglingen und Kleinkindern vor. Seit Einführung der Hib-Schutzimpfung ist es zu einem deutlichen Rückgang der Häufigkeit invasiver Infektionen gekommen.

Klinik
Infektionen des Respirationstrakts durch *Haemophilus influenzae* sind Sinusitis, Otitis media, Mastoiditis, Bronchitiden und Pneumonien. **Weichteilinfektionen** (Phlegmone, Zellulitis, Empyeme, Abszesse) können ebenso auftreten. Die charakteristischen, durch *Haemophilus influenzae* verursachten **invasiven Infektionen** sind Arthritis, Osteomyelitis, Sepsis, Endokarditis, Meningitis und Epiglottitis.

Diagnostik
Ein bakteriologischer Nachweis aus **Blut, Liquor, Abstrichen und Eiter** ist bei allen systemischen Infektionen erforderlich.

Therapie
Cephalosporine, Ampicillin oder Amoxicillin sind die Antibiotika der Wahl.

Prophylaxe
Sie kann durch eine **aktive Immunisierung** mit Hib-Vakzine erfolgen. Bei Anwendung eines Kombinationsimpfstoffs mit Pertussisantigen sind vier Impfungen für die Grundimmunisierung erforderlich (monovalenter Impfstoff: drei Dosen). Sie schützt vor invasiven Infektionen (Meningitis, Epiglottitis, Sepsis, Osteomyelitis, Phlegmone). Eine Hib-Impfung nach dem 6. Lebensjahr ist nicht mehr erforderlich. Bei erhöhtem Risiko (Immundefekt, Asplenie) kann die Hib-Impfung auch bei älteren Kindern durchgeführt werden. Bei Erkrankung an einer Hib-Meningitis oder -Epiglottitis wird eine Chemoprophylaxe von Kontaktpersonen mit Rifampicin durchgeführt.

> **Merke**
>
> *Haemophilus influenzae b* ist Erreger der lebensbedrohlichen Epiglottitis sowie von Meningitis und Sepsis. Die Letalität dieser invasiven Infektionen beträgt ohne Therapie 60–90 %, mit Therapie < 10 %.

7.2.5 Meningokokkeninfektionen

Definition
Infektion mit ***Neisseria meningitidis***, die neben oberflächlichen Infektionen des Nasen-Rachen- und Urogenitaltrakts zu Sepsis und Meningitis führen kann, wobei die schwerste Verlaufsform der Meningokokkensepsis, das **Waterhouse-Friderichsen-Syndrom**, mit einer extrem hohen Letalität verbunden ist.

Erreger
Neisseria meningitidis, unbewegliche, gramnegative Diplokokken, die meist semmelförmig innerhalb von Granulozyten liegen.

Epidemiologie
2–5 % aller Personen sind asymptomatische Träger von Meningokokken im Nasen-Rachen-Raum. Die Übertragung erfolgt durch Tröpfcheninfektion. Der Erkrankungsgipfel liegt im 6.–12. Lebensmonat. Die Inkubationszeit beträgt 1–10 Tage, meist weniger als 4 Tage.

Klinik
Die **Meningitis** ist die häufigste invasive Meningokokkeninfektion. Katarrhalische Infektionen des Nasen-Rachen-Raums, Infektionen der Urogenitalschleimhaut mit Urethritis, Zervizitis, Vaginitis sowie Sepsis oder perakute Sepsis mit Todesfolge sind weitere klinische Manifestationsformen.

Die **Meningokokkensepsis** beginnt akut mit schwerem Krankheitsgefühl, Fieber, Schüttelfrost, Gelenkschmerzen, Muskelschmerzen und Meningismus. Hämorrhagische Hauteffloreszenzen sind charakteristisch. Sie sind zunächst stecknadelkopfgroß, dann vergrößern sie sich rasch bei unregelmäßiger Verteilung über den ganzen Körper und verfärben sich dunkelrot bis schwarz. Hautnekrosen treten als Folge der disseminierten intravasalen Gerinnung auf. Es können erhebliche Gewebsdefekte in der Haut und in der Muskulatur entstehen. Schwerster Verlauf einer Meningokokkensepsis ist das **Waterhouse-Friderichsen-Syndrom** (→ Abb. 7.4).

> **Merke**
>
> Schwerster Verlauf einer Meningokokkensepsis ist das Waterhouse-Friderichsen-Syndrom.

Komplikationen
- Multiorganversagen: toxische Myokardiopathie mit Herzinsuffizienz, Schock, Nebennierenrindenblutung, Nierenversagen, disseminierter intravasaler Gerinnung, Nekrosen der Akren
- Perikarditis und Myokarditis
- Arthritis
- Pneumonie.

Differentialdiagnose der Meningokokkensepsis
- Akute allergische Vaskulitis
- Toxisches Schocksyndrom
- Purpura Schoenlein-Henoch
- Leukämie.

Diagnostik
- **Blutentnahme:** Leukozytose und Linksverschiebung, Anämie, Thrombozytopenie; C-reaktives Protein erhöht, pathologische Gerinnungsparameter
- **Liquoruntersuchung:** massive Pleozytose (> 5000 Zellen/μl), Eiweißerhöhung, Glukoseerniedrigung
- **Erregernachweis** in Kulturen von Blut, Liquor, Hautläsionen; Gram-Färbung: gramnegative Diplokokken
- **Antigennachweis** in Liquor und Urin mittels Gegenstromelektrophorese oder Latexagglutination.

Therapie
Die Therapie der Wahl ist die intravenöse Verabreichung von Penicillin G (500 000 IE/kg KG/d). Cefotaxim oder Ceftriaxon werden bei Nachweis penicillinresistenter Stämme i.v. verabreicht. Bei hoher Keimzahl sollte eine einschleichende Therapie erfolgen, um eine rasche Endotoxinausschüttung mit überschießender Immunantwort des Organismus zu verhindern oder abzuschwächen. Die Therapiedauer beträgt bei unkomplizierter Meningitis 4 Tage, bei Komplikationen länger.

Prognose
Die Letalität liegt bei Meningokokkenmeningitis bei 1–4 %, bei Meningokokkensepsis bei 5–25 %, bei Waterhouse-Friderichsen-Syndrom bei 95 %!

Spätschäden sind eine psychomotorische Entwicklungsverzögerung, Hörstörungen, Hirnnerven-

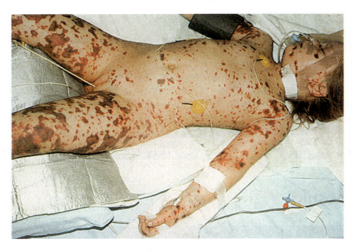
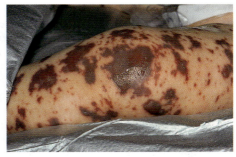

Abb. 7.4: Waterhouse-Friderichsen-Syndrom. [3]

lähmungen, Hemiplegie, zerebrale Krampfanfälle oder Hydrozephalus.

■ **Prophylaxe**
Eine Isolierung des Indexpatienten ist bis 24 h nach Therapiebeginn erforderlich. Kontaktpersonen erhalten eine Chemoprophylaxe mit Rifampicin. Die Impfung gegen Meningokokken der Gruppe C mit einem Konjugatimpfstoff wird für alle Kinder im 2. Lebensjahr empfohlen. Gegen Meningokokken der Gruppe B (häufigster Erreger in Mitteleuropa) ist jedoch noch kein Impfstoff verfügbar.

■ **Meldepflicht**
Bei Erkrankung oder Tod an Meningokokkenmeningitis.

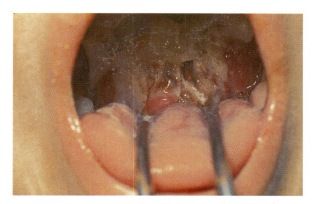

Abb. 7.5: Diphtherie: Tonsillen mit grauweißen Belägen.

7.2.6 Diphtherie

■ **Definition**
Akute bakterielle Infektionskrankheit durch **Corynebacterium diphtheriae** mit **pseudomembranösen Belägen** auf Tonsillen, Pharynx-, Larynx- und Nasenschleimhaut, wobei exotoxinbedingte Komplikationen wie Myokarditis und Polyneuritis auftreten können.

■ **Erreger**
Corynebacterium diphtheriae ist ein grampositives, unbewegliches, keulenförmiges Stäbchen. Typen sind *Corynebacterium diphtheriae gravis*, *mitis* und *intermedius* mit unterschiedlich starker Exotoxinbildung.

■ **Epidemiologie**
Die Übertragung erfolgt durch Tröpfcheninfektion. Die Inkubationszeit beträgt 2–5 Tage. Durch die Impfung ist es zu einem deutlichen Rückgang der Inzidenz gekommen.

■ **Klinik**
Tonsillen- und Rachendiphtherie: Leitsymptome sind Fieber, Abgeschlagenheit und Schluckbeschwerden. Es besteht eine druckschmerzhafte zervikale Lymphknotenschwellung. Die Tonsillen sind gerötet und zeigen grauweiße Beläge (→ Abb. 7.5). Die Pseudomembranen lassen sich schwer entfernen, es kommt zu Blutungen. Ein süßlich-fauliger Mundgeruch ist charakteristisch.
Nasendiphtherie: Sie tritt meist bei Säuglingen auf und manifestiert sich mit blutig-serösem Schnupfen. Es kommt zur Bildung von Membranen und Borken.
Kehlkopfdiphtherie: Der diphtherische Krupp geht mit Heiserkeit, bellendem Husten, inspiratorischem Stridor, Dyspnoe und drohender Erstickung einher.

■ **Varianten**
Progrediente Diphtherie: Sie geht meist von einer Tonsillendiphtherie aus und führt an mehreren Stellen gleichzeitig zu einer konfluierenden Membranbildung. Durch das häufigere Auftreten von Toxinkomplikationen ist diese Form mit einer höheren Letalität assoziiert.
Toxische oder maligne Diphtherie: Fieber, Ödeme, Nekrosen, Membranen und Lymphknotenschwellung in extrem ausgeprägter Form (Cäsarenhals).

■ **Komplikationen**
Sie sind exotoxinbedingt und treten ab der 2. Krankheitswoche auf.
- **Myokarditis:** Herzrhythmusstörungen, Kreislaufversagen, akuter Herztod
- **Polyneuritis:** Gaumensegelparese, Schluckstörung, Augenmuskelparesen, Ateminsuffizienz.
  Landry-Paralyse: Parästhesien, schlaffe Lähmungen der Körpermuskulatur, Schluck- und Zwerchfelllähmung.

■ **Diagnostik**
- Bakteriologischer Nachweis von **Corynebacterium diphtheriae**
- Abstrichmaterial zur mikrobiologischen Untersuchung muss unter den Pseudomembranen entnommen werden!

■ **Therapie**
Bei der Behandlung der Diphtherie ist die intravenöse Verabreichung von **antitoxischem Diphtherieserum** erforderlich. Bei Verwendung des antitoxischen Diphtherieserums vom Pferd muss wegen der Gefahr der anaphylaktischen Reaktion zuvor ein intrakutaner Verträglichkeitstest mit verdünnter Lösung erfolgen. Ein humanes Präparat ist in der Schweiz erhältlich. Zusätzlich wird Penicillin V über 14 Tage zur Eradikation der Erreger gegeben.

■ **Prophylaxe**
Die wirksamste Prophylaxe ist die Impfung! Kontaktpersonen ohne Immunität erhalten Penicillin V, Kranke werden isoliert.

Infektiologie

■ **Meldepflicht**
Bei Erkrankung und Tod an Diphtherie.

7.2.7 Pertussis (Keuchhusten)

■ **Definition**
Akute bakterielle Infektionskrankheit des Respirationstrakts, die mit einer charakteristischen Hustenform einhergeht.

■ **Erreger**
Bordetella pertussis ist ein gramnegatives, unbewegliches, bekapseltes, aerobes Stäbchen, das Toxin bildet. Die Vermehrung erfolgt ausschließlich auf Zilien tragendem Epithel der Atemwegsschleimhäute.

■ **Epidemiologie**
Die Übertragung erfolgt durch Tröpfcheninfektion mit erheblicher Kontagiosität. Die Exposition führt in 70–80 % der Fälle zur Erkrankung. Die Ansteckungsgefahr ist im Stadium catarrhale am höchsten. Die Inkubationszeit beträgt 7–14 (20) Tage.

■ **Klinik**
Stadium catarrhale: Dauer 1–2 Wochen. Fieber mit Rhinitis, Konjunktivitis und uncharakteristischem Husten.
Stadium convulsivum: Dauer 4–6 Wochen. Meist besteht kein Fieber mehr, dafür treten **paroxysmale Hustenattacken** auf: Stakkatohusten, Gesichtsverfärbung erst rot, dann zyanotisch-blau, laut ziehende juchzende Inspiration, Herauswürgen von zähem Schleim, oft mit Erbrechen. Hustenattacken sind nachts gehäuft, symptomfreie Intervallphasen typisch. Bei jungen Säuglingen treten oft ausschließlich **lebensbedrohliche Apnoeanfälle** auf. Eine venöse Einflussstauung bei intrathorakaler Drucksteigerung kann zu Konjunktivalblutungen und Petechien im Kopfbereich führen.
Stadium decrementi: Dauer 2–4 Wochen. Häufigkeit und Intensität der Hustenanfälle nehmen allmählich ab.

■ **Komplikationen**
• Pneumonie und Otitis media durch Sekundärinfektionen mit *Haemophilus influenzae* oder Pneumokokken
• Zerebrale Krampfanfälle (2–4 %)
• Enzephalopathie mit Dauerschäden (0,5 %)
• Letale Verläufe (0,1 %, am häufigsten bei jungen Säuglingen).

> **Merke**
>
> Eine Pertussiserkrankung kann bei Säuglingen zu lebensbedrohenden Apnoeanfällen führen.

■ **Differentialdiagnose**
• Bronchiolitis
• Chlamydienpneumonie
• Zystische Fibrose
• Fremdkörperaspiration.

■ **Diagnostik**
• Leukozytose mit absoluter und relativer **Lymphozytose** charakteristisch
• Bakteriologischer Erregernachweis mittels tiefen Nasen-Rachen-Abstrichs
• Nachweis von *B.-pertussis*-DNA: schnell und sensitiv
• Nachweis spezifischer Antikörper 2–4 Wochen nach Erkrankungsbeginn sinnvoll: IgM, IgA und IgG gegen *Bordetella pertussis* in 90 % der Fälle positiv.

■ **Therapie**
Eine antibiotische Therapie ist sinnvoll, solange der Patient Bordetellen ausscheidet (ab Ende der Inkubationszeit, Stadium catarrhale bis frühes Stadium convulsivum). Makrolide sind die Therapie der Wahl (Erythromycin, Azithromycin oder Clarithromycin). Alternativ kommt Cotrimoxazol infrage. Die Therapiedauer beträgt 14 Tage. Säuglinge im Stadium convulsivum müssen wegen der Apnoegefahr stationär überwacht werden.

■ **Prophylaxe**
Da keine transplazentare Immunität (Nestschutz) besteht, ist der sorgfältige Schutz von jungen Säuglingen vor der Infektion erforderlich! Die **aktive Immunisierung** erfolgt mit azellulären Impfstoffen, die statt ganzer Bordetellen nur ein bis vier Virulenzfaktoren enthalten. Diese sind wesentlich besser verträglich als Ganzkeimimpfstoffe, die nicht mehr empfohlen werden. Eine **Chemoprophylaxe** mit Erythromycin wird vor allem bei Säuglingen und Kindern mit schweren kardialen und pulmonalen Erkrankungen bei engem Kontakt mit Pertussispatienten durchgeführt.

> **Merke**
>
> Pertussis hinterlässt eine lang dauernde, aber keine lebenslängliche Immunität, so dass ältere Menschen, die die Erkrankung als Kind durchgemacht haben, wieder erkranken und als Überträger fungieren können.

■ **Meldepflicht**
Bei Tod an Pertussis.

7.2 Klassische bakterielle Infektionen

Kasuistik

A: Emily, ein 5 Monate altes Mädchen, wird wegen eines seit 1 Woche bestehenden Infektes der oberen Luftwege in die Kinderklinik aufgenommen. Neben einem trockenen Husten und Temperatur bis 38,3 °C zu Beginn des Infektes beobachtet die Mutter seit 2 Tagen vor Aufnahme Atemaussetzer, die „wesentlich länger als gewöhnlich" sind. Mehrmals erbricht Emily im Rahmen von Hustenanfällen.

Der 5 Jahre alte Bruder leidet seit 2–3 Wochen ebenfalls an einem hartnäckigen trockenen Husten, der mit starken, insbesondere nächtlichen, Hustenattacken einhergeht. Der Junge ist zwar im 1. Lebensjahr nach den Empfehlungen der STIKO geimpft worden, hat aber die empfohlene vierte Impfung gegen Keuchhusten im 2. Lebensjahr bei Verwendung eines Kombinationsimpfstoffes nicht erhalten.

D: Bei Aufnahme zeigt Emily eine erhöhte Atemfrequenz, leicht gerötete Konjunktiven und glasiges Sekret im Nasen-Rachen-Raum. Die Laboruntersuchung ist bis auf eine absolute Lymphozytose unauffällig. Bei Emily sind IgA- und IgG-Antikörper, bei ihrem Bruder IgA-, IgM und IgG-Antikörper gegen *Bordetella pertussis* nachweisbar. Die Erregerzüchtung nach tiefem Nasenabstrich ist bei Emily positiv.

Diag: Bei der Patientin besteht eine akute Pertussisinfektion, die von ihrem Bruder trotz begonnener aktiver Immunisierung übertragen wurde.

T: Um gefährliche Apnoen zu vermeiden bzw. frühzeitig zu erkennen, wird Emily für 10 Tage unter Monitorkontrolle stationär behandelt. Mit dem Ziel, eine Milderung der Symptomatik im Stadium catarrhale zu erreichen, erhält sie über 14 Tage Erythromycinsaft in hoher Dosierung (60 mg/kg KG/Tag). Beide Geschwister werden nach Abklingen der Erkrankung entsprechend den Empfehlungen weiter geimpft.

7.2.8 Tetanus

■ Definition
Mit tonischen Muskelkrämpfen einhergehende bakterielle toxämische Infektionskrankheit.

■ Erreger
Clostridium tetani ist ein grampositives, Sporen bildendes Bakterium, das nur unter anaeroben Bedingungen existieren kann. Die Toxine Tetanolysin und Tetanospasmin verursachen die typischen klinischen Krankheitssymptome.

■ Epidemiologie
Tetanusbakterien gehören zur normalen Darmflora von Tieren und Menschen. Die Übertragung erfolgt durch Wundkontamination mit kotverschmutzter Erde. Dank der aktiven Impfung ist die Tetanusinzidenz deutlich zurückgegangen. Die Inkubationszeit beträgt 8–10 Wochen.

■ Pathogenese
Das Toxin gelangt über die Blutbahn und entlang den Nervenaxonen zum Rückenmark und zum Gehirn. Die spezifische Wirkung des Toxins auf die Motoneuronen entfaltet sich im Sinne einer Verstärkung der reflektorischen Erregbarkeit.

■ Klinik
Die Erkrankung beginnt meist schleichend mit Auftreten neurovegetativer Symptome: Schwitzen, Frösteln und Schlaflosigkeit. Dann manifestieren sich die Leitsymptome **Rigor und Spasmen**.
Masseterkrampf: Rigor der Massetermuskulatur.
Trismus: Rigor der mimischen Muskulatur (**Risus sardonicus**).

Es treten Zwerchfellkrämpfe mit epigastrischen Schmerzen, anfallsweise Muskelspasmen des ganzen Körpers sowie Reflexspasmen auf. Es kommt zu **Opisthotonus**, der Patient leidet bei vollem Bewusstsein an starken Schmerzen. Wirbelkörperfrakturen sind häufig die Folge. Krämpfe der Atemmuskulatur, des Larynx und der Schlundmuskulatur sind lebensbedrohlich.

Nach einer Nabelinfektion mit *Clostridium tetani* kann es zum **Tetanus neonatorum** kommen.

■ Diagnostik
- Kultureller Erregernachweis auf anaeroben Medien durch Abstrich der kontaminierten Wunde gelingt nur bei einem Drittel der Fälle und ist wenig aussagekräftig.
- Die Diagnosestellung ist daher nur anhand des **klinischen Bildes** möglich.

■ Therapie
Eine **Wundexzision** ist zur Reduktion der Toxinbildung erforderlich. **Humanes Tetanusimmunglobulin** wird mehrfach i.m., bei manifestem Tetanus in extrem hoher Dosierung (5000 IE) und als lokale Infiltration in die Wundränder appliziert. Simultan erfolgt die aktive Impfung mit Tetanustoxoid.

Die frühzeitige Verabreichung von Penicillin G i.v. (100 000 IE/kg KG/d) über 10–14 Tage verhindert durch Abtötung der Keime eine weitere Toxinbildung. Diazepam und Phenobarbital werden zur Lösung der Spasmen eingesetzt. Unter Umständen ist eine maschinelle Beatmung erforderlich.

■ Prognose
Die Letalität beträgt 25–60 %. Todesursachen sind respiratorische Insuffizienz und kardiovaskuläre Komplikationen.

■ Prophylaxe
Eine aktive Immunisierung soll ab dem Alter von 3 Monaten erfolgen. Im Fall einer Verletzung ist die

7 Infektiologie

Klärung des Impfschutzes von zentraler Bedeutung! Bei fehlender Immunität wird eine Simultanimpfung durchgeführt.

> **Merke**
>
> Auch bei Verletzungen im Kindesalter muss immer geklärt werden, ob ein ausreichender Tetanusimpfschutz vorliegt.

■ Meldepflicht
Bei Krankheitsverdacht oder Erkrankung an Tetanus.

7.2.9 Botulismus

■ Definition
Nahrungsmittelvergiftung mit dem Toxin des Anaerobiers *Clostridium botulinum*, die typischerweise zu gastroenterologischen und neurologischen Symptomen führt.

■ Erreger
Clostridium botulinum ist ein grampositiver, Sporen bildender obligater Anaerobier. Die acht verschiedenen Typen von *Clostridium botulinum* produzieren Neurotoxine, die zu den stärksten bekannten biologischen Giften gehören. Die Inkubationszeit bei Nahrungsmittelbotulismus beträgt in der Regel 12–48 h (bis 8 Tage), bei Säuglingsbotulismus dagegen 3–30 Tage.

■ Pathogenese
Das Toxin wird in Nahrungsmitteln von sich vermehrenden Clostridien gebildet und freigesetzt. Zu einer besonders raschen Erregerentwicklung kommt es in geräuchertem Fleisch, Schinken, Wurstwaren und Konserven. Sie werden mit Nahrungsmitteln aufgenommen und enteral resorbiert. Die Hemmung der Freisetzung von Acetylcholin an den motorischen Endplatten und an den parasympathischen Synapsen durch das Toxin führt zu einer lang anhaltenden Blockade der Erregungsübertragung. Rückenmark und Gehirn sind nicht betroffen.

■ Klinik
Bei **Nahrungsmittelbotulismus** stehen **gastroenterologische** (Übelkeit, Erbrechen, Völlegefühl, Obstipation und Diarrhö) und **neurologische** Symptome (Schwindel, Doppelbilder, Akkommodationslähmungen, Ptosis und Mydriasis) im Vordergrund! Bei bulbärer Beteiligung kommt es zu Schluckstörung, Zungenlähmung und Hirnnervenlähmungen. Eine zunehmende **Ateminsuffizienz** führt zu Schnappatmung, fehlende Speichelproduktion zu quälendem **Durstgefühl**. In der weiteren Folge kommt es zu zunehmender **Muskelschwäche**, die sich **bei klarem Bewusstsein** über Rumpf- und Extremitätenmuskulatur ausbreitet. Der Tod tritt durch eine zentrale Atemlähmung oder Aspirationspneumonie ein.

Säuglingsbotulismus: Hauptsächlich sind Säuglinge in den ersten 8 Lebensmonaten betroffen. Sporen kommen im Erdboden und in Nahrungsmitteln (Bienenhonig!) vor. Häufig ist eine Obstipation von 3- oder mehrtägiger Dauer erstes Symptom. Es folgen Somnolenz, zunehmende Muskelhypotonie mit Verlust der Kopfkontrolle, Schluckstörung, Stimmbandlähmung, kraftloses Schreien, Ptosis und fehlende Pupillenreaktionen. Eine vollständige Rückbildung der Symptomatik erfolgt erst nach Wochen. Komplikationen sind Atemlähmung und Aspirationspneumonie.

■ Diagnostik
- Anamnese und klinische Symptomatik!
- Toxinnachweis in Blut, Stuhl, Magensaft, Erbrochenem, Speiseresten.

■ Therapie
Bei Nahrungsmittelbotulismus muss die sofortige **Magen-Darm-Entleerung** erfolgen! Bei geringstem Verdacht wird **Botulismusantitoxin** vom Pferd zur Neutralisation frei zirkulierender Toxinmoleküle verabreicht. Cave: anaphylaktische Reaktionen! Bei Säuglingsbotulismus ist die Therapie mit Antitoxin nicht wirksam. Intensivmedizinische Maßnahmen stehen daher im Vordergrund.

Antibiotika sind bei beiden Formen des Botulismus unwirksam.

■ Prophylaxe
Vom Verzehr verdorbener Konservennahrungsmittel ist dringend abzuraten. Cave: Bienenhonig wegen der Gefahr des Säuglingsbotulismus (z. B. zum Bestreichen von Schnullern).

Hygienische Maßnahmen sind extrem wichtig, da die Erreger mit dem Stuhl ausgeschieden werden.

■ Meldepflicht
Bei Krankheitsverdacht, Erkrankung und Tod an Botulismus.

7.2.10 Salmonellosen

■ Definition
Bakterielle Infektionen, die primär den Gastrointestinaltrakt befallen, dann aber ein weites Spektrum klinischer Bilder hervorrufen können, die bis zur schweren Allgemeininfektion (Typhus abdominalis) reichen.

■ Erreger
Salmonellen sind gramnegative, bewegliche Stäbchen aus der Familie der *Enterobacteriaceae*. Sie besitzen somatische (O-) und Geißel-(H-)Antigene. Über 2 000 Serotypen sind bekannt.

156

7.2 Klassische bakterielle Infektionen

Epidemiologie

Hauptreservoir für **S. gastroenteritidis** sind Tiere: Rinder, Schweine, Hühner. Die Inkubationszeit beträgt wenige Stunden bis Tage. Die Übertragung erfolgt vor allem durch infizierte Nahrungsmittel (Geflügel, Ei, Milch) und Trinkwasser. Das einzige bekannte Reservoir für **S. typhi** ist der Mensch. Die Übertragung erfolgt daher nur durch Kontakt zu Typhuskranken oder zu Dauerausscheidern. Die Inkubationszeit liegt bei etwa 2 Wochen.

Klinik

Akute Gastroenteritis und Enterokolitis: Erreger ist *Salmonella gastroenteritidis*, Bauchschmerzen, Erbrechen, Diarrhö sind die Symptome. Die Stühle sind wässrig-schleimig mit Blutbeimengungen. Dazu kommen Fieber, Kopfschmerzen und Krankheitsgefühl. Die Krankheitsdauer beträgt wenige Tage.

Akute Lebensmittelvergiftung: Der Verzehr von Nahrungsmitteln mit hohem Erregergehalt führt zu heftigem Erbrechen, profusen Durchfällen, schweren Flüssigkeits- und Elektrolytverlusten und drohendem Schock.

Bakteriämie/Septikämie: *Salmonella gastroenteritidis* kann akute oder intermittierende Bakteriämien auslösen. Typische Symptome, die über Tage und Wochen andauern können, sind Fieber, Schüttelfrost, Schweißausbrüche, Muskelschmerzen, Anorexie und Gewichtsverlust. In 10 % der Fälle kommt es zu fokalen Infektionen, z. B. Osteomyelitis.

Typhus abdominalis: Bei Infektion mit *Salmonella typhi* oder *paratyphi* ist der Krankheitsbeginn schleichend. Das **Stadium incrementi** geht mit Fieber, Müdigkeit, Kopfschmerzen und einer dick weißlich oder bräunlich belegten Zunge einher. Bei Fieber besteht eine auffällige **Bradykardie**. In der 2.–3. Woche geht der Fieberverlauf in eine **Kontinua** über, dann erfolgt ein **lytischer Abfall**. Blutige Diarrhöen oder eine Obstipation sind etwa gleich häufig. **Erbsbreistühle** treten erst später kurzfristig auf. Eine **Splenomegalie** besteht häufig. Charakteristisch sind eine **Bewusstseinsstörung** (Typhus: Nebel), ein **blassrotes Exanthem** (Roseolen) an der Bauchhaut, eine erhebliche Reduktion des Allgemeinzustands und Gewichtsverlust.

Komplikationen

- **Darmblutung** mit Perforation
- Hämatogene Entstehung **fokaler Infektionen** in allen Organen möglich
- **Myokarditis** mit EKG-Veränderungen (häufig).

> **Merke**
>
> Das einzige bekannte Reservoir für *Salmonella typhi* ist der Mensch.

Diagnostik

- **Blutentnahme:** Leukopenie mit Neutrophilie und Linksverschiebung, Fehlen der Eosinophilen, später Entwicklung einer Lymphozytose
- **Erregernachweis im Stuhl**
- Die **Blutkulturen** sind bei Krankheitsbeginn positiv.
- Der Antikörpernachweis hat nur geringe praktische Bedeutung.
- Nachweis von salmonellaassoziierten Antigenen mittels **PCR**.

Therapie

Bei der **Salmonellengastroenteritis** steht der Ausgleich der Wasser- und Elektrolytverluste im Vordergrund. Eine antibiotische Therapie ist nur in sehr schweren Fällen und bei Säuglingen im 1. Lebenshalbjahr oder bei immunsupprimierten Patienten indiziert. Sie vermindert weder die Schwere noch die Dauer der Diarrhö und verlängert die Ausscheidung von Salmonellen.

Beim **Typhus abdominalis** ist neben dem Ausgleich der Wasser- und Elektrolytverluste eine Antibiotikatherapie mit Ampicillin oder Cotrimoxazol indiziert. Dexamethason wird bei schwerem Typhus mit Bewusstseinsstörung und Schocksymptomatik eingesetzt.

Prophylaxe

Eine prophylaktische Immunisierung mit oralem Lebendimpfstoff oder parenteralem Kapsel-Polysaccharid-Impfstoff gegen Typhus (HIV-Infizierte und Kinder < 6 Jahre) ist bei Expositionsrisiko (Reisen, Kontakt mit Dauerausscheidern, Laborpersonal) indiziert.

Hygienische Maßnahmen sind von besonderer Bedeutung: gründliches Händewaschen, Meidung von potenziell kontaminiertem Trinkwasser und Nahrungsmitteln.

Meldepflicht

Bei Krankheitsverdacht, Erkrankung und Tod an Salmonellose.

7.2.11 Durchfallerkrankungen durch *Escherichia coli*

Definition

Derzeit sind fünf verschiedene Gruppen darmpathogener ***Escherichia-coli***-Stämme bekannt, wobei das klinische Bild einerseits durch die Eigenschaften des jeweils vorliegenden Erregers, andererseits durch das Alter und den Allgemein- bzw. Ernährungszustand des Patienten bestimmt wird.

Erreger

EPEC: enteropathogene *E. coli*.
ETEC: Enterotoxin bildende *E. coli*.
EIEC: enteroinvasive *E. coli*.
EAEC: enteroaggregative *E. coli*.
EHEC: enterohämorrhagische *E. coli*.

7 Infektiologie

Klinik

EPEC: leichte bis sehr schwere Durchfallerkrankungen bei Säuglingen und Kleinkindern mit zehn bis 20 wässrigen Stuhlentleerungen täglich. Unbehandelt beträgt die Dauer der Erkrankung 10–15 Tage.

ETEC: wässrige, nicht blutige Durchfallerkrankungen durch Toxinbildung, Dauer 7–14 Tage.

EIEC: shigellenruhrähnliches Krankheitsbild mit Fieber, blutig-schleimiger Diarrhö, Erbrechen, Schwächegefühl, Tenesmen und krampfartigen Bauchschmerzen.

EAEC: akute, länger dauernde wässrige Durchfälle, Fieber, Erbrechen.

EHEC: Der Erreger bildet Verotoxin und führt zu Durchfallerkrankungen, hämorrhagischer Kolitis und zum **hämolytisch-urämischen Syndrom (HUS).** Die Erkrankung beginnt 3–9 Tage nach Infektion mit schmerzhaften, kolikartigen Bauchkrämpfen und wässriger Diarrhö. Später erfolgt der Übergang zu einer frequenten Entleerung kleinvolumiger, blutiger Stühle. In der Regel kommt es in 6–10 Tagen ohne Residuen zur Abheilung. 5–10 % der Kinder mit einer EHEC-Infektion entwickeln ein HUS mit intravasaler Hämolyse, Erythrozytenfragmentierung, Thrombozytopenie, Hämaturie und Proteinurie.

Diagnostik

- Erreger- und Enterotoxinnachweis im Stuhl
- Antigennachweis durch PCR.

Therapie

Die Substitution von Wasser- und Elektrolytverlusten steht im Vordergrund. Eine Antibiotikatherapie wird nicht routinemäßig empfohlen. Bei Säuglingen oder immunsupprimierten Patienten kann Cotrimoxazol verabreicht werden.

Prophylaxe

Hygienische Maßnahmen sind besonders wichtig! Muttermilchernährung ist von hoher prophylaktischer Bedeutung. Der Genuss nichtpasteurisierter Milch ist mit einem erheblichen Erkrankungsrisiko assoziiert!

> **Merke**
>
> 5–10 % der Kinder mit einer EHEC-Infektion entwickeln ein hämolytisch-urämisches Syndrom.

Meldepflicht

Bei allen Formen der „Enteritis infectiosa".

7.2.12 Andere bakteriell bedingte Durchfallerkrankungen

Definition

Akute infektiöse Gastroenteritiden gehören zu den wichtigsten Infektionskrankheiten des Menschen. Im Kindesalter überwiegen Viren als Infektionserreger bei weitem, hier sollen einige wichtige bakterielle Gastroenteritisformen besprochen werden.

Campylobacterenteritis

Campylobacter jejuni oder *Campylobacter fetus*: gramnegative Stäbchen; Reservoir sind Haustiere und infizierte Menschen. Die Inkubationszeit beträgt 1–8 Tage. Es erkranken bevorzugt Neugeborene und junge Säuglinge mit Fieber und Diarrhö. Eine postinfektiöse Arthritis nach Wochen kommt vor; es besteht eine Assoziation mit HLA-B27. Eine Therapie mit Makroliden kürzt den Krankheitsverlauf ab.

Yersiniose

Yersinia pestis, Yersinia enterocolitica, Yersinia pseudotuberculosis: gramnegative Stäbchen; Reservoir sind Nager, Katzen und Vögel. Die Infektion mit *Yersinia enterocolitica* führt bei Säuglingen, Kleinkindern unter 6 Jahren und bei Erwachsenen zu einer Gastroenteritis. *Yersinia pseudotuberculosis* führt bei Kindern unter 6 Jahren durch eine mesenteriale Lymphknotenschwellung zum klinischen Bild der Appendizitis. Septische Bilder treten bei Immundefekt auf. Postinfektiös kann es zu Erythema nodosum und Arthritis kommen.

Diagnostische Maßnahmen sind der Erregernachweis im Stuhl oder in Lymphknotengewebe sowie der Antikörpernachweis im Blut. Antibiotika (Cotrimoxazol) kommen nur bei septischen Krankheitsbildern zum Einsatz.

Shigellose

Shigella sonnei, Shigella dysenteriae, Shigella flexneri, Shigella boydii: gramnegative, unbewegliche Bakterien aus der Familie der *Enterobacteriaceae*; 85 % der Ruhrinfektionen erfolgen durch *Shigella sonnei.* Reservoir sind Erkrankte und Keimträger (Schmierinfektion). Shigellen produzieren ein Enterotoxin. Die Inkubationszeit beträgt 36–72 h. Es kommt zu einer akuten ulzerierenden Kolitis mit Bauchschmerzen, Tenesmen, Diarrhö, wässrig-schleimigen Stühlen mit Blut und Eiter. Seltener tritt Erbrechen auf. Komplikationen sind ein meningitisch-enzephalitischer Verlauf, Myokarditis, Otitis oder Pneumonie.

Der Erregernachweis erfolgt aus frischem Stuhl. Die Therapie ist symptomatisch, bei schweren Verlaufsformen wird mit Ampicillin oder Cotrimoxazol behandelt.

7.2 Klassische bakterielle Infektionen

■ Pseudomembranöse Enterokolitis

Sie wird vorwiegend durch **Clostridium difficile** verursacht. Toxin A (Enterotoxin) und Toxin B (Zytotoxin) führen zur Virulenz. Sie tritt bevorzugt nach antibiotischer Behandlung, besonders mit Ampicillin, Clindamycin, Erythromycin, Cephalosporinen oder Cotrimoxazol auf. Das Toxin verursacht plaqueartige Läsionen im Kolon mit Pseudomembranbildung. Das klinische Spektrum reicht von leichter Diarrhö und Kolitis mit uncharakteristischen Entzündungserscheinungen bis zur pseudomembranösen Enterokolitis. Hohes Fieber, Abgeschlagenheit, blutig-wässrige Stühle, Abgang von Schleimhautfetzen, Zeichen des Kreislaufschocks, toxisches Megakolon und Darmperforation können auftreten. Unbehandelt halten die Durchfälle Tage bis Wochen an. Die Erkrankung ist mit einer hohen Letalität assoziiert.

Die Therapie beinhaltet das Absetzen des auslösenden Antibiotikums und eine Behandlung mit Vancomycin oder Metronidazol p.o. über 10–14 Tage.

7.2.13 Brucellose

■ Definition

Septische Erkrankung mit dem Leitsymptom Fieber durch Brucellen, deren Hauptwirte Ziegen, Schafe, Rinder, Schweine und Hunde sind. Synonyma: Maltafieber, Morbus Bang.

■ Erreger

Brucella suis, **Brucella abortus Bang** und **Brucella melitensis** sind gramnegative, pleomorphe, unbegeißelte, strikt aerobe kokkoide Bakterien.

■ Epidemiologie

Die Übertragung erfolgt durch Ziegen und Schafe (*B. melitensis*), Schweine (*B. suis*), Rinder (*B. abortus*) oder Hunde (*B. canis*). Kinder infizieren sich vorwiegend durch Genuss nichtpasteurisierter Milch. Infektionen in Deutschland werden meist aus dem Mittelmeerraum, aus Mexiko oder Südamerika eingeschleppt. Die Inkubationszeit beträgt durchschnittlich 2–3 Wochen.

■ Klinik

Subklinische, akute oder chronische Verlaufsformen kommen vor. Prodromi sind Müdigkeit, Abgeschlagenheit, Gewichtsverlust, Nachtschweiß, Arthralgien, Muskelschmerzen und Konzentrationsstörungen. Dann treten septische Temperaturen mit undulierendem Fieberverlauf oder eine Kontinua auf. Weitere Symptome sind Nasenbluten, petechiale Blutungen, trockener Husten, Obstipation und Bauchschmerzen, Hepatosplenomegalie oder eine zervikale und axilläre Lymphadenitis.

■ Komplikationen

Je später mit der antibiotischen Therapie begonnen wird, desto häufiger folgen eine eitrige Monarthritis, Sakroiliitis, Spondylitis, Epididymitis-Orchitis, interstitielle Nephritis, Pyelonephritis oder Meningoenzephalitis. Eine Endokarditis der Aortenklappe ist die häufigste Todesursache!

■ Diagnostik

- Blutentnahme: Anämie, Leuko- und Thrombozytopenie, vor allem bei Infektion mit *B. melitensis*
- Kultureller Erregernachweis aus Blutkulturen oder Lymphknotenmaterial
- Antikörpernachweis im Blut und bei Meningitis im Liquor.

> **Merke**
>
> Die Brucellose ist eine wichtige Differentialdiagnose bei Fieber unklarer Ursache.

■ Therapie

Wegen der intrazellulären Persistenz der Erreger ist eine längerfristige antibiotische Therapie erforderlich. Eine Kombinationstherapie reduziert das Rezidivrisiko. Bei Kindern unter 9 Jahren wird Cotrimoxazol in Kombination mit Rifampicin über 6 Wochen verabreicht. Folinsäure wird zur Vorbeugung gegen Blutbildveränderungen gegeben. Ältere Kinder und Erwachsene erhalten Doxycyclin und Rifampicin.

■ Prophylaxe

Die Expositionsprophylaxe ist die wichtigste vorbeugende Maßnahme!

■ Meldepflicht

Bei Erkrankung und Tod an Brucellose.

7.2.14 Listeriose

■ Definition

Infektionskrankheit, die meist durch **Listeria monocytogenes** hervorgerufen wird und insbesondere bei Neugeborenen und immunsupprimierten Patienten zu schweren, bedrohlichen Krankheitsbildern führt.

■ Erreger

Listeria monocytogenes ist ein grampositives Stäbchen mit drei Serotypen. Eine Vermehrung ist auch im Kühlschrank möglich („Kälteanreicherung").

■ Epidemiologie

Ein Drittel aller Listeriosen betrifft Schwangere und Neugeborene. In der Schwangerschaft tritt die Infektion vor allem im dritten Trimenon auf. Die Übertragung erfolgt intrauterin, perinatal oder über Hände und Instrumente. Auch eine Übertragung über Nahrungsmittel ist möglich. Die Inkubationszeit beträgt Tage bis Wochen.

159

7 Infektiologie

■ Klinik

In der **Schwangerschaft** ist der klinische Verlauf in der Regel asymptomatisch bis leicht. Die Listeriose manifestiert sich als grippaler Infekt oder unklares Fieber. Ein Verlauf unter dem Bild eines Harnwegsinfekts oder einer Mononukleose ist möglich. Die mütterliche Infektion führt zur Infektion des Fetus, dadurch kommt es zum Abort, zur Totgeburt oder zur Geburt eines kranken Kindes.

Neonatalperiode: Von der **Frühinfektion** vor dem 5. Lebenstag sind meist Frühgeborene betroffen. Es kommt zu einer schweren Erkrankung, bei der septische und respiratorische Symptome im Vordergrund stehen. Eine Hepatosplenomegalie, Hautveränderungen (makulopapulös, vesikulopapulös, petechial) oder eine Meningitis können hinzukommen. Die Letalität ist sehr hoch! Besonders wichtig ist, peripartal auf verdächtige Symptome und Befunde bei der Mutter zu achten! Bei einer **Spätinfektion** nach dem 5. Lebenstag stehen Meningitis und Enzephalitis im Vordergrund. Der Anteil reifer Neugeborener ist höher, und die Prognose ist besser als bei Frühinfektion.

Von Infektionen jenseits der Neonatalperiode sind hauptsächlich Patienten mit Dispositionsfaktoren (Malignom, Immundefekt, Hämosiderose) betroffen. Klinisch stehen ZNS-Symptome (Meningitis, Meningoenzephalitis, Hirnabszess) im Vordergrund. Weitere Manifestationen sind Sepsis, Arthritis, Peritonitis, Hepatitis, Lymphadenitis, Endo- bzw. Perikarditis und Gastroenteritis.

■ Diagnostik

- Blutentnahme: Leukozytopenie (vor allem bei neonataler Frühsepsis) oder Leukozytose mit Linksverschiebung; C-reaktives Protein und BKS erhöht
- Erregernachweis in Blutkulturen, Liquor, Abstrichen.

■ Therapie

In der Schwangerschaft kann eine rechtzeitige Therapie mit Ampicillin oder Amoxicillin und Gentamicin eine Infektion des Fetus verhindern. Betroffene Kinder erhalten die gleiche Therapie über 2–3 Wochen.

■ Prognose

Die Letalität beträgt insgesamt 30 %, bei Frühsepsis 40–60 %.

■ Prophylaxe

Schwangere und Immunsupprimierte sollten potenziell kontaminierte Nahrungsmittel (Weichkäse, nichtpasteurisierte Milch, rohes Fleisch und Fisch) meiden.

Darüber hinaus sind Hygienemaßnahmen sowie die rechtzeitige Diagnostik und korrekte Therapie bei Schwangeren wichtig.

■ Meldepflicht

Bei Erkrankung und Tod an Listeriose.

> **Merke**
>
> Ein Drittel aller Listeriosen betrifft Schwangere und Neugeborene. In der Schwangerschaft kann eine rechtzeitige Therapie mit Ampicillin oder Amoxicillin und Gentamicin eine Infektion des Fetus verhindern.

7.2.15 Mykoplasmose

■ Definition

Infektionen mit Mykoplasmen führen bei Schulkindern häufig zu Pneumonien. Infektionen im Erwachsenenalter betreffen häufig das Urogenitalsystem, wodurch es zu einer perinatalen Infektion des Neugeborenen mit Auftreten schwerer respiratorischer Symptome sowie einer Sepsis kommen kann.

■ Erreger

Es handelt sich um gramnegative, pleomorphe Bakterien ohne Zellwand, die einen toxischen Einfluss auf den Stoffwechsel von Schleimhautepithelzellen haben und zu einer Störung der Ziliarfunktion des Respirationstrakts führen. *Mycoplasma pneumoniae*, *Mycoplasma salivarium* und *Mycoplasma orale* führen zu Atemwegsinfektionen. *Mycoplasma hominis* führt zu Urogenitalinfektionen des Erwachsenen.

■ Epidemiologie

Erregerreservoir ist nur der Mensch. Die Übertragung von *M. pneumoniae* erfolgt durch Tröpfcheninfektion. Schulkinder und junge Erwachsene erkranken bevorzugt. 20–30 % aller Pneumonien in dieser Altersgruppe werden durch Mykoplasmen verursacht. Eine Übertragung von *M. hominis* erfolgt durch Sexualverkehr, Neugeborene werden im Geburtskanal infiziert. Die Inkubationszeit beträgt 1–4 Wochen.

■ Klinik

Infektion mit *Mycoplasma pneumoniae:* grippeähnlicher Beginn mit Fieber, Kopf- und Halsschmerzen, Reizhusten. Es kann zu einer Tracheobronchitis oder zu einer zentralen Pneumonie kommen. Typischerweise ist der Auskultationsbefund gering, der Röntgenbefund aber ausgeprägt (→ Abb. 7.6)! Ein flüchtiges masernähnliches Exanthem tritt in 10–20 % der Fälle auf.

Die Infektion mit *Mycoplasma hominis* führt zu Urogenitalinfektionen. Die Übertragung der Infektion auf das Neugeborene erfolgt während der Geburt. Es kommt zu einer schweren respiratorischen Erkrankung des Neugeborenen, eine Sepsis ist möglich.

160

7.2 Klassische bakterielle Infektionen

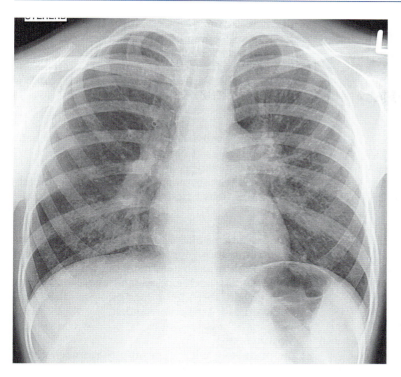

Abb. 7.6: Röntgen-Thorax bei Mykoplasmenpneumonie: zentrale entzündliche Infiltrate rechts mehr als links, die peripher netzartig wirken. [5]

■ Diagnostik
- **Röntgen-Thorax:** Eine interstitielle Zeichnungsvermehrung ist charakteristisch. Darüber hinaus können perihiläre und flächige segmentale Verdichtungen sowie pleurale Reaktionen nachweisbar sein.
- **Kälteagglutinine** sind in 50 % der Fälle nachweisbar, aber unspezifisch.
- **Serologischer Antikörpernachweis** (IgM-Titer-Anstieg ist für eine frische Infektion beweisend)
- **Antigennachweis** und **DNA-Nachweis** mittels PCR.

■ Therapie
Makrolide, z. B. Erythromycin oder Azithromycin (hat den Vorteil, dass es nur einmal täglich über 3 Tage gegeben werden muss), sind Mittel der Wahl bei der Behandlung von Infektionen mit *M. pneumoniae*. Infektionen durch *M. hominis* werden mit Clindamycin oder Doxycyclin therapiert.

> **Merke**
>
> Mykoplasmen führen bei Schulkindern häufig zu Pneumonien.

7.2.16 Chlamydieninfektionen

■ Definition
Infektion durch obligat intrazelluläre Bakterien, die bei Erwachsenen zu Trachom und Urethritis führen können, wodurch es über eine vertikale Infektion zur Erkrankung des Neugeborenen mit Einschlusskörperchenkonjunktivitis und Pneumonie kommt.

■ Erreger
Chlamydia trachomatis, *Chlamydia pneumoniae* und *Chlamydia psittaci* sind obligat intrazelluläre Bakterien, die einen charakteristischen Entwicklungszyklus durchlaufen. Die Inkubationszeit beträgt 7–14 Tage.

■ Klinik
Infektionen mit *Chlamydia trachomatis*

Das **Trachom** ist eine Keratokonjunktivitis mit typischer Follikelbildung und Papillenhypertrophie an der Innenseite des Oberlids. Rezidivierende Verläufe begünstigen die Entstehung eines entzündlichen Mikropannus mit Narben und Neovaskularisation der Hornhaut. 15 % der Trachompatienten erblinden.

Die **eitrige Konjunktivitis** tritt vor allem bei Neugeborenen auf (→ Abb. 7.7). Die Infektion erfolgt sub partu. Am 5.–11. Lebenstag kommt es zu einer mukopurulenten, hämorrhagischen, konjunktivalen Sekretion, begleitend besteht ein deutliches Lidödem. An der Lidinnenseite findet sich typischerweise eine folikuläre Injektion. Einschlusskörperchen in Konjunktivalepithelien sind durch Färbung nachweisbar. Bindehautnarben können auftreten. Begleitend kann es zu einer Atemwegsinfektion mit Bronchitis und Pneumonie kommen. Die charakteristische klinische Manifestation bei älteren Kindern ist die „Schwimmbadkonjunktivitis".

Die **Chlamydienpneumonie** tritt in der 3.–19. Lebenswoche mit Tachypnoe, persistierendem stakkatoartigem Husten und exspiratorischem Giemen auf. Meist besteht kein Fieber. In über 50 % der

7 Infektiologie

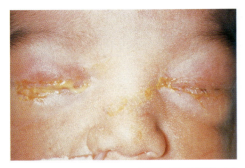
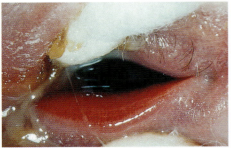

Abb. 7.7 a und b: Ophthalmia neonatorum. a) Lidödem und Sekret; b) papilläre Konjuntivitis. [28]

Fälle liegt eine begleitende Otitis media vor. Im Röntgenbild zeigen sich eine Überblähung und eine diffuse interstitielle Zeichnungsvermehrung. Die Laboruntersuchung ergibt typischerweise eine periphere Eosinophilie und eine Eosinophilie im Trachealsekret. Die Erkrankung verläuft in der Regel protrahiert über Wochen.

Urethritis des Erwachsenen: *Chlamydia trachomatis* ist der häufigste Erreger der nichtgonorrhoischen Urethritis. Die Bedeutung für die Pädiatrie besteht darin, dass auf diesem Weg die Neugeborenenkonjunktivitis und die Pneumonie beim Neugeborenen entstehen.

> **Merke**
>
> *Chlamydia trachomatis* ist Erreger der häufigen Erwachsenenurethritis und über diesen Weg Auslöser der Neugeborenenkonjunktivitis und -pneumonie.

Infektionen mit *Chlamydia pneumoniae*
Sie verursachen Infektionen der oberen (Sinusitis, Pharyngitis, Otitis media) und unteren (Bronchitis, Pneumonie) Atemwege. Etwa 50 % der Infektionen verlaufen klinisch inapparent. In 10 % der Fälle tritt eine Chlamydienpneumonie auf. Eine ätiologische Bedeutung von *C. pneumoniae* bei der koronaren Herzerkrankung und der Arteriosklerose wird diskutiert.

Infektionen mit *Chlamydia psittaci*
Die **Ornithose** (Papageienkrankheit) beginnt plötzlich mit Schüttelfrost, hohem Fieber, Kopf- und Muskelschmerzen und einem Exanthem. Eine interstitielle Pneumonie mit trockenem Reizhusten und pleuralen Schmerzen ist häufig. Bei 70 % der Patienten besteht eine Splenomegalie. Komplikationen sind Myo-, Peri- und Endokarditis, Thrombophlebitis und eine ZNS-Beteiligung.

■ Diagnostik
- Antigennachweis aus Konjunktival-, Rachen- oder Urethralabstrich
- Antikörpernachweis im Blut
- Nachweis chlamydienspezifischer DNA mittels PCR: hohe Sensitivität und Spezifität.

■ Therapie
Auch bei einer isolierten Konjunktivitis sollte zur Erregerelimination aus dem Nasen-Rachen-Raum und zur Prophylaxe einer Pneumonie nicht nur eine lokale, sondern auch eine systemische Therapie mit Erythromycin über 10–14 Tage erfolgen. Die Ornithose wird 3–4 Wochen behandelt.

■ Prophylaxe
Eine postnatale Silbernitratprophylaxe nach Credé verhindert die Chlamydienkonjunktivitis bzw. die nasopharyngeale Infektion nicht. Alternativ wird eine Prophylaxe mit Erythromycinsalbe empfohlen. Ein Screening auf Chlamydien in der Schwangerschaft wurde etabliert, da 5–25 % der Schwangeren mit *C. trachomatis* infiziert sind. Die perinatale Übertragungsrate liegt bei 50 %, wiederum die Hälfte der infizierten Kinder zeigt klinische Symptome. Bei Nachweis einer urogenitalen Chlamydieninfektion sollte stets auch der Sexualpartner mitbehandelt werden!

> **Merke**
>
> Eine postnatale Silbernitratprophylaxe nach Credé verhindert die Chlamydienkonjunktivitis bzw. die nasopharyngeale Infektion nicht. Alternativ wird eine Prophylaxe mit Erythromycinsalbe empfohlen.

7.3 Infektionen durch Mykobakterien

7.3.1 Tuberkulose

■ Definition
Chronische, lebenslang persistierende Infektion mit **Mycobacterium tuberculosis** oder (selten) **Mycobacterium bovis**, die in vielen Fällen subklinisch, in der Mehrzahl der Fälle symptomatischer Infektionen als Lungentuberkulose verläuft, jedoch auch zu vielgestaltigen Krankheitsbildern in allen anderen Organen führen kann.

7.3 Infektionen durch Mykobakterien

Erreger

Mycobacterium tuberculosis und *Mycobacterium bovis* sind unbewegliche, dünne, säurefeste Stäbchen, die mit Hilfe einer Färbung nach Ziehl-Neelsen nachweisbar sind. Die insgesamt schwer kultivierbaren Keime wachsen äußerst langsam, daher benötigt man zum kulturellen Nachweis eine lange Zeit. Ein Direktnachweis gelingt mittels Fluoreszenzmikroskopie nach Auramin-Rhodamin-Färbung, ein DNA-Nachweis mittels Polymerase-Kettenreaktion (PCR).

Epidemiologie

In den letzten Jahren ist die Zahl der Neuerkrankungen kontinuierlich rückläufig. Die Inzidenz bei Kindern mit ausländischer Staatsangehörigkeit beträgt 9,8 : 100 000, die bei deutschen Kindern 1,4 : 100 000. Am häufigsten betroffen sind Kinder unter 5 Jahren, die auch das höchste Risiko für einen primär generalisierten Verlauf (tuberkulöse Meningitis oder Miliartuberkulose) haben. 1 % der Schulanfänger, 3–5 % der 13- bis 15-Jährigen und 35 % der Erwachsenen sind tuberkulinpositiv (infiziert, aber nicht erkrankt). Wichtigste Übertragungsform für die kindliche Lungentuberkulose ist die Inhalation von mykobakterienhaltigen Tröpfchen, wobei fast immer Erwachsene mit offener Lungentuberkulose die Ansteckungsquelle sind. Infektionen von Kind zu Kind sind selten, da auch bei offener Tuberkulose nur geringe Erregermengen ausgeschieden werden. Die Darmtuberkulose entsteht durch Aufnahme mykobakterienhaltiger Nahrung (z. B. durch Milch, die mit *M. bovis* kontaminiert ist). Die transplazentare Übertragung ist extrem selten.

Risikofaktoren

Ein erhöhtes Risiko, bei Infektion klinisch zu erkranken, besteht bei niedrigem sozioökonomischem Status, in Kriegs- und Hungerzeiten, bei Morbus Hodgkin, Diabetes mellitus, AIDS, Immundefekt, zytostatischer Therapie und nach Maserninfektion.

Immunität

Nach durchgemachter Infektion wird eine Immunität erworben, hierdurch wird die Gefahr der Infektionsausbreitung verringert. Voraussetzung für die Ausbildung einer Immunität ist ein tuberkulöser Herd mit vermehrungsfähigen Bakterien. Sind alle Erreger eliminiert, kann eine erneute Infektion wie eine Erstinfektion verlaufen (keine bleibende Immunität). Nach der Infektion kommt es zur Phagozytose der Mykobakterien. Die bakteriellen Antigene werden dem T-Zell-System präsentiert, wodurch es nach einer Inkubationszeit von 3–6 Wochen zu einer T-Zell-abhängigen Sensibilisierung kommt („positive Tuberkulinreaktion vom verzögerten Typ").

Asymptomatisch verlaufende Tuberkulose

Nach Ablauf der Inkubationszeit tritt Fieber ohne weitere Organsymptome auf. Eine Aktivitätsüberprüfung wird durch die Bestimmung der Blutkörperchensenkungsgeschwindigkeit (bei Aktivität beschleunigt) vorgenommen. Außerdem müssen eine Röntgenuntersuchung der Lunge und eine Nüchternmagensaftgewinnung an 3 Tagen zum Mykobakteriennachweis erfolgen. Ein Erythema nodosum ist ein verdächtiger Zusatzbefund.

Primäre Lungentuberkulose im Kindesalter

Unkomplizierter Primärkomplex: 90 % der Primärinfektionen betreffen die Lunge. Zunächst entsteht eine umschriebene exsudative Alveolitis. Die Bakterien werden über den Lymphweg in die regionären Lymphknoten transportiert. Lungenherd und Hiluslymphknoten bilden den Primärkomplex. Der Primärkomplex ist meist weder klinisch noch radiologisch nachweisbar. Im Entzündungszentrum kommt es zur Verkäsung, und es bildet sich ein epitheloidzelliger Randwall, wodurch die Infektion abgeriegelt wird. Eine Verkalkung und fibrotische Umwandlung erfolgen innerhalb von etwa 2 Jahren.

Primärinfiltrat: Entstehung röntgenologisch sichtbarer Infiltrate durch stärkere perifokale Entzündung.

Bronchiallymphknotentuberkulose: lymphogener Übergriff der Infektion der Hiluslymphknoten des Primärkomplexes auf Lymphknoten der Gegenseite; es entstehen polyzyklische Hiluslymphknotenvergrößerungen.

Bronchiallymphknotenperforation: Zerstörung der Bronchialwand durch den Druck vergrößerter Lymphknoten und durch das Übergreifen von Entzündungsprozessen. Häufig ist sie klinisch symptomlos. Reizhusten oder exspiratorisches Keuchen kommen vor. Meist kommt es im zugehörigen Lungensegment zu einer Resorptionsatelektase. Nach Abheilung der Bronchialperforation ist eine Bronchusstenose mit Ventilwirkung möglich, die zu einem Ventilemphysem führt.

Bronchustuberkulose: Sie entsteht nach Lymphknotenperforation oder nach käsigem Zerfall eines Lungenherds. Durch Angriff des Knorpelgerüsts der Bronchialwand kommt es zu Bronchiektasen.

Zur fortschreitenden Primärtuberkulose kommt es durch Einschmelzung des Primärherds.

Abheilung: Eindämmung der Herde durch Rückbildung, Einkapselung und Kalzifizierung. In den primär infizierten Herden kommt es zu einer latenten Erregerpersistenz. Hiervon kann später wieder eine aktive Tuberkulose ausgehen (→ Abb. 7.8).

Lungentuberkulose bei Jugendlichen und Erwachsenen

Sie ist meist Folge der Reaktivierung einer früher erworbenen Infektion. Eine Reaktivierung wird durch Immundefizienz, chronische Erkrankung und er-

163

7 Infektiologie

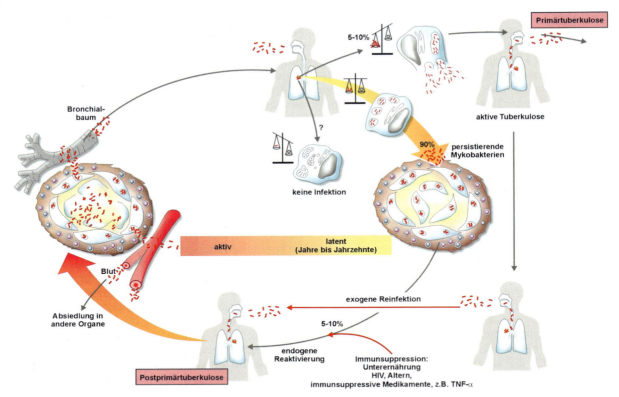

Abb. 7.8: Infektion mit *M. tuberculosis*, Aufnahme in die Lunge über Tröpfcheninfektion, Ausbildung eines Gleichgewichts oder Primärtuberkulose; Übergang in Latenzzustand mit persistierenden Mykobakterien in einem produktiven Granulom; exogene Reinfektion oder endogene Reaktivierung über Schwächung der zellulären Immunantwort: aktive (Postprimär-) Tuberkulose; Infektionsübertragung durch abgehustete *M. tuberculosis*. Nach: T. Ulrichs, S. H. E. Kaufmann: Immunologie der Tuberkulose und neue Impfstoffansätze. Monatsschr Kinderheilkd 2006; 154: 133–141.

hebliche körperliche Belastungen gefördert. Meist kommt es zu posterioren apikalen oder subapikalen Infiltraten mit oder ohne Kavitation und ohne Vergrößerung von Hiluslymphknoten. Die initialen Lungenherde der unteren und anterioren Lungenfelder und die Hiluslymphknotenvergrößerungen sind nicht mehr nachweisbar. Nekrotische Lungenherde haben die Tendenz zur Verflüssigung und können nach Anschluss an das Bronchialsystem abgehustet werden, wodurch Kavernen entstehen. Erwachsene mit Tuberkulose sind wesentlich infektiöser als Kinder mit Tuberkulose, da hier Kavernen fehlen! Persistierende Kavernen können Ausgangspunkt für Rezidive sein. Husten, Auswurf, Nachtschweiß, Ermüdbarkeit und Gewichtsverlust sind Symptome der Tuberkulose im Jugend- und Erwachsenenalter. Bei der Röntgenuntersuchung sieht man einen infraklavikulären weichen Schatten, der als Rundherd oder Frühinfiltrat bezeichnet wird.

■ Generalisierte Tuberkuloseerkrankungen

Miliartuberkulose: Bei Erstinfektion gelangen Tuberkulosebakterien über den Ductus thoracicus regelmäßig in das Blut. Bei schlechter Abwehrlage, bei Einbruch großer Bakterienmengen oder anderen interkurrenten Infektionen kann es zu einer rasch progredienten Aussaat mit einer Vielzahl von Tuberkuloseherden in allen Organen kommen. Betroffen sind vor allem Säuglinge und schwer kranke Patienten. Es handelt sich um eine akute Erkrankung mit hohem Fieber, Schüttelfrost und Nachtschweiß. Das Röntgenbild der Lunge ist mit multiplen kleinen Fleckschatten typisch verändert. Unbehandelt verläuft die Erkrankung in 6–10 Wochen tödlich. Jenseits der Säuglingsperiode sind Kinder relativ resistent gegenüber einem Fortschreiten der Erkrankung.

Meningitis tuberculosa: Hierzu kommt es vor allem bei Kleinkindern nach Primärinfektion im Lauf des 1. Erkrankungsjahres. Meist ist sie Folge der Ruptur eines subdural gelegenen Herdes in den Arachnoidalraum, selten entsteht sie hämatogen. Die meningeale Entzündung ist hauptsächlich an der Hirnbasis lokalisiert. Die Folgen sind Wesensveränderung, Spielunlust, Kopfschmerzen, Fieber, Erbrechen, Berührungsempfindlichkeit, schrilles Schreien sowie Hemiparese oder Hemiplegie bei Beteiligung von Hirnarterien und Hirnnervenlähmungen. Eine progrediente Bewusstseinstrübung und Ateminsuffizienz sind häufig. Der **Liquor** ist klar, zeigt eine mä-

ßige Eiweißerhöhung, die Glukosekonzentration ist erniedrigt, die Zellzahl erhöht. Bei Stehenlassen des Liquors bilden sich Spinnengewebsgerinnsel. Ein Syndrom der inadäquaten ADH-Sekretion ist eine häufige Komplikation. Bei frühzeitiger Therapie ist die Prognose recht gut.
Pleuritis serofibrinosa exsudativa und Pericarditis serosa: Es handelt sich um die Mitreaktion der Pleura bei pleuranahem Sitz eines Tuberkuloseherds. Sie tritt in den ersten 3–6 Monaten nach Primärinfektion mit Fieber, Reizhusten und atemabhängigen Thoraxschmerzen auf. Analog zur Pleuritis kann eine Perikarditis entstehen.

> **Merke**
>
> Der Tuberkulintest kann bei Miliartuberkulose und Meningitis tuberculosa in bis zu 40 % der Fälle negativ ausfallen.

Extrapulmonale Tuberkulose

Gastrointestinale Tuberkulose: Es handelt sich um eine ingestive Primärinfektion oder eine intestinale Manifestation durch verschluckte Mykobakterien bei offener Lungentuberkulose. Der Primärherd liegt in der Mehrzahl der Fälle im Bereich der Ileozäkalklappe. Es kommt meist zur raschen Abheilung, aber eine Schwellung der regionären Lymphknoten persistiert. Die postprimäre (hämatogen entstandene) Bauchtuberkulose befällt das Peritoneum. Ulzera, Perforation, Obstruktion, Fistelbildung, Blutungen und Malabsorption sind mögliche Symptome einer gastrointestinalen Tuberkulose.
Halslymphknotentuberkulose: Meist sind zervikale oder supraklavikuläre Lymphknoten betroffen. Sie tritt vorzugsweise bei sonst asymptomatischen Patienten auf und ist Folge eines nicht mehr nachweisbaren Primärherds im Bereich der Tonsillen oder einer postprimären hämatogenen Infektion. Es besteht eine Neigung zu Einschmelzung und Fistelbildung.
Urogenitaltuberkulose: Die meisten Patienten mit Lungentuberkulose haben eine klinisch unentdeckte Mitbeteiligung der Niere mit Dysurie, Makrohämaturie und Flankenschmerzen. Die „sterile Leukozyturie" gilt als klassisches Zeichen der Urogenitaltuberkulose. Häufig besteht eine begleitende Mikrohämaturie.
Skeletttuberkulose: Sie entsteht immer hämatogen. In 50 % der Fälle mit Skeletttuberkulose ist die Wirbelsäule betroffen (Spondylitis tuberculosa). Meist sind die untere HWS oder die obere LWS betroffen. Selten ist die Infektion auf einen Wirbelkörper beschränkt. Häufig entstehen Senkungsabszesse (Psoasabszess). Das früheste radiologische Zeichen ist eine Verschmälerung der Zwischenwirbelräume. Nach Zusammenbruch von Wirbelkörpern entsteht ein Gibbus. Die Coxitis tuberculosa betrifft vor allem Klein- und Schulkinder.

> **Merke**
>
> Erwachsene mit Tuberkulose sind wesentlich infektiöser als Kinder mit Tuberkulose, da hier Kavernen fehlen.

Diagnostik
- **Tuberkulinhauttest:** Nachweis der Auseinandersetzung des Organismus mit Tuberkulosebakterien
  - Die **Intrakutanprobe nach Mendel-Mantoux** ist die Methode der Wahl. Hierbei wird eine genau bemessene Tuberkulinmenge in 0,1 ml Lösungsmittel streng intrakutan verabreicht. Die Standardtestdosis beträgt 2 Tuberkulineinheiten und entspricht dem früher verwendeten GT 10. Der Test ist positiv, wenn nach 72 h eine tastbare Induration von > 5 mm nachweisbar ist (→ Abb. 7.9 a und b). Falsch negative Ergebnisse können in der Inkubationsphase, nach Lebendimpfungen (Masern, Mumps, Röteln, Varizellen), nach Infektionskrankheiten (Masern, Pertussis), bei Kachexie, bei Meningitis tuberculosa und Miliartuberkulose, bei Sarkoidose und un-

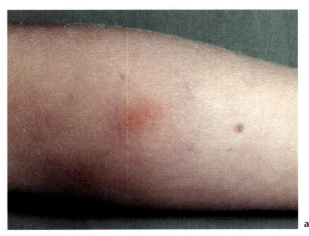

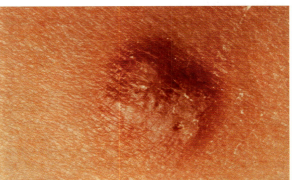

Abb. 7.9 a und b: Intrakutanprobe nach Mendel-Mantoux. Rötung und tastbare Induration.

7 Infektiologie

ter zytostatischer oder Kortikosteroidtherapie auftreten. Falsch positive Ergebnisse können durch Kreuzreaktionen mit Umweltmykobakterien entstehen.

- **Mikroskopischer Nachweis von säurefesten Stäbchen im Direktpräparat:** Er erfolgt aus Sputum, Lymphknoten- oder Gewebequetschpräparat oder aus Magensaft und sollte stets angestrebt werden.
- **Kultureller Nachweis:** Bei Erwachsenen erfolgt er aus Sputum, bei Kindern aus Nüchternmagensaft, da in der Regel kein Sputum produziert werden kann. Alternativ kann er aus Bronchiallavageflüssigkeit, Liquor, Urin oder Gewebe erfolgen. Eine Speziesidentifizierung gelingt heute mittels molekulargenetischer Verfahren innerhalb kurzer Zeit. Eine Resistenztestung sollte bei jedem kulturellen Isolat durchgeführt werden.
- **Nachweis spezifischer Mykobakterien-DNA** mittels PCR
- **Röntgenaufnahme des Thorax:** Sie sollte bei jedem Kind mit Verdacht auf Tuberkulose durchgeführt werden.
- **CT-** und **MRT**-Untersuchungen werden bei extrapulmonaler Manifestation durchgeführt.
- **Immunologische Tuberkulose-in-vitro-Vollbluttests**: Die beiden neu zugelassenen Tests, ein ELISA-Test (Quantiferon Tb-Gold-Test®) und ein Elispot (T-SPOT.TB®), weisen eine relativ hohe Sensitivität und Spezifität auf. Bei Lymphopenie, zellulärem Immundefekt und immunsuppressiver Therapie sind sie jedoch – wie der Hauttest – wenig sensitiv. Bei beiden Tests werden die γ-Interferon-Bildung bzw. die Zahl der γ-Interferon bildenden T-Lymphozyten gemessen.

> **Merke**
>
> Der kulturelle Nachweis von Mykobakterien ist noch immer der Goldstandard der Tuberkulosediagnostik. Zur Optimierung der Therapie sollte bei jedem kulturellen Isolat eine Resistenztestung durchgeführt werden.

■ Therapie

Tuberkulinkonversion: tuberkulöse Primärinfektion ohne nachweisbaren Organbefund, ohne klinische Symptome, ohne Mykobakteriennachweis und ohne vorausgegangene BCG-Impfung (!): Monotherapie mit Isoniazid für 9 Monate (→ Tab. 7.1).

Primär unkomplizierte Tuberkulose: Tuberkulose mit positivem Tuberkulintest, einem röntgenologisch nachweisbaren Primärkomplex bzw. einer Hiluslymphknotenschwellung mit/ohne Nachweis von *M. tuberculosis*: Isoniazid, Rifampicin und Pyrazinamid über 2 Monate, dann Isoniazid und Rifampicin über weitere 4 Monate.

Primär komplizierte Tuberkulose: primäre Tuberkulose mit zusätzlichem Lymphknoteneinbruch und/oder Ventilationsstörung durch Bronchuskompression: Therapie wie bei unkomplizierter Tuberkulose, Therapieverlängerung auf insgesamt 9 Monate.

Tuberkulöse Pleuritis bzw. Perikarditis: Dreifachtherapie wie bei primär komplizierter Tuberkulose.

Miliartuberkulose: Vierfachtherapie mit Isoniazid, Rifampicin, Pyrazinamid und Streptomycin über 3 Monate, Weiterbehandlung mit Isoniazid und Rifampicin bis zu einer Gesamtdauer von 9–12 Monaten, Zusatztherapie mit Prednisolon über 6 Wochen.

Tuberkulöse Meningitis: Vierfachtherapie mit Isoniazid, Rifampicin, Pyrazinamid und Streptomycin über 3 Monate, Weiterbehandlung mit Isoniazid und Rifampicin bis zu einer Gesamtdauer von 9–12 Monaten, Zusatztherapie mit Dexamethason über 8 Wochen.

Skelettuberkulose: Dreifachtherapie wie bei primär komplizierter Tuberkulose.

Abdominaltuberkulose: Dreifachtherapie wie bei primär komplizierter Tuberkulose.

Bei nachgewiesener Resistenz der Keime muss die Kombinationstherapie verlängert und modifiziert werden, z.B. durch Einsatz von Zweitrangantituberkulotika (z.B. Protionamid, Capreomycin, Cycloserin, p-Aminosalizylsäure, Chinolon oder Linezolid).

Abbildung 7.10 fasst die Vorgehensweisen zur Tuberkuloseprävention und -therapie zusammen.

■ Prophylaxe

Aufgrund der niedrigen Tuberkuloseinzidenz in Deutschland und wegen der ungünstigen Nutzen-Risiko-Relation wird die BCG-Impfung nicht mehr empfohlen. Eine hämatogene Streuung bei Primärtuberkulose wird nicht mit Sicherheit verhindert, und auch eine Miliartuberkulose und Meningitis tuberculosa können trotz Impfung auftreten!

Alternativ sollten möglichst gezielte, wiederholte Tuberkulintestungen durchgeführt werden, um eine Tuberkulose möglichst früh diagnostizieren und behandeln zu können. Nach Tuberkuloseexposition wird eine INH-Prophylaxe über 3 Monate verordnet.

■ Meldepflicht

Bei aktiver Erkrankung und Tod an Tuberkulose.

> **Merke**
>
> Aufgrund der niedrigen Tuberkuloseinzidenz in Deutschland und wegen der ungünstigen Nutzen-Risiko-Relation wird die BCG-Impfung nicht mehr empfohlen. Eine hämatogene Streuung bei Primärtuberkulose wird nicht mit Sicherheit verhindert, und auch eine Miliartuberkulose und Meningitis tuberculosa können trotz Impfung auftreten!

7.3 Infektionen durch Mykobakterien

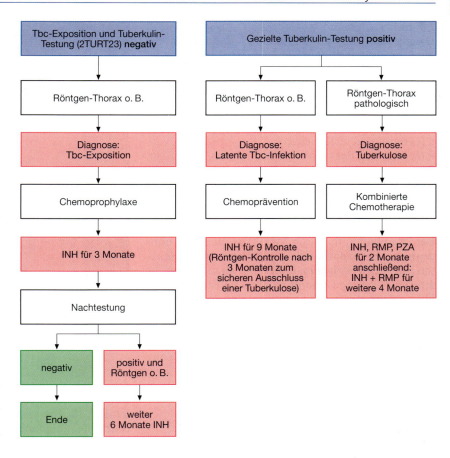

Abb. 7.10: Vorgehensweise zur Tuberkuloseprävention und -therapie. Nach K. Magdorf: Tuberkulose im Kindesalter. Monatsschr Kinderheilkd 2006; 154: 124–132.

Tab. 7.1 Wichtige Nebenwirkungen von Antituberkulotika.

Medikament	Nebenwirkung
Isoniazid (INH)	INH-Hepatitis Periphere Neuropathie Vitamin-B_6-Supplementierung bei Säuglingen erforderlich
Rifampicin (RMP)	Akute Hepatopathie zu Therapiebeginn Enzyminduktion: Spiegelveränderungen von Medikamenten, z. B. Antikonvulsiva, Theophyllin, Marcumar, Kontrazeptiva, Ciclosporin Rotfärbung des Urins
Pyrazinamid (PZA)	Akute Hepatitis zu Therapiebeginn Harnsäureerhöhung im Plasma
Ethambutol (EMB)	Optikusneuritis Frühsymptom: Störung des Rot-Grün-Farbsehens
Streptomycin (SM)	Ototoxizität (N. acusticus und N. vestibulocochlearis) Nephrotoxizität

7.3.2 Nichttuberkulöse mykobakterielle Erkrankungen

■ Definition
Infektionen durch Mykobakterien, die nicht zum *M.-tuberculosis*-Komplex gehören.
Synonym: MOTT (Mycobacteria Other Than Tuberculosis).

■ Erreger
Gruppe I: *Mycobacterium kansasii, simiae, marinum.*
Gruppe II: *Mycobacterium scrofulaceum, szulgai, xenopi.*
Gruppe III: *Mycobacterium avium, intracellulare, haemophilum, malmoense.*
Gruppe IV: *Mycobacterium fortuitum, chelonae, abscessus.*

■ Klinik
Die **zervikale Lymphadenitis** mit ausgeprägter Neigung zu Fistelbildung ist die häufigste klinische Manifestation. Selten treten Infektionen an Bronchien, Lunge, Haut und Knochen auf.

■ Diagnostik
- Erregerisolierung aus primär sterilem Gewebe (Lymphknoten, Knochen)
- Der Beweis, dass eine Infektion durch MOTT verursacht wird, kann in Einzelfällen schwierig sein, da sie teilweise auch als Kommensalen auftreten können.

■ Therapie
Bei Lymphadenitis durch MOTT ist die totale **chirurgische Exstirpation** der betroffenen Lymphknoten und der Fistelgänge unbedingt anzustreben. Ist eine chirurgische Entfernung nicht vollständig möglich, erfolgt die medikamentöse Therapie mit Clarithromycin oder Azithromycin in Kombination mit Rifampicin über 6–12 Monate.

Alle anderen Manifestationen durch MOTT werden mit Clarithromycin oder Azithromycin in Kombination mit Rifampicin und Ethambutol über einen Zeitraum von bis zu 2 Jahren behandelt.

7.4 Lyme-Borreliose

■ Definition
Chronische, durch Zecken übertragene Multisystemerkrankung, die in drei Stadien verläuft und hauptsächlich Symptome der Haut, des ZNS und der Gelenke verursacht.

■ Erreger
Borrelia burgdorferi gehört zur Familie der Spirochäten (bewegliche Mikroorganismen mit spiralförmigem Körperbau ohne Geißeln).

■ Epidemiologie
Die Übertragung erfolgt vor allem durch die Zecke *Ixodes ricinus*. Die Durchseuchung von *Ixodes ricinus* mit *Borrelia burgdorferi* beträgt etwa 30 %, die Infektionsrate (Serokonversion) nach Stich durch eine infizierte Zecke 10 %. Die Wahrscheinlichkeit für die klinische Manifestation nach Stich durch eine infizierte Zecke liegt bei 2–4 % (Manifestationsindex). Es besteht eine saisonale Häufung im Frühsommer und Herbst.

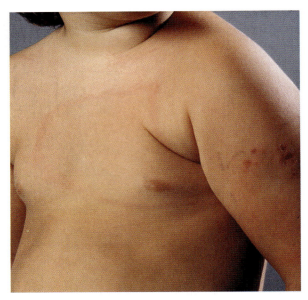

Abb. 7.11: Erythema migrans. Livide Verfärbung mit zentrifugaler Ausbreitung und zentraler Abblassung.

■ Klinik
Eine Unterscheidung zwischen frühem und spätem Erkrankungsstadium sowie zwischen lokalisierter und generalisierter Erkrankungsmanifestation ist wichtig (→ Tab. 7.2).

Erythema migrans: Nach einer Latenz von 1–3 Wochen entwickelt sich an der Zeckenstichstelle eine livide Verfärbung mit zentrifugaler Ausbreitung und zentraler Abblassung (→ Abb. 7.11). Nur selten treten Allgemeinsymptome wie Fieber und Kopfschmerzen auf, Spontanremissionen sind häufig. Rezidive an gleicher Stelle oder an anderen Körperregionen kommen vor.

Tab. 7.2 Übersicht der klinischen Symptome der Lyme-Borreliose.

Organsystem	Frühstadium lokalisiert	Frühstadium generalisiert	Spätstadium
Haut	Erythema migrans	Lymphozytom	Acrodermatitis chronica atrophicans
Nervensystem		Fazialisparese Meningitis Meningoradikulitis	Chronische Enzephalomyelitis
Gelenke		Arthralgien Oligoarthritis	Chronische Arthritis
Herz		Karditis Perikarderguss	

Borrelienlymphozytom: Es ist insgesamt seltener als das Erythema migrans und tritt als solitärer Hauttumor mit derber Infiltration und Rötung und Prädilektion an Ohren, Mamillen und Skrotum auf. Es persistiert oft über Wochen und Monate.

Acrodermatitis chronica atrophicans: Die Manifestation ist jederzeit im Verlauf einer Borreliose möglich. Sie kommt fast nur bei Erwachsenen vor (lange Inkubationszeit!). Prädilektionsstellen sind die Akren und die Hautflächen über den großen Gelenken.

Neuroborreliose: Die Lyme-Borreliose ist die häufigste verifizierbare Ursache einer akuten peripheren Fazialisparese im Kindesalter. Meist verläuft sie monosymptomatisch, fast immer besteht eine begleitende Pleozytose im Liquor.

Borrelienmeningitis: Nach der Enterovirusinfektion und Mumps ist die Lyme-Borreliose die dritthäufigste verifizierbare Ursache der serösen Meningitis im Kindesalter, und die Borrelienmeningitis ist die zweithäufigste Manifestation einer Neuroborreliose im Kindesalter. Sie lässt sich weder anamnestisch noch klinisch von einer Virusmeningitis unterscheiden.

Bannwarth-Syndrom: lymphozytäre Meningoradikulitis mit Beteiligung des peripheren Nervensystems. Es ist das typische Erkrankungsbild der Neuroborreliose des Erwachsenenalters, das bei Kindern selten auftritt. Es geht mit radikulären Schmerzen oder Sensibilitätsstörungen einher.

Gelenke: Arthralgien, akute und chronische Arthritiden kommen vor. Meist handelt es sich um eine Monarthritis, die Kniegelenke sind am häufigsten betroffen.

> **Merke**
>
> Die Lyme-Borreliose ist die häufigste Ursache einer akuten peripheren Fazialisparese im Kindesalter.

■ Diagnostik
- In 50 % der Fälle ist die **Anamnese** bezüglich Zeckenstich und Erythema migrans negativ
- **Antikörpernachweis:** spezifische IgM- und IgG-Antikörper gegen *B. burgdorferi* in Blut, Liquor, Gelenkpunktat
- **Liquoruntersuchung:** Eine lymphozytäre Pleozytose und die intrathekale Immunglobulinsynthese mit IgM-Dominanz sind obligate Befunde bei der Neuroborreliose!

■ Therapie
Bei Erythema migrans und Lymphozytom wird eine orale Therapie mit Amoxicillin (bei Kindern über 9 Jahren Doxycyclin) durchgeführt. Bei Neuroborreliose, Arthritis und Karditis muss eine parenterale antibiotische Therapie mit Cephalosporinen der dritten Generation (z. B. Ceftriaxon) erfolgen.

■ Prophylaxe
Die Vermeidung von Zeckenstichen (Bekleidung) ist die effektivste prophylaktische Maßnahme.

7.5 Virusinfektionen

7.5.1 Masern

■ Definition
Hochkontagiöse, zweiphasige, komplikationsreiche Viruserkrankung, die durch eine erhebliche Beeinträchtigung des Allgemeinzustands gekennzeichnet ist.

■ Erreger
Das Masernvirus ist ein RNA-Virus aus der Familie der Paramyxoviren.

■ Epidemiologie
Die Übertragung erfolgt durch Tröpfcheninfektion. Die Kontagiosität und der Manifestationsindex sind sehr hoch. Infizierte Personen sind 4 Tage vor bis 4 Tage nach Exanthemausbruch infektiös. Ein „Nestschutz" besteht während des 1. Lebenshalbjahrs. Die Inkubationszeit beträgt 8–12 Tage.

■ Klinik
Prodromalstadium: Es dauert 3–5 Tage und geht mit Fieber, Reizhusten, Rhinitis und Konjunktivitis einher. Pathognomonisch sind die Koplik-Flecken, die 2–3 Tage nach Beginn des Prodromalstadiums auftreten: Enanthem mit kalkspritzerartigen Belägen auf hochroter, leicht granulierter Schleimhaut, meist gegenüber den Molaren (→ Abb. 7.12 a).

Exanthemstadium: Es beginnt mit einem plötzlichen Fieberanstieg bei stark reduziertem Allgemeinzustand. Es tritt ein makulopapulöses, hochrotes, livides, gelegentlich hämorrhagisches Exanthem auf, das retroaurikulär und im Gesicht beginnt und sich dann rasch über den ganzen Körper ausbreitet. Häufig besteht eine generalisierte Lymphadenopathie. Das Exanthem blasst ab dem 3. Tag ab (→ Tab. 7.3 und Abb. 7.12 a bis c).

■ Komplikationen
- Otitis media, Bronchopneumonie und Diarrhö sind die häufigsten Komplikationen.
- „Masernkrupp", Bronchiolitis und Masernpemphigoid sind heute selten.
- Pathologisches EEG: 50 % der Fälle
- Thrombozytopenie (1 : 6 000)
- **Akute Masernenzephalitis** (Häufigkeit 1 : 1 000!): Sie tritt am 3.–9. Tag nach Exanthembeginn auf. Symptome: Somnolenz, Koma, Krampfanfälle, Hemiplegien und Hirnnervenlähmungen. Letalität 30 %, Defektheilungsrate 20 %
- **Subakute sklerosierende Panenzephalitis** (**SSPE**, Häufigkeit 5 : 1 Mio.): persistierende Ma-

serninfektion des ZNS; Manifestation nach einer Latenz von 5–10 Jahren; drei Stadien: Verhaltensauffälligkeiten, Myoklonien und Anfälle, Dezerebrationsstarre.

> **Merke**
>
> Bakterielle Komplikationen bei Masern entstehen durch eine transitorische Immunschwäche von mindestens 6 Wochen Dauer, die durch die Maserninfektion ausgelöst wird.

> **Merke**
>
> Die schwerwiegenden neurologischen Komplikationen der Maserninfektion sind der Grund für die Empfehlung einer Immunprophylaxe.

■ Diagnostik
- Blutentnahme: Leukopenie durch Lymphopenie; Eosinophile fehlen
- Virusisolierung aus Blut, Rachensekret, Urin und Liquor möglich
- Nachweis spezifischer IgM-Antikörper
- Nachweis spezifischer Masern-RNA mittels RT-PCR.

■ Therapie
Die Behandlung ist symptomatisch: Antipyrese, ausreichende Flüssigkeitszufuhr und Verabreichung von Sekretolytika. Eine antibiotische Therapie wird bei Auftreten einer Masernpneumonie und Masernotitis (bakterielle Sekundärinfektion) durchgeführt.

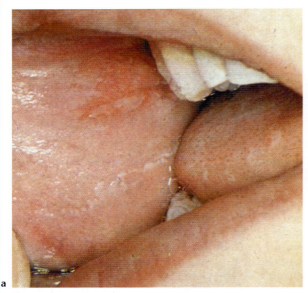

a

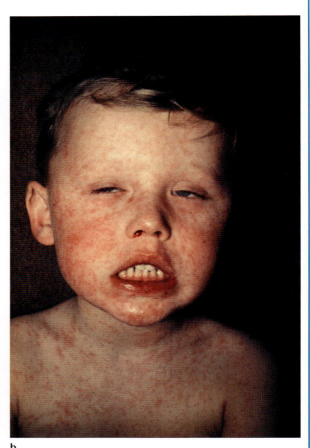

b

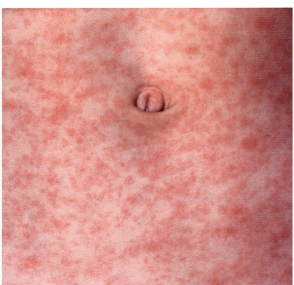

c

Abb. 7.12 a bis c: Masern: a) Koplik-Flecken: Enanthem mit kalkspritzerartigen Belägen gegenüber den Molaren; b) schwer kranker Junge mit Konjunktivitis, Rhinitis und einem Exanthem aus makulopapulösen, lividen, teilweise konfluierenden Effloreszenzen; c) Masernexanthem: hochrote, konfluierende, makulopapulöse Effloreszenzen.

Prophylaxe
Die aktive Immunisierung ist im Rahmen des Impfkalenders vorgesehen. Die Eltern sollten darüber informiert werden, dass zwischen dem 7. und 12. Tag nach der Impfung Fieber, ein flüchtiges Exanthem und eine Konjunktivitis auftreten können („Impfmasern"). Eine Inkubationsimpfung (Impfung innerhalb von 3 Tagen nach Exposition) unterdrückt den Masernausbruch wirksam. Eine passive Immunisierung (humane Immunglobuline) ist bei immundefizienten Patienten nach Masernkontakt indiziert.

Prognose
Sie ist in der Regel gut. Dennoch beträgt die Letalität 0,1–1 : 1000.

Meldepflicht
Bei Tod an Masern.

7.5.2 Röteln

Definition
Hochkontagiöse Viruserkrankung mit nuchaler Lymphadenopathie, makulopapulösem, teilweise konfluierendem Exanthem bei in der Regel gering beeinträchtigtem Allgemeinzustand und der gefürchteten Komplikation der Embryofetopathie.

Erreger
Rubivirus ist ein pleomorphes RNA-Virus aus der Familie der Togaviren.

Epidemiologie
Die Übertragung erfolgt durch Tröpfcheninfektion, die Kontagiosität ist hoch, der Manifestationsindex niedrig. Infizierte Personen sind 7 Tage vor bis 7 Tage nach Exanthemausbruch infektiös. Bei diaplazentarer Infektion kommt es zu einer konnatalen Infektion (Rötelnembryofetopathie). Ein „Nestschutz" besteht während des 1. Lebenshalbjahres. Die Inkubationszeit beträgt 14–21 Tage.

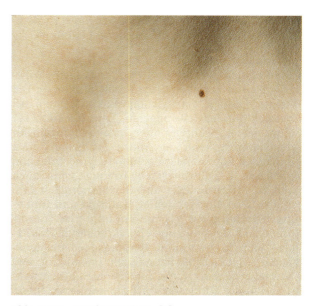

Abb. 7.13: Rötelnexanthem. [1]

Klinik
Eine milde Prodromalsymptomatik mit Temperaturen um 38 °C und eine Rhinokonjunktivitis gehen voraus. Es besteht eine charakteristische, ausgeprägte nuchale Lymphadenopathie. Das Exanthem ist diskret, makulopapulös, hellrot, beginnt im Gesicht und breitet sich über Körper und Extremitäten aus (→ Abb. 7.13). Die Effloreszenzgröße liegt zwischen Scharlach und Masern: Scharlach < Röteln < Masern (→ Tab. 7.3). Das Krankheitsgefühl ist wenig ausgeprägt, 50 % der Fälle verlaufen asymptomatisch. Bei Jugendlichen, insbesondere bei Mädchen, kann es einige Tage nach Exanthemausbruch zu transienten Arthralgien oder Arthritiden kommen.

Tab. 7.3 Übersicht der Erkrankungen mit flächenhaftem Exanthem.

Erkrankung	Exanthem	Lokalisation des Exanthems	Schleimhautsymptome	Besonderheit
Masern	Großfleckig, livide, konfluierend	Beginn hinter den Ohren, Ausbreitung über Stamm und Extremitäten	Koplik-Flecken Enanthem	Zweiphasiger Verlauf Reduzierter Allgemeinzustand
Röteln	Mittelfleckig, hellrot, diskret	Beginn am Kopf, wenig am Stamm	Leichtes Enanthem	Stark vergrößerte nuchale Lymphknoten Guter Allgemeinzustand
Scharlach	Feinfleckig, rau	Beginn in den Leisten, blasses Munddreieck	Eitrige Angina Erdbeerzunge	Antibiotikatherapie
Exanthema subitum	Klein- bis mittelfleckig	Nacken und Stamm	Keine	3 Tage Fieber, dann Ausschlag
Ringelröteln	Mittelfleckig, konfluierend	Schmetterlingserythem im Gesicht, Girlanden an den Extremitäten	Keine	

Eine Enzephalitis ist selten, ihre Prognose ist deutlich günstiger als die der Masernenzephalitis.

■ **Komplikation**
Rötelnembryopathie: 10–15 % der Frauen im gebärfähigen Alter haben keine Rötelnantikörper. Die Infektion erfolgt diaplazentar durch Virämie bei Erstinfektion der Schwangeren. Eine Infektion der Schwangeren während der ersten Schwangerschaftsmonate kann zu Abort, Frühgeburt oder konnataler Rötelninfektion führen. Eine Infektion nach dem 4. Schwangerschaftsmonat kann auch noch zu Mikrozephalie und Schwerhörigkeit führen. Die Trias aus **Herzfehler, Katarakt und Innenohrschwerhörigkeit** (Gregg-Syndrom) ist für die konnatale Rötelninfektion charakteristisch. Zusätzlich kommen Dystrophie, Purpura, Hepatosplenomegalie, Myokarditis, interstitielle Pneumonie und Meningoenzephalitis vor. Ein erhöhtes Röteln-IgM im Serum des Kindes beweist die konnatale Infektion. Neugeborene mit konnatalen Röteln sind lange hochkontagiös!

> **Merke**
>
> Das Risiko für das Kind ist am größten, wenn die Mutter zwischen der 1. und 11. Schwangerschaftswoche an Röteln erkrankt. Es treten dann in 85 % der Fälle Aborte, Frühgeburten oder Fehlbildungen auf. Bei Infektion im zweiten Trimenon beträgt das Risiko 30 %.

■ **Diagnostik**
- Leukopenie mit Lymphozytose und Vermehrung der Plasmazellen
- Nachweis spezifischer IgM-Antikörper
- Erregernachweis aus Rachensekret, Urin, Liquor
- Nachweis spezifischer Röteln-RNA mittels RT-PCR.

■ **Therapie**
Bei postnatal erworbenen Röteln ist eine Behandlung in der Regel nicht erforderlich. In besonderen Fällen kann Rötelnimmunglobulin bis 7 Tage post expositionem verabreicht werden. Patienten mit konnatalen Röteln bedürfen einer umfassenden Betreuung.

■ **Prophylaxe**
Eine gut verträgliche aktive Immunisierung steht zur Verfügung! Die Antikörperstatusüberprüfung von Frauen im gebärfähigen Alter ist für die Verhinderung der Rötelnembryopathie von essenzieller Bedeutung.

> **Merke**
>
> Typische Symptome der konnatalen Rötelninfektion: Trias aus Herzfehler, Katarakt und Innenohrschwerhörigkeit.

7.5.3 Exanthema subitum (Dreitagefieber)

■ **Definition**
Gutartige, durch das **humane Herpesvirus 6** (HHV-6) verursachte Viruserkrankung mit 3-tägigem Fieber sowie nachfolgendem, flüchtigem, makulopapulösem Exanthem.

■ **Erreger**
Meist verursacht das **humane Herpesvirus 6** (HHV-6), gelegentlich das **humane Herpesvirus 7** (HHV-7) das Exanthema subitum.

■ **Epidemiologie**
Es handelt sich um die häufigste Exanthemerkrankung im 1. Lebensjahr, die fast ausschließlich Kinder im Alter von 6 Monaten bis 2 Jahren betrifft. Die Inkubationszeit beträgt 5–15 Tage.

■ **Klinik**
Hohes Fieber (39,5–41 °C) persistiert für 3–5 (maximal 8) Tage. Der Allgemeinzustand ist überraschend gut. Bei Entfieberung am 4. Erkrankungstag tritt ein flüchtiges, meist makulöses, nur leicht papulöses **Exanthem** auf, das typischerweise Nacken und Stamm betrifft, während das Gesicht häufig wenig betroffen ist (→ Tab. 7.3 und Abb. 7.14).

■ **Komplikationen**
Fieberkrämpfe treten bei 8 % der Kinder auf.

■ **Diagnostik**
- Leukozytopenie mit relativer Lymphozytose
- Nachweis spezifischer IgM-Antikörper.

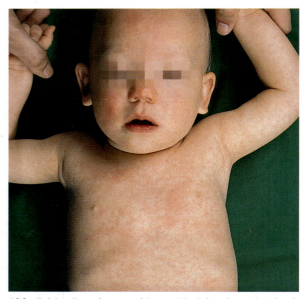

Abb. 7.14: Exanthema subitum. Die Erkrankung ist durch ein dezentes feinfleckig-makulopapulöses Exanthem, das stammbetont auftritt, gekennzeichnet. [1]

Therapie
Im Rahmen der rein symptomatischen Therapie steht die Antipyrese, auch im Hinblick auf das Risiko des Auftretens von Fieberkrämpfen, im Vordergrund.

Prognose
Sie ist gut.

> **Merke**
>
> Das Exanthema subitum ist die häufigste Exanthemerkrankung im 1. Lebensjahr, die durch das Herpesvirus 6 verursacht wird.

7.5.4 Erythema infectiosum (Ringelröteln)

Definition
Mäßig bis stark kontagiöse, durch **Parvovirus B19** ausgelöste Infektionskrankheit vorwiegend des Schulalters.

Erreger
Das *DNA-**Parvovirus B19*** verursacht das Erythema infectiosum.

Epidemiologie
Die Übertragung erfolgt durch Tröpfcheninfektion. Die Infektiosität ist in den Tagen vor Auftreten des Exanthems am höchsten, Kinder mit Exanthem sind praktisch nicht mehr ansteckungsfähig! Eine diaplazentare Übertragung ist möglich. Die Inkubationszeit beträgt 4–14 Tage.

Klinik
Das Exanthem tritt ohne Vorboten und ohne wesentliche Beeinträchtigung des Allgemeinzustands auf. Es besteht ein livides Wangenerythem (Schmetterlingsfigur) mit periorale Blässe, anschließend kommt es zu einem makulopapulösen, juckenden, girlandenförmigen Exanthem mit zentraler Abblassung an Stamm und Extremitäten („Ringel"-Röteln!, → Tab. 7.3 und Abb. 7.15). Arthralgien oder eine Arthritis treten hauptsächlich bei Mädchen auf.

Komplikationen und vertikale *Parvovirus-B19*-Infektion
Bei postnataler Infektion treten höchst selten ernste Komplikationen auf.

Etwa 70 % der Erwachsenen besitzen eine Immunität gegen *Parvovirus B19*. Tritt bei einer Schwangeren dennoch eine Primärinfektion auf, beträgt das fetale Erkrankungsrisiko 5–10 %. Die fetalen Komplikationen sind bei Infektion zwischen der 13. und 20. Schwangerschaftswoche am höchsten. Die Symptome sind eine hochgradige Anämie, gelegentlich auch eine Myokarditis, die zu einer Herzinsuffizienz führen kann. Unter dem Bild eines nichtimmunologischen Hydrops fetalis kann es zu Abort oder Totgeburt kommen.

Bei Patienten mit chronischen hämolytischen Anämien (u. a. Sphärozytose, Sichelzellanämie, Thalassämie) kann eine *Parvovirus-B19*-Infektion zu einer lebensbedrohlichen aplastischen Krise führen.

Diagnostik
Ein Nachweis spezifischer IgM-Antikörper ist nur in unklaren Fällen erforderlich.

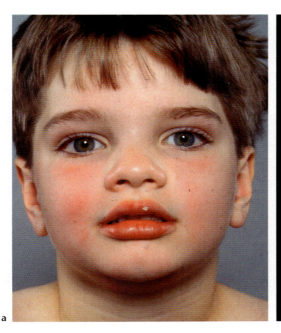
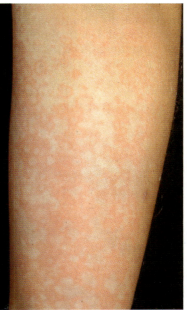

Abb. 7.15:
Erythema infectiosum.
a) Wangenerythem, periorale Blässe;
b) girlandenförmiges Exanthem. [6]

Infektiologie

Therapie
Die Therapie ist symptomatisch. Bei abwehrgeschwächten Patienten mit chronischer Anämie sollten Immunglobuline i.v. verabreicht werden. Bei frischer *Parvovirus-B19*-Infektion in der Schwangerschaft sollten wöchentliche Ultraschalluntersuchungen zum Ausschluss eines Hydrops fetalis durchgeführt werden. Liegt ein fetaler Hydrops vor, werden wiederholt intrauterine Transfusionen durchgeführt.

Prognose
Sie ist in der Regel gut.

7.5.5 Varizellen (Windpocken)

Definition
Hochkontagiöse, durch Primärkontakt mit dem *Varicella-Zoster-Virus* verursachte Infektionskrankheit mit stammbetontem, juckendem, vesikulärem Exanthem sowie Enanthem.

Erreger
Das *Varicella-Zoster-Virus*, ein DNA-Virus aus der Gruppe der Herpesviren, verursacht die Windpocken.

Epidemiologie
Die Übertragung erfolgt vorwiegend durch direkten Kontakt mit den Varizelleneffloreszenzen, aber wahrscheinlich auch durch „fliegende" Infektion (cave: Krankenhausinfektion). Die Kontagiosität und der Manifestationsindex sind hoch. Über 90 % aller Kinder werden bis zum 14. Lebensjahr infiziert. Infizierte Personen sind 1–2 Tage vor Auftreten des Exanthems bis 5 Tage nach Auftreten der letzten frischen Effloreszenz infektiös. Varizellen treten auch als Erstinfektion nach Kontakt mit Herpes zoster auf. Die Infektion hinterlässt eine lebenslange Immunität. Die Inkubationszeit beträgt 14–16 Tage, sie kann aber auf 21 Tage, nach Gabe von Varicella-Zoster-Immunglobulin auf 28 Tage, verlängert sein.

Klinik
Das vesikuläre Exanthem tritt schubweise auf und beginnt am Stamm. Gesicht, behaarter Kopf und Mundhöhle sind betroffen. Alle Effloreszenzenstadien (Macula, Papula, Vesicula, Crusta) treten nebeneinander auf: „**Sternenhimmel**" (→ Abb. 7.16 a und b). Es besteht ein ausgeprägter Juckreiz.

> **Merke**
>
> Der sog. Sternenhimmel mit gleichzeitigem Nachweis von Macula, Papula, Vesicula und Crusta ist für Windpocken charakteristisch.

Komplikationen
- **Bakterielle Sekundärinfektionen:** Impetigo, Abszesse, Phlegmone, nekrotisierende Fasziitis, toxisches Schocksyndrom
- Thrombozytopenie mit Blutungen
- Pneumonie (viral und bakteriell)
- Hepatitis
- Arthritis
- **Zerebellitis** mit Ataxie (1 : 4 000), gute Prognose
- **Enzephalitis** mit Krampfanfällen und Koma (1 : 10 000), schlechte Prognose
- Schwere, systemische Verläufe bei immunsupprimierten Patienten (Leukämie, Kortikosteroidtherapie, Frühgeborene)
- **Fetales Varizellensyndrom:** Eine Varizelleninfektion der Schwangeren in den ersten beiden Schwangerschaftsdritteln (vor allem 8.–21. Schwangerschaftswoche) führt zur Varizellenembryopathie. Symptome sind Hautnarben, Skelett- und Muskelhypoplasien, Augen- (Chorioretinitis, Katarakt, Mikrophthalmus) und ZNS-Anomalien (kortikale Atrophie, Ventrikeldilatation, Kleinhirnhypoplasie).
- **Konnatale Varizellen:** Varizellenerkrankung in den ersten 10 Lebenstagen. Alle klinischen

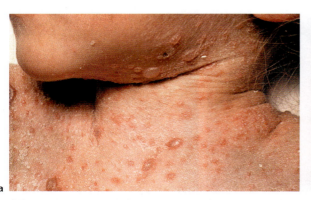
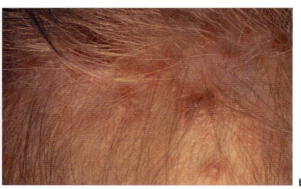

Abb. 7.16 a und b: Varizellen: a) Sternenhimmel: Maculae, Papulae, Vesiculae und Crustae treten nebeneinander auf; b) Varizelleneffloreszenzen am behaarten Kopf.

7.5 Virusinfektionen

Schweregrade sind möglich. Bei manifester Erkrankung der Mutter 5 Tage prä- bis 2 Tage postpartal werden keine ausreichenden Antikörpermengen auf das Neugeborene übertragen, und es erkrankt meist schwer zwischen dem 5. und 10. Lebenstag. Die Prognose ist mit einer Letalität des Neugeborenen von 30 % besonders schlecht! Beginnen die Windpocken bei der Schwangeren vor dem 5. Tag vor Entbindung, kann das Kind mit Varizellen geboren werden oder erkrankt innerhalb der ersten 4 Lebenstage. Hier ist die Prognose gewöhnlich gut.

■ Diagnostik
- Virusnachweis aus Bläscheninhalt (Elektronenmikroskopie) möglich
- Nachweis spezifischer VZV-IgM-Antikörper.

■ Therapie

Symptomatische Therapie

Zinkhaltige Schüttelmixturen werden zur Behandlung des Juckreizes und zur rascheren Austrocknung der Effloreszenzen eingesetzt. Bei starker Beeinträchtigung durch den Juckreiz kann eine systemische antipruriginöse Therapie erfolgen. Die Fingernägel sollten zur Vermeidung superinfektionsgefährdeter Kratzeffloreszenzen gekürzt werden.

Antivirale Therapie

Bei konnatalen Varizellen, komplizierten Verläufen und bei immunsupprimierten Patienten wird Aciclovir i.v. verabreicht.

■ Prophylaxe
Seit 2004 wird die aktive Immunisierung mit Varizellenlebendimpfstoff für alle Kinder zwischen 11 und 14 Monaten, ungeimpfte 9- bis 17-jährige Jugendliche ohne Varizellenanamnese, seronegative Frauen mit Kinderwunsch und Risikopatienten (immunsuppressive Therapie, Leukämie, schwere Neurodermitis) empfohlen.

Eine Postexpositionsprophylaxe mit Varicella-Zoster-Immunglobulin ist nur innerhalb von 72 (96) h sinnvoll.

Eine Chemoprophylaxe exponierter Personen ist mit Aciclovir möglich.

7.5.6 Herpes zoster

■ Definition
Akute, meist auf ein bis zwei Dermatome beschränkte, schmerzhafte Zweitinfektion durch das *Varicella-Zoster-Virus* im Sinne einer Reaktivierung nach früherer Windpockenerkrankung.

■ Erreger
Varicella-Zoster-Virus.

■ Epidemiologie
Ein Herpes zoster tritt selten vor dem 10. Lebensjahr auf. Die Inzidenz ist bei immunsupprimierten Patienten höher als bei immunkompetenten Patienten. Ein Kontakt mit Herpes zoster kann bei Patienten ohne Immunität zu einer Varizellenerstinfektion führen. Die Kontagiosität des Herpes zoster ist allerdings deutlich geringer als die der Varizellen.

■ Klinik
Der Befall ist meist einseitig und schmerzhaft: Vesikuläre, gruppiert angeordnete Effloreszenzen sind im Bereich eines oder zweier Dermatome nachweisbar. Begleitend besteht häufig eine regionale Lymphadenopathie. Sonderformen sind der Zoster oticus (Herpes zoster am Ohr) und der Zoster ophthalmicus (Herpes zoster am Auge).

■ Komplikationen
- Generalisierung bei immunsupprimierten Patienten
- Bakterielle Superinfektion
- Persistierende Neuralgien (im Kindesalter selten)
- Passagere periphere Lähmungen
- Sensibilitätsstörungen
- Erblindung
- Hörverlust.

■ Therapie
Die Behandlung ist in der Regel symptomatisch. Immunsupprimierte Patienten erhalten Aciclovir i.v.

7.5.7 Herpes-simplex-Infektionen

■ Definition
Primäre oder rezidivierende Infektionen durch *Herpesvirus hominis* mit Befall der Haut, der (Mund-)Schleimhaut, des Auges, des ZNS (*HSV-1*) sowie des Genitales (*HSV-2* häufiger als *HSV-1*).

■ Erreger
Das *Herpes-simplex-Virus* (*HSV*), ein DNA-Virus, weist zwei Stämme (*HSV-1* und *HSV-2*) mit unterschiedlichen biologischen und antigenen Determinanten auf.

■ Epidemiologie
Die Durchseuchung mit *HSV-1* erfolgt meist im Kleinkindalter, die mit *HSV-2* im Adoleszenten- oder Erwachsenenalter (venerische Infektion). Die Antikörperprävalenz im Erwachsenenalter gegen *HSV-1* liegt bei 90 %, die gegen *HSV-2* abhängig vom sozioökonomischen Status bei 3 % (Nonnen) bis 60 %. Die Übertragung erfolgt durch engen Haut- und Körperkontakt. Die Inkubationszeit beträgt wenige Tage.

175

Klinik

Primärinfektion: Sie verläuft meist subklinisch oder mit charakteristischen klinischen Manifestationen.

Sekundärinfektion: Sie ist Ausdruck der Reaktivierung einer latenten Infektion durch unspezifische Stimuli wie Wärme, UV-Licht, Menses, Fieber oder Stress.

Organmanifestationen

Herpesinfektionen der Haut: Im Prodromalstadium bestehen zunächst Brennen oder Juckreiz, später bilden sich vesikuläre Effloreszenzen. Es besteht eine ausgeprägte Rezidivneigung. Sekundäre bakterielle Superinfektionen sind häufig (DD: Impetigo contagiosa). Eine topische Medikation (Aciclovir) ist im Frühstadium indiziert.

Eczema herpeticatum: Es handelt sich meist um eine Primärinfektion mit *HSV-1* bei vorbestehendem chronischem Ekzem. Häufig kommt es zu ausgedehnten Hautveränderungen mit hohem Fieber. Cave: Dehydratation, Elektrolytentgleisung, bakterielle Superinfektion, Sepsis! Eine systemische Therapie mit Aciclovir sollte erfolgen, bei Superinfektion wird eine antibiotische Therapie durchgeführt.

Stomatitis aphthosa (Gingivostomatitis): Sie ist die häufigste Form der Primärinfektion mit *HSV-1*. Vesikuläre Effloreszenzen und Aphthen finden sich im Bereich der gesamten Mundschleimhaut (→ Abb. 7.17 a und b). Der Speichelfluss ist vermehrt, es besteht ein Foetor ex ore. Hohes Fieber bis über 40 °C ist häufig. Kinder verweigern die Nahrungs-, in schweren Fällen auch die Flüssigkeitsaufnahme (Schmerzen!), wodurch es zu einer Dehydratation kommen kann. Die Therapie ist symptomatisch mit lokalanästhetischen Maßnahmen zur Erleichterung der Nahrungsaufnahme. Bei ausgeprägter Symptomatik muss eine parenterale Flüssigkeitszufuhr erfolgen.

Keratoconjunctivitis herpetica: Sie kommt als Primärinfektion oder als Reaktivierung vor. Die Schwellung und Rötung der Konjunktiva ohne Eitersekretion sind charakteristisch. Cave: Erblindung! Die Therapie besteht in einer topischen Behandlung mit Aciclovir.

Meningo-/Enzephalitis: Sie entsteht meist durch *HSV-1*, im Neugeborenenalter kann sie durch eine Infektion mit *HSV-2* im Geburtskanal hervorgerufen werden. In 30 % der Fälle handelt es sich um eine Primärinfektion, in 70 % der Fälle um eine Reaktivierung. Symptome sind hohes Fieber, Kopfschmerzen, Abgeschlagenheit, Wesensveränderung, zunehmende Somnolenz, Bewusstseinsverlust, Krampfanfälle, Herdsymptomatik und Koma. Die entzündlichen Hirnveränderungen sind meist temporal lokalisiert. Bei der Laboruntersuchung findet sich eine Liquorpleozytose mit Liquoreiweißerhöhung. Weitere diagnostische Maßnahmen sind EEG (fokale Veränderungen temporal sind charakteristisch) und eine Kernspintomographie des Schädels. Die Letalität bzw. Defektheilungsrate ist hoch. Die Therapie besteht in der frühzeitigen intravenösen Verabreichung von Aciclovir, die bereits bei Verdacht erfolgen sollte. Bei Aciclovirresistenz wird Foscarnet eingesetzt.

Herpes genitalis: Er wird meist durch *HSV-2* verursacht und führt zu vesikulären Effloreszenzen im Genitalbereich. Bei Frauen ist die Zervix häufiger als Vagina und Vulva, bei Männern sind Glans und Präputium häufiger als Skrotum und Penisschaft betroffen. Therapeutisch ist eine systemische Gabe von Aciclovir erforderlich.

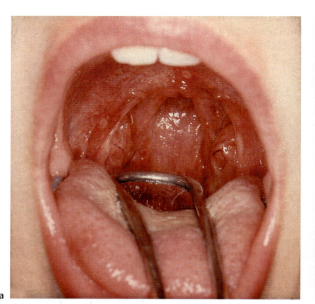 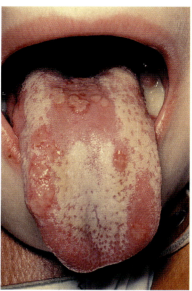

Abb. 7.17 a und b: Stomatitis aphthosa: a) Aphthen am Gaumen; b) ausgeprägte Aphthenbildung auf der Zunge.

Konnatale HSV-Infektion: diaplazentare, hämatogene Infektion des Fetus mit *HSV-1* oder *HSV-2*. Selten kommt es zu Dystrophie, bullösem Exanthem, Mikrozephalie, Mikrophthalmie, Chorioretinitis und Katarakt.

Neonatale HSV-Infektionen: Sie verlaufen fast immer symptomatisch. Drei etwa gleich häufige klinische Manifestationsformen kommen vor:
- Lokalisierte Infektion von Haut, Augen und Schleimhäuten
- ZNS-Infektion
- Disseminierte systemische Infektion mit oder ohne ZNS-Beteiligung: Hyperexzitabilität, Lethargie, Erbrechen, Apnoe, Zyanose, Ateminsuffizienz.

Bei zwei Drittel der betroffenen Neugeborenen besteht ein bullöses Exanthem. Herpesläsionen in Mund und Rachen werden bei einem Drittel der Patienten beobachtet. Eine Beteiligung des ZNS äußert sich durch Krampfanfälle, Koma und Opisthotonus. Die Therapie beinhaltet eine intravenöse Verabreichung von Aciclovir oder Foscarnet. Der frühzeitige Therapiebeginn ist prognostisch entscheidend!

Vorkommen von Organmanifestationen durch HSV-Infektion in Abhängigkeit vom Alter jenseits der Neugeborenenperiode:

Kleinkinder und Schulkinder: Die meisten *HSV*-Infektionen verlaufen klinisch inapparent. Eine Stomatitis aphthosa ist die häufigste klinische Manifestation.

Bei älteren Kindern und Jugendlichen sind die typischen Symptome eine Pharyngotonsillitis, ein Herpespanaritium, die Keratoconjunctivitis herpetica, die Herpesenzephalitis und der Herpes genitalis.

> **Merke**
>
> Die Stomatitis aphthosa ist die häufigste Form der Primärmanifestation einer *HSV*-1-Infektion.

Diagnostik
- HSV-Isolierung aus Bläscheninhalt oder Liquor: Immunfluoreszenz, Elektronenmikroskopie
- Virusanzüchtung in Zellkulturen
- Nachweis spezifischer *HSV-1*- und *HSV-2*-Antikörper
- Nachweis spezifischer *HSV*-DNA mittels PCR.

7.5.8 Parotitis epidemica (Mumps)

Definition
Akute Viruserkrankung mit schmerzhafter Schwellung der Speicheldrüsen sowie Befall von ZNS, Pankreas und Hoden.

Erreger
Das Mumpsvirus ist ein RNA-Virus aus der Familie der Paramyxoviren.

Epidemiologie
Die Übertragung erfolgt durch Tröpfcheninfektion. Der Manifestationsindex ist niedrig, 30–40 % aller Infektionen verlaufen subklinisch. Ein „Nestschutz" besteht während der ersten 6 Lebensmonate. Infizierte Personen sind 3 Tage vor bis maximal 9 Tage nach Erkrankungsausbruch infektiös. Die Inkubationszeit beträgt 16–18 Tage.

Klinik
30–40 % der Infektionen verlaufen klinisch inapparent. Klinische Leitsymptome sind **Fieber** und **schmerzhafte Parotisschwellung** (70 % beidseitig, 30 % einseitig). Die Submandibulardrüsen, seltener auch die Sublingualdrüsen können ebenfalls betroffen sein. Abstehende Ohrläppchen, Schmerzen beim Kauen und Rötung der Speicheldrüsenausführungsgänge sind Begleitsymptome. Die Dauer der Schwellung beträgt 3–7 Tage (→ Abb. 7.18).

Komplikationen
- **Aseptische Meningitis:** häufigste Komplikation im Kindesalter (3–15 %, unbemerkt 70 %) mit mononukleärer Pleozytose und meist blandem Verlauf
- **Meningoenzephalitis** (Häufigkeit 1:1000 bis 1:5000): Benommenheit, Erbrechen, neurologische Ausfälle
- **Orchitis, Epididymitis:** Sie tritt selten im Kindesalter auf, bei einer Infektion Adoleszenter oder junger Männer ist sie häufig (25–30 %). In 13 % der Fälle kommt es zu einer Beeinträchtigung der Fertilität, selten zum Fertilitätsverlust.

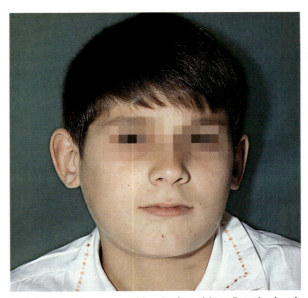

Abb. 7.18: Mumpsparotitis. Rechtsseitige Parotisschwellung. [1]

- **Pankreatitis:** unspezifische gastrointestinale Symptomatik
- **Hörstörung** (Häufigkeit 1 : 10 000): transiente oder permanente, meist einseitige Taubheit
- **Okuläre Komplikationen:** Optikusneuritis, Uveokeratitis, Dakryoadenitis, Zentralvenenthrombose
- Andere Organkomplikationen: Nephritis, Thyreoiditis, Myokarditis, Arthritis.

Diagnostik
- Aktivitätserhöhung der Amylase im Serum
- Nachweis spezifischer IgM-Antikörper
- Virusisolierung (bei ZNS-Befall) aus Speichel, Blut, Urin, Liquor
- Nachweis spezifischer Mumps-RNA mittels RT-PCR.

Prophylaxe
Die aktive Immunisierung ist im Rahmen des Impfkalenders vorgesehen. Die Eltern sollten darüber informiert werden, dass zwischen dem 7. und 12. Tag nach der Impfung eine grippale Symptomatik auftreten kann.

Therapie
Eine Behandlung ist in der Regel nicht erforderlich.

> **Merke**
>
> Häufigste Komplikation von Mumps im Kindesalter ist die aseptische Meningitis.
> Häufige Komplikationen von Mumps im Erwachsenenalter sind die Orchitis und Epididymitis mit Beeinträchtigung der Fertilität.

7.5.9 Infektiöse Mononukleose (Pfeiffer-Drüsenfieber)

Definition
Akute oder subakute Viruskrankheit durch **Epstein-Barr-Virus (EBV)** mit pseudomembranöser Tonsillitis, generalisierter Lymphadenopathie, fakultativer Hepatosplenomegalie und atypischer Lymphozytose („Pfeiffer-Zellen").

Erreger
Das **Epstein-Barr-Virus (EBV)** ist ein DNA-Virus der Herpesgruppe. *EBV* befällt B-Lymphozyten und Rachenepithelzellen. „Pfeiffer-Zellen" sind jedoch reaktive T-Lymphozyten.

Epidemiologie
Die Übertragung erfolgt meist durch infektiösen Speichel: **„kissing disease"**. Die höchste Inzidenz der manifesten Infektion liegt im Adoleszentenalter. EBV-Infektionen im Kleinkindalter verlaufen z.T. subklinisch. Ab dem 30. Lebensjahr ist die Durchseuchung nahezu 100 %. Es besteht ein relativer „Nestschutz" für 6 Monate. Die Inkubationszeit beträgt 10–50 Tage.

Klinik
Das Krankheitsbild der akuten infektiösen Mononukleose geht mit hohem **Fieber,** einer ausgeprägten, generalisierten zervikalen **Lymphadenopathie** und einer **Tonsillopharyngitis** mit gräulichen, die Tonsillengrenzen überschreitenden pseudomembranösen Belägen einher (→ Abb. 7.19). Hepatosplenomegalie, Exanthem und Ikterus sind häufige Begleitsymptome. Klinisch bereitet die Unterscheidung von einer Streptokokkenangina oft Schwierigkeiten. Bei Kindern mit angeborenen Immundefekten oder nach Organtransplantation führt eine EBV-Primärinfektion oder EBV-Reaktivierung nicht selten zu schweren, häufig letalen **lymphoproliferativen Krankheitsbildern**.

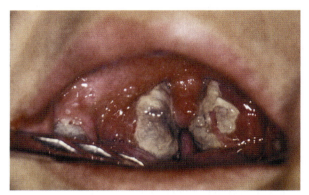

Abb. 7.19: Mononukleose. Monozytenangina: gräuliche, die Tonsillengrenzen überschreitende pseudomembranöse Beläge.

> **Merke**
>
> Die akute EBV-Infektion geht mit der Trias aus hohem Fieber, Tonsillopharyngitis und Lymphadenopathie einher.

Komplikationen
- Milzruptur in der 2. Erkrankungswoche (cave: Palpation!)
- Atemwegsobstruktion durch Tonsillenhyperplasie
- Meningoenzephalitis
- Guillain-Barré-Syndrom
- Myokarditis
- Nephritis
- Interstitielle Pneumonie
- Anämie, Neutropenie, Thrombozytopenie
- Ampicillininduziertes Exanthem (tritt bei 80 % der fälschlicherweise mit Ampicillin behandelten Patienten auf!)
- Verschiedene Malignome wie Burkitt-Lymphom, Morbus Hodgkin, Nasopharynxkarzinom und T-Zell-Lymphom sind mit EBV assoziiert, der pathogenetische Zusammenhang ist nicht geklärt.

7.5 Virusinfektionen

■ Diagnostik
- **Atypische Lymphozytose (Lymphomonozyten):** Leukozytose mit 10 000–20 000/µl in 90 % der Fälle, davon >66 % Lymphozyten, davon 20–40 % atypische „Pfeiffer-Zellen"
- **Paul-Bunnell-Hämagglutinationstest:** Agglutination von Schafserythrozyten, damit Nachweis heterophiler Antikörper. Bei älteren Kindern und Erwachsenen in 90 % der Fälle bei akuter Erkrankung positiv
- **Antikörpernachweis:** → Tabelle 7.4
- Nachweis von **spezifischer EBV-DNA** mittels **PCR**
- Bei Patienten mit EBV-assoziierten lymphoproliferativen Syndromen ist die Bestimmung der **Viruslast** mittels PCR sinnvoll.

■ Therapie
Eine etablierte antivirale Therapie existiert nicht. Antibiotika (vor allem Ampicillin) sind kontraindiziert. In der Akutphase ist eine körperliche Schonung indiziert (Milzruptur!).

7.5.10 RS-Virus-Infektionen

■ Definition
RS-Viren sind die häufigsten Erreger schwerer Infektionen des unteren Respirationstrakts (Bronchiolitis, Pneumonie) im 1. Lebensjahr.

■ Erreger
Das *Respiratory-Syncytial-(RS-)Virus* ist ein RNA-Virus aus der Familie der Paramyxoviren.

■ Epidemiologie
RSV kann in jedem Lebensalter Atemwegserkrankungen hervorrufen, die höchste Morbidität besteht jedoch in den ersten beiden Lebensjahren. Die Durchseuchungsrate am Ende des 2. Lebensjahres beträgt nahezu 100 %. Die Übertragung erfolgt durch Tröpfcheninfektion oder Schmierinfektion durch nicht erkrankte Zwischenträger. Die Kontagiosität ist hoch. Trotz positiver Serologie besteht eine Reinfektionsrate von 10–20 % (Impfproblema-

tik!). Die Inkubationszeit beträgt 3–6 Tage. Die Virusausscheidung dauert bei sonst gesunden Kindern 3–8 Tage, bei Frühgeborenen 4 Wochen, bei Immundefizienten noch länger.

■ Klinik
Im 1. Lebenshalbjahr kommt es vor allem zu einer **Bronchiolitis** mit Tachydyspnoe, Einziehungen, feuchten Rasselgeräuschen oder zu einer **Pneumonie**. Ab dem 2. Lebenshalbjahr überwiegt die **obstruktive Bronchitis** mit Fieber, Husten, Tachydyspnoe, verlängertem Exspirium, Giemen und Pfeifen. Die Reinfektion im Kleinkindalter erfolgt meist als Infekt der oberen Luftwege. Besonders schwere Verläufe treten bei Frühgeborenen mit bronchopulmonaler Dysplasie (BPD), Herzfehlern und Immundefekten auf. Die RSV-Infektion ist eine wichtige nosokomiale Infektion.

■ Diagnostik
- Virusantigennachweis aus Nasopharyngealsekret
- Antikörpernachweis möglich, aber nicht von klinischer Bedeutung.

■ Therapie
Die **symptomatische Therapie** beinhaltet die Verabreichung von Sauerstoff sowie eine Inhalationstherapie mit Epinephrin und/oder β_2-Sympathomimetika.

Eine **antivirale inhalative Therapie** mit Ribavirin wird über 3×2 h über eine Haube, jedoch nur bei Frühgeborenen oder Säuglingen mit hohem Komplikationsrisiko und RSV-Nachweis, durchgeführt. Cave: Teratogenität von Ribavirin im Tierversuch!

■ Prognose
Die Letalität bei Risikopatienten nach Hospitalisierung liegt bei etwa 1 %.

■ Prophylaxe
Hygienemaßnahmen sind von besonderer Bedeutung, insbesondere in der Klinik.

Zur medikamentösen Prophylaxe stehen ein monoklonaler RSV-spezifischer Antikörper (Palivizu-

Tab. 7.4 Spezifische EBV-Antikörperprofile.

	Anti-VCA-IgG	Anti-VCA-IgM	Anti-EA	Anti-EBNA
Keine frühere Infektion	–	–	–	–
Akute Mononukleose	+	+	+/–	–
Länger zurückliegende EBV-Infektion	+	–	–	+
Chronisch-aktive Mononukleose	++	–/+	++	–/+
Lymphoproliferative Krankheitsbilder nach Organtransplantation	++	–/+	++	–/+

VCA: Viruskapsidantigen; EA: Early Antigen; EBNA: Epstein-Barr Nuclear Antigen.
Aus: Deutsche Gesellschaft für pädiatrische Infektiologie: Handbuch Infektionen bei Kindern und Jugendlichen, 4. Aufl., S. 299, Futuramed Verlag, München 2003.

mab, Synagis®) sowie ein Immunglobulinpräparat mit hoher RSV-Antikörper-Konzentration zur Verfügung. Eine medikamentöse Prophylaxe ist indiziert bei Kindern < 2 Jahre mit bronchopulmonaler Dysplasie oder mit hämodynamisch wirksamem Herzvitium (relevante Links-rechts- und Rechts-links-Shunt-Vitien, pulmonale Hypertonie).

> **Merke**
>
> RS-Viren sind die häufigsten Erreger von schweren Infektionen des unteren Respirationstrakts bei Säuglingen und führen zu Bronchiolitis, Pneumonie und obstruktiver Bronchitis.

7.5.11 Influenzavirusinfektionen

■ Definition
Akute, oft pandemisch verlaufende Virusinfektionen mit ausgeprägter Morbidität auch im Kindesalter.

■ Erreger
Influenzaviren sind RNA-Orthomyxoviren, serologisch existieren drei Hauptgruppen (A, B, C).

■ Epidemiologie
Die Übertragung erfolgt durch Tröpfcheninfektion, die Kontagiosität ist hoch. Der Altersgipfel liegt bei 5–14 Jahren. Durch Genaustausch der Oberflächenantigene (Antigenshift) entstehen neue Subtypen und Pandemien. Zu Epidemien kommt es alle 2–3 Jahre in Zusammenhang mit Antigendrift (Antigenvariation eines Subtyps). Bei Reinfektion treten meist mildere Verläufe auf, da trotz gering veränderter antigener Determinanten meist eine Protektion durch bereits erworbene Antikörper vorliegt. Die Inkubationszeit beträgt 1–3 Tage.

■ Klinik
Säuglinge: Es kommt zum Bild einer obstruktiven Tracheobronchitis oder Bronchiolitis. Sepsisähnliche Verläufe treten bei sehr jungen Säuglingen ohne Leihimmunität auf.

Kleinkinder: Hohes Fieber, Appetitlosigkeit, Übelkeit und Erbrechen sind die Symptome der akuten Influenzavirusinfektion in dieser Altersgruppe. Ein Krupphusten entsteht durch die Beteiligung der Kehlkopfschleimhaut (stenosierende subglottische Laryngitis). Infektkrämpfe treten relativ häufig auf.
Schulkinder, Adoleszente: Fieber $> 39\,°C$, Abgeschlagenheit, Kopf-, Rücken-, Gliederschmerzen, retrosternale Schmerzen, Halsschmerzen und häufig Nasenbluten sind die unspezifischen Symptome der Infektion.

Außerdem bestehen eine Rötung des Rachens sowie eine bogenförmige, livide Verfärbung des weichen Gaumens bei trockenem, pertussiformem Husten und zähem, blutig tingiertem Schleim. Die lytische Entfieberung erfolgt nach 5–6 Tagen. Die Rekonvaleszenz dauert Wochen, oft besteht ein hartnäckiger Reizhusten.

■ Komplikationen
Kleinkinder, alte Menschen, chronisch Kranke, Diabetiker und Schwangere sind besonders gefährdet durch:
- Bakterielle Pneumonie durch Superinfektion
- Myokarditis
- Toxisch bedingte Herzinsuffizienz als wichtigste Todesursache
- Enzephalitis oder Myelitis
- Bei Influenza B Reye-Syndrom, insbesondere bei Salizylsäureverabreichung.

■ Diagnostik
- Virusisolierung in den ersten 3 Krankheitstagen aus Nasen-Rachen-Sekret
- Influenza-A- und -B-Schnelltest
- Nachweis spezifischer IgM- und IgA-Antikörper
- Nachweis viraler RNA mittels RT-PCR.

■ Therapie
Die Behandlung erfolgt vorwiegend symptomatisch. Bakterielle Superinfektionen sollten frühzeitig antibiotisch behandelt werden. Bei Risikokindern und schwer Erkrankten kann eine antivirale Therapie mit Oseltamivir (Neuraminidaseinhibitor) durchge-

Checkliste: Differenzierung von Influenza und „banaler" Infektion der oberen Luftwege.		
Symptome	**Influenza**	**Banale Infektion**
Beginn der Beschwerden	Schlagartig	Langsam
Fieber, Schüttelfrost	Häufig	Selten
Husten	Üblich, stark	Unüblich, leicht
Kopfschmerzen	Vorherrschend	Selten
Gelenk- und Gliederschmerzen	Häufig, oft sehr ausgeprägt	Kaum
Müdigkeit und Abgeschlagenheit	2–3 Wochen Dauer	Nur kurz und schwach ausgeprägt

Aus: Deutsche Gesellschaft für pädiatrische Infektiologie: Handbuch Infektionen bei Kindern und Jugendlichen, 4. Aufl., Futuramed Verlag, München 2003.

führt werden. Sie ist bei Therapiebeginn innerhalb von 48 h nach Symptombeginn wirksam.

■ Prophylaxe
Eine jährliche Impfung mit einem Impfstoff mit aktueller Antigenkombination wird für Personen, die Risikogruppen angehören (z. B. medizinisches Personal!), empfohlen.

7.5.12 Parainfluenzavirusinfektionen

■ Definition
Parainfluenzaviren sind häufige Erreger von Erkrankungen des gesamten Respirationstrakts, Assoziation im Säuglings- und Kleinkindalter insbesondere auch mit **Pseudokrupp**.

■ Erreger
Parainfluenzaviren sind RNA-Paramyxoviren. Vier Serotypen (1–4) sind bekannt.

■ Epidemiologie
Die Durchseuchung erfolgt meist vor dem 4. Lebensjahr. Die Übertragung geschieht durch Tröpfcheninfektion. Reinfektionen sind häufig, jedoch meist symptomarm. Ein „Nestschutz" besteht in den ersten 6 Monaten gegenüber Infektionen mit Parainfluenzavirus 1 und 2, nicht gegen 3. Die Inkubationszeit beträgt 2–4 Tage.

■ Klinik
Parainfluenzaviren verursachen 10–15 % der kindlichen Atemwegsinfektionen, in 80 % der Fälle ist der obere Respirationstrakt betroffen.
Säuglinge und Kleinkinder: Die akute Laryngotracheobronchitis („Pseudokrupp") ist das häufigste in dieser Altersklasse durch Parainfluenzaviren hervorgerufene Krankheitsbild. Die typischen klinischen Symptome sind Fieber, bellender Husten, Tachydyspnoe und inspiratorischer Stridor.
Ältere Kinder: Sie zeigen unspezifische Symptome wie Rhinitis, Pharyngitis, Laryngotracheitis, Bronchitis, Bronchiolitis und Pneumonie.

■ Komplikationen
- Bakterielle Superinfektionen: Otitis media, Tracheitis, Pneumonie, bei erneutem Fieberanstieg sollte von einer Superinfektion ausgegangen werden.
- Nach Parainfluenzavirusinfektion kann es, wie bei *RSV*-Infektion, zu lang anhaltender bronchialer Hyperreagibilität mit rezidivierenden obstruktiven Atemwegsbeschwerden kommen.
- Bei Immundefizienz kommt es zu sehr schweren, auch letalen Verläufen.

■ Diagnostik
- Erregernachweis durch Antigennachweis in Atemwegssekreten
- Nachweis spezifischer Antikörper.

■ Therapie
Die Behandlung ist symptomatisch. Bei bakterieller Superinfektion sollte eine antibiotische Therapie erfolgen. Bei immundefizienten Patienten wird ein Therapieversuch mit Ribavirin durchgeführt. Zur Therapie des Pseudokrupps → Kapitel Respirationstrakt, Abschnitt 13.3.1.

> **Merke**
>
> Der Pseudokrupp (subglottische Laryngitis) ist ein häufiges Krankheitsbild bei Säuglingen und Kleinkindern, das durch Parainfluenzaviren ausgelöst wird.

7.5.13 *Coxsackie-Virus*-Erkrankungen

■ Definition
Meist akute Virusinfektionen durch ***Coxsackie-Virus A*** und ***B*** mit breitem klinischem Spektrum.

■ Erreger
Coxsackie-Virus A *(A1–A24)* sowie ***B*** *(B1–B6)* gehören zur Familie der Enteroviren.

■ Epidemiologie
Die Übertragung erfolgt fäkal-oral. 95 % der Infektionen verlaufen klinisch stumm. Es besteht eine jahreszeitliche Häufung im Spätsommer und Herbst. Die Inkubationszeit beträgt 2–35 Tage, meist 3–6 Tage.

■ Klinik
Sommergrippe: Sie ist die häufigste klinische Manifestation mit unspezifischer, fieberhafter Erkrankung der oberen Atemwege, Kopf- und Gliederschmerzen, Pharyngitis, Tonsillitis, Laryngitis, Lymphadenopathie und Bronchitis.
Hand-Fuß-Mund-Krankheit: Sie führt zu Blasenbildung an Händen und Füßen sowie zu Ulzerationen der Mundschleimhaut (→ Abb. 7.20 a und b).
Herpangina: Sie geht mit hohem Fieber bis 41 °C, Erbrechen und vesikulär-ulzerösen Effloreszenzen mit erythematösem Randsaum an Gaumenbögen (→ Abb. 7.21), Tonsillen, weichem Gaumen, Uvula und Pharynx einher. DD: Stomatitis aphthosa durch Herpesviren! Eine hämorrhagische Konjunktivitis kann ebenfalls auftreten.
Myalgia epidemica (Bornholmer Krankheit): Fieber, stechende Muskelschmerzen im Brust- und oberen Abdominalbereich, Schweißausbrüche und Schocksymptomatik sind die Symptome.
Eine **Perimyokarditis** oder eine **aseptische Meningitis oder Enzephalitis** kann ebenfalls durch Coxsackie-Viren verursacht werden.
Coxsackie-Virus-Infektionen bei Neugeborenen führen zu besonders schweren Verläufen. Die Übertragung erfolgt vertikal durch die kurz vor der Geburt subklinisch erkrankte Mutter oder als nosokomiale Infektion auf der Neugeborenenstation. Klini-

7 Infektiologie

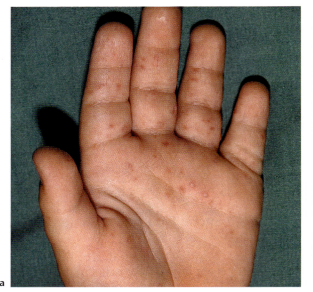

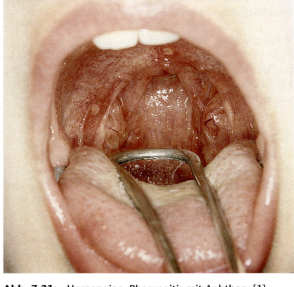

Abb. 7.21: Herpangina. Pharyngitis mit Aphthen. [1]

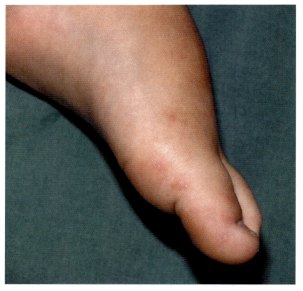

Abb. 7.20 a und b: Hand-Fuß-Mund-Krankheit: a) Blasenbildung an den Handinnenflächen; b) Blasenbildung an den Füßen.

sche Symptome sind Pneumonie, Myokarditis, Hepatitis, Meningoenzephalitis, Sepsis und Schock.

■ Diagnostik
- Virusisolierung aus Bläscheninhalt, Blut, Liquor
- Antikörpernachweis: wegen der Vielfalt der Erreger sinnlos
- Nachweis spezifischer Virus-RNA mittels RT-PCR.

■ Therapie
Die Behandlung ist symptomatisch.

■ Prophylaxe
Eine Impfung ist nicht verfügbar. Hygienische Maßnahmen verhüten nosokomiale Infektionen.

> **Merke**
>
> Die Hand-Fuß-Mund-Krankheit wird durch das Coxsackie-Virus ausgelöst.

7.5.14 Adenovirusinfektion

■ Definition
Adenoviren verursachen 5–8 % der akuten respiratorischen Erkrankungen im Kindesalter sowie gastrointestinale und ophthalmologische Symptome.

■ Erreger
Das **Adenovirus** ist ein DNA-Virus, 47 Serotypen sind bekannt.

■ Epidemiologie
Die Übertragung erfolgt durch Tröpfcheninfektion sowie fäkal-oral. Adenoviren lassen sich nur schwer durch Desinfektionsmittel inaktivieren, daher besteht die Gefahr der nosokomialen Infektion! Die Inkubationszeit beträgt 5–8 Tage.

■ Klinik
Akute respiratorische Erkrankungen: Sie gehen mit einer Pharyngitis mit wässrigen Bläschen am weichen Gaumen und einer Bronchopneumonie einher. Beim „pharyngokonjunktivalen Fieber" be-

stehen eine follikuläre Konjunktivitis und eine Lymphadenitis.

Keratoconjunctivitis epidemica: Es handelt sich um eine gefürchtete, auch nosokomiale Infektion mit Fremdkörpergefühl, Juckreiz, Brennen, Ödem und Photophobie. Die Konjunktiva weist große ovale Follikel und Pseudomembranen auf. Begleitend besteht eine präaurikuläre Lymphadenopathie. Hornhautkomplikationen sind bei Kindern seltener als bei Erwachsenen. Die Kontagiosität ist extrem hoch!

Gastrointestinale Infektionen führen zu Diarrhö. Eine Assoziation mit einer Invagination und einer Appendizitis ist bekannt.

Hämorrhagische Zystitis.

■ Diagnostik
- Im Gegensatz zu anderen Virusinfektionen sind häufig eine Leukozytose und ein erhöhtes C-reaktives Protein nachweisbar!
- Virusisolierung aus Rachenspülwasser, Augenabstrich, Stuhl, Urin, Gewebe
- Virusantigennachweis
- Nachweis spezifischer Antikörper
- Nachweis spezifischer Virus-DNA mittels PCR.

■ Therapie
Eine spezifische Therapie ist nicht verfügbar.

> **Merke**
>
> Typisch für eine Adenovirusinfektion ist die Kombination von respiratorischer Erkrankung mit ophthalmologischen und/oder gastrointestinalen Symptomen.

7.5.15 Rotavirusinfektionen

■ Definition
Rotaviren gelten weltweit als die häufigsten Gastroenteritiserreger im Säuglings- und Kleinkindalter.

■ Erreger
Rotaviren sind Viren mit doppelsträngiger RNA und Radspeichenstruktur des Kapsids (Rota, das Rad). Die Gruppen A–E sind bekannt, humanpathogen sind vorwiegend Viren der Gruppe A.

■ Epidemiologie
Die Übertragung erfolgt fäkal-oral. Rotaviren sind die häufigsten Erreger von Durchfallerkrankungen bis zum Alter von 2 Jahren. Infektionen treten vor allem während der Wintermonate auf („Winterenteritis"). Nosokomiale Infektionen auf Frühgeborenenstationen sind sehr gefürchtet. Die Inkubationszeit beträgt 1–3 Tage.

■ Klinik
Erbrechen und Diarrhö mit grüngelben, übel riechenden Stühlen bei wenig erhöhten Temperaturen sind die Hauptsymptome. Bei jungen Säuglingen besteht die Gefahr der Dehydratation und Elektrolytentgleisung. In über 50 % der Fälle bestehen unspezifische respiratorische Symptome.

■ Diagnostik
Rotavirusantigennachweis im Stuhl.

■ Therapie
Eine orale Rehydratation reicht meist aus (→ Kap. 14.4). In schwereren Fällen erfolgt die stationäre Aufnahme zur parenteralen Rehydratation.

■ Prophylaxe
Hygienische Maßnahmen auf Neugeborenenstationen sind zur Vermeidung nosokomialer Infektionen von entscheidender Bedeutung!

2006 wurde ein attenuierter oraler Lebendimpfstoff gegen Rotaviren in Deutschland für Säuglinge im Alter von 6–12 Wochen zugelassen. Schwere Rotavirusgastroenteritiden, schwere Dehydratationen und Hospitalisationen können durch die Impfung verhindert werden. Sie ist jedoch noch nicht Bestandteil der offiziellen Impfempfehlung der STIKO. Eine Assoziation mit Invagination wie bei einem vom Markt genommenen amerikanischen Impfstoff wurde bisher nicht beobachtet.

> **Merke**
>
> Rotaviren sind weltweit die häufigsten Gastroenteritiserreger im Säuglings- und Kleinkindalter.

7.5.16 Poliomyelitis

■ Definition
Akute Viruserkrankung, die die motorischen Vorderhornzellen des Rückenmarks, das Stamm- und Mittelhirn, die Stammganglien und den motorischen Kortex befällt. Breites Spektrum von meist klinisch inapparenter Infektion bis zum Vollbild der paralytischen Poliomyelitis mit zentraler und peripherer Atemlähmung sowie persistierenden schlaffen Paresen.

■ Erreger
Das **Poliomyelitisvirus** ist ein RNA-Virus aus der Familie der Enteroviren, drei Serotypen sind bekannt.

■ Epidemiologie
Die Übertragung erfolgt fäkal-oral oder als Tröpfcheninfektion. Die Kontagiosität ist hoch! 90–95 % der Infektionen verlaufen klinisch stumm. Ein epidemisches Auftreten wurde seit Beginn der Impfära lediglich in Entwicklungsländern beobachtet. Die Inkubationszeit beträgt 1–2 Wochen.

7 Infektiologie

> **Merke**
>
> Trotz der zunehmenden Impfmüdigkeit in Deutschland stieg bisher die Zahl der Polioinfektionen nicht an.

Pathogenese

Nach der Infektion kommt es zu einer Vermehrung des Virus im Epithel und im lymphoretikulären Gewebe des Pharynx und des Darmkanals. Gelangt das Virus durch die Blut-Liquor-Schranke, wird vor allem die graue Substanz befallen (polios: grau). Die Erkrankung betrifft hauptsächlich die motorischen Vorderhornzellen des Rückenmarks.

Klinik

Vorkrankheit (Minor Illness): Sie manifestiert sich mit Abgeschlagenheit, Fieber, Halsschmerzen, Erbrechen und Diarrhö. Die Dauer beträgt 1–3 Tage. In den meisten Fällen ist die Infektion damit überstanden.

Nichtparalytische Poliomyelitis (Major Illness): Sie betrifft 5–10 % der Fälle und tritt nach einer Latenzzeit von etwa 1 Woche auf. Die Symptome sind eine abakterielle Meningitis mit Fieber um 39 °C, Kopfschmerzen, Nackensteifigkeit und Liquorpleozytose.

Paralytische Poliomyelitis: 1 % der Fälle ist davon betroffen. Eine doppelgipflige Fieberkurve („Dromedarkurve") ist charakteristisch. Weitere Symptome sind Adynamie, schlaffe Lähmungen und häufig erhebliche Schmerzen. Sensibilitätsstörungen fehlen typischerweise bei Poliomyelitis! Vegetative Symptome (Tachykardie, Hypertonie, Schweißausbrüche) können hinzutreten. Durch eine Lähmung der Zwerchfellmuskulatur kommt es zu einer respiratorischen Insuffizienz.

Bulbäre Poliomyelitis: Sie ist durch hohes Fieber, Hirnnervenlähmungen, Schluckstörungen und eine zentrale Atemlähmung gekennzeichnet.

Polioenzephalitis: Es handelt sich um eine enzephalitische Verlaufsform mit sehr schlechter Prognose.

Postpoliomyelitissyndrom: Es tritt sehr häufig auf! Viele Jahre nach der Primärinfektion kann es erneut zu Muskelschwund und Schmerzen in ehemals betroffenen und nicht betroffenen Muskelregionen kommen.

> **Merke**
>
> Bei der Poliomyelitis sind hauptsächlich die motorischen Vorderhornzellen des Rückenmarks betroffen.

Diagnostik

- Virusnachweis aus Stuhl, Rachenspülwasser, Liquor
- Antikörpernachweis
- Nachweis virusspezifischer RNA mittels RT-PCR.

Therapie

Bettruhe, sorgfältige Pflege und intensive physiotherapeutische Maßnahmen stehen im Mittelpunkt. Analgetika und Antiphlogistika kommen zum Einsatz. Bei V.a. eine bedrohliche Form sollte eine frühzeitige Intensivüberwachung eingeleitet werden.

Prophylaxe

Sie besteht in einer aktiven Immunisierung mit inaktivierter Poliomyelitisvakzine (IPV) nach Salk. Die Schluckimpfung sollte wegen der Gefahr der Impfpoliomyelitis (1 : 1 Mio. Impfdosen bei Erstimpfung) nicht mehr verwendet werden.

Prognose

Minor Illness: Meist kommt es zur Restitutio ad integrum.

Paralytische Poliomyelitis: Die Letalität in der Frühphase betrug früher 5–7 %. Die partielle Rückbildung der peripheren Paresen ist, beginnend in der 3. Krankheitswoche, noch bis zu 1,5 Jahre nach Infektion bei adäquater Lagerung und Physiotherapie möglich

Bulbäre Poliomyelitis und Polioenzephalitis: Sie sind mit einer sehr schlechten Prognose assoziiert.

Spätfolgen sind Gelenkkontrakturen, Muskelatrophien, Bein- und Armlängendifferenzen, Skoliose und Osteoporose.

> **Merke**
>
> Durch sorgfältige Dokumentation aller schlaffen Lähmungen soll es in nächster Zeit gelingen, Deutschland nach den WHO-Richtlinien als „poliomyelitisfrei" zertifizieren zu lassen.

7.5.17 Zytomegalievirusinfektion

Definition

Weitverbreitete Infektion durch **Zytomegalieviren** (*CMV*), die meist klinisch inapparent verläuft, bei Patienten mit gestörter oder noch nicht ausgebildeter Immunkompetenz jedoch mit hoher Morbidität und Letalität assoziiert ist.

Erreger

Das **Zytomegalievirus** ist ein DNA-Virus der Herpesgruppe.

Epidemiologie

Die *CMV*-Infektion ist die häufigste konnatale Infektion. Die **horizontale** Übertragung erfolgt über Speichel, Urin, Muttermilch sowie Blut und transplantierte Organe. Die **vertikale** Übertragung erfolgt durch die infizierte Mutter.

184

1 % aller Neugeborenen wird infiziert, 3–4 % davon erkranken symptomatisch. Obwohl weit über 90 % der infizierten Neugeborenen bei Geburt klinisch asymptomatisch sind, entwickeln 5–15 % von ihnen bleibende Spätschäden (Hörverlust, geistige Retardierung; → Abb. 7.23). Die Inkubationszeit nach Organtransplantation beträgt 4 Wochen bis 4 Monate, bei Bluttransfusion 3–12 Wochen.

■ Pathologie
Ein zytopathogener Effekt mit Bildung von Riesenzellen mit intranukleären Einschlüssen (Eulenaugenzellen) ist für die *CMV*-Infektion charakteristisch.

> **Merke**
>
> Die *CMV*-Infektion ist die häufigste konnatale Infektion.

■ Klinik
Infektionen im Kindesalter, immunkompetente Patienten: Der Verlauf ist meist asymptomatisch. Sonst tritt ein mononukleoseähnliches Krankheitsbild mit Fieber, Pharyngitis, Lymphadenopathie und Hepatosplenomegalie auf.
Infektionen im Kindesalter, immundefiziente Patienten: Es kommt zu interstitieller Pneumonie, Retinitis, Ösophagitis und chronischer Diarrhö. Bei Frühgeborenen tritt ein sepsisähnliches Krankheitsbild auf, das mit einer 24 %igen Letalität assoziiert ist.
Konnatale *CMV*-Infektion: Etwa 96 % aller Neugeborenen mit konnataler *CMV*-Infektion sind bei Geburt klinisch asymptomatisch. Akutsymptome sind Hautblutungen, Hepatosplenomegalie, Ikterus, Dystrophie, Mikrozephalie, Chorioretinitis (→ Abb. 7.22), intrazerebrale Verkalkungen und Petechien durch Thrombozytopenie. Bleibende Spätschäden treten bei 90 % der symptomatisch Erkrankten und bei 5–15 % der asymptomatischen Patienten auf: Hörschäden, Sehschäden, psychomotorische Retardierung und Zahndefekte (→ Abb. 7.23).

■ Diagnostik
- Nachweis des *CMV*-Antigens pp65 oder des *CMV*-Early-Antigens im Urin
- Nachweis spezifischer Virus-DNA mittels PCR in Blut, Urin, Liquor: Damit ist die Bestimmung der Viruslast möglich
- Nachweis spezifischer IgM- und IgG-Antikörper.

> **Merke**
>
> Der Nachweis von *CMV* ist nur in Verbindung mit der klinischen Symptomatik ein zuverlässiger Hinweis auf eine *CMV*-Erkrankung.

■ Therapie
Bei schwerer konnataler *CMV*-Infektion oder bei Immunsuppression kann ein Therapieversuch mit Ganciclovir i.v. unternommen werden. Nebenwirkungen sind Knochenmarkdepression, Leber- und Nierentoxizität. Bei ganciclovirresistenten CMV-Stämmen kommt Foscarnet zum Einsatz.

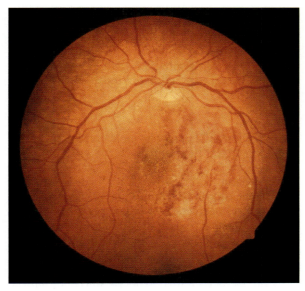

Abb. 7.22: Chorioretinitis bei *CMV*-Infektion.

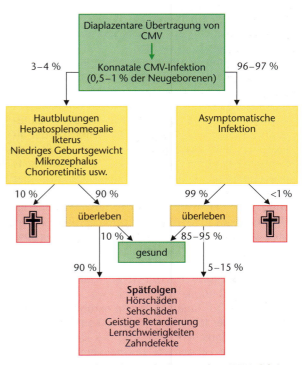

Abb. 7.23: Manifestationen der konnatalen *CMV*-Infektion. Modifiziert nach: Deutsche Gesellschaft für pädiatrische Infektiologie: Handbuch Infektionen bei Kindern und Jugendlichen, 4. Aufl., S. 745, Futuramed Verlag, München 2003.

▪ Prognose

Bei symptomatischer konnataler *CMV*-Infektion beträgt die Letalität 10 %, bei asymptomatischer konnataler *CMV*-Infektion liegt sie unter 1 %.

▪ Prophylaxe

Jede Frau im gebärfähigen Alter sollte vor einer Schwangerschaft ihren *CMV*-Antikörperstatus feststellen lassen. Hygienische Maßnahmen sind vor allem im Krankenhaus wichtig. Frühgeborene und immundefiziente Patienten sollten möglichst leukozytenfreie Blutprodukte von *CMV*-seronegativen Spendern erhalten. Die Gabe von *CMV*-Hyperimmunglobulin und eine hoch dosierte Aciclovirtherapie können die Inzidenz von symptomatischen *CMV*-Erkrankungen bei seronegativen Transplantatempfängern reduzieren.

Kasuistik

A: Eine 27 Jahre alte Schwangere erkrankt in der 30. SSW für wenige Tage mit Fieber, Pharyngitis und zervikaler Lymphadenopathie. In der 38. SSW wird Lisa mit einem zu niedrigen Geburtsgewicht von 2900 g bei normaler Körperlänge von 48 cm und einem regelrechten Kopfumfang von 36 cm geboren.

D: Bei der körperlichen Untersuchung unmittelbar nach der Geburt fallen eine Hepatosplenomegalie und Petechien am Stamm auf. Bereits 1 h postnatal muss Lisa wegen insuffizienter Spontanatmung intubiert und beatmet werden.

Die Laboruntersuchungen ergeben eine Leukozytose (30 000/µl), eine Thrombozytopenie (70 000/µl), eine Erhöhung des C-reaktiven Proteins (5,5 mg/dl) sowie Cholestasezeichen (direktes Bilirubin im Serum 5,5 mg/dl; Aktivität der γ-Glutamyltransferase im Serum 900 IU/l; Aktivität der alkalischen Phosphatase im Serum 760 IU/l). Die Röntgenaufnahme des Thorax zeigt beidseits pneumonische Infiltrate. Die Sonographie des Schädels ist unauffällig.

Diag: Der Nachweis des CMV-Early-Antigens im Urin und des CMV-Antigens pp65 im Blut sichert die Diagnose einer konnatalen Zytomegalievirusinfektion. Die daraufhin veranlasste ophthalmologische Untersuchung ergibt eine Chorioretinitis.

T + V: Aufgrund des schweren Krankheitsbildes wird eine Therapie mit Ganciclovir i.v. durchgeführt. Nach 11 Tagen kann Lisa extubiert werden. Im Verlauf der folgenden Wochen kommt es zu einer kontinuierlichen Besserung des klinischen Zustandes. Die Laborwerte normalisieren sich. Eine Hörprüfung im Alter von 8 Monaten ergibt eine milde Hörminderung. Lisa entwickelt sich altersentsprechend.

7.5.18 Frühsommermeningoenzephalitis (FSME)

▪ Definition

Durch Zecken übertragene Flavivirusinfektion mit endemischem Vorkommen in verschiedenen Regionen Mittel- und Osteuropas.

▪ Erreger

Das **FSME-Virus** ist ein Flavivirus, ein RNA-Virus aus der Familie der Arboviren („arthropode-borne", d. h. durch Arthropoden, Zecken und Mücken übertragen).

▪ Epidemiologie

Die Übertragung erfolgt durch Zeckenstich (*Ixodes ricinus*). In Endemiegebieten sind 0,1 % der Zecken infiziert. 25–30 % der infizierten Personen erkranken. Es besteht eine jahreszeitliche Häufung im Hochsommer. Die Inkubationszeit beträgt 1–8 Tage.

▪ Klinik

Prodromalstadium: Bei 30 % der Infizierten treten Fieber und eine grippale Symptomatik auf.
Zentralnervöse Krankheitsphase: Bei 10–30 % der grippeähnlich Erkrankten kommt es nach einer symptomfreien Latenzphase von 1–20 Tagen zu Meningitis (60 %), Meningoenzephalitis (30 %) oder Meningomyeloenzephalitis (10 %). Symptome sind hohes Fieber, Kopfschmerzen, Übelkeit, Erbrechen, Krampfanfälle, Schwächegefühl, Müdigkeit, Apathie und Koma. Im Akutstadium kommen Lähmungen der peripheren Nerven sowie eine Hirnstamm- oder Bulbärsymptomatik vor. Spätschäden sind Lähmungen mit Schultergürtelatrophie und zerebelläre Ausfälle.

▪ Diagnostik

- Liquor: Bild einer Virusmeningitis (→ Kap. 7.1.2)
- Nachweis spezifischer IgM- und IgG-Antikörper bereits zu Beginn der neurologischen Erkrankung nachweisbar
- Nachweis virusspezifischer RNA mittels RT-PCR nur während der uncharakteristischen Krankheitsphase.

▪ Therapie

Eine spezifische Therapie ist nicht verfügbar, die Behandlung erfolgt symptomatisch.

▪ Prophylaxe

Die **aktive Immunisierung** wird für Personen, die sich in Risikogebieten aufhalten, empfohlen. Bei Kindern < 3 Jahre sollte die Indikation wegen der hohen Fieberrate (15 % Temperatur > 38 °C) jedoch zurückhaltend gestellt werden.

Die **passive Immunisierung** mit FSME-Immunglobulin ist derzeit bei Kindern unter 14 Jahren nicht erlaubt, da besonders schwere Erkrankungen

nach postexpositioneller Immunglobulingabe auf-
getreten sind.

■ Prognose
Die Letalität der FSME beträgt etwa 1 %.

7.5.19 Human-Immunodeficiency-Virus-(HIV-)Infektion

■ Definition
Infektion durch das humanpathogene Retrovirus
HIV, den Auslöser des in der Regel tödlich verlau-
fenden, erworbenen Immundefektsyndroms AIDS
(Acquired Immunodeficiency Syndrome).

■ Erreger
HIV-1: Retrovirus mit der Fähigkeit, genetische In-
formation mittels einer reversen Transkriptase in
DNA zu „übersetzen" und sich in die Wirtszell-
DNA zu integrieren. Es kommt hauptsächlich in
Europa und Nordamerika vor.
HIV-2: Es kommt vorwiegend in Westafrika und In-
dien vor. Die durch *HIV-2* verursachte Erkrankung
verläuft milder, und die Infektion wird seltener ver-
tikal übertragen.

■ Epidemiologie
Während der ersten Jahre waren aus dem pädiatri-
schen Patientengut hauptsächlich Hämophiliepati-
enten betroffen. Heute betrifft das größte Patienten-
kollektiv Kinder HIV-infizierter Mütter. Die verti-
kale Infektion erfolgt intrauterin und perinatal. Eine
Infektion durch Muttermilch hat bei uns kaum Be-
deutung, da HIV-infizierten Müttern vom Stillen ab-
geraten wird. Die vertikale Transmissionsrate in
Deutschland beträgt ohne Prophylaxe 15 %, mit
Prophylaxe < 2 %.
Die Inzidenz opportunistischer Infektionen und
anderer AIDS definierender Erkrankungen im Kin-
desalter ist in den westlichen Ländern seit Einfüh-
rung hochaktiver antiretroviraler Kombinationsthe-
rapien dramatisch zurückgegangen.

■ Pathogenese
Zielzellen der Infektion sind in erster Linie Zellen,
die das CD4-Molekül auf ihrer Oberfläche tragen,
z.B. T-Helfer-Zellen, Monozyten, Makrophagen
und Gliazellen. Nach Bildung eines DNA-Strangs
wird das retrovirale Genom in die humane DNA in-
tegriert. Nach einer zu Beginn der Infektion sehr
hohen Virusreplikation wird diese durch die ausge-
bildete Immunität vermindert. In dieser klinisch
meist asymptomatischen Krankheitsphase kommt
es jedoch weiterhin zur Virusvermehrung in den
Zielzellen, insbesondere in Lymphknoten, die da-
durch zerstört werden.
Es entsteht eine chronische Infektionskrankheit,
die durch einen zunehmenden Immundefekt ge-
kennzeichnet ist.

■ Klinik
Horizontale Infektion: Sie ist in der Pädiatrie von
untergeordneter Bedeutung. Das klinische Erschei-
nungsbild entspricht dem bei Erwachsenen.
Vertikale Infektion: Ohne Behandlung werden ver-
tikal infizierte Kinder in einem Drittel der Fälle in
den ersten 3 Lebensjahren symptomatisch, der über-
wiegende Teil jedoch erst nach 6–7 Jahren.
Klinische Frühsymptome: Bei einem Drittel der In-
fizierten kommt es 1–12 Wochen nach der Infektion
zu einem mononukleoseähnlichen Krankheitsbild
mit Fieber, Hepatosplenomegalie, generalisierter
Lymphadenopathie und makulopapulösem Exan-
them.
Klinische Spätsymptome: Bei fortschreitendem Im-
mundefekt treten opportunistische Infektionen,
Malignome und AIDS definierende Erkrankungen
auf (→ Checkliste und Tab. 7.6).
Die klinische Klassifikation nach CDC (→ Tab.
7.5) dient der Kommunikationserleichterung.

Checkliste: Symptome der HIV-Infektion im Kindesalter.
Milde Symptome (Kategorie A, CDC)
Lymphadenopathie (> 0,5 cm, mehr als zwei Stationen)
Hepatosplenomegalie
Dermatitis
Bilaterale Parotisschwellung
Rezidivierende oder persistierende Infektionen der oberen Luftwege, Sinusitis oder Otitis
Mäßig schwere Symptome (Kategorie B, CDC)
Persistierendes Fieber > 1 Monat
Anämie < 8 g/dl, Neutropenie < 1000/µl, Thrombozytopenie < 100 000/µl > 30 Tage
Kardiomyopathie/Karditis
Lymphoide interstitielle Pneumonie
Hepatitis
Nephropathie
Rezidivierende oder chronische Durchfälle
CMV-Infektion < 2. Lebensmonat
Herpes-simplex-Stomatitis > 2 Episoden/Jahr
Herpes-simplex-Bronchitis, -Pneumonie, -Ösophagitis, < 2. Lebensmonat
Herpes zoster > 2 Episoden an > 1 Dermatom
Disseminierte Varizellen
Bakterielle Meningitis, Pneumonie, Sepsis
Nocardiose
Oropharyngeale Candidose > 2 Monate bei Kindern > 6 Monate
Toxoplasmose < 2. Lebensmonat
Leiomyosarkom

7 Infektiologie

Tab. 7.5 CDC-Klassifikation der HIV-Infektion bei Kindern < 13 Jahre (CDC, 1994).

	Keine Symptome	Milde Symptome/ Befunde	Mäßige Symptome/ Befunde	Schwere Symptome/ Befunde
Kein ID	N1	A1	B1	C1
Mäßiger ID	N2	A2	B2	C2
Schwerer ID	N3	A3	B3	C3

ID: Immundefekt.

Diagnostik

- Bestimmung der CD4-positiven T-Zell-Konzentration
- Nachweis spezifischer HIV-Antikörper im Serum: Bestätigung mit einer zweiten Untersuchungsmethode und aus einer zweiten Blutprobe
- Nachweis von spezifischem HIV-Antigen (p24)
- Nachweis von spezifischer HIV-DNA/RNA mittels PCR oder RT-PCR
- Virusanzucht in der Kultur
- Nachweis einer HIV-Infektion beim Neugeborenen: Bei vertikaler Infektion ist die Differenzierung zwischen diaplazentar übertragenen mütterlichen IgG-Antikörpern und kindlichen Antikörpern in den ersten 18 Lebensmonaten nicht möglich. Alle Kinder HIV-positiver Mütter weisen daher unabhängig vom Infektionsstatus in den ersten Monaten HIV-Antikörper auf, die bis in das 3. Lebensjahr persistieren können. Durch Nachweis HIV-spezifischer DNA aus kindlichen Lymphozyten oder HIV-spezifischer RNA aus Plasma kann die kindliche Infektion innerhalb der ersten 4–6 Wochen spezifisch erfasst werden. Bei Kindern, die postnatal oder deren Mütter während der Schwangerschaft antiretroviral behandelt wurden, kann der positive Nachweis u. U. erst nach 4 Monaten erfolgen.

> **Merke**
>
> Die Durchführung der HIV-Diagnostik erfordert das explizite Einverständnis des Patienten oder des Erziehungsberechtigten!

Therapie

Unerlässliche Voraussetzung für den Beginn einer antiretroviralen Therapie (ART) ist die zweifelsfrei gesicherte Diagnose einer HIV-Infektion. Die Indikationen zur Therapie sind in Tabelle 7.7 zusammengefasst.

Therapieziel ist die Senkung der Viruslast unter die Nachweisgrenze (< 50 Kopien/ml).

Drei Substanzgruppen stehen derzeit zur Verfügung: nukleosidische und nukleotidische Reverse-

Tab. 7.6 AIDS definierende Erkrankungen bei Kindern unter 13 Jahren (Kategorie C, CDC).

Bakterielle Infektionen	Mehr als 2 Septikämien, Pneumonien, Meningitiden, Knochen- oder Gelenkinfektionen, Abszesse in 2 Jahren Tuberkulose, extrapulmonal oder disseminiert Atypische Mykobakteriose, extrapulmonal oder disseminiert	
Pilzinfektionen	Candidiasis von Ösophagus, Trachea, Bronchien, Lunge Histoplasmose, extrapulmonal oder disseminiert Kryptokokkose, extrapulmonal Kokzidioidomykose, extrapulmonal *Pneumocystis-carinii*-Pneumonie	
Virusinfektionen	HSV	Bronchitis, Pneumonie, Ösophagitis bei Kindern > 1 Monat oder mukokutanes Ulkus > 1 Monat
	EBV	Lymphoide interstitielle Pneumonie
	CMV	Zytomegalie außerhalb von Leber, Milz und Lymphknoten bei Kindern > 1 Monat
	HIV	Enzephalopathie Wasting Syndrome
	JC-Viren	Progressive multifokale Leukenzephalopathie
Parasitäre Infektionen	ZNS-Toxoplasmose bei Kindern > 1 Monat	
	Kryptosporidiose, Diarrhö > 1 Monat Isosporidiose, Diarrhö > 1 Monat	
Maligne Tumoren	Lymphome Kaposi-Sarkom	

7.5 Virusinfektionen

Tab. 7.7 Indikationsstellung für die initiale antiretrovirale Therapie bei Kindern in Abhängigkeit vom Alter.

	Klinik	Viruslast	Zahl CD4-Zellen
0–12 Monate	Alle Stadien (CDC-Klassifikation)	Alle unabhängig von der Viruslast	Alle unabhängig von CD4 %
12–24 Monate	B und C	> 100 000	< 25 %
25–48 Monate	B und C	> 100 000	< 20 %
> 48 Monate	B und C	> 100 000	< 15 %

Transkriptase-Inhibitoren (**NRTI**, z. B. Azidothymidin, Zidovudin, Lamivudin), nichtnukleosidische Reverse-Transkriptase-Inhibitoren (**NNRTI**, z. B. Efavirenz, Nevirapin) und Proteaseinhibitoren (**PI**, z. B. Nelfinavir, Ritonavir, Amprenavir).

Eine **Dreifachtherapie** (2 NRTI + 1 PI oder 2 NRTI + 1 NNRTI) ist gegenüber einer Zweifachtherapie mit 2 NRTI überlegen. Die Empfehlungen zu Medikamentenkombinationen in Abhängigkeit vom Alter sind in Tabelle 7.8 zusammengefasst.

Eine **sorgfältige Überwachung** (CD4, Viruslast, Medikamentenspiegel, Nebenwirkungen) von Patienten, die eine ART erhalten, ist unbedingt erforderlich. Die Therapie sollte spätestens nach 12 Wochen zu einer Reduktion der Viruslast um 1 log und nach 4–6 Monaten unter die Nachweisgrenze führen. Dies ist bei 50–70 % der Patienten der Fall. Bei Therapieversagen erfolgt eine Umstellung der Therapie. **Unerwünschte Nebenwirkungen** der ART sind häufig und können zum Abbruch der Therapie führen. Die wichtigsten sind Übelkeit, Diarrhö, Exantheme, Störungen des Lipidmetabolismus, Lipodystrophie und eine schwere Laktatazidose.

Neben der ART erhalten Kinder mit HIV-Infektionen **Immunglobuline** i.v. bei rezidivierenden viralen und bakteriellen Infektionen sowie eine **antibiotische Dauertherapie** mit Cotrimoxazol zur Prophylaxe der *Pneumocystis-jirovecii*-Pneumonie (*P. carinii*).

> **Merke**
>
> Bei der HIV-Therapie ist die regelmäßige Einnahme der Medikamente von zentraler Bedeutung. Eine schlechte Compliance führt zur Gefährdung des Therapieerfolgs und zur Resistenzentwicklung! Ein „Einschwören" der Beteiligten auf das Therapieregime ist daher unabdingbar.

■ **Empfehlungen zur Prophylaxe der vertikalen HIV-Infektion**
- HIV-Testung vor oder während der Schwangerschaft
- Zidovudin p.o. ab der 32. SSW
- Elektive Sectio nach der vollendeten 36. SSW
- Prä- und perioperativ Zidovudin i.v.
- Vom Stillen wird dringend abgeraten.
- Das Neugeborene erhält postnatal Zidovudin i.v. für 10 Tage oder p.o. für 2–6 Wochen.

> **Merke**
>
> Prophylaktische Maßnahmen können die vertikale HIV-Transmissionsrate von 15 % auf unter 2 % senken!

■ **Empfehlungen zu Impfungen bei HIV-Infektion:** → Tabelle 7.9.

Tab. 7.8 Antiretrovirale Therapie: Empfehlungen zu Medikamentenkombinationen in Abhängigkeit vom Alter.

Prinzip/Alter	Medikamentenkombination
2 NRTI + 1 PI	
Jünger als 3 Monate	2 NRTI + NFV
Älter als 3 Monate	2 NRTI + NFV
	2 NRTI + LPV/r
2 NRTI + 1 NNRTI	
Jünger als 3 Monate	2 NRTI + NVP
Älter als 3 Monate	2 NRTI + NVP
	2 NRTI + EFV
3 NRTI + 1 NNRTI	
Säuglinge	„Babycocktail"
	AZT + 3 TC + ABC + NVP

AZT: Zidovudin; 3 TC: Lamivudin; ABC: Abacavir; NVP: Nevirapin; EFV: Efavirenz; NFV: Nelfinavir; LPV/r: Lopinavir/Ritonavir.

Tab. 7.9 Impfungen bei HIV-Infektion nach STIKO, 2008.

Impfstoff	Asymptomatische Infektion	Symptomatische Infektion
Inaktivierte Impfstoffe/Toxoide	Empfohlen	Empfohlen
Masern	Empfohlen	Nicht empfohlen
Mumps-, Röteln- und andere Lebendimpfstoffe	Empfohlen	Nicht empfohlen
Varizellen	Möglich (CD4 ≥ 25%)	Kontraindiziert
Tuberkulose (BCG)	Kontraindiziert	Kontraindiziert

▪ Prognose

Die Prognose quoad vitam ist langfristig wahrscheinlich immer noch infaust. Die Morbidität konnte jedoch durch den Einsatz aller Therapiemaßnahmen erheblich reduziert werden. Dadurch wird die Lebensqualität der Patienten positiv beeinflusst.

Es besteht die Hoffnung, dass weitere Fortschritte bei der Weiterentwicklung der antiretroviralen Polychemotherapie erzielt werden können und die Lebenserwartung betroffener Kinder dadurch weiter steigt.

7.6 Impfungen

Eine wichtige ärztliche Aufgabe besteht darin, für einen ausreichenden Impfschutz der Patienten zu sorgen. Die Grundimmunisierung sollte im Säuglingsalter früh begonnen, ohne Verzögerungen durchgeführt und zeitgerecht abgeschlossen werden. Auffrischimpfungen sorgen dafür, dass der Impfschutz erhalten bleibt. Der derzeitige Impfkalender umfasst Impfungen zum Schutz vor Diphtherie (D/d), Pertussis (aP), Tetanus (T), *Haemophilus influenzae* Typ b (Hib), Hepatitis B (HB), Poliomyelitis (IPV), Pneumokokken, Meningokokken, Masern, Mumps, Röteln (MMR) und Varizellen (→ Tab. 7.11).

7.6.1 Impfkalender

Um die Zahl der Injektionen möglichst gering zu halten, sollten vorzugsweise Kombinationsimpfstoffe verwendet werden. Impfstoffe mit unterschiedlichen Antigenkombinationen von D/d, T, aP, HB, Hib, IPV bzw. MMR und Varizellen sind verfügbar.

▪ Kontraindikationen

Häufig unterbleiben indizierte Impfungen, weil bestimmte Umstände irrtümlicherweise als Kontraindikationen angesehen werden. Echte und falsche Kontraindikationen sind in Tabelle 7.10 zusammengefasst.

7.6.2 Diphtherieimpfung

▪ Impfstoff

Es handelt sich um einen Toxoidimpfstoff (mit Formalin entgiftetes Diphtherietoxin).

▪ Durchführung

Die Grundimmunisierung erfolgt durch drei (bei Kombination mit Pertussisvakzine vier) Injektionen. Eine Auffrischung wird im 6. Lebensjahr und dann alle 10 Jahre durchgeführt.

Bei allen Auffrischimpfungen und bei Erstimpfungen nach dem 6. Lebensjahr wird ein Kombinationsimpfstoff mit reduziertem Diphtherietoxoidgehalt (Td) verwendet.

Tab. 7.10 Echte und falsche Kontraindikationen für Impfungen.

Echte Kontraindikationen	Falsche Kontraindikationen
• < 2 Wochen nach akuter, behandlungsbedürftiger Erkrankung • Allergien gegen Impfstoffbestandteile (z.B. Neomycin, Streptomycin, Hühnereiweiß) • Immundefekt (Lebendimpfung) • Schwangerschaft (Lebendimpfung)	• Banale Infekte mit Temperaturen < 38,5°C • Kontakt des Impflings zu Personen mit ansteckenden Erkrankungen • Krampfanfälle in der Familie • Fieberkrämpfe in der Anamnese des Impflings (ggf. Antipyretikaprophylaxe) • Ekzem • Antibiotikatherapie • Therapie mit niedrig dosierten oder lokal angewendeten Kortikosteroiden • Schwangerschaft der Mutter des Impflings • Immundefekt (Totimpfstoffe) • Neugeborenenikterus • Frühgeburtlichkeit • Chronische Erkrankungen sowie nicht progrediente Erkrankungen des ZNS

7.6 Impfungen

Tab. 7.11 Impfkalender nach Empfehlungen der STIKO, 2008.

Impfstoff	Alter in vollendeten Monaten					Alter in vollendeten Jahren			
	2	3	4	11–14	15–23	5–6	9–11	12–17	Ab 18
DTaP	1.	2.	3.	4.					
D/Td*						A	A		A
aP						A	A		
Hib	1.	**	2.	3.					
IPV	1.	**	2.	3.			A		
HB	1.	**	2.	3.			G		
Pneumokokken	1.	2.	3.	4.					
Meningokokken				1. ab vollendetem 12. Monat ***					
MMR				1.	2.				
Varizellen				1.	2.****				
HPV								SM*****	

DTaP: Diphtherie-Tetanus-azelluläre Pertussis-Vakzine; DT: Diphtherie-Tetanus-Vakzine; Td: Tetanus-Diphtherie-Vakzine mit reduziertem Diphtherietoxoidgehalt; aP: azelluläre Pertussisvakzine; Hib: *Haemophilus-influenzae*-Vakzine; IPV: inaktivierte Poliomyelitisvakzine; HB: Hepatitis-B-Vakzine; MMR: Masern-Mumps-Röteln-Vakzine; HPV: Humane Papillomaviren.
A: Auffrischimpfung; G: Grundimmunisierung aller noch nicht geimpften Jugendlichen bzw. Komplettierung des Impfschutzes; SM: Standardimpfung für Mädchen.
*   Ab einem Alter von 5 Jahren Verwendung eines Impfstoffs mit reduziertem Diphtherietoxoidgehalt (d).
**   Antigenkombinationen, die eine Pertussiskomponente enthalten, werden nach dem für DTaP angegebenen Schema benutzt.
***   Nicht gleichzeitig mit Pneumokokken-, MMR-Varizellen, MMRV-Impfstoff.
****   Bei Verwendung des Kombinationsimpfstoffes MMRV ist eine 2. Dosis gegen Varizellen erforderlich.
*****   Grundimmunisierung mit 3 Dosen für alle Mädchen im Alter von 12–17 Jahren.

■ Nebenwirkungen
Häufig kommt es zu Lokalreaktionen (Rötung, Infiltration), vorwiegend bei Impfung älterer Kinder. Deshalb erfolgt ab dem 6. Lebensjahr eine Toxoiddosisreduktion.

> **Merke**
>
> Bei Erstimpfung nach dem 6. Lebensjahr wird die Toxoiddosis reduziert.

7.6.3 Tetanusimpfung

■ Impfstoff
Es handelt sich um einen Toxoidimpfstoff (mit Formalin entgiftetes Tetanustoxin).

■ Durchführung
Die Grundimmunisierung erfolgt durch drei Impfungen im 1. Lebensjahr im Abstand von 4–8 Wochen und eine vierte Injektion im 2. Lebensjahr in Kombination mit Diphtherie und Pertussis. Eine Boosterimpfung wird im 6. Lebensjahr und dann alle 10 Jahre durchgeführt.

■ Simultanimpfung
Bei Verletzung und fehlendem Impfschutz werden Tetanusimmunglobulin und Toxoidimpfstoff gleichzeitig kontralateral verabreicht. Bei Ungeimpften erfolgt eine Wiederholung der aktiven Impfung nach 4 Wochen und nach 6 Monaten.

Nach neuesten Empfehlungen sollte die Tetanusimpfung im Verletzungsfall dazu genutzt werden, fehlenden Schutz gegen Diphtherie und Pertussis durch Verwendung eines Kombinationsimpfstoffes (z.B. Boostrix®) aufzufrischen.

■ Verträglichkeit
Sie ist sehr gut, allergische Begleitreaktionen sind selten.

7.6.4 Pertussisimpfung

■ Impfstoffe
Azelluläre Pertussisimpfstoffe (Pa) bestehen nicht mehr aus ganzen Zellen von *B. pertussis*, sondern entweder aus zellfreien Extrakten oder aus hochgereinigten einzelnen Komponenten des Erregers.

■ Durchführung
Die Grundimmunisierung aller Säuglinge erfolgt mit drei Dosen von DTaP ab der vollendeten 8. Lebenswoche. Eine vierte Dosis wird im Alter zwischen 11 und 14 Monaten verabreicht. Alle Kinder erhalten im Alter von 5–6 Jahren eine Auffrischimpfung zusammen mit der Auffrischung gegen Tetanus und Diphtherie. Das Nachholen oder die Vervollständigung der Pertussisimmunisierung im Kindes- und Jugendalter wird empfohlen.

Infektiologie

■ **Wirksamkeit**
Die Schutzrate beträgt 80–90 %.

■ **Nebenwirkungen**
Azelluläre Pertussisimpfstoffe sind ausgezeichnet verträglich. Lokalreaktionen treten bei unter 1 %, Fieber über 39,5 °C nur noch bei 0,5 % aller Säuglinge auf. Es besteht kein gehäuftes Auftreten von Fieberkrämpfen oder anderen neurologischen Symptomen.

■ **Kontraindikationen**
Keine.

> **Merke**
>
> Im ersten Lebensjahr werden in Deutschland Schutzimpfungen gegen Diphtherie, Tetanus, Pertussis, *Haemophilus influenzae* Typ b, Poliomyelitis, Hepatitis B und Pneumokokken empfohlen.

7.6.5 Hib-Impfung

■ **Impfstoffe**
Es stehen vier Konjugatimpfstoffe aus Polyoligosaccharidkapselantigen von *Haemophilus influenzae* Typ b mit verschiedenen Trägerproteinen zur Verfügung.

■ **Durchführung**
Bei alleiniger Applikation erfolgt die Impfung im 3. und 5. Lebensmonat sowie im Alter zwischen 11 und 14 Monaten. Bei Verwendung von Kombinationsimpfstoffen erfolgt die dreimalige Applikation im 1. Lebensjahr. Nach dem 12. bzw. 15. Lebensmonat reicht eine einmalige Hib-Impfung aus. Eine Hib-Impfung nach dem 5. Lebensjahr ist in der Regel nicht mehr erforderlich, kann aber bei Risikokindern, z. B. nach Splenektomie, durchgeführt werden.

■ **Wirksamkeit**
Bezüglich invasiver Hib-Erkrankungen konnten hohe Schutzraten (> 90 %) nachgewiesen werden. Die Verträglichkeit ist gut.

7.6.6 Polioimpfung

■ **Impfstoff**
Die inaktivierte, trivalente Poliomyelitisvakzine nach Salk enthält im Gegensatz zur früher verwendeten Schluckimpfung nicht vermehrungsfähige Viren. Sie wird parenteral verabreicht.

■ **Durchführung**
Bei alleiniger Applikation wird die Impfung im 3. und 5. Lebensmonat sowie im Alter zwischen 11 und 14 Monaten durchgeführt. Bei Verwendung von Kombinationsimpfstoffen erfolgt die dreimalige Applikation im 1. Lebensjahr. Eine Auffrischimpfung sollte im Alter zwischen 9 und 17 Jahren stattfinden.

■ **Wirksamkeit**
Sie entspricht der des früher verwendeten oral zu verabreichenden Impfstoffs.

■ **Kontraindikationen**
Keine.

> **Merke**
>
> Die Polioschluckimpfung wird wegen des – wenn auch sehr geringen – Risikos einer vakzineassoziierten paralytischen Poliomyelitis nicht mehr empfohlen.

7.6.7 Hepatitis-B-Impfung

■ **Impfstoffe**
Es handelt sich um gentechnologisch hergestellte Impfstoffe, die frei von HBV und HIV sind.

■ **Durchführung**
Seit Oktober 1995 ist die Hepatitis-B-Impfung für alle Säuglinge empfohlen. Argumente für eine allgemeine Impfempfehlung: In Deutschland erkranken jährlich 50 000 Personen an einer Hepatitis B. 10 % davon werden chronische Virusträger. Die Viruspersistenz bei Erkrankung im Neugeborenenalter liegt bei 90 %!
Bei alleiniger Applikation wird die Impfung im 3. und 5. Lebensmonat sowie im Alter zwischen 11 und 14 Monaten durchgeführt. Bei Verwendung von Kombinationsimpfstoffen erfolgt die dreimalige Applikation im 1. Lebensjahr. Ein Kombinationsimpfstoff für Hepatitis A und B für Kinder nach dem 1. Lebensjahr ist verfügbar.

■ **Wirksamkeit**
Über 95 % der Kinder erreichen eine Anti-HBs-Antikörperkonzentration von > 10 IE/l. Eine routinemäßige postvakzinale Titerbestimmung ist daher nicht erforderlich. Sie wird nur bei Risikopatienten durchgeführt.

■ **Nebenwirkungen**
Bei etwa 5 % der geimpften Kinder treten Fieber, Unwohlsein und Lokalreaktionen auf.

■ **Simultanimpfung**
Sie wird bei Neugeborenen HBsAg-positiver Mütter unmittelbar postnatal, am besten im Kreißsaal, spätestens jedoch 12 h nach Geburt durchgeführt. Es erfolgt die kontralaterale Applikation von HBV-Immunglobulin und aktiver Impfung.

7.6.8 Pneumokokkenimpfung

■ **Impfstoff**
Es handelt sich um einen 7-valenten Pneumokokken-Konjugat-Impfstoff. Er enthält die sieben Sero-

typen, die 80 % der invasiven Pneumokokkenerkrankungen wie Sepsis und 90 % der Pneumokokkenmeningitiden verursachen. Der für Erwachsene empfohlene 23-valente Pneumokokken-Polysaccharid-Impfstoff ist bei Kindern unter 2 Jahren nicht wirksam.

■ Durchführung
Die STIKO empfiehlt eine Grundimmunisierung aller Säuglinge und Kleinkinder bis zum Alter von 24 Monaten. Drei Impfungen erfolgen im 1. Lebensjahr, eine im 2. Lebensjahr, in der Regel zeitgleich mit den anderen empfohlenen Impfungen. Eine Verabreichung in Kombination mit anderen Impfstoffen ist möglich (hexavalenter Impfstoff, MMR-Impfstoff, Varizellenimpfstoff). Eine gleichzeitige Verabreichung des Meningokokken-C-Impfstoffes sollte nicht erfolgen (Reduktion der Immunogenität).

■ Wirksamkeit
Die Effektivität des Impfstoffes bezüglich eines Schutzes gegen invasive Infektionen wie Sepsis und Meningitis beträgt etwa 80 %. Der Impfstoff schützt auch vor nichtinvasiven Pneumokokkeninfektionen wie z. B. Otitis media.

■ Nebenwirkungen
Der Impfstoff ist insgesamt gut verträglich. Lokale Reaktionen an der Injektionsstelle (Schwellung, Erythem) sowie leichtes Fieber kommen jedoch vor.

■ Kontraindikationen
Keine.

7.6.9 Meningokokkenimpfung

■ Impfstoff
Es handelt sich um einen konjugierten Meningokokken-C-Impfstoff.

■ Durchführung
Die STIKO empfiehlt die Meningokokken-C-Impfung für alle Kinder ab dem Alter von 12 Monaten. Die Grundimmunisierung erfolgt mit einer Impfstoffdosis. Sie sollte nicht gleichzeitig mit einer Pneumokokken-, MMR-, Varizellen- oder einer MMRV-Kombinationsimpfung durchgeführt werden.

■ Nebenwirkungen
Der Impfstoff wird in der Regel gut vertragen. Gelegentlich treten Reaktionen an der Injektionsstelle (Schwellung, Rötung) oder grippeartige Beschwerden auf (Fieber, Kopfschmerzen, Gliederschmerzen).

■ Kontraindikationen
Keine.

7.6.10 Masernimpfung

■ Impfstoff
Es handelt sich um eine Lebendimpfung mit vermehrungsfähigem, attenuiertem Masernvirus. Sie ist als Monovakzine oder in Kombination mit Impfstoffen gegen Mumps und Röteln oder gegen Mumps, Röteln und Varizellen verfügbar.

■ Durchführung
Derzeit wird eine Impfung ab dem 12. Lebensmonat empfohlen, eine zweite Impfung erfolgt im 2. Lebensjahr.

■ Wirksamkeit
Die Impfung führt bei über 95 % der Geimpften zur Serokonversion. Sie schützt mit großer Sicherheit vor dem Auftreten einer SSPE.

■ Nebenwirkungen
Im Allgemeinen ist die Verträglichkeit gut. Fieber, Exanthem und Konjunktivitis sind am 7.–12. Tag nach der Impfung möglich („Impfmasern"). Die Geimpften sind nicht ansteckend. Ob nach der Impfung eine Enzephalitis auftreten kann, ist umstritten. Allergische Reaktionen können bei Überempfindlichkeit gegenüber Hühnereiweiß auftreten. Hauttests vom verzögerten Typ (Tuberkulintestung) können für einen Zeitraum von 4–6 Wochen falsch negativ ausfallen und sollten daher verschoben werden.

■ Kontraindikationen
Bei Säuglingen unter 1 Jahr sollte die Masernimpfung nicht durchgeführt werden (mütterliche Leihimmunität kann den Impferfolg reduzieren).

Schwangerschaft, Neomycinüberempfindlichkeit, akute fieberhafte Erkrankungen sowie primäre und sekundäre Immunmangelzustände außer HIV sind weitere Kontraindikationen.

7.6.11 Mumpsimpfung

■ Impfstoff
Es handelt sich um eine Mumpslebendvakzine mit attenuiertem Mumpsvirus. Sie ist als Monovakzine oder in Kombination mit Impfstoffen gegen Masern und Röteln oder gegen Masern, Röteln und Varizellen verfügbar.

■ Durchführung
Derzeit wird eine Impfung ab dem 12. Lebensmonat empfohlen, eine zweite Impfung erfolgt im 2. Lebensjahr.

■ Wirksamkeit
Die Impfung erzeugt sowohl eine humorale als auch eine zelluläre Immunität. Die Effektivität liegt bei über 95 %, insbesondere wird die Inzidenz der Mumpsmeningoenzephalitis deutlich vermindert.

Nebenwirkungen

Fieber und eine blande Parotisschwellung können nach der Impfung auftreten.

Kontraindikationen

Bei Säuglingen unter 1 Jahr sollte die Mumpsimpfung nicht durchgeführt werden (mütterliche Leihimmunität kann den Impferfolg reduzieren). Schwangerschaft, Neomycinüberempfindlichkeit sowie angeborene oder erworbene T-Zell-Defekte sind weitere Kontraindikationen.

7.6.12 Rötelnimpfung

Impfstoff

Es handelt sich um eine Lebendimpfung aus attenuierten Rötelnviren. Sie ist als Monovakzine oder als Kombinationsimpfstoff mit Impfstoffen gegen Masern und Mumps oder gegen Masern, Mumps und Varizellen verfügbar.

Durchführung

Derzeit wird eine Impfung ab dem 12. Lebensmonat empfohlen, eine zweite Impfung erfolgt im 2. Lebensjahr. Eine gesonderte Rötelnimpfung bei Mädchen nach dem 11. Lebensjahr ist nicht mehr notwendig, wenn zwei Masern-Mumps-Röteln-Impfungen vorausgegangen sind.

Darüber hinaus erfolgt die individuelle Impfung erwachsener Frauen ohne Rötelnantikörper.

Wirksamkeit

Die Effektivität beträgt etwa 95 %.

Nebenwirkungen

Fieber, Impfexanthem, Lymphadenopathie und Arthralgien können, vorwiegend bei Adoleszentenimpfungen, auftreten.

Kontraindikationen

Bei Säuglingen unter 1 Jahr sollte die Rötelnimpfung nicht durchgeführt werden (mütterliche Leihimmunität kann den Impferfolg reduzieren).

Schwangerschaft (aber kein Fall der pränatalen Impfschädigung bekannt), Immundefekt außer HIV sowie eine kurz zurückliegende Bluttransfusion oder Immunglobulingabe sind weitere Kontraindikationen.

> **Merke**
>
> Die Masern-, Mumps- und Rötelnimpfung wird erstmals im 2. Lebensjahr durchgeführt.

7.6.13 Varizellenimpfung

Impfstoff

Es handelt sich um eine Lebendimpfung mit vermehrungsfähigem, attenuiertem *Varicella-Zoster*-Virus.

Durchführung

Die aktive Impfung gegen Varizellen wird für alle Kinder im 2. Lebensjahr sowie für alle ungeimpften 9- bis 17-Jährigen, die noch nicht an Varizellen erkrankt sind, empfohlen. Sie wird in der Regel im Alter von 11 bis 14 Monaten durchgeführt, entweder simultan bei der ersten MMR-Impfung oder frühestens 4 Wochen nach dieser. Bei Verwendung des Kombinationsimpfstoffes MMRV ist die Gabe einer zweiten Dosis gegen Varizellen im Abstand von 4–6 Wochen erforderlich.

Wirksamkeit

Die Schutzrate beträgt bei Kindern bis zum 12. Lebensjahr 97 %, bei älteren Personen 90 %.

Nebenwirkungen

Der Impfstoff ist sehr gut verträglich. Milde lokale Reaktionen an der Impfstelle sind die häufigste Nebenwirkung. Selten treten wenige, an Varizellen erinnernde Bläschen auf (Impfexanthem). Eine Zweiterkrankung im Sinne eines Herpes zoster kann durch das Impfvirus entstehen, allerdings fünfmal seltener als nach Wildvirusinfektion, der Erkrankungsverlauf ist wesentlich milder.

Kontraindikationen

Bei Säuglingen unter 11 Monaten sollte die Varizellenimpfung nicht durchgeführt werden (Leihimmunität kann den Impferfolg reduzieren). Schwangerschaft und Immundefekte sind weitere Kontraindikationen.

7.6.14 Humane Papillomaviren (HPV)-Impfung

Impfstoff

Es handelt sich um rekombinant hergestellte Impfstoffe, die nicht-infektiöse, virusähnliche Partikel enthalten.

Durchführung

Seit 2007 empfiehlt die STIKO zur Reduktion der Krankheitslast durch das Cervix-Karzinom eine generelle Impfung gegen humane Papillomaviren (Typ HPV 16 und 18, die 70 % aller Cervix-Karzinome verursachen) für alle Mädchen im Alter von 12 bis 17 Jahren. Die Impfung mit 3 Dosen innerhalb von 6 Monaten sollte vor dem ersten Geschlechtsverkehr abgeschlossen sein. Die Impfung gegen HPV sollte genutzt werden, andere für Jugendliche empfohlene Impfungen zu vervollständigen.

Wirksamkeit

Die bisher zugelassenen Impfstoffe sind sehr wirksam. So waren nahezu alle geimpften Frauen vor persistierenden Infektionen mit HPV 16 und/oder 18 geschützt, sofern sie vor der Impfung noch nicht mit HPV in Kontakt gekommen waren. Die Dauer der Immunität ist bisher nicht bekannt.

■ Nebenwirkungen

Die Impfstoffe gelten als gut verträglich. Gelegentlich kommen Hautreaktionen an der Einstichstelle (Rötung, Schmerzen, Schwellung) und vorübergehende Temperaturerhöhungen vor, selten sind Übelkeit, Erbrechen, Schwindel oder Überempfindlichkeitsreaktionen.

In sehr seltenen Fällen wurden Ohnmachtsanfälle nach der Impfung berichtet. Es wird daher empfohlen, geimpfte Personen über einen Zeitraum von 15 Minuten nach Verabreichung des Impfstoffs zu beobachten.

7.6.15 BCG-Impfung

■ Impfstoff

Es handelt sich um einen attenuierten, bovinen Mykobakterienstamm (**B**acillus **C**almette-**G**uérin).

■ Indikationsimpfungen

Die routinemäßige Impfung mit dem derzeit verfügbaren Impfstoff wird wegen der ungünstigen Nutzen-Risiko-Relation nicht empfohlen.

■ Wirksamkeit

Eine hämatogene Streuung bei Primärtuberkulose wird nicht mit Sicherheit verhindert. Miliartuberkulose und Meningitis tuberculosa können auch bei geimpften Kindern auftreten.

■ Nebenwirkungen

- Verlust der Tuberkulindiagnostik
- Impfulzera
- Regionäre Lymphknoteneinschmelzung (1 : 200 bis 1 : 2 000)
- BCG-Knochentuberkulose (1 : 5 000 bis 1 : 100 000)
- Generalisierte BCG-Tuberkulose bei primären Immundefekten.

7.7 Pilzinfektionen

7.7.1 Tinea

■ Definition

Hauterkrankungen durch keratinophile Dermatophyten, die nach ihrer Lokalisation bezeichnet werden.

■ Ätiologie

Trichophyten und Epidermophyten; bei *Tinea capitis, faciei* und *corporis* erfolgt die Übertragung meist durch Tiere. Bei *Tinea pedum* erfolgt die Übertragung meist von Mensch zu Mensch (Schwimmbäder, Sporthallen, Duschen).

■ Nomenklatur

- Trichophytie: Dermatophytose in behaarten Arealen
- Epidermophytie: Dermatophytose in unbehaarten Arealen
- Onychomykose: Nagelbefall.

■ Klinik

Tinea capitis profunda: Behaarter Kopf, Wimpern, Augenbrauen sind betroffen und weisen scheibenförmige, scharf begrenzte, randbetonte und sich randwärts ausdehnende Herde mit Rötung, Schuppung und follikulären Pusteln auf. Pilze dringen an den Haaren in die Tiefe und bilden abszedierende Knoten mit eitriger Sekretion. Im erkrankten Areal kann es zu Haarausfall kommen. Eine nuchale Lymphknotenschwellung sowie Fieber können begleitend auftreten.

Tinea manuum et pedum: An Palmae, Plantae und interdigital treten dyshidrosiforme, hyperkeratotisch-rhagadiforme oder mazerativ-erosive Hautveränderungen auf.

Tinea unguium ist bei Kindern selten, sie kann u. U. im Rahmen einer Fußmykose mit gelber Verfärbung, Dystrophie, Splitterung und distaler Abhebung des Nagels auftreten.

■ Diagnostik

- Pilznachweis: mikroskopischer Hyphennachweis im Nativpräparat
- Pilzkultur.

■ Therapie

Lokal: Chinosol®-Umschläge, Imidazolderivate (z. B. Canesten®)
Systemisch wird Fluconazol p.o. verabreicht.

7.7.2 Candidiasis

■ Definition

Entzündliche Erkrankung, meist durch *Candida albicans*, mit Befall von Haut, Schleimhäuten und Organen, häufig im Rahmen von Störungen der körpereigenen Abwehr.

Tab. 7.12 Übersicht wichtiger Pilzinfektionen: DHS-System.

Dermatophyten Tinea	Hefen und Sprosspilze	Schimmelpilze
Trichophyten Epidermophyten	Candida Kryptokokken Trichosporen	Aspergillen

■ Ätiologie
Candida ist der häufigste Erreger von Pilzerkrankungen im Kindesalter und physiologischer Saprophyt der Schleimhäute. Gehäufter Nachweis erfolgt in Kliniken. Die Pathogenität für den Menschen entsteht erst durch Begünstigung der Vermehrung, z. B. durch Antibiotika- oder Zytostatikatherapie, Immundefekte oder Verweilkatheter. Bei Säuglingen in den ersten 3 Lebensmonaten kann es auch ohne prädisponierende Faktoren zur raschen Candida-Überwucherung kommen.

■ Klinik
Stomatitis (Mundsoor): weiße, mit dem Spatel schwer abstreifbare Beläge, bei Ablösung leicht blutend (→ Abb. 7.24).
Windeldermatitis: Rötung, Schuppung, Erosionen, Mazeration im Windelbereich.
Vulvovaginitis: Rötung, Schwellung, Beläge, Juckreiz, Pusteln und Eryhteme.
Balanitis candidomycetica: entzündliche Bläschen, Papeln an Glans und Präputium.
Hautcandidose: blassgelbe Maculae und Blasen auf rotem Grund, später nässend, hochrot. Pathognomonisch: Satelliten in der gesunden Haut um die flächige Dermatitis.
Chronische mukokutane Candidiasis: gleichzeitiger Befall von Haut, Schleimhäuten und Nägeln. Tritt bevorzugt bei T-Zell-Defekt, IgA-Mangel und erworbener Immunschwäche auf!
Candida-Sepsis: gefürchtete Komplikation immunsuppressiver Therapien. Unspezifische Symptome sind Fieber, Hepatosplenomegalie und rascher Verfall.
Lungencandidose: häufigste Organmykose, die mit unspezifischen klinischen und röntgenologischen Zeichen einhergeht.

■ Diagnostik
- Direkter Pilznachweis: Mikroskopie, Anzüchtung
- Antigen- und Antikörpernachweis im Serum.

■ Therapie
Lokal: Nystatin, Miconazol, Amphotericin B.
Systemisch: Amphotericin B in Kombination mit 5-Flucytosin, Fluconazol.
Allgemein: zuckerarme Ernährung! Feuchtigkeit bekämpfen.

■ Prognose
Sie ist allgemein gut, bei systemischer Beteiligung jedoch ernst (abhängig vom Immunstatus).

> **Merke**
>
> *Candida albicans* ist der häufigste Erreger von Pilzerkrankungen im Kindesalter.

7.7.3 Aspergillose
■ Ätiologie
Aspergillus fumigatus, A. flavus, A. niger und andere. Die Inhalation der Sporen ist häufig, da Aspergillen ubiquitär präsent sind. Prädispositionen sind Immunsuppression, Tuberkulose und zystische Fibrose.

■ Klinik
Allergische bronchopulmonale Aspergillose: Sie tritt bei Patienten mit chronischen Lungenerkrankungen (zystische Fibrose, Asthma bronchiale) gehäuft auf und manifestiert sich anfangs mit den Symptomen einer obstruktiven Atemwegserkrankung. Dyspnoe und braun-blutiger Auswurf sind weitere Symptome.
Aspergillome sind isolierte Pilzknoten, die in bestehenden pulmonalen Hohlräumen (Kaverne, bronchogene Zyste) wachsen und nicht in das Lungengewebe infiltrieren. Intermittierender Husten ist oft das einzige Symptom.
Invasive Aspergillosen kommen fast ausschließlich bei immunsupprimierten Patienten vor und können alle Organe betreffen. Sie gehen mit schlechtem Allgemeinzustand, hohem Fieber und Husten einher.

■ Diagnostik
- Mikroskopischer Nachweis
- Kulturen aus Sputum oder Bronchialsekret
- Serologie
- IgE hoch, Eosinophilie
- Röntgen-Thorax: weiche, diffuse Infiltrate, bei Ansiedelung in präformierten Höhlen (Tbc) sind Rundherde mit apikaler Luftsichel charakteristisch.

■ Therapie
Bei einer invasiven Aspergillose ist die intravenöse Verabreichung von Amphotericin B und 5-Fluorocytosin erforderlich. Häufig kann eine chirurgische Intervention, z. B. eine Nasennebenhöhlenausräumung, notwendig sein.

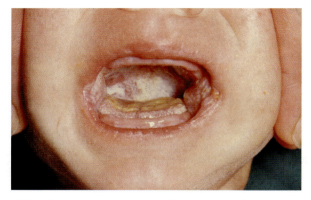

Abb. 7.24: Ausgeprägter Mundsoor mit weißen, schwer abstreifbaren Belägen am Gaumen und auf der Zunge.

7.8 Wurmerkrankungen

7.8.1 Infektionen mit Nematoden (Fadenwürmer)

Askariasis

■ **Ätiologie**

Die Eier von **Ascaris lumbricoides** (Spulwurm) haften an mit Fäkalien gedüngtem Gemüse. Die Aufnahme erfolgt fäkal-oral, befallen werden nur Menschen. Eier gelangen in den Dünndarm, wo die Larven ausschlüpfen. Die Larven durchbohren die Darmwand und gelangen in die Gefäße. Von dort erfolgt über Blut und Lymphe der Transport in die Lunge und über Bronchien und Trachea in den Rachenraum, wo sie verschluckt werden und erneut in den Dünndarm gelangen. Hier erfolgt die Heranreifung zum Wurm.

■ **Klinik**

Meist besteht ein nur geringes Krankheitsgefühl mit „Nabelkoliken" und Übelkeit. Im Larvenstadium kommen Husten, Fieber und Pneumonien hinzu. Vereinzelt kann es zu Ileus, Ikterus oder Appendizitis kommen. Gallenwegsobstruktionen sind möglich. Der Wurmaustritt erfolgt oral und anal (→ Abb. 7.25).

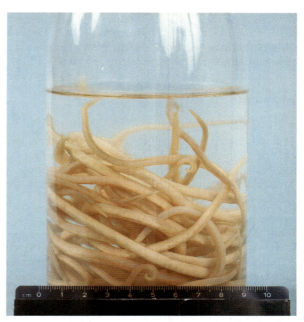

Abb. 7.25: Spulwürmer.

■ **Diagnostik**
- Würmer und Wurmeier im Stuhl
- Labor: Eosinophilie
- Röntgen-Thorax: evtl. eosinophiles Lungeninfiltrat Löffler.

■ **Therapie**

Pyrantel-Embonat wird einmalig oder Mebendazol über 3 Tage verabreicht. Eine Wiederholung nach 2 Wochen ist erforderlich, da die Therapie nur gegen adulte Würmer und nicht gegen Larven wirkt!

■ **Prophylaxe**

Gründliches Waschen oder Blanchieren von Rohkost ist die wichtigste Präventivmaßnahme.

Enterobiasis

■ **Ätiologie**

Es handelt sich um eine häufige Wurmerkrankung bei Kindern durch **Oxyuris vermicularis** (Madenwurm). Die Übertragung erfolgt fäkal-oral von der Perianalregion Infizierter oder über Staub, Bettwäsche und Kleidung. Im Dünndarm entstehen Larven aus verschluckten Eiern, die in wenigen Tagen zur Geschlechtsreife heranwachsen und zum Zäkum wandern, wo die Kopulation stattfindet. Die Weibchen legen im Mastdarm und perianal ihre Eier ab. Durch digitale Autoinfektion (Kratzen) gelangen die Eier von den Fingernägeln zum Mund.

■ **Klinik**

Das klinische Leitsymptom ist der perianale Pruritus. Allgemeinsymptome treten nicht auf.

■ **Diagnostik**
- Inspektion Anus/Stuhl: weiße Würmer
- Wurmeier auf perianalem Klebestreifen.

■ **Therapie**

Pyrantel-Embonat wird einmalig oder Mebendazol über 3 Tage verabreicht. Eine Wiederholung nach 2 Wochen ist erforderlich, da die Therapie nur gegen adulte Würmer und nicht gegen Larven wirkt! Die gleichzeitige Behandlung von Mitbewohnern ist empfehlenswert.

Tab. 7.13 Übersicht wichtiger Wurmerkrankungen.

Nematoden (Fadenwürmer)	Trematoden (Saugwürmer)	Zestoden (Bandwürmer)
Askariasis (Spulwurm)	Fasziolose (Leberegel)	Taeniasis (Rinderbandwurm)
Oxyuriasis (Madenwurm)		Taeniasis (Schweinebandwurm)
Trichuriasis (Peitschenwurm)		
Toxokariasis (Hunde-, Katzenspulwurm)		
Trichinose (Fadenwurm)		

7 Infektiologie

> **Merke**
>
> Die Enterobiasis ist eine häufige Wurmerkrankung bei Kindern, die fäkal-oral übertragen wird.

Trichuriasis

■ **Ätiologie**

Es handelt sich um eine Infektion mit *Trichuris trichiura* (Peitschenwurm). Die Aufnahme der Eier erfolgt über gedüngtes Gemüse. Der Wurm besiedelt den Dickdarm und den Blinddarm, wo er sich in die Schleimhaut „einbohrt".

■ **Klinik**

Meist ist die Erkrankung harmlos. Bei längerfristigem Befall kann es jedoch zu hypochromer Anämie und Gewichtsstillstand kommen. Ein massiver Befall führt zu Durchfällen, Kolitis mit Blutungen und Tenesmen. Die in die Schleimhaut eingebohrten Würmer treten oft mit einem Rektumprolaps zutage.

■ **Therapie**

Die Behandlung erfolgt mit Mebendazol über 3 Tage. Die Anämiebehandlung ist wichtig!

■ **Prophylaxe**

Gründliches Waschen oder Blanchieren von Rohkost ist die wichtigste Präventivmaßnahme.

Toxokariasis

■ **Ätiologie**

Es handelt sich um eine Infektion mit *Toxocara canis* (Hundespulwurm) oder *Toxocara cati* (Katzenspulwurm). Die Eier werden mit dem Kot der Tiere ausgeschieden. Die Infektion des Menschen erfolgt durch Ingestion von Eiern auf kontaminierter Erde. Im Dünndarm verlassen die Larven die Eier, penetrieren die Darmwand und wandern über Blut und Lymphe als Larva migrans visceralis in verschiedenste Organe, z.B. Gehirn, Lunge, Leber, und als Larva migrans ocularis in das Auge. Es bilden sich eosinophile Granulome.

■ **Klinik**

In Abhängigkeit von der aufgenommenen Menge an Wurmeiern kann es zu lang anhaltenden Störungen des Allgemeinbefindens mit unklaren Schmerzen, schlechtem Gedeihen, Anorexie, Hepatomegalie und Fieber kommen. Typisch ist eine Lungenbeteiligung mit Husten, Giemen, Dyspnoe und Auswurf.

Am schwerwiegendsten ist die zumeist einseitige okuläre Toxokariasis, die mit Chorioretinitis, Endophthalmitis oder Papillitis mit konsekutivem Strabismus, Skotom oder Visusverschlechterung einhergeht.

■ **Diagnose**

- Ausgeprägte Leukozytose mit Eosinophilie
- Hypergammaglobulinämie
- Anämie
- Nachweis spezifischer Antikörper
- Leberbiopsie (nicht routinemäßig indiziert): Nachweis eosinophiler Granulome mit Larven.

■ **Therapie**

Albendazol wird über 4 Wochen gegeben, bei okulärem Befall in Kombination mit Kortikosteroiden. Die Behandlung ist nicht immer erfolgreich.

■ **Prophylaxe**

Die Haustiersanierung ist entscheidend.

Trichinose

■ **Ätiologie**

Es handelt sich um eine Infektion mit *Trichinella spiralis*. Die Übertragung erfolgt meist durch rohes Schweinefleisch, sie ist durch Fleischbeschau selten geworden. Trichinen leben im Dünndarm von Säugetieren. Befruchtete Weibchen dringen in die Darmwand ein und setzen die Larven in den Lymphbahnen ab. Jungtrichinen gelangen über die Lymphe in das Blut und zur Muskulatur. Dort dringen sie in Muskelfasern ein, es kommt zu lokalem Zerfall, Abkapselung durch Bindegewebe und Verkalkung. Eingeschlossene Trichinen bleiben über viele Jahre entwicklungsfähig, entwickeln sich aber nur weiter, wenn sie mit dem umgebenden Muskelfleisch in einen neuen Wirt gelangen. Die Freisetzung im Darm des neuen Trägers geschieht durch Andauung der Kapsel.

■ **Klinik**

Die Symptomatik beginnt 7–10 Tage nach der Ingestion.

Intestinale Phase: Zunächst besteht ein allgemeines Krankheitsgefühl mit Bauchschmerzen, Erbrechen und Diarrhö. Anschließend wird die Muskulatur befallen. **Muskuläre Phase:** Es treten Muskelschmerzen, Müdigkeit, Fieber, Augenschwellungen, Konjunktivitis und Eosinophilie auf. Der Befall der Atemmuskulatur kann zu Atemnot und Pneumonie führen.

ZNS-Befall: Es treten Symptome einer Meningitis, fokale Paresen bis hin zur Lähmung der Extremitäten, Erlöschen der Muskeleigenreflexe und eine periphere Neuropathie auf. Eine Myokarditis kann begleitend bestehen. Exantheme kommen vor.

> **Merke**
>
> Die Trias Lidödeme, Muskelschmerzen und Fieber ist charakteristisch für die Trichinose.

7.8 Wurmerkrankungen

■ Diagnostik
- Eosinophilie (50–80 %)
- CK im Serum häufig erhöht
- Nachweis spezifischer Antikörper
- Intrakutantest: wird ab der 2. Woche positiv.

■ Therapie
Albendazol oder Mebendazol sollte über mindestens 1 Woche verabreicht werden.

7.8.2 Infektionen mit Trematoden (Saugwürmer)

Fasziolose

■ Ätiologie
Infektion mit *Fasciola hepatica* (großer Leberegel) oder *Dicrocoelium lanceolatum* (kleiner Leberegel).

Schnecken fungieren als Zwischenwirt, feuchte Gräser sind passive Zwischenträger. Es erfolgen die Besiedelung des Darms von Pflanzenfressern und Ausscheidung der Eier mit dem Kot. Nach der oralen Infektion kommt es zur Penetration der Darmwand und zum Befall der Leber.

■ Klinik
Fieberhafte Allgemeinerscheinungen und eine schmerzhafte Hepatomegalie sind die klinischen Symptome.

■ Diagnostik
- Leukozytose und Eosinophilie
- Mikroskopischer Nachweis von Leberegeleiern in Stuhl und Duodenalsaft
- Nachweis spezifischer Antikörper.

■ Therapie
Triclabendazol ist gut wirksam.

7.8.3 Taeniasis

Infektion mit Taenia saginata (Rinderbandwurm)

■ Ätiologie
Bei der Infektion mit *Taenia saginata* (Rinderbandwurm) handelt es sich um die häufigste Bandwurminfektion bei Kindern. Der Zwischenwirt Rind nimmt Bandwurmeier mit Gräsern von jauchegedüngten Wiesen auf. Die Larven schlüpfen im Rinderdarm aus, wandern durch die Darmwand in die Gefäße und über das Blut in die Muskulatur, wo die Einkapselung stattfindet (Finne). Die Finne wird bei Genuss rohen Rindfleisches aufgenommen, sie stülpt sich aus, haftet an der Darmwand und bildet Proglottiden. Der Bandwurm wächst bis zu einer Länge von 10 m heran! Glieder lösen sich ab und werden einzeln ausgeschieden.

■ Klinik
Es bestehen keine oder nur uncharakteristische Symptome. Bauchschmerzen, Gewichtsverlust, Heißhunger, Myalgien können auftreten.

■ Diagnostik
- Bandwurmglieder auf der Stuhloberfläche
- Mikroskopisch: Proglottiden
- Eosinophilie.

■ Therapie
Niclosamid ist das Medikament der Wahl.

■ Prophylaxe
Kein rohes Fleisch essen, sondern durchbraten, kochen oder einfrieren.

> **Merke**
>
> Ein Befall mit *Taenia saginata* führt zur häufigsten Bandwurminfektion bei Kindern.

Infektion mit Taenia solium (Schweinebandwurm)

■ Ätiologie
Taenia solium; der Infektionsweg ist ähnlich wie bei Infektion mit dem Rinderbandwurm. Der Schweinebandwurm erreicht eine maximale Länge von 3–4 m. Die Infektion mit ihm tritt allerdings seltener auf.

■ Klinik
Der im Darm sitzende Wurm verursacht kaum Symptome. Es droht jedoch die Gefahr der Zystizerkose als Folge einer Selbstinfektion (anal-orale Übertragung von Eiern oder Hochwürgen von Bandwurmgliedern). Es können Sehstörungen oder eine basale Meningitis auftreten.

■ Diagnostik
Wie Rinderbandwurm.

■ Therapie
Niclosamid ist auch hier das Medikament der Wahl. Bei einer Zystizerkose wird Praziquantel eingesetzt.

✚ 008 IMPP-Fragen

8 Immunologie

Inhaltsverzeichnis

8.1 Primäre Immundefektsyndrome 200

    8.1.1 B-Zell-Defekte 201
    8.1.2 T-Zell-Defekte 202
    8.1.3 Kombinierte T- und
            B-Zell-Defekte 203

8.2 Sekundäre Immundefektsyndrome ... 206

8.3 Impfungen bei Immundefekt 206

8.1 Primäre Immundefektsyndrome

Über 70 primäre Immundefekte sind zurzeit bekannt. Die kumulative Inzidenz aller primären Immundefekte beträgt 1 : 10 000. Wir unterscheiden primäre B-Zell-Defekte, primäre T-Zell-Defekte und kombinierte Immundefekte. Darüber hinaus können sekundäre Immundefekte, z. B. im Rahmen von Virusinfektionen, auftreten.

■ Klinische Leitsymptome bei primären B-Zell-Defekten

Es besteht eine erhöhte Anfälligkeit für **bakterielle** Infektionen mit wechselnder Lokalisation und häufigen Rezidiven: Otitis media, Sinusitis, Pneumonie, Gastroenteritis. Besonders im frühen Kindesalter treten systemische bakterielle Infektionen auf: Sepsis, Meningitis, Arthritis. Symptome, die auf eine gestörte Immunregulation schließen lassen, sind Hyperplasien der lymphatischen Organe (Lymphadenopathie, Hepatosplenomegalie).

■ Klinische Leitsymptome bei primären T-Zell-Defekten

Es besteht eine erhöhte Anfälligkeit für Infektionen durch **Viren, Pilze, Parasiten** und **intrazelluläre**

Bakterien. Rezidivierende Infektionen, die weder spontan noch unter antibiotischer Therapie vollständig ausheilen, sind charakteristisch.

Checkliste: 10 Warnsignale für einen Immundefekt.	
Mindestens 8 Ohrinfektionen innerhalb 1 Jahres	Rezidivierende, tiefe Abszesse der Haut und/oder anderer Organe
Mindestens zwei ernsthafte Entzündungen der Nasennebenhöhlen innerhalb 1 Jahres	Hartnäckiger Pilzbefall der Mundschleimhaut oder anderer Hautpartien jenseits des 1. Lebensjahres
Einnahme von Antibiotika über 2 Monate ohne klinische Besserung	Notwendigkeit der Gabe intravenöser Antibiotika
Mehr als 2 Lungenentzündungen innerhalb 1 Jahres	Mehr als zwei lebensbedrohliche Infektionen
Gedeih- und Wachstumsstörungen	Angeborene Immundefekte in der Familie

Zehn klinische Warnsignale, die auf das Vorliegen eines Immundefektsyndroms hinweisen, fasst die Checkliste zusammen.

■ Diagnostik
→ Tabelle 8.1.

Tab. 8.1 Übersicht diagnostischer Maßnahmen bei Verdacht auf Immundefekt.

Unspezifisches Immunsystem	Humorales Immunsystem	Zelluläres Immunsystem
Zahl neutrophiler Granulozyten	Immunglobuline G, M, A, E, D	Lymphozytenzahl
Thrombozytenzahl	B-Zellen quantitativ	T-Zellen quantitativ
Jolly-Körperchen	B-Zell-Typisierung	CD4-, CD8-Zellen quantitativ
Komplementsystem: C_3, C_4, CH_{50}, Ap_{50}	In-vitro-Stimulation B-Zellen	In-vitro-Stimulation T-Zellen
Granulozytenfunktionstests	IgG-Subklassen	Hauttests
NK-Zell-Funktionstests	Impfantikörper	HLA-Typisierung
Molekulargenetik	Molekulargenetik	Zytokine

8.1.1 B-Zell-Defekte

■ Definition
Immundefekte, bei denen es gehäuft zu Infektionen mit pyogenen Bakterien, vor allem Staphylokokken, Pneumokokken, Meningokokken und *Haemophilus influenzae* nach dem 6. Lebensmonat kommt, wobei die Immunantwort auf Viren, Pilze und intrazelluläre Bakterien (Mykobakterien, Mykoplasmen) weitgehend ungestört ist.

Transitorische Hypogammaglobulinämie

■ Definition
Hypogammaglobulinämie, die über den 6. Lebensmonat hinaus persistiert.

■ Epidemiologie
Die Häufigkeit der transitorischen Hypogammaglobulinämie ist wahrscheinlich relativ hoch, besonders bei Frühgeborenen. Mädchen und Jungen sind gleich häufig betroffen. Es gibt nur wenige gut dokumentierte Fälle.

■ Pathogenese
Ein Differenzierungsdefekt mit verzögerter Reifung der T-Helfer-Funktion führt zur Hypogammaglobulinämie.

■ Klinik
Es besteht eine erhöhte Anfälligkeit gegenüber bakteriellen Infektionen mit vermehrtem Auftreten von **Otitiden** und **Sinusitiden,** die jedoch gut auf eine antibiotische Therapie ansprechen.

■ Diagnostik
- Isolierte Erniedrigung von IgG im Serum
- Die Bildung von Impfantikörpern ist trotz Hypogammaglobulinämie normal: wichtiges Unterscheidungskriterium gegenüber bleibenden Formen der Hypogammaglobulinämie!

■ Therapie
In der Regel ist keine Therapie notwendig. Bei schweren bakteriellen Infektionen kann eine Immunglobulinsubstitution durchgeführt werden.

■ Prognose
Sie ist sehr gut.

Selektiver IgA-Mangel

■ Definition
Häufigster, autosomal-rezessiv oder -dominant vererbter Immundefekt mit isoliertem Fehlen von IgA im Serum und sekretorischem IgA, der zu rezidivierenden Infektionen der oberen Luftwege, des Gastrointestinal- und des Urogenitaltrakts führt.

■ Epidemiologie
Der selektive IgA-Mangel ist mit einer Häufigkeit von 1:500 der häufigste genetisch bedingte Immundefekt.

■ Pathogenese
Es handelt sich um eine Reifungsstörung IgA produzierender Zellen.

■ Klinik
Die Erkrankung bleibt häufig asymptomatisch. Infektionen betreffen hauptsächlich die Atemwege, den Gastrointestinal- und den Urogenitaltrakt. Allergien, zöliakieähnliche Symptome, Autoimmunerkrankungen und maligne Tumoren treten gehäuft auf. Schwere Symptome bestehen, wenn gleichzeitig ein IgG-Subklassen-Defekt vorliegt.

■ Diagnostik
- Serum-IgA < 5 mg/dl bei völligem Fehlen von sekretorischem IgA
- Begleitend kann ein IgG-Subklassen-Defekt vorliegen (IgG2).
- IgM ist oft erhöht.

■ Therapie
Bei schweren Infektionen und gleichzeitigem IgG-Mangel kann u. U. eine Immunglobulinsubstitution durchgeführt werden.

> **Merke**
>
> **Cave:** Bei komplettem Fehlen von IgA kann es durch die Anwendung von Immunglobulinpräparaten, die IgA enthalten, zu anaphylaktischen Reaktionen kommen, weil im Patientenserum Isoantikörper gegen IgA vorhanden sein können.

Infantile Agammaglobulinämie (Morbus Bruton)

■ Definition
X-chromosomal-rezessiv oder selten autosomal-rezessiv vererbter Defekt der B-Zell-Bildung, der mit einer schweren Hypogammaglobulinämie einhergeht.

■ Epidemiologie
Die Häufigkeit beträgt 1:100 000.

■ Pathogenese
Es handelt sich um eine Störung der Differenzierung von Prä-B-Zellen zu B-Zellen durch Defekt der B-Zell-Proteintyrosinkinase. Typisch sind das Fehlen von Keimzentren in den Lymphknoten und eine retikuläre Verdichtung von Lymphknoten mit Kapselfibrose. Thymus und zelluläre Immunität sind nicht betroffen.

8 Immunologie

■ Klinik
Die Symptomatik beginnt nach dem 6. Lebensmonat, wenn die Konzentration passiv übertragener mütterlicher Antikörper im Serum abfällt. Es kommt zu schweren rezidivierenden Infektionen durch Pneumokokken, Staphylokokken und *Haemophilus influenzae*, die sich als Sinusitis, Bronchitis, Pneumonie, Otitis und Sepsis manifestieren. Ab dem 2. Lebensjahr kommt es häufiger zu chronischen Meningitiden durch ECHO-Viren. Trotz rezidivierender Infektionen besteht weder eine Lymphadenopathie noch eine Splenomegalie, weil eine Hypoplasie des lymphatischen Gewebes vorliegt.

■ Diagnostik
- IgG, IgA, IgM und IgE stark vermindert
- B-Zellen nicht nachweisbar
- Impfantikörper nicht nachweisbar (DD: transitorische Hypogammaglobulinämie)
- T-Zell-System intakt
- Molekulargenetische Diagnosesicherung.

■ Therapie
Es erfolgen regelmäßige intravenöse Immunglobulingaben in einer Dosierung von 100–200 mg/kg KG in 3- bis 4-wöchigen Abständen mit dem Ziel, eine Serum-IgG-Konzentration von 300–600 mg/dl zu erreichen. Bei Bedarf erfolgt eine großzügige antibiotische Therapie. Physiotherapeutische Maßnahmen (autogene Drainage, Inhalationen) sind bei rezidivierenden pulmonalen Infektionen sinnvoll.

■ Prognose
Unter o. g. Therapie lassen sich systemische Infektionen meist verhindern. Viele Patienten entwickeln eine chronische Lungenerkrankung mit chronischer Bronchitis, Bronchiektasen, Pulmonalfibrose und Cor pulmonale.

> **Merke**
>
> Bei der infantilen Agammaglobulinämie Bruton fehlt aufgrund der begleitenden Hypoplasie des lymphatischen Gewebes typischerweise eine Lymphadenopathie oder Splenomegalie.

8.1.2 T-Zell-Defekte

■ Definition
Immundefekte, bei denen Infektionen mit Viren, Pilzen und Mykobakterien in der Säuglingsperiode zu schwersten systemischen Erkrankungen führen.

DiGeorge-Syndrom

■ Definition
Immundefekt, der meist durch eine Mikrodeletion 22q11.2 verursacht wird und mit kraniofazialer Dysmorphie, Hypoparathyreoidismus, kongenitalem Herzfehler und Thymusaplasie einhergeht.

■ Epidemiologie
Die Häufigkeit beträgt 1 : 5 000 bis 1 : 10 000.

■ Pathogenese
Eine frühembryonale Entwicklungsstörung im Bereich der dritten und vierten Schlundtasche führt zu einer Hypoplasie von Thymus (zellulärer Immundefekt) und Epithelkörperchen (Hypoparathyreoidismus). Eine Mikrodeletion 22q11.2 liegt in etwa 90 % der Fälle vor.

■ Klinik
Die Patienten zeigen eine **kraniofaziale Dysmorphie** mit Epikanthus, kurzer Nase mit antevertierten Nasenlöchern, Fischmund (umgekehrte V-Form), wobei die Oberlippe häufig die Unterlippe überdeckt, kurzem Philtrum, Mikroretrognathie und runden, breiten Ohrmuscheln (→ Abb. 8.1). **Herzfehler,** insbesondere Aortenbogenanomalien (unterbrochener oder rechter Aortenbogen, Truncus arteriosus, Fallot-Tetralogie), aber auch Ventrikelseptumdefekte oder ein persistierender Ductus arteriosus, sind weitere Leitsymptome. Die meisten Patienten zeigen eine **Entwicklungsverzögerung**, 30–40 % der Patienten entwickeln einen Kleinwuchs. Eine ausgeprägte Hypokalzämie, die meist schon im Neugeborenenalter auftritt, führt häufig zu **Krampfanfällen** und **Tetanie.** Ein schwerer **zellulärer Immundefekt** mit rezidivierenden Infekten durch Viren, Pilze und Mykobakterien liegt in 10 % der Fälle vor.

> **Merke**
>
> Das Akronym „CATCH 22" (**C**ardial, **A**bnormal Face, **T**hymic Hypoplasia, **C**left Palate, **H**ypocalcemia, del **22**q11.2) beschreibt die Symptomenvielfalt bei DiGeorge-Syndrom.

■ Diagnostik
- Hypokalzämie, Hyperphosphatämie, Parathormon im Serum nicht nachweisbar
- T-Lymphozyten stark vermindert, B-Lymphozyten im Normbereich
- Beeinträchtigung der Antikörpersynthese durch Defekt der T-Helfer-Zellen möglich
- Nachweis der Mikrodeletion 22q11.2.

■ Therapie
Die symptomatische Therapie besteht in der Verabreichung von Kalzium und Vitamin D. Die Knochenmarktransplantation oder eine Transplantation von fetalem Thymusgewebe kann bei Vorliegen eines kompletten DiGeorge-Syndroms den Immundefekt korrigieren.

8.1 Primäre Immundefektsyndrome

Prognose
Ohne Therapie des Immundefekts ist die Lebenserwartung gering. Außerdem hängt sie stark vom Ausmaß der begleitenden Fehlbildungen ab. 80 % der Kinder mit komplettem DiGeorge-Syndrom versterben im 1. Lebensjahr.

8.1.3 Kombinierte T- und B-Zell-Defekte

Definition
Erkrankungen mit Störungen sowohl der humoralen als auch der zellulären Immunität.

Schwerer kombinierter Immundefekt
Definition
Beim schweren kombinierten Immundefekt („Severe Combined Immunodeficiency", SCID) handelt es sich um die am schwersten verlaufende Gruppe von Immundefektsyndromen mit meist vollständigem Fehlen sowohl der B- als auch der T-Zell-Funktion. Die Vererbung erfolgt X-chromosomal- oder autosomal-rezessiv.

Epidemiologie
Der schwere kombinierte Immundefekt tritt mit einer Häufigkeit von 1 : 50 000 auf.

Einteilung und Pathogenese
B-positiver SCID: Diese X-chromosomal-rezessiv vererbte Form ist mit 50–60 % am häufigsten. T-Lymphozyten und NK-Zellen fehlen, B-Zellen sind nachweisbar, aber funktionslos. Da die B-Zellen sogar vermehrt sein können, liegt meist keine Lymphozytopenie vor. Die Ursache sind Mutationen im Gen, das die „Common-χ-Chain" kodiert. Diese Kette ist Bestandteil zahlreicher Interleukinrezeptoren, z. B. für IL-7, das für die intrathymische T-Zell-Entwicklung von zentraler Bedeutung ist. Die autosomal-rezessive Form des B-positiven SCID wird durch Mutationen im *JAK-3-Kinase*-Gen verursacht.
B-negativer SCID: Es liegt eine ausgeprägte Lymphozytopenie oder Alymphozytose vor, da B- und T-Zellen vollständig fehlen. Die hochgradige Lymphozytenausreifungsstörung ist Folge einer defekten V(D)J-Rekombination des T-Zell-Rezeptors und der Immunglobuline durch Mutationen im *RAG1*- und *RAG2*-Gen.
Omenn-Syndrom („SCID mit Eosinophilie"): Bei meist fehlenden B-Zellen können zirkulierende aktivierte T-Zellen nachgewiesen werden, die Haut, Leber und andere Organe infiltrieren. Das T-Zell-Rezeptor-Repertoire ist eingeschränkt, worauf die Dysfunktion der T-Zellen mit Ausbildung autoimmunologischer Aktivitäten beruht. Die klinischen Symptome ähneln denen einer Graft-versus-Host-Reaktion.
ADA- und PNP-Mangel: In 10 % der SCID-Fälle beruht der Immundefekt auf einer Purinstoffwech-

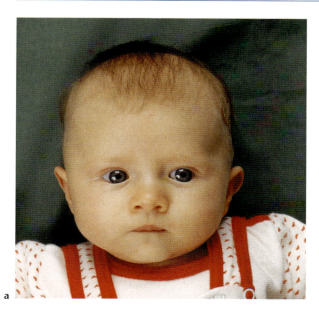
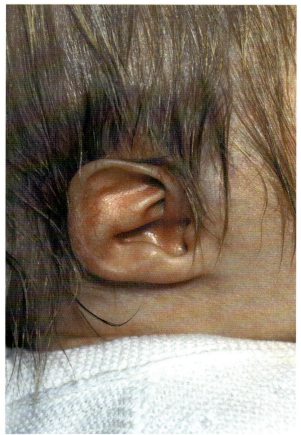

Abb. 8.1 a und b: a) Typische kraniofaziale Dysmorphie bei DiGeorge-Syndrom mit Epikanthus, kurzer Nase mit antevertierten Nasenlöchern und Fischmund, bei dem die Oberlippe die Unterlippe überdeckt. b) Runde, breite Ohrmuschel bei DiGeorge-Syndrom.

selstörung durch Defekt der Adenosindesaminase (ADA) oder der Purinnukleosidphosphorylase (PNP). Lymphatische Zellen verfügen physiologischerweise über besonders hohe Aktivitäten dieser Enzyme und werden bevorzugt geschädigt, die Zellproliferation wird gehemmt.

Retikuläre Dysgenesie: Schwerste Form eines angeborenen Immundefekts mit dem Vollbild eines SCID und zusätzlicher Agranulozytose durch eine hämatopoetische Reifungsstörung.

MHC-Expressionsdefekt: Bei fehlender Expression der MHC-Klasse-II-Antigene ist die Anzahl von B- und T-Lymphozyten normal, ihre Funktion jedoch gestört.

■ Klinik

Die Symptome beginnen in der Regel im Alter von 2–3 Monaten. **Nicht tastbare Lymphknoten, fehlendes tonsilläres Gewebe und fehlendes Thymusgewebe** sind die klinischen Leitsymptome eines SCID. Rezidivierende intestinale Infektionen führen zu einer schweren **Gedeihstörung,** rezidivierende pulmonale Infektionen zu **respiratorischer Insuffizienz.** Eine ausgeprägte oropharyngeale **Candidiasis** ist charakteristisch. Eine häufig lebensbedrohliche Komplikation ist die ***Pneumocystis-carinii*-**Pneumonie (auch *P. jirovecii*). Eine BCG-Impfung führt in der Regel zu einer äußerst schweren generalisierten BCG-Infektion und ist strengstens kontraindiziert.

■ Diagnostik

- Lymphozytopenie (nicht obligat), oft Eosinophilie, Thrombozytose
- Röntgen-Thorax: Thymusaplasie
- Immunglobuline im Serum erniedrigt
- T-Zellen vermindert, B-Zellen variabel
- Lymphozytenstimulationstest pathologisch
- Impfantikörper nicht nachweisbar
- Mutationsanalyse.

> **Merke**
>
> Lebendimpfungen sind bei schweren kombinierten Immundefekten verboten, Totimpfungen vor Transplantation sinnlos.

■ Therapie

Kausale Therapie: Die Rekonstitution eines funktionstüchtigen Immunsystems kann durch eine Stammzell- bzw. Knochenmarktransplantation erreicht werden. Die Patienten benötigen keine GVH-Prophylaxe. Der ADA-Defekt war die erste Erkrankung, bei der sich erfolgreich eine Gentherapie durchführen ließ. Außerdem werden klinische Erfolge mit einer Enzymersatztherapie erzielt.

Symptomatische Therapie: frühzeitige, aggressive antibiotische Therapie bei Infektionen, PCP-Prophylaxe *(P. jirovecii)* mit Cotrimoxazol. Blutpro-

dukte müssen vor der Verabreichung zwingend bestrahlt werden und sollten CMV-frei sein. Lebendimpfungen sind kontraindiziert.

■ Prognose

Unbehandelt verläuft die Erkrankung innerhalb des 1. Lebensjahres tödlich. Bei Diagnosestellung innerhalb der ersten 3 Lebensmonate können 95 % der Patienten erfolgreich transplantiert werden.

> **Merke**
>
> Beim schweren kombinierten Immundefekt handelt es sich um einen pädiatrischen Notfall. Eine frühzeitige Transplantation ist lebensrettend.

Wiskott-Aldrich-Syndrom

■ Definition

X-chromosomal-rezessiv vererbte Erkrankung, die durch die klinische Trias Ekzem, Thrombozytopenie und rezidivierende opportunistische Infektionen gekennzeichnet ist.

■ Pathogenese

Mutationen im *Wiskott-Aldrich-Syndrom-(WAS)* Gen führen zu Störungen der zellulären Signalübertragung. Durch die Einschränkung der Aktinpolymerisierung kommt es zur verminderten Thrombozytenbildung aus Megakaryozyten.

■ Klinik

Erste petechiale, **thrombozytopenische Blutungen** können bereits kurz nach der Geburt auftreten, später kommen gastrointestinale und intrakranielle Blutungen hinzu. Früh entwickelt sich ein **Ekzem,** das einer atopischen Dermatitis ähnelt (→ Abb. 8.2).

Zu einer Störung der humoralen Immunität kommt es bereits im 1. Lebensjahr, die T-Zell-Immunität ist zunächst normal, nimmt dann aber progredient über mehrere Jahre ab. Im 2. Lebensjahr treten rezidivierende **opportunistische Infektionen**, z.B. Otitiden, Pneumonien, Septikämien und Meningitiden, bevorzugt durch Pneumokokken, *Haemophilus influenzae*, Meningokokken oder *Pneumocystis carinii (P. jirovecii)* auf. Autoimmunphänomene (Arthritis, Vaskulitis, hämolytische Anämie) kommen hinzu. Die Inzidenz lymphoretikulärer Malignome ist erhöht.

■ Diagnostik

- Hochgradige Thrombozytopenie
- IgM erniedrigt, IgG normal, IgA, IgD und IgE erhöht
- Impfantikörper vermindert
- Schwere Lymphozytopenien nach dem 6. Lebensjahr
- Mutationsanalyse.

8.1 Primäre Immundefektsyndrome

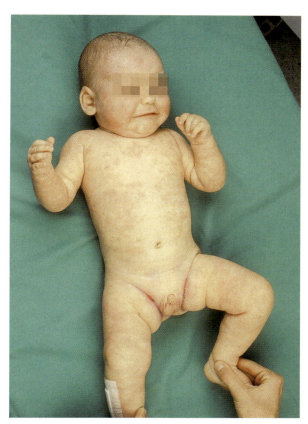

Abb. 8.2: Ekzem bei Wiskott-Aldrich-Syndrom, das der atopischen Dermatitis sehr ähnelt.

Therapie
Kausale Therapie: Die Rekonstitution eines funktionstüchtigen Immunsystems kann durch eine Knochenmarktransplantation erreicht werden. Die Gentherapie befindet sich im Entwicklungsstadium.
Symptomatische Therapie: Eine frühzeitige, aggressive antibiotische Therapie ist bei Infektionen erforderlich. Zur PCP-Prophylaxe *(P. jirovecii)* wird Cotrimoxazol, zur Pneumokokkenprophylaxe Penicillin V verabreicht. Immunglobuline werden substituiert. Bei bedrohlichen Blutungen werden bestrahlte Thrombozytenkonzentrate transfundiert. Durch eine Splenektomie kann die Thrombozytenzahl zwar normalisiert werden, die Gefahr einer Pneumokokkeninfektion steigt jedoch. Lebendimpfungen sind kontraindiziert!

Prognose
Sie hat sich durch o.g. Therapiemaßnahmen deutlich verbessert. Todesursachen sind Infektionen (60 %), akute Blutungen (30 %) und Malignome (5 %).

Ataxia teleangiectatica (Louis-Bar-Syndrom)

Definition
Autosomal-rezessiv vererbte Erkrankung, die mit der klinischen Trias zerebelläre Ataxie, okulokutane Teleangiektasien und rezidivierende bronchopulmonale Infektionen assoziiert ist.

Pathogenese
Mutationen im *ATM*-Gen führen zu einem Defekt von DNA-Reparaturmechanismen nach Schädigung und zu einer erhöhten Empfindlichkeit der Zellen gegenüber ionisierenden Strahlen. Es besteht eine massiv erhöhte Chromosomenbrüchigkeit an den Chromosomen 7 und 14, die Regionen betrifft, die für die Entwicklung des Immunsystems von Bedeutung sind. Funktionelle immunologische Störungen entstehen durch eine Störung der Signaltransduktion zwischen Zytoplasma und Kern.

Klinik
Die **zerebelläre Ataxie** tritt meist im 2. Lebensjahr auf, später kommen eine Choreoathetose, extrapyramidale Symptome und eine geistige Retardierung hinzu. Die **Teleangiektasien** entwickeln sich zwischen dem 3. und 5. Lebensjahr, zunächst an den Konjunktiven, dann an den Ohren, im Schulter-Hals-Bereich und an den Beugeseiten der Arme. Viele Patienten entwickeln **endokrinologische Symptome** (z. B. gestörte Glukosetoleranz, hypergonadotroper Hypogonadismus) und **Störungen der Leberfunktion**. Der **Immundefekt** führt zu rezidivierenden bronchopulmonalen Infektionen, die Inzidenz maligner Erkrankungen (Leukämie, Lymphome, Karzinome) ist erhöht.

Diagnostik
- Selektiver IgA-Mangel in 50–80 % der Fälle
- IgE erniedrigt, IgM erhöht, IgG-Subklassen-Defekt in 50 % der Fälle (IgG2 und IgG4)
- Lymphopenie, T-Zell-Defekt, CD4-CD8-Verhältnis erniedrigt
- Leberfunktionstests pathologisch
- α-Fetoprotein erhöht, CEA erhöht
- FSH erhöht
- Thymusdysplasie
- Testung der Chromosomenbrüchigkeit und der Zell-Radiosensitivität
- Mutationsanalyse.

Therapie
Eine kurative Therapie steht nicht zur Verfügung. Die Knochenmarktransplantation korrigiert nur den Immundefekt und wird nicht empfohlen. Symptomatische Maßnahmen sind eine frühzeitige, aggressive antibiotische Therapie bei Infektionen, eine PCP-Prophylaxe *(P. jirovecii)* mit Cotrimoxazol und eine Immunglobulinsubstitution bei Hypogammaglobulinämie (IgA-arme Präparate bei IgA-Mangel!). Lebendimpfungen sind kontraindiziert.

Immunologie

Prognose

Die Lebenserwartung ist eingeschränkt. Die häufigsten Todesursachen sind pulmonale Infektionen, Bronchiektasen und Malignome.

Hyper-IgE-Syndrom

Definition

Primärer Immundefekt mit der Trias aus Ekzem, rezidivierenden Infektionen von Haut und Atemwegen und massiv erhöhtem IgE im Serum, der in der Regel sporadisch auftritt. Ausnahmen sind eine autosomal-dominant und eine autosomal-rezessiv vererbte Form.

Pathogenese

Eine verminderte Aktivität von TH1-Zellen bei Überwiegen der TH2-Aktivität führt zu IgE-Erhöhung und Eosinophilie.

Klinik

Bereits in den ersten Lebenswochen entwickelt sich eine chronische **Dermatitis** mit abszedierenden Staphylokokkeninfektionen. Später treten auch rezidivierende eitrige Infektionen der oberen Luftwege auf, die zu **Pneumatozelen** führen. Es kommt zu schweren Infektionen von Knochen und Hirnhäuten. Häufigste Erreger sind *Staphylococcus aureus* und *Haemophilus influenzae*. Darüber hinaus kommt es zu wiederholten **Candida-Infektionen** der Schleimhäute, des Gastrointestinaltrakts und der Nägel.

Mit zunehmendem Alter vergröbern sich typischerweise die Gesichtszüge. Eine **Osteoporose** sowie **Zahnanomalien** (Persistenz der Milchzähne mit doppelter Zahnreihe) sind häufig.

Diagnostik

- Serum IgE > 2 000 IU/ml
- Eosinophilie bis 50 %
- Nachweis hoher IgE-Antikörper-Konzentrationen gegen *S. aureus* und *C. albicans*
- T-Zell-Defekt
- Hauttests immer negativ.

Therapie

Der Nutzen einer Behandlung mit Immunsuppressiva, Immunglobulinen, Interferon oder einer Knochenmarktransplantation ist bisher nicht eindeutig belegt. Eine Dauerprophylaxe mit einem staphylokokkenwirksamen Antibiotikum sollte möglichst frühzeitig angesetzt werden. Bei schweren Pilzinfektionen ist eine systemische antimykotische Therapie indiziert. Hautabszesse erfordern meist eine chirurgische Behandlung.

Impfungen sollen gemäß den allgemeinen Empfehlungen durchgeführt werden.

8.2 Sekundäre Immundefektsyndrome

Verschiedene Grunderkrankungen sowie verschiedene Noxen können die kindliche Abwehr in so erheblichem Maße beeinträchtigen, dass eine gesteigerte Anfälligkeit gegenüber Infektionen auftritt. In Abhängigkeit davon, ob bevorzugt das B-Zell- oder das T-Zell-System betroffen ist, kommt es vermehrt zu bakteriellen oder viralen/mykotischen Infektionen. In den meisten Fällen besteht der erworbene Immundefekt nur passager und verschwindet mit Besserung der Grunderkrankung oder Elimination der auslösenden Noxe. Insgesamt werden sekundäre Immundefektsyndrome viel häufiger beobachtet als kongenitale Immundefekte. Tabelle 8.2 fasst die häufigsten Ursachen sekundärer Immundefekte zusammen.

8.3 Impfungen bei Immundefekt

Patienten mit Immundefekten können nicht adäquat auf Schutzimpfungen reagieren. Besonders durch Lebendimpfstoffe können sie gefährdet werden, tödliche Verläufe nach BCG-, Masern- und oraler Polioimpfung sind bekannt. Impfungen mit Lebendimpfstoffen sind deshalb in vielen Fällen kontraindiziert.

Explizit erlaubt sind **Lebendimpfungen** bei selektivem IgA-Mangel, IgG-Subklassen-Defekten, Komplementdefekten und Asplenie. Die Varizellenimpfung ist bei seronegativen Kindern mit onkologischen Erkrankungen, die seit mindestens 12 Monaten in Remission sind und eine Lymphozytenzahl von > 1200/μl aufweisen, ausdrücklich indiziert.

Tab. 8.2 Übersicht der häufigsten Ursachen sekundärer Immundefekte.

B-Zell-System	T-Zell-System
Lymphoretikuläre Neoplasien	Virusinfektionen: HSV, HHV-6, HBV
Renaler/Enteraler Proteinverlust	Masern, Influenza A und B, HIV
Verbrennungen	Akute Leukämien
Rachitis	Ionisierende Strahlen
Unterernährung	Zytostatika
Asplenie	
EBV-Infektion	

8.3 Impfungen bei Immundefekt

Patienten mit B-Zell-Defekten können nach Impfungen nicht adäquat spezifische Antikörper bilden. Sie werden durch Standardimmunglobuline oder spezifische Immunglobulinpräparate (passive Immunisierung) geschützt.

Vor Beginn einer immunsuppressiven Therapie oder einer Organtransplantation sollten Patienten, die älter als 24 Monate sind, zusätzlich zu den Regelimpfungen eine Pneumokokkenimpfung und eine altersentsprechende Hib-Impfung erhalten.

> **Merke**
>
> Lebendimpfungen sind bei selektivem IgA-Mangel, IgG-Subklassen-Defekten, Komplementdefekten und Asplenie explizit erlaubt.

➕ 009 IMPP-Fragen

9 Rheumatische Erkrankungen

Inhaltsverzeichnis

9.1 Juvenile idiopathische Arthritis (JIA) .. 208

    9.1.1 Systemische JIA: Still-Syndrom 209
    9.1.2 Seropositive Polyarthritis 210
    9.1.3 Seronegative Polyarthritis 210
    9.1.4 Frühkindliche Oligoarthritis
         (Typ I) 211
    9.1.5 Juvenile Oligoarthritis (Typ II) 212

9.2 Reaktive Arthritis 214

9.3 Juvenile Arthritis psoriatica 215

9.4 Rheumatisches Fieber 215

9.5 Kawasaki-Syndrom 217

9.6 Systemischer Lupus erythematodes .. 218

9.7 Purpura Schoenlein-Henoch 218

9.1 Juvenile idiopathische Arthritis (JIA)

■ Definition

Sammelbezeichnung für verschiedene Erkrankungen, die mit chronischer Arthritis eines oder mehrerer Gelenke **vor dem 16. Lebensjahr** mit der Mindestdauer von **6 Wochen** und dem gemeinsamen Merkmal der chronischen **Synovitis** einhergehen und sich durch die Art des begleitenden extraartikulären Befalls, ihren Verlauf und ihre Prognose voneinander unterscheiden. Synonyma sind juvenile rheumatoide Arthritis (JRA) oder juvenile chronische Arthritis (JCA).

Es existieren mehrere europäische und amerikanische Klassifikationen. Wir verwenden eine vereinfachte, klinisch sinnvolle Einteilung.

■ Einteilung der chronischen Arthritiden im Kindesalter

- Systemische Arthritis (Morbus Still)
- Seropositive (RF+) Polyarthritis
- Seronegative (RF–) Polyarthritis
- Frühkindliche Oligoarthritis Typ I
  - Persistierend
  - In Polyarthritis übergehend
- Juvenile Oligoarthritis Typ II
- Undifferenzierte Oligoarthritis (große Gruppe von Arthritiden, die die Kriterien der anderen Erkrankungen nicht erfüllen)
- Juvenile Spondylarthropathie
- Psoriasisarthritis.

> **Merke**
>
> Bei einer **Polyarthritis** sind **fünf oder mehr** Gelenke betroffen, bei einer **Oligoarthritis** sind **ein bis vier** Gelenke betroffen.

■ Epidemiologie

Gelenkschmerzen sind nach Infekten der oberen Luftwege und Durchfallerkrankungen der dritthäufigste Vorstellungsgrund beim Kinderarzt. In den meisten Fällen handelt es sich um akute transiente Arthritiden (z.B. Coxitis fugax oder infektassoziierte Arthritiden). Die Inzidenz der **juvenilen idiopathischen Arthritis** (JIA) beträgt 10:100 000, die Prävalenz 100:100 000.

> **Merke**
>
> Etwa 60% der Kinder mit juveniler idiopathischer Arthritis haben eine Oligoarthritis, die Mehrzahl davon eine frühkindliche Form.

■ Pathogenese

Die JIA ist eine Erkrankung noch unbekannter Ursache. Sie wird als Autoimmunerkrankung angesehen, die bei genetischer Prädisposition durch externe Faktoren wie Infektion, Trauma und Stress angestoßen wird und dann einen chronischen Verlauf nimmt. Die Pathogenese ist nicht geklärt.

■ Pathologische Anatomie

Es kommt zu einer chronischen, nichteitrigen Entzündung der Synovia mit lymphozytärer und plasmazellulärer Zellinfiltration. Die infiltrierenden Zellen produzieren vorwiegend TH1-Zytokine, neben Interferon-γ auch TNF-α. Hyperplasie und Verdickung der Synovia mit Ausdehnung auf den Gelenkknorpel führen zur Pannusbildung. Bei fortschreitender chronischer Synovitis und Synovialproliferation kommt es zur Erosion und Zerstörung des Gelenkknorpels und anderer Gelenkanteile. Rheumatoide Knötchen sind bei Kindern seltener als bei Erwachsenen. Es handelt sich um fibrinoides Material, umgeben von Rundzellinfiltraten. Es kommt zu einer unspezifischen fibrinösen Serositis von Pleura und Perikard.

208

■ Diagnostik

- **Laboruntersuchungen:** Sie ermöglichen niemals die Diagnosestellung! Sie können aber bei der Klassifikation, Aktivitätsbestimmung und Verlaufskontrolle unter Therapie hilfreich sein.
- **Sonographie:** Sie ermöglicht einen Ergussnachweis sowie eine Darstellung der Synovialmembranschwellung und entzündlicher Veränderungen von Sehnenscheiden, wie sie sich häufig bei der juvenilen Spondylarthropathie finden.
- **Röntgen**
  - **Frühveränderungen:** Weichteilschwellung, Osteoporose, Periostitis, beschleunigter Epiphysenfugenschluss, Beschleunigung oder Verzögerung des lokalen Knochenwachstums
  - **Spätveränderungen:** Gelenkknorpelerosionen, Gelenkspaltverschmälerung, Zystenbildung im Knochen, Gelenksubluxation, Knochendestruktion, Synostosen
- **Kernspintomographie:** Sie wird heute unter Verwendung von Gadolinium als Kontrastmittel regelmäßig eingesetzt, um das genaue Ausmaß der Gelenkschädigung zu beurteilen.
- **Knochenszintigraphie:** Sie hat heute bei der Diagnostik rheumatischer Erkrankungen im Kindesalter kaum noch Bedeutung.
- **Gelenkpunktion:** Sie wird unter sonographischer Kontrolle durchgeführt. Bei nachgewiesenem Erguss ist sie zum Ausschluss einer eitrigen Arthritis notwendig. Der Erguss wird, soweit möglich, abpunktiert und untersucht.
- **Synoviabiopsie:** Histologischer Nachweis der chronischen Entzündung und des synovialen Pannus.

■ Differentialdiagnose

Nicht jede Arthritis im Kindesalter gehört zur JIA! Eine Vielzahl von Erkrankungen im Kindesalter kann mit Arthritis einhergehen. Die Differenzierung von der JIA ist nicht immer einfach. Tabelle 9.1 fasst die wichtigsten Differentialdiagnosen zur JIA zusammen.

9.1.1 Systemische JIA: Still-Syndrom

■ Definition

Schwerste klinische Verlaufsform der juvenilen idiopathischen Arthritis mit ausgeprägten extraartikulären Manifestationen, die bei Jungen und Mädchen etwa gleich häufig vorkommt.

■ Epidemiologie

In etwa 20 % der Fälle mit JIA liegt die systemische Verlaufsform vor. Jungen und Mädchen sind etwa gleich häufig betroffen. Der Altersgipfel liegt bei 2–4 Jahren.

■ Klinik

Die Symptomatik beginnt in der Regel als schwere akute Allgemeinerkrankung mit hohen septischen intermittierenden **Fieberschüben** bei erheblicher Beeinträchtigung des Allgemeinzustands. Es besteht ein makulopapulöses lachsfarbenes **Exanthem**, das vorwiegend am Stamm und an den oberen Extremitäten auftritt, oft nur während des Fiebers besteht und mit Juckreiz einhergeht. Eine **Polyserositis** führt zu Pleuritis, Perikarditis und Aszites, eine Endokarditis tritt nicht auf. Weitere Symptome sind generalisierte **Lymphknotenvergrößerungen** und eine **Hepatosplenomegalie**, eine Iridozyklitis fehlt. Initial fehlen Gelenksymptome. Bei Auftreten einer Arthritis manifestiert sich diese typischerweise an Handgelenken, Ellbogen, Schultern, Hüfte, Knie und Sprunggelenken.

Tab. 9.1 Wichtige Differentialdiagnosen zur JIA.

Krankheitsgruppe	Untergruppen	Beispiele
Initial auszuschließende DD	Septische Erkrankungen	Septische Arthritis Osteomyelitis
	Neoplastische Erkrankungen	Leukämie, Sarkome
	Nichtentzündliche Erkrankungen	Trauma, Hämophilie
Erkrankungen mit Arthritis	Vaskulitis	Purpura Schoenlein-Henoch
		Kawasaki-Syndrom
	Immundefekte	B-Zell-Defekte
	Stoffwechselerkrankungen	Familiäres Mittelmeerfieber
		Zystische Fibrose
Arthritiserkrankungen	Akute transiente Arthritis	Coxitis fugax
	Infektassoziierte Arthritiden	Lyme-Arthritis
		Akutes rheumatisches Fieber

9 Rheumatische Erkrankungen

> **Merke**
>
> Die klinischen diagnostischen Kriterien einer systemischen JIA sind Arthritis und tägliche intermittierende Fieberschübe von mindestens 2-wöchiger Dauer und mindestens eines der folgenden Symptome: flüchtiges Exanthem, generalisierte Lymphknotenschwellungen, Hepatomegalie oder Splenomegalie, Serositis.

Diagnostik

- **Labor:** Leukozytose mit Linksverschiebung, Thrombozytose, schwere Anämie, Beschleunigung der BKS, C-reaktives Protein erhöht, Rheumafaktor negativ, ANA negativ
- **Sonographie:** Nachweis von Erguss und Synovialmembranschwellung
- **Röntgen:** bei fortgeschrittener Erkrankung subchondrale Erosionen, Gelenkspaltverschmälerungen und schwere Destruktionen
- **Kernspintomographie** betroffener Gelenke: detaillierte Gelenkbeurteilung.

Differentialdiagnose

- Bakterielle Sepsis, septische Arthritis!
- Osteomyelitis
- Reaktive Arthritis nach Infektion
- Arthritis bei Morbus Crohn oder Colitis ulcerosa
- Lupus erythematodes.

Prognose

Die Erkrankung verläuft typischerweise in Schüben. Systemische Veränderungen persistieren meist über Monate und sind dann selbstlimitierend, können jedoch wieder auftreten. Die Arthritis kann über das Ende der systemischen Symptome hinaus bestehen bleiben und chronisch werden. In 20–30 % der Fälle kommt es zu dauerhaften Remissionen, in 35 % zur Defektheilung an Gelenken, bei 25 % der Patienten tritt ein progredient destruktiver Verlauf auf. 5–10 % der Kinder entwickeln eine Amyloidose. Die Mortalität beträgt auch heute noch knapp 1 %.

9.1.2 Seropositive Polyarthritis

Definition

Juvenile chronische Arthritis, die häufiger Mädchen als Jungen betrifft, bevorzugt im späteren Kindesalter auftritt, einen schwereren Gelenkbefall als die seronegative Form aufweist und Ähnlichkeiten zur rheumatoiden Arthritis des Erwachsenenalters aufweist.

Epidemiologie

Bei 5–10 % der Patienten mit JIA liegt diese Form vor. In 80 % der Fälle sind Mädchen betroffen. Die Erkrankung tritt im späten Kindesalter und in der Adoleszenz auf. Es besteht eine Assoziation mit HLA-DR4.

Klinik

Es besteht eine **symmetrische Arthritis kleiner und großer Gelenke**. Sie entspricht der rheumatoiden Arthritis des Erwachsenen mit frühem Beginn. Insgesamt ist die Arthritis schwerer als bei der seronegativen Form, mit raschem Fortschreiten, Gelenkdestruktion und häufig rheumatoiden Knötchen an den Streckseiten der Extremitäten. Begleitend können eine Vaskulitis der kleinen und mittleren Arterien und ein Befall innerer Organe bestehen. Mögliche Allgemeinsymptome der Erkrankung sind Wachstumsstillstand, verzögerte Pubertätsentwicklung, Leistungsknick, Gewichtsabnahme, Lymphadenopathie, milde Hepatosplenomegalie und emotionale Labilität.

Diagnostik

- **Rheumafaktor** definitionsgemäß positiv
- ANA in 75 % der Fälle positiv
- **Sonographie:** Nachweis von Erguss und Synovialmembranschwellung
- **Röntgen:** frühzeitige Erosionen und Destruktionen
- **Kernspintomographie** betroffener Gelenke: detaillierte Gelenkbeurteilung.

Prognose

Sie ist wegen des rasch destruierenden Verlaufs ungünstig.

9.1.3 Seronegative Polyarthritis

Definition

Juvenile idiopathische Arthritis, die hauptsächlich Mädchen betrifft, mehrere kleine und große Gelenke befällt, wenig Allgemeinsymptome zeigt und häufig mit einer recht guten Prognose einhergeht.

Epidemiologie

Bei 25 % der Patienten mit JIA liegt diese Form vor. In 90 % der Fälle sind Mädchen betroffen. Ein Auftreten ist in der gesamten Kindheit möglich. Es besteht eine Assoziation mit HLA-DR1 und -DPw3.

Klinik

Der Altersgipfel liegt zwischen 2 und 5 Jahren. Häufig geht eine längere Phase mit Gedeihstörung, Gewichtsverlust und subfebrilen Temperaturen voraus. Später steht der **Gelenkbefall** im Vordergrund. Immer sind mehr als fünf, meist mehr als acht Gelenke betroffen. Es handelt sich um eine **symmetrische** Arthritis kleiner und großer Gelenke, die Fingergelenke sind typischerweise mit betroffen. In 50 % der Fälle besteht eine Koxarthritis, auch HWS und Kiefergelenke sind häufig betroffen. Es kommt zu Schmerzen, Schwellung, Überwärmung, Ergüssen, veränderter Körperhaltung und gestörtem Bewegungsmuster.

■ **Diagnostik**
- **Rheumafaktor:** definitionsgemäß negativ
- **ANA:** in 25 % der Fälle positiv
- **Sonographie:** Nachweis von Erguss und Synovialmembranschwellung
- **Röntgen:** typische rheumatische Veränderungen betroffener Gelenke
- **Kernspintomographie** betroffener Gelenke: detaillierte Gelenkbeurteilung.

■ **Prognose**
Die Prognose ist bei rechtzeitiger Diagnosestellung und Therapie gut. Bei später Diagnosestellung ist es häufig bereits zu funktionell ungünstigen Gelenkkontrakturen, ausgeprägten Achsenfehlstellungen und Muskelatrophien gekommen. Die Restitutio ad integrum beträgt dann nur noch 10 %.

9.1.4 Frühkindliche Oligoarthritis (Typ I)

■ **Definition**
Juvenile idiopathische Arthritis, die hauptsächlich Mädchen im früheren Kindesalter betrifft, mit einer asymmetrischen Arthritis von maximal vier Gelenken einhergeht und sehr häufig von einer Iridozyklitis begleitet wird.

■ **Epidemiologie**
Mit 40 % der Betroffenen ist die frühkindliche Oligoarthritis die häufigste Form der JIA. In 80 % der Fälle sind Mädchen betroffen. Die Erkrankung tritt stets vor der Einschulung, nicht nach dem 6. Lebensjahr auf! Der Altersgipfel liegt im 2.–3. Lebensjahr. Es besteht eine Assoziation mit HLA-DR8, -DR5 und -DR6. HLA-DR2 und -DR4 vermitteln wohl einen gewissen Schutz gegenüber der Erkrankung.

■ **Klinik**
Die Eltern berichten über motorische Rückschritte, Schwellung eines Knies, Hinken oder Schmerzen beim Wickeln.
Es besteht eine **asymmetrische** Schwellung **großer** Gelenke. Häufig ist nur ein Gelenk, nie sind mehr als vier Gelenke betroffen. Knie, Sprung- und Ellbogengelenke sind am häufigsten betroffen. Die betroffenen Gelenke sind meist erstaunlich wenig schmerzhaft. Durch die artikuläre Entzündung kommt es zur verstärkten Durchblutung der gelenknahen Metaphysen und damit zum schnelleren Wachstum, woraus eine Verlängerung des Beins resultieren kann. Besteht die Entzündung fort, kommt es zum vorzeitigen Epiphysenfugenschluss und damit u. U. im Vergleich zur Gegenseite zu einer verkürzten Beinlänge. Allgemeinsymptome sind in der Regel wenig ausgeprägt.
Akute Iridozyklitis: Sie tritt in 25 % der Fälle auf und geht mit Rötung, Fremdkörpergefühl, Schmerzen und Lichtscheu einher. Bei der Spaltlampenuntersuchung zeigt sich ein Aufleuchten von Entzündungspartikeln. Sie führt rasch zu bleibenden Veränderungen (→ Abb. 9.1).
Chronische Iridozyklitis: In 50 % der Fälle mit Iridozyklitis kommt es zur chronischen Form der Augenerkrankung. Sie verursacht keine Symptome mehr. In 70 % treten Defektheilungen auf, in 10 % der Fälle kommt es zur Erblindung! Synechien müssen verhindert werden, da dann die Medikamente nicht mehr wirken.

> **Merke**
>
> Risikofaktoren für die Entwicklung einer Iridozyklitis sind weibliches Geschlecht, früher Krankheitsbeginn, Arthritisdauer unter 4 Jahren und Nachweis von antinukleären Antikörpern. Bei Kindern mit frühkindlicher Oligoarthritis sollten unbedingt augenärztliche Untersuchungen in 6-wöchigen Abständen durchgeführt werden.

■ **Diagnostik**
- Rheumafaktor negativ
- **ANA** in 90 % der Fälle positiv → **Risikofaktor** für Iridozyklitis!
- HLA-B$_{27}$ negativ
- **Sonographie:** Nachweis von Erguss und Synovialmembranschwellung
- **Röntgen:** typische rheumatische Veränderungen betroffener Gelenke
- **Kernspintomographie** betroffener Gelenke: detaillierte Gelenkbeurteilung.

■ **Verlauf**
Von der „persistierenden" Form der Erkrankung spricht man, wenn zu keinem Zeitpunkt mehr als vier Gelenke betroffen waren. Wenn nach den ersten 6 Monaten mehr als vier Gelenke eine Arthritis zeigen, spricht man von „ausgedehnter" Arthritis.

■ **Spätkomplikationen der Iridozyklitis**
Katarakt, Glaukom, Phthysis bulbi, Visusminderung oder Blindheit können die ernsten Langzeitfolgen der begleitenden Augenerkrankung sein.

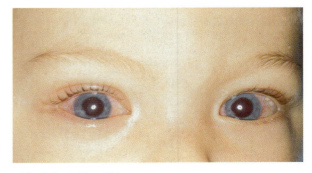

Abb. 9.1: Iridozyklitis.

9 Rheumatische Erkrankungen

Prognose

Unter konsequenter Therapie ist die Prognose gut. Bei der Mehrzahl der Kinder kommt es nach Monaten oder Jahren zu einer Remission, Rückfälle sind möglich. Selten resultieren schwere Gelenkdestruktionen und Behinderung. Die rechtzeitige Behandlung der Iridozyklitis ist von erheblicher prognostischer Bedeutung, denn 20 % der Kinder mit Iridozyklitis entwickeln eine bleibende Sehstörung.

9.1.5 Juvenile Oligoarthritis (Typ II)

Definition

Juvenile chronische Arthritis, die häufiger ältere Jungen betrifft, typischerweise mit einer asymmetrischen Mon- oder Oligoarthritis großer Gelenke, bevorzugt der unteren Extremitäten, einhergeht und in einem Teil der Fälle in einen Morbus Bechterew übergehen kann.

Epidemiologie

Bei 20 % der Patienten mit JIA liegt diese Form vor. In 90 % der Fälle sind Jungen betroffen. Der Altersgipfel betrifft das 6.–16. Lebensjahr. Die Familienanamnese ist häufig positiv für Oligoarthritis, Spondylitis ankylosans, Reiter-Syndrom oder Iridozyklitis.

Klinik

Es besteht eine **asymmetrische** Mon- und Oligoarthritis großer Gelenke der unteren Extremitäten. Die Trias **asymmetrische Arthritis, Sehnenansatz- und Rückenschmerzen** ist klinisch wegweisend. Fersenschmerz, plantare Fasziitis und Achillessehnenentzündung sind häufig. Zu einer Beteiligung der Hüftgelenke oder der Iliosakralgelenke kommt es häufig bereits im frühen Verlauf. Die periphere Arthritis ist in der Regel gutartig und transitorisch. Sobald röntgenologisch eine Sakroiliitis nachweisbar ist, spricht man von **juveniler Spondylarthritis** (10–15 %). Eine akute Iridozyklitis tritt in 20 % der Fälle auf. Langzeitverlaufsuntersuchungen haben gezeigt, dass ein Teil der Fälle in eine Spondylitis ankylosans (Morbus Bechterew) übergeht. Die Erkrankung kann jedoch in jedem Stadium zum Stillstand kommen.

Diagnostik

- Rheumafaktor negativ
- ANA negativ
- **HLA-B27** in 80–90 % der Fälle positiv
- **Sonographie:** Nachweis von Erguss und Synovialmembranschwellung
- **Röntgen:** typische rheumatische Veränderungen betroffener Gelenke
- **Kernspintomographie:** dynamische Untersuchung der Iliosakralgelenke.

Prognose

Sie ist aufgrund der Heterogenität der HLA-B27-assoziierten Erkrankungen nicht einheitlich. In mehr als 30 % der Fälle kommt es zu Langzeitremissionen. Akute Schübe, oft infektgetriggert, sowie chronisch-progrediente Arthritiden kommen vor.

Aufgrund der Vielfalt der verschiedenen Symptome bei unterschiedlichen Subtypen der JIA sind die wichtigsten klinischen und laborchemischen Merkmale noch einmal in Tabelle 9.2 zusammengefasst.

Therapie der JIA

Da die Pathogenese der Erkrankung bisher nicht verstanden ist, kann die Therapie nur symptomatisch sein.

Die **wichtigsten Ziele der Therapie** bestehen darin, den inflammatorischen Prozess zu unterdrücken, Schmerzen zu lindern, Gelenkschäden zu vermeiden und eine normale Entwicklung des Kindes zu gewährleisten.

Physikalische Therapie und Psychologie

Krankengymnastik und Ergotherapie haben bei der Behandlung von Kindern mit JIA eine hohe Be-

---

Tab. 9.2 Übersicht der wichtigsten klinischen und laborchemischen Merkmale bei unterschiedlichen Subtypen der JIA.

	Morbus Still	Polyarthritis, seropositiv	Polyarthritis, seronegativ	Oligoarthritis Typ I, „Kleinmädchenform"	Oligoarthritis Typ II, „Großjungenform"
Relative Häufigkeit	20 %	5–10 %	25 %	40 %	20 %
Geschlecht	m = w	80 % w	90 % w	80 % w	90 % m
Arthritis	Wechselnd	Symmetrisch	Symmetrisch	Asymmetrisch	Asymmetrisch
Iridozyklitis	Nein	Nein	Selten	12 % chronisch	20 % akut
Sakroiliitis	Nein	Selten	Nein	Nein	Häufig
RF	Negativ	100 %	Negativ	Negativ	Negativ
ANA	Negativ	75 %	25 %	90 %	Negativ
Prognose: schwere Arthritis	25 %	> 50 %	10–15 %	20 %	Morbus Bechterew

deutung und sind äußerst wirksam. Die Behandlung muss intensiv sein, oft sind tägliche Therapieeinheiten erforderlich. Die krankengymnastische Behandlung spielt hauptsächlich bei der Beeinflussung sekundärer Gelenkdysfunktionen, die als Folge von Schmerzen und Schonhaltung entstehen, eine wichtige Rolle. Die Ergotherapie befasst sich vor allem mit der Funktion der Hände und versucht, die Beweglichkeit wiederherzustellen bzw. die Funktion zu erhalten. Eine völlige Ruhigstellung von Gelenken ist kontraindiziert. Nachtlagerschienen dienen zur Kontrakturprophylaxe.

Die **psychologische Führung** der Familien ist ein wesentlicher Baustein der Behandlung. Schulungsprogramme helfen den Familien bei der Krankheitsbewältigung und sollen die Kinder motivieren, an der Therapie selbst mitzuwirken.

Medikamentöse Standardtherapie

■ Nichtsteroidale Antiphlogistika (NSAID)

Sie hemmen die Prostaglandinsynthese durch Hemmung der Cyclooxygenase. Eingesetzt werden Naproxen (15 mg/kg KG/d in 2 ED), Indometacin (3 mg/kg KG/d in 3 ED), Ibuprofen (35 mg/kg KG/d in 3 ED) und Diclofenac (3 mg/kg KG/d in 3 ED). Die schmerzlindernde Wirkung setzt sofort ein, die Entzündungshemmung kann erst nach einigen Wochen beobachtet werden. Die wichtigsten Nebenwirkungen sind Müdigkeit und Konzentrationsschwäche (Ibuprofen) sowie eine Pseudoporphyrie (Naproxen).

■ Glukokortikoide

Sie haben eine ausgezeichnete antiphlogistische Wirkung und sind die effektivsten Medikamente in der Therapie rheumatischer Erkrankungen. Sie werden hoch dosiert oral oder i.v. (Prednison, 2 mg/kg KG/d), als Pulstherapie i.v. (Methylprednisolon, 15–30 mg/kg KG an drei aufeinanderfolgenden Tagen alle 4 Wochen) oder niedrig dosiert oral (Prednison, 0,1–0,25 mg/kg KG/d) verabreicht. Sie werden auch intraartikulär (Triamcinolonhexacetonid, 1 mg/kg KG für das Knie) oder als Augentropfen oder -salbe (Betamethason) eingesetzt. Bei dieser Substanzgruppe sind die große Zahl und die Schwere der Nebenwirkungen in besonderem Maße zu berücksichtigen.

Krankheitsmodifizierende Medikamente

Diese Medikamente sollen nicht die Symptome unterdrücken, sondern den Krankheitsverlauf positiv beeinflussen. Für Methotrexat, Sulfasalazin und Etanercept konnte die Wirksamkeit nachgewiesen werden.

■ Methotrexat

Der Einsatz dieser Substanz ist indiziert, wenn es unter der Therapie mit einem NSAID über einen Zeitraum von 6–12 Wochen und/oder nach einer Lokaltherapie mit einem Steroid nicht zu einer klinischen Remission gekommen ist. Wichtige Wirkungsmechanismen von Methotrexat in der Rheumatherapie sind eine Hemmung der RNA-Synthese (Proliferationshemmung), eine Hemmung der Proteinsynthese (zytotoxische Wirkung) sowie die Hemmung von Transmethylierungsreaktionen (antiphlogistische und immunsuppressive Wirkung). Die Substanz wird in einer Dosierung von 10 mg/m² KOF p.o. einmal wöchentlich verabreicht. Die häufigsten Nebenwirkungen sind Übelkeit, Erbrechen, Erhöhung der Leberwerte und Stomatitis. Eine begleitende Therapie mit Tetrahydrofolsäure (Folinsäure, 1–5 mg/kg KG/Woche) reduziert die Nebenwirkungen.

■ Sulfasalazin

Die antiinflammatorische Wirkung von Sulfasalazin wird hier ausgenutzt. Die Substanz kommt insbesondere bei HLA-B27-positiven Arthritiden zum Einsatz. Die Dosierung beträgt 50 mg/kg KG/d. Mögliche Nebenwirkungen sind eine reversible Leukozytopenie, hämolytische Anämie, Thrombozytopenie, Methämoglobinämie oder Agranulozytose.

■ Etanercept

Etanercept ist ein Fusionsprotein aus der extrazellulären Domäne des TNF-Rezeptors, die mit der Fc-Region des humanen IgG1 fusioniert wurde. Es inhibiert die Wirkung von TNF und damit den Entzündungsprozess. Es wird eingesetzt, wenn auch eine Methotrexattherapie nicht zum gewünschten Erfolg führt. Die Dosierung beträgt 0,4 mg/kg KG zweimal wöchentlich subkutan. Die Nebenwirkungen sind eher mild: Kopfschmerzen und Fieber.

Therapie der Iridozyklitis

Die Uveitis wird mit Steroidtropfen und -salben behandelt. Bei Synechien kommen Mydriatika zum Einsatz. Bei Erfolglosigkeit der Lokaltherapie wird eine systemische Steroidtherapie durchgeführt. Bei einzelnen Patienten ist eine Lensektomie oder Vitrektomie erforderlich.

Alternative Therapieformen

Bei Nichtansprechen auf o. g. Therapiemaßnahmen sollte der Einsatz von Immunsuppressiva (Azathioprin, Ciclosporin A, Cyclophosphamid) erwogen werden.

Eine neue Option für die Behandlung von Kindern mit therapieresistenter JIA ist die Stammzelltransplantation.

Die verschiedenen Therapieformen bei unterschiedlichen Subtypen der JIA sind in Tabelle 9.3 zusammengefasst.

Tab. 9.3 Stufentherapie der JIA in Abhängigkeit vom klinischen Subtyp.

	Initialtherapie	Therapie bei Nichtansprechen
Systemische JIA (Morbus Still)	Prednison	Azathioprin
	NSAID	Etanercept
		Ciclosporin A
		Cyclophosphamid
Seropositive Polyarthritis	NSAID	Etanercept
	Prednison	Ciclosporin A
	MTX	
Seronegative Polyarthritis	NSAID	Steroide intraartikulär
	MTX	Hydroxychloroquin
Oligoarthritis Typ I	NSAID	Steroide intraartikulär
		Hydroxychloroquin
		MTX
Oligoarthritis Typ II	NSAID	Steroide intraartikulär
	Sulfasalazin	MTX
		Etanercept

9.2 Reaktive Arthritis

■ Definition
Sehr häufig auftretende akute Oligo- oder Polyarthritis, die mehrere Tage oder Wochen nach einer gelenkfernen Infektionserkrankung, insbesondere des Gastrointestinal- oder des Urogenitaltrakts, auftritt.

■ Epidemiologie
Die Inzidenz der reaktiven Arthritiden beträgt etwa 300 : 100 000, die Prävalenz 20 : 100 000. Am häufigsten erkranken Jungen im Alter von 8–12 Jahren.

■ Ätiologie
Häufig auftretende auslösende Keime sind *Yersinia enterocolitica*, Shigella, Salmonella, Campylobacter, Rötelnviren, Parvovirus B19, Hepatitis-B-, Coxsackie- und EBV-Viren.

Eine reaktive Arthritis kann auch nach Impfungen (vor allem Masern-Mumps-Röteln und Hepatitis B) auftreten.

> **Merke**
>
> Jeder fieberhafte Infekt kann eine Arthritis auslösen.

■ Pathogenese
Die wichtigste pathogenetische Grundlage für die Entstehung der reaktiven Arthritis ist der Prozess der „molecular mimicry". Bakterielle oder virale Antigene weisen eine so große Ähnlichkeit mit körpereigenen Antigenen auf, dass T-Zellen, die sich spezifisch gegen das Fremdantigen richten, auch gesunde Zellen angreifen und beseitigen.

■ Klinik
Die Symptomatik beginnt meist hochakut mit Zeichen einer schweren Allgemeinerkrankung und Fieber. Der zweizeitige Verlauf ist charakteristisch. Die schmerzhafte Gelenkschwellung im Anschluss an eine gastrointestinale, urogenitale oder pulmonale Infektion ist das spezifische klinische Leitsymptom. In der Regel handelt es sich um eine **asymmetrische Oligo- oder Monarthritis.** Betroffen sind vor allem Hüfte, Knie oder Sprunggelenk. Schleimhautaphthen können auftreten.

Eine Sonderform der reaktiven Arthritis ist die **Coxitis fugax.** Sie ist die häufigste Arthritis im Kindesalter (Altersgipfel 3–8 Jahre). Im Anschluss an einen Infekt der oberen Luftwege kommt es zu einer transitorischen, harmlosen Synovitis des Hüftgelenks („Hüftschnupfen") oder des Kniegelenks.

Eine weitere Sonderform ist das **Reiter-Syndrom** (reaktive Arthritis, Konjunktivitis und Urethritis). Die Urethritis verläuft im Kindesalter oft asymptomatisch, die klassische Trias ist im Kindesalter daher selten zu finden.

■ Diagnostik
- **Leukozytose** und Linksverschiebung
- C-reaktives Protein und BKS erhöht
- Rheumafaktor negativ
- ANA negativ, ANCA gelegentlich positiv
- **HLA-B27** in 50–80 % der Fälle positiv!
- **Direkter Erregernachweis** im Stuhl, Urin oder Rachenabstrich (gelingt oft nicht)
- **Gelenkpunktion** und Untersuchung des Ergusses: wichtig zur Unterscheidung der reaktiven Arthritis von der septischen Arthritis

9.4 Rheumatisches Fieber

- **Sonographie** des Gelenks: Synoviaverdickung, Gelenkerguss, entzündliche Sehnenverdickung
- **Röntgen:** Weichteilschwellung, gelenknahe Osteopenie.

■ Therapie
In der Regel reicht die Verabreichung nichtsteroidaler Antiphlogistika bis zum Rückgang der Inflammation aus. Bei nicht zu beherrschender Entzündung werden sog. krankheitsmodifizierende Substanzen, z.B. Sulfasalazin, eingesetzt (→ Therapie der JIA). Die physikalische Therapie ist eine wichtige Säule der Behandlung.

■ Prognose
Die Prognose der reaktiven Arthritis ist in der Regel günstig, der Verlauf häufig selbstlimitierend.

Ein chronischer Verlauf ist möglich, aber selten. Der Nachweis von ANCA ist mit einer höheren Wahrscheinlichkeit für einen chronischen Verlauf assoziiert. Bei 40 % der zusätzlich HLA-B27-positiven Kinder ist ein Übergang in eine Spondylarthropathie zu erwarten.

9.3 Juvenile Arthritis psoriatica

■ Definition
Chronische Arthritis mit Beginn vor dem 16. Lebensjahr, die mit einer Psoriasis verbunden ist und häufig mit Nagelveränderungen einhergeht.

■ Epidemiologie
Die Häufigkeit beträgt 10 : 100 000.

■ Klinik
Von juveniler Arthritis psoriatica spricht man, wenn eine Arthritis mit kutaner Psoriasis vorliegt oder eine Arthritis mit drei von vier der folgenden Befunde assoziiert ist: Daktylitis (Schwellung und Rötung der Finger: „Wurstfinger"), Tüpfelnägel oder Onycholyse, psoriasisartiger Hautausschlag, Psoriasis bei Verwandten ersten Grades.

Die Arthritis selbst ist überwiegend oligoartikulär. Eine Arthritis im Fingerendgelenk oder Zehenmittelgelenk sowie der Strahlbefall eines Fingers oder einer Zehe sind charakteristisch.

■ Therapie
Sie wird entsprechend den Empfehlungen für die JIA durchgeführt.

9.4 Rheumatisches Fieber

■ Definition
Entzündliche Erkrankung des mesenchymalen Gewebes aufgrund einer hyperergisch-allergischen Reaktion der Gelenke, des Herzens und des Gehirns, die 2–5 Wochen nach einer Infektion mit β-hämolysierenden Streptokokken der Gruppe A auftritt.

■ Epidemiologie
Es handelt sich um die häufigste Ursache der erworbenen Herzaffektion im Kindesalter. Es erkranken überwiegend Schulkinder um das 10. Lebensjahr. Jungen und Mädchen sind gleich häufig betroffen.

> **Merke**
>
> Das rheumatische Fieber ist die häufigste Ursache der erworbenen Herzaffektion im Kindesalter.

■ Ätiologie
Weniger als 3 % der Kinder, die an einer Infektion mit β-hämolysierenden Streptokokken der Gruppe A erkranken, bekommen rheumatisches Fieber. Faktoren, die die Prädisposition beeinflussen, sind Alter sowie genetische und sozioökonomische Faktoren (Faktor X).

> **Merke**
>
> Ätiologie des rheumatischen Fiebers: Infektion mit Streptokokken der Gruppe A + Sensibilisierung + Faktor X.

■ Pathogenese
Die Entstehung des akuten rheumatischen Fiebers ist nicht endgültig geklärt. Die Hypothese der abnormen Immunantwort gegen eine noch ungeklärte Komponente der Streptokokken der Gruppe A ist am wahrscheinlichsten. Dabei schädigen gegen Streptokokken gebildete Antikörper im Rahmen einer durch Antigenstrukturähnlichkeit bedingten Kreuzreaktion Gelenke, Herz und Gehirn. Alternativ wird ein direkt toxischer Effekt von Streptokokken, insbesondere auf das Herz, diskutiert.

■ Klinik
2–5 Wochen nach einer Streptokokkeninfektion **(Angina tonsillaris, Scharlach)** treten Allgemeinsymptome wie Anorexie, Gewichtsabnahme, Blässe, Müdigkeit und abdominelle Schmerzen ohne Hepatosplenomegalie auf. Begleitend besteht **Fieber**, das typischerweise als Kontinua zwischen 38,5 °C und 40 °C verläuft. Die Organmanifestationen betreffen vorwiegend die Gelenke und das Herz, seltener Gehirn und Haut.
Arthritis: In 75 % der Fälle treten eine asymmetrische Rötung, Schwellung und Überwärmung der großen Gelenke auf. Knie, Ellbogen und Sprunggelenke sind häufig, Finger, Zehen und Wirbelsäule seltener betroffen. Ein Überspringen auf andere Gelenke ist charakteristisch. Es handelt sich um eine nichterosive Arthritis, d.h., Knorpel- und Knochenläsionen treten nicht auf! Die Symptome verschwinden unter antiphlogistischer Therapie innerhalb von 12–24 h.

Karditis: Das Risiko einer Herzbeteiligung beträgt 40–80 %. Mit jedem Rezidiv steigt die Wahrscheinlichkeit. Es handelt sich um eine Pankarditis mit Beteiligung von Peri-, Epi-, Myo- und Endokard. Eine Mitralinsuffizienz ist in der akuten Phase häufig, später kommt es durch Klappenvernarbung oft zu Stenosen. Neu auftretende Herzgeräusche sind hinweisend! Klinische Leitsymptome beinhalten eine Tachykardie sowie Arrhythmien (AV-Block I.–III. Grades). Perikardergüsse können im Rahmen einer Perikarditis auftreten. In schweren Fällen kann es zur akuten Herzinsuffizienz kommen. Sie ist die gefährlichste Komplikation des rheumatischen Fiebers, und mit jedem neuen Schub nimmt das Risiko zu. Die kardiale Manifestation des rheumatischen Fiebers führt als Einzige regelmäßig zu bleibenden Schäden.

Chorea minor Sydenham: Sie ist seltener geworden und tritt in höchstens 10 % der Fälle zeitlich verzögert und häufig diskret auf. Die Symptomatik beginnt oft erst nach Monaten. Eine Verschlechterung der Handschrift ist hinweisend. Hinzu kommen Müdigkeit, Muskelhypotonie, ausfahrende, ataktische Bewegungen, Grimassieren, Sprach- und Schluckstörungen und eine hochgradige Bewegungsunruhe. In der Regel stellt sich innerhalb von Monaten ohne Residuen eine Restitutio ad integrum ein.

Erythema anulare: In 10 % der Fälle treten hauptsächlich am Stamm diskrete, blassrötliche, oft ringförmige, schmale Erythemstreifen auf, die variabel und flüchtig sind (→ Abb. 9.2).

Rheumaknötchen: In 5–10 % der Fälle sind die pathognomonischen subkutanen Knötchen über Knochenvorsprüngen nachweisbar, die schmerzlos und verschieblich sind.

■ Komplikationen

Die rheumatische Endokarditis ist die einzige ernste Komplikation des rheumatischen Fiebers. Am häufigsten ist die Mitralklappe betroffen, aber auch die Aortenklappe kann befallen werden. Zu einem Befall der Trikuspidalklappe kommt es meist nur bei Patienten mit signifikanter Mitral- oder Aortenklappenerkrankung und konsekutiver pulmonaler Hypertonie.

> **Merke**
>
> Lasègue, 1856: „Das rheumatische Fieber beleckt die Gelenke und das Gehirn, aber es beißt das Herz."

■ Verlauf

Der klassische zeitliche Verlauf des rheumatischen Fiebers gestaltet sich folgendermaßen: Die Erkrankung beginnt mit Gelenksymptomen 2–3 Wochen im Anschluss an eine Pharyngitis, fakultativ begleitet von Karditis oder Erythema anulare. Später, wenn überhaupt, treten Rheumaknötchen oder eine Chorea minor auf. Die Erkrankungsgesamtdauer beträgt 3–6 Wochen. Rezidive infolge erneuter Streptokokkeninfektionen sind nicht selten.

■ Diagnostik

Nach den revidierten Jones-Kriterien ist die Diagnose eines rheumatischen Fiebers sehr wahrscheinlich, wenn zwei Hauptkriterien oder ein Hauptkriterium und zwei Nebenkriterien erfüllt sind.

Checkliste: Revidierte Jones-Kriterien für die Diagnose eines rheumatischen Fiebers.

Hauptkriterien	Nebenkriterien
Karditis	Fieber
Polyarthritis	Arthralgien
Chorea minor	Vorausgegangenes rheumatisches Fieber
Erythema anulare	Erhöhte BKS und CRP, Leukozytose
Rheumaknötchen	Verlängerte PQ-Zeit im EKG
Plus	
Nachweis einer Streptokokkeninfektion durch positiven Rachenabstrich oder Antikörpernachweis	

- **Labor:** beschleunigte BKS, C-reaktives Protein erhöht, normochrome Anämie, evtl. Leukozytose, gelegentlich unspezifische γ-Globulin-Erhöhung; Streptokokkennachweis im Rachenabstrich, Antistreptolysintiter erhöht, Anti-DNAse erhöht, Antihyaluronidase erhöht
- **Röntgen-Thorax** meist unauffällig, evtl. Kardiomegalie

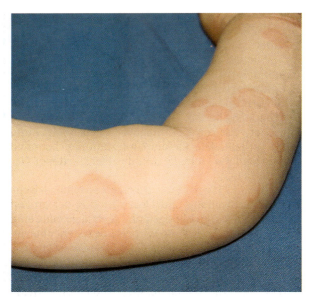

Abb. 9.2: Erythema anulare.

- **EKG:** AV-Block möglich, PQ-Verlängerung, ST-Senkung
- **Echokardiographie:** Nachweis von Klappenveränderungen, Nachweis von pathologischen Flussmustern an veränderten Klappen.

Differentialdiagnose
- Juvenile chronische Arthritis
- Reaktive Arthritis nach anderen Infektionen
- Infektiöse Endokarditis
- Kollagenosen
- Lyme-Borreliose.

Therapie
Schmerztherapie und Entzündungshemmung: Azetylsalizylsäure wird in einer Dosierung von 100 mg/kg KG/d über 6 Wochen verabreicht.
Beseitigung evtl. noch vorhandener Streptokokken: Penicillin V ist das Medikament der Wahl (100 000 IE/kg KG/d p.o. über mindestens 10 Tage, dann 400 000 IE/d als langfristige Prophylaxe).
Therapie der Karditis: Prednison wird in einer Dosierung von 2 mg/kg KG/d über mindestens 2 Wochen verabreicht. Zusätzlich werden symptomatische Maßnahmen durchgeführt.
Therapie der Chorea: In leichten Fällen werden Benzodiazepine, in schweren Fällen wird Haloperidol eingesetzt.

Prophylaxe
Die Rezidivprophylaxe ist die wichtigste Maßnahme zur Eindämmung des rheumatischen Fiebers. Hierzu wird Penicillin V in einer Dosierung von zweimal täglich 200 000 IE oder Benzathin-Penicillin in einer Dosierung von 1,2 Mio. IE/Monat i.m. verabreicht. Die Dauer der Prophylaxe sollte mindestens 5 Jahre betragen und bei einem Rezidiv lebenslänglich durchgeführt werden.

> **Merke**
>
> Die Rezidivprophylaxe ist die wichtigste Maßnahme zur Eindämmung des rheumatischen Fiebers. Hierzu wird Penicillin V in einer Dosierung von zweimal täglich 200 000 IE oder Benzathin-Penicillin in einer Dosierung von 1,2 Mio. IE/Monat i.m. verabreicht.

9.5 Kawasaki-Syndrom

Definition
Akute systemische Vaskulitis des Kleinkindalters mit den Symptomen Konjunktivitis, Stomatitis und Lymphadenopathie sowie der gefürchteten kardialen Komplikation mit Aneurysmenbildung, Thrombose und Ruptur der Koronararterien, die zu einer myokardialen Ischämie führt. Synonym: mukokutanes Lymphknotensyndrom.

Epidemiologie
Die Inzidenz in Deutschland beträgt etwa 9 : 100 000 Kinder unter 5 Jahren. Betroffen sind hauptsächlich Kinder zwischen dem 1. und 5. Lebensjahr. Jungen sind häufiger betroffen als Mädchen. Die Inzidenz ist in Japan wesentlich höher.

Ätiologie
Sie ist weiterhin ungeklärt.

Pathologische Anatomie
Es bestehen schwere entzündliche Zellinfiltrationen der Media und Intima der Koronararterien. Thrombozytenthromben führen zu Verschlüssen kleiner und mittlerer Arterien.

Klinik
Das Vollbild des Kawasaki-Syndroms ist charakterisiert durch sechs Hauptsymptome und eine Reihe mehr oder weniger charakteristischer Nebensymptome.
Hauptsymptome des Kawasaki-Syndroms umfassen:
- Fieber unbekannter Ursache > 5 Tage
- Akute zervikale Lymphadenopathie (> 1,5 cm)
- Konjunktivitis
- Schleimhautveränderungen von Lippen und Mundhöhle: trockene, hochrote, rissige Lippen, „Erdbeerzunge" (→ Abb. 9.3 a) und diffuse Rötung von Mundschleimhaut und Pharynx
- Palmar- und Plantarerythem, Schuppung der Finger und Zehen in der 2.–3. Krankheitswoche (→ Abb. 9.3 b)
- Polymorphes, scharlachähnliches Exanthem.

Nebensymptome sind eine Karditis (Myokarditis und Perikarditis), Erbrechen und Diarrhö, eine schmerzhafte Gelenkschwellung sowie ein Gallenblasenhydrops.

Laborveränderungen, die als Nebensymptome gelten, sind eine Proteinurie und Leukozyturie, eine Leukozytose mit Linksverschiebung und eine ausgeprägte Thrombozytose, die charakteristischerweise ab der 2.–3. Krankheitswoche auftritt. Eine Blutkörperchensenkungsbeschleunigung und ein erhöhtes CRP bestehen nahezu regelmäßig. Eine aseptische Meningitis mit geringer Pleozytose und Eiweißvermehrung kann ebenso vorkommen. Häufig bestehen mäßige Aktivitätserhöhungen der Aminotransferasen und eine Erhöhung des Bilirubins im Serum.

Diagnostik
Die Diagnose eines kompletten Kawasaki-Syndroms ist gestellt, wenn fünf bis sechs Hauptsymptome oder vier Hauptsymptome und Koronaraneurysmen vorliegen. Inkomplette Kawasaki-Syndrome kommen vor, insbesondere im Säuglingsalter. Neben den Laboruntersuchungen, die o.g. Auffälligkeiten ergeben, ist die kardiologische Diagnostik

9 Rheumatische Erkrankungen

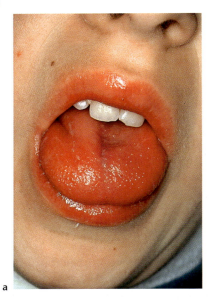

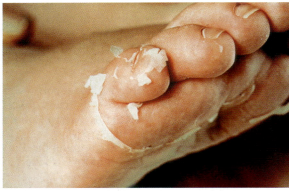

Abb. 9.3 a und b: Kawasaki-Syndrom: a) Lacklippen und Erdbeerzunge. b) Hautschuppung. [3]

nifestiert sich die kardiale Beteiligung als Myokarditis, Perikarditis, Mitral- und Aorteninsuffizienz sowie mit Arrhythmien. Infolge einer akuten Koronararteriitis kann es im subakuten Stadium zu Koronararterienaneurysmen kommen.

▪ Differentialdiagnose
- Scharlach
- Toxisches Schocksyndrom
- Leptospirose
- Epstein-Barr-Virus-Infektionen
- Juvenile idiopathische Arthritis
- Masern
- Vaskulitissyndrome.

▪ Therapie
In der akuten Phase werden einmalig hoch dosiert **Immunglobuline** i.v. (2 g/kg KG über 10 h) verabreicht. Fieber und systemische Manifestationen können innerhalb von 24 h ansprechen. Bei früher Gabe kann eine Koronararterienbeteiligung verhindert werden. Begleitend wird **Azetylsalizylsäure** in einer Dosis von 80–100 mg/kg KG/d verabreicht. Nach Entfieberung wird die Dosis auf 3–5 mg/kg KG/d reduziert und über einen Zeitraum von mindestens 6 Wochen zur Thrombozytenaggregationshemmung verabreicht.

▪ Prognose
Sie wird entscheidend durch das Ausmaß der kardialen Beteiligung beeinflusst. In 50 % der Fälle kommt es zu einer spontanen Rückbildung der Aneurysmen. Bei optimaler Therapie beträgt die Letalität 0,5 %.

> **Merke**
>
> Beim Kawasaki-Syndrom ist eine frühzeitige, aggressive Therapie von entscheidender prognostischer Bedeutung.

mit EKG und Echokardiographie von entscheidender Bedeutung.

▪ Verlauf
Die Erkrankung verläuft typischerweise in drei Phasen. In der **Akutphase** (7–14 Tage) stehen das hohe Fieber und der schlechte Allgemeinzustand des Kindes im Vordergrund. Die Hauptsymptome sind nachweisbar. In der **subakuten Phase** (2.–3. Woche) bilden sich Fieber, Lymphadenopathie und Exanthem zurück. Es kommt zur Hautschuppung an Fingern und Zehen sowie zum Thrombozytenanstieg. In der **Rekonvaleszenzphase** haben sich alle klinischen Symptome zurückgebildet, und die Blutkörperchensenkungsgeschwindigkeit hat sich normalisiert.

▪ Komplikationen
Die wichtigsten Komplikationen des Kawasaki-Syndroms betreffen das Herz. In der Akutphase ma-

9.6 Systemischer Lupus erythematodes

→ Kapitel 15.

9.7 Purpura Schoenlein-Henoch

→ Kapitel 15.

✚ 010 IMPP-Fragen

10 Hämatologie

Inhaltsverzeichnis

10.1 Erkrankungen des roten Systems 220

    10.1.1 Eisenmangelanämie 220
    10.1.2 Megaloblastäre Anämie 221
    10.1.3 Kongenitale hypoplastische Anämie: Blackfan-Diamond-Anämie 222
    10.1.4 Erworbene hypoplastische Anämien 222
    10.1.5 Infektanämie 223
    10.1.6 Blutungsanämien 224
    10.1.7 Hämolytische Anämien 224
    10.1.8 Sideroblastische Anämien (sideroachrestische Anämien) 232
    10.1.9 Polyglobulie 233
    10.1.10 Panmyelopathien: aplastische Anämien 233
    10.1.11 Myelodysplastisches Syndrom 234

10.2 Erkrankungen des weißen Systems ... 235

    10.2.1 Neutrophile Leukozytopenie 235
    10.2.2 Granulozytenfunktions- störungen 236

    10.2.3 Reaktive Veränderungen des weißen Blutbilds 237

10.3 Erkrankungen der Milz 238

    10.3.1 Asplenie 238
    10.3.2 Splenomegalie 238

10.4 Hämostaseologie 238

    10.4.1 Hämophilie A 238
    10.4.2 Hämophilie B 240
    10.4.3 Von-Willebrand-Syndrom 241
    10.4.4 Koagulopathie durch Vitamin-K-Mangel 241
    10.4.5 Koagulopathie durch Leber-erkrankungen 242
    10.4.6 Verbrauchskoagulopathien 242
    10.4.7 Thrombozytopenien 243
    10.4.8 Thrombozytenfunktions-störungen 245
    10.4.9 Thrombozytosen 245

■ Physiologie

In der Pränatalphase beginnt die Blutbildung in der 2. Gestationswoche im Dottersack, später findet sie auch in Leber und Milz statt. Das Knochenmark übernimmt die Blutbildung ab dem 7. Monat. Während der intrauterinen Entwicklung werden drei verschiedene Hämoglobine gebildet (**embryonale Hämoglobine**): Hb-Gower-1 und Hb-Gower-2 dominieren im 1. und 2. Gestationsmonat, HbF ($\alpha_2\gamma_2$, fetales Hämoglobin) im 3. Monat. Jetzt beginnt bereits die Produktion von HbA1 ($\alpha_2\beta_2$, adultes Hämoglobin). Die Synthese von HbA2 ($\alpha_2\delta_2$) beginnt in der 36. Schwangerschaftswoche.

In der Perinatalphase am errechneten Geburtstermin besteht der rote Blutfarbstoff zu 80 % aus HbF und zu 20 % aus HbA1.

In der Postnatalphase erfolgt der Wechsel von fetalem zu adultem Hämoglobin, der erst 6–12 Monate nach der Geburt abgeschlossen ist. In den ersten Lebenstagen besteht eine kurzfristige Polyglobulie mit Hämoglobinkonzentrationen um 19,5 g/dl durch Volumenreduktion des Blutes (→ Tab. 10.1). Nach der Neugeborenenperiode kommt es zu einem stetigen Abfall des Hämoglobinwertes durch Drosselung der Erythropoese. Im Alter von 10 Wochen ist ein Tiefpunkt mit einem durchschnittlichen Hb von 11,5 g/dl erreicht: **Trimenonanämie**. Bei Frühgeborenen ist der Abfall durch inadäquate Erythropoetinproduktion ausgeprägter, der Hämoglobinwert kann bis auf 8 g/dl absinken (**Frühgeborenenanämie**). Die Trimenonreduktionen werden durch eine Rechtsverschiebung der O_2-Dissoziationskurve, also durch eine leichtere Abgabe von Sauerstoff an das Gewebe, kompensiert.

Die Leukozytenzahl steigt innerhalb der ersten Lebenstage steil bis auf Werte um 20 000/µl an:

Tab. 10.1 Durchschnittliche Normwerte des roten Blutbildes im Kindesalter.

	1. Tag	7. Tag	3 Monate	12 Monate	4 Jahre	8 Jahre	12 Jahre
Hb (g/dl)	19,5	17,5	11,5	12,3	12,7	13,8	14,2
Ery (Mio/µl)	5,6	5,2	3,8	4,9	4,7	4,8	4,9
Hkt (%)	60	55	34	37	38	39	42
MCV (fl)	108	98	88	77	81	81	85

10 Hämatologie

Tab. 10.2 Durchschnittliche Normwerte des weißen Blutbildes im Kindesalter.

	1 Woche	6 Monate	1 Jahr	2 Jahre	4 Jahre	8 Jahre	14 Jahre
Leukozyten (/µl)	11 000	10 000	9000	8500	8000	8000	7000
Neutrophile (%)	45	33	31	41	45	52	58
Lymphozyten (%)	42	59	61	55	45	39	35

Neutrophilie mit Linksverschiebung („Alarmreaktion"). Nach etwa 1 Woche fallen die Leukozyten wieder ab, und es kommt zur relativen Lymphozytose, die für das gesamte Kindesalter charakteristisch ist (→ Tab. 10.2).

10.1 Erkrankungen des roten Systems

Als **Anämie** wird die Verminderung der Hämoglobinkonzentration oder der Erythrozytenzahl unter die Altersnorm bezeichnet. Eine Übersicht liefert die Checkliste.

Checkliste: Übersicht der Anämien im Kindesalter nach pathogenetischen Gesichtspunkten.

Inadäquate Produktion	• Kongenitale hypoplastische Anämie
	• Erworbene hypoplastische Anämie
	• Transitorische aplastische Anämie
	• Angeborene dyserythropoetische Anämie
Vermehrter Abbau	• Angeborene Membrandefekte
	• Immunhämolytische Anämien
	• Hämoglobinopathien
	• Angeborene intraerythrozytäre Enzymdefekte
	• Toxisch-hämolytische Anämien
	• Mechanisch-hämolytische Anämien
Substratmangel	• Eisenmangelanämie
	• Infektanämie
	• Vitamin-B$_{12}$- oder Folsäuremangelanämie
	• Eiweißmangelanämie
	• Vitamin-E-Mangel-Anämie bei Säuglingen
Chronische Erkrankung	• Erythropoetinmangel
	• Eisenmangel
	• Hämolyse und Dialyse
Eisenverwertungsstörung	• Sideroblastische Anämie

10.1.1 Eisenmangelanämie

■ Definition
Weltweit häufigste Ursache der Anämie mit Verminderung der Hämoglobinkonzentration bei zunächst noch normaler Erythrozytenzahl als Folge von Fehlernährung, chronischen Infektionen und Wurmerkrankungen.

■ Physiologie
Am Ende des 1. Lebensjahres kommt es zu einem Engpass in der Eisenversorgung. Vor allem Kinder zwischen 1 und 3 Jahren sind davon betroffen.

■ Ätiologie
Verminderter Eisenspeicher oder erhöhter Bedarf: prä- oder perinataler Blutverlust, Zwillinge, Frühgeborene, Austauschtransfusionen, relativer Eisenmangel (Polyglobulie) bei zyanotischen Herzfehlern, iatrogen (Blutentnahmen!).
Verminderte Eisenabsorption: alimentär, Malabsorptionssyndrome (Zöliakie, Gastroenteritis).
Erhöhter Eisenverlust: Blutungen (Nasenbluten, Darmpolypen, Colitis ulcerosa, Meckel-Divertikel, Hämangiome).
Gestörte Eisenverwertung: chronisch-rezidivierende Infektionen, Tumoren.

■ Klinik
Außer bei extremen Formen bestehen wenig Symptome wie Blässe, Müdigkeit, Abgeschlagenheit, Tachykardie und systolische Herzgeräusche.

> **Merke**
>
> Ein chronischer Eisenmangel im Kindesalter führt langfristig zu Entwicklungs- und Intelligenzdefiziten, da Eisen ein wichtiger Kofaktor der Neurotransmittersynthese ist. Er sollte daher ernst genommen und sorgfältig behandelt werden.

■ Diagnostik
- **Blutbild:** mikrozytäre hypochrome Anämie: MCV erniedrigt, Mikrozytose
- **Blutausstrich:** Hypochromie, Anulozyten (→ Abb. 10.1), Anisozytose, Poikilozytose
- Erythrozytenzahl normal bis erhöht, Retikulozytenzahl normal
- Serumeisen erniedrigt, Serumferritin erniedrigt, Eisenbindungskapazität erhöht.

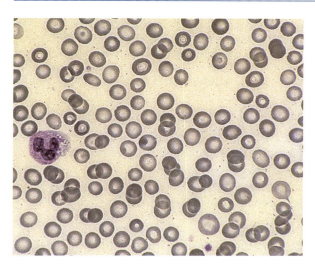

Abb. 10.1: Eisenmangelanämie. Blutausstrich. Zahlreiche Anulozyten und Mikrozyten. May-Grünwald-Giemsa-Färbung. Vergrößerung 600-fach. [7]

■ Therapie
Ein Eisenmangel bedarf einer oralen Substitution zweiwertiger Eisensalze in einer Dosierung von 6 mg/kg KG/d über mindestens 4 Monate. Einige Tage nach Therapiebeginn kommt es zu einem Anstieg der Retikulozyten. Eine Normalisierung der Hämoglobinkonzentration ist nach etwa 2 Monaten zu erwarten. Eine parenterale Eisengabe ist nur bei Resorptionsstörungen oder oraler Unverträglichkeit indiziert. Die Dosierung errechnet sich wie folgt: erforderliche mg Eisen = kg KG × Hb-Differenz in g/dl × 3,5.

> **Merke**
>
> Ein Versagen einer oralen Eisentherapie kann folgende Ursachen haben: Unterdosierung, mangelnde Compliance, Erbrechen, Diarrhö, Malabsorption, Folsäure- oder Vitamin-B_{12}-Mangel oder Fortbestehen einer chronischen Grunderkrankung (Infektion, Blutung, Tumor).

10.1.2 Megaloblastäre Anämie

■ Definition
Makrozytäre Anämie mit oder ohne Leukopenie, Thrombozytopenie und typischen Veränderungen in der Knochenmarkzytologie vor allem durch Störungen des Vitamin-B_{12}- oder Folsäurestoffwechsels.

■ Pathogenese
Es handelt sich um eine Störung der DNA-, RNA- und Proteinsynthese bei Verarmung an Vitamin B_{12} und/oder Folsäure. Leukozyten, Thrombozyten und andere rasch proliferierende Gewebe, z. B. Darmschleimhautzellen, sind ebenfalls betroffen.

■ Ätiologie
Vitamin-B_{12}-Mangel: Er entsteht bei ungenügender Zufuhr (z. B. streng vegetarische Ernährung, parenterale Ernährung ohne Vitamin-B_{12}-Substitution), bei ungenügender Resorption (Malabsorptionssyndrome, Mangel an Intrinsic Factor) oder bei ungenügendem Transport (Transcobalamin-II-Mangel).
Folsäuremangel: Er tritt bei ungenügender Zufuhr (z. B. streng vegetarische Ernährung, Ziegenmilchernährung, parenterale Ernährung ohne Folsäuresubstitution), bei ungenügender Resorption (Malabsorptionssyndrome) oder bei gesteigertem Verbrauch bzw. verminderter Synthese von Tetrahydrofolsäure, der aktiven Form auf (Medikamente, z. B. Antiepileptika, Methotrexat).

■ Klinik
Blässe, Appetitlosigkeit, Gedeihstörung und Infektanfälligkeit sind unspezifische Symptome. Eine leichte Hepatomegalie, gelegentlich auch eine geringgradige Splenomegalie können bestehen. Bei chronischem Vitamin-B_{12}-Mangel kommt es zusätzlich zu atrophischer Glossitis, Parästhesien, Ataxie, Erlöschen der Muskeleigenreflexe und Hirnatrophie. Bei alleinigem Folsäuremangel bestehen in der Regel keine neurologischen Symptome!

■ Diagnostik
- **Blutbild:** normochrome makrozytäre Anämie: MCV stark erhöht, oft sehr niedrige Erythrozytenzahl
- **Blutausstrich:** Makrozyten, Anisozytose, Poikilozytose, kernhaltige rote Zellen
- Rechtsverschiebung: Auftreten überalterter, hypersegmentierter Granulozyten
- Retikulozytenzahl erniedrigt, Granulozytenzahl erniedrigt, Thrombozytopenie möglich
- LDH stark erhöht
- **Knochenmarkdiagnostik:** für die Diagnose entscheidend. Es finden sich Reifungsstörungen aller Zelllinien, Megaloblasten mit feinkörnig strukturiertem Kern und einer der Kernreifung vorauseilenden Hämoglobinisierung; Riesenstabkernige sind charakteristisch.
- Ätiologische Differenzierung: Vitamin B_{12} im Serum, Folsäure im Serum, Schilling-Test.

■ Therapie
Vitamin-B_{12}-Mangel: Bei Fehlernährung oder vermehrtem Bedarf wird Cyanocobalamin in einer Dosierung von 50 µg/d verabreicht, sonst erfolgt die lebenslängliche parenterale Substitution mit initial 1 mg i.m. täglich, dann 0,5 mg i.m. vierteljährlich.
Folsäuremangel: Er wird mit 1–5 mg i.m./d über 5 Tage, dann mit 2,5 mg p.o./d über 14 Tage substituiert. Bei erfolgreicher Therapie kommt es zu einem Retikulozytenanstieg.

10 Hämatologie

10.1.3 Kongenitale hypoplastische Anämie: Blackfan-Diamond-Anämie

■ Definition
Seltene Form der angeborenen Anämie mit Manifestation im frühen Säuglingsalter und einem Mangel an Präkursoren roter Blutzellen in einem sonst unauffälligen Knochenmark.

■ Ätiologie
Die Ätiologie ist ungeklärt, ein familiäres Auftreten sowie die Assoziation mit Fehlbildungen lassen genetische Grundlagen vermuten.

■ Klinik
Die klinische Manifestation erfolgt im 2.–6. Lebensmonat mit einer hochgradigen **Anämie**, die bei Ausbleiben von Bluttransfusionen zu tödlichem Herzversagen führt. Initial besteht keine Hepatosplenomegalie, sie entwickelt sich erst später. In 25 % der Fälle liegen zusätzlich **kongenitale Fehlbildungen** (kraniofaziale Dysmorphie und triphalangeale Daumen) vor, und häufig kommt es zu Kleinwuchs.

■ Diagnostik
- **Blutbild:** ausgeprägte Anämie bei fehlenden Retikulozyten
- Normochrome makrozytäre Anämie: Erythrozyten normochrom, MCV erhöht
- Serumeisen und -ferritin erhöht
- HbF-Konzentration erhöht
- Im **Knochenmark** findet sich eine isolierte Aplasie der Erythropoese.

■ Therapie
Prednisontherapie: Zwei Drittel der Patienten sprechen auf eine hoch dosierte Therapie an, und es kommt zu einer Regeneration der Erythropoese. Im weiteren Verlauf kann die Prednisondosis sukzessive reduziert werden. In 50 % der Fälle ist eine niedrig dosierte Dauertherapie erforderlich.
Bluttransfusionstherapie: Bei Versagen der Prednisontherapie müssen regelmäßige Transfusionen in 2- bis 4-wöchigen Abständen durchgeführt werden. Zur Eisenelimination und Reduktion der sekundären Hämosiderose werden Chelatbildner (Deferoxamin) verabreicht.
Knochenmarktransplantation: Sie wird bei Patienten durchgeführt, die nicht auf Kortikosteroide ansprechen und einen HLA-identischen Spender haben.

■ Prognose
Bei ausbleibendem Therapieerfolg durch Kortikosteroide ist ein Überleben ohne regelmäßige Bluttransfusionen nicht möglich. Im späten Kindesalter besteht das Problem der Hämosiderose. Es kommt zu sekundärem Hypersplenismus mit Leuko- und Thrombozytopenie, Diabetes mellitus, Wachstums-retardierung und häufigem Ausbleiben der Pubertät. Es entwickelt sich eine chronische Kardiomyopathie. Trotz begleitender Deferoxamintherapie versterben die meisten Patienten in der 2. Lebensdekade an chronischem Herzversagen.

10.1.4 Erworbene hypoplastische Anämien

Einfache hyporegeneratorische Anämie

■ Definition
Milde, meist passagere Anämie im Rahmen von verschiedenen Allgemeinerkrankungen.

■ Ätiologie
Chronisch-infektiöse Prozesse sind am häufigsten, dazu kommen Nierenerkrankungen und Hypothyreosen.

■ Klinik
Die Symptome der Grunderkrankung stehen im Vordergrund. Die Anämie verursacht wenige Symptome.

■ Diagnostik
- **Blutbild:** milde Anämie
- Verkürzung der Erythrozytenlebenszeit.

■ Therapie
Die Beseitigung der zugrunde liegenden Störung ist am wichtigsten. Die Gabe von Eisen ist nicht sinnvoll, Transfusionen sind nicht erforderlich. Bei Niereninsuffizienz ist die Verabreichung von Erythropoetin sinnvoll.

Akute transitorische aplastische Anämie

■ Definition
Im Kindesalter nicht selten auftretende schwere, immer reversible aplastische Anämie, wahrscheinlich als Folge eines Autoimmunprozesses gegen unreife Vorstufen von Blutzellen im Knochenmark.

■ Epidemiologie
Die akute transitorische aplastische Anämie ist im Kindesalter häufig!

■ Pathogenese
Es wird vermutet, dass vorausgehende Virusinfektionen einen Autoimmunprozess gegen unreife Vorstufen roter Blutzellen auslösen.

■ Klinik
Die Manifestation erfolgt meist im Alter zwischen 6 Monaten und 3 Jahren. Die zuvor gesunden Kinder werden meist wegen starker Blässe vorgestellt. Trotz massiver Anämie fehlt in der Regel eine Einschränkung der körperlichen Leistungsfähigkeit.

10.1 Erkrankungen des roten Systems

■ Diagnostik
- **Blutbild:** ausgeprägte, normochrome, normozytäre Anämie: MCV normal, der Hämoglobinwert kann bis auf 3 g/dl absinken
- Retikulozytenzahl vermindert (in der akuten Phase 0)
- Serumeisen erhöht
- Normoblasten im **Knochenmark** vermindert.

■ Therapie
Eine Bluttransfusion ist nur selten bei schwerer Anämie mit Zeichen der Herzinsuffizienz erforderlich.

■ Prognose
Die Erkrankung ist gutartig, es kommt immer zu einer spontanen Erholung der Erythropoese. Etwa 6–8 Wochen nach Wiedereinsetzen der Erythropoese normalisiert sich die Hämoglobinkonzentration.

> **Merke**
>
> Die akute transitorische aplastische Anämie ist eine im Kindesalter häufig auftretende Anämieform, die wenige klinische Symptome verursacht und mit einer guten Prognose einhergeht.

> **Kasuistik**
>
> **A:** Leo, ein 17 Monate alter Junge, fällt anlässlich eines Besuches bei einer befreundeten Kinderärztin durch seine extreme Blässe auf. Es geht ihm sonst ausgezeichnet, und er tobt den ganzen Nachmittag im Garten herum. Dennoch empfiehlt die Freundin, ihn am nächsten Tag bei ihr in der Kinderklinik ambulant vorzustellen.
> **K:** Bei der Untersuchung am nächsten Morgen finden sich bis auf eine leichte Tachykardie und ein systolisches Herzgeräusch keine Auffälligkeiten.
> **D:** Im Blutbild zeigt sich eine ausgeprägte normochrome Anämie mit einer Hämoglobinkonzentration von 5,2 g/dl. Die Retikulozyten sind mit 2‰ stark vermindert. Das weiße Blutbild und die Thrombozytenzahl sind normal.
> **Diag:** Bei Leo wird die Diagnose einer akuten transitorischen aplastischen Anämie gestellt.
> **V:** Aufgrund des ausgezeichneten Allgemeinzustands des Kindes wird auf die Durchführung einer Bluttransfusion verzichtet. Wenige Tage nach der ersten Blutentnahme steigen die Retikulozyten deutlich an, und in den folgenden Wochen kommt es zu einer Normalisierung des Hämoglobinwerts.

Akute Erythroblastopenie

■ Definition
Transitorische vollständige Hemmung der Teilung von Erythroblasten im Knochenmark, die durch die stets rasch eintretende Erholung in der Regel nicht zu einer Anämie führt.

■ Ätiologie
Infektiöse, allergische und toxische Ursachen liegen zugrunde.

■ Pathogenese
Es kommt zu einer vorübergehenden Hemmung der Teilung der Erythroblasten, wodurch die Produktion reifer Blutzellen gestört wird.

■ Klinik
In der Regel handelt es sich um eine Zufallsentdeckung, klinische Symptome bestehen meist nicht.

■ Diagnostik
- Retikulozyten nicht nachweisbar
- Eine Anämie fehlt!

■ Prognose
In der Regel erholt sich die Erythropoese innerhalb weniger Tage.

10.1.5 Infektanämie

■ Definition
Anämie mit Beteiligung verschiedenster pathogenetischer hämatologischer Faktoren im Rahmen bakterieller und viraler Infektionen.

■ Pathogenese
Es steht weniger Eisen für die Hämoglobinsynthese zur Verfügung, weil es im Rahmen einer Infektion im RES zurückgehalten wird. Im Gegensatz zum echten Eisenmangel ist die totale Eisenbindungskapazität erniedrigt!

■ Klinik
Die klinischen Symptome hängen von der Grunderkrankung ab.

■ Diagnostik
- **Blutbild:** normochrome normozytäre Anämie: MCV normal, Hb typischerweise zwischen 6 und 9 g/dl
- Retikulozyten normal oder erniedrigt, häufig besteht eine Leukozytose
- Serumeisen niedrig, Eisenbindungskapazität ebenfalls niedrig, Serumferritin erhöht (Akute-Phase-Protein).

■ Therapie
Die Infektionsbekämpfung steht im Vordergrund. Eine Eisentherapie ist kontraindiziert!

> **Merke**
>
> Bei der Infektanämie ist eine Eisentherapie kontraindiziert.

10 Hämatologie

10.1.6 Blutungsanämien

Definition
Anämie durch akuten oder chronischen Blutverlust.

Akute Blutungsanämie

Ätiologie
Verletzungen, Thrombozytopenien, Koagulopathien, Darmblutungen durch Meckel-Divertikel und Operationen können zu relevanten akuten Blutverlusten führen.

Pathogenese
Zunächst kommt es zu einem Verlust an zirkulierender Blutmenge, eine Anämie besteht noch nicht. Erst bei Einstrom von Gewebsflüssigkeit in die Blutbahn kommt es zur normochromen Anämie. Kompensatorisch wird die Erythrozytenbildung im Knochenmark aktiviert. Dieser Prozess benötigt jedoch 4–5 Tage, bis die Erythrozytenzahl und die Hämoglobinkonzentration wieder ansteigen.

Klinik
In der akuten Phase kann es zu einem hypovolämischen Schock kommen. In der Phase der Kompensation besteht eine normochrome Anämie mit Blässe, Müdigkeit, Abgeschlagenheit und systolischem Herzgeräusch.

Diagnostik
In der Akutphase ist das Blutbild unverändert, später kommt es zu einer normochromen Anämie.

Therapie
Die lokale Blutstillung ist essenziell. Einem drohenden hypovolämischen Schock kann durch Flüssigkeitssubstitution vorgebeugt werden. In schweren Fällen werden Erythrozytenkonzentrate oder Vollblut transfundiert.

Chronische Blutungsanämie

Ätiologie
Die häufigsten Ursachen einer chronischen Blutungsanämie sind **gastrointestinale Blutungen**: Polypen, Colitis ulcerosa, Magenulkus, Meckel-Divertikel, Ösophagusvarizen und Darmparasiten können zu einem chronischen intestinalen Blutverlust führen.

Pathogenese
Der chronische Hämoglobinverlust führt zu Eisenmangel.

Klinik
Es bestehen die Zeichen der Eisenmangelanämie: Blässe, Müdigkeit, Abgeschlagenheit, Tachykardie und systolische Herzgeräusche.

Diagnostik
- Mikrozytäre hypochrome Anämie: MCV erniedrigt
- **Blutausstrich:** Hypochromie, Anulozyten, Anisozytose, Poikilozytose
- Erythrozytenzahl normal bis erhöht, Retikulozytenzahl normal
- Mikrozytose, Anisozytose
- Serumeisen erniedrigt, Eisenbindungskapazität erhöht.

Therapie
Die Behandlung entspricht der der Eisenmangelanämie. Intestinale Blutungsquellen werden operativ beseitigt.

> **Merke**
>
> Häufigste Ursachen einer chronischen Blutungsanämie sind gastrointestinale Blutungen.

10.1.7 Hämolytische Anämien

Definition
Das gemeinsame Merkmal der hämolytischen Anämien durch Membrandefekte, angeborene Enzymdefekte oder Hämoglobinopathien ist die verkürzte Lebensdauer der Erythrozyten, die durch eine vermehrte Produktion roter Blutkörperchen kompensiert wird. Eine Retikulozytose, eine indirekte Hyperbilirubinämie und eine erniedrigte Haptoglobinkonzentration sind wichtige hinweisende Laborparameter.

Pathophysiologie
Die normale Erythrozytenlebensdauer beträgt 120 Tage. Täglich wird etwa 1 % der roten Blutzellen aus der Zirkulation entfernt und in gleicher Zahl vom Knochenmark ersetzt. Bei hämolytischen Störungen kann die Erythrozytenlebensdauer bis auf wenige Tage reduziert sein. Bei einer Lebensdauer unter 20 Tagen ist eine Kompensation durch vermehrte Neubildung nicht mehr möglich und es kommt zur Anämie. Die extramedulläre Blutbildung ist ein charakteristisches Zeichen der Knochenmarküberlastung.

Angeborene Erythrozytenmembrandefekte

Hereditäre Sphärozytose

Definition
Häufigste genetisch bedingte hämolytische Anämie in Mitteleuropa durch einen Membrandefekt, der zu kugelzellartiger Deformierung der Erythrozyten mit verkürzter Lebensdauer führt. Der Defekt wird in der Regel autosomal-dominant vererbt.
Synonym: Kugelzellanämie.

Epidemiologie
Die hereditäre Sphärozytose tritt mit einer Häufigkeit von 1 : 5 000 auf.

10.1 Erkrankungen des roten Systems

> **Merke**
>
> Die hereditäre Sphärozytose ist mit Abstand die häufigste Ursache angeborener hämolytischer Anämien.

Pathogenese
Verschiedene quantitative und qualitative Proteindefekte führen zu einer Störung der Aufhängung der Proteine des Membranskeletts (Spektrin, Ankyrin) an die Bande 3 in der Lipidmembran. Es kommt zu einem kontinuierlichen Verlust von Membranmaterial von der Erythrozytenoberfläche, wodurch sich das Verhältnis von Zelloberfläche zu Zellvolumen ändert und der Erythrozyt Kugelgestalt annimmt. In der Folge kommt es zu frühzeitiger Sequestration und Zerstörung der Sphärozyten in der Milz.

Klinik
In 50 % der Fälle manifestiert sich die Erkrankung bereits in der Neugeborenenperiode durch eine schwerwiegende Hyperbilirubinämie. Die chronische Anämie führt zu **Blässe**, die Hyperbilirubinämie zu **Skleren- und Hautikterus**. Ein Wechsel zwischen Phasen mäßiger Anämie und schubweise auftretenden aplastischen Krisen im Rahmen fieberhafter Infekte ist charakteristisch. Im Kleinkindalter findet man regelmäßig eine **Splenomegalie**. **Gallensteine** werden im späten Kindes- oder Adoleszentenalter diagnostiziert.

Diagnostik
- **Blutbild:** Anämie und Retikulozytose, Leuko- und Thrombozytenzahl normal
- **Blutausstrich:** Sphärozyten mit vermindertem Durchmesser, hyperchrom, keine zentrale Aufhellung (→ Abb. 10.2)
- Indirekte Hyperbilirubinämie
- Verminderung der osmotischen Resistenz der Erythrozyten!

Therapie
Die Folgen der hereditären Sphärozytose können durch eine **Splenektomie** behoben werden. Sie sollte bei wiederholten hämolytischen oder aplastischen Krisen sowie bei wiederholtem Transfusionsbedarf, möglichst nicht vor dem 5. Lebensjahr, durchgeführt werden. Präoperativ sollten eine Pneumokokken-, Meningokokken- und Hib-Impfung und postoperativ über mehrere Jahre eine antibiotische Prophylaxe mit Penicillin V durchgeführt werden.

> **Merke**
>
> Mögliche Komplikationen der Splenektomie sind Infektionen durch Pneumokokken, Meningokokken und *Haemophilus influenzae* sowie eine transitorische Thrombozytose. Geeignete prophylaktische Maßnahmen sind die Pneumokokken-, Meningokokken und Hib-Impfung sowie eine antibiotische Dauertherapie mit Penicillin V.

Prognose
Durch die Splenektomie wird eine normale Erythrozytenlebensdauer erzielt. Die hämolytische Symptomatik verschwindet bald postoperativ. Das Auftreten von Gallensteinen wird durch die Splenektomie ebenfalls verhindert. Die Sphärozytose bleibt zwar bestehen, aber aplastische Krisen treten nicht mehr auf. In jüngster Zeit werden zunehmend subtotale Splenektomien mit gutem Erfolg durchgeführt.

Hereditäre Elliptozytose

Definition
Gutartige, autosomal-dominant oder -rezessiv vererbte Ellipsenform der Erythrozyten.

Epidemiologie
Die hereditäre Elliptozytose tritt mit einer Häufigkeit von 1 : 2 000 auf.

Pathogenese
Spezifische Strukturdefekte von Spektrin führen zu einer gestörten Quervernetzung innerhalb des Membranskeletts und über Desintegration und Fragmentierung der Zellen zur Bildung der charakteristischen Elliptozyten.

Klinik
Die klinische Symptomatik ist sehr variabel und kann bis zur schweren, regelmäßig transfusionsbedürftigen hämolytischen Anämie reichen. Dann bestehen auch ein Ikterus und eine Splenomegalie sowie häufig eine Cholelithiasis.

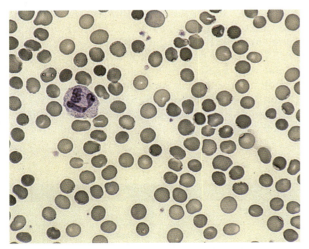

Abb. 10.2: Kugelzellanämie. Blutausstrich. Stark verkleinerte Erythrozyten ohne Aufhellung (Sphärozyten). May-Grünwald-Giemsa-Färbung. Vergrößerung 600-fach. [7]

10 Hämatologie

Diagnostik
- **Blutbild:** Anämie und Retikulozytose, Leuko- und Thrombozytenzahl normal
- **Blutausstrich:** 50–95 % der Erythrozyten sind elliptisch verformt. Kugelzellen, Poikilozyten und Mikrozyten können auch vorkommen.
- Indirekte Hyperbilirubinämie.

Therapie
Eine Splenektomie ist nur in Ausnahmefällen erforderlich.

Paroxysmale nächtliche Hämoglobinurie

Definition
Seltene Form der chronischen Anämie mit erheblicher intravaskulärer Hämolyse, vor allem im Schlaf, die mit einer morgendlichen Hämoglobinurie einhergeht.

Pathogenese
Die Produktion der roten Zelllinie ist wegen einer erhöhten Empfindlichkeit gegenüber der lytischen Aktivität von Komplement durch einen erworbenen Defekt der hämatopoetischen Stammzelle gestört.

Klinik
Durch eine verstärkte Hämolyse im Schlaf kommt es zu der charakteristischen nächtlichen und morgendlichen **Hämoglobinurie**. Gelegentlich können begleitend Bauch- und Kopfschmerzen auftreten. Häufig besteht eine Assoziation mit einer hypoplastischen oder aplastischen Panzytopenie.

Komplikationen
Pyogene Infektionen, Thrombosen oder thromboembolische Ereignisse können das Krankheitsbild komplizieren.

Diagnostik
- Morgendliche Hämoglobinurie
- Hämtest: Provokation der Hämolyse durch Ansäuerung einer Blutprobe
- Acetylcholinesteraseaktivität in Erythrozyten reduziert.

Therapie
Eine Knochenmarktransplantation kann in schweren Fällen erforderlich sein.

Immunhämolytische Anämien

Definition
Es handelt sich um eine Gruppe von Erkrankungen, bei denen es durch unterschiedliche immunologische Pathomechanismen zu einer Verkürzung der Erythrozytenlebenszeit kommt.

Pathogenese
Die Checkliste fasst die wichtigsten Formen nach pathogenetischen Gesichtspunkten zusammen.

Autoimmunhämolytische Anämie

Ätiologie
Eine autoimmunhämolytische Anämie tritt meist im Zusammenhang mit viralen oder bakteriellen Infektionen oder im Rahmen anderer Erkrankungen (z.B. Lupus erythematodes, juvenile rheumatoide Arthritis, Tumoren, Immundefekte) auf.

Pathogenese
Autoantikörper richten sich gegen Antigene der Erythrozytenoberfläche. Im Kindesalter kommen vorwiegend Wärmeantikörper (optimale Bindung bei 37 °C) und Anti-T-Antikörper vor. Letztere sind im Serum des Gesunden vorhanden und reagieren erst mit Erythrozyten, nachdem durch Neuraminidaseeinwirkung im Rahmen bestimmter Infektionen das Kryptantigen T der Erythrozytenoberfläche freigelegt wurde. Influenzaviren, Pneumokokken, Streptokokken, Staphylokokken, Clostridien und verschiedene E. coli-Stämme weisen eine Neuraminidaseaktivität auf. Die mit Antikörpern beladenen Erythrozyten werden teilweise in der Milz (Splenomegalie) und teilweise intravasal abgebaut. Kälteantikörper kommen vor allem im Zusammenhang mit Mykoplasmen vor.

Klinik
Akute hämolytische Krise: Die Erkrankung beginnt dramatisch mit erheblicher Blässe, Hämoglobinurie, meist nur leichtem Ikterus, Erbrechen, abdominellen Schmerzen und Kopfschmerzen. Eine kardiale Dekompensation ist möglich. Es besteht häufig eine nur mäßig ausgeprägte Splenomegalie. Oft kommt es zu einer raschen Spontanerholung.
Chronische Hämolyse: Häufig verläuft die Erkrankung über Monate und Jahre. Die Splenomegalie ist stärker ausgeprägt als bei der akuten Form.

Checkliste: Einteilung der immunhämolytischen Anämien.

Autoimmunhämolytisch	Isoimmunhämolytisch	Medikamentös
Wärmeantikörper	Rh-Inkompatibilität	Penicilline, Cephalosporine
Kälteantikörper	AB0-Inkompatibilität	Isoniazid
Anti-T-Antikörper	Transfusionszwischenfälle	Sulfonamide

10.1 Erkrankungen des roten Systems

Diagnostik
- **Blutbild:** häufig schwere Anämie mit Retikulozytose
- **Blutausstrich:** erhebliche Anisozytose, Kugelzellbildung, Nachweis kernhaltiger roter Zellen
- **Direkter Coombs-Test** immer stark positiv, indirekter Coombs-Test fakultativ positiv (→ Abb. 10.3)
- **Nachweis von Autoantikörpern:** genauere Antikörperidentifizierung durch komplizierte serologische Verfahren.

> **Merke**
>
> - **Direkter Coombs-Test:** Nachweis von Antikörpern auf der Erythrozytenoberfläche (Major-Test).
> - **Indirekter Coombs-Test:** Nachweis von Antikörpern, die sich im Serum befinden (Minor-Test).

Therapie
Akute hämolytische Krise: Eine Transfusion wird nur bei vitaler Indikation durchgeführt. Kortikosteroide können zur Blockierung der Phagozytose und zur Verminderung der Antikörperbildung eingesetzt werden. Im akuten Notfall muss die Splenektomie als lebensrettende Maßnahme erfolgen.

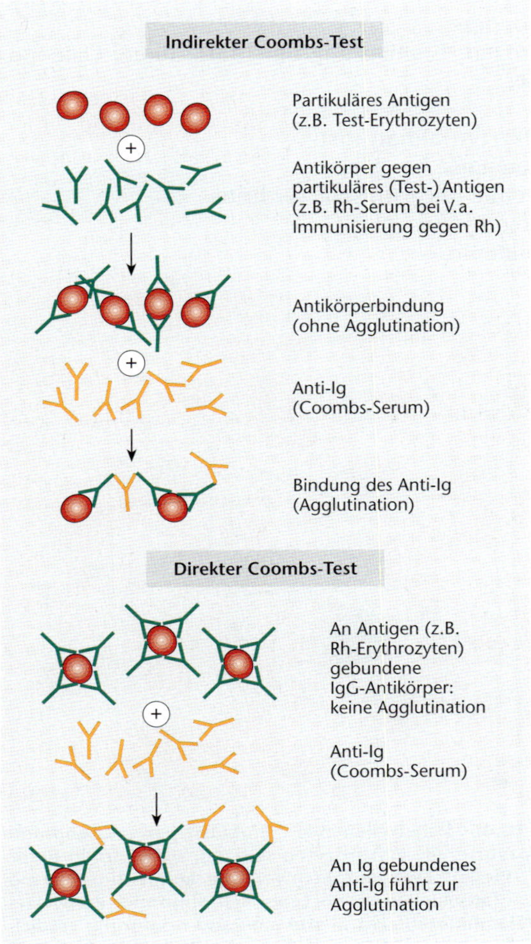

Chronische Hämolyse: Mit Kortikosteroiden oder Immunglobulinen hoch dosiert i.v. lässt sich die Hämolyse meist schnell unterbrechen. Bei Notwendigkeit einer Transfusion sollten Erythrozytenkonzentrate mit möglichst geringer Reagibilität gegenüber den Autoantikörpern ausgewählt werden.

Prognose
Schwere Verläufe sind möglich, in der Regel kommt es jedoch zu einer Spontanremission.

Isoimmunhämolytische Anämie

Pathogenese
Isoimmunhämolytische Anämien werden entweder durch eine passive Übertragung von antierythrozytären **Antikörpern** (z.B. Rh-Inkompatibilität, AB0-Inkompatibilität) oder durch eine passive Übertragung von **Antigenen** gegen Blutgruppeneigenschaften des Empfängers (Transfusionszwischenfall) ausgelöst.

Klinik
Innerhalb weniger Minuten bis Stunden entwickelt sich ein schweres Krankheitsbild mit Fieber, Schüttelfrost, Urtikaria, Erbrechen, Dyspnoe, Lungenödem und allergischem Schock.

Die intra- und extravasale Hämolyse kann zur Verbrauchskoagulopathie führen.

Diagnostik
- Blutbild: Anämie
- Urin: Hämoglobinurie
- Serum: Hyperbilirubinämie.

Therapie
Jede Transfusion muss bei den geringsten Anzeichen einer Transfusionsreaktion umgehend abgebrochen werden. Die hoch dosierte Gabe von Kortikosteroiden sowie eine Schocktherapie sind die weiteren therapeutischen Maßnahmen.

Qualitative Hämoglobinopathien

Definition
Es handelt sich um hämolytische Anämien durch genetisch bedingte Strukturanomalien der Polypeptidketten des Hämoglobinmoleküls, wodurch es zu einer Änderung der Sauerstofftransportfunktion, zu einer erhöhten intraerythrozytären Präzipitationsneigung und dadurch zu einer Verkürzung der Erythrozytenlebenszeit kommt.

Physiologie
Das Hämoglobinmolekül besteht aus vier Polypeptidketten, zwei davon sind jeweils identisch. Jede Kette trägt ein Häm. Physiologische Hämoglobine

Indirekter Coombs-Test

Partikuläres Antigen (z.B. Test-Erythrozyten)

Antikörper gegen partikuläres (Test-) Antigen (z.B. Rh-Serum bei V.a. Immunisierung gegen Rh)

Antikörperbindung (ohne Agglutination)

Anti-Ig (Coombs-Serum)

Bindung des Anti-Ig (Agglutination)

Direkter Coombs-Test

An Antigen (z.B. Rh-Erythrozyten) gebundene IgG-Antikörper: keine Agglutination

Anti-Ig (Coombs-Serum)

An Ig gebundenes Anti-Ig führt zur Agglutination

Abb. 10.3: Indirekter und direkter Coombs-Test. [8]

sind HbA1 ($\alpha_2\beta_2$, 95 % des Hämoglobins), HbA2 ($\alpha_2\delta_2$, 1,5–3 % des Hämoglobins) und HbF ($\alpha_2\gamma_2$, nur in Spuren nachweisbar).

Pathophysiologie
Etwa 500 unterschiedliche Hämoglobinvarianten wurden bisher identifiziert. Auf genetischer Ebene liegen den Erkrankungen Mutationen der Strukturgene einzelner Globinketten zugrunde. Der Anteil des anomalen Hämoglobins beträgt bei Heterozygoten 50 %, bei Homozygoten 80–100 %.

Sichelzellanämie

Definition
Autosomal-rezessiv vererbte Hämoglobinopathie, bei der es zu einer chronischen hämolytischen Anämie durch Sichelzellbildung kommt und die mit einer ausgeprägten Neigung zur krisenhaften Infarktbildung in zahlreichen Organen assoziiert ist.

Vorkommen
Die Sichelzellanämie tritt bevorzugt in Afrika, Südeuropa, Arabien und Indien auf. Träger des Sichelzellgens haben einen biologischen Vorteil gegenüber *Malaria falciparum*.

Pathogenese
Ein Austausch von Glutamin gegen Valin in Position 6 der β-Kette führt zur Bildung von **HbS**. Bei Desoxygenierung bildet HbS längs ausgerichtete Aggregate, durch die die Erythrozyten ihre Sichelform erhalten. Die verminderte Verformbarkeit der Sichelzellerythrozyten führt dazu, dass sie frühzeitig in Leber und Milz sequestriert und zerstört werden. Darüber hinaus kommt es zu sichelzellbedingten Gefäßverschlüssen, die zu multiplen Organinfarzierungen führen. Hiervon ist insbesondere die Milz betroffen, die initial vergrößert ist und innerhalb weniger Jahre schrumpft und fibrosiert („Autosplenektomie").

Klinik
Die Symptomatik beginnt im Alter zwischen 3 und 6 Monaten mit zunehmendem Ersatz von HbF durch HbA1 bzw. HbS. Gefäßverschlusskrisen äußern sich als heftige Schmerzen und Schwellungen der betroffenen Gebiete (Extremitäten, Abdomen, Lunge, ZNS, Niere). Das **Hand-Fuß-Syndrom** ist häufig eines der ersten schweren Symptome. Gefäßverschlüsse in den Metacarpalia, Metatarsalia und Phalangen führen zu schmerzhaften Schwellungen und Rötungen von Händen und Füßen. Interkurrierende Infekte mit Fieber, Hypoxie und Azidose können Krisen auslösen. Bei zunehmender funktioneller Asplenie kommt es gehäuft zu Infektionen mit Pneumokokken und *Haemophilus influenzae*. Eine weitere charakteristische Infektion ist die Salmonellenosteomyelitis. Das akute thorakale Syndrom ist das klinische Korrelat zu einem Lungeninfarkt. Während akuter lebensbedrohlicher **Sequestrationskrisen** verschwindet die Hauptmenge der Erythrozyten in Leber und Milz.

Komplikationen
Es kommt zu einer zunehmenden Niereninsuffizienz. Eine Kardiomyopathie ist bei älteren Kindern regelmäßig nachweisbar. Hirninfarkte können zu Hemiplegien und zerebralen Krampfanfällen führen, während Netzhautinfarkte mit Sehstörungen einhergehen.

Diagnostik
- **Blutbild:** Hämoglobin 5–9 g/dl, Leukozytose mit Überwiegen neutrophiler Granulozyten, Thrombozytose
- **Blutausstrich:** Durchführung nativ mit Luftabschluss zum Sichelzellnachweis; Nachweis von Targetzellen, Poikilozytose (→ Abb. 10.4), Retikulozytose und Howell-Jolly-Körperchen (nach Milzdestruktion)
- Hyperbilirubinämie, Leberfunktionsstörung; Hypergammaglobulinämie
- **Hämoglobinelektrophorese:** Nachweis von HbS
- Knochenmark zellreich mit Überwiegen der Erythropoese
- Röntgen: Erweiterung der Markräume, Osteoporose.

Differentialdiagnose
- Rheumatisches Fieber
- Juvenile idiopathische Arthritis
- Osteomyelitis
- Leukämie.

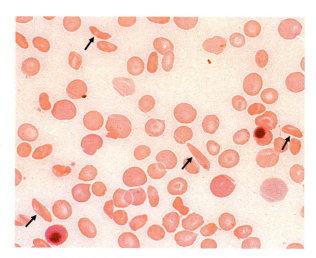

Abb. 10.4: Sichelzellanämie. Blutausstrich. Ausgeprägte Poikilozytose, die Erythrozyten sind z. T. sichelförmig deformiert (Pfeile). Zwei ausgeschwemmte kernhaltige Normoblasten. Targetzellen mit der typischen, abnormen Farbverteilung (Hämoglobin zentral und am Rand ringförmig verdichtet). May-Grünwald-Giemsa-Färbung. Vergrößerung 600-fach [7]

10.1 Erkrankungen des roten Systems

■ Therapie

Kausale Therapie: Die hämatopoetische Stammzelltransplantation ist die einzige kurative Behandlungsmöglichkeit. Sie ist bei Patienten mit kompliziertem Verlauf indiziert.

Alternative Therapiemöglichkeiten: Hydroxyharnstoff oder Butyrate induzieren eine gesteigerte HbF-Synthese, die erfahrungsgemäß mit einer verminderten Sichelung der Erythrozyten einhergeht.

Symptomatische Maßnahmen: Selten ist die Anämie transfusionsbedürftig. Bei akuten Krisen stehen die parenterale Wässerung, die Azidosetherapie und vor allem die Schmerztherapie mit Morphin im Vordergrund.

Bei **Krisen** werden eine intensive antiinfektiöse Therapie (Ampicillin!) sowie ggf. partielle Austauschtransfusionen durchgeführt.

■ Prophylaxe

Wegen der Autosplenektomie sollten die Kinder gegen Pneumokokken, Meningokokken und Hib geimpft werden und zusätzlich während der ersten 2 Lebensjahre eine antibiotische Dauerprophylaxe mit Penicillin V erhalten.

Toxische Methämoglobinämie

■ Pathogenese

Die erhöhte Oxidierbarkeit des fetalen Hämoglobins und die in den ersten Lebensmonaten niedrige Aktivität der Methämoglobindiaphorase erhöhen die Anfälligkeit junger Säuglinge gegenüber oxidierenden Noxen. Auslöser sind Substanzen wie Anilin, Nitrobenzol, Nitrit und Phenacetin. Es kommt zu einem Anstieg der Methämoglobinkonzentration auf über 1 % der Gesamthämoglobinkonzentration.

■ Klinik

Die toxische Methämoglobinämie kommt besonders im frühen Säuglingsalter vor und manifestiert sich häufig im Rahmen bakterieller gastrointestinaler Infektionen. Eine schmutzig **graubraune Zyanose** sowie **Dyspnoe** und **Tachykardie** sind die klinischen Leitsymptome. Typischerweise lässt sich der Zustand des Kindes durch zusätzliche Sauerstoffzufuhr nicht bessern.

■ Therapie

In leichten Fällen ist keine Behandlung erforderlich, in schweren Fällen wird Methylenblau i.v. verabreicht. Methylenblau beseitigt die Gefahr der „inneren Erstickung", indem es die körpereigene enzymatische Rückbildung hoher Met-Hb-Konzentrationen beschleunigt und der NADPH-abhängigen Reduktase Wasserstoff zur Reduktion von NADP liefert.

Quantitative Hämoglobinopathien: Thalassämie-Syndrome

■ Definition

Es handelt sich um autosomal-rezessiv vererbte Defekte der quantitativen Synthese der Hämoglobinpolypeptidketten, die zu hämolytischen Anämien unterschiedlicher Schweregrade führen.

■ Pathogenese

Die verminderte Synthese einer Polypeptidkette führt zur Hemmung der Hämoglobinsynthese mit hypochromer mikrozytärer Anämie. Infolge der Imbalance der Peptidkettensynthese werden die nicht supprimierten Peptidketten im Überschuss gebildet und denaturieren bereits intrazellulär im Knochenmark zu Innenkörpern. Alternativ bilden sich atypische, zur Präzipitation neigende Tetramere (β_4, ω_4, α_4). Die innenkörperhaltigen Zellen verlieren ihre Elastizität und gehen intramedullär zugrunde (ineffektive Erythropoese). Die in die Peripherie gelangenden Erythrozyten unterliegen ebenfalls der frühzeitigen Hämolyse. Die Milz ist an ihrer Zerstörung wesentlich beteiligt. Eine vermehrte Erythropoetinbildung bewirkt eine Stimulation der (ineffektiven) Erythropoese mit Ausweitung der blutbildenden Markräume, die zu typischen Skelettveränderungen führt.

■ Vorkommen

Die β-Thalassämie ist in den Mittelmeerländern besonders verbreitet, während die α-Thalassämie vor allem in Südostasien vorkommt. In der deutschen Bevölkerung sind die Thalassämien sehr selten.

β-Thalassämien

■ Pathogenese

Es handelt sich um eine Hb-Synthesestörung mit quantitativ ungenügender Produktion von β-Ketten des HbA1. In der Folge kommt es zu einer ausgeprägten Konzentrationserhöhung von HbF und HbA2. Die homozygote Form der Erkrankung führt zu einer schweren hypochromen hämolytischen Anämie (Thalassaemia major), während es bei der heterozygoten Form nur zu einer leichten hypochromen mikrozytären Anämie kommt (Thalassaemia minor).

■ Klinik

Thalassaemia major: Die Symptomatik beginnt im 3.–4. Lebensmonat. Blässe, Ikterus und Hepatosplenomegalie stehen zunächst im Vordergrund (→ Abb. 10.5). Später kommen Kleinwuchs, Skelettveränderungen durch Erweiterung der Markräume (Bürstenschädel, veränderte Jochbeine und Oberkiefer) und eine verzögerte Pubertätsentwicklung hinzu. Eine Osteoporose kann zu pathologischen Frakturen führen. Eine Cholelithiasis tritt häufig auf. Typische Langzeitkomplikationen ent-

229

10 Hämatologie

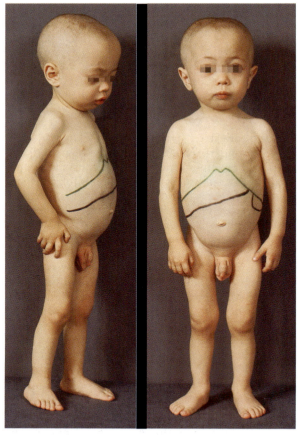

Abb. 10.5: Junge mit homozygoter β-Thalassämie: Schädeldeformierung und Hepatosplenomegalie.

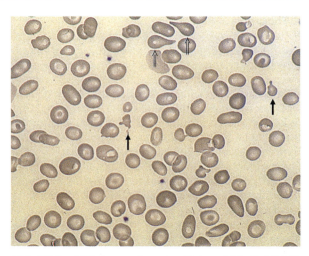

Abb. 10.6: β-Thalassaemia major. Blutausstrich. Beträchtliche Anisozytose und Poikilozytose mit Ausbildung von Fragmentozyten (→), Dakryozyten (Doppelpfeile) und Targetzellen. May-Grünwald-Giemsa-Färbung. Vergrößerung 600-fach. [7]

stehen vor allem durch die transfusionsbedingte Hämosiderose: Leberzirrhose, Diabetes mellitus und Herzinsuffizienz sind die Folge. Unbehandelt versterben die Patienten in den ersten Lebensjahren.
Thalassaemia minor: In der Regel bestehen keine relevanten klinischen Symptome.

■ Diagnostik
Thalassaemia major:
- Ausgeprägte hypochrome mikrozytäre Anämie: Hb < 8 g/dl, MCV erniedrigt
- Anisozytose, Poikilozytose, Mikrozyten, Targetzellen (→ Abb. 10.6)
- Basophile Tüpfelung der Erythrozyten
- Kernhaltige Erythrozyten in der Peripherie (Erythroblasten)
- Mäßiggradige Retikulozytose (ineffektive Erythropoese)
- Serumeisen normal oder erhöht, Serumferritin erhöht (Hämosiderose!)
- Hämoglobinelektrophorese: HbF 20–80 %, HbA2 variabel

Thalassaemia minor:
- Mäßiggradige hypochrome Anämie, Mikrozytose
- Geringgradige Aniso- und Poikilozytose, wenige Targetzellen
- Basophile Tüpfelung der Erythrozyten
- Hämoglobinelektrophorese: HbF nur geringgradig erhöht, HbA2 5–12 %.

■ Therapie
Thalassaemia major: Die kausale Therapie besteht in einer hämatopoetischen Stammzelltransplantation. Bei Verfügbarkeit eines HLA-identischen Spenders sollte sie noch vor dem Schulalter durchgeführt werden, da die Ergebnisse bei geringer Eisenüberladung besser sind. Kann die Stammzelltransplantation nicht durchgeführt werden, sind die Patienten lebenslang auf regelmäßige Bluttransfusionen angewiesen. Der transfusionsbedingten Hämosiderose wird durch eine kontinuierliche subkutane Deferoxamininfusion über 8–12 h täglich entgegengewirkt. Die Organdysfunktionen als Folge der Hämosiderose müssen frühzeitig behandelt werden: Kardiomyopathie und Herzrhythmusstörungen werden medikamentös behandelt, ein Diabetes mellitus ggf. mit Insulin und die exokrine Pankreasinsuffizienz durch die Verabreichung von Enzympräparaten. Hypothyreose, Hypoparathyreoidismus und Hypogonadismus werden hormonell behandelt.
Bei sehr hohem Transfusionsbedarf wird eine Splenektomie durchgeführt.
Thalassaemia minor: Eine Therapie ist hier nicht erforderlich.

■ Prognose
Mit regelmäßigen Transfusionen und einer konsequenten Therapie mit Chelatbildnern ist ein Überleben bis zum Erwachsenenalter mit relativ guter Lebensqualität möglich.

α-Thalassämien

Pathogenese

Da die Synthese der beiden α-Globinketten durch vier Strukturgene kontrolliert wird, gibt es vier α-Thalassämie-Syndrome: α-Thalassaemia minima (Deletion eines α-Ketten-Gens), α-Thalassaemia minor (Deletion von zwei α-Ketten-Genen, heterozygot), α-Thalassaemia intermedia (Deletion von drei α-Ketten-Genen) und α-Thalassaemia major (Deletion von vier α-Ketten-Genen, homozygot).

Klinik

α-Thalassaemia major: Sie ist ohne intrauterine Transfusionen mit dem Leben nicht vereinbar. Die Kinder sterben prä- oder perinatal an einem schweren Hydrops fetalis.

α-Thalassaemia intermedia: Das klinische Bild entspricht einem mittelschweren Thalassämie-Syndrom.

α-Thalassaemia minor: Relevante klinische Symptome treten nicht auf.

α-Thalassaemia minima: Es treten keine Symptome auf.

Diagnostik

α-Thalassaemia major: Wegen der fehlenden α-Ketten-Synthese fehlen die Hämoglobine F, A1 und A2. Es sind nur Hb-Barth's (γ_4) und HbH (β_4) nachweisbar.

α-Thalassaemia intermedia: mittelgradige hypochrome Anämie, Mikrozytose; postnatal Nachweis von Hb-Barth's (γ_4), später von HbH (β_4).

α-Thalassaemia minor: leichte hypochrome Anämie bei normaler Serumeisenkonzentration; postnatal Nachweis von 5–10 % Hb-Barth's (γ_4).

α-Thalassaemia minima: Es bestehen keine hämatologischen Auffälligkeiten.

Therapie

α-Thalassaemia major: Intrauterine Transfusionen sind erforderlich. Postnatal entspricht die Behandlung der der β-Thalassämie. Die einzig kurative Behandlung ist die hämatopoetische Stammzelltransplantation.

α-Thalassaemia intermedia: Es ist auf eine ausgewogene Ernährung mit ausreichender Folsäurezufuhr zu achten.

α-Thalassaemia minor und minima: Diese Patienten benötigen keine Therapie.

Enzymdefekte

Definition

Zahlreiche hereditäre Erythrozytenenzymdefekte können zu kongenitalen nichtsphärozytären hämolytischen Anämien führen. Die Erkrankungen weisen eine Symptomatik auf, deren Schweregrad vom Ausmaß der Funktionsstörung und der Bedeutung des Enzyms abhängt.

Glukose-6-Phosphat-Dehydrogenase-Mangel (G-6-PD-Mangel)

Der X-chromosomal-rezessiv vererbte Defekt der Glukose-6-Phosphat-Dehydrogenase ist eine der häufigsten genetisch bedingten Erkrankungen. Träger des Gendefekts haben gegenüber der Infektion mit Malaria einen biologischen Vorteil.

Pathogenese

Eine Störung des Pentosephosphatzyklus führt bei Einwirkung oxidativer Noxen zu Veränderungen verschiedener erythrozytärer Proteine, wodurch es über sekundäre Schädigungen der Erythrozytenmembran zur Hämolyse kommt. Das Hämoglobin wird denaturiert und fällt als Heinz-Innenkörper aus. Die Auslösung hämolytischer Krisen durch die Favabohne hat der Erkrankung den Namen Favismus eingebracht. Die Checkliste zeigt eine Reihe von Medikamenten, Chemikalien und Nahrungsmitteln, die bei Vorliegen eines Glukose-6-Phosphat-Dehydrogenase-Mangels eine hämolytische Krise erzeugen können.

Klinik

Intermittierend auftretende hämolytische Anämie: Im Intervall sind die Patienten beschwerdefrei. Die akute Auslösung hämolytischer Krisen erfolgt durch oxidativen Stress. Das Ausmaß der Hämolyse hängt von der Art des Agens, der resorbierten Menge und dem Ausmaß des Enzymdefektes beim Patienten ab. Es kommt zu Ikterus und Hämoglobinurie. Eine schwere Hämolyse kann tödlich verlaufen. Eine Spontanerholung ist die Regel. Mit Eintritt der Retikulozytenkrise sistiert die Hämolyse. Dies geschieht auch bei weiter bestehender Schadstoffexposition, weil sich in jungen Erythrozyten eine höhere Enzymaktivität findet!

Chronische hämolytische Anämie: Sie ist sehr selten. Der Verlauf ist ähnlich wie bei anderen, nicht-

Checkliste: Wichtige Medikamente, Chemikalien und Nahrungsmittel, die bei G-6-PD-Mangel zu einer Hämolyse führen können		
Acetanilid	Niridazol	Sulfamethoxazol
Favabohnen	Nitrofurantoin	Sulfacetamid
Methylenblau	Phenylhydrazin	Thiazolsulfon
Nalidixinsäure	Primaquin	Toluidinblau
Naphthalin	Sulfapyridin	Trinitrotoluol

10 Hämatologie

sphärozytären hämolytischen Anämien. Durch oxidative Noxen können zusätzlich hämolytische Krisen ausgelöst werden.

Bei beiden Formen besteht in der Regel keine Splenomegalie.

■ Diagnostik
- Anämie
- Hämoglobinurie
- Heinz-Innenkörper in der Supravitalfärbung (Retikulozytenfärbung)
- G-6-PD-Aktivität in Erythrozyten erniedrigt.

■ Therapie
Die wichtigste Maßnahme besteht in der Meidung auslösender Substanzen! Die Patienten und ihre Familien müssen daher sehr genau über potenziell auslösende Noxen informiert werden und einen Notfallausweis bei sich tragen. Bei akuter Hämolyse erfolgt eine symptomatische Therapie.

Pyruvatkinasemangel als Beispiel für Defekte der Glykolyseenzyme

Der autosomal-rezessiv vererbte Pyruvatkinasemangel ist unter den insgesamt seltenen Defekten der Glykolyse als Auslöser einer hämolytischen Anämie der häufigste. Andere Defekte von Glykolyseenzymen sind u. a. der Hexokinasemangel und der Glukosephosphatisomerasemangel.

■ Pathogenese
Der Enzymdefekt führt zu einer verminderten Bildung von ATP, Pyruvat und NAD^+. Das akkumulierende 2,3-Diphosphoglyzerat führt zu einer Abnahme der Sauerstoffaffinität des Hämoglobins. Aus diesem Grund können Patienten mit einem Pyruvatkinasemangel niedrige Hämoglobinkonzentrationen wesentlich besser tolerieren als Patienten mit ebenso schweren Anämien anderer Ursache.

■ Klinik
Das klinische Bild reicht von einer schweren transfusionsbedürftigen hämolytischen Anämie bis zur milden Hämolyse. Die Symptome sind Anämie, Blässe und Ikterus. Eine Splenomegalie ist in der Regel vorhanden.

■ Diagnostik
- Makrozytose, Polychromasie
- Häufig dornartige Fortsätze der Erythrozyten: Dornzellen
- Osmotische Resistenz der Erythrozyten normal
- Pyruvatkinaseaktivität in Erythrozyten vermindert.

■ Therapie
Eine Splenektomie nach dem 5. Lebensjahr führt zu einer deutlichen Besserung der Hämolyse. Im Gegensatz zur Sphärozytose steigt hier postoperativ

die Zahl der Retikulozyten an, da vorwiegend junge Erythrozyten betroffen sind.

Medikamentös bedingte immunhämolytische Anämien

■ Ätiologie und Pathogenese
Medikamente und Schadstoffe können zur Bildung von Autoantikörpern führen, die teilweise auch gegen Erythrozyten gerichtet sind und dadurch eine hämolytische Anämie verursachen können. Typische Auslöser sind Penicilline, Cephalosporine, Isoniazid, Sulfonamide, Rifampicin und Chinin. Früh- und Neugeborene sind besonders empfindlich!

■ Klinik
Nach Einnahme des auslösenden Medikamentes kommt es zu einer akuten hämolytischen Anämie, die spätestens einige Wochen nach Beendigung der Medikamentenzufuhr sistiert. Bei Neugeborenen kann ein Kernikterus auftreten.

■ Diagnostik
- Häufig treten Innenkörperanämien auf.
- Anisozytose und Poikilozytose, Erythrozytenfragmente
- Heinz-Innenkörper sind in der Retikulozytenfärbung sichtbar.
- Hämoglobinurie.

■ Therapie
Unterbrechung der Zufuhr der schädigenden Substanz! In schweren Fällen ist eine Bluttransfusion oder Austauschtransfusion erforderlich.

Mechanisch-hämolytische Anämien

■ Definition
Hämolytische Anämie mit Auftreten von Fragmentozyten.

■ Ätiologie und Pathogenese
Eine traumatische Schädigung der Erythrozyten durch Herzklappenprothesen, Kunststoffimplantate oder mikroangiopathische Veränderungen führt zu einer intravasalen Hämolyse.

■ Klinik
Häufig besteht unklares Fieber. Das biochemische Leitsymptom ist eine Hämoglobinurie. Ein sekundärer Eisenmangel durch Hämoglobinverlust kann auftreten.

10.1.8 Sideroblastische Anämien (sideroachrestische Anämien)

■ Definition
Gruppe seltener chronischer Anämien mit Mikrozytose und Hypochromie, hyperplastischer und ineffektiver Erythropoese und Hämsynthesestörung mit

232

Hypersiderämie und Ringsideroblasten im Knochenmark. Bei den hereditären Formen erfolgt die Vererbung autosomal- oder X-chromosomal-rezessiv.

Pathogenese
Eine Störung der Hämsynthese und des Eiseneinbaus führt zu einer Eisenverwertungsstörung und Eisenüberladung des Körpers (Hämosiderose). Man kennt hereditäre Formen und erworbene Formen, die durch Medikamente (z. B. Tuberkulostatika, Analgetika) oder durch eine Bleivergiftung verursacht werden können.

Klinik
Die Symptome treten sehr selten im Kindesalter, eher erst in der 2. oder 3. Lebensdekade auf: **hypochrome Anämie** und **Splenomegalie**. Symptome der womöglich ursächlichen chronischen Bleivergiftung sind eine Steigerung der Erregbarkeit, Aktivitätsverlust, Erbrechen, Enzephalopathie mit Krampfanfällen und Ataxie sowie eine Nephropathie.

Diagnostik
- **Blutbild:** hypochrome mikrozytäre Anämie
- Serumeisen und Serumferritin erhöht
- **Ringsideroblasten im Knochenmark:** kreisförmige Anordnung von nicht verwertbarem Eisen in den um die Kerne gelagerten Mitochondrien der Erythroblasten.

Therapie
Eine Eisentherapie ist kontraindiziert! Eine Deferoxamintherapie wie bei der Thalassämie verhindert die Hämosiderose. In einigen Fällen kann eine hoch dosierte Pyridoxintherapie (Vitamin B_6) die Hämsynthese normalisieren.

> **Merke**
>
> Differentialdiagnose der hypochromen Anämie:
> - Eisenmangelanämie (Serumeisen und Ferritin niedrig)
> - Thalassämie (Hämolysezeichen, Hämoglobinelektrophorese)
> - Sideroblastische Anämie (Serumeisen und Serumferritin erhöht).

10.1.9 Polyglobulie

Definition
Absolute oder relative Vermehrung der Erythrozytenzahl, wodurch es zu Viskositätsvermehrung, Verlangsamung der Kreislaufgeschwindigkeit und Verschlechterung des Sauerstoffaustauschs kommt.

Ätiologie
- **Absolute Polyglobulie:**
  - physiologische Polyglobulie des Neugeborenen
  - pathologische Polyglobulie bei Plazentainsuffizienz, maternofetaler oder fetofetaler Transfusion, Hypothyreose, Down-Syndrom, angeborenem zyanotischen Herzfehler, chronischer Lungenerkrankung, autonomer Erythropoetinvermehrung
- **Relative Polyglobulie:** Reduktion des kreisenden Blutvolumens durch Verminderung des Plasmavolumens aufgrund von Durchfallerkrankungen, Erbrechen und Verbrennung.

Klinik
Die klinischen Symptome sind Zyanose und Gesichtsrötung, Schwindel, Kopfschmerzen, Müdigkeit und Dyspnoe. Ein Hyperviskositätssyndrom mit Thrombosebildung tritt bei einem Hämatokritwert über 65 % auf.

Therapie
Bei einem Hämatokritwert über **70 %** sollte eine Aderlasstherapie mit Plasmaersatz durchgeführt werden.

10.1.10 Panmyelopathien: aplastische Anämien

Definition
Ätiologisch heterogene Störung der Zellbildung auf der Ebene der Stammzellen mit peripherer Panzytopenie (Anämie, Leukozytopenie, Thrombozytopenie) und verminderter Zellularität im Knochenmark.

Kongenitale aplastische Anämie (Fanconi-Anämie)

Definition
Seltene, autosomal-rezessiv vererbte Anämie, die mit chromosomaler Instabilität, langsam progredientem Knochenmarkversagen, Fehlbildungen des Skeletts, des ZNS und des Urogenitaltrakts sowie einer Prädisposition für Neoplasien einhergeht.

Klinik
Die Panzytopenie ist in der Regel bei der Geburt und im Säuglingsalter nicht nachweisbar. Sehr früh ist jedoch eine Makrozytose mit zu hohem MCV nachweisbar. Die Symptomatik beginnt meist zwischen dem 4. und 8. Lebensjahr. Zuerst entwickelt sich eine Thrombozytopenie, später kommen eine hochgradige Anämie und Leukozytopenie hinzu. In zwei Drittel der Fälle bestehen kongenitale Anomalien mit Mikrozephalie, Mikrophthalmie, Skelettanomalien (Radius- und Daumenaplasie) sowie Fehlbildungen von Herz und Nieren. Kleinwuchs tritt in über zwei Drittel der Fälle auf, eine generali-

10 Hämatologie

sierte Hauthyperpigmentierung ist häufig. Eine mentale Retardierung kann bestehen. Das Risiko, an Malignomen zu erkranken, ist erhöht.

Diagnostik
- **Schwere Panzytopenie** im peripheren Blut: Anämie, Leukozytopenie, Thrombozytopenie
- Makrozytäre rote Blutzellen
- HbF-Konzentration erhöht
- **Knochenmark:** zellarm mit Verminderung aller Zellreihen, myeloische Vorläufer < 25 %; Vermehrung von Fettgewebe, Retikulum-, Plasma- und Mastzellen.
- Nachweis einer vermehrten spontanen und induzierbaren **Chromosomenbrüchigkeit** in der Knochenmarkzellkultur.
- **Lymphozytenfragilitätstest:** Die Zugabe von Cyclophosphamid zu kultivierten Lymphozyten des Patienten führt bei Vorliegen einer Fanconi-Anämie zu einer im Vergleich zur Kontrolle zehnfach erhöhten Zellzerstörung.
- **Pränatale Diagnostik:** Sie ist bei bekanntem Indexfall möglich.

Therapie
Symptomatische Therapie: Die Gabe von G-CSF und GM-CSF ist bei schwerer Neutropenie indiziert. Erythrozytentransfusionen sind bei Hb-Werten von 7–8 g/dl, Thrombozytentransfusionen bei Blutungen indiziert.

Kausale Therapie: hämatopoetische Stammzelltransplantation von einem HLA-identischen Geschwisterkind. Sie sollte möglichst in einem frühen Stadium des Knochenmarkversagens angestrebt werden.

Bei fehlendem Knochenmarkspender werden Androgene (Oxymetholon) eingesetzt. Sie sind bei 50 % der Patienten wirksam, können jedoch zu erheblichen Nebenwirkungen führen (Hepatome und andere Lebererkrankungen).

Prognose
Ohne kausale Therapie ist die Mortalität extrem hoch. Bei Durchführung einer hämatopoetischen Stammzelltransplantation kommt es in mindestens 70 % der Fälle zur Heilung, wenn ein HLA-identisches Geschwisterkind als Spender verfügbar ist.

Erworbene aplastische Anämien

Epidemiologie
Die jährliche Inzidenz von erworbenen Panmyelopathien beträgt 1 : 50 000 bis 1 : 100 000.

Ätiologie
Die Ursachen sind weitgehend unklar, bei 50 % der Fälle handelt es sich um idiopathische Formen. Verschiedene exogene Faktoren wie Virusinfektionen (EBV, Hepatitis, CMV, Herpes, Parvovirus B19), Medikamente (Zytostatika, Antiphlogistika, Antibiotika) sowie Noxen (Benzol) werden als Auslöser diskutiert.

Klinik
Anämie, Leukozytopenie und Thrombozytopenie führen hauptsächlich zu schweren bakteriellen **Infektionen** und **Blutungen**. Die Lymphknoten sind nicht vergrößert, eine Hepatosplenomegalie fehlt ebenfalls (DD: Leukämie!).

Diagnostik
- Schwere Panzytopenie im peripheren Blut: Anämie, Leukozytopenie, Thrombozytopenie
- Knochenmark hypozellulär.

> **Merke**
>
> Diagnostische Kriterien für die schwere Form der aplastischen Anämie (SAA):
> - Neutrophile Granulozyten < 500/μl
> - Thrombozyten < 20 000/μl
> - Retikulozyten < 2 ‰.

Therapie
Die Meidung der auslösenden Noxe steht im Vordergrund.

Kausale Therapie: Eine immunsuppressive Therapie mit Ciclosporin A und Methylprednisolon unterbricht die autoimmunologischen Mechanismen, die die aplastische Anämie wahrscheinlich bewirken. Antithymozytenglobulin (ATG) ist in etwa 50 % der Fälle wirksam. Dieser Effekt wird durch die Gabe von Wachstumsfaktoren (G-CSF, „granulocyte colony-stimulating factor") unterstützt. Bei Versagen der konservativen Therapie wird eine hämatopoetische Stammzelltransplantation angestrebt (HLA-identisches Geschwisterkind als Spender).

Prognose
In 15 % der Fälle kommt es zu einer Spontanremission. Durch eine immunsuppressive Therapie kann in etwa 15 % der Fälle, durch hämatopoetische Stammzelltransplantation in etwa 70 % der Fälle eine Heilung erzielt werden.

10.1.11 Myelodysplastisches Syndrom

Definition
Verschiedengradige Ausprägungen einer ineffektiven Hämatopoese durch klonale neoplastische Transformation der hämatopoetischen Stammzelle mit häufigem Übergang in eine myeloische Leukämie.

Pathogenese
Es handelt sich um eine unkontrollierte Proliferation von meist noch normalen Endzellen mit chronischem Verlauf durch eine primäre Störung auf der Ebene der multipotenten Stammzelle. Klinische

10.2 Erkrankungen des weißen Systems

Manifestation und Verlauf sind vom Ausmaß der Proliferation des abnormen Klons und von der Kapazität der gesunden Resthämatopoese abhängig.

■ Einteilung

Die FAB-Klassifikation unterscheidet fünf verschiedene Typen der myelodysplastischen Syndrome mit dem Leitsymptom einer therapierefraktären Anämie mit gestörter und gesteigerter Erythropoese im Knochenmark.

- Refraktäre Anämie **(RA):** < 1 % Blasten in der Peripherie, < 5 % Blasten im Knochenmark
- RA mit Ringsideroblasten **(RARS):** zusätzlich 15 % Ringsideroblasten im Knochenmark
- Juvenile myelomonozytäre Leukämie **(JMML):** < 5 % Blasten in der Peripherie, < 20 % Blasten im Knochenmark bei Vermehrung monozytärer Zellen
- RA mit Blastenexzess **(RAEB):** < 5 % Blasten in der Peripherie, 5–20 % Blasten im Knochenmark bei Zytopenie von mindestens zwei Reihen
- RAEB in Transformation **(RAEB-T):** < 10 % Blasten in der Peripherie, 20–30 % Blasten im Knochenmark, Nachweis von Auer-Stäbchen.

■ Klinik

Die klinische Symptomatik ist sehr variabel und hängt vom Ausmaß der Anämie und der begleitenden Knochenmarkinsuffizienz ab. Die Erkrankung geht meist in eine akute myeloische Leukämie (AML) über, deren Prognose mit Chemotherapie sehr schlecht ist.

■ Diagnostik

- Peripheres Blutbild: Anämie, Blastennachweis (→ S. 244)
- Knochenmarkzytologie: → S. 244.

■ Therapie

Die einzige Heilungschance besteht in der Durchführung einer allogenen Stammzelltransplantation. Heute wird sie häufig bereits im Stadium des myelodysplastischen Syndroms und nicht erst bei Auftreten der AML durchgeführt.

10.2 Erkrankungen des weißen Systems

10.2.1 Neutrophile Leukozytopenie

■ Definition

Eine Verminderung der zirkulierenden neutrophilen Leukozyten auf absolute Werte unter 1 500/µl bei normalen Erythrozyten- und Thrombozytenzahlen wird als Neutrozytopenie bezeichnet.

■ Pathogenese

Es liegt entweder eine verminderte Produktion im Knochenmark oder eine verkürzte Lebensdauer in der Peripherie zugrunde (→ Checkliste).

■ Klinik

Die klinische Symptomatik ist vom Schweregrad der Neutrozytopenie abhängig.

> **Merke**
>
> Schweregrade der Neutropenie:
> - Milde Neutrozytopenie: 1 000–1 500/µl
> - Mäßiggradige Neutrozytopenie: 500–1 000/µl
> - Schwere Neutrozytopenie: < 500/µl.

Eine Gefahr lebensbedrohlicher **pyogener Infektionen** besteht in der Regel nur bei schwerer Neutrozytopenie. Die Patienten sind hauptsächlich durch Infektionen mit *Staphylococcus aureus* und gramnegativen Bakterien (*Pseudomonas aeruginosa*) gefährdet. Es kommt zu Hautabszessen, Furunkulose, Otitis media, Pneumonie und Sepsis. Begleitend bestehen häufig **Schleimhautsymptome** wie Stomatitis, Gingivitis und Peridontitis. Eine isolierte Neutropenie führt nicht zu einer vermehrten Gefährdung durch Viren, Pilze und Parasiten. Zeichen der Lokalinfektion wie Exsudat, Eiterbildung, Ulzeration, Fissuren und regionale Adenopathie sind bei neutropenischen Patienten wenig ausgeprägt oder fehlen.

Zu einer **allergischen Agranulozytose** kann es antikörperinduziert durch Medikamente kommen.

Checkliste: Wichtige Ursachen von Neutrozytopenien im Kindesalter.

Verminderte Produktion	Verkürzte Lebensdauer der Leukozyten
• Schwere kongenitale Neutropenie (Kostmann)	• Infektionen (z. B. Typhus, Paratyphus, Masern, Exanthema subitum, Influenza)
• Zyklische Neutropenie	• Autoimmunneutropenie
• Benigne/maligne familiäre Neutropenie	• Medikamente
• Ineffektive Granulopoese	• Allergische Agranulozytose
• Shwachman-Diamond-Syndrom	• Hypersplenismus
• Glykogenose Typ Ib	

Hämatologie

Der Verlauf ist dramatisch. Die Agranulozytose tritt 7–10 Tage nach Ersteinnahme des Medikamentes auf. Es kommt zu Fieber, Schüttelfrost, Kopfschmerzen, Schleimhautnekrosen, Bakteriämie und Sepsis. Die Therapie erfolgt durch Elimination der auslösenden Noxe sowie Schock- und Infektionstherapie.

> **Merke**
>
> Bei Patienten mit Neutrozytopenie fehlen die normalerweise auftretenden Reaktionen des Organismus auf eine Infektion. Das Ausbleiben von Fieber, Eiterbildung, Pyurie beim Harnwegsinfekt oder einer granulozytären Pleozytose bei der Meningitis ist charakteristisch und schließt eine Infektion in keiner Weise aus.

Schwere kongenitale Neutropenie (Kostmann-Syndrom)

■ Definition
Autosomal-rezessiv vererbte Erkrankung, die durch eine ausgeprägte Verminderung der neutrophilen Granulozyten und schwer verlaufende bakterielle Infektionen gekennzeichnet ist. Synonym: infantile Agranulozytose.

■ Pathogenese
Eine Störung der über G-CSF ausgelösten Signalübertragungskaskade führt zu einem Fehlen aller Reifungsstufen jenseits der Promyelozyten im Knochenmark.

■ Klinik
Die klinische Symptomatik beginnt bereits in den ersten Lebenstagen mit Fieber, Haut- und Nabelinfektionen sowie einer Stomatitis. Die Infektionen neigen zur Generalisierung. Häufigste Erreger sind *Staphylococcus aureus*, *Escherichia coli* und *Pseudomonas aeruginosa*.

■ Diagnostik
- Hochgradige Neutrozytopenie
- Knochenmark: nahezu vollständiges Fehlen von Promyelozyten und Myelozyten bei normaler Anzahl myeloischer Vorstufen.

■ Therapie
Über 90 % der Patienten sprechen auf eine Therapie mit rekombinanten Wachstumsfaktoren der Granulopoese (G-CSF) an. Die benötigte Dosierung ist interindividuell verschieden. Mögliche, akut auftretende Nebenwirkungen umfassen Kopfschmerzen, Knochenschmerzen und Exantheme. Langfristige Nebenwirkungen sind Osteoporose, Knochenmarkfibrose und Splenomegalie. Alternativ kann eine Knochenmarktransplantation durchgeführt werden.

Zyklische Neutropenie

■ Definition
Periodisches Auftreten einer Neutrozytopenie, die von bakteriellen Infektionen begleitet sein kann. In der Mehrzahl der Fälle tritt die Erkrankung sporadisch auf, in etwa 30 % der Fälle wird sie autosomal-dominant vererbt.

■ Pathogenese
Die Erkrankung entsteht durch wechselnde Zellteilungsraten der Stammzellen im Knochenmark.

■ Klinik
Die Erkrankung manifestiert sich um das 10. Lebensjahr. In regelmäßigen Zyklen von typischerweise 19–21 Tagen kommt es zu einer maximal 10 Tage anhaltenden Neutrozytopenie mit Fieber und Mundschleimhautulzerationen. Schwerwiegende Infektionen wie Abszesse, Osteomyelitis und Sepsis können ebenfalls auftreten.

■ Diagnostik
- Im Schub ist eine schwere Neutrozytopenie nachweisbar.
- Knochenmark: zum Zeitpunkt der peripheren Neutropenie Beginn einer verstärkten Myelopoese.

■ Therapie
Die Infektionen müssen, u. U. auch prophylaktisch, antibiotisch behandelt werden. Eine Therapie mit G-CSF kann die Dauer und Schwere der Neutropenie reduzieren.

■ Prognose
Sie ist in der Regel gut.

10.2.2 Granulozytenfunktionsstörungen

■ Definition
Angeborene und erworbene Funktionsstörung neutrophiler Granulozyten mit Beeinträchtigung von Chemotaxis, Phagozytose und Bakterienabtötung. Beispielhaft soll die chronische Granulomatose besprochen werden.

Chronische Granulomatose (CGD)

■ Definition
X-chromosomal-rezessiv (65 %) oder autosomal-rezessiv vererbter Defekt der Sauerstoffradikalbildung von Phagozyten, der zu einer erhöhten Infektionsanfälligkeit und zu einer erhöhten Inzidenz von entzündlichen Erkrankungen aus dem rheumatischen Formenkreis führt. Synonyme: Chronic Granulomatous Disease, CGD; septische Granulomatose.

10.2 Erkrankungen des weißen Systems

■ Epidemiologie
Die Häufigkeit der chronischen Granulomatose beträgt 1 : 200 000.

■ Pathogenese
Granulozyten und Makrophagen von Patienten mit CGD können Bakterien und Pilze regelrecht phagozytieren. Der Defekt der NADPH-Oxidase führt jedoch zu einer verminderten Sauerstoffradikalbildung in den Phagozyten und damit zu einer Störung der Abtötung von katalasepositiven Bakterien (*S. aureus*, *E. coli*, Klebsiellen, Proteus, Salmonellen) und Pilzen. Durch die ungestörte Vermehrung der Erreger gehen die Granulozyten zugrunde, und die Erreger werden erneut frei, um von weiteren Granulozyten phagozytiert zu werden. Um diese zerfallenden Granulozyten bildet sich ein Wall aus Lymphozyten und Histiozyten, die Granulome bilden („chronische Granulomatose").

■ Klinik
Die chronisch-**rezidivierenden Infektionen** beginnen im Säuglingsalter. Pneumonien treten am häufigsten auf. Außerdem kommt es zu **Lymphknoten-, Haut- und Leberabszessen** sowie zu Entzündungen des Knochenmarkes, des Zahnfleisches oder der Mundschleimhaut. Die wichtigsten Erreger sind *Staphylococcus aureus*, *Burkholderia cepacia* und *Aspergillus*.

Neben schweren Infektionen treten gehäuft autoimmunologische Komplikationen auf (Crohn-artige Dünndarmerkrankungen und restriktive Lungenerkrankungen).

■ Diagnostik
- **NBT-Test:** Farbstoffreduktionsprobe mit Nitroblautetrazolium an phagozytierenden Granulozyten in vitro
- Ferrocytochromreduktionstest: Bestimmung der O_2-Produktion
- Histologie: Granulomnachweis
- Mutationsanalyse
- Eine pränatale Diagnostik ist bei bekanntem Indexpatienten möglich.

■ Therapie
Bei Auftreten akuter Infektionen sollten intrazellulär wirksame Antibiotika verabreicht werden (Clindamycin, Rifampicin, Makrolide, Fosfomycin). Bei hochfieberhaften Verläufen und/oder Entwicklung von Granulomen sollten frühzeitig Kortikosteroide verabreicht werden. Die lebenslange prophylaktische Gabe von Cotrimoxazol und Itraconazol (wirksam gegen Aspergillen) führt zu einer Reduktion der schweren rezidivierenden Infektionen. Bei Verfügbarkeit eines HLA-identischen Spenders kann die Erkrankung durch eine hämatopoetische Stammzelltransplantation geheilt werden. Die Genersatztherapie befindet sich in der Entwicklung.

Kinder mit CGD sollten alle empfohlenen Impfungen erhalten.

Kasuistik

A: Felix, ein 3 Jahre alter Junge, leidet seit dem Alter von 6 Monaten an rezidivierenden Infektionen mit *Staphylococcus aureus*, die sich als schlecht heilende Haut- und Lymphknotenabszesse manifestieren. Wiederholt musste er deswegen operiert werden. Darüber hinaus wurde er bereits dreimal wegen einer ausgedehnten Pneumonie stationär behandelt. Der neue Kinderarzt, den die Familie nach einem Umzug aufsucht, vermutet einen angeborenen Immundefekt und beschließt, Felix zur weiteren Abklärung in eine spezialisierte Immundefektambulanz zu überweisen.
K: Felix ist für sein Alter deutlich untergewichtig und zu klein. Es bestehen eine ausgeprägte zervikale Lymphknotenschwellung und eine Splenomegalie.
D: Im Blutbild zeigt sich eine neutrophile Leukozytose (24 000/μl, 89 % Granulozyten). Das C-reaktive Protein im Serum und die Blutkörperchensenkungsgeschwindigkeit sind erhöht. Es besteht eine Hypergammaglobulinämie. Bei der histologischen Untersuchung eines Lymphknotens werden Granulome nachgewiesen. Der NBT-Test und der Ferrocytochromreduktionstest fallen pathologisch aus.
Diag: Die Diagnose einer chronischen Granulomatose wird molekulargenetisch gesichert.
T: Felix erhält zunächst eine Therapie mit Cotrimoxazol und Itraconazol zur Prophylaxe der rezidivierenden Infektionen. Die Ärzte teilen seinen Eltern mit, dass eine HLA-Testung des Bruders sinnvoll sei, da die chronische Granulomatose durch eine Stammzelltransplantation geheilt werden könne.
V: 6 Monate später wird Felix unter Verwendung von Stammzellen seines HLA-identischen Bruders transplantiert. Heute ist er 5 Jahre alt und gilt als geheilt.

10.2.3 Reaktive Veränderungen des weißen Blutbilds

Checkliste: Übersicht häufiger reaktiver Veränderungen des weißen Blutbildes im Rahmen von spezifischen Infektionen.

Erkrankung	Blutbildveränderung
Infektiöse Mononukleose	Mäßige Leukozytose 30–80 % „Lymphomonozyten"
Pertussis	Ausgeprägte absolute Lymphozytenvermehrung
Röteln	Normale oder leicht verminderte Leukozytenzahl Starke Vermehrung von Plasmazellen Relative Lymphozytose
Exanthema subitum	Erniedrigte Leukozytenzahl Erhebliche Neutropenie
Infektiöse Lymphozytose	Vermehrung normaler Lymphozyten

10 Hämatologie

10.3 Erkrankungen der Milz

10.3.1 Asplenie

■ Definition
Anatomisches oder funktionelles Fehlen der Milz.

■ Ätiologie
Die häufigste Ursache für eine Asplenie ist die Splenektomie nach Trauma oder bei hämatologischen Erkrankungen. Eine kongenitale Asplenie kann als Teilsymptom des Ivemark-Syndroms vorkommen. Begleitend bestehen dann anatomische Variationen von Darm, Lunge und Herz. Eine funktionelle Asplenie kann bei der Sichelzellanämie auftreten.

■ Klinik
Das Fehlen der Milz führt zu einer erheblichen Infektionsgefährdung, vor allem durch Pneumokokken, Meningokokken und *Haemophilus influenzae*.

■ Diagnostik
- Howell-Jolly-Körperchen im peripheren Blutbild
- Sonographie des Abdomens.

■ Therapie
Auftretende bakterielle Infektionen sollten frühzeitig und möglichst gezielt (Kulturen) behandelt werden.

■ Prophylaxe
Prophylaktische Maßnahmen bei Asplenie sind die Impfungen gegen Pneumokokken, Meningokokken und Hib sowie eine antibiotische Dauerprophylaxe mit Penicillin V während der ersten 2 Lebensjahre.

10.3.2 Splenomegalie

■ Definition
Vergrößerung der Milz.

■ Ätiologie
Wichtige Ursachen einer Splenomegalie im Kindesalter sind in der Checkliste zusammengefasst.

Checkliste: Übersicht wichtiger Ursachen der Splenomegalie im Kindesalter.	
Hämolytische Erkrankungen	• Erythrozytenmembrandefekte
	• Hämoglobinopathien
Infektionen	• Sepsis
	• Endokarditis
	• Abszesse
	• Virusinfektionen: EBV, CMV
	• Protozoonosen
Maligne Erkrankungen	• Leukämien
	• Lymphome
	• Morbus Hodgkin
Stauung	• Pfortader- oder Milzvenenstauung
	• Leberzirrhose
	• Chronische Herzinsuffizienz
Zysten	• Angeboren
	• Erworben: Pseudozysten
Nichtmaligne Infiltration	• Lysosomale Speichererkrankungen
	• Retikuloendotheliosen
	• Hämangiome
Verschiedene	• Juvenile idiopathische Arthritis: Morbus Still
	• Lupus erythematodes

10.4 Hämostaseologie

10.4.1 Hämophilie A

■ Definition
X-chromosomal-rezessiv vererbte Koagulopathie auf der Grundlage einer verminderten Aktivität von Faktor VIII:C, dem niedermolekularen Anteil des Faktor-VIII:C/Von-Willebrand-Faktor-Komplexes.

■ Epidemiologie
Die Hämophilie A tritt mit einer Häufigkeit von 1:10 000 männlichen Neugeborenen auf.

■ Ätiologie
In zwei Drittel der Fälle wird die Erkrankung X-chromosomal-rezessiv vererbt, in einem Drittel der Fälle handelt es sich um Spontanmutationen ohne positive Familienanamnese. Bei weiblichen Individuen tritt eine Hämophilie nur sehr selten auf. Es kann sich um Töchter aus Ehen Hämophiler mit Konduktorinnen, um Patientinnen mit erworbenem

Faktor-VIII-Inhibitor oder um „Patientinnen" mit testikulärer Feminisierung handeln.

■ Klinik

Neugeborene mit Hämophilie zeigen typischerweise **keine vermehrte Blutungsneigung**. Dies erklärt sich durch ein erhöhtes Thrombinbildungspotential bei physiologisch niedrigen antikoagulatorischen Proteinen. Erste Blutungen treten charakteristischerweise nach einem **Lippenbändchenriss** auf oder manifestieren sich als **Kniegelenksblutung** (Krabbeln), **ausgeprägte Hämatome** an den Oberarmen (durch Hochhalten), an den Ellenbogen (Anstoßen an „Maxicosi") oder an der Brust (Anstoßen an „Gehfrei").

In Abhängigkeit vom Schweregrad (Tab. → 10.3) besteht eine milde bis ausgeprägte **hämorrhagische Diathese**.

Bei der **leichten** Hämophilie treten signifikante Blutungen nur nach Traumen, Operationen oder Zahnextraktionen auf. Bei **mittelschwerer** Hämophilie sind Spontanblutungen möglich. Bei **schwerer** Hämophilie sind Spontanblutungen die Regel. Es treten Blutungen in die großen Gelenke und in die Muskulatur, auffallende Sugillationen nach Bagatelltraumen und gelegentlich auch Hirnblutungen auf (→ Abb. 10.7 a).

Der klassische Blutungstyp der schweren Hämophilie ist die Gelenkblutung. Meist sind wenige, sog. Blutergelenke betroffen (obere Sprunggelenke, Ellbogengelenke, Kniegelenke in abnehmender Häu-

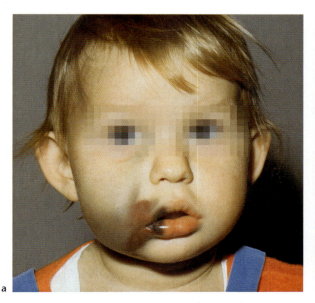

a

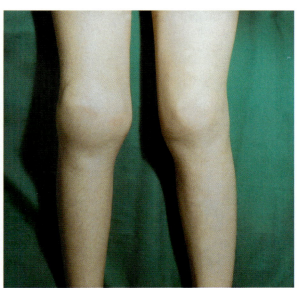

b

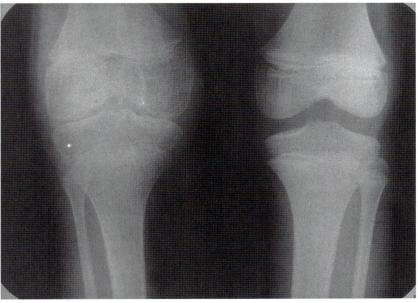

c

Abb. 10.7 a bis c: Hämophilie.
a) Weichteilblutungen.
b) Hämophile Arthropathie mit Schwellung und Deformierung des rechten Kniegelenks.
c) Röntgenbild beider Kniegelenke: Arthropathie des rechten Kniegelenks mit erheblicher Verschmälerung des Gelenkspalts bei Hämophilie A, linkes Kniegelenk unauffällig.

Hämatologie

Tab. 10.3 Schweregrade der Hämophilie.

Schwere Hämophilie	FVIII:C-Aktivität < 1 %
Mittelschwere Hämophilie	FVIII:C-Aktivität 1–5 %
Leichte Hämophilie	FVIII:C-Aktivität 5–25 %
Subhämophilie	FVIII:C-Aktivität 25–75 %

figkeit). Die Folge ist die „hämophile Arthropathie" (→ Abb. 10.7 b und c). Charakteristisch für die Hämophilie ist außerdem das Fehlen exzessiver Blutungen aus kleinen Schnitt- und Schürfwunden, da die primäre Hämostase intakt ist.

Diagnostik
- Familien- und Blutungsanamnese
- **Gerinnung:** aktivierte partielle Thromboplastinzeit (aPTT) verlängert, Thromboplastinzeit (Quick) normal, Fibrinogen normal
- FVIII:C-Aktivität vermindert
- Mutationsanalyse
- Eine pränatale Diagnostik ist möglich.

> **Merke**
>
> Eine aPTT > 80 Sekunden ist nahezu beweisend für eine Hämophilie A oder B.

Therapie
Blutungsprophylaxe: Thrombozytenaggregationshemmer wie Azetylsalizylsäure sollten gemieden werden, intramuskuläre Injektionen sind kontraindiziert! Bei Verletzungen sollte eine sorgfältige lokale Blutstillung erfolgen.

DDAVP (Minirin®): Es erhöht die FVIII:C-Aktivität um das Zwei- bis Vierfache durch Freisetzung aus dem Endothel. Bei schwerer Hämophilie ist der Effekt daher nur unzureichend. Die Wirkung ist nach zwei- bis dreimaliger Gabe erschöpft.

Substitution von Faktor VIII bei akuter Blutung (Bedarfssubstitution): Heute werden sowohl virusinaktivierte plasmatische Faktoren als auch rekombinant hergestellte Präparate verwendet. Die früher mit der Faktorsubstitutionstherapie einhergehende Infektionsgefahr ist aufgrund eingehender Sicherheitsmaßnahmen minimal.

Die Dosierung hängt vom Ausmaß und von der Lokalisation der Blutung ab. Es werden 30–50 IE/kg KG in 8- bis 12-stündigen Intervallen i.v. verabreicht. 1 IE/kg KG Faktor VIII erhöht die FVIII:C-Aktivität um 1–2 %. Die anzustrebenden FVIII:C-Aktivitäten sind von der Situation abhängig (Gelenkblutungen, kleine Verletzungen: 30–50 %; kleine Operationen: 50–60 %; große Operationen, gastrointestinale Blutungen: > 60 %).

Dauersubstitution von Faktor VIII: Ziel der Therapie ist es, aus einer schweren Hämophilie eine mittelschwere Hämophilie zu machen, die FVIII:C-Aktivität also nicht mehr unter 2 % abfallen zu lassen.

Dies kann in der Regel durch eine Faktorsubstitution mit wöchentlich dreimaliger Gabe von 20–40 IE/kg KG erreicht werden. Mit der Dauersubstitution wird in der Regel nach der ersten Blutung in ein Gelenk (Initialblutung) begonnen. Hierdurch wird die Anzahl relevanter Blutungen von > 20 auf < 2 pro Jahr gesenkt. Sie erfolgt zunächst durch die Eltern (Heimselbstbehandlung). Mit etwa 10 Jahren lernen die Patienten, sich selbst den Faktor i.v. zu verabreichen.

Therapie der Hemmkörperhämophilie
Von Hemmkörperhämophilie spricht man, wenn Inhibitoren im Sinne von Alloantikörpern gegen transfundierten FVIII auftreten. Sie tritt vor allem bei Patienten mit schwerer Hämophilie auf. Die Therapie besteht in der hoch dosierten (100–200 IE/kg KG/d) Gabe von FVIII-Konzentrat über einen längeren Zeitraum. Alternativ können auch aktivierter Prothrombinkomplex oder aktivierter FVII eingesetzt werden. Die Therapie der Hemmkörperhämophilie ist mit enormen Kosten verbunden.

Prognose
Bei rechtzeitiger und ausreichender Substitution ist die Lebenserwartung heute trotz Blutungsmorbidität annähernd normal.

10.4.2 Hämophilie B

Definition
X-chromosomal-rezessiv vererbte Koagulopathie auf der Grundlage einer verminderten biologischen Aktivität des plasmatischen Gerinnungsfaktors IX.

Epidemiologie
Die Hämophilie B tritt mit einer Häufigkeit von 1 : 40 000 männlichen Neugeborenen auf.

Klinik
Die Hämophilie B ist von der Hämophilie A klinisch nicht zu unterscheiden.

Diagnostik
- Familien- und Blutungsanamnese
- **Gerinnung:** aktivierte partielle Thromboplastinzeit (aPTT) verlängert, Thromboplastinzeit (Quick) normal
- FIX-Aktivität vermindert
- Mutationsanalyse
- Eine pränatale Diagnostik ist möglich.

Therapie
Die Therapie der Hämophilie B entspricht der der Hämophilie A. Die Substitutionstherapie erfolgt mit plasmatischen und rekombinant hergestellten Faktor-IX-Konzentraten. Die Halbwertszeit von Faktor IX ist länger als die von Faktor VIII. Die Dosisintervalle bei Bedarfs- und Dauertherapie sind daher länger. DDAVP ist bei Hämophilie B nicht wirksam.

240

> **Merke**
>
> Die Faktorsubstitutionstherapie stellt hohe Anforderungen an die betroffenen Familien. In der Regel erlernen die Eltern der Patients die Durchführung intravenöser Injektionen und führen die Substitutionstherapie zu Hause eigenständig durch.

10.4.3 Von-Willebrand-Syndrom

■ Definition
Meist autosomal-dominant oder selten autosomal-rezessiv vererbte hämorrhagische Diathese auf der Grundlage quantitativer oder qualitativer Defekte des Von-Willebrand-Faktors (VWF), dem großmolekularen Anteil des Faktor-VIII:C/Von-Willebrand-Faktor-Komplexes.

■ Epidemiologie
Es handelt sich mit einer Prävalenz von 1 % um die häufigste hereditäre hämorrhagische Diathese!

■ Pathogenese
Der VWF ist ein adhäsives Protein mit Bindungsstellen für zirkulierende Proteine (Faktor VIII), Kollagen und Thrombozytenoberflächenstrukturen. Bei Fehlen oder Defekt des VWF kommt es zu einer mangelhaften Adhäsion der Thrombozyten am verletzten Endothel der Gefäße (Störung der primären Hämostase). Die Bindung von Faktor VIII verhindert seinen vorzeitigen Abbau. Bei schweren Defekten des VWF kommt es daher zusätzlich zu einer verminderten Faktor-VIII:C-Aktivität (Störung der sekundären Hämostase).

■ Klinik
Im Gegensatz zur Hämophilie ist das klinische Leitsymptom die **profuse Schleimhautblutung** als Ausdruck der Störung der primären Hämostase. Sie tritt vor allem im Nasen-Rachen-Raum auf. Häufig kommt es zu lang anhaltenden Blutungen nach Zahnwechsel, Zahnextraktion, Einriss des Zungenbändchens, Tonsillektomie und Adenotomie. Beim schweren Von-Willebrand-Syndrom treten als Ausdruck der Störung der sekundären Hämostase auch hämophilieartige Blutungen auf.

■ Diagnostik
- Familien- und Blutungsanamnese
- **Gerinnung:** aktivierte partielle Thromboplastinzeit (aPTT) normal bis verlängert, Thromboplastinzeit (Quick) normal
- VWF:Ag: vermindert
- VWF:Ristocetin-Cofaktor: meist erniedrigt
- FVIII:C-Aktivität in Abhängigkeit von der Schwere des Defektes normal oder erniedrigt
- VWF-Multimerenanalyse zur Differenzierung einzelner Subtypen
- Eine Mutationsanalyse ist in Einzelfällen möglich.

■ Therapie
Neben der lokalen Blutstillung und der Meidung von Thrombozytenfunktionshemmern (Azetylsalizylsäure!) kommen Fibrinolysehemmer wie Tranexamsäure (10–20 mg/kg KG) zur Anwendung.

Die Gabe des synthetischen ADH-Analogons Desmopressin (DDAVP) in einer Dosierung von 0,3 μg/kg KG i.v. kann bei leichten Verlaufsformen endogen gespeicherten VWF freisetzen. Es kann bei Blutungen und zur präoperativen Blutungsprophylaxe eingesetzt werden. In schweren Fällen werden spezielle plasmatische VWF-haltige Faktor-VIII-Konzentrate, z.B. in einer Dosierung von 20–50 IE/kg KG i.v., verabreicht.

■ Prognose
Der Verlauf ist variabel, oft bessert sich die Symptomatik mit Abschluss der Pubertät.

> **Merke**
>
> Das Von-Willebrand-Syndrom ist die häufigste hereditäre hämorrhagische Diathese.

10.4.4 Koagulopathie durch Vitamin-K-Mangel

■ Definition
Hämorrhagische Diathese durch Aktivitätsminderung der Gerinnungsfaktoren II, VII, IX, X infolge Vitamin-K-Mangels im Rahmen verschiedener Erkrankungen.

■ Pathophysiologie
Vitamin K ist ein fettlösliches Vitamin. Es wird vorwiegend mit der Nahrung zugeführt und aktiviert die Gerinnungsfaktoren II, VII, IX, X sowie die physiologischen Inhibitoren Protein C und S durch eine Carboxylierung von Glutaminsäureresten.

■ Ätiologie
- **Alimentär**, z.B. ausschließliche Muttermilchernährung
- **Intestinale Malabsorptionssyndrome:** Zöliakie, zystische Fibrose, protrahierte Diarrhö
- **Medikamente:** Langzeit-Breitbandantibiotika-Therapie, akzidentelle Cumarineinnahme, Phenytoin
- **Biliäre Obstruktionen,** z.B. Gallengangsatresie
- **Morbus haemorrhagicus neonatorum:** → Kapitel 1.

■ Klinik
Die sekundäre Gerinnungsstörung führt zu Hautblutungen, Schleimhautblutungen und gastrointestinalen Blutungen.

■ Diagnostik
- Klärung der Grunderkrankung!

- **Gerinnung:** Thromboplastinzeit (Quick) verlängert, aktivierte partielle Thromboplastinzeit (aPTT) in schweren Fällen verlängert, Fibrinogen normal
- Aktivitäten der Faktoren II, VII, IX, X erniedrigt
- Thrombozytenzahl normal.

Therapie
Bei leichten Blutungen reicht eine orale Vitamin-K-Substitution in einer Dosierung von 1–5 mg p.o. aus. Bei schwerer, lebensbedrohlicher Blutung werden etwa 5 mg Vitamin K i.v. (oder 1 mg/kg KG) verabreicht.

Supportiv kann PPSB (Prothrombinkomplex) in einer Dosierung von 30–50 IE/kg KG substituiert werden.

10.4.5 Koagulopathie durch Lebererkrankungen

Definition
Hämorrhagische Diathese durch Störung der Synthese von Gerinnungsfaktoren und Fibrinogen infolge primärer Lebererkrankungen.

Pathogenese
Bei leichter Leberschädigung kommt es zu einer Verminderung der Synthese Vitamin-K-abhängiger Gerinnungsfaktoren (II, VII, IX, X). Bei schwerer Leberschädigung ist auch die Synthese von Fibrinogen und Faktor V gestört.

Klinik
85 % der Patienten mit Lebererkrankungen haben Gerinnungsstörungen, jedoch nur 15 % der Patienten mit Lebererkrankungen weisen eine signifikante hämorrhagische Diathese auf! Es kann zu flächenhaften Haut- und Schleimhautblutungen sowie zu gastrointestinalen Blutungen kommen.

Diagnostik
- Zeichen der Lebererkrankung
- Gerinnung: Thromboplastinzeit (Quick) verlängert, aktivierte partielle Thromboplastinzeit (aPTT) verlängert
- Fibrinogen und Aktivitäten der Faktoren II, V, VII, IX, X bei schwerer Schädigung erniedrigt.

Therapie
Häufig spricht die Gerinnungsstörung wegen der zugrunde liegenden Leberfunktionsstörung nicht auf Vitamin K an. In diesen Fällen müssen Fresh Frozen Plasma und PPSB substituiert werden.

10.4.6 Verbrauchskoagulopathien

Definition
Disseminierte intravasale Gerinnungsprozesse mit diffusen Fibrinablagerungen in kleinen Gefäßen führen zu einem Verbrauch von Gerinnungsfaktoren, deren Inhibitoren und von Thrombozyten, wodurch es zum klinischen Bild der Verbrauchskoagulopathie mit hämorrhagischer Diathese, Gewebsnekrosen und Ischämie kommt.

Ätiologie
In der Pädiatrie können **Geburtskomplikationen** (vorzeitige Plazentalösung, perinatale Asphyxie, Mekoniumaspiration), **Infektionen** (gramnegative Sepsis, Meningokokken, konnatale Viruserkrankungen, z. B. CMV), **Zirkulationsstörungen** (Schock, Transfusionszwischenfälle, zyanotische Herzfehler) und **systemische Organerkrankungen** (Verbrennungen, Transplantatabstoßungen, Vaskulitiden, hämolytisch-urämisches Syndrom, akute Leukämien, insbesondere AML) eine Verbrauchskoagulopathie auslösen.

Pathogenese
Das endogene Gerinnungssystem wird über Kontaktfaktoren durch Endothelschäden aktiviert, das exogene Gerinnungssystem durch eingeschwemmtes Gewebsthromboplastin. Die Thrombozyten werden durch erythrozytäre Inhaltsstoffe aktiviert. Die vermehrte **Thrombinbildung** ist entscheidend: Es kommt zur Proteolyse von Fibrinogen, Faktor V, VIII und XIII sowie zur Thrombozytenaggregation. Eine **disseminierte intravasale Gerinnung** ist die Folge. Parallel dazu wird reaktiv die Fibrinolyse aktiviert. Hierdurch kommt es zum charakteristischen Nebeneinander von Thrombophilie und hämorrhagischer Diathese.

Klinik
Das Vollbild der Verbrauchskoagulopathie ist unverkennbar. Es besteht ein Nebeneinander von **Blutungen** (Petechien, spontan auftretende flächenhafte Haut- und Schleimhautblutungen, gastrointestinale Blutungen) und **Gewebsthrombosen** (Infarkte großer Hautareale [→ Abb. 10.8], subkutane Ischämien, Niereninfarkte, Lungeninfarkte, ischämische Insulte). Es kommt zu Kreislaufschock und Multiorganversagen.

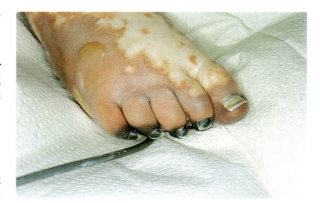

Abb. 10.8: Verbrauchskoagulopathie. Nekrosen im Bereich der Zehenspitzen.

10.4 Hämostaseologie

Checkliste: Differentialdiagnose der Thrombozytopenie im Kindesalter.	
Verminderte Produktion (amegakaryozytär)	**Erhöhter Verbrauch (megakaryozytär)**
Kongenital	• Alloimmunthrombozytopenie*
• Isolierte hypoplastische Thrombozytopenie	• Autoimmunthrombozytopenie*
• Fanconi-Syndrom	• Immunthrombozytopenische Purpura (ITP)
Erworben	• Medikamenteninduzierte Thrombozytopenie
• Leukämien	• Hämolytisch-urämisches Syndrom°
• Aplastische Anämien	• Thrombotisch-thrombozytopenische Purpura
• Maligne Lymphome	• Disseminierte intravasale Gerinnung
• Viruserkrankungen: EBV, Varizellen, Masern	• Wiskott-Aldrich-Syndrom[+]
Verteilungsstörung	
• Hypersplenismus	
• Riesenhämangiom (Kasabach-Merritt-Syndrom)	

* → Kapitel Neonatologie, ° → Kapitel Nephrologie, [+] → Kapitel Immunologie

Diagnostik
- Thrombozytopenie
- **Gerinnung:** Thromboplastinzeit (Quick) verlängert, aktivierte partielle Thromboplastinzeit (aPTT) verlängert
- Antithrombin III vermindert, Plasminogen vermindert
- Fibrinogen erniedrigt, Fibrinspaltprodukte erhöht
- Fragmentozyten.

Therapie
Die Behandlung der Grunderkrankung ist von essenzieller Bedeutung. Der Kreislaufschock wird mit Volumenersatz und Katecholaminen therapiert. Infektionen werden großzügig antibiotisch behandelt.

Eine spezifische Standardtherapie ist nicht verfügbar. Die früher übliche Heparinisierung wird nicht mehr empfohlen. Antithrombin III kann bei erniedrigten Spiegeln substituiert werden. Zur Substitution von Gerinnungsfaktoren wird Fresh Frozen Plasma verabreicht.

10.4.7 Thrombozytopenien

Definition
Thrombozytopenien (< 150 000/µl jenseits der Neugeborenenperiode und < 100 000/µl bei Neugeborenen) sind die häufigste Ursache hämorrhagischer Diathesen, wobei Blutungen in der Regel erst bei Thrombozytenzahlen unter 20 000/µl beobachtet werden.

Klinik
Die thrombozytopenische Blutungsneigung ist charakterisiert durch Petechien (→ Abb. 10.9), Haut- und Schleimhautblutungen, Epistaxis, Zahnfleischbluten, subkonjunktivale Blutungen, gastrointestinale Blutungen, Hämaturie, Hirnblutungen und postoperative Nachblutungen.

Diagnostik
- Blutbild (Plättchenzahl, -größe)
- Gerinnungsstatus: Ausschluss einer plasmatischen Gerinnungsstörung
- Eine Knochenmarkpunktion sollte insbesondere vor einer Steroidbehandlung durchgeführt werden.
- Bestimmung antithrombozytärer Antikörper in Sonderfällen.

Immunthrombozytopenische Purpura (ITP)

Definition
Akut auftretende, meist benigne verlaufende Autoimmunthrombozytopenie mit verkürzter Plättchenüberlebenszeit bei einem sonst gesunden Kind. Synonym: idiopathische thrombozytopenische Purpura.

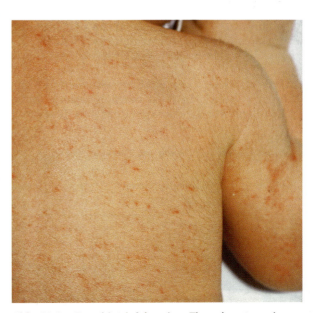

Abb. 10.9: Petechien infolge einer Thrombozytopenie.

Hämatologie

Epidemiologie

Es handelt sich um die häufigste Form der hämorrhagischen Diathese im Kindesalter. Jungen und Mädchen sind gleich häufig betroffen. Der Altersgipfel liegt zwischen dem 2. und 6. Lebensjahr.

Pathogenese

In etwa 50 % der Fälle können Autoantikörper gegen Thrombozytenmembranantigene nachgewiesen werden. Der Autoimmunprozess wird meist durch einen 1–3 Wochen vorausgehenden viralen Infekt getriggert. Die IgG-Antikörper-beladenen Thrombozyten werden in Milz, Leber und Knochenmark sequestriert und abgebaut.

Klinik

Akute ITP: Die Erkrankung beginnt plötzlich mit flächigen Hämatomen, Petechien, Epistaxis, Schleimhautblutungen, gastrointestinalen Blutungen oder einer Hämaturie bei wenig beeinträchtigtem Allgemeinzustand. Eine Hepatosplenomegalie besteht selten und sollte stets an eine andere Genese denken lassen. Hirnblutungen treten in deutlich weniger als 1 % der Fälle auf.

Chronische ITP (Morbus Werlhof): Sie ist definiert als eine ITP, die länger als 6 Monate besteht. Meist sind ältere Mädchen betroffen.

Die Stadieneinteilung erfolgt in Abhängigkeit von der Blutungsneigung und der Thrombozytenzahl ($\rightarrow$ Tab. 10.4).

Diagnostik

- **Blutbild:** isolierte Thrombozytopenie mit Werten bis zu < 5 000/µl; eine begleitende Anämie tritt nur bei schwerer Blutung auf, keine Leukozytopenie
- Gerinnungsparameter normal
- Bei akuter ITP und klassischer Konstellation ist eine Knochenmarkpunktion nicht erforderlich. Bei chronischer ITP oder vor Beginn einer Steroidtherapie muss sie durchgeführt werden. Es findet sich meist eine gesteigerte Megakaryozytopoese.
- Nachweis freier oder plättchenassoziierter Antikörper (PA-IgG) in 80 % möglich, jedoch meist ohne diagnostische oder therapeutische Relevanz

- Ein ausreichend sensitiver oder spezifischer Test zur serologischen Diagnose der ITP steht nicht zur Verfügung.

Therapie

Die Indikation zur Therapie hängt vom Stadium der Erkrankung ab ($\rightarrow$ Tab. 10.4).

Bezüglich medikamentöser Therapiemaßnahmen ist man heute deutlich zurückhaltender als früher, da die ITP bei über 70 % der Kinder mit und ohne Therapie innerhalb von 6 Monaten verschwindet. Folgende Medikamente kommen zum Einsatz:

Hoch dosierte Immunglobuline i.v. (IVIG): Initialdosis 0,8 g/kg KG. Wiederholung, falls kontinuierliche Blutungen und/oder Thrombozyten < 20 × 10^3/µl.

Kortikosteroide: 4 mg/kg KG/d Prednison p.o. oder i.v. über 4–7 Tage.

Anti-Rh(D)-Immunglobulin: 50 µg/kg KG einmalig intravenös, nur bei Rh-positiven Patienten.

Azathioprin: 50–300 mg/m²/d KOF über mindestens 4 Monate bei Patienten mit refraktärer ITP auf Steroide und/oder nach Splenektomie.

Vincristin: 1,5–2 mg/m² KOF streng intravenös einmal wöchentlich bei chronischer ITP.

Thrombozytenkonzentrate: Sie werden nur bei lebensbedrohlichen Blutungen verabreicht, da aufgrund der Grunderkrankung ein meist nur geringer Thrombozytenanstieg zu erwarten ist, weil auch Fremdthrombozyten rasch in der Milz abgebaut werden.

Splenektomie: Sie gilt als Ultima Ratio, weil Spontanremissionen auch noch nach Jahren möglich sind. Nach Splenektomie tritt eine Besserung der Symptomatik in 60–80 % der Fälle ein.

> **Merke**
>
> Bei der Therapie der chronischen ITP sollte sorgfältig darauf geachtet werden, dass der Patient unter den Nebenwirkungen der Therapie nicht mehr leidet als unter der Thrombozytopenie!

Tab. 10.4 Stadieneinteilung und Therapie der ITP.

Stadium	Blutungsneigung	Thrombozytenzahl (× 10^3/µl)	Therapie
I	Keine	> 30–150	Beobachtung
II	Schwach Petechien Gelegentlich Epistaxis	> 10–30	Beobachtung Sport einschränken Therapie präoperativ
III	Wiederholte Haut- und Schleimhautblutungen	> 10–30	Beobachtung oder medikamentöse Therapie
IV	Schwer Blutung mit Hb-Abfall	< 10	Medikamentöse Therapie

10.4 Hämostaseologie

■ Prognose
Die Prognose ist insgesamt günstig. Unabhängig von der Therapieform erfolgt in 70 % der Fälle die Remission innerhalb von 1–6 Monaten. Bei längerem Verlauf handelt es sich definitionsgemäß um einen Übergang zur chronischen ITP, die mit einem höheren Risiko intrakranieller Blutungen einhergeht.

Kasuistik

A: Ferdinand, ein 6 Jahre alter Junge, wird in der Ambulanz der Kinderklinik vorgestellt, da die Mutter wegen multipler Hämatome und akuten Nasenblutens sehr besorgt ist.
K: Der Junge befindet sich in bestem Allgemeinzustand. Neben den flächigen Hämatomen, die insbesondere im Bereich der Unterschenkel bestehen, finden sich multiple Petechien am ganzen Körper. Die Nase ist wegen der nur schwer zum Stillstand zu bringenden Epistaxis tamponiert.
D: Im Blutbild zeigen sich bis auf eine ausgeprägte Thrombozytopenie (12 000/µl) keine Auffälligkeiten. Auch die Gerinnungsparameter sind normal.
Diag: Die Ärzte erklären Ferdinand und seiner Mutter, dass es sich um eine akute immunthrombozytopenische Purpura handelt und dass ein kurzer stationärer Aufenthalt erforderlich ist.
T: Ferdinand erhält eine Infusion hoch dosierter Immunglobuline über 12 h.
V: Am nächsten Tag sind die Thrombozyten bereits auf 55 000/µl angestiegen, und Ferdinand kann entlassen werden. Eine Kontrolluntersuchung 1 Woche später ergibt eine Thrombozytenzahl von 232 000/µl. Bisher, 1 Jahr später, sind weitere Episoden dieser Art nicht mehr aufgetreten.

10.4.8 Thrombozytenfunktionsstörungen

■ Definition
Seltene, autosomal-rezessiv vererbte Störungen der Thrombozytenfunktion bei normaler Thrombozytenzahl als Ursache von hämorrhagischen Diathesen.

■ Pathogenese
Eine Thrombozytenfunktionsstörung entsteht durch Nichtbinden von Liganden infolge von Fehlen, Dysfunktion oder Antikörperblockade von Thrombozytenmembranrezeptoren oder durch eine Störung des Thrombozytenstoffwechsels.

■ Formen
Bernard-Soulier-Syndrom: mäßige bis schwere Thrombozytopenie bei Riesenthrombozyten und Verminderung der Plättchenagglutination.

Glanzmann-Thrombasthenie: normale Thrombozytenzahl, fehlende Plättchenaggregation und fehlende thrombozytäre Gerinnungsaktivität.

■ Klinik
Ähnlich wie bei der Thrombozytopenie treten Schleimhautblutungen, Epistaxis, Menorrhagien und gastrointestinale Blutungen auf. Bei Glanzmann-Thrombasthenie beschreiben die Eltern die Hämatome als „wie mit Kirschmarmelade bekleckert".

■ Diagnostik
- Wegweisend ist die klinische Symptomatik.
- Thrombozytenzahl normal oder erniedrigt
- Thromboplastinzeit (Quick) normal, aktivierte partielle Thromboplastinzeit (aPTT) normal.

■ Therapie
Bei akuten Blutungen sind primär lokale Maßnahmen, DDAVP und Antifibrinolytika einzusetzen. Bei bedrohlichen Blutungen müssen Thrombozytenkonzentrate HLA-identischer Spender verabreicht werden. Als Ultima Ratio ist eine hämatopoetische Stammzelltransplantation zu erwägen.

10.4.9 Thrombozytosen

■ Definition
Bei einer Erhöhung der Thrombozytenzahl auf Werte über 450 000/µl liegt eine Thrombozytose vor.

■ Ätiologie
Man unterscheidet **primäre Thrombozytosen** durch Proliferation von Megakaryozyten (myeloproliferative Syndrome) und **sekundäre Thrombozytosen** im Rahmen anderer Grunderkrankungen (z. B. Infektionen, Medikamente, Kollagenosen, hämolytische Anämien, Kawasaki-Syndrom, Eisenmangel, Lymphome, Asplenie).

■ Klinik
Die reaktiven Formen sind in der Regel asymptomatisch. Es wird diskutiert, ob ab Thrombozytenkonzentrationen > 1 000 000/µl eine erhöhte Thromboseneigung besteht. Eine primäre Thrombozytose ist im Kindesalter als Rarität zu betrachten.

■ Therapie
In der Regel ist keine Behandlung erforderlich. Bei Thrombozytenkonzentrationen > 1 000 000/µl kann zur Thrombozytenaggregationshemmung eine niedrig dosierte Therapie mit Azetylsalizylsäure durchgeführt werden.

➕ 011 IMPP-Fragen

245

11 Onkologie

Inhaltsverzeichnis

11.1 Leukämien 246

    11.1.1 Akute lymphatische Leukämie
(ALL) 247
    11.1.2 Akute myeloische Leukämie
(AML) 249
    11.1.3 Chronisch-myeloische Leukämie
(CML) 251

11.2 Non-Hodgkin-Lymphome (NHL) 252

11.3 Morbus Hodgkin 254

11.4 Histiozytosen 255

    11.4.1 Langerhans-Zell-Histiozytosen
(LCH) 255
    11.4.2 Hämophagozytische Lympho-
histiozytosen (FHLH) 256

11.5 Wilms-Tumor 257

11.6 Neuroblastom 259

11.7 Rhabdomyosarkom 261

11.8 Retinoblastom 263

11.9 Osteosarkom 264

11.10 Ewing-Sarkom 265

11.11 Keimzelltumoren 267

11.12 Hirntumoren 268

    11.12.1 Astrozytome 269
    11.12.2 Primitive neuroektodermale
Tumoren (PNET) 270
    11.12.3 Ependymome 271
    11.12.4 Kraniopharyngeom 271

11.13 Tumoren des Rückenmarks 272

Jedes Jahr erkranken in Deutschland etwa 15 von 100 000 Kindern unter 15 Jahren an einem malignen Tumor (→ Tab. 11.1). Die Patienten haben heute eine vielfach höhere Heilungschance als noch vor 40 Jahren (→ Abb. 11.1), und auch in den letzten Jahren ließen sich die Überlebensraten noch weiter kontinuierlich steigern. Die Prognose konnte insbesondere durch die Therapiedurchführung innerhalb großer nationaler Studien verbessert werden. Die höhere Überlebensrate führt jedoch auch zu einer Reihe von Spätfolgen, die hauptsächlich durch die aggressive Therapie verursacht werden.

11.1 Leukämien

■ Definition
Maligne Erkrankungen des hämatopoetischen Systems durch fehlende Ausdifferenzierung und unregulierte Proliferation unreifer hämatopoetischer Vorläuferzellen.

■ Epidemiologie
Leukämien sind die häufigste maligne Affektion beim Kind und repräsentieren etwa ein Drittel aller Krebserkrankungen im Kindesalter. In Deutschland

Tab. 11.1 Häufigkeitsverteilung und Prognose maligner Erkrankungen.

Tumorart	Relative Häufigkeit	5-Jahres-Überlebensrate
Leukämien	32%	70%
ZNS-Tumoren	20%	60%
Non-Hodgkin-Lymphome	12%	83%
Neuroblastome	9%	65%
Weichteilsarkome	7%	65%
Wilms-Tumoren	6%	86%
Knochentumoren	4%	65%
Keimzelltumoren	3%	88%
Alle Tumoren		**74%**

Daten des Kinderkrebsregisters Mainz, Juli 2002.

246

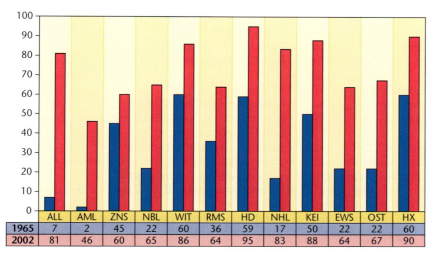

Abb. 11.1: 5-Jahres-Überlebensrate bei verschiedenen Tumorarten 1965 und 2002.
Modifiziert nach: R. J. Haas, I. Schmid, P. Schmidt, U. B. Graubner, M. Silc, W. Stamm: Krebserkrankungen bei Kindern. Eine Informationsschrift über bösartige Tumoren für Therapeuten und Betroffene, 4. Aufl., Eigenverlag, München 2003.
ALL: akute lymphatische Leukämie; AML: akute myeloische Leukämie; ZNS: ZNS-Tumoren; NBL: Neuroblastom; WIT: Wilms-Tumor; RMS: Rhabdomyosarkom; HD: Morbus Hodgkin; NHL: Non-Hodgkin-Lymphom; KEI: Keimzelltumoren; EWS: Ewing-Sarkom; OST: Osteosarkom; HX: Histiocytosis X.

erkranken jährlich 5 von 100 000 Kindern unter 15 Jahren an einer Leukämie.

Einteilung
In Abhängigkeit von der entarteten Zelle unterscheidet man **lymphatische** und **myeloische Leukämien**. In Abhängigkeit vom Verlauf werden **akute** und **chronische** Leukämien unterschieden. Im Kindesalter treten in 95 % der Fälle akute Leukämien auf.

Bei über 80 % der Leukämien handelt es sich um akute lymphatische Leukämien (**ALL**), bei 15 % um akute myeloische Leukämien (**AML**), bei 5 % um chronisch-myeloische Leukämien (**CML**) oder myelodysplastische Syndrome (**MDS**). Eine chronisch-lymphatische Leukämie ist im Kindesalter eine Rarität.

11.1.1 Akute lymphatische Leukämie (ALL)

Definition
Gruppe von malignen Erkrankungen des lymphatischen Systems, die sich im Knochenmark, im peripheren lymphatischen Gewebe und in allen anderen Geweben manifestieren können.

Epidemiologie
27 % aller malignen Erkrankungen im Kindesalter sind akute lymphatische Leukämien. Sie treten vor allem im Alter zwischen 1 und 5 Jahren auf, Jungen erkranken etwas häufiger als Mädchen (1,3 : 1).

Ätiologie
Spontane somatische Mutationen oder präexistierende Keimbahnmutationen sind die wahrscheinlichste Ursache bei den meisten Patienten. Kinder mit chromosomalen Aberrationen (z. B. Trisomie 21) oder genetischen Syndromen (z. B. Fanconi-Anämie, Neurofibromatose Typ 1) haben ein deutlich erhöhtes Leukämierisiko. Die Rolle der radioaktiven Strahlung bei der Entstehung akuter Leukämien ist belegt. Mutagene Medikamente können mit großer Wahrscheinlichkeit ebenfalls Leukämien induzieren. Viele weitere potenzielle Faktoren sind noch unbekannt.

Pathogenese
Der Entstehungsort einer ALL ist das Knochenmark, das diffus von leukämischen Blasten infiltriert wird. Die Ausreifung der normalen Hämatopoese ist dadurch gestört, und es kommt zur progressiven Knochenmarkinsuffizienz. Die Blasten können das Knochenmark verlassen und andere Gewebe, insbesondere Leber, Milz und Lymphknoten, infiltrieren.

Klassifikation
Morphologie: Nach der French-American-British-(**FAB**)-Klassifikation lassen sich nach zytogenetischen Kriterien drei Typen von Blasten unterscheiden: **L1**-Blasten (nacktkernige Lymphozyten), **L2**-Blasten (größer, polymorpher, mit zunehmendem Plasmasaum, irregulären Kernformen und prominenten Nukleoli) und **L3**-Blasten (fein gekörnter Kern, prominente Nukleoli, tiefblaues Plasma). Bei Nachweis von L3-Zellen handelt es sich um eine reife B-Zell-ALL.

Onkologie

Immunologie: Die Leukämiezellen werden heute mit Hilfe von monoklonalen Antikörpern in der Durchflusszytometrie verschiedenen Reifungsstufen von B- und T-Zellen zugeordnet. In 80 % der Fälle handelt es sich bei der ALL um eine monoklonale Proliferation von B-Vorläufer-Zellen unterschiedlicher Entwicklungsgrade. Die meisten ALL-Zellen der B-Reihe exprimieren das „common ALL Antigen" (cALLA).

Zytogenetik und Molekulargenetik: Chromosomale Veränderungen finden sich bei 70–80 % der Patienten. Bestimmte immunologisch definierte Subtypen sind mit typischen Chromosomenaberrationen korreliert. Hyperdiploide Chromosomensätze (51–65 Chromosomen) werden typischerweise bei Kleinkindern mit besonders guter Prognose gefunden. Bei den meisten chromosomalen Veränderungen handelt es sich um balancierte Translokationen, die häufigste ist t(12;21). Durch die Umlagerung des genetischen Materials kommt es zur Bildung charakteristischer Fusionsgene, deren Bedeutung für die Entstehung der Leukämie teilweise nachgewiesen ist.

Klinik

Die Erkrankung verläuft häufiger **schleichend** als foudroyant. **Unspezifische Symptome** wie unklares Fieber, Abgeschlagenheit, Blässe, Appetitlosigkeit und **Knochenschmerzen** erinnern an einen Virusinfekt. Die zunehmende Knochenmarkinsuffizienz führt zu **Blässe** (Anämie), **Hautblutungen** (Thrombozytopenie) und schweren **Infektionen** (Neutrozytopenie). Eine **Hepatosplenomegalie** besteht in zwei Drittel der Fälle und kann mit Bauchschmerzen einhergehen. Eine **Lymphadenopathie**, besonders der zervikalen und nuchalen Lymphknoten, tritt bei etwa der Hälfte der Patienten auf. Ein Befall der Meningen (Meningeosis leucaemica) kann Kopfschmerzen, Erbrechen und Lähmungen peripherer Nerven verursachen.

Differentialdiagnose
- Akute myeloische Leukämie
- Infektiöse Mononukleose

- Immunthrombozytopenische Purpura
- Eisenmangelanämie
- Aplastische Anämie
- Juvenile idiopathische Arthritis.

Diagnostik
- Leukozytenzahl in > 50 % der Fälle normal!
- Blastennachweis im peripheren Blutbild nur gelegentlich möglich
- Anämie, Thrombozytopenie
- Hyperurikämie und LDH-Erhöhung als Ausdruck des vermehrten Zellumsatzes
- **Knochenmarkpunktion:** Zytogenetik, Immunologie (→ oben)
- **Lumbalpunktion** (wenn keine Hirndruckzeichen): ZNS-Befall?

➕ 012 Video: Lumbalpunktion

- Chromosomenanalyse
- **Sonographie** des Abdomens: Leber, Milz, Nieren, intraabdominelle Lymphknoten
- **Röntgen-Thorax:** Mediastinalverbreiterung, Pleuraerguss?

Nach Abschluss der Diagnostik werden die Patienten in verschiedene Risikogruppen eingeteilt (→ Tab. 11.2).

Therapie
Vorphase: Sie beinhaltet eine 7-tägige Prednisongabe sowie eine Dosis Methotrexat intrathekal. Ein schlechtes Ansprechen in dieser Phase ist ein früher Indikator der Multiresistenz der ALL bei etwa 10 % der Patienten.

Induktionstherapie: In dieser 8-wöchigen Phase soll eine 95 %ige Reduktion der Leukämiezellen erzielt werden (Remission). Hierzu werden Kortikosteroide, L-Asparaginase, Vincristin, Daunorubicin intravenös und Methotrexat intrathekal verwendet.

Tab. 11.2 Prognosefaktoren bei ALL im Kindesalter.

	Positive Faktoren	Negative Faktoren
Alter (Jahre)	2–5	< 1 oder > 9
Geschlecht	Weiblich	Männlich
Leukozyten (/µl)	< 20 000	> 50 000
Immunzytologie	c-ALL	T-ALL, pro-B-ALL
ZNS-Befall	Nein	Ja
Genetik	t (12; 21) Hyperdiploidie > 50	t (4;11) oder t (9; 22)
Prednison-Response in Vorphase	Ja	Nein

Konsolidierung: Sie dauert ebenfalls 8 Wochen. Hier zielt die Therapie auf das Erreichen von Extrakompartimenten, wie z. B. Hoden und ZNS. Methotrexat, intravenös und intrathekal, ist hierfür besonders geeignet.

Reintensivierung: Diese 6-wöchige Phase ist ein entscheidendes Element der modernen ALL-Therapie (Erhöhung der Überlebenswahrscheinlichkeit, Reduktion des ZNS-Rezidiv-Risikos). Sie entspricht weitgehend einer Wiederholung der Induktionstherapie, zusätzlich kommen jedoch Dexamethason und Doxorubicin zum Einsatz.

Dauertherapie: Bis zu einer Gesamttherapiedauer von 2 Jahren werden Methotrexat und 6-Mercaptopurin zur Remissionserhaltung oral verabreicht.

ZNS-Bestrahlung: Aufgrund des Risikos, durch die Bestrahlung an einem malignen Hirntumor zu erkranken, wird versucht, diese bei möglichst vielen Patienten durch eine systemische und intrathekale Chemotherapie zu ersetzen. Hochrisikopatienten erhalten derzeit noch eine präventive Radiotherapie mit niedriger Dosis (12 Gy).

Hämatopoetische Stammzelltransplantation: Für alle ALL-Patienten mit besonders ungünstiger Prognose stellt die allogene Knochenmark- bzw. Blutstammzelltransplantation eine potenziell kurative Therapiemaßnahme dar.

Risiken der Therapie: Die wichtigsten Langzeitrisiken nach Leukämiebehandlung fasst Tabelle 11.3 zusammen.

Prognose

Die Prognose von Kindern mit ALL lässt sich durch eine Reihe von Parametern abschätzen (→ Tab. 11.2). Die Gesamtprognose des rezidivfreien Überlebens liegt heute bei über 81 %! Je später ein Rezidiv auftritt, umso höher ist die Wahrscheinlichkeit, auch das Rezidiv zu überleben (bis 30 %). Kinder, bei denen es während des 1. Therapiejahres zu einem Rezidiv kommt, oder solche, bei denen ein Rezidiv bei T-ALL auftritt, haben mit alleiniger Chemotherapie keine Überlebenschance. Mit der hämatopoetischen Stammzelltransplantation liegen die Heilungsraten bei 60 %.

Kasuistik

A: Paula ist 12 Jahre alt. Seit etwa 1 Jahr klagt sie immer wieder einmal über Schmerzen in den Armen und Beinen, die vom Kinderarzt als „Wachstumsschmerzen" gedeutet werden. Seit etwa 3 Monaten findet die Mutter, dass Paula ziemlich blass sei. Vor 2 Wochen erkrankt die Patientin an einem Infekt der oberen Luftwege, von dem sie sich nicht mehr richtig erholt. Sie wird wegen Fieber und Bauchschmerzen bei einer Gewichtsabnahme von 2,5 kg in 2 Wochen sowie bestehendem Nachtschweiß in der Klinik vorgestellt.

K: Paulas Allgemeinzustand ist bei Aufnahme erheblich reduziert. Auffallend ist insbesondere die ausgeprägte Blässe. Außerdem zeigen sich mehrere Hämatome im Bereich der unteren Extremitäten. Die Milz ist 15 cm, die Leber 10 cm unter dem Rippenbogen tastbar. Es besteht ein deutlicher Druckschmerz über dem linken Radius, und das Mädchen klagt über wechselnde Schmerzen im Tibiabereich.

D: Die Laboruntersuchungen ergeben eine Leukozytose (55 400/µl), eine ausgeprägte Anämie (4,6 g/dl) sowie eine Thrombozytopenie (90 000/µl). Im peripheren Blutausstrich sind 70 % Blasten nachweisbar.

Diag: Die Diagnose einer cALL wird durch eine morphologische und immunologische Untersuchung des Knochenmarks gesichert.

T: Unmittelbar nach Aufnahme wird mit einer intravenösen Wässerungstherapie mit einer Zufuhr von 3 l/m² unter Zusatz von 20 ml Natriumbikarbonat/500 ml und Allopurinol in einer Dosierung von 10 mg/kg KG/d begonnen. Zusätzlich erhält Paula ein Erythrozytenkonzentrat transfundiert. Nach Diagnosesicherung wird mit der intravenösen und intrathekalen Chemotherapie begonnen. Als Antiemetikum dient Ondansetron.

Pg: Aufgrund des Alters und der initialen Leukozytenzahl gehört Paula zur Hochrisikogruppe. Die ereignisfreie 5-Jahres-Überlebensrate beträgt für diese Patienten derzeit 60 %.

Tab. 11.3 Risiken der Leukämietherapie.

Therapieelement	Langzeitrisiko
Chemotherapie	Kardiomyopathie Knochennekrosen Kleinwuchs Infertilität Zweitneoplasie
Schädelbestrahlung	Hirntumor Kleinwuchs
Blutstammzelltransplantation	Infertilität Zweitneoplasie Chronische „graft versus host disease"

11.1.2 Akute myeloische Leukämie (AML)

Definition

Akute Leukämie, deren Zellen sich von Vorläuferzellen der Granulopoese, Monozytopoese, Erythrozytopoese oder Thrombozytopoese ableiten.

Epidemiologie

Bei 15 % aller Leukämien im Kindesalter handelt es sich um eine AML. Die Inzidenz ist in den ersten 2 Lebensjahren und in der Adoleszenz (12–16 Jahre) am höchsten. Die AML ist die häufigste Leukämie bei Neugeborenen.

Onkologie

■ Ätiologie

Bei bestimmten kongenitalen Erkrankungen ist das Risiko, an einer AML zu erkranken, deutlich erhöht (z.B. Trisomie 21, Fanconi-Anämie, Blackfan-Diamond-Anämie, Kostmann-Syndrom). Eine akute Leukämie als Zweiterkrankung nach anderen Krebserkrankungen ist meist eine AML. Zytostatika (Chlorambucil, Cyclophosphamid, Etoposid) spielen dabei eine wichtige Rolle.

■ Pathogenese

Für die Entstehung der AML sind mindestens zwei genetische Veränderungen notwendig, die gemeinsam das normale Proliferations- und Differenzierungsprogramm der hämatopoetischen Vorläuferzellen verändern. Der Entstehungsort einer AML ist das Knochenmark, das diffus von leukämischen Blasten infiltriert wird. Die Ausreifung der normalen Hämatopoese ist dadurch gestört, und es kommt zur progressiven Knochenmarkinsuffizienz. Die Blasten können das Knochenmark verlassen und andere Gewebe, insbesondere Leber, Milz und Lymphknoten, infiltrieren.

■ Klassifikation

Morphologie: Die FAB teilt die AML in acht Untertypen ein: **M0** (undifferenzierte Leukämie), **M1** (akute Myeloblastenleukämie ohne Ausreifung), **M2** (akute Myeloblastenleukämie mit Ausreifung), **M3** (akute Promyelozytenleukämie), **M4** (akute myelomonozytäre Leukämie), **M5** (akute Monozytenleukämie), **M6** (Erythroleukämie) und **M7** (akute Megakaryozytenleukämie).

Die **Histochemie** ergänzt die morphologische Zuordnung: Die myeloische Reihe ist myeloperoxidasepositiv, die monozytäre Reihe ist esterasepositiv.

Die **Immunphänotypisierung** wird zur Klassifikation der Monozytenleukämie verwendet.

Zytogenetik und Molekulargenetik: Bei etwa 80 % der Kinder mit AML können zytogenetische Aberrationen nachgewiesen werden (mit Verbesserung der Techniken in Zukunft wahrscheinlich bei allen Patienten). Etwa 20 % der Patienten zeigen balancierte chromosomale Translokationen, bei denen Fusionsgene gebildet werden, die nicht in der normalen Zelle exprimiert werden. Die genetischen Veränderungen sind oft für die Unterform der Erkrankung nahezu spezifisch.

■ Klinik

Die Anamnese ist bei AML häufig kürzer und stürmischer als bei der ALL. Die Symptome der Knochenmarkinsuffizienz entsprechen denen der ALL. Zusätzliche Besonderheiten bei der AML sind die ausgeprägte Lymphadenopathie (vor allem bei M4 und M5), eine disseminierte intravasale Gerinnung bei der Erstmanifestation und ein häufigeres Auftreten eines meningealen Befalls (15 %).

■ Diagnostik

- Leukozytenzahl häufig stark erhöht
- Anämie, Thrombozytopenie
- Hyperurikämie und LDH-Erhöhung als Ausdruck des vermehrten Zellumsatzes
- Schwere Gerinnungsstörung häufig
- **Knochenmarkpunktion:** Zytogenetik, Immunologie (→ oben): hyperzelluläres Mark mit 30–100 % Blasten, Nachweis von **Auer-Stäbchen**
- **Lumbalpunktion** (wenn keine Hirndruckzeichen): ZNS-Befall?
- Chromosomenanalyse
- **Sonographie** des Abdomens: Leber, Milz, Nieren
- **Röntgen-Thorax:** Mediastinalverbreiterung, Pleuraerguss?

> **Merke**
>
> Eine Hyperleukozytose ($\geq$ 100 000/µl), die bei etwa 20 % der Patienten auftritt, ist mit mehreren akut lebensbedrohlichen Komplikationen assoziiert: Leukostase (Mikrothromben und Embolien in Lunge, ZNS und Nieren), Tumorlysesyndrom (Hyperkaliämie, Hyperurikämie, Niereninsuffizienz) und Blutungen (durch Zellzerfallsprodukte und Thrombozytopenie).

■ Therapie

Induktionstherapie: In dieser Phase soll eine 95 %ige Reduktion der Leukämiezellen erzielt werden (Remission). Sie beinhaltet die Verabreichung von Cytarabin über 7 Tage und von Anthrazyklinen über 3 Tage.

Konsolidierung: Sie beinhaltet die erneute Gabe von zwei oder mehr Kursen mit Medikamentenkombinationen, die bereits in der Induktion verabreicht wurden.

Intensivierung: In dieser Phase werden nicht kreuzresistente Zytostatikakombinationen eingesetzt, um Resistenzentwicklungen zu vermeiden. Die Zeitdauer von Konsolidierung und Intensivierung beträgt je nach Studienprotokoll einige Monate bis 1 Jahr. Die Zahl und Intensität von Chemotherapieblöcken, die Kinder mit AML benötigen, sind weiterhin nicht abschließend bekannt.

Dauertherapie: Der Effekt auf die Heilungsrate ist umstritten.

ZNS-Bestrahlung: Die präventive Radiotherapie ist nicht allgemein in den AML-Therapieschemata enthalten, da der Nutzen im Hinblick auf das Auftreten von Rezidiven bisher unklar ist. Viele Zentren führen sie dennoch weiterhin bei allen Patienten durch.

Hämatopoetische Stammzelltransplantation: Bisher ist unklar, ob alle Patienten mit AML, die eine erste Remission erreicht haben und einen HLA-identischen Spender haben, eine allogene Blutstammzelltransplantation erhalten sollen. Der Trend geht dahin, bei Patienten mit niedrigem Rezidivrisiko und in Hinblick auf die transplantationsassoziierten Komplikationen in erster Remission darauf zu verzichten. Der antileukämische Effekt einer allogenen Stammzelltransplantation entsteht durch die Konditionierung mit einer knochenmarkablativen Chemotherapie und dem immunologischen „graft-versus-leukemia"-Effekt. Alternativen bei fehlendem Spender sind die Fremdspender-Stammzelltransplantation (höhere Morbidität und Mortalität) sowie die autologe Stammzelltransplantation (geringere Toxizität, geringere Wirksamkeit durch Reinfusion von leukämischen Stammzellen trotz „in vitro purging", kein „graft-versus-leukemia"-Effekt).

■ Prognose

Die Prognose von Kindern mit AML wird durch eine Reihe von Faktoren beeinflusst (→ Tab. 11.4). Mit einer Gesamtheilungsrate von etwa 50–60 % haben sich die Heilungschancen bei AML in den letzten Jahren deutlich verbessert, sind jedoch weiterhin schlechter als bei ALL. Die Prognose für Patienten, die primär keine Remission erreichen oder ein Rezidiv erleiden, ist ungünstig. Spätrezidive mit einer Remissionsdauer von mehr als 1 Jahr haben jedoch eine deutlich bessere Prognose als Frührezidive.

Merke

Die Anamnese ist bei AML häufig kürzer und stürmischer als bei der ALL. Weitere Besonderheiten bei der AML im Vergleich zur ALL sind die ausgeprägte Lymphadenopathie, die hohe Inzidenz teilweise bedrohlicher Gerinnungsstörungen in der Initialphase und das häufigere Auftreten eines meningealen Befalls. Die Heilungschancen sind bei der AML schlechter als bei der ALL.

Tab. 11.4 Prognosefaktoren bei AML im Kindesalter.

Positive Faktoren	Negative Faktoren
AML M1 mit Auer-Stäbchen	AML M0
AML M2 mit Auer-Stäbchen	AML M4
AML M3	AML M6
AML M4 und > 3 % Eosinophile	AML M7
t (8;21), t (15;17), inv(16)	Komplexe Karyotypen
< 15 % Blasten im KM Tag 15	Leukozyten ≥ 100 000 /µl

KM: Knochenmark.

11.1.3 Chronisch-myeloische Leukämie (CML)

■ Definition

Klonale maligne Erkrankung der hämatopoetischen Stammzelle, die durch eine typische chromosomale Translokation, eine Hyperplasie der Myelopoese mit massiver Expansion der granulozytären Vorläuferzellen im peripheren Blut und einen häufig langjährigen Verlauf charakterisiert ist.

■ Epidemiologie

Nur bei 3 % aller Leukämien im Kindesalter handelt es sich um eine CML. 60 % der Patienten sind bei der Diagnosestellung älter als 10 Jahre.

■ Ätiologie

Die balancierte chromosomale Translokation t(9;22), bei der das *ABL*-Gen von Chromosom 22 auf Chromosom 9 positioniert wird, das sog. **Philadelphia-Chromosom**, ist das charakteristische Merkmal der CML. Es kann aber auch bei der ALL vorkommen.

■ Pathogenese

Zunächst kommt es zur Translokation und dadurch zur Entstehung des Philadelphia-Chromosoms, eines *BCR-ABL*-Fusionsgens und eines prämalignen Klons. Aufgrund von Wachstumsvorteilen des malignen Klons gegenüber normalen Stammzellen kommt es zu einer Überproduktion relativ normaler, überwiegend granulozytärer Zellen (chronische Phase der CML). In der Folge treten weitere Chromosomenveränderungen auf, und es entwickelt sich eine zunehmende Dissoziation zwischen Proliferation und Differenzierung. Es entstehen unreife Blasten der myeloischen oder lymphatischen Reihe, und es kommt zur **akuten Blastenkrise**, die nicht von der entsprechenden ALL oder AML zu unterscheiden ist.

■ Klinik

Unspezifische Symptome sind Fieber, Schwitzen, Knochenschmerzen, Schmerzen im linken Oberbauch durch eine oft massive Splenomegalie (→ Abb. 11.2). In dieser Phase wird die Erkrankung in der Regel im Rahmen einer Routineblutuntersuchung diagnostiziert. In Einzelfällen kann es aufgrund der Hyperleukozytose zu einer Leukozytenstase mit akuten Symptomen wie Atemnot, Sehstörungen oder neurologischen Ausfällen kommen.

■ Verlauf

Die Erkrankung verläuft meist zwei- oder dreiphasig: Nach initial **chronischer Phase** tritt durchschnittlich nach 5 Jahren eine **akzelerierte Phase** mit steigenden Leukozytenzahlen, zunehmender Splenomegalie usw. auf. Relativ plötzlich setzt die (terminale) **Blastenkrise** ein.

Onkologie

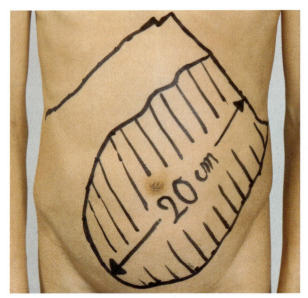

Abb. 11.2: Patient mit CML und ausgeprägter Splenomegalie.

Die meisten Patienten versterben wenige Monate nach Übergang in die akzelerierte Phase.

■ Diagnostik
- Leukozytenzahl meist stark erhöht (durchschnittlich 250 000/μl!)
- Verminderung der Aktivität der alkalischen Leukozytenphosphatase pathognomonisch
- Anämie
- Thrombozytose in einem Drittel der Fälle als Ausdruck der mitbetroffenen Megakaryozytopoese!
- Blutausstrich: Zellen aller Reifungsstufen der Granulopoese, Basophilie, Eosinophilie
- Hyperurikämie und LDH-Erhöhung als Ausdruck des vermehrten Zellumsatzes
- **Knochenmarkpunktion:** Zytogenetik, Immunologie (→ oben): hyperzelluläres Mark mit massiver Vermehrung der Granulopoese und oft auch der Megakaryozyten
- **Chromosomenanalyse:** Philadelphia-Chromosom
- **Sonographie des Abdomens:** Leber, Milz, Nieren, intraabdominelle Lymphknoten
- **Röntgen-Thorax:** Mediastinalverbreiterung, Pleuraerguss?

■ Differentialdiagnose
- Leukämoide Reaktion bei schwerer Infektion
- Septische Granulomatose
- Juvenile myelomonozytäre Leukämie (JMML)
- Myeloproliferative Erkrankung

■ Therapie
In der chronischen Phase können die klinischen Symptome und die Hyperleukozytose mit Hydroxyharnstoff behandelt werden, der pathologische Klon lässt sich hierdurch jedoch nicht eliminieren. Die langfristige Verabreichung von α-Interferon kann zu hämatologischer Remission, zytogenetischer Teilremission oder kompletter zytogenetischer Remission führen. Bei gutem Ansprechen haben die Patienten einen Überlebensvorteil von mehreren Jahren, der Ansatz ist jedoch nicht kurativ. Eine Heilung kann nur durch die allogene hämatopoetische Stammzelltransplantation erzielt werden.

■ Prognose
Bei einer Transplantation in der chronischen Phase sind die Erfolgschancen am höchsten (75 %). Besonders ungünstig ist ein myeloischer Blastenschub, da dieser in der Regel mit einer Chemotherapie nicht in Remission zu bringen ist, während dies bei einem lymphatischen Blastenschub oft gelingt.

11.2 Non-Hodgkin-Lymphome (NHL)

■ Definition
Die Non-Hodgkin-Lymphome (NHL) sind eine heterogene Gruppe maligner Tumoren verschiedener Subpopulationen des lymphatischen Systems.

■ Epidemiologie
Der Anteil der NHL an allen kindlichen Tumoren beträgt etwa 7 %. Jungen erkranken doppelt so häufig wie Mädchen. Bei Diagnosestellung sind die Patienten durchschnittlich 9 Jahre alt.

■ Ätiologie
In der Mehrzahl der Fälle sind die Genloci der Immunglobulinketten in typspezifischen chromosomalen Translokationen involviert. Bei gewissen Immundefekten (z. B. Wiskott-Aldrich-Syndrom, Ataxia teleangiectatica) und nach Organtransplantation treten NHL gehäuft auf. Außerdem können sie bei X-gekoppeltem lymphoproliferativem Syndrom (EBV), bei HIV-, Hepatitis-C- und *Helicobacter-pylori*-Infektionen entstehen.

■ Klassifikation
Die ausgedehnten Klassifikationen, die für Lymphome im Erwachsenenalter entwickelt wurden, haben in der Pädiatrie wenig Bedeutung. Die aktuelle WHO-Klassifikation unterscheidet Neoplasien der Vorläufer-B- und -T-Zellen sowie Neoplasien der reifen B- und T-Zellen. Bei den meisten NHL im Kindesalter handelt es sich um hochmaligne diffuse Neoplasien. Drei Formen werden aufgrund ihrer morphologischen, immunologischen und zytogenetischen Charakteristika unterschieden.
Kleinzellige Lymphome (Burkitt-Lymphome): Diese Untergruppe ist mit 50 % am häufigsten. Bei

11.2 Non-Hodgkin-Lymphome (NHL)

der endemischen Form handelt es sich um den häufigsten Tumor bei Kindern im tropischen Afrika. In Europa kommt fast nur die sporadische Form vor. Eine assoziierte EBV-Infektion kommt bei der endemischen Form in > 90 % der Fälle, bei der sporadischen Form nur in 20 % der Fälle vor. Bei > 25 % Blasten im Knochenmark spricht man von B-ALL. Charakteristisch ist eine Dysregulation des auf dem langen Arm von Chromosom 8 liegenden *c-myc*-Onkogens durch Translokation und Juxtaposition zu einem Immunglobulingen.

Lymphoblastische T-Zell-Lymphome: 20–25 % der NHL gehören zu dieser Gruppe. Die Zellen ähneln überwiegend T-Zellen aus dem Thymus und zu einem geringeren Anteil B-Vorläufer-Zellen. Es besteht häufiger ein Mediastinalbefall als bei den anderen Formen. Verschiedene Translokationen führen zu Dysregulation der Expression eines Protoonkogens infolge Juxtaposition zu einem T-Zell-Rezeptor-Gen.

Großzellig-anaplastische Lymphome (Synonym: Ki-1-Lymphom): Weniger als 10 % der NHL bei Kindern gehören zu dieser Gruppe. Morphologisch finden sich pleomorphe anaplastische Zellen, die CD30 (Ki-1-Antigen) exprimieren. Immunologisch werden T- und Null-Typ unterschieden. Ätiologisch wurden unterschiedliche Translokationen identifiziert, die zu Fusionsgenen führen.

> **Merke**
>
> Bei den meisten NHL-Subtypen des Kindesalters können spezifische chromosomale Translokationen in den Lymphomzellen nachgewiesen werden.

■ Stadieneinteilung

Die NHL-Stadien bei Kindern werden z. B. nach der modifizierten St.-Jude-Klassifikation eingeteilt (→ Tab. 11.5).

■ Klinik

Eine **zervikale schmerzlose Lymphknotenschwellung** ist das häufigste klinische Leitsymptom. **Mediastinale Tumoren** können zu Atemnot und oberer Einflussstauung führen. **Abdominelle Tumoren** fallen durch eine palpable Resistenz und Schmerzen auf. Häufig besteht eine Hepatosplenomegalie. Unspezifische Symptome sind Fieber unklarer Genese, Gewichtsverlust, Nachtschweiß, Abgeschlagenheit und Müdigkeit.

■ Diagnostik

- **Biopsie** und histologische Untersuchung aus Lymphknoten oder Primärtumor entscheidend
- Blutbild kann normal sein.
- Harnsäure und LDH sind oft erhöht.
- **Bildgebung:** Sonographie, Röntgen, Kernspintomographie betroffener Regionen
- **Knochenmarkpunktion:** Ausschluss einer Knochenmarkbeteiligung (> 5 % Blasten)
- **Zytogenetik und Molekulargenetik:** Nachweis von Translokationen und Rearrangements.

■ Therapie

Die Unterteilung in **lymphoblastische** und **nicht-lymphoblastische Lymphome** ist die therapiestrategisch wichtigste.

Für lymphoblastische Lymphome sind Therapiestrategien mit kontinuierlicher Zytostatikaexposition über längere Zeiträume, wie sie bei ALL angewandt werden, effektiv.

Lymphome vom Burkitt-Typ, andere hochmaligne nichtlymphoblastische Lymphome und großzellig-anaplastische Lymphome sprechen besser auf kurze, intensive Chemotherapiekurse mit hoher Dosisintensität unter Verwendung von Kortikosteroiden, Cyclophosphamid und Methotrexat an.

Tab. 11.5 Modifizierte St.-Jude-Klassifikation der NHL im Kindesalter.

Stadium	Ausdehnung
I	Einzelner extranodaler Tumor oder nodales Gebiet, nicht Mediastinum oder Abdomen
II	Einzelner extranodaler Tumor mit regionärem LK-Befall
	Zwei oder mehr nodale Regionen auf der gleichen Zwerchfellseite Zwei einzelne extranodale Tumoren mit oder ohne regionären LK-Befall auf der gleichen Zwerchfellseite Primärer gastrointestinaler, in der Regel ileozäkaler Tumor mit oder ohne ausschließlich mesenterialen LK-Befall
III	Zwei einzelne extranodale Tumoren mit oder ohne regionären LK-Befall auf kontralateralen Zwerchfellseiten
	Zwei oder mehr nodale Regionen auf kontralateralen Zwerchfellseiten Primär intrathorakale Tumoren (Mediastinum, Pleura, Thymus) Ausgedehnte intraabdominelle Tumoren Alle paraspinalen oder epiduralen Tumoren
IV	Jeder initiale Befall von Knochenmark und/oder ZNS
	Zusätzlich: multifokaler Knochenbefall (auch ohne Knochenmarkbefall)

Onkologie

Die wichtigsten Kriterien zur Stratifizierung der Therapieintensität sind das Stadium, die Tumormasse und der ZNS-Befall.

Prognose

Mit einer nach o. g. Kriterien stratifizierten Therapie haben die Kinder mit allen NHL-Formen vergleichbare Überlebenschancen. Die Prognose ist mit einem rezidivfreien Überleben von 82 % gut. Bei Patienten mit B-NHL/B-ALL kann nach etwa 6–9 Monaten, bei großzellig-anaplastischen Lymphomen nach etwa 1 Jahr Rezidivfreiheit von einer Heilung ausgegangen werden. Für alle NHL-Formen gilt, dass Patienten, die ein Rezidiv während der Erstbehandlung erleiden, so gut wie keine Überlebenschance haben.

11.3 Morbus Hodgkin

Definition

Maligne lymphatische Systemerkrankung, die durch den Nachweis charakteristischer Tumorzellen in einem inflammatorischen Begleitinfiltrat gekennzeichnet ist. Die Tumorzellen sind morphologisch und immunphänotypisch zu charakterisieren als einkernige Hodgkin- und mehrkernige Reed-Sternberg-Zellen (HRS-Zellen) beim klassischen Hodgkin-Lymphom und als „L&H-Zellen" beim nodulären lymphozytenprädominanten Hodgkin-Lymphom.

Epidemiologie

Bei 5 % aller malignen Erkrankungen im Kindesalter handelt es sich um einen Morbus Hodgkin. Der Altersmedian liegt bei 13 Jahren, Jungen sind etwas häufiger betroffen.

Ätiologie

Es gibt viele Hinweise auf die Bedeutung genetischer Faktoren (u. a. familiäre Häufungen, Zwillingsstudien). Der Morbus Hodgkin kommt gehäuft bei Patienten mit Immundefekten (z. B. Wiskott-Aldrich-Syndrom, Ataxia teleangiectatica, AIDS), bei Kindern mit autoimmunhämolytischen Anämien und nach allogener Knochenmarktransplantation vor. Ein Zusammenhang mit einer vorausgehenden EBV-Infektion gilt heute als gesichert.

Pathogenese

Hodgkin-Lymphome stammen überwiegend von B-Zellen unterschiedlichen Reifegrads ab. Es besteht eine Störung im Zellzyklus sowie von Mechanismen der Apoptose. Uneinheitliche zytogenetische Anomalien weisen auf einen instabilen Karyotyp hin.

Pathologische Klassifikation

Die aktuelle WHO-Klassifikation für die Hodgkin-Lymphome zeigt Tabelle 11.6.

Tab. 11.6 WHO-Klassifikation für Hodgkin-Lymphome.

Noduläres lymphozytenprädominantes Hogkin-Lymphom (NLPHL)
Klassisches Hodgkin-Lymphom (CHL)
Lymphozytenreiches klassisches Hodgkin-Lymphom (LR)
Noduläre Sklerose (NS)
Mischtyp (MC)
Lymphozytenarmer Subtyp (LD)

Das **NLPHL** zeigt L&H-Zellen (Lymphozyten und Histiozyten im Begleitinfiltrat).

Die vier Subtypen des **CHL** unterscheiden sich durch die unterschiedliche Zahl an HRS-Zellen (zunehmend: LR – NS – MC – LD), die zelluläre Zusammensetzung des Begleitinfiltrats und die Anordnung der extrazellulären Matrix.

Im Kindesalter überwiegt der NS-Typ (68 %), gefolgt vom MC-Typ (21 %).

Klinik

In 90 % der Fälle manifestiert sich die Erkrankung durch eine persistierende **schmerzlose Lymphknotenschwellung** (> 1,5 cm), meist zervikal oder supraklavikulär, seltener axillär oder inguinal. Husten und Atemnot können bei einem Mediastinalbefall auftreten. Die Milz ist häufiger betroffen als die Leber. **B-Symptome** (Fieber, Nachtschweiß, Gewichtsverlust) kommen bei einem Drittel der Patienten vor. Die **Stadieneinteilung** erfolgt nach der Ann-Arbor-Klassifikation (→ Tab. 11.7).

Diagnostik

- **Lymphknotenbiopsie:** histologischer Nachweis neoplastischer Zellen
- Blutbild: Leukozytose, Lymphopenie, Eosinophilie
- BKS-Beschleunigung, LDH, Ferritin, Haptoglobin und Kupfer erhöht
- **Röntgen-Thorax:** Mediastinalverbreiterung (→ Abb. 11.3)?
- **Sono-Abdomen:** Leber, Milz, intraabdominelle Lymphknoten?
- **CT-Thorax** und **Kernspintomographie** des Abdomens
- **Skelettszintigraphie** (ab Stadium IIB)
- **Knochenmarkpunktion** und Knochenstanze
- **Lumbalpunktion.**

Differentialdiagnose

- Lymphadenitis colli
- Infektiöse Mononukleose

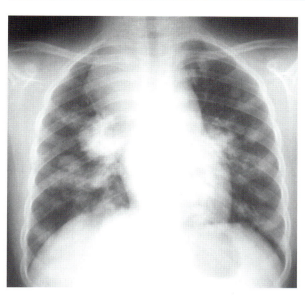

Abb. 11.3: M. Hodgkin. Mediastinale Lymphome und multiple intrapulmonale Rundherde. [1]

Tab. 11.7 Stadieneinteilung des Morbus Hodgkin (Ann-Arbor-Klassifikation).

Stadium	
Stadium I	Befall einer Lymphknotenregion oder eines extralymphatischen Organs
Stadium II	Befall von ≥ 2 Lymphknotenregionen auf der gleichen Seite des Zwerchfells oder lokalisierter Befall eines extralymphatischen Organs und einer oder mehrerer Lymphknotenregionen auf der gleichen Seite des Zwerchfells
Stadium III	Befall von Lymphknotenregionen auf beiden Seiten des Zwerchfells und/oder Befall eines extralymphatischen Organs oder Milzbefall
Stadium IV	disseminierter Befall viszeraler Organe (Knochenmark, Skelett, Lunge, Leber, Nieren, GIT, ZNS, Haut) mit oder ohne assoziierte Lymphknotenvergrößerung

A: ohne Allgemeinsymptome, B: mit Allgemeinsymptomen

- Toxoplasmose
- Zytomegalie
- Infektion mit atypischen Mykobakterien
- Leukämie
- Malignes Non-Hodgkin-Lymphom.

■ Therapie

Der Morbus Hodgkin zeichnet sich durch eine hohe Empfindlichkeit gegenüber Zytostatika und ionisierenden Strahlen aus. Die Behandlung sieht eine **kombinierte Radiochemotherapie** vor. Die Chemotherapie besteht aus zwei bis sechs Zyklen unterschiedlicher Kombinationen von Zytostatika, z. B.:

- ABVD: Adriamycin, Bleomycin, Vinblastin, Dacarbazin
- COPP: Cyclophosphamid, Vincristin, Procarbazin, Prednison
- OPPA: Vincristin, Procarbazin, Prednison, Adriamycin
- OEPA: Vincristin, Etoposid, Prednison, Adriamycin
- VAMP: Vinblastin, Adriamycin, Methotrexat, Prednison.

Bei inkompletter Remission wird eine niedrig dosierte Bestrahlung (12–15 Gy) der betroffenen Körperregion angeschlossen. Die Splenektomie ist heute obsolet.

Die Nachbeobachtungszeit ist lang, da (im Gegensatz zu den NHL) auch nach 5 Jahren noch Rezidive auftreten können.

■ Prognose

Sie ist mit einer Gesamtüberlebensrate von 95 % für alle Subtypen und Stadien exzellent. Die in den letzten Jahren sukzessive durchgeführte Dosisreduktion bei der Strahlentherapie und Modifikationen der Chemotherapie haben nicht zu einer Verschlechterung der Prognose geführt. Auch bei Auftreten eines Rezidivs werden durch eine erneute Behandlung Remissionsraten von über 90 % erreicht.

> **Merke**
>
> Die Prognose des behandelten Morbus Hodgkin ist ausgezeichnet.

11.4 Histiozytosen

Erkrankungen, bei denen Histiozyten, spezialisierte Zellen des Immunsystems, eine dominierende Rolle spielen, nennt man Histiozytosen. Hauptfunktion der **dendritischen Zellen** ist die Antigenpräsentation, die der **Makrophagen** die Phagozytose. Wichtigste Vertreter der Histiozytosen im Kindesalter sind die Langerhans-Zell-Histiozytosen (ausgehend von dendritischen Zellen) und die hämophagozytischen Lymphohistiozytosen (ausgehend von Makrophagen).

11.4.1 Langerhans-Zell-Histiozytosen (LCH)

■ Definition

Monoklonale Proliferation von speziellen dendritischen Zellen der Haut, den Langerhans-Zellen, die zu einem isolierten Befall eines Organs bis hin zur disseminierten systemischen Ausbreitung mit häufig tödlichem Ausgang führen kann.

■ Epidemiologie

Die Inzidenz beträgt 0,4 : 100 000 Kinder unter 15 Jahren. Jungen sind häufiger betroffen als Mäd-

11 Onkologie

chen. Der Häufigkeitsgipfel liegt zwischen dem 1. und 3. Lebensjahr.

Ätiologie
Diskutiert wird die Auslösung durch Viren, ein primärer Immundefekt oder eine maligne Erkrankung. Obwohl eine monoklonale Proliferation der Langerhans-Zellen vorliegt, handelt es sich nicht um eine maligne Erkrankung im klassischen Sinn, da morphologisch reife Zellen nachweisbar sind, spontane Regressionen auftreten und eine Aneuploidie fehlt.

Pathogenese
Normale Langerhans-Zellen teilen sich nicht mehr, LCH-Zellen sind hingegen durch Proliferation gekennzeichnet. Eine Inhibition von Adhäsionsmolekülen könnte die Migration der LCH-Zellen in verschiedene Organe erklären. Im Gewebe werden vermehrt Zytokine exprimiert.

Pathohistologie
Die Läsionen zeigen ein Infiltrat typischer Langerhans-Zellen, begleitet von Makrophagen, Lymphozyten, eosinophilen Granulozyten und Riesenzellen. Der elektronenmikroskopische Nachweis von **Birbeck-Granula** (tennisschlägerförmige intrazelluläre Partikel) oder der Nachweis des CD1a-Antigens auf der Zelloberfläche sind für die Diagnose einer LCH beweisend.

Klinik
Die klinische Symptomatik ist sehr variabel. **Knochenläsionen** sind die häufigste Manifestation der LCH und treten bei 70–80 % der Patienten auf. Der Schädel, die langen Röhrenknochen, Becken, Rippen und Wirbelsäule sind oft betroffen und werden von einer schmerzhaften Weichteilschwellung begleitet. Bei Säuglingen besteht häufig ein ausgedehntes Stadium mit Befall von **Haut** (seborrhoische, schuppende oder xanthomatöse Papeln), Leber, Milz, Nachweis von Blutbildveränderungen und Knochenläsionen sowie Fieber. Eine **Hepatopathie** mit Hepatomegalie kann zu Ikterus, Hypoproteinämie, Ödemen und Aszites führen. Eine Dysfunktion des **hämatopoetischen Systems** manifestiert sich als Anämie, Leukozytopenie und Thrombopenie. Der **Lungenbefall** führt zu Husten und Dyspnoe. Ein **Diabetes insipidus** ist die häufigste zerebrale Manifestation einer LCH. Die Stadieneinteilung ist in Tabelle 11.8 zusammengefasst.

Diagnostik
- Die Diagnosestellung erfolgt **histologisch**, dabei ist die Lichtmikroskopie richtungweisend.
- Der immunhistologische Nachweis des CD1a-Antigens auf der Zelloberfläche ist beweisend.
- Elektronenmikroskopischer Nachweis von Birbeck-Granula im Zytoplasma der Zellen der Läsion.

Tab. 11.8 Stadieneinteilung der LCH.

Lokalisierter Befall	Disseminierter Befall
Knochen – monostotisch/ polyostotisch	≥ 2 Organe mit oder ohne Organdysfunktion
Haut	
Lunge	
Lymphknoten	
ZNS	

Therapie
Bei isoliertem Hautbefall kann die spontane Regression abgewartet werden. Bei isoliertem Befall eines Knochens reicht eine Kürettage aus. Sind mehrere Knochen betroffen, kann eine kurzfristige Therapie mit Steroiden und Vinblastin erwogen werden. Eine niedrig dosierte Strahlentherapie erfolgt nur, wenn vitale Strukturen (N. opticus, Innenohr) betroffen sind. Bei Multiorganbefall ist eine zytostatische Kombinationstherapie indiziert.

Prognose
Patienten mit Befall nur eines Organs haben eine Überlebenswahrscheinlichkeit von 100 %. Bei Patienten mit Multiorganbefall beträgt die Letalität 20 %. Spätschäden betreffen insbesondere das Skelett, endokrine Organe und das ZNS.

11.4.2 Hämophagozytische Lymphohistiozytosen

Hämophagozytische Lymphohistiozytosen sind reaktive, oft tödlich verlaufende Histiozytosen, bei denen es auf dem Boden eines Immundefektes zu einer überschießenden, ineffektiven Immunantwort mit Aktivierung von Lymphozyten und Makrophagen mit ausgeprägter Hämophagozytose kommt. Der Immundefekt kann genetisch (familiäre hämophagozytische Lymphohistiozytose) oder sekundär bedingt sein.

Familiäre hämophagozytische Lymphohistiozytose (FHLH)

Epidemiologie
Die FHLH (Synonym Morbus Farquhar) tritt mit einer Häufigkeit von 1 : 50 000 auf. Jungen und Mädchen sind gleich häufig betroffen.

Ätiologie und Pathogenese
Mindestens drei unterschiedliche Gendefekte, z. B. des *Perforin*-Gens, liegen der FHLH zugrunde. Die unkontrollierte Aktivierung von Histiozyten und Lymphozyten ist Ausdruck einer ineffektiven Immunantwort und führt zu einer starken Ausschüttung inflammatorischer Zytokine.

Pathohistologie

Es liegt eine diffuse Infiltration von Leber, Milz, Lymphknoten, Knochenmark und Gehirn mit Lymphozyten und Histiozyten vor. Die Histiozyten sind benigne und zeigen eine aktive Phagozytose von Erythrozyten (Hämophagozytose), kernhaltigen Zellen und Thrombozyten.

Klinik

Die Erkrankung beginnt typischerweise im Säuglingsalter mit hohem **Fieber, Hepatosplenomegalie** und einer **Panzytopenie**. Lymphknotenschwellungen, Ikterus, Ödeme, Exantheme und neurologische Symptome wie Krampfanfälle und Hirnnervenlähmungen können hinzukommen. Durch die zunehmende Neutrozytopenie kommt es zu schweren Infektionen durch Bakterien oder Pilze, die oft tödlich verlaufen.

Diagnostik

- Panzytopenie
- Hypertriglyzeridämie
- Aktivitäten der Aminotransferasen im Serum erhöht
- Fibrinogen erniedrigt
- Ferritin erhöht
- Nur mäßige CRP-Erhöhung trotz hohen Fiebers
- Die verminderte NK-Zell-Aktivität ist charakteristisch.
- Pro- und antiinflammatorische Zytokine im Plasma: sCD25 und CD95
- **Knochenmark:** lymphohistiozytäre Infiltration, Hämophagozytose (kann initial fehlen)
- **Liquor:** nur mäßige Pleozytose und Eiweißerhöhung
- **Kernspintomographie des Schädels:** Hirnatrophie und Demyelinisierungsherde.

Therapie

Etoposid und Steroide sind die Medikamente der Wahl, Ciclosporin A und Antithymozytenglobulin (ATG) sind ebenfalls wirksam. Bei manifestem ZNS-Befall ist eine intrathekale Methotrexattherapie erforderlich. Eine Heilung kann nur durch eine Knochenmarktransplantation erzielt werden.

Prognose

Unbehandelt verläuft die Erkrankung tödlich. Bei Durchführung einer Knochenmarktransplantation liegen die Heilungschancen bei 50–70 %.

11.5 Wilms-Tumor

Definition

Von der Niere ausgehender, maligner Tumor aus embryonalem Mischgewebe, der zunächst expansiv, dann infiltrierend wächst und besonders in die regionären Lymphknoten und in die Lungen metastasiert. Synonym: Nephroblastom.

Epidemiologie

6 % aller malignen Tumoren beim Kind sind Nephroblastome. Die Inzidenz beträgt 1 : 9000. Der Häufigkeitsgipfel liegt im 2.–3. Lebensjahr, das Nephroblastom kann aber auch schon beim Neugeborenen auftreten. 80 % der Kinder erkranken vor dem 5. Lebensjahr. Mädchen und Jungen sind gleich häufig betroffen. 3–4 % der Patienten haben einen bilateralen Wilms-Tumor.

Ätiologie

Ein erhöhtes Risiko, an einem Wilms-Tumor zu erkranken, besteht bei Kindern mit sporadischer Aniridie, bei WAGR-Syndrom (*W*ilms-Tumor, *A*niridie, urogenitale Fehlbildungen, *g*eistige *R*etardierung), bei Denys-Drash-Syndrom (Wilms-Tumor, Hypospadie, Nephritis) und Beckwith-Wiedemann-Syndrom (Hemihypertrophie, Exophthalmus, Makroglossie, Gigantismus).

Pathogenese

Deletionen oder eine Inaktivierung des Wilms-Tumorsuppressorgens *WT1* finden sich bei 10–30 % der Wilms-Tumoren. Darüber hinaus kann der Verlust von Heterozygotie und von Imprinting an der Tumorentstehung beteiligt sein.

Pathologie

Wilms-Tumoren zeigen eine Mischung aus drei feingeweblichen Komponenten: undifferenziertes, sehr unreifes embryonales Gewebe, fibromyxoides Stroma und epitheliales Gewebe mit Ausbildung von Tubuli. Bei ausgewogenem Mischungsverhältnis spricht man von einer „Standardhistologie". Eine „ungünstige Histologie" mit Anaplasie und starken Zellatypien und sarkomatösem Stroma kommt bei etwa 12 % der Wilms-Tumoren vor. Diese erfordert eine aggressivere postoperative Chemotherapie. Beim sog. Klarzelltyp handelt es sich um eine hochmaligne Unterform des Wilms-Tumors.

Klinik

Das **vorgewölbte Abdomen** mit palpablem Abdominaltumor ist in der Mehrzahl der Fälle das einzige Symptom. Nur ein Drittel der Patienten zeigt zusätzliche Symptome wie Bauchschmerzen, Erbrechen oder Fieber. Eine Hämaturie besteht selten. Der Allgemeinzustand ist in der Regel auch bei ausgedehnter Erkrankung sehr gut. Eine arterielle Hypertonie besteht in 10 % der Fälle. Die Stadieneinteilung ist in Tabelle 11.9 zusammengefasst.

> **Merke**
>
> Metastasierung des Wilms-Tumors: Lunge (früh, 80 %), Leber 20 %, Knochen und ZNS (Klarzelltyp).

11 Onkologie

Tab. 11.9 Stadieneinteilung der Wilms-Tumoren.

Stadium I	Tumor auf die Niere beschränkt
Stadium II	Tumor überschreitet die Niere, jedoch vollständige operative Entfernung IIN– oder IIN+ in Abhängigkeit vom Lymphknotenbefall
Stadium III	Tumor überschreitet die Niere, keine vollständige operative Entfernung oder lokale Lymphknotenmetastasen
Stadium IV	Fernmetastasen
Stadium V	Bilateraler Tumor

Diagnostik
- **Vorsichtige Bauchpalpation** (Tumorrupturgefahr)!
- **Sonographie des Abdomens:** Geht der Tumor von der Niere aus (→ Abb. 11.4)?
- **Kernspintomographie** des Abdomens: Tumorausdehnung, Beziehung zu Nachbarorganen, Beurteilung der kontralateralen Niere
- **Röntgen-Thorax** in zwei Ebenen: Lungenmetastasen?
- **CT-Thorax:** bei Nachweis von Lungenmetastasen im Röntgenbild
- **Skelettszintigraphie** nur bei „Klarzelltyp".

Differentialdiagnose
- Neuroblastom
- Nebennierenrindenkarzinom
- Polyzystische Nieren
- Teratom
- Nierenabszess.

Therapie
Bei allen Patienten (einzige Ausnahme Säuglinge < 6 Monate) wird eine **präoperative Chemotherapie** mit Vincristin und Actinomycin D über 4–6 Wochen durchgeführt. Hierdurch wird der Tumor verkleinert, und in mehr als 50 % der Fälle gelingt eine Rückführung in Stadium I! Außerdem wird das Risiko einer intraoperativen Tumorruptur reduziert.

Während der **Operation** erfolgen eine endgültige Stadienfestlegung und die histologische Klassifikation.

Die **postoperative Chemotherapie** wird in Abhängigkeit vom Tumorstadium, von der Histologie und dem Tumorvolumen zum Zeitpunkt der Operation durchgeführt. Bei niedrigen Stadien erfolgt sie mit Vincristin und Actinomycin D, Patienten mit höheren Stadien erhalten zusätzlich Etoposid, Carboplatin und Cyclophosphamid.

In Einzelfällen (Stadium III, IV, V und/oder ungünstige Histologie) wird eine zusätzliche **Bestrahlung** vorgenommen.

> **Merke**
>
> Durch die präoperative Chemotherapie gelingt bei über der Hälfte der Patienten mit Wilms-Tumor eine Rückführung in Stadium I, wodurch die gute Prognose der Erkrankung zusätzlich verbessert wird.

Prognose
90 % der Patienten mit Wilms-Tumor werden dauerhaft geheilt (98 % in Stadium I, 60 % in Stadien IV und V). Rezidive sind mit < 4 % selten.

> **Merke**
>
> Die Überlebensrate bei primärer Lungenmetastasierung ist höher als bei Entwicklung von Metastasen oder Rezidiven nach Therapiebeginn!

> **Kasuistik**
>
> **A:** Marie ist 23 Monate alt. Während eines Besuchs im Schwimmbad beobachtet die Mutter ihre Tochter und denkt erneut, dass der Bauch des Kindes immer dicker wird, obwohl Marie sonst schlank ist. Bei dieser Gelegenheit fällt ihr auch ein, dass sie in den letzten Wochen mehrere von Maries Hosen weggegeben hat, da sie sich über dem Bauch einfach nicht mehr schließen lassen. Marie ist jedoch sonst bester Dinge, und die Mutter beschließt, sich keine weiteren Sorgen zu machen.
>
> Wenige Tage später hat sie einen Termin beim Kinderarzt zur U7. Bei der Untersuchung fällt auch ihm Maries Bauchumfang auf, er führt eine Sonographie des Abdomens durch und überweist das Mädchen umgehend in die Universitätskinderklinik.
>
> **K:** Bei Aufnahme auf der onkologischen Station ist Marie in bestem Allgemeinzustand. Einzige Auffälligkeit bei der körperlichen Untersuchung ist das prominente Abdomen, und der Oberarzt weist auf die Notwendigkeit einer äußerst vorsichtigen Bauchpalpation hin.
>
> **D:** Die Sonographie und die Kernspintomographie des Abdomens zeigen einen großen, von der linken Niere ausgehenden Tumor. Die Röntgenaufnahme der Lunge ist unauffällig. Die Bestimmung der Katecholamine im Urin ergibt ebenfalls einen Normalbefund, wodurch ein Neuroblastom ausgeschlossen werden kann.
>
> **Diag:** Bei Marie wird die Diagnose eines Nephroblastoms (Wilms-Tumor) gestellt.
>
> **T:** Zunächst wird in Narkose ein zentraler Venenkatheter (Hickman-Katheter) gelegt. Ab sofort können alle Blutentnahmen und die Verabreichung der Medikamente über diesen Katheter erfolgen. Zunächst erhält Marie über 4 Wochen eine präope-

258

11.6 Neuroblastom

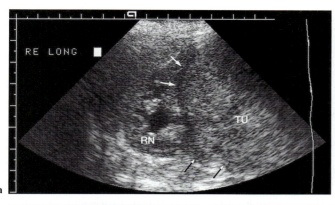
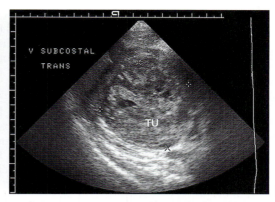
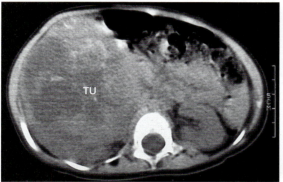
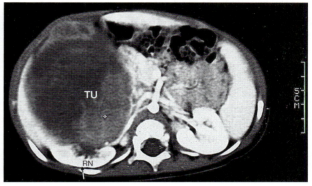

Abb. 11.4 a bis d: Nephroblastom.
a) Sonographie: ventrolateraler Längsschnitt durch die rechte Nierenloge: Restniere (RN) kranial mit scharfer Grenze zum Tumor (TU). b) Sonographie: ventrolateraler Querschnitt: rundlicher Tumor (TU) mit komplexer Echogenität. c) CT nativ: große Raumforderung mit unterschiedlicher Dichte und hyperdensen Arealen (Blutung). d) CT mit Kontrastmittel: Restniere (RN) dorsal und lateral mit starker KM-Aufnahme. Tumor (TU) mit unterschiedlicher Dichte (hypodense Zonen = Nekrosen). [9]

rative Chemotherapie. Während der anschließenden Operation stellen die Ärzte fest, dass der Tumor auf die Niere beschränkt ist und vollständig entfernt werden kann. Die histologische Untersuchung ergibt eine sog. Standardhistologie. Marie erhält postoperativ erneut eine 4-wöchige Chemotherapie. Bis auf den Haarausfall und eine Neutrozytopenie treten keine gravierenden Nebenwirkungen auf. Maries Mutter ist sehr froh darüber, dass die früher im Vordergrund stehende Übelkeit heute durch den Einsatz potenter Antiemetika weitestgehend verhindert werden kann.
V: 5 Monate nach der Erstaufnahme in die Klinik wird der Hickman-Katheter entfernt. Die Langzeitprognose für Marie ist ausgezeichnet.

11.6 Neuroblastom

Definition
Maligner embryonaler Tumor des Kindesalters, der vom Nebennierenmark, vom Grenzstrang des Sympathikus oder von sonstigen sympathischen Ganglien ausgeht.

Epidemiologie
9 % aller malignen Tumoren des Kindesalters sind Neuroblastome, die Inzidenz beträgt 1 : 7000. Das Durchschnittsalter bei Diagnosestellung liegt bei 2 Jahren, 40 % aller Neuroblastome werden bereits im Säuglingsalter diagnostiziert.

Ätiologie
Neuroblastome entstehen pränatal. In 20 % der Fälle wird eine Amplifikation des **n-myc-Onkogens** nachgewiesen, wodurch sich die Prognose verschlechtert. 55 % der Tumoren weisen einen nahetriploiden DNA-Gehalt auf, in 45 % der Fälle liegt ein diploider Chromosomensatz vor.

Pathologie
Unreife Neuroblastome zeigen sehr unreife, kleine, runde, basophile Zellen, die sich zu Pseudorosetten zusammenlagern. Elektronenmikroskopisch lassen sich katecholaminhaltige Granula nachweisen. Eine spezifische Färbemethode ist die für neuronenspezifische Enolase (NSE).

Neuroblastome können ausreifen. Liegen reife neben unreifen Zellen vor, spricht man von **Ganglioneuroblastom**. Bei völliger Ausreifung heißen die

Tumoren **Ganglioneurome**. Unreife kleine Neuroblastome werden in fetalen Nieren etwa 40-mal häufiger gefunden, als später klinisch manifest werden. **(Neuroblastoma in situ).** Sie bilden sich spontan zurück.

Klinik

Die klinische Symptomatik ist in erheblichem Maß von der Tumorlokalisation abhängig. Über 70 % der Neuroblastome sind im Abdomen, 37 % im Bereich der Nebennieren, 13 % im Thorax und 5 % am Hals lokalisiert. Bauch- oder Halsschmerzen, Erbrechen, Obstipation oder Diarrhö, Knochenschmerzen und Fieber sind unspezifische Symptome der Erkrankung. Bei Vorliegen eines **Horner-Syndroms** (Miosis, Ptosis, Enophthalmus) muss unbedingt an die Möglichkeit eines Neuroblastoms gedacht werden. Bei Tumorlokalisation im hinteren Mediastinum kommt es zu Husten, Stridor und Dysphagie. Eine Knochenmarkinfiltration liegt in 50 % aller Fälle vor. In 15 % der Fälle besteht eine primär neurologische Symptomatik durch Rückenmarkkompression (Querschnittssymptomatik) oder durch die Katecholaminausschüttung (Myoklonien, Opsoklonus), die auch zu einem arteriellen Hypertonus führen kann. Ein **Brillenhämatom** durch retrobulbäre Infiltrationen ist charakteristisch für ein metastasiertes Neuroblastom (→ Abb. 11.5). Bei Auftreten eines **Opsomyoklonus-Ataxie-Syndroms** (kurze, schnelle, unregelmäßige Augenbewegungen, Myoklonien von Rumpf und Extremitäten, Ataxie, auch „dancing eye syndrome") muss unbedingt ein Neuroblastom ausgeschlossen werden.

> **Merke**
>
> Bei 50 % der Patienten mit Neuroblastom bestehen bereits bei Diagnosestellung Metastasen, vor allem in Lymphknoten, Leber, Skelett und Knochenmark.

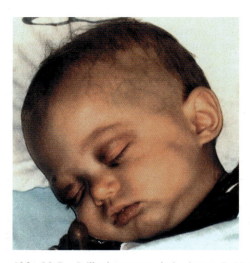

Abb. 11.5: Brillenhämatom bei einem 7 Monate alten Säugling mit Neuroblastom.

Diagnostik
- Anämie
- LDH und Ferritin erhöht
- Aktivität der neuronenspezifischen Enolase (NSE) im Serum erhöht
- Katecholamine im 24-h-Sammelurin erhöht (Dopamin, Homovanillinsäure und Vanillinmandelsäure)
- **Sonographie des Abdomens:** Primärtumorsuche
- **Kernspintomographie** des Abdomens und des Spinalkanals, CT des Thorax: Tumorausdehnung, Beziehung zu den Nachbarorganen
- **Meta-Jod-Benzylguanidin-Szintigraphie:** MIBG-Anreicherung in neurosekretorischen Granula chromaffiner Zellen
- Lumbalpunktion: bei neurologischer Symptomatik
- Knochenmarkpunktion zum Nachweis oder Ausschluss einer Infiltration
- Amplifikation des *n-myc*-Onkogens im Tumorgewebe (**Biopsie**).

Stadieneinteilung
→ Tabelle 11.10.

Tab. 11.10 Stadieneinteilung bei Neuroblastom.

Stadium 1	Lokalisierter Tumor, operativ vollständig resezierbar
Stadium 2A	Lokalisierter Tumor, operativ nicht vollständig resezierbar
Stadium 2B	Lokalisierter Tumor, operativ vollständig oder nicht vollständig resezierbar Ipsilaterale Lymphknoten befallen Kontralaterale Lymphknoten frei
Stadium 3	Nicht resezierbarer unilateraler Tumor mit Überschreiten der Mittellinie mit oder ohne Lymphknotenbefall oder unilateraler Tumor mit kontralateralem Lymphknotenbefall
Stadium 4	Fernmetastasen
Stadium 4S	Kinder < 1 Jahr mit Stadium 1 oder 2, aber mit Haut-, Leber- und/oder geringgradigem Knochenmarkbefall ohne (sine) Knochenbefall

Therapie

Zur Festlegung der therapeutischen Maßnahmen werden die in Tabelle 11.11 aufgeführten Risikogruppen unterschieden.

Beobachtungspatienten im Säuglingsalter: Nach der Operation bzw. Gewebeentnahme wird 6–12 Monate lang beobachtet. Verschwindet der Tumor nicht, wird eine zweite Operation durchgeführt. Nimmt der Tumor an Größe zu, wird eine 1-wöchige Chemotherapie mit Doxorubicin, Vincristin und Cyclophosphamid durchgeführt, die bis zum Verschwinden des Tumors wiederholt wird.

Tab. 11.11 Risikogruppen bei Neuroblastom.		
Beobachtungsgruppe (45%)	Säuglinge	*n-myc*-negativ und Stadium 1–3 oder Stadium 4S ohne bedrohliche Symptomatik
	> 1 Jahr	*n-myc*-negativ und Stadium 1 oder 2 nach Operation
Standardrisikogruppe (15%)	Säuglinge	*n-myc*-negativ und bedrohliche Symptomatik
	> 1 Jahr	*n-myc*-negativ und Stadium 2 oder 3 nach Operation
		Beobachtungspatienten mit Progression
Hochrisikogruppe (40%)	Jedes Alter	*n-myc*-positiv und/oder Stadium 4

Beobachtungspatienten > 1 Jahr: Beobachtung über 6–12 Monate. Bei Zunahme des Tumors erfolgt eine Behandlung wie bei einem Standardrisikopatienten.

Standardrisikopatienten im Säuglingsalter: Im Säuglingsalter kann es zu einer raschen Tumorprogredienz kommen, die zu einer lebensbedrohlichen Symptomatik vor allem durch eine massive Hepatomegalie führen kann. Diese Patienten erhalten eine sofortige Chemotherapie wie oben.

Standardrisikopatienten > 1 Jahr: Sie erhalten vier Blöcke Chemotherapie mit Cisplatin, Etoposid und Vindesin bzw. Vincristin, Dacarbazin, Ifosfamid und Doxorubicin und evtl. eine zweite Operation.

Hochrisikopatienten: Alle Patienten erhalten sechs Blöcke Chemotherapie. Die zweite Operation und ggf. eine Bestrahlung werden zwischengeschaltet. Bei Ansprechen des Tumors werden eine Hochdosischemotherapie im myeloablativen Wirkbereich und eine autologe Stammzelltransplantation durchgeführt (sog. Megatherapie).

Darüber hinaus erhalten die Kinder eine 1-jährige orale Retinolsäurebehandlung.

Prognose

Sie ist stark stadienabhängig. Bei Säuglingen ist sie besser als bei älteren Kindern. Die 5-Jahres-Überlebensrate für alle Stadien beträgt 74% (90% Stadium 1 und 2, 70% Stadium 3, 20–30% Stadium 4). Kinder < 1 Jahr überleben unabhängig vom Stadium in 90% der Fälle.

Merke

Das Modellprojekt zur Neuroblastomfrüherkennung hat ergeben, dass eine Screeninguntersuchung (Katecholamine im Urin) im Alter von 1 Jahr nicht sinnvoll ist. Die Stadium-4-Inzidenz und die Mortalitätsrate konnten durch die Screeninguntersuchung nicht reduziert werden. Stattdessen kam es zu einer erheblichen „Überdiagnose", d.h., es wurden Neuroblastome entdeckt, die sonst nie klinisch auffällig geworden wären.

11.7 Rhabdomyosarkom

Definition

Häufigster, hochmaligner Weichteiltumor im Kindesalter, der aus embryonalem Mesenchym entsteht, eine unterschiedliche Fähigkeit zeigt, quer gestreifte Zellelemente zu bilden, und in allen Körperregionen vorkommen kann.

Epidemiologie

4% der malignen Erkrankungen im Kindesalter sind Rhabdomyosarkome. Es werden zwei Altersgipfel, einer zwischen 1 und 5 und ein zweiter zwischen 15 und 19 Jahren beobachtet. Jungen erkranken etwas häufiger als Mädchen.

Ätiologie

Genetische Faktoren sowie Tumorsuppressorgene (z.B. *p-53*-Gen) spielen eine wichtige ätiologische Rolle.

Pathologie

Die Querstreifung in den Tumorzellen kann gelegentlich bereits lichtmikroskopisch, regelmäßig jedoch elektronenmikroskopisch nachgewiesen werden. Die Diagnose basiert auf dem immunhistochemischen Nachweis von Desmin und Myoglobin. Aufgrund histologischer Kriterien und unterschiedlichen biologischen Verhaltens lassen sich vier verschiedene Subtypen mit divergierender Prognose unterscheiden (→ Tab. 11.12).

Klinik

Die klinische Symptomatik ist erheblich von der Lokalisation des Tumors abhängig. Bei Orbitabefall kommt es zur Protrusio bulbi oder zur Lidschwellung, bei Befall der Nasennebenhöhlen zur Behinderung der Nasenatmung. Im Bereich der Extremitäten ist die völlig schmerzlose Weichteilschwellung wegweisend. Bei Rhabdomyosarkomen der Blasen-Prostata-Region kommt es zu Dysurie, Harnverhalt und Hämaturie.

Tab. 11.12 Einteilung der Rhabdomyosarkome (RMS) nach Prognose und Histologie.

	Histologie/Genetik	Tumorlokalisation
RMS mit günstiger Prognose	Botryoider Typ des embryonalen RMS	Traubenartige Vorwölbung in Hohlorgane wie Nase, Blase, Vagina
	Spindelzelltyp des embryonalen RMS	Bündel und Stränge paratestikulär
RMS mit intermediärer Prognose	Klassisches embryonales RMS	Kopf-Hals-Bereich Urogenitalbereich Orbita
RMS mit ungünstiger Prognose	Alveoläres RMS t(2;13) und t(1;13) spezifisch	Extremitäten Stamm

> **Merke**
>
> Rhabdomyosarkome führen zu einer frühen Metastasierung. In 30 % der Fälle sind bereits bei Diagnosestellung Metastasen in Lunge, Leber, Knochen, Knochenmark oder Gehirn nachweisbar.

■ Diagnostik
- **Labor:** Anämie, Leukozytose: Hinweis auf fortgeschrittenes Stadium
- **Sonographie** der Orbita, Harnblase, Prostata
- **Kernspintomographie** der betroffenen Region
- **Röntgen-Thorax** in zwei Ebenen
- Gegebenenfalls HNO-Untersuchung
- Gegebenenfalls Zystoskopie
- **Knochenmarkpunktion:** obligat zum Nachweis von Knochenmarkmetastasen
- **Lumbalpunktion:** obligat zum Nachweis eines ZNS-Befalls
- **Skelettszintigramm:** obligat zum Nachweis von Knochenmetastasen
- Probebiopsie und histologische Untersuchung des Tumors.

■ Stadieneinteilung
- Stadium I: mikroskopisch vollständig resezierbar
- Stadium II: mikroskopisch nicht vollständig resezierbar
- Stadium III: makroskopisch nicht vollständig resezierbar
- Stadium IV: Fernmetastasen.

■ Therapie
Die Wirksamkeit der Chemotherapie ist zuverlässig. Daher sollten primär keine verstümmelnden Operationen durchgeführt werden. Bei Stadium I wird primär eine vollständige operative Tumorentfernung angestrebt. Stellt sich intraoperativ heraus, dass eine Exstirpation mikroskopisch im Gesunden nicht gelingt, wird nach einer zytostatischen Chemotherapie im Rahmen eines Zweiteingriffs (Second-Look-Operation) erneut versucht, Tumorfreiheit zu erreichen. Bei allen offensichtlich inoperablen Tumoren wird primär nur eine Probebiopsie durchgeführt.

Die Einteilung in die unterschiedlichen Behandlungsgruppen erfolgt u. a. in Abhängigkeit von der Histologie, dem Tumorstadium und der Tumorlokalisation (→ Tab. 11.13).

Behandlungsgruppe Niedrigrisiko: Die Patienten erhalten vier Blöcke Chemotherapie mit Vincristin und Actinomycin D. Eine Bestrahlung ist nicht erforderlich.

Behandlungsgruppe Standardrisiko: Die Patienten erhalten neun Blöcke Chemotherapie mit Ifosfamid, Vincristin und Actinomycin D sowie eine reduzierte Bestrahlung (32 Gy) des Tumorgebiets.

Tab. 11.13 Definition von Risikogruppen für die Behandlung von Rhabdomyosarkomen (RMS).

Risikogruppe	Histologie	Tumorstadium	Lokalisation	LK-Status	Tumorgröße und Patientenalter
Niedrigrisiko	Günstig	I	Alle	N0	Günstig
Standardrisiko	Günstig	I	Alle	N0	Ungünstig
	Günstig	II, III	Günstig	N0	Alle
	Günstig	II, III	Ungünstig	N0	Günstig
Hochrisiko	Günstig	II, III	Ungünstig	N0	Ungünstig
	Günstig	II, III	Alle	N1	Alle
	Ungünstig	I, II, III	Alle	N0	Alle
Sehr hohes Risiko	Ungünstig	II, III	Alle	N1	Alle

Günstige Histologie: embryonales RMS; ungünstige Histologie: alveoläres RMS.
Günstige Lokalisation: Orbita, Kopf/Hals, Urogenitaltrakt (nicht Blase/Prostata); ungünstige Lokalisation: Orbita mit Knochenbefall, Kopf/Hals parameningeal, Blase/Prostata, Extremitäten, Thorax, Stamm.
Günstige Tumorgröße: ≤ 5 cm; günstiges Patientenalter: ≤ 10 Jahre.

Behandlungsgruppe Hochrisiko: Die Patienten erhalten neun Blöcke Chemotherapie mit Ifosfamid, Vincristin, Actinomycin D und Adriamycin sowie eine Erhaltungstherapie aus Cyclophosphamid und Vinblastin. Zusätzlich wird das Tumorgebiet mit 45 Gy bestrahlt.

■ Prognose
69 % der Patienten können dauerhaft geheilt werden (80 % Stadium I, 72 % Stadium II, 58 % Stadium III und 20–30 % Stadium IV). Embryonale Rhabdomyosarkome haben eine wesentlich bessere Prognose als alveoläre Rhabdomyosarkome. Bei Orbitabefall ist die Prognose deutlich besser als bei Extremitätenbefall.

Tab. 11.14 Stadieneinteilung des Retinoblastoms: Reese-Ellsworth Klassifikation.

Stadium I	Solitäre/multiple Tumoren < 4 Dd am oder hinter dem Äquator
Stadium II	Solitäre/multiple Tumoren 4–10 Dd am oder hinter dem Äquator
Stadium III	Tumor diesseits des Äquators oder solitärer Tumor > 10 Dd hinter dem Äquator
Stadium IV	Multiple Tumoren, einige > 10 Dd, Tumor rostral der Ora serrata
Stadium V	Ausgeprägtes Tumorwachstum > 50 % der Retina oder Glaskörperaussaat

Dd: Diskusdurchmesser.

11.8 Retinoblastom

■ Definition
Häufigster, von der Netzhaut ausgehender intraokulärer Tumor des Kindesalters.

■ Epidemiologie
2 % der malignen Tumoren im Kindesalter sind Retinoblastome. Retinoblastome treten meist bei unter 4-Jährigen, bilaterale Retinoblastome bei unter 2-Jährigen auf. Sie kommen bei Jungen und Mädchen gleich häufig vor. 60 % der Kinder haben einen einseitigen Tumor, in 40 % der Fälle liegen bei Diagnosestellung multifokale Tumoren in beiden Augen vor.

■ Ätiologie
Das Retinoblastom entsteht durch den Verlust beider Allele des Retinoblastomgens RB_1 in einer Retinazelle.

Der „Two-Hit-Hypothese" zufolge treten Retinoblastome unilateral, unifokal und sporadisch auf, wenn zwei postzygotische Mutationen vorliegen. Erfolgte zunächst eine präzygotische Mutation, die alle Körperzellen betraf, so führt eine zweite Mutation zu multifokalen bzw. bilateralen Retinoblastomen.

■ Pathologie
Retinoblastome entstehen in der Retina. Die kleinen, runden, basophilen Zellen liegen dicht und bilden häufig Pseudorosetten. Die Tumoren wachsen exophytisch in den Bulbus oder endophytisch in Richtung Sehnerveneintritt. Dabei droht der Durchbruch in das ZNS.

■ Klinik
Ein heller, weißlich gelber Fleck in der Pupille (**amaurotisches Katzenauge**) ist oft das Erstsymptom. Ein **Visusverlust** wird im frühen Kindesalter häufig nicht bemerkt. Protrusio bulbi und Schmerz durch ein Sekundärglaukom sind die Symptome bei ausgedehntem Retinoblastom.

Die Stadieneinteilung fasst Tabelle 11.14 zusammen.

■ Diagnostik
- **Ophthalmologische Untersuchung** mit Fundoskopie
- **Orbitasonographie**
- **Kernspintomographie** der Orbita und des Schädels
- **Knochenmarkpunktion**
- **Lumbalpunktion**
- **Skelettszintigraphie**
- Eine präoperative **Biopsie** ist wegen der Gefahr der Verschleppung von Tumorzellen kontraindiziert.
- **Cave:** kontralaterales Auge!

■ Therapie
Kryotherapie und Photokoagulation: Hierdurch können Tumoren < 3 mm zerstört werden.
Strahlentherapie: Kleinere Tumoren können mit radioaktiven Kontaktstrahlern, die auf die Sklera genäht werden, lokal bestrahlt werden (Brachytherapie). Größere oder multiple Tumoren werden perkutan bestrahlt, wenn nach der Therapie ein Visuserhalt zu erwarten ist.
Chemotherapie: Sie dient zur Verkleinerung des Tumors vor Anwendung fokaler Therapien (→ oben) oder wird bei metastasierender Erkrankung angewandt.
Enukleation: Sie ist indiziert, wenn keine Aussicht auf Sehfähigkeit des Auges besteht.
Autologe Stammzelltransplantation: Im Anschluss an eine Hochdosischemotherapie ist sie der einzige kurative Ansatz für Kinder mit metastasierender Erkrankung.

■ Prognose
Die Überlebensrate beträgt insgesamt 97 %. In höheren Stadien wird die Prognose ungünstiger, die Dauerheilungsraten liegen aber auch dann noch bei etwa 50 %.

Patienten mit Retinoblastom haben ein erhöhtes Risiko, an einem Zweittumor zu erkranken, insbesondere, wenn sie bestrahlt worden sind. Der häufigste Zweittumor ist das Osteosarkom. An seiner Entstehung ist ebenfalls das RB_1-Gen beteiligt.

> **Merke**
>
> Das Retinoblastom hat unter den bösartigen Tumoren im Kindesalter die beste Prognose.

11.9 Osteosarkom

■ Definition
Hochmaligner, spindelzelliger Tumor, der von der Knochen bildenden Matrix ausgeht, überwiegend in der 2. Lebensdekade auftritt und am häufigsten in den Metaphysen der langen Röhrenknochen lokalisiert ist.

■ Epidemiologie
Es handelt sich um den häufigsten malignen Knochentumor des Kindesalters mit einem Altersgipfel bei 10 Jahren. Jungen sind häufiger betroffen als Mädchen.

> **Merke**
>
> Das Osteosarkom ist der häufigste maligne Knochentumor des Kindesalters.

■ Ätiologie
Neben genetischer Prädisposition erhöhen ionisierende Strahlen und alkylierende Substanzen dosisabhängig das Risiko, an einem Osteosarkom zu erkranken.

Hochmaligne Osteosarkome weisen sehr variable Karyotypen mit zahlreichen numerischen und strukturellen Veränderungen auf und sind fast stets aneuploid. Wahrscheinlich liegt eine Störung des Zellzyklus mit Inaktivierung des Tumorsuppressorgens RB_1 vor, das auch für die Entstehung des Retinoblastoms verantwortlich ist.

■ Lokalisation
Osteosarkome treten hauptsächlich in den Metaphysen der langen Röhrenknochen auf, **50 %** sind **kniegelenknah** lokalisiert. Die häufigsten Primärlokalisationen sind der distale Femur (33 %) und die proximale Tibia (14 %) sowie der proximale Humerus (10 %) und das Os ilium.

■ Pathologie
Man unterscheidet osteoblastische, chondroblastische und fibroblastische Osteosarkome.

■ Klinik
Schwellung, Schmerzen und **Bewegungseinschränkung** der betroffenen Extremität sind die typischen Erstsymptome. **Rötung** und **Überwärmung** lassen zunächst an eine Osteomyelitis denken. In 20 % der Fälle hat die Metastasierung bei Diagnosestellung bereits stattgefunden (70 % okkulte Metastasen). Typische Metastasierungsorte sind Lunge und Skelett.

> **Merke**
>
> Eine wichtige Differentialdiagnose zum Osteosarkom ist wegen der häufig begleitend bestehenden Rötung und Überwärmung die Osteomyelitis.

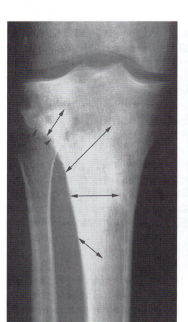
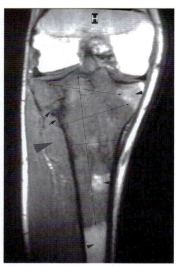

Abb. 11.6 a und b: Osteosarkom.
a) Die konventionelle Aufnahme zeigt an der proximalen Tibia eine Zerstörung des Markraums mit vermehrter Sklerose (→), wobei die Kortikalis nicht mehr abgegrenzt werden kann. Weiterhin sieht man eine Spicula-artige Periostreaktion (▶).
b) Die dazugehörige MRT zeigt, dass die medulläre Destruktion ausgedehnter ist, als es die konventionelle Aufnahme vermuten lässt (↔). Zusätzlich erkennt man die kortikale Destruktion (→). Medial angrenzend zeigt sich ein deutlicher Weichteiltumor (▶). Im tumorösen Prozess zeigen sich noch kleinere Anteile mit normalem Marksignal (kleine ▶).
[29]

■ Diagnostik

- **Röntgen** des befallenen Knochens: Osteolysen neben Knochenneubildung und Periostabhebungen. Spiculae (senkrecht zum Knochen in die Umgebung wachsendes Tumorosteoid) sind charakteristisch (→ Abb. 11.6).
- **Kernspintomographie:** bildgebende Methode der Wahl zur Abbildung der medullären Ausdehnung, des Weichteilbefalls sowie der anatomischen Beziehung zu Gefäßen und Nerven
- **Skelettszintigraphie:** Metastasen?
- **Röntgen-Thorax, CT-Thorax:** Lungenmetastasen?
- Eine **Biopsie** des Tumors mit histologischer Untersuchung ist obligat.
- **Zytogenetik und Molekulargenetik:** Nachweis chromosomaler Veränderungen oder Mutationen im RB_1-Gen in Tumorzellen.

■ Therapie

Im Anschluss an die bioptische Diagnosesicherung wird eine **präoperative Chemotherapie** mit Ifosfamid, Adriamycin, Methotrexat und Cisplatin über 10 Wochen durchgeführt. Dadurch werden unsichtbare Metastasen frühzeitig behandelt, man gewinnt Zeit zur Operationsvorbereitung, und die Chancen für eine extremitätenerhaltende Operation werden erhöht.

Anschließend erfolgt die operative Versorgung, die in einer Amputation, Gelenkentfernung und Implantation einer Endoprothese, Umkehrplastik (Sprunggelenk wird Kniegelenk) oder, sehr selten, der Entnahme des Tumors besteht.

Die **postoperative Chemotherapie** wird mit Doxorubicin, Methotrexat, Cisplatin und Ifosfamid bis zur Woche 30 durchgeführt. Eine operative Resektion einzelner Lungenmetastasen wird nur in Einzelfällen vorgenommen.

■ Prognose

Die langfristigen Heilungschancen liegen heute bei 70 %. Je kleiner das Tumorvolumen und je weiter peripher der Primärtumor liegt, desto günstiger ist die Prognose.

Merke

Eine initiale Metastasierung beim Osteosarkom ist nicht gleichbedeutend mit einer infausten Prognose.

Kasuistik

A: Der 10-jährige Lukas ist ein begeisterter Fußballspieler. Seit dem letzten Spiel plagen ihn Schmerzen oberhalb des rechten Knies. Die Stelle ist leicht gerötet und überwärmt. Bei bestimmten Bewegungen wird der Schmerz so stark, dass die Bewegung für einen Augenblick angehalten werden muss. Nachdem die Schmerzen auch nach 1 Woche nicht nachlassen, wird Lukas in der Kinderklinik vorgestellt.

K: Bei der Untersuchung findet sich eine tastbare, druckschmerzhafte, leicht gerötete Schwellung oberhalb des rechten Kniegelenks.

D: Die Röntgenuntersuchung zeigt neben Osteolysen und Regionen der Knochenneubildung Spiculae im Bereich des distalen Femurs. Daraufhin werden eine Kernspintomographie des Oberschenkels und eine Skelettszintigraphie veranlasst. Die Röntgenaufnahme der Lunge ist unauffällig, dennoch wird zusätzlich zum sicheren Ausschluss von Mikrometastasen noch eine Computertomographie des Thorax durchgeführt, die ebenfalls einen unauffälligen Befund ergibt.

Diag: Die histologische Untersuchung einer Probebiopsie ergibt die Diagnose eines Osteosarkoms.

T: Zunächst wird in Narkose ein zentraler Venenkatheter (Hickman-Katheter) gelegt. Ab sofort können alle Blutentnahmen und die Verabreichung der Medikamente über diesen Katheter erfolgen. Lukas erhält über 10 Wochen eine präoperative Chemotherapie, die ihn ziemlich belastet. Während der anschließenden Operation stellen die Ärzte fest, dass der Tumor die umgebende Muskulatur und die bindegewebigen Weichteile nicht angegriffen hat. Daher kann auf die so häufig notwendige Amputation verzichten werden, und Lukas erhält eine Endoprothese. Bei der histologischen Untersuchung stellt sich heraus, dass nur noch einzelne Tumorzellen nachweisbar sind, der Tumor also auf die präoperative Chemotherapie gut angesprochen hat. Eine erneute 10-wöchige Chemotherapie schließt sich an die Operation an. Lukas verträgt sie jetzt, vielleicht auch wegen der neu gewonnenen Zuversicht, besser.

V: 14 Monate nach der Erstaufnahme in die Klinik wird der Hickman-Katheter entfernt. Wenig später beginnt Lukas mit dem Training. Unbedingt möchte er wieder Fußball spielen.

11.10 Ewing-Sarkom

■ Definition

Hochmalignes Knochenendotheliom, das am häufigsten in der Markhöhle langer Röhrenknochen entsteht, aber auch kurze und flache Knochen befallen kann.

■ Epidemiologie

Es handelt sich um den zweithäufigsten malignen Knochentumor des Kindesalters mit einem Altersgipfel bei 15 Jahren. Jungen sind häufiger betroffen als Mädchen.

Pathogenese
Das Rearrangement des *Ewing-Sarkom*-Gens (*EWS*-Gen) auf Chromosom 22 mit dem *FL1*-Gen auf Chromosom 11 gilt als molekularer Schlüssel zu den Ewing-Tumoren. Konsequenz der Genfusion ist die Bildung eines Transkriptionsfaktors mit starkem in-Vitro-Transaktivierungspotenzial.

Lokalisation
Die häufigste Primärlokalisation sind die Diaphysen der langen Röhrenknochen, das Os ilium, die Rippen, die Skapula und die Wirbelsäule (→ Abb. 11.7). Der Rippenbefall ist zwar nicht häufig, aber bei Vorhandensein für das Ewing-Sarkom charakteristisch.

Klinik
Schwellung, **Schmerzen und Bewegungseinschränkung** der betroffenen Extremität sind die typischen Erstsymptome. In 25 % der Fälle hat die **Metastasierung** bei Diagnosestellung bereits stattgefunden, typische Metastasierungsorte sind Lunge und Skelett. **Fieber, Leukozytose**, Anämie und BKS-Beschleunigung lassen hier ebenfalls, wie beim Osteosarkom, an eine Osteomyelitis denken.

> **Merke**
> Metastasierung:
> - 25 % bei Diagnosestellung
> - Häufige Metastasierungsorte: Lunge, Skelett
> - Seltenere Metastasierungsorte: Leber, Lymphknoten.

Diagnostik
- **Röntgen** des befallenen Knochens: Die sichtbare Abhebung des Periosts („Zwiebelschalen") ist charakteristisch.
- **CT** des befallenen Knochens
- **Skelettszintigraphie**
- **Kernspintomographie** aller klinisch oder szintigraphisch verdächtigen Regionen
- Röntgen-Thorax, CT-Thorax
- Knochenmarkpunktion
- Lumbalpunktion
- **Biopsie** und histologische Untersuchung obligat
- **Zytogenetik und Molekulargenetik:** Nachweis der Translokation t(11;22) oder der EWS-Bruchpunktregion auf Chromosom 22 (RT-PCR oder FISH) in Tumorzellen.

Therapie
Im Anschluss an die bioptische Diagnosesicherung erhalten alle Patienten eine **präoperative Chemotherapie** mit Ifosfamid, Doxorubicin, Vincristin und Etoposid. Im Anschluss daran erfolgt bei allen Patienten mit entfernbaren Tumoren die möglichst radikale **Operation** des tumortragenden Knochens, wobei das histologische Ansprechen auf die vorausgegangene Chemotherapie beurteilt wird.
Bei gutem Ansprechen (< 10 % lebende Tumorzellen) folgen zunächst ein Block mit Vincristin, Actinomycin D und Cyclophosphamid und dann sieben Blöcke mit Vincristin, Actinomycin D und Ifosfamid in 3-wöchigen Abständen.
Bei schlechtem Ansprechen (≥ 10 % lebende Tumorzellen) erfolgt eine Randomisierung zwischen acht Blöcken Vincristin, Actinomycin D und Ifosfamid einerseits und einmalig Vincristin, Actinomycin

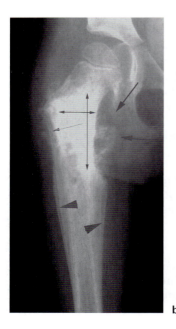
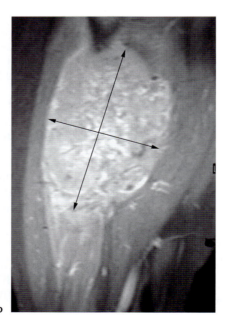

Abb. 11.7 a und b: Ewing-Sarkom.
a) Die konventionelle Röntgenaufnahme zeigt am proximalen Femur eine große Osteolyse (←) medialseitig mit lateral angrenzender Sklerose (gekreuzte [↔]). Man sieht eine zwiebelschalenartige Periostreaktion (◄►) sowie die Ausbildung eines sog. Codman-Dreiecks (→).
b) Die MR-tomographische Aufnahme zeigt einen ausgedehnten Tumor (gekreuzte [↔]), der im Gegensatz zur konventionellen Aufnahme die wahre Ausdehnung der Weichteilkomponente erkennen lässt. [29]

D und Ifosfamid mit anschließender Hochdosischemotherapie (Busulfan, Melphalan) und einer autologen Stammzelltransplantation andererseits.
Radiotherapie: Sie hat aufgrund des guten Ansprechens von EWS-Zellen einen festen Stellenwert. Patienten mit gutem Ansprechen und tumorfreien Resektionsrändern werden postoperativ mit 45 Gy, Patienten mit schlechtem Ansprechen und kontaminierten Resektionsrändern mit 55 Gy nachbestrahlt.

■ **Prognose**

Die Langzeitüberlebensrate konnte in den letzten Jahren auf insgesamt 63 % gesteigert werden. Je kleiner das Tumorvolumen und je weiter peripher der Primärtumor liegt, desto günstiger ist die Prognose.

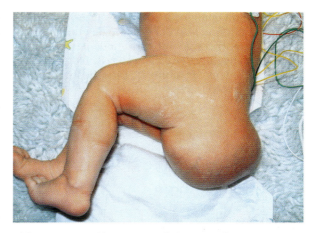

Abb. 11.8: Steißbeinteratom beim Neugeborenen.

11.11 Keimzelltumoren

■ **Definition**

Heterogene Gruppe von Tumoren, die in den Keimdrüsen, bei Kindern häufig an anderen mittelliniennahen Lokalisationen, auftreten. Allen Tumoren mit unterschiedlicher Histologie, Tumorbiologie und Prognose ist der Ursprung von der totipotenten primordialen Keimzelle gemeinsam.

■ **Epidemiologie**

Keimzelltumoren machen etwa 4 % aller (malignen) Tumoren im Kindesalter aus.

■ **Pathogenese**

Extragonadale Keimzelltumoren entstehen aus primordialen Keimzellen, die während der Embryogenese die Keimanlagen nicht bevölkert und extragonadal überdauert haben. Häufig findet sich bei den Keimzelltumoren des Kindesalters eine Deletion am kurzen Arm des Chromosoms 1. Bestimmte Anteile des Genoms sind oft überrepräsentiert, während andere deletiert sind.

■ **Klassifikation**

Keimzelltumoren werden in Abhängigkeit von der Histologie, der Dignität und der Tumormarkerausschüttung klassifiziert (→ Tab. 11.15).

■ **Lokalisation**

Die Tumoren können ubiquitär vorkommen. Bei Kindern überwiegen extragonadale Tumoren. Die häufigsten Lokalisationen sind das Ovar (29 %), die Steißbeinregion (26 %, → Abb. 11.8), der Hoden (21 %), das ZNS (12 %), das Mediastinum (3 %), die Wirbelsäule (3 %) und das Abdomen (3 %).

■ **Klinik**

Beim Hodentumor führt die schmerzlose Schwellung zur Diagnose. Steißbeinteratome fallen bereits in der Geburtsklinik auf. Ovarialtumoren verursachen erst spät Symptome wie eine Zunahme des Bauchumfangs oder Schmerzen. Mediastinale Tumoren können zu chronischem Reizhusten führen.

■ **Diagnostik**

- α-**Fetoprotein** und β-**hCG** im Tumor oder im Serum eignen sich sowohl zur Diagnosestellung als auch als Verlaufsparameter.
- Sonographie, Kernspintomographie der betroffenen Region
- Röntgen-Thorax, CT-Thorax: Lungenmetastasen?

■ **Therapie**

Zunächst wird die Operation durchgeführt. Die bösartigen Keimzelltumoren sprechen ausgezeichnet auf Zytostatika an. Daher wird bei nahezu allen

Tab. 11.15 Klassifikation der Keimzelltumoren.

Histologie	Dignität	Tumormarker AFP	Tumormarker β-hCG	Sensitivität gegenüber Chemotherapie	Sensitivität gegenüber Strahlentherapie
Seminom, Germinom	Maligne	–	(+)	+++	+++
Embryonales Karzinom	Maligne	–	–	+++	+
Dottersacktumor	Maligne	+++	–	+++	+
Chorionkarzinom	Maligne	–	+++	+++	+
Reifes Teratom	Benigne	–	–	–	?
Unreifes Teratom	Potenziell maligne	(+)	–	?	?

Patienten mit malignen Tumoren in Abhängigkeit vom Stadium und von der Histologie eine postoperative Chemotherapie mit verschiedenen Kombinationen durchgeführt (Ausnahme z. B. Dottersacktumor des Hodens, Stadium I). Eine Bestrahlung ist nur selten erforderlich.

■ Prognose
Die Dauerheilungsrate bei Keimzelltumoren liegt heute bei 87 % (100 % in Stadium I).

11.12 Hirntumoren

■ Epidemiologie
Nach den Leukämien sind Hirntumoren die zweithäufigste maligne Neoplasie im Kindesalter. Das mittlere Erkrankungsalter liegt bei etwa 6 Jahren, Jungen erkranken etwas häufiger als Mädchen. Die Astrozytome sind am häufigsten (50 %). Es folgen das Medulloblastom (20 %), das Ependymom (10 %) und das Kraniopharyngeom (8 %). Zwei Drittel aller Tumoren sind infratentoriell lokalisiert. Nur 2 % aller ZNS-Tumoren entstehen im Rückenmark.

■ Ätiologie
Das Risiko, an einem Hirntumor zu erkranken, ist nach einer Schädelbestrahlung erheblich erhöht. Diese Beobachtung belegt die ätiologische Bedeutung ionisierender Strahlen. Kinder von Eltern, die chemischen Kanzerogenen ausgesetzt waren, erkranken ebenfalls häufiger an Hirntumoren. Die genetische Grundlage von Hirntumoren ist bei Neurofibromatose Typ 1 (Astrozytome der Sehbahn und des Hirnstamms), tuberöser Hirnsklerose (subependymales Riesenzellastrozytom) und beim Basalzellnävussyndrom (Medulloblastom) geklärt.

■ Pathologie
Die WHO-Klassifikation der kindlichen Hirntumoren zeigt Tabelle 11.16.

Die Tumoren werden in vier Malignitätsgrade eingeteilt, die in der Regel mit dem biologischen Verhalten des Tumors und der Prognose korrelieren. Morphologisch benigne Tumoren werden als WHO I, maligne Tumoren als WHO IV eingestuft. Immunhistochemisch können bei astrozytärer Differenzierung saures Gliafaserprotein (GFAP) und bei neuronaler Differenzierung Synaptophysin nachgewiesen werden.

■ Klinik
Die Diagnose wird bei zwei Drittel der Kinder um mehr als 4 Wochen, bei gutartigen Tumoren häufig um Jahre verzögert gestellt. Unspezifische Symptome von Hirntumoren sind **Kopfschmerzen**, Erbrechen oder **Wesensveränderung**. Bei **Nüchternerbrechen** muss bis zum Beweis des Gegenteils von einer intrakraniellen Raumforderung ausgegangen werden! Der gesteigerte Hirndruck kann zu **Stauungspapille**, Abduzensparese (plötzlich auftretendes **Schielen**) oder fokal-neurologischen Befunden wie Ataxie, Hemiparese oder Hirnnervenlähmungen führen. **Krampfanfälle** und **Sehstörungen** können auftreten. Zwangshaltungen des Kopfes werden häufig beobachtet. Mögliche begleitende neuroendokrinologische Störungen sind Kleinwuchs und Diabetes insipidus.

Tab. 11.16 Vereinfachte WHO-Klassifikation der kindlichen Hirntumoren.

Tumoren des neuroepithelialen Gewebes (60–75 %)	Astrozytische Tumoren (30–35 %)
	Oligodendrogliale Tumoren (0–1 %)
	Gemischte Gliome
	Ependymale Tumoren (10–15 %)
	Tumoren des Plexus choroideus (2–3 %)
	Neuronale und gemischt neuronal-gliale Tumoren
	Tumoren des Pinealisparenchyms
	Embryonale Tumoren (15–20 %)
Tumoren der Sellaregion (8–10 %)	Hypophysenadenom
	Hypophysenkarzinom
	Kraniopharyngeom
Keimzelltumoren (3–5 %)	Germinom
	Embryonales Karzinom
	Dottersacktumor
	Chorionkarzinom
	Teratom
	Gemischter Keimzelltumor
Meningeale Tumoren (0–1 %)	Meningeom
	Hämangioperizytom
	Melanozytischer Tumor
	Hämangioblastom
Primäre Lymphome des ZNS (< 1 %)	
Metastasen extrazerebraler Tumoren	

11.12 Hirntumoren

> **Merke**
>
> Wichtige Symptomgruppen bei Hirntumoren:
> **Infratentorielle** Tumoren führen zu intrakranieller Drucksteigerung, **supratentorielle** Tumoren führen zu neurologischen Herdsymptomen!

■ Diagnostik

- **Kernspintomographie des Schädels:** Hierdurch können der Hirntumor, das peritumorale Ödem und die angrenzenden Hirnstrukturen anatomisch exakt dargestellt werden. Eine **Kontrastmittelgabe** (Gadolinium) ist unbedingt erforderlich.
- **Kernspintomographie des Spinalkanals:** bei allen malignen Hirntumoren indiziert
- **Liquoruntersuchung:** bei allen malignen Hirntumoren indiziert, jedoch wegen der Einklemmungsgefahr nicht bei erhöhtem Hirndruck!
- Knochenmarkpunktion, Skelettszintigraphie: Metastasensuche
- Augenärztliche Untersuchung: Fundusspiegelung, Visus- und Gesichtsfeldprüfung
- EEG, Ableitung evozierter Potenziale
- Endokrinologische Diagnostik bei Sellatumoren
- Bestimmung von α-Fetoprotein und β-hCG im Serum bei Keimzelltumoren.

> **Merke**
>
> Die Durchführung einer Lumbalpunktion ist bei einem Hirntumor und erhöhtem Hirndruck wegen der Einklemmungsgefahr streng kontraindiziert!

■ Prognose

Die 5-Jahres-Überlebensrate beträgt bei kindlichen ZNS-Tumoren derzeit etwa 60 %, obwohl weniger als die Hälfte der Tumoren hochmaligne sind. Die Prognose hängt vom histologischen Typ und vom Malignitätsgrad, aber auch von der Lokalisation des Tumors, der Operabilität und dem Alter des Kindes ab. Häufig führen neurologische, intellektuelle, neuroendokrine und psychosoziale Defizite zu einer Beeinträchtigung der Lebensqualität.

11.12.1 Astrozytome

Benigne pilozytische Astrozytome sind für das Kindesalter charakteristisch und machen mehr als die Hälfte aller Astrozytome aus. Sie sind gut abgrenzbar und wachsen langsam. Seltener sind **fibrilläre Astrozytome niedriger Malignität** (30 %), die langsam diffus infiltrierend, aber nicht destruierend wachsen. Am seltensten sind die **hochmalignen anaplastischen Astrozytome und Glioblastome** (15 %).

Kleinhirnastrozytom

■ Tumorcharakteristiken und klinische Besonderheiten

Es handelt sich um den häufigsten gutartigen Hirntumor im Kindesalter. Die Hemisphären sind bevorzugt betroffen. In 50 % der Fälle manifestiert sich der Tumor als große Zyste, in deren Wand der solide, Kontrastmittel anreichernde Tumoranteil liegt. Typische Symptome sind Hydrozephalus und Hirndrucksymptome.

■ Therapie

Der Tumor wird operativ entfernt, häufig gelingt die operationsmikroskopisch komplette Resektion. Selbst Rezidive können durch wiederholte Resektionen geheilt werden. Eine Bestrahlung erfolgt daher nur bei ausgedehnten Hirnstamminfiltrationen oder nach mehreren Rezidivoperationen.

■ Prognose

Die 5-Jahres-Überlebensrate liegt bei über 90 %. Das Kleinhirnastrozytom hat damit die beste Prognose unter den kindlichen Hirntumoren.

> **Merke**
>
> Das Kleinhirnastrozytom hat unter den kindlichen Hirntumoren die beste Prognose.

Nervus-opticus-Gliom

■ Tumorcharakteristiken und klinische Besonderheiten

Meist handelt es sich um langsam wachsende Astrozytome niedrigen Malignitätsgrades des Sehnerven, die in 25 % der Fälle mit einer **Neurofibromatose Recklinghausen** assoziiert sind. Ein Sehverlust tritt besonders häufig auf. Bei Invasion des Chiasma opticum und des Hypothalamus kommt es zum **dienzephalen Syndrom** mit Anorexie und Verminderung des subkutanen Fettgewebes bei normalem Längenwachstum. Die Kinder sind häufig lebhaft und euphorisch. Ein horizontaler Nystagmus besteht in 25 % der Fälle. Bei Hypothalamusinvasion sind auch Appetitsteigerung, Adipositas, Diabetes insipidus und Hypogonadismus möglich.

■ Therapie

Der natürliche Verlauf ist oft nicht vorhersehbar. Selbst spontane Visusverbesserungen sind möglich. Bei aggressiv progredientem Verlauf wird versucht, durch die Resektion exophytischer Tumoranteile eine Entlastung des Chiasmas zu erreichen. Die vollständige Resektion des Glioms führt zu Blindheit und ist daher nur bei isoliertem Optikusgliom und Amaurose sinnvoll. Die lokale Bestrahlung kann einen drohenden Visusverlust in 90 % der Fälle aufhalten. Bei Kindern in einem Alter von unter 6 Jahren wird eine wenig aggressive zytostatische

Chemotherapie durchgeführt, die in vielen Fällen zur Tumorverkleinerung oder wenigstens zur Symptombesserung führt.

▪ Prognose
Auch bei inoperablen Tumoren kann eine Langzeitüberlebensrate von etwa 74 % erzielt werden.

Fibrilläres Astrozytom der Großhirnhemisphären

▪ Tumorcharakteristiken und klinische Besonderheiten
Zwei Drittel der Gliome der Großhirnhemisphären sind fibrilläre Astrozytome. Zerebrale **Krampfanfälle** sind in 50 % der Fälle das klinische Leitsymptom. Fokale Krampfanfälle können auf den Tumorsitz hinweisen. Im Gegensatz zu den pilozytischen Astrozytomen reichern diese Tumoren kein Kontrastmittel an.

▪ Therapie
Der Tumor wird operativ entfernt, häufig gelingt die operationsmikroskopisch komplette Resektion. Bei inkompletter Resektion wird bei Kindern, die jünger als 5 Jahre sind, eine Chemotherapie, bei Kindern, die älter als 5 Jahre sind, eine Bestrahlung durchgeführt.

▪ Prognose
Die 5-Jahres-Überlebensrate liegt bei kompletter Resektion bei 80 %. In 50 % der Fälle ist eine Anfallsfreiheit erreichbar.

Hochmalignes supratentorielles Astrozytom

▪ Tumorcharakteristiken und klinische Besonderheiten
Der Tumor ist schlecht abgrenzbar und reichert in der Regel Kontrastmittel an. Es besteht meist ein ausgeprägtes peritumorales Ödem. Bei Astrozytomen Grad III und IV nach WHO handelt es sich um hochmaligne Glioblastome.

▪ Therapie
Die Therapie beinhaltet die Operation, Bestrahlung und Chemotherapie.

▪ Prognose
Trotz intensiver Therapiemaßnahmen überleben langfristig nur 45 % der Kinder mit anaplastischem Astrozytom und 25 % der Kinder mit Glioblastom.

11.12.2 Primitive neuroektodermale Tumoren (PNET)

▪ Definition
Primitive neuroektodermale Tumoren (PNET) sind embryonale Tumoren, die wahrscheinlich aus einer gemeinsamen Progenitorzelle des ZNS entstehen. In 20 % der kindlichen Hirntumoren liegt ein PNET vor. In 88 % der Fälle geht er vom Kleinhirn aus und wird dann **Medulloblastom** genannt. Das Medulloblastom ist der häufigste Hirntumor bei Kindern unter 7 Jahren mit einem Häufigkeitsgipfel zwischen dem 4. und 8. Lebensjahr. Jungen sind häufiger betroffen als Mädchen.

> **Merke**
>
> Das Medulloblastom ist der häufigste Hirntumor bei Kindern unter 7 Jahren.

▪ Tumorcharakteristiken und klinische Besonderheiten
Der Tumor wächst lokal infiltrierend, z. B. in den Hirnstamm, aber auch in den IV. Ventrikel und per continuitatem entlang den Liquorwegen, z. B. bis zum Halsmark. Er metastasiert häufig über die Liquorwege und selten auch systemisch (→ Abb. 11.9).

Bei der Hälfte der Medulloblastome wird ein Allelverlust auf Chromosom 17p nachgewiesen. Eine Amplifikation des *c-myc*-Onkogens ist mit einer schlechten Prognose assoziiert.

Der Tumor reichert nahezu immer gadoliniumhaltiges Kontrastmittel an. Eine ZNS-Metastasierung durch Dissemination von Tumorzellen über die Liquorwege liegt in 30 % der Fälle bereits bei Diagnosestellung vor. Die Durchführung einer Kernspintomographie des Spinalkanals ist bei PNET zum Nachweis von Abtropfmetastasen obligat.

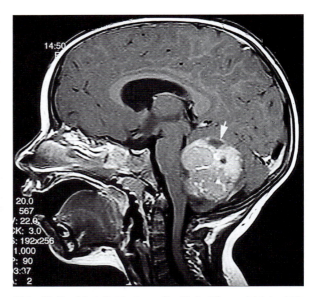

Abb. 11.9: Medulloblastom. Sagittale T1-gewichtete MR-Aufnahme nach KM-Gabe. Großer Tumor, der den gesamten IV. Ventrikel einnimmt. Der Tumor zeigt eine heterogene KM-Anreicherung und Tumorzysten (→). [9]

▪ Therapie
Die primäre Resektion ist von großer Bedeutung, da die Kinder häufig durch die lokale Raumforderung und Liquorzirkulationsstörung vital bedroht sind. Eine komplette Resektion gelingt in 50 % der Fälle. Intraoperativ wird ein sog. Ommaya-Reservoir mit Zugang zu einem der Ventrikel implantiert, das perkutan angestochen wird und hierdurch eine intraventrikuläre Chemotherapie ermöglicht. Postoperativ wird eine Chemotherapie durchgeführt. Im Anschluss daran wird kernspintomographisch festgestellt, ob ein Resttumor vorhanden ist. Kinder ohne Resttumor erhalten nur noch eine weitere zytostatische Therapie, bei Kindern mit Resttumor wird zunächst eine Bestrahlung von Gehirn und Rückenmark durchgeführt, und anschließend wird die Chemotherapie fortgesetzt.

▪ Prognose
Die derzeitige Langzeitüberlebensrate von Kindern mit PNET liegt bei 52 %. Kinder mit primären Metastasen haben nur sehr geringe Heilungschancen.

11.12.3 Ependymome
▪ Definition
Ependymome entstehen überwiegend im Bereich der ependymalen Auskleidung der Ventrikel.

▪ Tumorcharakteristiken und klinische Besonderheiten
Differenzierte Ependymome sind von niedriger Malignität. Beim anaplastischen Ependymom sind die ependymale Architektur weitgehend aufgehoben und der Proliferationsindex höher. Zwei Drittel wachsen infratentoriell im IV. Ventrikel mit Ausbreitung in den Kleinhirnbrückenwinkel, in den Hirnstamm und bis zum oberen Halsmark. Der Tumor reichert Kontrastmittel an. Bei infratentorieller Lokalisation oder bei Anaplasie liegen in 10 % der Fälle bereits initial Metastasen vor.

Bei der Hälfte der Tumoren wird wie beim Medulloblastom eine Deletion auf dem kurzen Arm von Chromosom 17 gefunden.

▪ Therapie
Ependymome ohne Metastasen werden zunächst operiert. Anschließend erfolgt bei Kindern, die älter als 4 Jahre sind, eine hyperfraktionierte Bestrahlung. Bei nachweisbarem Resttumor nach der Bestrahlung wird eine zweite Operation durchgeführt. Nur Patienten, deren Tumor bei diesem Eingriff ein hohes Grading aufweist, erhalten eine Chemotherapie.

Bei Kindern unter 4 Jahren wird statt der lokalen Bestrahlung eine Chemotherapie durchgeführt.

▪ Prognose
Die rezidivfreien Überlebensraten betragen derzeit etwa 70 %.

11.12.4 Kraniopharyngeom
▪ Definition
Es handelt sich um einen gutartigen epithelialen Tumor der Sellaregion mit ausgeprägter Verkalkungstendenz, lokal expansivem Wachstum und guter Prognose bei erfolgreicher operativer Therapie. Es ist der häufigste supratentorielle Tumor des Kindesalters (→ Abb. 11.10).

▪ Tumorcharakteristiken und klinische Besonderheiten
Das Kraniopharyngeom entsteht aus Resten der Rathke-Tasche, dem Vorläufer des Hypophysenvorderlappens, und wächst überwiegend suprasellär. Präoperativ bestehen bei mehr als 50 % der Patienten **Sehstörungen** (bitemporale Hemianopsie) und neuroendokrinologische Ausfälle (**Kleinwuchs**). Der Tumor zeigt eine starke Verkalkungstendenz.

▪ Therapie
Die operative Resektion erfolgt über einen transsphenoidalen Zugang, eine komplette Resektion gelingt in 75 % der Fälle. Perioperativ sind die Verabreichung von Hydrokortison sowie eine strenge Flüssigkeitsbilanzierung erforderlich. Bei Zeichen

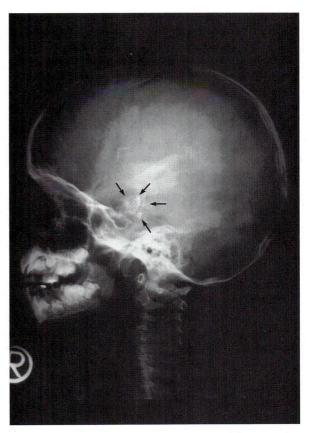

Abb. 11.10: Kraniopharyngeom mit ausgedehnten suprasellären Verkalkungen.

eines Diabetes insipidus wird Vasopressin gegeben. Eine Strahlentherapie ist nur bei unvollständiger Tumorresektion indiziert, eine Chemotherapie ist nicht wirksam.

Prognose

Bei kompletter Tumorentfernung lässt sich in 80 % der Fälle Rezidivfreiheit erzielen. Postoperativ können endokrine Störungen wie Diabetes insipidus, Hypothyreose, Wachstumshormonmangel oder eine Nebennierenrindeninsuffizienz auftreten.

11.13 Tumoren des Rückenmarks

Epidemiologie

Primäre Tumoren des Rückenmarks haben einen Anteil von etwa 2 % aller ZNS-Tumoren, wobei Astrozytome und Gangliogliome mit 70 % am häufigsten sind.

Einteilung

- **Intramedulläre Tumoren:** Astrozytome niedrigen Malignitätsgrades, Ependymome
- **Extramedulläre intradurale Tumoren:** meist gutartig; Neurofibrome, Ganglioneurome, Meningeome
- **Extramedulläre extradurale Tumoren:** Metastasen von Neuroblastomen, Sarkomen, leukämische Infiltrate.

Klinik

Häufig bestehen die Symptome aus einer Kombination von **Gangstörung und Rückenschmerzen**. Sphinkterinsuffizienzen, Sensibilitätsstörungen und Muskelschwäche kommen vor. Ein **Brown-Séquard-Syndrom** besteht bei ipsilateraler Muskelschwäche, Spastik und Ataxie sowie kontralateralem Verlust der Schmerz- und Temperaturempfindung.

In Abhängigkeit von der Tumorlokalisation treten folgende neurologische Symptome auf:

Tumorlokalisation C2–TH10
- Ipsilateral Verlust der Propriozeption
- Kontralateral Verlust von Schmerz- und Temperaturempfinden
- Spastische Parese, Klonus, Hyperreflexie, Babinski positiv.

Tumorlokalisation TH10–L2
- Reithosenphänomen
- Früher Verlust der Sphinkterfunktion
- Spastische oder schlaffe Parese, Babinski positiv oder negativ.

Tumorlokalisation unterhalb L2
- Radikuläre Schmerzen
- Sphinkterfunktion lange erhalten
- Schlaffe Parese, Babinski negativ.

Diagnostik

- **Röntgen-Wirbelsäule:** Kyphoskoliose und Aufweitung des Spinalkanals mit vergrößertem Abstand der Bogenwurzeln
- Eine **Kernspintomographie** des Spinalkanals ist bei jedem klinischen Verdacht erforderlich.

Therapie

Die frühzeitige chirurgische Intervention vor Auftreten irreversibler Schäden ist prognostisch entscheidend. Eine komplette Resektion gelingt in 50–80 % der Fälle, auch bei intramedullärer Lokalisation.

Prognose

Die rezidivfreien Überlebensraten liegen bei 70 %. Bei Inoperabilität ist die Prognose sehr schlecht. Die Strahlentoleranz des Rückenmarks ist niedrig, höhere Dosen als 45 Gy sollten daher nicht eingesetzt werden. Häufig wird zusätzlich eine intensive Chemotherapie durchgeführt.

➕ 013 IMPP-Fragen

12 Kardiologie

Inhaltsverzeichnis

12.1 Angeborene Herzfehler 275

    12.1.1 Kongenitale Ausflussbehinderungen des linken Ventrikels 275
    12.1.2 Kongenitale Ausflussbehinderung des rechten Ventrikels 279
    12.1.3 Angeborene Herzfehler mit Links-rechts-Shunt 279
    12.1.4 Angeborene Herzfehler mit Rechts-links-Shunt 284
    12.1.5 Seltenere zyanotische Herzvitien . . 287

12.2 Erworbene Herz- und Gefäßerkrankungen 292

    12.2.1 Bakterielle Endokarditis 292
    12.2.2 Myokarditis 293
    12.2.3 Perikarditis 294
    12.2.4 Herzinsuffizienz 295
    12.2.5 Kardiomyopathien 295

12.3 Herzrhythmusstörungen 297

    12.3.1 Störungen der Erregungsbildung . . 297
    12.3.2 Störungen der Erregungsleitung . . 300

12.4 Das akzidentelle Herzgeräusch 300

Angeborene Herz- und Gefäßanomalien gehören zu den häufigsten konnatalen Fehlbildungen. Die Symptomatik des herzkranken Kindes ist häufig unspezifisch und nicht mit der des Erwachsenen vergleichbar. Beim Säugling können vermehrtes Schwitzen, Trinkschwäche und Gedeihstörung, beim Jugendlichen mangelnde körperliche Belastbarkeit und Belastungsdyspnoe auf eine latente Herzinsuffizienz hinweisen. Typische Auskultations- und Untersuchungsbefunde bei den wichtigsten angeborenen Herzfehlern sind in Tabelle 12.1 zusammengefasst.

Das EKG ist ein wichtiges diagnostisches Instrument in der Kinderkardiologie. Das EKG des Kindes durchläuft jedoch in den ersten Lebensjahren eine charakteristische physiologische Wandlung. Es ist entscheidend, die typischen Merkmale eines EKG in verschiedenen Altersgruppen zu kennen, um gezielt pathologische Veränderungen erkennen zu können.

EKG des reifen Neugeborenen

- Rechte Herzachse (bis $> +180°$)
- RV-Dominanz in den präkordialen Ableitungen: hohes R in V_1, tiefes S in V_6, R/S-Verhältnis > 1 in rechten Brustwandableitungen, R/S-Verhältnis niedrig in linken Brustwandableitungen
- Niedrige Voltage der QRS-Komplexe in den Extremitätenableitungen

---

Tab. 12.1 Typische Auskultations- und Untersuchungsbefunde bei den wichtigsten angeborenen Herzfehlern.

Befund	Diagnose
Schwirren im Jugulum tastbar Systolikum Maximum 2. ICR rechts Fortleitung in die Karotiden	Aortenstenose
Pulse an unteren Extremitäten nicht tastbar RR an oberen Extremitäten erhöht Uncharakteristisches Systolikum	Aortenisthmusstenose
Systolikum Maximum 2. ICR links 2. Herzton gespalten und leise	Pulmonalstenose
Präkordiales Schwirren tastbar Systolikum Maximum 3.–4. ICR links Pressstrahlgeräusch	Ventrikelseptumdefekt
Systolikum Maximum 2. ICR links 2. Herzton gespalten, laute Pulmonalkomponente	Vorhofseptumdefekt
Pulsus celer et altus Maschinengeräusch Maximum 2. ICR links	Persistierender Ductus arteriosus

- Niedrige Voltage der T-Wellen
- Positives T in V_1 und negatives T in V_5 und V_6 bis zum Alter von 1 Woche normal.

EKG des reifen Säuglings 1 Woche bis 1 Monat
- Rechte Herzachse (120–180°)
- R-Zacken bleiben dominant bis V_6, aber S-Dominanz möglich
- Negatives T in V_1
- Höhere Voltage der T-Wellen in den Extremitätenableitungen.

EKG des Säuglings 1–6 Monate
- Rotation der Herzachse weiter nach links (< +120°)
- R-Zacken bleiben dominant in V_1
- R/S-Verhältnis in V_2 annähernd 1, in V_1 > 1 möglich
- Negative T-Wellen in rechten Brustwandableitungen.

EKG im Alter von 6 Monaten bis 3 Jahren
- Herzachse normalerweise > +90°
- R-Zacken dominant in V_6
- R/S-Verhältnis in V_1 1:1 oder weniger
- Persistenz der hohen Voltage in den Brustwandableitungen.

EKG im Alter von 3–8 Jahren
- QRS-Progression in den Brustwandableitungen: dominantes S in V_1, dominantes R in V_6
- Persitierend hohe Voltage in den Brustwandableitungen
- Deutliche Q-Zacken in den linken Brustwandableitungen möglich (< 0,5 mV)
- T-Wellen rechtspräkordial bleiben negativ.

EKG im Alter von 8–16 Jahren
- QRS-Achse 0° bis +90° (durchschnittlich +60°)
- R-Progression in den Brustwandableitungen wie bei Erwachsenen
- Hohe Voltage in den Brustwandableitungen, R in den linkspräkordialen Ableitungen höher als bei Erwachsenen
- T-Wellen variabel (85% negativ in V_1, 55% negativ in V_2, positiv in V_4–V_6).

EKG-Besonderheiten bei Jugendlichen
Hoher Abgang der ST-Strecke (hoher J-Punkt), insbesondere in V_2–V_4 („early repolarization"), tritt vor allem bei männlichen Jugendlichen auf. Eine Abgrenzung von pathologischen ST-Hebungen ist erforderlich.

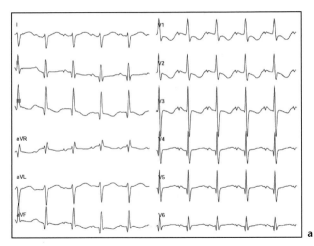
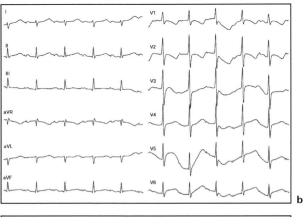
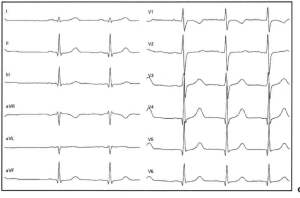
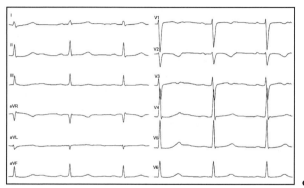

Abb. 12.1 a bis d: a) EKG eines 6 Tage alten Neugeborenen. b) EKG eines 1 Monat alten Jungen. c) EKG eines 7 Jahre alten Jungen. d) EKG eines 12 Jahre alten Jungen.

EKG des Erwachsenen
- QRS-Achse 0° bis + 100° (durchschnittlich + 50°)
- Dominanter linker Winkel
- Positive T-Wellen in den Brustwandableitungen.

Abbildung 12.1 a bis d zeigt charakteristische EKG-Ableitungen von Kindern unterschiedlichen Alters.

> **Merke**
>
> T-Wellen-Beurteilung in der Pädiatrie:
> - Beim Neugeborenen (Tag 1) positives T in V_1
> - Tag 2–7: T-Wellen-Inversion rechtspräkordial
> - Ein negatives T bis V_4 im Kindesalter ist normal.
> - Ein negatives T in V_1 ist bis in die späte Adoleszenz normal.
> - Ein positives T in V_1 bis 8 Jahre ist Zeichen einer RVH.

■ **Herzhypertrophiediagnostik im Kindesalter**
Änderungen der elektrischen Herzachse und eine Amplitudenänderung der QRS-Komplexe (Sokolow-Index) sind Zeichen einer **Druckhypertrophie**.

Eine Leitungsverzögerung bzw. ein inkompletter oder kompletter Schenkelblock sind Zeichen einer **Volumenhypertrophie**.

12.1 Angeborene Herzfehler

■ **Epidemiologie**
Knapp 1 % der lebend geborenen Kinder weist eine angeborene Herz- oder Gefäßanomalie auf (7 000 Neugeborene/Jahr in Deutschland). Bei etwa einem Drittel der Patienten treten behandlungsbedürftige Symptome bereits im Säuglingsalter auf. Etwa 15 % der Kinder benötigen keine Operation, etwa 5 % der Kinder gelten als inoperabel. Die approximative relative Häufigkeit einzelner Herz- und Gefäßanomalien ist in Tabelle 12.2 zusammengefasst.

■ **Ätiologie**
Chromosomenanomalien, die häufig mit Herzfehlern assoziiert sind, sind die Trisomie 21, die Trisomie 18, die Trisomie 13, die Mikrodeletion 22q11 (DiGeorge-Syndrom) und das Ullrich-Turner-Syndrom. **Teratogene Einflüsse** können ebenfalls zu Herz- und Gefäßanomalien führen (z. B. Diabetes mellitus, maternale Phenylketonurie, Rötelnembryopathie, Alkoholembryopathie).

Molekulargenetische Untersuchungen der letzten Jahre haben gezeigt, dass sowohl isolierte als auch syndromale Herz- und Gefäßanomalien häufiger als bisher angenommen auf **Defekten einzelner Gene** beruhen (z. B. hypertrophe Kardiomyopathien, supravalvuläre Aortenstenose, atrioventrikulärer Septumdefekt).

Tab. 12.2 Relative Häufigkeit angeborener Herz- und Gefäßanomalien.

Angeborene Herzfehler	Relative Häufigkeit
Ventrikelseptumdefekt	30 %
Vorhofseptumdefekt	10 %
Pulmonalstenose	7 %
Persistierender Ductus arteriosus	7 %
Fallot-Tetralogie	7 %
Aortenstenose	6 %
Aortenisthmusstenose	6 %
Atrioventrikulärer Septumdefekt	6 %
Transposition der großen Arterien	5 %
Hypoplastisches Linksherz	3 %
Truncus arteriosus communis	3 %
Totale Lungenvenenfehlmündung	1 %
Andere	9 %

12.1.1 Kongenitale Ausflussbehinderungen des linken Ventrikels

Aortenstenose

■ **Definition**
Kongenitale Ausflussbehinderung des linken Ventrikels durch Stenose im Bereich der Aorta, die zu Druckbelastung und Hypertrophie des linken Ventrikels führt.

■ **Epidemiologie**
Bei 6 % der angeborenen Herzvitien handelt es sich um Aortenstenosen. Jungen sind fünfmal häufiger betroffen als Mädchen.

■ **Einteilung**
- **Valvuläre Aortenstenose:** Bei 75 % aller Aortenstenosen liegt diese Form vor. Die Klappe ist bikuspidal oder trikuspidal.
- **Subvalvuläre Aortenstenose:** Man unterscheidet zwei Formen, die zusammen etwa 22 % aller Aortenstenosen ausmachen: die **Ringleistenstenose** (fibröse, unterhalb der Aortenklappe liegende Einengung, häufig postoperativ, z. B. nach AVSD-Operation) und die **hypertrophische obstruktive Kardiomyopathie** (HOCM), eine muskuläre subaortale Einengung, die bei familiärem Auftreten autosomal-dominant vererbt wird.
- **Supravalvuläre Aortenstenose:** Es handelt sich um eine dicht oberhalb der Klappenbasis gelegene Einengung der Aorta ascendens, die häufig bei Williams-Beuren-Syndrom vorkommt.

Kardiologie

■ Hämodynamik

Die Ausflussbehinderung führt zu **Druckbelastung** mit konsekutiver **Hypertrophie** des linken Ventrikels. Bei hochgradiger Ausflussbehinderung muss der linke Ventrikel einen hohen Druck aufbringen, um die Stenose zu überwinden und einen annähernd normalen Druck in der Aorta aufzubauen. Unter körperlicher Belastung kann der Druck in der Aorta absinken, und es kann zu einem Missverhältnis zwischen dem Sauerstoffbedarf des hypertrophierten Myokards und der Koronardurchblutung kommen. Akuter Myokardinfarkt oder plötzlicher Herztod bei körperlicher Belastung sind die Folge.

■ Klinik

Bei hochgradiger Aortenstenose kommt es beim Neugeborenen zur linksventrikulären Dekompensation, zu Kardiomegalie, Lungenödem und kardiogenem Schock. Bei weniger ausgeprägten Stenosen sind 70 % der Patienten im Kindesalter beschwerdefrei, die körperliche Belastbarkeit kann leicht eingeschränkt sein. Das schwerwiegendste Symptom bei Jugendlichen ist die Synkope, wobei es bei körperlicher Belastung oder im Rahmen von Narkosen zu akutem Kammerflimmern und plötzlichem Herztod kommen kann.

■ Auskultations- und Untersuchungsbefund

Ein raues, mittel- bis niederfrequentes systolisches Austreibungsgeräusch im 2.–3. ICR rechts ist charakteristisch. Das Geräusch ist meist laut (3/6–5/6) mit Fortleitung in die Karotiden. Oft hört man einen frühsystolischen Klick, der einem Aortenöffnungston entspricht. Ein tastbares Schwirren im Jugulum ist charakteristisch.

> **Merke**
>
> Die Aortenstenose ist einer der wenigen Herzfehler, bei denen ausdrücklich vor körperlicher Belastung gewarnt werden muss.

■ Diagnostik

- **Blutdruckmessung:** Der systolische Blutdruck kann erniedrigt sein, die Blutdruckamplitude ist vermindert.
- **EKG:** Zeichen der Linkshypertrophie, linksventrikuläre Repolarisationsstörungen (ST-Senkungen in V_5 und V_6) sind Hinweise auf eine subendokardiale Ischämie.
- **Röntgen-Thorax:** normale Herzgröße, abgerundete Herzspitze, prominenter Aortenknopf, Verbreiterung des oberen Mediastinums nach rechtskonvex durch poststenotische Dilatation der Aorta ascendens
- **Echokardiographie:** Bestimmung von Lokalisation und Schweregrad der Einengung, Erkennung der Klappenform, Bestimmung der Blutstromgeschwindigkeit in der Stenose, Errechnung des Druckgradienten, Beurteilung der linksventrikulären Funktion
- **Invasive Diagnostik:** Eine Angiokardiographie, die Sondierung der Aorta und des linken Ventrikels zur genauen Messung und Lokalisation des Druckgradienten, ist bei Verdacht auf extravalvuläre Stenosen unumgänglich.

■ Therapie

Bei der kritischen Aortenstenose des Neugeborenen ist eine **Prostaglandininfusion** zur Aufrechterhaltung des Körperkreislaufs über den Ductus arteriosus lebensrettend.

Operationsindikationen sind ein Druckgradient über 70 mmHg in Ruhe sowie Synkopen oder Zeichen der Hypertrophieschädigung im EKG.

Die **perkutane transluminale Ballondilatation** ist heute der operativen Klappensprengung ebenbürtig. Sie ist jedoch nur bei valvulärer Aortenstenose Erfolg versprechend. Eine Reduktion des Druckgradienten auf ein Drittel ist möglich. Regelmäßig kommt es zu einer leichten Aorteninsuffizienz.

Die **operative Klappensprengung** erfolgt bei Versagen der Ballondilatation. Die miteinander verwachsenen Klappenkommissuren werden getrennt (Palliativoperation, da immer eine Reststenose bestehen bleibt und es zusätzlich zu einer Aorteninsuffizienz mit Volumenbelastung durch das Regurgitationsvolumen kommt).

Die definitive Therapie der valvulären Aortenstenose bei stärker veränderter Klappe ist der **Klappenersatz** durch ein Implantat. Da die Klappen jedoch nicht mitwachsen, die Klappenhaltbarkeit begrenzt ist und Kunstklappen eine Dauerantikoagulation erfordern, wird ein Klappenersatz in der Regel erst bei Jugendlichen durchgeführt.

> **Merke**
>
> Die Druckbelastung des linken Ventrikels durch die Aortenstenose resultiert in linksventrikulärer Hypertrophie. In schweren Fällen kann dies zu Myokardinfarkt und plötzlichem Herztod führen.

Aortenisthmusstenose

■ Definition

Einengung des Aortenlumens im Isthmusbereich, d. h. am Übergang des Aortenbogens zur Aorta descendens im Mündungsbereich des fetalen Ductus arteriosus Botalli, wobei eine präduktale und eine postduktale Form der Fehlbildung zu unterscheiden sind. Häufig findet sich auch eine juxtaduktale Lage mit klinischem Mischbild.

■ Epidemiologie

Bei etwa 6 % aller angeborenen Herzfehler liegt eine Aortenisthmusstenose vor. 75 % der Patienten wei-

12.1 Angeborene Herzfehler

sen zusätzlich eine bikuspide Aortenklappe, teilweise mit Stenose, auf. Bei Patientinnen mit Ullrich-Turner-Syndrom besteht in 15–20 % der Fälle eine Aortenisthmusstenose. Insgesamt sind Jungen häufiger betroffen als Mädchen.

■ Einteilung und Hämodynamik

Präduktale Aortenisthmusstenose: Es handelt sich um eine Einengung der Aorta vor der Einmündung des Ductus arteriosus. In der Regel liegt gleichzeitig eine Persistenz des Ductus arteriosus vor. Häufig bestehen zusätzlich eine tubuläre Hypoplasie des Aortenbogens und des prästenotischen Teils der Aorta descendens sowie ein Ventrikelseptumdefekt. Die Aortenisthmusstenose ist so hochgradig, dass von der Aorta ascendens und vom Aortenbogen kaum Blut in die Aorta descendens fließt. Die Aorta descendens wird fast ausschließlich aus der A. pulmonalis infolge einer pulmonalen Hypertonie über den offenen Ductus arteriosus mit venösem Blut versorgt. Dadurch kommt es charakteristischerweise zu einer Zyanose der unteren Körperhälfte. Bei weit offenem Ductus sind die Femoralarterienpulse gut tastbar und die Blutdruckwerte an der oberen und unteren Extremität unauffällig. Bei Ductusverschluss kommt es zu einer Abschwächung der Femoralispulse und zu einer Abnahme der Blutdruckwerte an der unteren Extremität, die zu Nierenversagen mit Anurie führen kann.

Postduktale Aortenisthmusstenose: Die eng umschriebene, sanduhrförmige Einengung der Aorta distal der Einmündung des Ductus arteriosus führt bei verschlossenem Ductus arteriosus zu einer Druckbelastung des linken Ventrikels, Hypertonie in der Aorta ascendens, im Aortenbogen und in den hiervon abgehenden Gefäßen. Jenseits der Stenose bestehen eine Hypotonie und Minderdurchblutung der von der Aorta descendens und Aorta abdominalis versorgten Organe.

■ Klinik

Präduktale Aortenisthmusstenose: Hypoxie und Herzinsuffizienz können bereits im Neugeborenenalter zu Zyanose, Trinkschwäche, Gedeihstörung und Hepatosplenomegalie führen. Mit dem Verschluss des Ductus arteriosus entwickelt sich innerhalb weniger Tage eine lebensbedrohliche Symptomatik. Ohne Therapie beträgt die Letalität im 1. Lebensjahr 90 %.

Postduktale Aortenisthmusstenose: In vielen Fällen besteht zunächst keine relevante klinische Symptomatik, und das Herzgeräusch und die Pulsdifferenz fallen bei einer Vorsorgeuntersuchung auf. Bei Kleinkindern treten Kopfschmerzen, Nasenbluten, kalte Füße und Wadenschmerzen bei körperlicher Belastung auf. Bei Jugendlichen zeigt sich eine Claudicatio intermittens. Das gravierendste klinische Symptom ist ein Apoplex im Rahmen des arteriellen Hypertonus.

■ Auskultations- und Untersuchungsbefund

Präduktale Aortenisthmusstenose: Nach Ductusverschluss finden sich fehlende Femoralarterienpulse und eine Blutdruckerhöhung an der oberen Extremität bei Hypotonie der unteren Extremität. Die Auskultation ergibt ein uncharakteristisches systolisches Herzgeräusch mit Akzentuierung der Pulmonalkomponente des zweiten Herztons.

Postduktale Aortenisthmusstenose: Es finden sich fehlende Femoralarterienpulse und eine Blutdruckerhöhung an der oberen Extremität bei Hypotonie der unteren Extremität. Die Auskultation ergibt ein systolisches Geräusch links paravertebral am Rücken.

> **Merke**
>
> Das sichere Tasten der Fußpulse ist bei den Vorsorgeuntersuchungen des Neugeborenen und des Säuglings obligatorisch.

■ Diagnostik

Präduktale Aortenisthmusstenose

- **EKG:** Zeichen der Rechtsherzbelastung, da der rechte Ventrikel über den offenen Ductus arteriosus die untere Körperhälfte mitversorgt
- **Röntgen-Thorax:** Die Herzgröße ist vom Grad der Dekompensation abhängig; meist prominentes Pulmonalsegment, vermehrte Lungengefäßzeichnung im Hilusbereich, verminderte Lungengefäßzeichnung in der Peripherie
- **Echokardiographie:** direkte Darstellung von Stenose und Ductus arteriosus, Darstellung eines Rechts-links-Shunts über den Ductus (hochverdächtig für präduktale Aortenisthmusstenose!)
- **Angiokardiographie:** Nachweis zusätzlicher Defekte, Darstellung des genauen Sitzes sowie der Ausdehnung der Stenose (nicht immer erforderlich).

Postduktale Aortenisthmusstenose

- **EKG:** Zeichen der linksventrikulären Hypertrophie
- **Röntgen-Thorax:** Prominenz der Aorta ascendens, prominenter Aortenknopf, Betonung der Herzbucht, Rippenusuren an den Unterrändern der vierten bis zehnten Rippe (Kollateralkreisläufe über Interkostalarterien)
- **Echokardiographie:** Darstellung der Aortenisthmusstenose, Abschätzung des Druckgradienten über der Stenose
- **Angiokardiographie:** Klärung der Lokalisation und Länge der Stenose, Nachweis eines Kollateralkreislaufs, Darstellung des prä- und poststenotischen Kalibers der Aorta descendens. Nach Möglichkeit sollte in gleicher Sitzung eine therapeutische Intervention (Dilatation, Stenteinlage) erfolgen.

■ Therapie

Präduktale Aortenisthmusstenose: Beim Neugeborenen ist eine **Prostaglandininfusion** zur Aufrechterhaltung des Körperkreislaufs über den Ductus arteriosus lebensrettend. Die **operative Korrektur** mit Resektion oder plastischer Überbrückung der Stenose und Verschluss des Ductus ist dringend indiziert. Die Operation erfolgt in zeitweise vollständigem Kreislaufstillstand bei tiefer Hypothermie (18 °C). Das Operationsrisiko beträgt 5 %. Postoperativ kann es zu einer paradoxen Hypertonie kommen (Fehlreaktion prästenotisch gelegener Barorezeptoren). Die schwerwiegendste Operationskomplikation ist die Paraplegie durch intraoperative Ischämie des Rückenmarks.

Postduktale Aortenisthmusstenose: Die Therapie der Wahl ist die operative Resektion der Stenose (→ Abb. 12.2 c). Das Operationsrisiko beträgt etwa 1 % (Blutung). Die Behandlung der postduktalen Aortenisthmusstenose mittels Ballondilatation ist wegen der hohen Restenosierungsrate umstritten. Sie wird jedoch bei Restenosierung nach operativer Therapie oder bei Diagnosestellung bei älteren Kindern durchgeführt. Unabhängig von der Therapieform kann postoperativ eine arterielle Hypertonie persistieren, die medikamentös behandelt wird.

Bei juxtaduktaler oder postduktaler Aortenisthmusstenose ist häufig kontrahiertes Ductusgewebe an der Stenose beteiligt, so dass eine Prostaglandininfusion oft zu einer Abnahme des Gradienten und damit zu einer Besserung der klinischen Situation führt.

Eine **Endokarditisprophylaxe** ist erforderlich (→ Kap. 12.2.1).

Kasuistik

A: Matthias kommt nach unauffälliger Schwangerschaft am Gründonnerstag komplikationslos zur Welt. Bei der Untersuchung stellt die Kinderärztin ein systolisches Herzgeräusch fest. Da das Neugeborene jedoch klinisch keinerlei Auffälligkeiten aufweist, meldet sie die kardiologischen Untersuchungen für den Dienstag nach Ostern an.

K: Am Ostersonntag trinkt Matthias deutlich schlechter und zeigt eine rasch zunehmende Tachydyspnoe. Eine Zyanose besteht nicht. Die hinzugerufene Kinderärztin auskultiert ein uncharakteristisches systolisches Herzgeräusch bei betontem zweitem Herzton. Die Femoralispulse sind beidseits nicht tastbar, während die Pulse an den oberen Extremitäten kräftig sind. Die Leber ist deutlich vergrößert. Die Schwestern berichten, dass die Windel seit vielen Stunden nahezu trocken sei.

D: Im EKG finden sich Zeichen der rechtsventrikulären Belastung (hohes R und positives T in V_1). Der Röntgen-Thorax zeigt eine deutliche Vergrößerung des Herzens, ein prominentes Pulmonalsegment und eine vermehrte Lungengefäßzeichnung im Hilusbereich bei verminderter Lungengefäßzeichnung in der Peripherie.

Diag: Echokardiographisch lässt sich eine hochgradige präduktale Aortenisthmusstenose bei geschlossenem Ductus arteriosus Botalli nachweisen.

T: Matthias erhält neben verschiedenen symptomatischen Therapiemaßnahmen umgehend eine Prostaglandininfusion zur Eröffnung des Ductus arteriosus. Der Therapieerfolg zeigt sich klinisch und echokardiographisch (Nachweis des offenen Ductus arteriosus). Am gleichen Tag wird eine Angiokardiographie durchgeführt, die die Diagnose einer sehr hochgradigen präduktalen Aortenisthmusstenose bestätigt. Am Dienstag nach Ostern wird die Operation mit Resektion der Aortenisthmusstenose und End-zu-End-Anastomosierung der Aorta durchgeführt. In gleicher Sitzung wird der Ductus verschlossen.

V: Im Alter von 6 Wochen kann Matthias in gutem klinischem Zustand nach Hause entlassen werden.

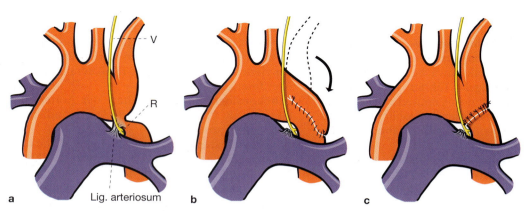

Abb. 12.2 a bis c: a) Aortenisthmusstenose: Situs mit Nervus vagus (V) und Nervus recurrens (R). Das Ligamentum arteriosum (Botalli) setzt im Bereich der Enge an.
b) Korrektur einer Aortenisthmusstenose mithilfe der Subklaviapatchplastik.
c) Klassische Korrektur einer Aortenisthmusstenose mit Resektion der Enge und anschließender End-zu-End-Anastomose in Einzelknopftechnik.
In beiden Fällen (b und c) wurde das Ligamentum arteriosum (Botalli) durchtrennt. Bei noch offenem Ductus muss dieser doppelt ligiert und durchtrennt werden. [10]

12.1.2 Kongenitale Ausflussbehinderung des rechten Ventrikels

Pulmonalstenose

■ Definition
Verengung der Ausflussbahn des rechten Ventrikels bzw. der Pulmonalarterie, die den Abfluss des venösen Blutes in die Lunge behindert.

■ Epidemiologie
Bei etwa 7 % aller angeborenen Herzfehler liegt eine Pulmonalstenose vor.

■ Einteilung
- **Valvuläre Pulmonalstenose**
- **Subvalvuläre Pulmonalstenose** durch fibröse, fibromuskuläre oder muskuläre Einengung
- **Supravalvuläre Pulmonalstenose:** Dicht oberhalb der Klappe findet sich eine Stenose eines der beiden Hauptäste der A. pulmonalis.
- **Periphere Pulmonalstenosen** an der Aufzweigung der beiden Hauptäste in die Lappen- oder Segmentarterien.

■ Hämodynamik
Es kommt zur rechtsventrikulären Drucksteigerung, z.T. über den Systemdruck, und zur Hypertrophie des rechten Ventrikels. Die Ausflussbahn ist bei poststenotischer Dilatation des Pulmonalisstamms verengt, und es kommt zu einem Rückstau von Blut in den rechten Ventrikel und den rechten Vorhof. Dadurch entsteht eine starke Dilatation der rechten Herzhöhlen mit Zunahme des enddiastolischen Druckes. Eine sekundäre Trikuspidalinsuffizienz mit Hepatomegalie ist die Folge. Über ein offenes Foramen ovale kann es zu Rechts-links-Shunt auf Vorhofebene und sichtbarer Zyanose kommen.

■ Klinik
Bei der **kritischen Pulmonalstenose des Neugeborenen** kommt es mit Verschluss des Ductus arteriosus Botalli zu einer schweren Herzinsuffizienz und durch einen Rechts-links-Shunt über das Foramen ovale zu einer Zyanose. Die begleitenden klinischen Symptome sind Dyspnoe, Tachydyspnoe und Hepatomegalie. Bei einer weniger gravierenden Pulmonalstenose ist nur die körperliche Belastbarkeit eingeschränkt, oder die Patienten sind asymptomatisch.

■ Auskultationsbefund
Das Herzgeräusch ist ein lautes, raues Systolikum im 2. ICR links mit präkordialem Schwirren. Der zweite Herzton ist leise oder fehlt ganz. Je hochgradiger die Stenose, desto weiter ist der zweite Herzton gespalten und desto weiter verlagert sich das Geräusch an das Ende der Systole.

■ Diagnostik
- **EKG:** Zeichen der rechtsventrikulären Hypertrophie, rechtsventrikuläre Repolarisationsstörung (positive T-Welle in Ableitung V_1)
- **Echokardiographie:** verdickte Pulmonalklappe mit verringerter Öffnung, verbreiterte Muskulatur sowie teilweise Dilatation des rechten Ventrikels; dopplersonographische Bestimmung des Druckgradienten
- **Röntgen-Thorax:** Der rechte Ventrikel bildet die linke Herzkontur, die abgerundet erscheint, die Herzspitze ist angehoben, das Pulmonalsegment prominent; die Lungengefäßzeichnung ist hilär vermehrt und peripher vermindert.
- **Angiographie:** Bestätigung des Sitzes der Stenose und des Druckgradienten, Ausschluss einer Hypoplasie im weiteren Verlauf der A. pulmonalis.

■ Therapie
Beim Neugeborenen mit ausgeprägter Zyanose ist eine **Prostaglandininfusion** zur Eröffnung des Ductus arteriosus indiziert. Die kausal wirksame Ballondilatation sollte rasch folgen.

Bei älteren Kindern ist eine interventionelle Therapie bei Druckgradienten über 55 mmHg indiziert.

Die **Ballondilatation** ist die Therapie der Wahl für die Erstbehandlung der valvulären Pulmonalstenose beim älteren Kind. Schwerwiegende Komplikationen sind selten.

Operation: Bei dysplastischer Pulmonalklappe ist die Resektion der Klappe, bei muskulärer Stenose die Resektion der Muskulatur oder ein transanulärer Patch indiziert. Das Operationsrisiko beträgt 1–3 %.

12.1.3 Angeborene Herzfehler mit Links-rechts-Shunt

Ventrikelseptumdefekt (VSD)

■ Definition
Öffnung in der Scheidewand zwischen rechtem und linkem Ventrikel, die einen Übertritt arteriellen Blutes vom linken zum rechten Herzen, eine vermehrte Lungendurchblutung und ein systolisches Strömungsgeräusch verursacht.

■ Epidemiologie
Es handelt sich mit einer relativen Häufigkeit von 30 % um den häufigsten angeborenen Herzfehler.

■ Einteilung
Perimembranöser Defekt: VSD im Bereich des membranösen Septums, meist unterhalb der Aortenklappe, seltener im Bereich der rechtsventrikulären Ausflussbahn (→ Abb. 12.3).

Muskulärer Defekt: VSD im Bereich des muskulären Septums; teilweise multipel („Swiss-Cheese-VSD").

Kardiologie

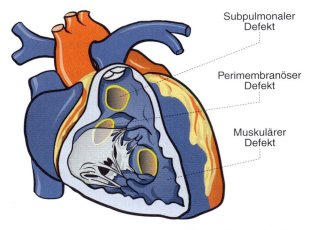

Abb. 12.3: Gezeigt sind drei verschiedene Typen des Ventrikelseptumdefektes. Zum Zweck der Darstellung ist die Vorderwand des rechten Ventrikels entfernt worden. [10]

(Labels: Subpulmonaler Defekt, Perimembranöser Defekt, Muskulärer Defekt)

Druckangleichender VSD: sehr großer VSD mit Druckangleichung zwischen rechtem und linkem Ventrikel.
Drucktrennender VSD: kleinerer VSD, bei dem der Druck im rechten Ventrikel deutlich niedriger als im linken ist.

▪ Begleitfehlbildungen
Ein VSD ist häufig mit anderen Herz- oder Gefäßfehlbildungen (Pulmonalstenose, Aortenisthmusstenose, Aortenklappeninsuffizienz) assoziiert. Bei Verlagerung der überreitenden Aorta zu mehr als 50 % über den rechten Ventrikel spricht man von Double Outlet Right Ventricle (DORV).

▪ Hämodynamik
Der VSD führt zu einem Links-rechts-Shunt und damit zu einer vermehrten Lungendurchblutung. Das Shuntvolumen ist vom Lungengefäßwiderstand abhängig. Bei einem großen VSD kommt es zu einer Druckangleichung zwischen rechtem und linkem Ventrikel, und es entsteht eine Herzinsuffizienz. Bei persistierender Lungenüberperfusion kommt es durch obliterierende Gefäßveränderungen der Lunge zu einem progredienten Anstieg des Widerstands im kleinen Kreislauf, der zur Umkehr der Shuntrichtung mit Entstehung eines Rechts-links-Shunts führen kann (**Eisenmenger-Reaktion**, → Abb. 12.4).

▪ Klinik
Bei einem **großen VSD** kommt es in den ersten Lebenswochen zu einer progredienten Herzinsuffizienz mit vermehrtem Schwitzen, Dyspnoe, Trinkschwäche, Hepatomegalie und Gedeihstörung.
Bei **kleineren Defekten** bestehen nur geringgradige Symptome wie Infektneigung oder vermehrtes Schwitzen.
Bei **sehr kleinen Defekten** sind die Kinder asymptomatisch, aber das Herzgeräusch ist besonders laut. Spontane Verkleinerungen von VSD bis hin zum Spontanverschluss sind häufig.

▪ Auskultationsbefund
Bei der Untersuchung fällt ein mittelfrequentes holosystolisches Herzgeräusch (2/6–4/6) im 3.–4. ICR links auf. Der zweite Herzton ist betont und eng gespalten. Aufgrund der Druckverhältnisse ist in den ersten 2 Lebenstagen oft kein Geräusch hörbar.

> **Merke**
> Je größer der VSD, desto leiser ist das Herzgeräusch! Also „viel Lärm um nichts" bei kleinem VSD.

▪ Diagnostik
- **EKG:** Bei kleinem Defekt ist es normal. Bei größerem Defekt zeigen sich initial meist Rechtsherzhypertrophiezeichen, im Verlauf treten bei hämody-

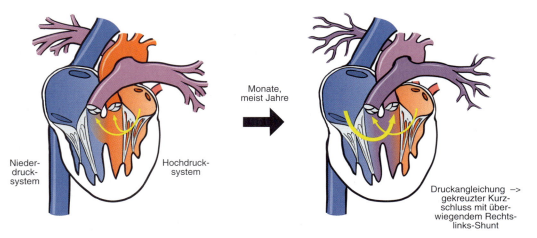

Abb. 12.4: Schematische Darstellung eines Ventrikelseptumdefektes. Nach Monaten bis Jahren kommt es zur Ausbildung von irreversiblen Gefäßverengungen im Lungengefäßbett. Eine Eisenmenger-Reaktion hat stattgefunden. [10]

namisch relevantem VSD biventrikuläre Hypertrophiezeichen auf. Die Linksachse des Herzens ist charakteristisch.

- **Echokardiographie:** Darstellung des Defektes, dopplerechokardiographische Darstellung des Shunts und Bestimmung des Druckgradienten, Erfassung des Druckes im rechten Ventrikel
- **Röntgen-Thorax:** Bei kleinem Defekt ist er normal, bei großem Shunt ist die Lungengefäßzeichnung vermehrt, das Herz ist bei vergrößertem linken Vorhof groß. Bei Eisenmenger-Reaktion sind die zentralen Lungengefäße sehr kräftig, während die periphere Lungengefäßzeichnung fast verschwindet („Kalibersprung").
- **Angiokardiographie:** Bei isoliertem VSD ist sie heute meist nicht erforderlich. Sie ermöglicht eine exakte Shuntdiagnostik zur Entscheidung über eine Operationsindikation bei kleinem VSD sowie zur Bestimmung der pulmonalen Widerstandsverhältnisse und einer möglichen Operabilität bei großem VSD und gibt Aufschluss über die Reversibilität der pulmonalen Drucksteigerung (Sauerstoffbeatmung, Prostazyklininfusion oder NO-Beatmung). Ausschluss zusätzlicher Vitien. Es besteht die Option des interventionellen VSD-Verschlusses in gleicher Sitzung.

■ Therapie

Bei großen Defekten steht die Therapie der Herzinsuffizienz (Digitalis, Diuretika, ACE-Hemmer) im Vordergrund. In vielen Fällen kann abgewartet werden, ob sich eine spontane Verkleinerungstendenz zeigt.

Die **Standardtherapie** besteht im operativen **Verschluss des VSD** durch direkte Naht oder einen Patchverschluss. Die wichtigste Komplikation ist die Verletzung des Reizleitungssystems durch eine Naht, wodurch es postoperativ zu einem kompletten AV-Block kommt, der eine Schrittmacherimplantation erfordert. Postoperativ besteht bei den meisten Patienten ein Rechtsschenkelblock.

Bei erhöhtem pulmonalem Widerstand wird präoperativ mittels Sauerstoffbeatmung, Prostazyklininfusion oder NO-Beatmung untersucht, ob die pulmonale Widerstandserhöhung noch reversibel ist. Bei fixierter pulmonaler Hypertonie ist ein Defektverschluss kontraindiziert, da bei Wegfallen des Überlaufventils des rechten Ventrikels eine tödliche Rechtsherzinsuffizienz die Folge wäre. In diesen Fällen ist eine kombinierte Herz-Lungen-Transplantation die einzige therapeutische Option.

Als **Alternative** zur Operation kann heute bei Kindern mit einem Gewicht über 20 kg und mäßig hämodynamisch relevantem VSD ein **katheterinterventioneller VSD-Verschluss** durchgeführt werden.

Eine **Endokarditisprophylaxe** (→ Kap. 12.2.1) muss auch bei hämodynamisch nicht relevantem VSD erfolgen.

Merke

Bei kleinerem VSD kommt es in 42 % der Fälle innerhalb 1 Jahres, in 75 % bis zu einem Alter von 9 Jahren zum Spontanverschluss.

Merke

Bei fixierter pulmonaler Hypertonie ist bei Ventrikelseptumdefekt ein Defektverschluss kontraindiziert, da bei Wegfallen des Überlaufventils des rechten Ventrikels eine tödliche Rechtsherzinsuffizienz die Folge wäre.

Kasuistik

A: Tobias ist das dritte Kind gesunder Eltern. Schwangerschaft, Geburt und Perinatalphase verlaufen komplikationslos. Im Alter von 3 Wochen trinkt Tobias schlechter, er nimmt nicht mehr an Gewicht zu. Außerdem ist die Atmung beschleunigt. Als es beim Trinken zu einer Blaufärbung der Lippen kommt, ruft die Mutter den Notarzt.

K: Bei Ankunft des Notarztes hat sich die Blaufärbung der Lippen wieder zurückgebildet, das Munddreieck ist jedoch blassgrau. Tobias ist sehr zart (3820 g bei einem Geburtsgewicht von 3600 g) und schwitzt erheblich am Kopf. Die Leber ist deutlich vergrößert. Der Notarzt auskultiert ein lautes systolisches Herzgeräusch im 3.–4. ICR links.

D: Im EKG zeigen sich hohe S- und R-Wellen in V_1–V_6 sowie ein positives T in allen Brustwandableitungen. Die Befunde werden als Zeichen der biventrikulären Hypertrophie interpretiert. Im Röntgen-Thorax sind das Herz vergrößert und die Lungengefäßzeichnung vermehrt.

Diag: Echokardiographisch lässt sich ein großer Defekt im Ventrikelseptum als Ursache der Herzinsuffizienz nachweisen. Farbdopplerechokardiographisch wird ein großer Links-rechts-Shunt nachgewiesen.

T: Die Ärzte erklären Tobias' Eltern, dass ein solcher Herzfehler sich spontan verkleinern könne und dass eine sofortige Operation daher nicht indiziert sei. Da Tobias sich beim Trinken immer sehr anstrengen muss, wird ein Teil der Nahrung sondiert. Der Oberkörper wird hochgelagert. Eine medikamentöse Therapie mit Digoxin, Furosemid und Spironolacton wird eingeleitet. Die klinischen Zeichen der Herzinsuffizienz bilden sich hierunter zurück, und Tobias beginnt, an Gewicht zuzunehmen.

V: Eine echokardiographische Kontrolluntersuchung 6 Wochen später zeigt jedoch einen unveränderten Befund. Die daraufhin veranlasste Angiokardiographie bestätigt den großen VSD, ermöglicht eine exakte Shuntdiagnostik und den Ausschluss begleitender Vitien. 1 Woche später wird der operative Verschluss des VSD erfolgreich durchgeführt. Tobias ist jetzt 3 Jahre alt. Er ist körperlich völlig altersentsprechend belastbar.

Kardiologie

Persistierender Ductus arteriosus Botalli (PDA)

Definition
Persistierende, ehemals fetale Verbindung zwischen Arteria pulmonalis und Aorta, durch die es zu einem Links-rechts-Shunt von der Aorta in den Lungenkreislauf kommt.

Epidemiologie
Bei etwa 7 % aller angeborenen Herzfehler handelt es sich um einen PDA, Mädchen sind häufiger betroffen als Jungen.

Begleitfehlbildungen
Ein PDA liegt häufig als Begleitfehlbildung bei anderen Herzfehlern, insbesondere bei zyanotischen Vitien, vor. Vitien, bei denen die Durchblutung des Systemkreislaufs oder der Lunge vom offenen Ductus abhängt, sind z. B. Aortenatresie, präduktale Aortenisthmusstenose und Pulmonalatresie. Hier kann der Ductusverschluss mithilfe von Prostaglandininfusionen verhindert oder verzögert werden.

Hämodynamik
Im Embryonalkreislauf wird das Blut, das aus dem rechten Ventrikel in die A. pulmonalis ausgeworfen wird, zur Umgehung des Lungenkreislaufs mit hohem Gefäßwiderstand über den Ductus arteriosus in die Aorta descendens abgeleitet. Nach der Geburt kommt es in den ersten Stunden bis Tagen zu einem Spontanverschluss des Ductus. In einigen Fällen, z. B. häufiger bei Neugeboreneninfektion oder respiratorischer Anpassungsstörung, bleibt der Verschluss aus, die Ätiologie ist unklar (→ Abb. 12.5).

Bei Frühgeborenen liegt regelmäßig ein offener Ductus vor. Bei offenem Ductus fließt Blut aus der Aorta über die Pulmonalarterie in den Lungenkreislauf, sobald dort durch die Lungenentfaltung der Gefäßwiderstand abgesunken ist (Links-rechts-Shunt sowohl während der Systole als auch während der Diastole).

Klinik
Bei Säuglingen mit weit offenem Ductus kommt es zu Blässe, Tachydyspnoe, Einziehungen, Trinkschwäche und rezidivierenden spastischen Bronchitiden. Ein kleiner PDA ist oft ein Zufallsbefund.

Auskultations- und Untersuchungsbefund
Es findet sich das charakteristische systolisch-diastolische Maschinengeräusch im 2. ICR links und paravertebral. Außerdem besteht ein Pulsus celer et altus.

Bei Neugeborenen findet sich häufig nur ein systolisches Geräusch.

Diagnostik
- **EKG:** Zeichen der linksventrikulären Hypertrophie, u. U. P sinistroatriale
- **Echokardiographie:** direkte Darstellung des Ductus, dopplerechokardiographische Darstellung des Shunts in die Pulmonalarterie
- **Röntgen-Thorax:** Die Lungengefäßzeichnung ist vermehrt; bei großem Shunt ist das Herz vergrößert.

Therapie
Bei kleinem PDA besteht eine gute Chance auf Spontanverschluss im 1. Lebensjahr. Bei hämodynamisch wirksamem PDA besteht kein Zweifel an der Indikation zur Operation oder zum interventionellen Verschluss.

Bei kleinem PDA kommen bei Kindern mit einem Gewicht über 8 kg transvenös oder retrograd platzierte Stahlspiralen oder Doppelschirme zum Einsatz. Das Embolisations- und Reshuntrisiko liegt bei 5–20 %.

Bei großem PDA und kleinem Kind empfiehlt sich die minimalinvasive chirurgische Therapie, entweder als Durchtrennung oder als Ligatur. Das Reshuntrisiko beträgt hier 5 %.

Eine **Endokarditisprophylaxe** (→ Kap. 12.2.1) ist indiziert.

Vorhofseptumdefekt (ASD)

Definition
Pathologische Öffnung im Vorhofseptum, die zu einem vermehrten Blutfluss vom linken in den rechten Vorhof und zu einer gesteigerten Lungendurchblutung führt.

Epidemiologie
Bei etwa 10 % aller angeborenen Herzfehler liegt ein ASD vor.

Einteilung
Ostium-secundum-Defekt (ASD II): liegt zentral im Vorhofseptum.
Sinus-venosus-Defekt: liegt hoch dorsal im Vorhofseptum in der Nähe der oberen Hohlvene.
Septum-primum-Defekt (ASD I): liegt tief im Vorhofseptum, reicht bis zum Klappenring und ist häufig mit einem septumnahen Spalt einer AV-Klappe kombiniert (inkompletter AV-Kanal).

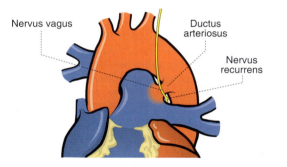

Abb. 12.5: Persistierender Ductus arteriosus Botalli. Zu beachten sind Nervus vagus und Nervus recurrens. [10].

Offenes Foramen ovale: kein Defekt, sondern normale anatomische Variante, die bei etwa 10 % der Erwachsenen nachweisbar ist. Bei erhöhtem Druck im rechten Vorhof kann ein kleiner Rechts-links-Shunt entstehen.

▪ Hämodynamik
Aus dem linken Vorhof fließt arterialisiertes Blut über den Defekt in den rechten Vorhof. Dieser Links-rechts-Shunt führt zu einer Volumenbelastung des linken und rechten Vorhofs, des rechten Ventrikels und der A. pulmonalis. Zusätzlich können beim zentralen ASD oder beim Sinus-venosus-Defekt eine oder beide Lungenvenen in den rechten Vorhof einmünden, wodurch die Volumenbelastung erheblich verstärkt wird (→ Abb. 12.6).

▪ Klinik
Klinische Symptome sind im Säuglingsalter sehr selten, meist treten erst im Schulalter eine verminderte körperliche Belastbarkeit oder supraventrikuläre Rhythmusstörungen (Vorhofflattern) auf. Die Diagnose wird meist aufgrund des Auskultationsbefunds gestellt.

▪ Auskultationsbefund
Es besteht ein mittelfrequentes spindelförmiges Systolikum im 2.–3. ICR links, das durch die relative Pulmonalstenose infolge der Volumenbelastung entsteht. Diagnostisch entscheidend ist der weit und fixiert gespaltene zweite Herzton mit lauter Pulmonalkomponente.

▪ Diagnostik
- **EKG:** Zeichen der rechtsventrikulären Hypertrophie, inkompletter oder kompletter Rechtsschenkelblock
- **Echokardiographie:** direkte Darstellung und Größenbestimmung des Defektes, dopplerechokardiographische Darstellung des Links-rechts-Shunts
- **Röntgen-Thorax:** häufig Normalbefund, bei großem Shunt verstärkte Lungengefäßzeichnung, prominentes Pulmonalsegment und Herzvergrößerung.

▪ Therapie
Die Operation sollte im Alter von 3–5 Jahren erfolgen, wenn ein Spontanverschluss nicht mehr erwartet wird. Der Verschluss erfolgt direkt oder mithilfe eines Patchs. Das Operationsrisiko liegt bei 1 %. Postoperativ sind Herzrhythmusstörungen oder ein Postkardiotomiesyndrom (perikardiale Ergussbildung mit mäßig erhöhten Entzündungszeichen) möglich. Zunehmend kommen interventionelle Verfahren zum Einsatz. Konventionelle Operationsverfahren werden nur noch bei sehr großem oder ungünstig gelegenem ASD durchgeführt.

Eine Endokarditisprophylaxe ist nicht erforderlich.

Atrioventrikulärer Septumdefekt (AVSD)

▪ Definition
Hemmungsfehlbildung des Vorhof- und Ventrikelseptums einschließlich der AV-Klappen, die besonders häufig bei Patienten mit Trisomie 21 vorkommt, frühzeitig zu einer fixierten pulmonalen Hypertonie führt und somit bereits im Säuglingsalter diagnostischen und therapeutischen Maßnahmen zugeführt werden muss.

▪ Epidemiologie
Bei etwa 6 % aller angeborenen Herzfehler handelt es sich um einen AVSD. Bei Trisomie 21 handelt es sich bei 40 % aller Herzfehler um einen AVSD. Bei 50 % der Patienten mit AVSD besteht eine Trisomie 21.

▪ Pathologie
Es handelt sich um einen tief gelegenen Vorhofseptumdefekt (Septum-primum-Defekt) mit hoch sitzendem perimembranösem oder Inlet-Ventrikelseptumdefekt und je einem septumnahen Spalt in der Mitral- und Trikuspidalklappe. Gelegentlich besteht nur eine gemeinsame AV-Klappe.

▪ Hämodynamik
Über den gemeinsamen Kanal sind alle vier Herzhöhlen miteinander verbunden. Zunächst besteht immer ein großer Links-rechts-Shunt auf Vorhof- und Ventrikelebene. Durch frühe Druckanhebung im kleinen Kreislauf kommt es gleichzeitig zum Auftreten eines Rechts-links-Shunts mit Entwicklung einer pulmonalen Hypertonie bereits in den ersten Lebensmonaten. Eine Fixierung ist bereits in der zweiten Hälfte des 1. Lebensjahres möglich.

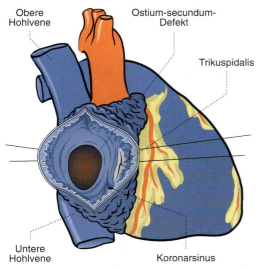

Abb. 12.6: Ostium-secundum-Defekt (Blick in den rechten Vorhof). [10]

Kardiologie

Klinik

Die Zeichen einer **ausgeprägten Herzinsuffizienz** mit Tachydyspnoe, Einziehungen, Trinkschwäche, rezidivierenden pulmonalen Infekten und Gedeihstörung manifestieren sich bereits in den ersten Lebenswochen. Meist besteht eine erhebliche Hepatomegalie.

Auskultationsbefund

Neben einem lauten VSD-Geräusch kann oft ein Mitralinsuffizienzgeräusch über der Herzspitze, häufig auch ein diastolisches Strömungsgeräusch im 4. ICR links und rechts gehört werden. Der zweite Herzton ist meist eng gespalten und betont. Häufig ist am 1. Lebenstag noch kein Herzgeräusch auskultierbar!

> **Merke**
>
> Ein unauffälliger kardialer Auskultationsbefund am 1. Lebenstag schließt einen angeborenen Herzfehler nicht aus.

Diagnostik

- **EKG:** Der überdrehte Lagetyp (Rechts- oder Linkstyp) ist pathognomonisch! AV-Leitungsstörungen sind häufig.
- **Echokardiographie:** Darstellung und Größenbestimmung des Defektes, Darstellung des Ausmaßes der AV-Klappen-Fehlbildung, dopplersonographische Darstellung des Shunts und des Ausmaßes einer AV-Klappen-Insuffizienz
- **Röntgen-Thorax:** Herzvergrößerung, liegende Eiform, prominenter rechter Vorhofbogen, prominentes Pulmonalsegment, vermehrte Hilus- und Lungengefäßzeichnung. Verminderung der peripheren Lungengefäßzeichnung nach Entwicklung der pulmonalen Hypertonie
- **Herzkatheter:** wird zunehmend verlassen, da die Echokardiographie bezüglich der Darstellung der Defekt- und Klappenmorphologie überlegen ist. Wenn er durchgeführt wird, zeigt sich die typische schwanenhalsförmige Konfiguration der linksventrikulären Ausflussbahn.

> **Merke**
>
> Der überdrehte Lagetyp ist für den AVSD pathognomonisch!

Therapie

Zunächst wird die Herzinsuffizienz, die als Operationsindikation gilt, mit Digitalis und Diuretika behandelt. Beim kompletten AVSD wird die operative Korrektur im 3.–6. Lebensmonat angestrebt. Sie besteht in einem Verschluss des ASD und VSD mit einem oder zwei Patches und der AV-Klappen-Rekonstruktion. Das Operationsrisiko liegt unter 10 %, bei pulmonaler Hypertonie und Begleitfehlbildungen steigt es auf 40 %. Postoperativ treten häufig Herzrhythmusstörungen, insbesondere ein AV-Block auf, der in etwa 5 % der Fälle eine Schrittmacherimplantation erfordert.

Eine **Endokarditisprophylaxe** (→ Kap. 12.2.1) ist erforderlich.

12.1.4 Angeborene Herzfehler mit Rechts-links-Shunt

Fallot-Tetralogie

Definition

Häufigstes zyanotisches Herzvitium, bestehend aus Pulmonalstenose, hoch sitzendem großem VSD, Dextro- und Anteposition der Aorta („reitende Aorta") und Rechtsherzhypertrophie.

Epidemiologie

Bei etwa 7 % aller angeborenen Herzfehler handelt es sich um eine Fallot-Tetralogie. Damit ist sie der häufigste Herzfehler, der mit einer schweren Zyanose einhergeht. Die Fallot-Tetralogie ist auch ein häufiger zyanotischer Herzfehler bei Mikrodeletion 22q11 (DiGeorge-Syndrom). Jungen sind häufiger betroffen als Mädchen.

Pathologie

Es besteht eine Ausflussbehinderung des rechten Ventrikels durch eine valvuläre oder infundibuläre Pulmonalstenose. Außerdem liegt ein Ventrikelseptumdefekt dicht unterhalb der Aortenklappe mit Überreiten der Aorta über dem VSD (Dextroposition) und sekundärer Hypertrophie des rechten Ventrikels vor.

Begleitfehlbildungen

Mögliche Begleitfehlbildungen sind ein rechter Aortenbogen mit rechts deszendierender Aorta, eine Agenesie einer Pulmonalarterie, periphere Pulmonalstenosen sowie Ursprungs- und Verzweigungsanomalien der Koronararterien.

Hämodynamik

Bei hochgradiger Pulmonalstenose ist die Lungendurchblutung stark vermindert. Der Abstrom des venösen Blutes aus dem rechten Ventrikel erfolgt über den VSD in die Aorta. Infolge der verminderten Lungendurchblutung fließt nur eine geringe Menge arteriellen Blutes aus den Lungenvenen zurück in den linken Vorhof und über den linken Ventrikel in die Aorta. Die Aorta ist mit **arteriovenösem Mischblut** gefüllt, bei hochgradiger Pulmonalstenose ist der Anteil an arterialisiertem Blut gering, und die arterielle Sauerstoffsättigung ist entsprechend niedrig. Es besteht eine Druckbelastung des rechten Ventrikels (→ Abb. 12.7). Der Rechts-links-Shunt führt zur Zyanose, dadurch kommt es zu ei-

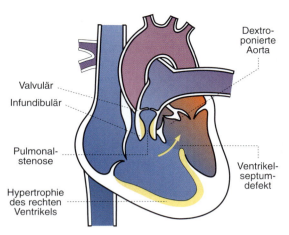

Abb. 12.7: Fallot-Tetralogie: Darstellung der Herzfehlerkombination. [10]

- **Echokardiographie:** Darstellung der einzelnen Fehlbildungskomponenten, dopplersonographische Bestimmung des Druckgradienten
- **Röntgen-Thorax:** eher kleines Herz, angehobene Herzspitze, Pulmonalsegment konkav, prominenter Aortenknopf, deutliche Verminderung der Lungengefäßzeichnung (transparente Lungenfelder!)
- **Herzkatheter:** selektive Darstellung der Lungenarterien, Ausschluss aortopulmonaler Kollateralgefäße, zusätzlicher Ventrikelseptumdefekte und Koronararterienfehlbildungen.

Therapie

Bei Neugeborenen mit ductusabhängiger Lungenperfusion wird eine **Prostaglandininfusion** durchgeführt, um den Ductus offen zu halten. Positiv inotrope Medikamente wie **Digitalis** sind **kontraindiziert**, weil sie die infundibuläre Pulmonalstenose verstärken und einen hypoxämischen Anfall auslösen können.

Die **Therapie des hypoxämischen Anfalls** beinhaltet eine Sedierung (z. B. Morphin), Sauerstoffzufuhr, eine intravenöse Volumengabe sowie eine Erhöhung des Widerstandes im Systemkreislauf durch Pressen der Knie gegen die Brust. Zur Rezidivprophylaxe werden β-Rezeptoren-Blocker (Propranolol 1–3 mg/kg KG/d) eingesetzt.

Als interventionelle Maßnahme wird die **Ballondilatation** der stenotischen Ausflussbahn und Pulmonalklappe eingesetzt. Dadurch werden die Lungenperfusion verbessert und die hypoplastische Lungenstrombahn zur Entwicklung gebracht.

Die **operative Korrektur** kann bereits im Säuglingsalter erfolgen. Sie umfasst den Verschluss des VSD durch Kunststoffmaterial und die Patcherweiterung der Pulmonalklappenstenose. Das Operationsrisiko liegt bei 3–5 %. Die Korrekturoperation ist nicht möglich, wenn eine stärkere Hypoplasie des Hauptstammes und der beiden Hauptäste der A. pulmonalis sowie eine Hypoplasie des linken Vorhofs und linken Ventrikels vorliegen oder wenn ein abnormer Ast einer Koronararterie über den Ausflusstrakt des rechten Ventrikels zieht. In diesen Fällen erfolgt zunächst die operative Erweiterung der Ausflussbahn (**Anastomosenoperation**). Es wird eine Verbindung zwischen der rechten A. subclavia und der rechten A. pulmonalis unter Verwendung einer Goretex-Prothese (modifizierte **Blalock-Taussig-Anastomose**) geschaffen (→ Abb. 12.9). Dadurch wird die Lungendurchblutung verbessert, und es kommt zu einer Erweiterung von A. pulmonalis, linkem Vorhof und linkem Ventrikel. Der eigentliche Herzfehler wird hierbei jedoch nicht korrigiert. Das Operationsrisiko beträgt etwa 3 %.

Eine **Endokarditisprophylaxe** (→ Kap. 12.2.1) ist erforderlich.

ner reaktiven Polyglobulie und zur Gefahr von Thrombosen und Embolien. Kompensatorisch entwickelt sich eine Thrombozytopenie.

Klinik

Das Ausmaß der **Zyanose** hängt vom Schweregrad der Pulmonalstenose ab. Ist sie nur gering, spricht man von „pink Fallot", weil die Zyanose praktisch fehlt. Bei hochgradiger Pulmonalstenose kommt es am 2.–4. Lebenstag zu einer ausgeprägten, lebensbedrohlichen Zyanose. Es besteht eine Trinkschwäche, die zu einer Dystrophie führt.

Bei älteren Kindern können charakteristische **hypoxämische Anfälle** auftreten, die durch eine Zunahme der Infundibulumstenose bedingt sind. Klinisch kommt es zu Unruhe, Dyspnoe, Zunahme der Zyanose und Bewusstlosigkeit. Jeder Anfall kann tödlich enden. Die Einnahme einer Hockstellung erhöht den Widerstand im Systemkreislauf und verbessert dadurch die Lungenperfusion (→ Abb. 12.8). **Uhrglasnägel** und **Trommelschlägelfinger** sind nach dem 2. Lebensjahr regelmäßig vorhanden. Es zeigen sich eine vermehrte Venenfüllung sowie eine Injektion der Konjunktivalgefäße.

Auskultationsbefund

Er wird weitgehend durch die Pulmonalstenose bestimmt. Die Auskultation ergibt einen singulären zweiten Herzton, weil die verdickte Pulmonalklappe zu keinem Pulmonalschlusston führt. Die Pulmonalstenose verursacht ein lautes, raues, holosystolisches Herzgeräusch im 4. ICR links (VSD-Geräusch). Das Systolikum kann im Extremfall als Schwirren tastbar sein und wird mit der Zunahme von Polyzythämie und Pulmonalstenose sowie mit Abnahme des systemischen Widerstandes leiser.

Diagnostik

- **EKG:** Rechtstyp, ausgeprägte Zeichen der rechtsventrikulären Hypertrophie

Kardiologie

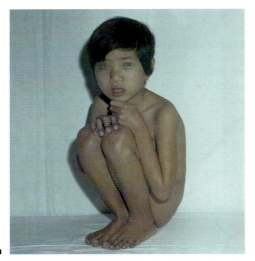
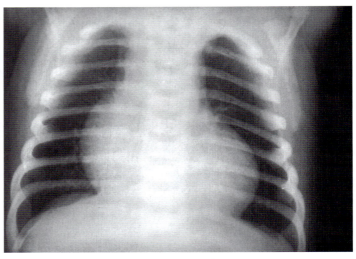
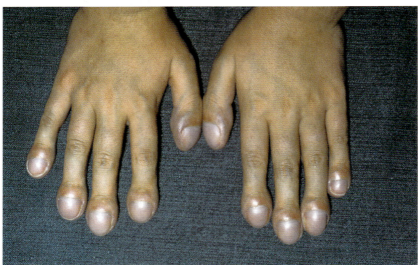

Abb. 12.8 a bis c: Fallot-Tetralogie.
a) Charakteristische Hockstellung bei hypoxämischem Anfall.
b) Röntgen-Thorax: angehobene Herzspitze, konkaves Pulmonalsegment, verminderte Lungengefäßzeichnung.
c) Trommelschlägelfinger.

> **Merke**
>
> Bei Fallot-Tetralogie sind positiv inotrope Medikamente kontraindiziert.

Transposition der großen Arterien (TGA)

■ Definition
Zyanotischer Herzfehler, bei dem die Aorta aus dem rechten und die Pulmonalarterie aus dem linken Ventrikel entspringen, wodurch Körper- und Lungenkreislauf nicht hintereinander, sondern parallel geschaltet sind.

■ Epidemiologie
Die TGA hat unter den angeborenen Herzfehlern eine Häufigkeit von etwa 5 %.

■ Begleitfehlbildungen
In 40 % der Fälle liegt ein begleitender VSD vor. Häufig besteht eine Pulmonalstenose, und die Koronararterien zeigen ein variables Muster. Bei 16 % der Patienten mit TGA bestehen extrakardiale Begleitfehlbildungen.

■ Hämodynamik
Aorta und A. pulmonalis sind miteinander vertauscht. Die Aorta entspringt aus dem rechten Ventrikel und die A. pulmonalis aus dem linken Ventrikel. Das sauerstoffarme Blut, das aus dem Körper in den rechten Vorhof und in den rechten Ventrikel fließt, wird erneut in die Aorta ausgeworfen. Dadurch kommt es zu einer vollständigen Ausschöpfung des Sauerstoffgehaltes des Blutes im Körperkreislauf. Das pulmonalvenöse Blut strömt mit hoher Sauerstoffsättigung in den linken Vorhof zurück und wird von dort erneut über die A. pulmonalis in die Lungenstrombahn ausgeworfen. Bei kompletter Transposition der Gefäße ohne zusätzliche Begleitfehlbildung liegt also eine komplette Trennung von System- und Lungenkreislauf vor, die nicht mit dem Leben vereinbar ist! Kurz nach der Geburt besteht

12.1 Angeborene Herzfehler

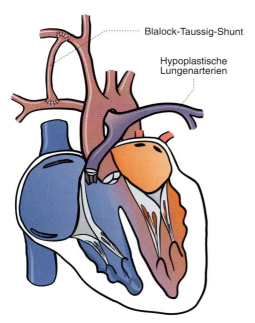

Abb. 12.9: Darstellung eines modifizierten Blalock-Taussig-Shunts rechts mithilfe einer kleinen Gefäßprothese. Er kann in analoger Weise auch links angelegt werden. [10]

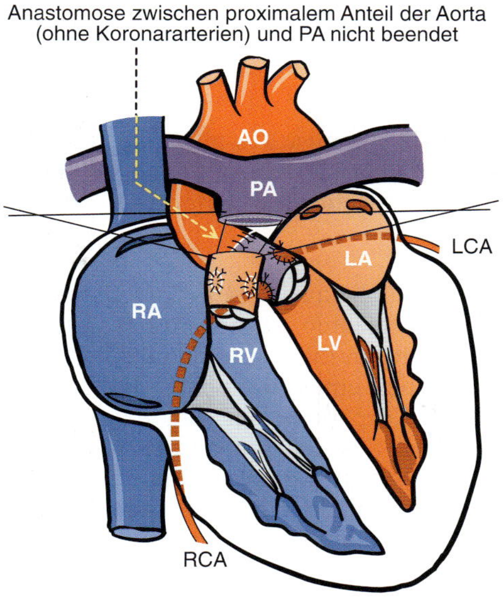

Abb. 12.10: Prinzip der arteriellen Switch-Operation: Man verbindet dabei den proximalen Anteil der Aorta mit der Bifurkation der Pulmonalis – den proximalen Anteil der Pulmonalis mit dem distalen Teil der Aorta ascendens. Um eine arterielle Versorgung der beiden Koronararterien zu gewährleisten, werden sie in den proximalen Anteil der Pulmonalis reimplantiert („geswitcht").
RA: rechtes Atrium; RV: rechter Ventrikel; LA: linkes Atrium, LV: linker Ventrikel; AO: Aorta; PA: A. pulmonalis; LCA: linke Koronararterie, RCA: rechte Koronararterie. [10]

eine Verbindung der beiden Kreisläufe über das Foramen ovale und den Ductus arteriosus. Nach Verschluss dieser Verbindungen versterben die Patienten an einer extremen Hypoxie. Bei zusätzlich bestehendem ASD, VSD oder PDA kommt es, vor allem bei vermehrter Lungendurchblutung, über diese Defekte zu einem Shunt, der dem Körperkreislauf arterialisiertes Blut zuführt. Bei gleichzeitig bestehender Pulmonalstenose ist durch den erniedrigten Druck in der A. pulmonalis ein solcher Shunt nicht möglich, die Prognose ist dann schlecht.

■ **Klinik**
Am 1.–4. Lebenstag kommt es mit dem Verschluss des Ductus arteriosus Botalli zu einer schweren, **lebensbedrohlichen Zyanose**, die durch reine Sauerstoffatmung nicht zu beheben ist. Hinzu kommen Trinkschwäche und Tachydyspnoe. Unbehandelt entwickelt sich rasch eine schwere Herzinsuffizienz mit tödlichem Ausgang innerhalb der ersten Lebenswochen.

■ **Auskultationsbefund**
Das Herzgeräusch ist uncharakteristisch. Der zweite Herzton ist singulär. Bei offenem Ductus Botalli besteht ein Systolikum im 2. ICR links.

■ **Diagnostik**
- **EKG:** weitgehend normal, regelhaft positives T in V_1
- **Echokardiographie:** Darstellung der Anatomie, Erfassung begleitender Fehlbildungen
- **Röntgen-Thorax:** eiförmiges Herz mit schmalem Gefäßband, meist vermehrte Lungengefäßzeichnung

- **Herzkatheter:** nicht mehr obligat, bei Begleitfehlbildungen aber indiziert.

■ **Therapie**
Bei drohendem Ductusverschluss ist die **Prostaglandingabe** die erste lebenserhaltende Maßnahme.
Präoperativ kann die Gefahr einer kritischen Hypoxämie durch eine Erweiterung der Vorhofkommunikation (**Ballonatrioseptostomie** nach Rashkind) reduziert werden.
Die **Korrekturoperation** wird bevorzugt innerhalb der ersten 2 Lebenswochen durchgeführt, um der Gefahr einer postoperativen Herzinsuffizienz zu begegnen, da der linke Ventrikel im natürlichen Verlauf der Transposition nach postnatalem Druckabfall im Lungenkreislauf hypotrophiert. Die anatomische Korrektur erfolgt mit der „**arteriellen Switch-Operation**". Hierbei werden die großen Arterien durchtrennt und in vertauschter Position mit den Gefäßstümpfen anastomosiert. Die Koronararterien werden in die Neoaortenwurzel implantiert (→ Abb. 12.10).

12.1.5 Seltenere zyanotische Herzvitien

Hypoplastisches Linksherz (HLH)

■ **Definition**
Hypoplasie und damit Funktionslosigkeit des linken Ventrikels unterschiedlichen Ausprägungsgra-

Kardiologie

des mit Mitralatresie, Aortenatresie und ausgeprägter Hypoplasie der aszendierenden Aorta.

Epidemiologie
Die Häufigkeit beträgt etwa 3 % aller angeborenen Herzfehler. Das HLH führt zu 25 % aller kardialen Todesfälle in der Neugeborenenperiode.

Hämodynamik
Das venöse Blut fließt aus dem Körper über die Hohlvenen in den rechten Vorhof, in den rechten Ventrikel und weiter in die A. pulmonalis. Über einen PDA wird infolge einer pulmonalen Hypertonie auch der gesamte Körperkreislauf vom rechten Ventrikel versorgt. Das aus den Lungenvenen zurückströmende Blut fließt über ein paradox offenes Foramen ovale in den rechten Vorhof, den rechten Ventrikel, die A. pulmonalis und als arteriovenöses Mischblut über den PDA in den Systemkreislauf.

Klinik
Bei Ductusverschluss entwickelt das Neugeborene schlagartig das Bild eines kardiogenen Schocks. Bei protrahiertem Ductusverschluss bestehen die Zeichen der Herzinsuffizienz mit Tachydyspnoe, Einziehungen, Lungenödem und Hepatosplenomegalie. Fast alle Kinder versterben innerhalb der ersten 3 Monate, die meisten innerhalb der ersten 10 Tage.

Diagnostik
- **EKG:** weitgehend unspezifisch, Repolarisationsstörungen weisen auf eine Myokardischämie hin
- **Echokardiographie:** Dilatation des rechten Ventrikels und der A. pulmonalis, normal großer linker Vorhof, Hypoplasie des linken Ventrikels, dopplersonographisch kein oder kaum Fluss in die Aorta ascendens
- **Röntgen-Thorax:** großes Herz und vermehrte Lungengefäßzeichnung
- **Herzkatheter:** Wenn echokardiographisch auch die Abklärung des Aortenbogens gelingt, kann zumindest der erste Teil der Norwood-Operation ohne Herzkatheteruntersuchung durchgeführt werden.

Therapie
Zunächst wird versucht, einen möglichst balancierten Fluss zwischen kleinem und großem Kreislauf herzustellen. Wichtig ist hierbei, die Spontanatmung zu sichern und den Ductus durch eine **Prostaglandininfusion** offenzuhalten.

Die **Herztransplantation** ist eine der therapeutischen Optionen. Die meisten Kinder versterben jedoch vor der geplanten Transplantation.

Die zweite Option ist die in drei Stufen ablaufende **Operation nach Norwood**. In der ersten Stufe wird aus dem großen Pulmonalarterienstamm der hypoplastischen Aorta ascendens meist unter Einsatz eines Pulmonalishomografts eine neue Aorta geschaffen. Da jetzt keine Verbindung mehr

zwischen rechtem Ventrikel und Pulmonalarterie besteht, wird mit Hilfe eines Goretex-Shunts die Pulmonalarterie an die Neoaorta angeschlossen, und das Vorhofseptum wird entfernt. In der zweiten Stufe (6.–9. Lebensmonat) wird dieser aortopulmonale Shunt in einen bidirektionalen kavopulmonalen Shunt (**Glenn-Anastomose**) umgewandelt. In der dritten Stufe erfolgt die Ergänzung zur totalen kavopulmonalen Anastomose (**Fontan-Zirkulation**). Die 3-Jahres-Überlebensraten liegen bei 70 %, dennoch können postoperativ viele Komplikationen auftreten.

Pulmonalatresie mit intaktem Ventrikelseptum
Definition
Atresie der trikuspidal angelegten Pulmonalklappe mit Hypoplasie des rechten Ventrikels bei fehlendem VSD.

Hämodynamik
Wegen des fehlenden VSD kann sich der rechte Ventrikel nicht entleeren, er hat keinen Ausflusstrakt und bleibt hypoplastisch. Die Lungendurchblutung erfolgt ausschließlich über einen Kollateralkreislauf, meist über einen PDA, sonst über Bronchial-, Interkostalarterien oder über sog. Major Aortopulmonary Collateral Arteries (MAPCA) und ist dadurch vermindert.

Klinik
Bei Verschluss des Ductus kommt es am 2.–3. Lebenstag zu einer schweren, **lebensbedrohlichen Zyanose**.

Auskultationsbefund
Der PDA führt zu einem Systolikum im 2. ICR links. Der zweite Herzton ist singulär, da die Pulmonalklappe atretisch ist.

Diagnostik
- **EKG:** ausgeprägte Rechtsherzhypertrophiezeichen; es besteht ein P-dextroatriale, und das T in V_1 ist positiv.
- **Echokardiographie:** Darstellung der Anatomie und Größenabschätzung des rechten Ventrikels
- **Röntgen-Thorax:** verminderte Lungengefäßzeichnung
- **Herzkatheter:** zur Beurteilung der Koronaranatomie indiziert.

Therapie
Beim Neugeborenen ist eine **Prostaglandininfusion** zur Aufrechterhaltung der Lungendurchblutung über den Ductus arteriosus lebensrettend. Bei ausreichender Ventrikelgröße wird die rasche Dekompression des rechten Ventrikels durch Eröffnung der Pulmonalklappe und evtl. auch der rechtsventrikulären Ausflussbahn angestrebt. Dies kann interven-

12.1 Angeborene Herzfehler

tionell mittels Hochfrequenzperforation und Ballondilatation oder operativ erreicht werden.

> **Merke**
>
> Ein positives T in V_1 in der 1. Lebenswoche ist stets pathologisch.

Trikuspidalatresie (TA)

■ **Pathologie**
Bindegewebiger membranöser Verschluss der Trikuspidalklappe, der zu einer Hypoplasie des rechten Ventrikels und damit zu einem hypoplastischen Rechtsherzsyndrom führt.

■ **Hämodynamik**
Die verschlossene Klappe wird über ein offenes Foramen ovale oder einen zusätzlichen ASD, VSD oder PDA umströmt (→ Abb. 12.11). Die Lungendurchblutung ist variabel. Das venöse Blut fließt aus den Hohlvenen über das offene Foramen ovale oder einen ASD in den linken Vorhof, wo es zur Mischung mit dem aus den Lungenvenen zurückströmenden arterialisierten Blut kommt. Das arteriovenöse Mischblut wird in die Aorta und in die Lungenstrombahn ausgeworfen.

■ **Klinik**
Die TA führt in der Regel kurz nach der Geburt zu Zyanose, Tachydyspnoe und Tachykardie. Bei vermehrter Lungendurchblutung dominiert die **Herzinsuffizienz**, während bei verminderter Lungendurchblutung die **Zyanose** im Vordergrund steht.

■ **Auskultationsbefund**
Es besteht ein uncharakteristisches, systolisches Herzgeräusch.

■ **Diagnostik**
- **EKG:** ausgeprägte Linkshypertrophiezeichen
- **Echokardiographie:** Darstellung der Anatomie und Größenabschätzung des rechten Ventrikels
- **Herzkatheter:** präoperativ erforderlich.

■ **Therapie**
Das Neugeborene erhält eine **Prostaglandininfusion**, um den Ductus arteriosus offen zu halten.

Falls notwendig, wird im Rahmen der Herzkatheteruntersuchung eine **Atrioseptostomie** durchgeführt, um eine Öffnung zwischen den Vorhöfen zu schaffen oder zu vergrößern.

Die **operative Korrektur** erfolgt in mehreren Schritten in den ersten 3–4 Lebensjahren. Ziel ist, dem Systemkreislauf ausreichend Sauerstoff zuzuführen. Zunächst wird ein modifizierter **Blalock-Taussig-Shunt** angelegt. Es handelt sich um eine Verbindung zwischen der rechten A. subclavia und der rechten A. pulmonalis unter Verwendung einer Goretex-Prothese (→ Abb. 12.9). Ein Teil des Blutes, das durch die Aorta fließt, „shunted" nun in die Pulmonalarterie und wird in der Folge oxygeniert. Der untere Teil der Pulmonalarterie wird entweder abgesetzt und die Pulmonalklappe zugenäht oder als Damus-Kaye-Stansel-Anastomose mit der Aorta zusammengefasst und zur Systemversorgung verwendet. In einer zweiten Operation, die im Alter von etwa 6–9 Monaten erfolgt, wird eine **Glenn-Anastomose** angelegt. Der Blalock-Taussig-Shunt wird entfernt, und die V. cava superior wird mit der rechten Pulmonalarterie verbunden. Hierdurch fließt Blut aus dem Kopf und aus den Armen passiv in die Pulmonalarterie und wird in der Folge oxygeniert. Das Blut für den Systemkreislauf setzt sich aus dem oxygenierten Anteil der oberen Körperhälfte und dem desoxygenierten Anteil der unteren Körperhälfte zusammen. Es werden also arterielle O_2-Sättigungen um 75–85 % erreicht. Das Vorhofseptum wird spätestens in diesem Schritt möglichst vollständig entfernt (Atrioseptektomie). Die abschließende **Fontan-Operation** erfolgt im Alter von 3–4 Jahren. Hierbei wird das venöse Blut aus der V. cava inferior unter Verwendung einer Goretex-Prothese in die rechte Pulmonalarterie geleitet, wodurch die Oxygenierung des Blutes aus der unteren Körperhälfte ermöglicht wird. Postoperativ besteht durch den Widerstand in den Lungenarterien ein hoher zentralvenöser Druck, wodurch es bei 20–30 % der Patienten zu den charakteristischen klinischen Folgen der Fontan-Operation mit Lebervergrößerung, Aszites, Eiweißverlust über den Darm und Herzrhythmusstörungen kommt.

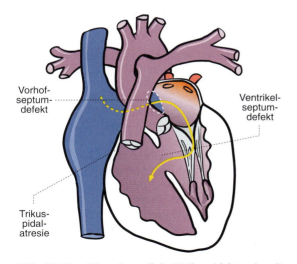

Abb. 12.11: Hämodynamik bei Trikuspidalatresie mit normal großen Gefäßen ohne Pulmonalstenose. Es bestehen gleichzeitig ein großer Vorhof- und Ventrikelseptumdefekt. Einer der beiden Ventrikel – meist der rechte – ist sehr häufig hypoplastisch (in der Zeichnung nicht dargestellt). [10]

> **Merke**
>
> Die charakteristischen klinischen Folgen der Fontan-Operation sind Lebervergrößerung, Aszites, Eiweißverlustsyndrom über den Darm und Herzrhythmusstörungen.

Truncus arteriosus communis

■ Definition

Das vollständige Ausbleiben der Trennung zwischen Aorta und Pulmonalarterie führt dazu, dass aus beiden Ventrikeln ein gemeinsames großes Gefäß entspringt, das über einem hohen Ventrikelseptumdefekt reitet. Es besteht eine gemeinsame Klappe mit zwei bis sechs, meist vier Taschenklappen.

■ Epidemiologie

Bei etwa 3 % aller angeborenen Herzfehler im Säuglingsalter liegt ein Truncus arteriosus communis vor, häufig ist er mit einer Mikrodeletion 22q11 (Di-George-Syndrom) assoziiert. Jungen sind häufiger betroffen als Mädchen.

■ Hämodynamik

Das gemeinsame Gefäß versorgt den Koronar-, Lungen- und Körperkreislauf. Die Lungendurchblutung ist meist vermehrt, es kommt zur pulmonalen Hypertonie. Das aus den Hohlvenen kommende venöse Blut fließt über den rechten Vorhof in den rechten Ventrikel und in den Truncus, der auch das aus den Lungenvenen kommende arterialisierte Blut aufnimmt. Koronar-, Lungen- und Körperkreislauf werden mit arteriovenösem Mischblut versorgt.

■ Klinik

Frühzeitig treten Trinkschwäche, Tachydyspnoe, Hepatosplenomegalie, rezidivierende bronchopulmonale Infekte und ein Lungenödem auf. Ohne Operation beträgt die Letalität im 1. Lebensjahr 70–85 %.

■ Auskultationsbefund

Es besteht ein holosystolisches Geräusch eines VSD oder ein systolisches Austreibungsgeräusch durch eine relative Truncusstenose.

■ Therapie

Eine operative Korrektur ist in den ersten Lebensmonaten möglich, solange noch keine Fixierung der pulmonalen Hypertonie erfolgt ist. Dabei werden die Lungengefäße vom gemeinsamen Truncus getrennt, und die Lungendurchblutung wird durch Implantation eines Conduits (z. B. Rindervene) in den rechten Ventrikel hergestellt. Der Verschluss des VSD erfolgt so, dass die Aorta ihr Blut nur aus dem linken Ventrikel erhält.

Morbus Ebstein

■ Definition

Anomalie der Trikuspidalklappe durch ungenügende Ablösung der Klappensegel vom Myokard in der Embryonalphase, bei der die freie Klappenöffnung in Richtung Trabekelzone des rechten Ventrikels verlagert ist.

■ Epidemiologie

Die Häufigkeit beträgt 1 : 20 000 Geburten.

■ Pathologie

Durch die partielle Anheftung der Klappensegel an die rechtsventrikuläre Wand oder das Septum kommt es zu einer Verlagerung eines oder mehrerer hypoplastischer Trikuspidalklappensegel in die rechte Kammer. In 75 % der Fälle besteht zusätzlich ein offenes Foramen ovale oder ein ASD. Der Teil des rechten Ventrikels oberhalb der Trikuspidalklappe gehört funktionell zum rechten Vorhof **(Atrialisation des rechten Ventrikels)**. Meist findet sich zusätzlich eine hochgradige Trikuspidalinsuffizienz.

■ Hämodynamik

Der Blutabstrom aus dem dilatierten rechten Vorhof ist erschwert. Dadurch erhöht sich der Druck im rechten Vorhof, und es kommt zu einem Rechts-links-Shunt.

■ Klinik

Die Hälfte der Patienten fällt in der Neugeborenenphase durch eine Zyanose auf. Mit abnehmendem pulmonalvaskulärem Widerstand kann die Zyanose rückläufig sein, um nach vielen Jahren erneut aufzutreten.

■ Auskultationsbefund

Es findet sich ein systolisches Herzgeräusch am linken unteren Sternalrand. Auffällig ist insbesondere die weite Spaltung des ersten und zweiten Herztons.

■ Diagnostik

- **Echokardiographie:** Darstellung der Verlagerung der frei beweglichen Segel zur Ebene der AV-Klappen-Ringe. Im Verlauf findet sich eine extreme Vergrößerung des rechten Vorhofs.
- **Herzkatheter:** meist nicht erforderlich.

■ Therapie

Bei Neugeborenen steht die Behandlung der Herzinsuffizienz im Vordergrund. Grundsätzlich sollte abgewartet werden, ob eine spontane Besserungstendenz eintritt. Bei ausgeprägter Rechtsherzinsuffizienz erfolgt der Versuch der operativen plastischen Rekonstruktion der Trikuspidalklappe.

Totale Lungenvenenfehlmündung (TLVF)

■ Definition
Angeborener Herzfehler mit fehlender Verbindung zwischen den Lungenvenen und dem linken Vorhof.

■ Epidemiologie
Die Häufigkeit beträgt etwa 1 % aller Herzfehler.

■ Pathologie
Alle Lungenvenen münden in den rechten Vorhof oder in ein venöses Gefäß, das mit dem rechten Vorhof in Verbindung steht. Meist besteht zusätzlich ein offenes Foramen ovale oder ein ASD.

■ Einteilung
- **Suprakardiale Form:** Alle Lungenvenen münden nach einer Vereinigung in einem Sammelgefäß (Confluens) in die Vena anonyma oder in die obere Hohlvene (→ Abb. 12.12).
- **Kardiale Form:** Alle Lungenvenen münden direkt in den rechten Vorhof oder in den Sinus coronarius.
- **Infradiaphragmale Form:** Alle Lungenvenen münden in die Vena cava inferior oder in die Pfortader.

■ Hämodynamik
Das arteriovenöse Mischblut gelangt vom rechten Vorhof teilweise in den Lungenkreislauf, teilweise über die zusätzlich bestehende interatriale Verbindung in den Körperkreislauf. Meist besteht eine ausgeprägte Dilatation von rechtem Vorhof und rechtem Ventrikel.

■ Klinik
Verläuft der Blutfluss aus den Lungenvenen in den großen Kreislauf ohne Obstruktion, so kommt es zu einer geringgradigen Zyanose, Notfallsituationen sind selten. Bestehen hingegen hämodynamisch wirksame Engstellen, so kommt es zu einem Aufstau im pulmonalvenösen Schenkel und zur schweren pulmonalen Hypertonie mit Druckanstiegen im rechten Ventrikel, die über Systemdruck liegen können. Eine Zyanose, das erheblich verminderte Herzzeitvolumen und die Lungenstauung beherrschen das klinische Bild. Obstruktionen auf dem Weg des Lungenvenenblutes in den großen Kreislauf kommen bei der infradiaphragmalen Form durch die Zwischenschaltung des Leberparenchyms regelmäßig vor.

> **Merke**
>
> Die infradiaphragmale totale Lungenvenenfehlmündung ist heute der einzige wirkliche Kinderkardiologische Notfall, der mit der Diagnosestellung bei vorhandenem ASD oder ausreichend großem PFO eine **sofortige** Operation notwendig macht.

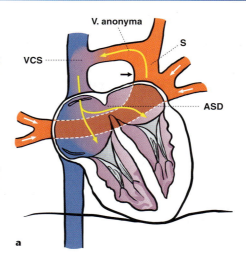

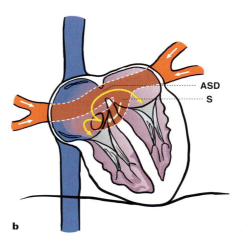

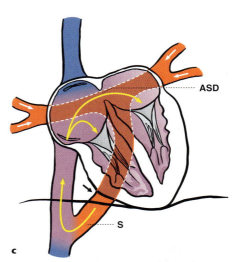

Abb. 12.12 a bis c: Schematische Darstellung der drei verschiedenen Typen einer totalen Lungenvenenfehlmündung:
a) Suprakardialer Typ.
b) Kardialer Typ.
c) Infradiaphragmaler Typ.
ASD: Vorhofseptumdefekt; S: Sammelgefäß der fehlmündenden Lungenvenen; VCS: Vena cava superior; Pfeil: Ort der Ligatur beim Sammelgefäß. [10]

Kardiologie

■ Diagnostik
- **Echokardiographie:** detaillierte Darstellung der Lungenvenen und ihrer Mündung
- **Herzkatheter:** meist nicht erforderlich
- **MRT- oder CT-Angiographie** bei unklarem Gefäßverlauf.

■ Therapie
Es erfolgt eine Seit-zu-Seit-Anastomose des Confluens der Lungenvenen mit dem linken Vorhof. Bei Verzögerung der Operation bei einem Patienten mit der infradiaphragmalen Form kommt es rasch zu irreversiblen Lungenschäden.

Die Langzeitergebnisse sind bei initial gutem Operationserfolg gut.

12.2 Erworbene Herz- und Gefäßerkrankungen

12.2.1 Bakterielle Endokarditis

■ Definition
Akute oder subakute Erkrankung, die meist bei Kindern im Schulalter im Anschluss an eine bakterielle Infektion, im Rahmen einer bakteriellen Sepsis oder nach operativen Eingriffen in bakteriell infizierten Gebieten auftritt, zur Zerstörung von Herzklappen führen kann und mit einer ernsten Prognose verknüpft ist. Sie tritt fast ausschließlich bei Kindern mit vorbestehenden Veränderungen am Herzen auf.

■ Erreger
In 50–70 % der Fälle wird die **subakute Endokarditis** durch Viridansstreptokokken (*S. sanguis, S. bovis, S. mutans, S. mitis*) oder Enterokokken verursacht. *Staphylococcus aureus* ist der häufigste Erreger der **akuten Endokarditis**.

■ Risikofaktoren
Ein **angeborener Herzfehler** ist mit 90 % der häufigste prädisponierende Faktor für eine Endokarditis. Patienten mit hypertropher Kardiomyopathie haben ebenfalls ein erheblich erhöhtes Endokarditisrisiko.

Die früher häufigste Ursache (Z. n. rheumatischer Karditis) spielt seit Einführung der konsequenten Antibiotikatherapie bei Streptokokkeninfektionen kaum noch eine Rolle. Die antibiotische Endokarditisprophylaxe perioperativ und bei bakteriellen Infektionen ist bei Patienten mit angeborenen Vitien daher extrem wichtig!

■ Pathogenese
Bei vielen kardiovaskulären Fehlbildungen bestehen im Bereich des Defektes turbulente Blutströmungen. Diese entstehen immer dann, wenn sich entlang des Defektes ein hoher Druckgradient einstellt. Hier kommt es zu Endokardläsionen, und es entwickeln sich thrombotische Auflagerungen, an die sich vor allem grampositive Bakterien anheften können. In 80–90 % der Fälle ist das linke Herz betroffen (Mitral- und/oder Aortenklappe).

■ Klinik
Akute Endokarditis: Sie kann auch bei zuvor kardiologisch asymptomatischen Kindern auftreten. Es kommt zu einer plötzlichen akuten Verschlechterung des Allgemeinzustandes mit septisch intermittierendem Fieber, Tachykardie und Dyspnoe. Ein neu aufgetretenes oder verändertes Herzgeräusch ist auskultierbar. Häufig besteht eine Splenomegalie; bakterielle Embolien mit Abszessbildung sind in allen Organen möglich. Die Erkrankung kann innerhalb weniger Tage zu Herzinsuffizienz, Nierenversagen, Koma und Exitus letalis führen.

Subakute Endokarditis: Sie tritt fast ausschließlich bei vorbestehendem Herzfehler auf. Der Krankheitsbeginn ist schleichend („Endocarditis lenta"), unspezifische Symptome sind Müdigkeit, Appetitlosigkeit, Gewichtsabnahme und nächtliches Schwitzen bei subfebrilen Temperaturen. Regelmäßig besteht eine Splenomegalie. Petechiale Hautblutungen oder neurologische Symptome (Paresen, Verwirrtheit, Krampfanfälle) können als Folge bakterieller Embolien in verschiedenen Organen vorkommen. „Osler-Knötchen" treten an Palmae und Plantae auf und sind Ausdruck einer Immunvaskulitis.

■ Diagnostik
- Normozytäre, normochrome Anämie
- Leukozytose und Linksverschiebung, C-reaktives Protein erhöht
- Beschleunigte BKS
- Wiederholte aerobe und anaerobe Blutkulturen beim geringsten Verdacht auf eine Endokarditis
- Bei Erregernachweis ist die Bestimmung der minimalen Hemmkonzentration (MHK) zur Auswahl der geeigneten Antibiotika unbedingt erforderlich.
- **Transösophageale Echokardiographie:** Nachweis von Vegetationen (60 %), Klappenperforationen, Klappeninsuffizienzen
- Mikrohämaturie bei Glomerulonephritis.

> **Merke**
>
> Die wichtigsten diagnostischen Kriterien einer Endokarditis sind die klinische Symptomatik, der Erregernachweis in der Blutkultur und der positive Echokardiographiebefund.

■ Differentialdiagnose
- Akutes rheumatisches Fieber
- Morbus Still

12.2 Erworbene Herz- und Gefäßerkrankungen

- Systemischer Lupus erythematodes (Libman-Sacks-Endokarditis)
- Kardiales Myxom (Fieber, Herzgeräusch, Embolien).

■ Therapie
Die **supportive Therapie** umfasst Bettruhe und Antipyrese. Bei adäquater Therapie entfiebern 75 % aller Patienten innerhalb 1 Woche. Weitere Hinweise auf Heilung sind negative Blutkulturen und eine Normalisierung der Entzündungsparameter.

Die intravenöse Therapie mit einem bakterizid wirkenden **Antibiotikum** muss über 4–6 Wochen durchgeführt werden. Die Auswahl des Antibiotikums (meist Kombinationstherapie) sollte möglichst nach Antibiogramm erfolgen. Bei (noch) fehlendem Keimnachweis kommen im Rahmen einer kalkulierten Chemotherapie z.B. Ampicillin und Tobramycin zum Einsatz.

Bei ungenügendem Ansprechen auf Antibiotika sollte eine **chirurgische Therapie** (Klappenersatzoperation) erwogen werden.

■ Komplikationen
Bei etwa 50 % der Patienten treten dauerhafte Folgeschäden auf:
- Klappenzerstörung (33 % der Patienten)
- Mykotisches Aneurysma
- Extrakardiale embolische Komplikationen (25 %): zerebrale Embolie, Lungenembolie
- Glomerulonephritis (39 %).

■ Prognose
Die Letalität der bakteriellen Endokarditis ist mit 20 % auch heute noch sehr hoch.

■ Prophylaxe
Drei Aspekte sind entscheidend. Die frühzeitige Durchführung von **Korrekturoperationen**, eine sorgfältige **Mund- und Zahnhygiene** und die antibiotische **Endokarditisprophylaxe** bei Auftreten bakterieller Infektionen oder vor operativen Eingriffen (→ Tab. 12.3). Bei Herzfehlern mit geringem Druckgradienten und laminarem Shuntfluss kann auf die antibiotische Endokarditisprophylaxe verzichtet werden (→ Tab. 12.4).

> **Merke**
>
> Bei etwa 50 % der Patienten mit bakterieller Endokarditis treten dauerhafte Folgeschäden auf! Hierdurch wird die Bedeutung der Endokarditisprophylaxe unterstrichen.

12.2.2 Myokarditis

■ Definition
Entzündliche Erkrankung des Myokards, die häufig im Anschluss an einen Virusinfekt auftritt. Sie ist in allen Altersgruppen selten.

■ Ätiologie
Die Myokarditis wird in 95 % der Fälle durch Viren (Influenza-, Coxsackie-, ECHO-Viren) verursacht. Selten entsteht sie durch Bakterien, Pilze oder Parasiten. Die toxische Myokarditis kommt bei der Diphtherie vor. Es besteht eine familiäre Prädisposition.

■ Klinik
Nach einem vorausgegangenen Virusinfekt besteht ein anhaltendes Krankheitsgefühl mit Schwäche,

Tab. 12.3 Endokarditisprophylaxeschema für Kinder.

Eingriff	Medikament	Einmalige Dosis 30–60 min präoperativ
Mund- und Rachenraum	Amoxicillin	50 mg/kg KG
Gastrointestinaltrakt und Urogenitaltrakt	Amoxicillin	50 mg/kg KG
Haut	Clindamycin	15 mg/kg KG

Tab. 12.4 Übersicht der Herzfehler mit und ohne Indikation zur Endokarditisprophylaxe.

	Endokarditisprophylaxe erforderlich	Endokarditisprophylaxe nicht erforderlich
Normales Risiko	Ventrikelseptumdefekt Persistierender Ductus arteriosus Aortenstenose Aorteninsuffizienz Bikuspide Aortenklappe Mitralstenose Mitralinsuffizienz Hochgradige Pulmonalstenose Komplexe Vitien	Vorhofseptumdefekt Pulmonalinsuffizienz Periphere Pulmonalstenosen Lungenvenenfehlmündung Mitralklappenprolaps ohne Klappeninsuffizienz Trikuspidalinsuffizienz bis mittleren Grades Z. n. chirurgischer Korrektur ohne Residuen und ohne turbulenten Fluss mehr als 6 Monate nach dem Eingriff
Hohes Risiko: **2. Antibiotikagabe** **nach dem Eingriff**	Z. n. Herztransplantation Z. n. Implantation von Fremdmaterial (bis 6 Monate nach Intervention) Z. n. rheumatischem Fieber	

12 Kardiologie

Tachykardie, Dyspnoe und Blässe. Die Symptomatik nimmt bereits bei geringer körperlicher Belastung zu. Zeichen der Herzbeteiligung sind eine Hepatomegalie, eine obere Einflussstauung, abgeschwächte Herztöne und Galopprhythmen. Häufig fallen die Kinder durch zufällig diagnostizierte Extrasystolen auf.

■ Auskultationsbefund
Häufig besteht ein leises systolisches Herzgeräusch durch relative Klappeninsuffizienz bei Herzdilatation. Gelegentlich kommt es zu „Perikardreiben" (raues systolisch-diastolisches Herzgeräusch).

■ Diagnostik
- **EKG:** multifokale ventrikuläre Extrasystolen, AV-Überleitungsstörungen, wechselnd lokalisierte Erregungsrückbildungsstörungen
- **Echokardiographie:** Dilatation des linken Ventrikels, verminderte Kontraktilität, relative Mitralinsuffizienz, u. U. Perikarderguss
- **Röntgen-Thorax:** Vergrößerung des Herzschattens bei zunehmender Herzinsuffizienz
- **Routinelabor:** unspezifische Entzündungsparameter, evtl. Erhöhung von CK und CK-MB, Troponin T
- **Virusserologie:** Influenza-, Coxsackie-, ECHO-, Adeno-, EB-Viren
- Ausschluss einer Lyme-Borreliose (→ Kap. 7.4).

■ Therapie
Die **symptomatische Therapie** sieht strenge Bettruhe, Sauerstoffzufuhr sowie die Verabreichung von Diuretika und Antiarrhythmika vor. Nach Möglichkeit sollte die zugrunde liegende Infektion behandelt werden.

In schweren Fällen ist eine Herztransplantation oder eine intermittierende Versorgung mit einem Kunstherzen („Assist Device") erforderlich.

■ Prognose
Die akute Myokarditis im Kindesalter ist mit einer hohen Letalität von 25 % assoziiert. Günstige Verläufe mit vollständiger Remission kommen jedoch auch vor. Als Langzeitkomplikation kann eine sekundäre Kardiomyopathie auftreten.

12.2.3 Perikarditis

■ Definition
Entzündliche Erkrankung des Perikards, die ausschließlich fibrinös verlaufen (**Pericarditis sicca**) oder mit einem Erguss einhergehen kann (**Pericarditis exsudativa**) und mit der Gefahr der Tamponade oder des Übergangs in eine konstriktive Perikarditis assoziiert ist.

■ Ätiologie
Eine Perikarditis kann **hämatogen** (im Rahmen einer Viruserkrankung oder im Rahmen einer Sepsis), **fortgeleitet** (aus Mediastinum, Lunge, Pleura, Myokard), im Rahmen einer **Tuberkulose**, beim **rheumatischen Fieber** oder bei anderen Autoimmunerkrankungen (z. B. SLE, JCA) auftreten.

Postkardiotomiesyndrom: perikardiale Ergussbildung mit mäßig erhöhten Entzündungszeichen nach Herzoperationen.

■ Erreger
Typische Erreger sind Staphylokokken, Streptokokken, Pneumokokken, Meningokokken, *Haemophilus influenzae* und Mykobakterien.

■ Klinik
Die Erkrankung beginnt mit **Abgeschlagenheit** und **Fieber** bei graublassem Hautkolorit. Häufig bestehen **Thoraxschmerzen**. Später kommt es zu Zyanose, Tachydyspnoe und Tachykardie. Zeichen der **Herzinsuffizienz** sind eine obere Einflussstauung, Hepatomegalie, Aszites und periphere Ödeme. Initial besteht eine Pericarditis sicca, bei Auftreten eines Ergusses spricht man von Pericarditis exsudativa.

■ Auskultationsbefund
Bei der Untersuchung findet sich in 80 % der Fälle Perikardreiben, das bei Auftreten eines Ergusses abnimmt. Die Herztöne sind leise.

> **Merke**
>
> Klinische Leitsymptome der Perikarditis sind Fieber und Thoraxschmerzen bei beeinträchtigtem Allgemeinzustand.

■ Diagnostik
- **EKG:** Niedervoltage (bei Erguss) und wechselnd lokalisierte Repolarisationsstörungen
- **Röntgen-Thorax:** Verbreiterung des Herzschattens bei großem Erguss (Bocksbeutelform)
- **Echokardiogramm:** Ergussnachweis
- **Labor:** Blutbild, BKS, Blutkulturen, Virusserologie.

■ Komplikationen
Bei großem Erguss und fehlender Entlastung kommt es zur Tamponade, die zu Kreislaufversagen und tödlichem Ausgang führen kann. Bei Vorliegen einer chronischen konstriktiven Perikarditis entsteht ein sog. Panzerherz (Verhärtung, Verdickung und Verkalkung des Perikards).

■ Therapie
Symptomatische Maßnahmen sind strenge Bettruhe und Sedierung. Antibiotika werden nach Erregernachweis gezielt eingesetzt. Nichtsteroidale Antiphlogistika sind stets, Kortikosteroide sind teilweise

12.2 Erworbene Herz- und Gefäßerkrankungen

zusätzlich, insbesondere bei Perikarderguss, indiziert. Große Ergüsse sollten mittels Punktion entlastet werden.

12.2.4 Herzinsuffizienz

■ Definition
Eine Herzinsuffizienz liegt vor, wenn das Herz nicht in der Lage ist, ein für den metabolischen Bedarf des Organismus ausreichendes Herzminutenvolumen zu fördern.

■ Ätiologie
Im Kindesalter beruht eine Herzinsuffizienz meist auf einer Volumen- und/oder Druckbelastung durch **angeborene Herzfehler**. Seltener liegt eine primäre Kardiomyopathie vor. Weitere Ursachen sind eine bakterielle Endokarditis, eine Myokarditis und schwere Herzrhythmusstörungen. Schwere Allgemeinerkrankungen (Pneumonie, Sepsis, Anämie) oder toxische Myokardschädigungen (z. B. Chemotherapie) sind ebenfalls klassische Ursachen für eine Herzinsuffizienz.

■ Pathophysiologie
Vergrößerte Vorlast (Preload): Druck- und Volumenerhöhung in den Vorhöfen, erhöhte diastolische Füllung der Ventrikel, Stauung in den Körper- und Lungenvenen.
Vergrößerte Nachlast (Afterload): Zunahme des peripheren Strömungswiderstandes zur Aufrechterhaltung des arteriellen Blutdruckes, erhöhte Myokardbelastung, verminderte Kontraktilität der Ventrikelmuskulatur. Über eine Erhöhung der Herzfrequenz wird versucht, das Herzzeitvolumen aufrechtzuerhalten.

■ Klinik
Neugeborene, Säuglinge: In dieser Altersgruppe führt die Herzinsuffizienz zu unspezifischen Symptomen wie Trinkschwäche, Schwitzen in Ruhe, Zyanose, Gewichtszunahme durch Ödeme, Tachydyspnoe, Einziehungen, Tachykardie bei schwachem Puls und Gedeihstörung.
Ältere Kinder: In dieser Altersgruppe manifestieren sich zunehmend die aus der Erwachsenenmedizin bekannten Herzinsuffizienzzeichen: Halsvenenstauung, Pleura- und Perikarderguss, Hepatosplenomegalie, Aszites, periphere Ödeme und Lungenödem.

■ Diagnostik
- **Röntgen-Thorax:** verbreiterter Herzschatten, vermehrte Hilus- und Lungengefäßzeichnung, ggf. Pleuraergüsse
- **EKG:** Zeichen der Kammerhypertrophie und Vorhofbelastung, Repolarisationsstörungen
- **Echokardiographie:** Nachweis der strukturellen Ursache der Herzinsuffizienz (z. B. angeborener

Herzfehler), Dilatation und verminderte Kontraktilität des betroffenen Ventrikels
- **Herzkatheter:** selten erforderlich

■ Therapie
Symptomatische Therapie: Sie sieht eine Reduktion der körperlichen Belastung, Nahrungssondierung und parenterale Ernährung, Oberkörperhochlagerung, Flüssigkeitsbilanzierung, Sauerstoffzufuhr und ggf. Bluttransfusionen vor.
Kausale Therapie: Hierzu gehören die operative Korrektur angeborener Herzfehler, die Verabreichung einer Prostaglandininfusion bei ductusabhängigen Vitien sowie die Behandlung zugrunde liegender infektiöser, endokrinologischer und metabolischer Erkrankungen.
Medikamentöse Therapie: Hier ist ein stufenweises Vorgehen üblich. Diuretika zur Senkung der Vorlast, ACE-Hemmer und, in Abhängigkeit von der Grunderkrankung, Digitalisglykoside zur Verlängerung der diastolischen Füllungsphase.

In schweren Fällen ist eine Versorgung mit einem Kunstherzen („Assist Device") zur Überbrückung der Zeit bis zu einer Herztransplantation erforderlich.

12.2.5 Kardiomyopathien

■ Definition
Erkrankungen des Myokards, die mit einer kardialen Dysfunktion einhergehen und denen weder ein angeborener Herzfehler noch Krankheiten der Herzklappen, der Koronararterien oder eine Entzündung zugrunde liegen.

■ Einteilung der Kardiomyopathien nach WHO/ISFC, 1995
- Hypertrophe Kardiomyopathie (HCM)
- Dilatative Kardiomyopathie (DCM)
- Restriktive Kardiomyopathie (RCM)
- Arrhythmogene rechtsventrikuläre Kardiomyopathie (ARCM)
- Spezifische Kardiomyopathie: ischämisch, valvulär, hypertensiv, entzündlich, metabolisch, allergisch, toxisch, Systemerkrankung, Myopathie, neuromuskuläre Erkrankung.

Für die Pädiatrie sind insbesondere die HCM und die DCM von Bedeutung.

Hypertrophe Kardiomyopathie (HCM)

■ Definition
Genetisch determinierte Erkrankung unterschiedlicher morphologischer und klinischer Expression, die durch eine Hypertrophie des Myokards mit und ohne Obstruktion der linksventrikulären Ausflussbahn ohne zugrunde liegende Ursache (Hypertonus, Klappenerkrankungen, angeborene Herzfehler) charakterisiert ist.

Kardiologie

■ Ätiologie
In 55 % der Fälle tritt die HCM familiär, in 45 % der Fälle tritt sie sporadisch auf.

Zahlreiche Mutationen verschiedener Gene (z. B. *β-Myosin-Heavy-Chain-(MHC)-*, *α-Tropomyosin-*, *Troponin-T*-Gen) konnten als Ursache hypertropher Kardiomyopathien identifiziert werden.

Sekundär kann es bei diabetischer Fetopathie und bei Steroidtherapie zu einer HCM kommen.

■ Pathophysiologie
Die charakteristische Verdickung des Septums führt zu einer Verkleinerung des Ventrikelkavums und zu einer variablen Obstruktion der linksventrikulären Ausflussbahn. Funktionell steht die gestörte diastolische Funktion mit einer abnormen Relaxation und verzögerten Mitralklappenöffnung im Vordergrund.

■ Klinik
Bei Kindern bestehen selten klinische Symptome. Daher kann es ohne Vorwarnung zur Hauptkomplikation, dem **plötzlichen Herztod**, kommen. Ursachen sind supraventrikuläre Tachykardien, Überleitungsstörungen und myokardiale Ischämien.

■ Auskultationsbefund
Auskultatorisch findet sich ein raues Crescendo-Systolikum im 3.–4. ICR links und im 2. ICR rechts.

■ Diagnostik
- **EKG:** Zeichen der Linkshypertrophie mit spitzwinklig negativem T
- **Echokardiographie:** exakte Bestimmung der Septum- und Myokarddicke.

■ Therapie
Durch Ausschaltung der sympathischen Stimulation und Senkung der Herzfrequenz mittels β-Blockern (Propranolol 2 mg/kg KG/d) oder Kalziumantagonisten (Verapamil 2–5 mg/kg KG/d) kann der Druckgradient reduziert werden. Eine Therapie mit Amiodaron reduziert das Risiko des plötzlichen Herztodes. Die Indikation ist im Kindesalter jedoch streng zu stellen.

Bei Therapieresistenz ist eine operative Therapie (Myektomie im Bereich des Septums) indiziert.

> **Merke**
>
> Digitalisglykoside sind bei HCM streng kontraindiziert.

■ Prognose
Die 10-Jahres-Überlebensrate liegt bei etwa 95 %.

> **Merke**
>
> Bei HCM ist das Endokarditisrisiko mit 5–9 % besonders hoch. Eine konsequente Endokarditisprophylaxe ist daher unbedingt indiziert.

Dilatative Kardiomyopathie (DCM)

■ Definition
Dilatation des linken Ventrikels sowie der anderen Herzhöhlen mit mäßiger Wandhypertrophie und ausgeprägter systolischer Funktionseinschränkung. Obwohl die Erkrankung selten ist, handelt es sich bei der DCM um die häufigste Indikation zur Herztransplantation im Kindesalter.

■ Ätiologie
Eine abgelaufene Myokarditis ist die häufigste Ursache einer DCM. In 30 % der Fälle handelt es sich um familiäre Kardiomyopathien. Eine Doxorubicintherapie bei onkologischen Erkrankungen kann ebenfalls zu einer dilatativen Kardiomyopathie führen.

■ Pathophysiologie
Die erhebliche systolische Dysfunktion führt zum „Low Cardiac Output"-Syndrom: Lungenödem und verminderte renale Perfusion sind typische Folgen.

■ Klinik
Oft fällt im Rahmen eines fieberhaften Infektes in den ersten 2 Lebensjahren die **Kardiomegalie** auf. Abgeschlagenheit, Ernährungs- und Gedeihstörung, Tachydyspnoe, hartnäckiger Husten und Ödemneigung sind die Zeichen der Herzinsuffizienz.

■ Auskultationsbefund
Bei der Untersuchung finden sich häufig das systolische Geräusch der Mitralinsuffizienz und feinblasige Rasselgeräusche über den basalen Lungenabschnitten.

■ Diagnostik
- **EKG:** Zeichen der Linkshypertrophie und Repolarisationsstörungen
- **Echokardiographie:** dilatierter linker Ventrikel mit verminderter Auswurffraktion
- **Herzkatheter:** unbedingt indiziert.

■ Therapie
Die symptomatische Therapie der Herzinsuffizienz erfolgt mit Flüssigkeitsrestriktion, Sauerstoffzufuhr, ACE-Hemmern, Diuretika und Digitalis. Bei rezidivierenden Dekompensationen sollte die Herztransplantation diskutiert werden. Zur Überbrückung kann ein Kunstherz („Assist Device") zum Einsatz kommen.

■ Prognose
Die 1-Jahres-Überlebensrate beträgt etwa 75 %, die 5-Jahres-Überlebensrate etwa 60 %.

12.3 Herzrhythmusstörungen

12.3.1 Störungen der Erregungsbildung

Extrasystolie

■ **Definition**
Außerhalb des normalen Herzrhythmus auftretende Herzaktionen.

■ **Epidemiologie**
Die Extrasystolie ist die häufigste Herzrhythmusstörung im Kindes- und Jugendalter.

■ **Terminologie**
Supraventrikuläre Extrasystolen: vorzeitige Herzaktionen, die von einem Erregungszentrum oberhalb des His-Bündels ihren Ausgang nehmen.
Ventrikuläre Extrasystolen: vorzeitige Herzaktionen, die von einem Erregungszentrum im oder unterhalb des His-Bündels ihren Ausgang nehmen.
Bigeminus: Jedem Normalschlag folgt eine Extrasystole.
Trigeminus: Zwei Normalschlägen folgt eine Extrasystole.
Couplet: zwei aufeinanderfolgende Extrasystolen.
Triplett: drei aufeinanderfolgende Extrasystolen.
Salve: drei bis fünf aufeinanderfolgende Extrasystolen.
Ventrikuläre Tachykardie: mehr als fünf Extrasystolen in Folge (HF > 160/min).
Monomorphe Extrasystolen: Extrasystolen von jeweils gleicher Form, die meist den gleichen Erregungsursprung haben.
Polymorphe Extrasystolen: Extrasystolen von jeweils unterschiedlicher Form, die meist unterschiedliche Erregungsursprünge haben.

■ **Ätiologie**
Extrasystolen treten im Kindesalter insbesondere bei akut entzündlichen Herzerkrankungen, bei angeborenen Herzfehlern, nach Herzoperationen und bei Elektrolytstörungen auf.

■ **Klinik**
In den meisten Fällen sind die Patienten asymptomatisch. Ein Gefühl des „Herzstolperns" kann bestehen.

■ **Diagnostik**
• **EKG:**
  – **supraventrikuläre Extrasystolen:** vorzeitig einfallende P-Wellen, QRS-Komplexe nicht deformiert
  – **ventrikuläre Extrasystolen:** vorzeitig einfallende Kammererregung mit QRS-Deformierung, veränderter Lagetyp.

■ **Therapie**
Eine Therapie ist nicht erforderlich bei angeborenen, nicht operationspflichtigen Herzfehlern und monomorphen, singulären Extrasystolen ohne Grunderkrankung. Eine Therapie ist erforderlich bei höhergradigen Extrasystolen nach Herzoperation, bei Myokarditis und bei Kardiomyopathie.
Mögliche Medikamente sind Amiodaron, Propafenon, β-Blocker, Verapamil, Sotalol.

> **Merke**
> Bei neu aufgetretenen ventrikulären Extrasystolen sollte bis zum Ausschluss einer Myokarditis keine körperliche Belastung erfolgen.

Paroxysmale Reentrytachykardie

■ **Definition**
Ein Reentrymechanismus führt zu anfallsartigem Auftreten einer Herzfrequenzsteigerung über 200 Schläge/min.

■ **Einteilung**
In 90 % der Fälle liegt eine supraventrikuläre paroxysmale Tachykardie, in 10 % der Fälle eine ventrikuläre paroxysmale Tachykardie vor.

■ **Ätiologie der supraventrikulären paroxysmalen Tachykardie**
• **Paroxysmale Tachykardie mit Reentry im AV-Knoten**, der eine funktionelle Dissoziation in eine schnell und eine langsam leitende Bahn aufweist
• **Paroxysmale Tachykardie mit Reentry über eine akzessorische Leitungsbahn**, die entweder antegrad (d. h. mit Präexzitation bzw. Wolff-Parkinson-White-[WPW-]Syndrom während Sinusrhythmus) und retrograd oder nur retrograd leitet.

■ **Pathogenese**
Die paroxysmale Reentrytachykardie wird in der Regel durch eine atriale oder ventrikuläre Extrasystole ausgelöst. Sie beginnt ebenso plötzlich, wie sie endet und kann wenige Sekunden bis Stunden anhalten.

■ **Klinik**
Es kommt zu einem plötzlichen Herzfrequenzanstieg auf 150–300 Schläge/min; je jünger das Kind, desto höher die Frequenz.
Paroxysmale Tachykardie des Fetus: Sie kann zu Hydrops fetalis führen und muss über die Mutter antiarrhythmisch behandelt werden (Digoxin).
Paroxysmale Tachykardie des Säuglings: Bei lang anhaltender Tachykardie können Blässe, vermehrtes Schwitzen, Tachydyspnoe und Trinkschwäche als Zeichen einer Herzinsuffizienz auftreten.
Paroxysmale Tachykardie des älteren Kindes: Die Tachykardie wird in der Regel überraschend gut toleriert. Es kommt selten zu Herzinsuffizienz. Schwächegefühl, Schwindel und Angstgefühle können auftreten.

12 Kardiologie

■ **Diagnostik**

EKG: Die PQ-Zeit ist verkürzt. Die Kammerkomplexe sind während der Tachykardie in der Regel normal. Bei WPW-Syndrom kann eine Verbreiterung der Kammerkomplexe vorliegen, es zeigt sich eine δ-Welle.

■ **Therapie**

Paroxysmale Tachykardie des Säuglings: Der Anfall sollte immer unterbrochen werden. Die Stufentherapie besteht aus folgenden Schritten: Vagusstimulation (Legen eines Eisbeutels auf das Gesicht), dann rasche Verabreichung von Adenosin in einer Dosierung von 0,1 mg/kg KG als Bolus schnell i.v. (HWZ nur wenige Sekunden!). Bei Unwirksamkeit wird die Dosis in Schritten zu je 0,1 mg/kg KG gesteigert. Bei ausbleibendem Erfolg und Zeichen der Herzinsuffizienz erfolgt die EKG-synchrone Kardioversion (0,5–1 J/kg KG).

Paroxysmale Tachykardie des älteren Kindes: Der Anfall endet häufig spontan oder lässt sich durch Vagusstimulation (Valsalva, Trinken von Eiswasser) unterbrechen. Bei ausbleibendem Erfolg sollte Adenosin in einer Dosierung von 0,1 mg/kg KG als Bolus schnell i.v. verabreicht werden. Bei Unwirksamkeit wird die Dosis in Schritten zu je 0,1 mg/kg KG gesteigert. Cave: Adenosin verursacht kurzzeitig einen totalen AV-Block und kann zur Synkope führen! Ab dem Alter von 12 Jahren ist alternativ die Gabe von Amiodaron (initial 10 mg/kg KG/d als Dauerinfusion) oder von Propafenon in gleicher Dosierung möglich.

Prophylaktische Behandlung: Sie ist nur bei häufigen, schwerwiegenden Anfällen indiziert. Zum Einsatz kommen Propafenon oder β-Blocker (z.B. Metoprolol). Bei Versagen oder Unverträglichkeit der medikamentösen Therapie ist eine Hochfrequenzkatheterablation ab einem Alter von 12 Jahren möglich, indiziert und meist erfolgreich.

■ **Prognose**

Die Prognose ist in der Regel gut, Rezidive sind bei WPW-Syndrom besonders häufig.

> **Merke**
>
> Digoxin ist bei WPW-Syndrom kontraindiziert, weil es über eine Verkürzung der antegraden Refraktärphase zu Vorhofflimmern führen kann.

Vorhofflattern und Vorhofflimmern

■ **Definition**

Hochfrequente Vorhofaktionen, die regelmäßig (Vorhofflattern) oder völlig unregelmäßig (Vorhofflimmern) ablaufen und zum inadäquaten Herzzeitvolumen bis hin zur akuten Herzinsuffizienz führen.

■ **Ätiologie**

Vorhofflattern und Vorhofflimmern entstehen hauptsächlich durch eine chronische Überdehnung der Vorhöfe und können bei Mitralklappenfehlern, nach Herzoperationen, nach einer Myokarditis oder bei einer Kardiomyopathie auftreten.

■ **Klinik**

Die klinischen Symptome sind neben der auskultierbaren Tachyarrhythmie Dyspnoe, Angst, Pulsdefizit, Herzklopfen und Schwindelgefühl. Bei Kindern mit vorgeschädigtem Herzen, besonders nach Operationen im Vorhofbereich und Vorhofflattern, besteht die Gefahr der 1:1-atrioventrikulären Überleitung, die zu Synkope und plötzlichem Herztod führen kann!

■ **Diagnostik**

Die Rhythmusstörung wird im **EKG** beurteilt.

Vorhofflattern: sägezahnartiges Bild der Vorhoferregung, Vorhoffrequenz 250–350/min, meist 2:1- oder 3:1-Überleitung.

Vorhofflimmern: flache Vorhoferregungskurve, Vorhoffrequenz 350–600/min, absolute Kammerarrhythmie.

■ **Therapie**

Vorhofflattern: Ein schnelles Eingreifen ist erforderlich! Die transösophageale atriale Überstimulation oder externe Kardioversion und die Gabe von Amiodaron sind in der Regel erfolgreich.

Vorhofflimmern: Eine Behandlung des im Kindesalter sehr seltenen Vorhofflimmerns mit Digitalis hat die Verlangsamung der Herzfrequenz zum Ziel. Der Versuch einer Unterbrechung des Flimmerns durch externe Kardioversion ist nicht immer erfolgreich. Bei Therapieresistenz wird ein antitachykarder Schrittmacher implantiert.

Auf eine adäquate Thrombosephrophylaxe sollte unbedingt geachtet werden.

> **Merke**
>
> Bei Vorhofflimmern muss wegen der Gefahr der Thrombusbildung im Vorhof **vor** Kardioversion eine Antikoagulation (z.B. PTT-wirksame Heparinisierung) veranlasst werden.

> **Merke**
>
> Digitalis muss vor einer Kardioversion für mindestens 12 h abgesetzt sein, da es sonst zu einer prolongierten Asystolie kommen kann.

Kammerflattern und Kammerflimmern

■ **Definition**

Hochfrequente Kammeraktionen, die regelmäßig (Kammerflattern) oder völlig unregelmäßig (Kammerflimmern) ablaufen und zum funktionellen Kreislaufstillstand durch fehlendes Herzzeitvolumen führen.

Ätiologie
Hypoxie, Intoxikationen (u.a. Digitalis, Adrenalin), Elektrolytstörungen (Hypokaliämie, Hyperkalzämie), Traumata, Elektrounfälle und das Long-QT-Syndrom können zu Kammerflattern oder Kammerflimmern führen.

Klinik
Kammerflattern oder Kammerflimmern führen zum Kreislaufstillstand!

Therapie
Die **kardiopulmonale Reanimation** ist lebensrettend. Eine asynchrone Defibrillation (1 J/kg KG) ist indiziert. Überlebt das Kind, kann die Implantation eines Defibrillators erwogen werden.

Long-QT-Syndrom

Definition
Kongenitale Erkrankung, charakterisiert durch eine Verlängerung der QT-Zeit im Oberflächen-EKG und tachykarde ventrikuläre Herzrhythmusstörungen (Torsade de pointes), verbunden mit dem Risiko rezidivierend auftretender Synkopen und des plötzlichen Herztodes. Die autosomal-dominante Form wird als **Romano-Ward-Syndrom (RWS)** bezeichnet, die autosomal-rezessive Form mit Taubheit als **Jervell-Lange-Nielsen-Syndrom (JLNS)**. Das angeborene Long-QT-Syndrom muss von erworbenen pathologischen QT-Verlängerungen abgegrenzt werden, die z.B. bei Elektrolytstörungen (Hypokaliämie, Hypomagnesiämie) oder Therapie mit repolarisationsverlängernden Medikamenten, insbesondere Antiarrhythmika, auftreten können.

Epidemiologie
Das RWS tritt mit einer Häufigkeit von ca. 1 : 7 000 auf. Das JLNS ist wesentlich seltener mit einer geschätzten Prävalenz von 1,6–6 : 1 Mio. Kinder zwischen 4 und 15 Jahren.

Genetik
Bisher sind acht *LQT*-Gene auf sieben Chromosomen mit mehr als 400 verschiedenen Mutationen beschrieben worden. Die Gene kodieren unterschiedliche Kalium-, Natrium- oder Kalziumkanäle. Mutationen der *LQT-1*- bis *3*-Gene führen zu RWS, in *KCNQ1* und *KCNE1* zu JLNS.

Pathogenese
Es handelt sich um eine Erkrankung, bei der die Repolarisation im kardialen Aktionspotenzial durch Defekte verschiedener kardialer Ionenkanäle gestört ist. Eine Verlängerung der QT-Zeit kann zu frühen Nachdepolarisationen und lebensbedrohlichen Torsade-de-pointes-Episoden führen. Die Ursache der Taubheit beim JLNS beruht auf einer Entwicklungsabnormalität in der die Endolymphe produzierenden Stria vascularis der Kochlea, woraus eine Störung im Kaliumgehalt der Innenohrflüssigkeit resultiert.

Klinik
Die Erkrankung manifestiert sich bevorzugt in der Kindheit und Jugend. Auch ein Teil der Fälle des plötzlichen Kindstodes wird der Erkrankung zugeschrieben. Mädchen sind häufiger betroffen. **Synkopen** können rezidivierend auftreten. Trigger sind emotionaler Stress, körperliche Anstrengung oder intensive auditorische Stimuli. Auraähnliche Symptome (Blässe, Schweißausbrüche, Unwohlsein, Übelkeit, Schwindel) können den Rhythmusstörungen vorausgehen. Die Episoden können als epileptischer Anfall fehlinterpretiert werden.

Diagnostik
- Anamnese und Klinik tragen beim Long-QT-Syndrom wesentlich zur Diagnosestellung bei!
- **EKG: verlängerte QT-Zeit** (Beginn QRS-Komplex bis Ende T-Welle), Veränderungen der T-Welle möglich (T-Wellen-Alternans, eingekerbte T-Wellen), altersbezogen zu niedrige Ruhe-HF; Torsade de pointes
- Molekulargenetik
- EEG zum Ausschluss einer Epilepsie.

Therapie
- **Torsade-de-pointes-Tachykardie:** Terminierung der Torsade de pointes durch externe Kardioversion zur Verhinderung eines plötzlichen Herztodes. Beim nicht seltenen unmittelbaren Rezidiv werden die i.v. Gabe von Magnesium, einem β-Blocker, Lidocain und Kalziumantagonisten und ggf. auch eine temporäre Stimulation empfohlen.
- **Langzeitbehandlung:** Bei symptomatischen Patienten ist eine Indikation zur Therapie immer gegeben. Die Therapie mit **β-Rezeptoren-Blockern** (Propranolol, Nadolol) hat sich dabei als effektiv erwiesen (Verminderung der Inzidenz von Herzrhythmusstörungen bzw. Synkopen bei bis zu 80 % der Patienten). Bei einer Na^+-Kanal-Störung ist eine zusätzliche Behandlung mit **Mexiletin** sinnvoll.
- Bei fortbestehenden Symptomen ist die **Implantation eines Kardioverters-Defibrillators** möglich, ebenso die chirurgische **Ausschaltung des linksseitigen Ganglion stellatum**, d.h. eine sympathische Denervation des Herzens. Die Kinder sollten nicht an Wettkampfsport teilnehmen. Außerdem sind die übrigen Familienmitglieder ebenfalls zu untersuchen.

12 Kardiologie

> **Merke**
>
> Bei Long-QT-Syndrom sind Pharmaka wie z. B. Erythromycin, Terfenadin, Haloperidol, Chinin und eine ganze Reihe anderer **Medikamente, die zu einer Verlängerung des kardialen Aktionspotenzials und damit der QT-Zeit führen, absolut kontraindiziert!** Dazu gehören auch konventionelle Antiarrhythmika der Klasse IA und III, die hier nicht nur ineffektiv sind, sondern durch eine weitere Zunahme der QT-Zeit zu einer gesteigerten Arrhythmieneigung führen.

■ Prognose

Ohne Behandlung versterben etwa 20 % der Patienten innerhalb 1 Jahres nach Auftreten der ersten Synkope.

12.3.2 Störungen der Erregungsleitung

Sinuatriale Überleitungsstörung

■ Definition

Verzögerung oder Blockierung der Erregungsleitung vom Sinusknoten auf die Vorhöfe.

■ Ätiologie

Eine sinuatriale Überleitungsstörung kann bei „Sick-Sinus-Syndrom" (meist nach herzchirurgischen Eingriffen), bei Digitalis- oder Antiarrhythmikaüberdosierung oder bei entzündlichen Herzerkrankungen auftreten.

■ Klinik

Bradykardie, Schwindel, Bewusstlosigkeit und synkopale Anfälle sind die Folge der sinuatrialen Überleitungsstörung.

■ Diagnostik

EKG: Folgende, in unterschiedlicher Kombination auftretende Veränderungen sind charakteristisch: eine schwere, unter Belastung nicht frequenter werdende Sinusbradykardie, ein permanenter junktionaler Ersatzrhythmus, ausgeprägte sinuatriale Leitungsstörungen und Episoden von Sinusarrest.

■ Therapie

Die Behandlung symptomatischer Bradykardien besteht in der Implantation eines atrialen Schrittmachers. Im akuten Notfall ist Atropin das Medikament der Wahl, um die Herzfrequenz zu steigern.

Atrioventrikuläre Überleitungsstörung

■ Definition

Eine vom Sinusknoten ausgehende Erregungswelle wird am AV-Übergang verzögert oder blockiert.

■ Ätiologie

Atrioventrikuläre Überleitungsstörungen können bei erhöhtem Vagotonus, bei Digitalisüberdosierung, bei Therapie mit Verapamil oder β-Blockern, bei angeborenen Herzfehlern und bei entzündlichen Herzerkrankungen auftreten.

■ Einteilung

AV-Block I: Die atrioventrikuläre Überleitung ist verzögert. Es zeigt sich eine Verlängerung des PQ-Intervalls.

AV-Block II: Die atrioventrikuläre Überleitung ist intermittierend unterbrochen. Bei **Typ 1 (Wenckebach)** zeigt sich im EKG eine progressive Verlängerung des PQ-Intervalls bis zum Ausfall der Überleitung einer P-Welle. Bei **Typ 2 (Mobitz)** kommt es zum intermittierenden Ausfall einer oder mehrerer aufeinanderfolgender atrioventrikulärer Überleitungen ohne vorausgehende progressive Verlängerung des PQ-Intervalls. Meist findet sich ein festes Muster der Überleitung (z. B. 2 : 1, 3 : 1 etc.).

AV-Block III: Die atrioventrikuläre Überleitung ist vollständig unterbrochen. Im EKG zeigt sich eine vollständige Dissoziation zwischen P-Wellen und Kammerkomplexen. Ein Ersatzrhythmus ist Voraussetzung für die Aufrechterhaltung einer ausreichenden Herztätigkeit. Häufig beruht diese Form des AV-Blocks auf einer Schädigung des fetalen Reizleitungssystems durch mütterliche Antikörper, z. B. bei Lupus erythematodes oder rheumatoider Arthritis, oder auf einer mechanischen Schädigung (postoperativ, kongenitale Herzfehler).

■ Klinik

Häufig bestehen keine klinischen Symptome! Bei komplettem AV-Block können synkopale Anfälle auftreten, jedoch ist auch hier bei stabilem Ersatzrhythmus eine gute Leistungsfähigkeit möglich.

■ Diagnostik

EKG: Nachweis des oben beschriebenen spezifischen Musters der Überleitungsstörung.

■ Therapie

AV-Block I und II: Eine Therapie ist meist nicht erforderlich.

AV-Block II, Typ 2: Bei synkopalen Anfällen erfolgt eine Schrittmacherimplantation.

AV-Block III: Eine Schrittmacherimplantation wird bei asymptomatischen Patienten und tolerablen minimalen Herzfrequenzen möglichst erst bei großen Kindern durchgeführt, da sonst zu viele wachstumsbedingte Schrittmacherwechsel erfolgen müssen.

12.4 Das akzidentelle Herzgeräusch

■ Definition

Herzgeräusch ohne Krankheitswert, das nicht durch eine organische Erkrankung des Herzens oder der großen Gefäße hervorgerufen wird.

300

12.4 Das akzidentelle Herzgeräusch

■ Epidemiologie

Bei 80 % aller Kinder zwischen 2 und 14 Jahren wird irgendwann in ihrem Leben ein oft über Jahre bestehendes Herzgeräusch festgestellt. Damit hat das akzidentelle Herzgeräusch eine große gesundheitspolitische Bedeutung, da es bei einer erheblichen Anzahl von Kindern und Jugendlichen häufig ungerechtfertigte und teure Untersuchungen nach sich zieht.

■ Ätiologie

Es handelt sich in der Regel um einen turbulenten Blutstrom an Klappenunstetigkeiten bei normaler Herzanatomie. Häufig finden sich infrakardial akzessorische Sehnenfäden mit querem Verlauf ohne Krankheitswert.

■ Klinik

Folgende Kriterien sprechen für das Vorliegen eines akzidentellen Herzgeräusches und gegen das Vorliegen eines besorgniserregenden Herzgeräusches:
- Lautstärke < 3/6
- Lokalisation 2.–3. oder 3.–4. ICR links ohne Fortleitung
- Geräuschänderung bei Lagewechsel
- Lokalisation und kurze Dauer in der Systole
- Normale Herztöne
- Verstärkung des Geräusches bei erhöhtem Herzzeitvolumen (z. B. Fieber)
- Geräuschcharakter: mittelfrequent, „klingend, musikalisch".

> **Merke**
>
> Diastolische Geräusche sollten stets kardiologisch abgeklärt werden.

■ Diagnostik

Eine sorgfältige Anamneseerhebung und eine komplette körperliche Untersuchung mit umfassendem Auskultationsbefund lassen in der Regel die Diagnose eines akzidentellen Herzgeräusches zu.

Hilfreich und kostengünstig kann die Durchführung einer **Phonokardiographie** sein. Hier finden sich sinusförmige Schwingungen mit einer Frequenz < 200 Hz. Sie ist allerdings nicht mehr sehr verbreitet.

Eine Echokardiographie muss nur selten, z. B. bei unsicherem Auskultationsbefund bei Säuglingen, durchgeführt werden.

014 IMPP-Fragen

13 Erkrankungen des Respirationstraktes

Inhaltsverzeichnis

13.1 Angeborene Fehlbildungen 303

    13.1.1 Choanalatresie 303
    13.1.2 Pierre-Robin-Sequenz 304
    13.1.3 Kongenitale Laryngo- oder Tracheomalazie 304
    13.1.4 Angeborene Tracheal- und Bronchusstenosen 305
    13.1.5 Kongenitales lobäres Emphysem 305

13.2 Erkrankungen von Nase, Ohren und Rachen 305

    13.2.1 Epistaxis 305
    13.2.2 Akute Rhinopharyngitis 306
    13.2.3 „Banaler" Infekt der oberen Luftwege 306
    13.2.4 Retropharyngealer Abszess 307
    13.2.5 Sinusitis 307
    13.2.6 Erkrankungen der Rachenmandel 308
    13.2.7 Obstruktive Schlafapnoen (OSA) 308
    13.2.8 Angina tonsillaris 309
    13.2.9 Otitis media acuta 310
    13.2.10 Mastoiditis 310
    13.2.11 Seromukotympanon 310

13.3 Erkrankungen von Kehlkopf, Trachea und Bronchien 311

    13.3.1 Subglottische Laryngitis (Pseudokrupp) 311
    13.3.2 Supraglottische Laryngitis (akute Epiglottitis) 311
    13.3.3 Fremdkörperaspiration 312
    13.3.4 Akute Bronchitis 314
    13.3.5 Obstruktive Bronchitis und Bronchiolitis 314
    13.3.6 Primäre ziliäre Dyskinesie (Syndrom der immotilen Zilien) .. 315
    13.3.7 Bronchiektasen 316
    13.3.8 Asthma bronchiale 316
    13.3.9 Zystische Fibrose (Mukoviszidose, CF) 323

13.4 Erkrankungen der Lunge 328

    13.4.1 Pneumonie 328
    13.4.2 Lungenabszess 330
    13.4.3 Lungenatelektase 330
    13.4.4 Exogen allergische Alveolitis (EAA) 331
    13.4.5 Lungenemphysem 332

13.5 Erkrankungen der Pleura 332

    13.5.1 Pleuritis und Pleuraempyem 332
    13.5.2 Hydrothorax 333
    13.5.3 Pneumothorax und Pneumomediastinum 333

Die normale Atemfrequenz ist altersabhängig. Je jünger das Kind, desto höher ist die Atemfrequenz. Die Kenntnis der normalen Atemfrequenzen erlaubt, pathologische Zustände zu erkennen. Darüber hinaus können in verschiedenen klinischen Situationen charakteristische Atmungsmuster auffallen, die wertvolle differentialdiagnostische Hinweise liefern. Die normalen Atemfrequenzen in verschiedenen Altersstufen sowie unterschiedliche Typen pathologischer Atmungsmuster sind hier aufgeführt.

Atemfrequenzen und Atmungsmuster

■ **Normale Atemfrequenzen in verschiedenen Altersstufen**
- Frühgeborenes: 40–60/min
- Reifgeborenes: 30–50/min
- Klein-, Schulkind: 15–20/min
- Erwachsene: 12–15/min.

■ **Typen pathologischer Atmungsmuster**
Obstruktive Atmung: verlängertes Exspirium, Giemen, Pfeifen, Brummen. Vorkommen bei Asthma bronchiale oder obstruktiver Bronchitis.
Restriktive Atmung: erhöhte Frequenz, vermindertes Atemzugvolumen. Vorkommen z. B. bei Lungenfibrose.
Kussmaul-Atmung: erhöhte Frequenz, erhöhtes Atemzugvolumen, intermittierend sehr tiefe Atemzüge. Vorkommen bei metabolischer Azidose, z. B. bei diabetischer Ketoazidose oder bei organischer Azidurie. Bei einer Hyperammonämie kann die Atmung trotz fehlender metabolischer Azidose ähnlich aussehen.

13.1 Angeborene Fehlbildungen

Cheyne-Stokes-Atmung: periodisch zu- und abnehmende Atemzugvolumina, intermittierende Apnoen nach abnehmender Sequenz. Vorkommen bei ZNS-Schäden.

Biot-Atmung: periodische Atmung mit regelmäßigen Apnoen als klinischer Hinweis auf eine Hirnstammschädigung.

Schnappatmung: Atemfrequenz erniedrigt, Atemzugvolumina variabel. Vorkommen bei Schock, Hypoxie, Asphyxie, Sepsis.

Symptome von Atemwegserkrankungen

Häufige Symptome von Atemwegserkrankungen sind Husten und Dyspnoe. Folgende Checklisten bieten erste Hinweise zur differentialdiagnostischen Abklärung.

13.1 Angeborene Fehlbildungen

13.1.1 Choanalatresie

■ **Definition**

Knöchernes oder membranöses Septum zwischen Nase und Pharynx.

Checkliste: Differentialdiagnose Husten.

Virusinfektionen	Bakterielle Infektionen	Pilzinfektionen
• Atemwegsinfekte	• Bakterielle Pneumonie	• Candida-Pneumonie
• Bronchiolitis	• Sinusitis	• Aspergillus-Pneumonie
• Viruspneumonie	• Pertussis	• Pneumocystis-Pneumonie
• Pseudokrupp	• Tuberkulose	
• Masernpneumonie		
Gefäßfehlbildungen	**Tracheale Fehlbildungen**	**Andere**
• Pulmonalisschlinge	• Trachealstenose	• Larynxstenose
• Doppelter Aortenbogen	• Tracheoösophageale Fistel	• Bronchusstenose
• Arteria lusoria	• Tracheale Obstruktion	• Konnatale Zysten
Asthma		
Allergisches Asthma	• Infektasthma	• Allergische bronchopulmonale Aspergillose!
Exogene Ursachen		
Fremdkörper	• Inhalative Noxen	• Kalte Luft
Sonstige Ursachen		
• Zystische Fibrose	• Bronchiektasen	• Lungenembolie

Checkliste: Differentialdiagnose Dyspnoe.

Obstruktion	Restriktion	Primär pulmonale Ursachen
• Asthma bronchiale	• Pneumothorax	• Pneumonie
• Obstruktive Bronchitis	• Pneumomediastinum	• Aspiration
• Bronchiolitis	• Zwerchfellparese	• Atemnotsyndrom
• Pseudokrupp	• Pleuraerguss	• Allergische Alveolitis
• Epiglottitis	• Atelektasen	• Zystische Fibrose
• Fremdkörper	• Schonatmung: Schmerzen	• Lungenödem
		• Lungenfibrose
Kardiale Ursachen	**ZNS-Erkrankungen**	**Sonstige Ursachen**
• Angeborene Herzvitien	• Meningitis	• Kohlenmonoxidvergiftung
• Herzinsuffizienz	• Enzephalitis	• Methämoglobinämie
• Lungenembolie	• Neuromuskuläre Erkrankung	• Schwere Anämie
• Schock		

Epidemiologie
Es handelt sich um die häufigste angeborene Fehlbildung der Nase, die in 80 % der Fälle mit weiteren kongenitalen Fehlbildungen assoziiert ist (z.B. CHARGE-Syndrom: **C**oloboma, **H**eart Disease, **A**tresia Choanae, **R**etarded Growth or Development, **G**enital Anomalies, **E**ar Anomalies).

Klinik
Einseitige Choanalatresie: Sie führt zu Atembehinderung, schleimig-eitrigen Absonderungen und Trinkproblemen.
Beidseitige Choanalatresie: Bereits in der Neugeborenenperiode kommt es, vor allem bei Anstrengung und beim Trinken, zu einer gefährlichen Ateminsuffizienz mit Einziehungen, Stridor und Zyanose. Die Folgen sind rezidivierende Aspirationspneumonien und eine Gedeihstörung.

Diagnostik
Beim Versuch der **Nasensondierung** lässt sich die Sonde nach etwa 5 cm nicht weiter vorschieben. Das membranöse Septum zeigt sich bei der **Nasenendoskopie**.

Therapie
Bei beidseitiger Choanalatresie sind die ersten **Sofortmaßnahmen** das Offenhalten des Mundes, das Einlegen eines Guedel-Tubus und die nachfolgende Intubation. Bei der **operativen Korrektur** wird das Septum perforiert, und Kunststoffröhrchen werden zum Offenhalten der neu geschaffenen Öffnungen eingelegt. Häufig sind nach Entfernung der Röhrchen wiederholte Bougierungen über Monate erforderlich, um einen Wiederverschluss der Choanen zu verhindern.

> **Merke**
> Die Choanalatresie ist die häufigste angeborene Fehlbildung der Nase.

13.1.2 Pierre-Robin-Sequenz

Definition
Autosomal-rezessiv vererbtes Fehlbildungssyndrom mit dem klinischen Leitsymptom der Mikroretrognathie, das zu Fütterungsschwierigkeiten und akuter respiratorischer Insuffizienz bei Neugeborenen führen kann.

Klinik
Es bestehen charakteristischerweise eine **mandibuläre Retrognathie** (→ Abb. 13.1) sowie ein hoher Gaumen oder eine mediane **Gaumenspalte**. Das Zurücksinken der Zunge (**Glossoptose**) kann bereits beim Neugeborenen zu inspiratorischem Stridor, Zyanose und respiratorischer Insuffizienz führen. Häufig besteht eine Trinkschwäche. Begleitende

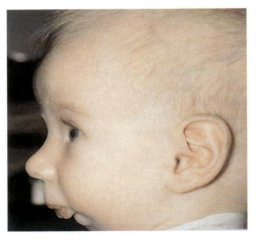

Abb. 13.1: Pierre-Robin-Sequenz. [25]

Fehlbildungen, insbesondere kongenitale Herzvitien (Vorhofseptumdefekt, Ventrikelseptumdefekt, persistierender Ductus arteriosus), treten häufig auf.

Therapie
Bei vitaler Gefährdung durch die Glossoptose muss die Zunge instrumentell vorgezogen werden. In diesen Fällen wird eine Tracheostomie durchgeführt. Durch die Anpassung einer Gaumen- bzw. Trinkplatte wird das Unterkieferwachstum gefördert.

Prognose
Eine chronische Hypoxie und Hyperkapnie können zu Cor pulmonale führen. Die Mortalitätsrate ist mit 20 % hoch und durch die begleitenden Herzfehler mitbedingt.

13.1.3 Kongenitale Laryngo- oder Tracheomalazie

Definition
Relativ häufige Ursache eines konnatalen Stridors durch angeborene Instabilität der Epiglottis, der Larynxwände oder der Trachealwand.

Epidemiologie
Es handelt sich um die häufigste angeborene Larynxfehlbildung. Jungen sind doppelt so häufig betroffen wie Mädchen.

Pathogenese
Die Laryngo- oder Tracheomalazie entsteht durch geringen oder verzögerten Kalziumeinbau in das Larynxskelett.

Klinik
Unmittelbar oder wenige Tage nach der Geburt kommt es zu einem **lageabhängigen inspiratorischen Stridor**, der sich in Bauchlage bessert. Ein „juchzendes" oder schnarchendes Atemgeräusch

mit jugulären, interkostalen und subkostalen Einziehungen ist charakteristisch. Bei Infekten kommt es durch eine zusätzlich auftretende Schleimhautschwellung zur Verschlechterung der Symptomatik. Eine ausgeprägte Symptomatik bzw. ein bedrohlicher Verlauf und eine Progression der Symptome sprechen gegen die Diagnose einer Laryngomalazie.

■ Differentialdiagnose
- Hämangiome
- Lymphangiome
- Anomalien mediastinaler Gefäße
- Konnatale Struma
- Geburtstraumatische Rekurrensparese.

■ Diagnostik
Die Diagnose kann mittels indirekter Laryngoskopie und/oder Bronchoskopie gesichert werden.

■ Therapie
In der Regel ist eine Behandlung nicht erforderlich. Im Rahmen von Infekten kann eine abschwellende Inhalationstherapie hilfreich sein.

■ Prognose
In den meisten Fällen kommt es bis zum Ende des 1. Lebensjahres zu einer Knorpelstabilisierung und damit zu einem Sistieren der Symptomatik.

> **Merke**
>
> Bei Laryngomalazie besteht ein postnataler Stridor, der sich in Bauchlage bessert. Ein bedrohlicher klinischer Verlauf und eine Progression der Symptome sprechen gegen die Diagnose.

13.1.4 Angeborene Tracheal- und Bronchusstenosen

■ Definition
Sie werden in der Regel durch eine Gefäßfehlbildung, die durch Druck von außen zu einer sekundären Verengung von Trachea oder Bronchus führt, verursacht. Das klinische Leitsymptom ist ein inspiratorischer Stridor.

■ Ätiologie
Häufig liegen Gefäßfehlbildungen wie ein doppelter Aortenbogen, ein Fehlabgang des Truncus brachiocephalicus oder eine Pulmonalisschlinge vor.

■ Klinik
Es besteht ein oft ausgeprägter **inspiratorischer Stridor**. Bei Infekten kommt es durch eine zusätzlich auftretende Schleimhautschwellung zu einer u. U. bedrohlichen Verschlechterung der Symptomatik mit **Zyanose**. Die Dyspnoe verursacht Trinkprobleme, die sekundär zu einer **Gedeihstörung** führen können.

■ Diagnostik
- **Röntgen:** Kontrastmittelfüllung des Ösophagus und Darstellung der Impression
- **Kernspintomographie** mit Angiographie
- **Bronchoskopie:** pulsierende Einengung von Trachea oder Bronchus.

13.1.5 Kongenitales lobäres Emphysem

■ Definition
Das kongenitale lobäre Emphysem ist durch eine Überblähung eines oder mehrerer Lungenlappen charakterisiert.

■ Pathogenese
Ein kongenitales Emphysem kann durch eine Störung im Aufbau der Bronchialwand (z. B. Fehlen des bronchialen Knorpels) sowie durch intraluminale (Sekret, Schleimhautfalten) oder extraluminale Bronchusobstruktionen (aberrierende Gefäße) entstehen.

■ Klinik
Meist ist der linke Oberlappen betroffen, seltener der rechte Ober- und Mittellappen. Eine **Dyspnoe** tritt bereits im frühen Säuglingsalter auf. Bei Infekten kommt es durch eine zusätzlich auftretende Schleimhautschwellung zu einer u. U. bedrohlichen Verschlechterung der Symptomatik mit **Zyanose**.

■ Therapie
In ausgeprägten Fällen ist eine Lobektomie erforderlich.

13.2 Erkrankungen von Nase, Ohren und Rachen

13.2.1 Epistaxis

■ Definition
Vorübergehende Blutung durch Gefäßalteration im Bereich der Nasenschleimhaut.

■ Ätiologie
Traumatische Ereignisse, Nasopharynxtumoren, Fremdkörper, eine akute oder chronische Rhinitis, Adenoide, schwere Hustenattacken (Pseudokrupp, Pertussis), fieberhafte Infektionen, sowie verschiedenste Erkrankungen, die mit einer hämorrhagischen Diathese einhergehen, können zu Nasenbluten führen.

■ Klinik
Die Blutung aus der Nase nennt man Epistaxis.

13 Erkrankungen des Respirationstraktes

Checkliste: Differentialdiagnose Stridor.	
Neugeborene und Säuglinge	**Kleinkinder und Schulkinder**
• Weiche Epiglottis	• Pseudokrupp
• Trachealstenose durch Gefäßanomalie	• Epiglottitis
• Pulmonalisschlinge	• Fremdkörperaspiration
• Doppelter Aortenbogen	• Akutes Asthma bronchiale
• Broncho- oder Tracheomalazie	• Allergisch bedingtes Schleimhautödem
• Mikroretrognathie (Pierre-Robin-Sequenz)	• Bronchitis
• Laryngealer Fremdkörper	• Retropharyngeal-, Peritonsillarabszess
• Hämangiome, Lymphangiome	
• Konnatale Struma	
• Geburtstraumatische Rekurrensparese	

■ Therapie
In der Regel ist keine Behandlung erforderlich. Bei starken Blutungen wird die Nase am sitzenden Patienten, u. U. unter Anwendung lokal wirksamer Hämostyptika, tamponiert.

13.2.2 Akute Rhinopharyngitis

■ Definition
Infektion der oberen Luftwege durch Viren oder Bakterien.

■ Ätiologie
Meist handelt es sich um primär virale Infektionen, die eine Tendenz zur sekundären bakteriellen Superinfektion aufweisen.

■ Pathologie
Es bestehen ein Ödem und eine Vasodilatation der Submukosa mit veränderter Schleimproduktion.

■ Klinik
Irritabilität, allgemeine Mattigkeit, Müdigkeit und Appetitlosigkeit sind die unspezifischen Allgemeinsymptome. Rhinitis, Husten und Heiserkeit sind Folge der lokalen Entzündungsreaktion. Muskelschmerzen, Übelkeit und Erbrechen können begleitend bestehen. Bei der Racheninspektion sieht man eine Rötung und Granulierung der Rachenhinterwand.

■ Komplikationen
Bei chronischer Tubenminderbelüftung kann es zu rezidivierenden Otitiden kommen. Bei bakterieller Superinfektion können Sinusitis, Mastoiditis, ein Peritonsillarabszess oder eine Periorbitalphlegmone entstehen. Bei Kindern mit Asthma bronchiale oder bei Patienten mit vorgeschädigter Lunge (z. B. ehemalige Frühgeborene mit BPD oder Patienten mit zystischer Fibrose) kann eine banale Virusinfektion zu einer erheblichen Verschlechterung der respiratorischen Symptomatik führen.

■ Diagnostik
- **Blutbild:** wenig ausgeprägte Leukozytose, relative Lymphozytose
- **C-reaktives Protein** bei alleiniger Virusinfektion meist nicht oder kaum erhöht, häufig sekundärer Anstieg bei bakterieller Superinfektion
- **Virusserologie** (meist nicht erforderlich)
- **Bakteriologischer Rachenabstrich**.

■ Therapie
Die Behandlung ist symptomatisch. Antibiotika sind nur bei bakterieller Superinfektion sinnvoll.

13.2.3 „Banaler" Infekt der oberen Luftwege

■ Definition
Atemwegsinfekt, der durch eine Vielzahl von Viren verursacht werden kann, Nase, Rachen, Kehlkopf und Bronchien befällt und umso häufiger auftritt, je jünger das Kind und je stärker die Exposition sind.

■ Epidemiologie
Bei Kleinkindern können solche Infektionen etwa sechs- bis achtmal jährlich auftreten. Die Eltern

306

13.2 Erkrankungen von Nase, Ohren und Rachen

werden hierdurch zur Verzweiflung getrieben! Expositionsfaktoren, die die Häufigkeit zunehmen lassen, sind Winter, Kindergarten, Schule und Geschwister. Mit zunehmendem Alter nimmt die Infektionsfrequenz ab.

■ Ätiologie
Influenzavirus, Parainfluenzavirus, RSV, Rhinovirus, Adenovirus sind die typischen Erreger banaler Infekte der oberen Luftwege.

■ Klinik
Es kommt zu Fieber, Schnupfen, Husten und Heiserkeit. Die Infektionen hinterlassen in der Regel eine nur kurze Immunität. Hierdurch erklären sich die häufigen Rezidive.

■ Therapie
Die Therapie beinhaltet ausschließlich symptomatische Maßnahmen. Das Fieber kann mit Wadenwickeln, Paracetamol oder Ibuprofen gesenkt werden (medikamentöse Intervention z. B. ab 38,5 °C in maximal 6-stündigen Abständen). Die Nasenatmung wird durch NaCl-Nasentropfen oder in schweren Fällen durch abschwellende Nasentropfen erleichtert. Bei zähem Sekret kann bei hoher Flüssigkeitszufuhr eine Sekretolyse mit N-Acetylcystein durchgeführt werden. Inhalationen mit physiologischer Kochsalzlösung sind häufig hilfreich. Antibiotika werden nur bei bakterieller Superinfektion verabreicht.

> **Merke**
>
> Ein Kleinkind, das sechs- bis achtmal jährlich an einem unkomplizierten Virusinfekt der oberen Luftwege erkrankt, hat mit hoher Wahrscheinlichkeit keinen Immundefekt! Hier kommt es vor allem darauf an, die Eltern zu beruhigen.

13.2.4 Retropharyngealer Abszess

■ Definition
Akutes Krankheitsbild, das nur bei Säuglingen und Kleinkindern vorkommt und mit einer abszedierenden Lymphadenitis der retropharyngealen Lymphknoten einhergeht.

■ Ätiologie
Staphylokokken oder Streptokokken sind die häufigsten Erreger.

■ Klinik
Es kommt, häufig im Anschluss an eine Rhinopharyngitis, zu einer plötzlich auftretenden klinischen Verschlechterung mit hohem Fieber, Halsschmerzen, Schluckstörung und Speichelfluss. Die Atmung ist behindert und klingt rasselnd oder schnorchelnd. Auffallend ist eine steife Kopfhaltung. Bei der Inspektion sieht man eine Schwellung und seitliche Vorwölbung der Rachenhinterwand, die bei Palpation fluktuiert. Im weiteren Verlauf kann sich der Abszess in das Mediastinum absenken.

■ Diagnostik
- Neutrophile Leukozytose, C-reaktives Protein erhöht
- **Kernspintomographie oder CT:** Nachweis der retropharyngealen Raumforderung.

■ Differentialdiagnose
- Pseudokrupp
- Meningitis (überstreckter Kopf)
- Tuberkulose
- Prävertebrale Tumoren.

■ Therapie
Die kausale Therapie besteht in einer Abszessinzision und Drainage. Zusätzlich sollte mit einem staphylokokkenwirksamen Antibiotikum behandelt werden.

13.2.5 Sinusitis

■ Definition
Akute oder chronische Entzündung der Nasennebenhöhlen.

■ Einteilung
- Einfache akute Sinusitis
- Akute eitrige Sinusitis
- Sinubronchitis: Nebenhöhlenverschattung und vermehrte peribronchiale Zeichnung bzw. Hilusreaktion
- Chronische Sinusitis: chronisch-rezidivierende Form im Rahmen rezidivierender Infekte oder echte chronische Sinusitis als Folge einer anderen Grunderkrankung.

■ Pathogenese
Sinus maxillares, Sinus ethmoidales und Sinus sphenoidalis sind schon bei Geburt angelegt. Die Ausbildung des Sinus frontalis beginnt am Ende des 1. Lebensjahres. In Abhängigkeit von der Pneumatisation der verschiedenen Nasennebenhöhlen besteht eine unterschiedliche Altersdisposition für die Sinusitiden: Siebbeinentzündungen treten schon im Säuglingsalter, Kieferhöhlenentzündungen ab dem 3. Lebensjahr und Stirnhöhlenentzündungen ab dem 8. Lebensjahr auf.

■ Ätiologie
Meist kommt es im Rahmen eines katarrhalischen Atemwegsinfektes zu einer bakteriellen Infektion mit Streptokokken, Staphylokokken oder Anaerobiern.

13 Erkrankungen des Respirationstraktes

■ Klinik

Einfache akute Sinusitis: Sie geht mit Fieber, eitrigem Schnupfen, einer Schleimstraße an der Rachenhinterwand, Husten und Kopfschmerzen einher.

Akute eitrige Sinusitis: Die Aszension der Infektion von den Sinus führt zu Wangenschwellung, Nasenrückenschwellung, Periorbitalödem und septischen Temperaturen.

Akute eitrige Siebbeinentzündung des Säuglings: Rötung und Schwellung des inneren Lidwinkels (DD: Dakryozystitis, Orbitalphlegmone, Oberkieferosteomyelitis).

Echte chronische Sinusitis: Sie tritt meist infolge einer anderen Grunderkrankung (Allergie, Immundefekt, zystische Fibrose, primäre Ziliendyskinesie) auf.

■ Komplikationen
- Periorbitalabszess
- Subdurales Empyem
- Hirnabszess
- Sinusvenenthrombose
- Osteomyelitis.

■ Diagnostik
- **Sonographie** der Nasennebenhöhlen
- **Röntgen** der Nasennebenhöhlen
- **Computertomographie** oder **Kernspintomographie**.

■ Therapie
Bei einer einfachen akuten Sinusitis genügen abschwellende Nasentropfen, Inhalationen und eine lokale Wärmeanwendung (Rotlicht).

Die akute eitrige Sinusitis muss intravenös antibiotisch behandelt werden. Je nach Lokalbefund sind außerdem eine Kieferhöhlendrainage und -spülung erforderlich.

13.2.6 Erkrankungen der Rachenmandel

■ Definition
Chronisch-rezidivierende Entzündungen des Organs führen zu einer Hyperplasie der Rachenmandel, die eine Behinderung der Nasenatmung und hierdurch sekundär weitere rezidivierende Infekte hervorruft.

■ Physiologie
Im Volksmund spricht man von „Polypen". Sie liegen an der oberen Epipharynxbegrenzung und sind als lymphatisches Organ bei der Infektionsabwehr beteiligt. Im späteren Kindesalter erfolgt eine physiologische Rückbildung.

■ Klinik
Angina retronasalis: Es handelt sich um eine akute Entzündung der Rachenmandel, die zu Mundat-

mung, nasaler Sprache, einer Schleimstraße an der Rachenhinterwand und schmerzhafter Nackenlymphknotenvergrößerung führt.

Rachenmandelhyperplasie, Adenoide: Sie entsteht als Folge wiederholter Entzündungen. Begleitend liegt häufig auch eine Hyperplasie der Gaumenmandeln vor. Die Nasenatmung ist behindert, es besteht ein Dauerschnupfen, und es kommt zu rezidivierenden Otitiden und Bronchitiden. Nächtliches Schnarchen und eine näselnde Sprache sind charakteristisch.

Facies adenoidea: Patienten mit länger persistierenden Adenoiden weisen einen charakteristischen Gesichtsausdruck auf. Der Mund ist meist geöffnet, die mimische Muskulatur hypoton. Durch nächtliche Schlafstörungen und rezidivierende Infekte kommt es zu Allgemeinerscheinungen wie Konzentrationsschwäche, Ermüdbarkeit und Appetitlosigkeit. Häufig wird von einem schulischen Leistungsknick berichtet.

■ Therapie
Die Adenotomie, die operative Entfernung des Rachenmandelpolsters, ist bei relevanten klinischen Sekundärsymptomen indiziert.

> **Merke**
>
> Indikationen zur Adenotomie sind:
> - Behinderung der Nasenatmung
> - Rezidivierende und/oder chronische Entzündungen der Rachenmandel
> - Rezidivierende oder chronische Otitiden, Rhinitiden, Sinusitiden und Bronchitiden bei Rachenmandelhyperplasie
> - Obstruktive Schlafapnoen.

13.2.7 Obstruktive Schlafapnoen (OSA)

■ Definition
Prolongierte partielle und intermittierend komplette nächtliche Obstruktion der oberen Atemwege, die zu Schlafunterbrechungen und zu pathologischem Atemmuster führt.

■ Epidemiologie
Habituelles Schnarchen tritt bei etwa 10 % aller Kinder auf. Die Häufigkeit gravierender OSA im Kindesalter wird auf 1 % geschätzt.

■ Ätiologie und Pathogenese
Die häufigste Ursache der OSA im Kindesalter ist die adenotonsilläre Hyperplasie (→ Abb. 13.2).

■ Klinik
Das klinische Spektrum umfasst **habituelles Schnarchen**, die **obstruktive Hypoventilation** und die **obstruktive Schlafapnoe**. Die klinischen Symptome sind bevorzugte Mundatmung, unruhiger Schlaf und häufiges Aufwachen. Die rezidivieren-

13.2 Erkrankungen von Nase, Ohren und Rachen

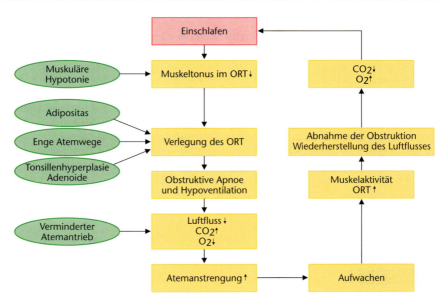

Abb. 13.2: Ursachen, Entstehungsweise und Ablauf der OSA. ORT: Oberer Respirationstrakt.

den Schlafstörungen führen zu Müdigkeit während des Tages, Leistungsabfall in der Schule und zu Verhaltensauffälligkeiten. In schweren Fällen resultiert die chronische Hypoxämie in Gedeihstörung, Entwicklungsretardierung, Rechtsherzinsuffizienz oder Kreislaufstillstand.

■ Diagnostik
Die Diagnose wird in den meisten Fällen verzögert gestellt.

Die Durchführung einer Polysomnographie mit nächtlicher Aufzeichnung von EKG, EEG, Atemexkursionen, Sauerstoffsättigung und pCO_2 sichert die Diagnose.

■ Therapie
Die kombinierte Adeno- und Tonsillektomie beseitigt die häufigste Ursache der OSA. Bei symptomatischen Formen im Rahmen schwerwiegender Grunderkrankungen (z. B. Trisomie 21, neuromuskuläre Erkrankungen) bedarf es eines umfassenden Therapiekonzeptes.

> **Merke**
>
> Obstruktive Schlafapnoen sind im Kindesalter häufig, sie sind nicht immer leicht zu diagnostizieren und können zu sehr ernsten Komplikationen führen.

13.2.8 Angina tonsillaris

■ Definition
Bakterielle oder virale Entzündung der Gaumenmandeln, wobei der eitrigen, durch β-hämolysierende Streptokokken der Gruppe A verursachten Angina tonsillaris wegen der Notwendigkeit einer antibiotischen Therapie bei Vorkommen ernster Sekundärerkrankungen besondere Bedeutung zukommt.

■ Klinik
Tonsillitis catarrhalis: meist viral bedingte Rötung und Schwellung der Tonsillen in Kombination mit einer Pharyngitis. Stippchen fehlen!

Eitrige Angina tonsillaris: meist durch β-hämolysierende Streptokokken der Gruppe A verursachte Rötung und Schwellung der Tonsillen mit Stippchen und eitrigen Belägen. Begleitend bestehen hohes Fieber und eine zervikale Lymphknotenschwellung. Erbrechen und Bauchschmerzen sind häufig. Eine wichtige Differentialdiagnose ist die infektiöse Mononukleose! Folgekrankheiten bei nicht behandelter Angina sind Glomerulonephritis, rheumatisches Fieber, Peritonsillarabszess und Sepsis.

Angina ulceromembranosa (Plaut-Vincent): Sie kommt seltener vor und dann eher bei älteren Kindern. Typisch ist die einseitige Ulkusbildung einer Tonsille, die Schluckbeschwerden verursacht. Es besteht ein unangenehmer Foetor ex ore. Eine antibiotische Therapie ist erforderlich, da diese Form der Angina bakteriell bedingt ist (*Fusobacterium Plaut-Vincenti* und *Borrelia Vincenti*).

Seitenstrangangina: Miterkrankung der lymphatischen Seitenstränge bei einer Pharyngitis. Sie tritt bei tonsillektomierten Patienten häufiger auf.

Herpangina: Coxsackie-A-Virus-Infektion mit Bläschen, flachen Ulzera mit dunklem Hof auf der gesamten Mundschleimhaut, vor allem im Bereich der Gaumenbögen.

■ Komplikationen
Ein **Peritonsillarabszess** ist die häufigste lokale Komplikation der Tonsillitis. Die Symptome sind Schluckbeschwerden, eine Kieferklemme und eine Lymphadenitis colli. Die Behandlung besteht in einer Abszessspaltung und antibiotischen Therapie.

Die **tonsillogene Sepsis** entwickelt sich lymphogen, hämatogen oder über eine phlegmonöse Ausbreitung.

13 Erkrankungen des Respirationstraktes

■ Therapie
Eitrige Angina tonsillaris: In letzter Zeit werden bakteriologische Versagerquoten unter Penicillin von 20–30 % beobachtet. Mangelnde Compliance, insbesondere nach Abklingen der Symptome, ist wohl die wichtigste Ursache. **Penicillin V** 100 000 IE/kg KG/d p.o. über 10 Tage ist jedoch immer noch die Therapie der Wahl. Beschwerdefreiheit ist nach 24–48 h zu erwarten. **Bei Therapieversagen** werden Cephalosporine, Amoxicillin plus Clavulansäure oder Makrolide eingesetzt. Eine 5-tägige Therapie mit einem Cephalosporin oder Amoxicillin plus Clavulansäure ist genauso erfolgreich wie eine 10-tägige Therapie mit Penicillin V!
Virale Tonsillitiden: Hier sind nur symptomatische Maßnahmen wie Mundspülungen, Pinselungen und eine Antipyrese sinnvoll.

> **Merke**
>
> Die Indikation zur Tonsillektomie wird heute sehr viel strenger gestellt als früher. Sie wird nur noch bei Retrotonsillarabszess und mechanischer Atembehinderung bei extremer Tonsillenhyperplasie durchgeführt.

13.2.9 Otitis media acuta

■ Definition
Meist im Rahmen eines katarrhalischen Virusinfektes als Sekundärinfektion auftretende bakterielle Entzündung des Mittelohres.

■ Pathogenese
Die bei Kleinkindern häufig auftretende akute Mittelohrentzündung entsteht meist durch tubogene Infektionen des Mittelohrraumes mit Streptokokken, *Haemophilus influenzae*, Staphylokokken oder Pneumokokken.

■ Klinik
Leitsymptome sind starke **Ohrenschmerzen**, **Fieber** sowie eine Rötung und Vorwölbung des Trommelfells. Die Kinder sind extrem unruhig, schlafen nicht, schreien heftig und fassen sich häufig an die Ohrmuschel. Nach Trommelfellperforation kommt es zur eitrigen Otorrhö.

■ Komplikationen
- Mastoiditis
- Meningitis
- Hirnabszess
- Fazialisparese
- Hörverlust bei chronischem Mittelohrerguss, wodurch eine Sprachentwicklungsstörung entstehen kann.

■ Diagnostik
Trommelfellbefund: Rötung, Vorwölbung, Lichtreflexverlust. Außerdem besteht ein Tragusdruckschmerz.

■ Therapie
Die akute Otitis media wird antibiotisch mit Amoxicillin, Makroliden oder Cephalosporinen behandelt. Die Verbesserung der Nasenatmung durch Verabreichung abschwellender Nasentropfen ist besonders wichtig! Eine Sekretolyse kann mit N-Acetylcystein durchgeführt werden. Statt schmerzstillender Ohrentropfen kann bei Bedarf auch Paracetamol verabreicht werden.

13.2.10 Mastoiditis

■ Definition
Wichtige Komplikation einer Otitis media mit Entzündung von Antrum und Warzenfortsatz.

■ Pathogenese
Es handelt sich um eine eitrige Einschmelzung der Zellsepten im pneumatisierten Warzenfortsatz. Bei hoher Erregervirulenz, schlechter Abwehrlage oder insuffizienter antibiotischer Behandlung einer Otitis media steigt das Risiko der Entstehung einer Mastoiditis.

■ Klinik
Ist eine akute Otitis media nach 2 Wochen nicht abgeheilt, ist mit einer Mastoiditis zu rechnen. Typische Symptome sind vermehrte Ohrenschmerzen, Wiederauftreten von Fieber, Druckschmerz und Rötung über dem Warzenfortsatz und bei Vorliegen eines subperiostalen Abszesses ein „abstehendes" Ohr.

> **Merke**
>
> Ist eine akute Otitis media nach 2 Wochen nicht abgeheilt, ist mit einer Mastoiditis zu rechnen.

■ Therapie
Die operative Ausräumung des erkrankten Zellsystems ist die Therapie der Wahl. Leichte Formen sprechen meist auf eine antibiotische Therapie an.

13.2.11 Seromukotympanon

■ Definition
Chronische Otitis exsudativa mit langfristig bestehendem Mittelohrerguss, die zu Schwerhörigkeit führt.

■ Pathogenese
Durch persistierende Belüftungsstörungen kommt es zur Absonderung eines sterilen Ergusses von gallertartig-muköser Konsistenz in die Paukenhöhle.

13.3 Erkrankungen von Kehlkopf, Trachea und Bronchien

■ Klinik

Am häufigsten wird ein Seromukotympanon bei 4–8 Jahre alten Kindern beobachtet. Das Leitsymptom ist eine rasch auftretende **Schallleitungsschwerhörigkeit** mit Unaufmerksamkeit und Schulleistungsknick. Subjektiv sind die Patienten beschwerdefrei.

■ Diagnostik
- Impedanzaudiometrie
- Tympanometrie.

■ Therapie

Eine Parazentese mit Sekretabsaugung und gleichzeitiger Implantation von Paukenröhrchen führt zu einer sofortigen Verbesserung des Hörvermögens.

13.3 Erkrankungen von Kehlkopf, Trachea und Bronchien

13.3.1 Subglottische Laryngitis (Pseudokrupp)

■ Definition

Viral bedingte subglottische Entzündung, die zu den Leitsymptomen **bellender Husten** und **inspiratorischer Stridor** führt und sich durch Luftbefeuchtung, rektale Steroide und ggf. eine inhalative Adrenalintherapie effektiv behandeln lässt.
Synonym: stenosierende Laryngotracheitis.

■ Ätiologie

Es handelt sich um eine meist viral bedingte Infektion der Larynx- und Trachealschleimhaut durch Parainfluenza-, RS- oder Adenoviren. Die Infektion tritt im Herbst und im Winter gehäuft auf.

■ Klinik

In der Regel besteht ein leichter Infekt der oberen Luftwege, bei dem es plötzlich zu **bellendem Husten** und **inspiratorischem Stridor** kommt. Dazu kommen Heiserkeit, juguläre, inter- und subkostale Einziehungen und Dyspnoe. In schweren Fällen treten Zyanose, Ruhelosigkeit und Agitiertheit hinzu.

> **Merke**
>
> Klinische Stadieneinteilung der subglottischen Laryngitis
> - **Stadium I:** bellender Husten
> - **Stadium II:** Stridor, juguläre und epigastrale Einziehungen
> - **Stadium III:** zusätzlich Einziehungen am seitlichen Thorax, Atemnot, Tachykardie, Blässe, Unruhe, Angst
> - **Stadium IV:** Stridor, maximale Einziehungen, schwerste Atemnot, Puls klein und schnell, Zyanose, Sopor.

■ Diagnostik

Auf die Durchführung einer Racheninspektion sollte unbedingt verzichtet werden, da Aufregung die respiratorische Situation verschlechtert!

■ Therapie

Die Beruhigung des Kindes, am besten durch die Mutter, ist eine der wichtigsten therapeutischen Maßnahmen!
Leichte Form mit Belastungsstridor: In diesen Fällen reicht eine Luftbefeuchtung (Kaltvernebler) und Sekretverflüssigung aus.
Mittelschwere Form mit inspiratorischem Stridor, aber Eupnoe: Neben der Luftbefeuchtung ist die rektale Verabreichung von Steroiden, z.B. 100 mg Prednison Supp., sehr wirksam. Eine Inhalation mit Adrenalin, z.B. Suprarenin® 1:1 000, 1–3 ml (1 ml = 1 mg) oder Infektokrupp®, 1 ml = 4 mg, kann erwogen werden.
Schwere Verlaufsform mit Dyspnoe: Sie erfordert nicht nur die rektale oder intravenöse Verabreichung von Steroiden, sondern auch eine Adrenalininhalation (s. o.). Auf eine ausreichende Sauerstoffzufuhr sollte geachtet werden. Bei ausbleibender Besserung muss intubiert und maschinell beatmet werden. Das ist jedoch selten erforderlich.

13.3.2 Supraglottische Laryngitis (akute Epiglottitis)

■ Definition

Akutes, schweres Krankheitsbild, das durch *Haemophilus influenzae* Typ b hervorgerufen wird, zu jeder Jahreszeit vorkommt und in erster Linie Kleinkinder zwischen 2 und 5 Jahren betrifft, die aus voller Gesundheit oder nach einem banalen Infekt mit hohem Fieber, kloßiger Sprache und Schluckbeschwerden erkranken.

■ Epidemiologie

Seit Einführung der Hib-Impfung ist die akute Epiglottitis im klinischen Alltag selten geworden.

■ Ätiologie

Meist handelt es sich um eine Infektion mit *Haemophilus influenzae* Typ b. Infektionen durch Staphylokokken oder Streptokokken sind selten.

■ Pathologische Anatomie

Es besteht ein ausgeprägtes supraglottisches Ödem mit leukozytärer Infiltration; die Epiglottis ist stark geschwollen und imponiert als pralle, hochrote Kugel.

■ Klinik

Die akute Epiglottitis ist ein **dramatisches, akut lebensbedrohliches Krankheitsbild**. Sie tritt in der Regel nach dem 2. Lebensjahr auf. Es bestehen hohes **Fieber** bis 40 °C, akute **Atemnot** und ein inspi-

13 Erkrankungen des Respirationstraktes

ratorischer **Stridor**. Hinzu kommen starke **Halsschmerzen**, eine Schluckstörung, die zu **Speichelfluss** führt, und eine charakteristische kloßige Sprache (**„hot potato voice"**). Das Kind nimmt bevorzugt eine sitzende Position mit nach hinten gebeugtem Kopf ein. Meist besteht eine deutliche zervikale Lymphadenopathie. Bei schwerer Erkrankung kann es zu zunehmender Apathie und Eintrübung kommen.

> **Merke**
>
> Bei der akuten Epiglottitis handelt es sich um einen pädiatrischen Notfall.

▪ Diagnostik

- Auf **keinen Fall** darf eine **Racheninspektion** vorgenommen werden, da die Gefahr des reflektorischen Atemstillstandes besteht! Alle invasiven diagnostischen Maßnahmen werden erst nach der Intubation in Narkose durchgeführt, da die damit einhergehende Aufregung lebensbedrohlich ist!
- Ausgeprägte Leukozytose, 10 000–40 000/µl, Linksverschiebung, Erhöhung des C-reaktiven Proteins als Zeichen der bakteriellen Infektion
- **Blutkulturen:** Nachweis von *Haemophilus influenzae* Typ b
- **Liquorpunktion:** falls ein klinischer Hinweis auf Meningitis besteht.

> **Merke**
>
> Sämtliche invasiven Maßnahmen werden erst nach Narkosebeginn durchgeführt, um eine akute respiratorische Verschlechterung zu vermeiden!

▪ Komplikationen

- Akute obstruktive Ateminsuffizienz und Hypoxie
- Zervikale Lymphadenitis
- Meningitis
- Septische Arthritis
- Septischer Schock.

▪ Therapie

- **Respiration:** Die Intubation erfolgt nach Maskennarkose mit Halothan mit einem Tubus, dessen Größe eine Nummer unter der altersgemäßen Durchschnittsgröße liegt (sehr schwierige Intubation wegen der Epiglottisschwellung!). Falls eine Intubation nicht möglich ist, muss eine Konisation erfolgen. Nach erfolgreicher Intubation wird Sauerstoff verabreicht, eine maschinelle Beatmung ist in der Regel nicht notwendig, da das Freihalten der Atemwege durch den Tubus ausreicht. Entscheidend sind die Sedierung und gute Fixierung des Kindes, da der Tubus lebensnotwendig ist!
- **Antibiotikatherapie:** Zunächst wird mit Cefotaxim i.v. behandelt, nach Resistenztestung ist u. U. eine Therapiefortsetzung mit Ampicillin möglich. Die Therapiedauer sollte mindestens 10 Tage betragen.

▪ Prävention

Die Hib-Impfung ist die beste Präventionsmaßnahme zur Verhinderung der akuten Epiglottitis. Eine Umgebungsprophylaxe mit Rifampicin sollte bei allen Kontaktpersonen durchgeführt werden.

> **Merke**
>
> Bei Verdacht auf supraglottische Laryngitis darf auf keinen Fall eine Racheninspektion durchgeführt werden! Sie kann zum reflektorischen Atemstillstand führen und ist lebensbedrohlich.

13.3.3 Fremdkörperaspiration

▪ Definition

Die Aspiration fester Partikel, die im Säuglings- und Kleinkindalter häufig vorkommt, kann zu einem Ventilmechanismus mit einseitiger Lungenüberblähung und Mediastinalverlagerung führen.

Checkliste: Differentialdiagnose des Krupp-Syndroms.		
	Pseudokrupp	**Epiglottitis**
Alter	1–3 Jahre	2–6 Jahre
Ätiologie	Virus	*Haemophilus influenzae* Typ b
Häufigkeit	Häufig	Selten
Fieber	Mäßig	Sehr hoch
Stimme	Heiser	Kloßig
Husten	Bellend	Selten
Dysphagie	Fehlt	Häufig
Verlauf	Subakut	Hochakut
Leukozyten	Normal	Stark erhöht

13.3 Erkrankungen von Kehlkopf, Trachea und Bronchien

Ätiologie und Pathogenese
Die Aspiration von flüssiger oder breiiger Nahrung, Nusspartikeln, Münzen, Nägeln, Perlen, Fruchtpartikeln u. Ä. führt zu einer Obstruktion der Atemwege. Am häufigsten liegt der Fremdkörper im rechten Hauptbronchus. Bei Bronchusverlegung entsteht eine Ventilstenose, bei der während der Inspiration Luft in die tiefer gelegenen Lungenabschnitte gelangt und bei Exspiration nicht mehr entweichen kann. Dadurch kommt es zu einer Überblähung der ipsilateralen Lunge mit Mediastinalverlagerung zur Gegenseite.

Klinik
Unmittelbar nach dem Aspirationsereignis kommt es zu einer heftigen **Hustenattacke**. Es folgen weitere pertussiforme Hustenanfälle. Anschließend ist das Kind nicht selten asymptomatisch! Ein in- oder exspiratorischer **Stridor** besteht in weniger als einem Drittel der Fälle. Bei der Untersuchung findet sich bei etwa 50 % der Patienten auf der betroffenen Seite ein **abgeschwächtes Atemgeräusch** bei hypersonorem Klopfschall. Seltener sind ein verlängertes Exspirium, Giemen, Brummen oder grobblasige Rasselgeräusche auskultierbar.

> **Merke**
>
> Ein unauffälliger körperlicher Untersuchungsbefund schließt bei typischer Anamnese eine Fremdkörperaspiration nicht aus.

Diagnostik
Röntgen-Thorax: Lungenüberblähung der betroffenen Seite mit Mediastinalverlagerung zur gesunden Seite (→ Abb. 13.3). Bei länger zurückliegender Fremdkörperaspiration kann eine entzündliche Infiltration nachweisbar sein. In 10 % der Fälle ist das Röntgenbild trotz endoskopisch gesicherter Aspiration unauffällig!

Differentialdiagnose
- Obstruktive Bronchitis
- Pseudokrupp
- Asthma bronchiale.

Therapie
Die Behandlung besteht in einer bronchoskopischen **Fremdkörperentfernung**. Eine perioperative **Antibiotikatherapie**, z. B. mit Cefuroxim (staphylokokkenwirksam), ist sinnvoll, da der Fremdkörper meist zu einer lokalen Entzündungsreaktion führt und im Rahmen der Bronchoskopie Keime verschleppt werden können.

> **Kasuistik**
>
> **A:** Der knapp 2 Jahre alte Philipp wird in der Notfallambulanz vorgestellt. Die Mutter berichtet, dass er vor 2 Tagen in einem unbeobachteten Moment eine Mandel gegessen und währenddessen plötzlich begonnen habe, zu schreien. Im Anschluss daran sei es zu einer heftigen, 15 min anhaltenden Hustenattacke gekommen. Seit gestern beobachten die Eltern bei Anstrengung pfeifende Atemgeräusche sowie Einziehungen im Bereich des Jugulums.
>
> **K:** Bei der Untersuchung befindet sich Philipp in reduziertem Allgemeinzustand. Die Temperatur beträgt 39,4 °C. Es besteht eine deutliche Ruhedyspnoe mit interkostalen und jugulären Einziehungen. Das Atemgeräusch ist über der gesamten linken Lunge stark abgeschwächt, über der rechten Lunge ist es normal. Die transkutan gemessene Sauerstoffsättigung liegt bei 92 %.
>
> **D:** Die Röntgenaufnahme des Thorax zeigt eine deutliche Überblähung mit vermehrter Transparenz links sowie eine Mediastinalverlagerung nach rechts. Außerdem sind deutliche Infiltrate im Bereich des linken Hilus nachweisbar. Die Laboruntersuchung ergibt eine Leukozytose (27 200/μl) sowie eine Erhöhung des CRP (5,3 mg/dl).
>
> **Diag:** Es handelt sich um eine Fremdkörperaspiration mit konsekutiver Tracheobronchitis links.
>
> **T:** 2 h nach stationärer Aufnahme wird eine bronchoskopische Fremdkörperentfernung (multiple Mandelpartikel im linken Hauptbronchus) in Allgemeinnarkose durchgeführt. Wegen der ausgeprägten begleitenden Tracheobronchitis erhält Philipp Cefuroxim i.v. Darüber hinaus werden postinter-

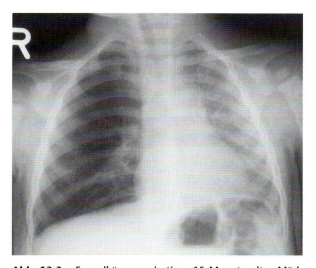

Abb. 13.3: Fremdkörperaspiration. 15 Monate altes Mädchen mit akut aufgetretenem Husten und Dyspnoe. Röntgen-Thorax p.a.: einseitige Überblähung der rechten Lunge mit leichter Mediastinalverschiebung nach links. Dringender Verdacht auf das Vorliegen einer Fremdkörperaspiration rechts. Therapie: bronchoskopische Entfernung mehrerer Erdnussfragmente. [1]

13 Erkrankungen des Respirationstraktes

> ventionell Inhalationen mit NaCl 0,9 % durchgeführt.
> **V:** Philipp wird 3 Tage später in bestem Allgemeinzustand nach Hause entlassen. Die antibiotische Therapie ist für weitere 7 Tage p.o. durchzuführen.

13.3.4 Akute Bronchitis

■ Definition
Durch Viren ausgelöste, meist selbstlimitierende Erkrankung mit dem Hauptsymptom Husten.

■ Ätiologie
Influenza-, Parainfluenza-, Adeno- und RS-Viren sowie *Mycoplasma pneumoniae* können eine Bronchitis auslösen.

■ Klinik
Fieber oder subfebrile Temperaturen gehen mit allgemeinem Krankheitsgefühl einher. Der Husten ist zunächst trocken, später zunehmend produktiv.

■ Therapie
Die Behandlung beinhaltet symptomatische Maßnahmen wie eine Antipyrese, ausreichende Flüssigkeitszufuhr, Verabreichung von Sekretolytika (Acetylcystein) und Inhalationen mit physiologischer Kochsalzlösung. Antibiotika werden nur bei bakterieller Superinfektion (eitrige Sekrete) eingesetzt.

13.3.5 Obstruktive Bronchitis und Bronchiolitis

■ Definitionen
Obstruktive Bronchitis und Bronchiolitis sind obstruktive Erkrankungen des Respirationstrakts mit Schleimhautödem und vermehrter Sekretproduktion durch Virusinfektionen. „Spastische" Bronchitis und asthmoide Bronchitis sind Synonyma.
Die **akute obstruktive Bronchitis** ist definiert als eine Affektion der mittleren und größeren Bronchien.
Die **akute Bronchiolitis** ist definiert als eine Affektion der kleinen Bronchien und Bronchiolen.

■ Epidemiologie
Die akute obstruktive Bronchitis/Bronchiolitis ist eine der häufigsten Erkrankungen im Säuglings- und frühen Kindesalter. Etwa 1–2 % der Patienten bedürfen einer stationären Behandlung.

■ Ätiologie
RS- (85 %), Adeno-, Influenza-, Parainfluenza- oder Rhinoviren können die obstruktive Bronchitis oder die Bronchiolitis verursachen.

■ Pathogenese
Durch eine Virusinfektion mit Replikation des infektiösen Agens in der Tracheobronchialschleim-

haut kommt es zu einer Nekrose des Epithels. Die Proliferation nicht zilientragender Zellen führt zu einer Beeinträchtigung der Clearance der Mukosa. Die vermehrte Schleimproduktion verursacht eine Verlegung des Bronchiallumens, die Infiltration der Mukosa und entzündliche Ödembildung eine Schleimhautschwellung mit Verkleinerung des Bronchiallumens.

■ Klinik
Akute obstruktive Bronchitis: Betroffen sind Säuglinge und Kinder jeder Altersgruppe. Die Atmung ist beschleunigt und erschwert **(Tachydyspnoe)**, es zeigen sich juguläre, inter- und subkostale **Einziehungen**. Das **Exspirium** ist typischerweise **verlängert,** auskultatorisch bestehen exspiratorisches Giemen, Pfeifen und Brummen sowie trockene Rasselgeräusche.
Akute Bronchiolitis: Säuglinge im 3.–4. Lebensmonat sind bevorzugt betroffen. Die Atemfrequenz ist beschleunigt und erschwert **(Tachydyspnoe)**, es zeigen sich juguläre, inter- und subkostale **Einziehungen**. Das **Atemgeräusch** ist oft **abgeschwächt**, und es lassen sich feuchte Rasselgeräusche auskultieren. Giemen und trockene Rasselgeräusche fehlen. Bei zugrunde liegender RSV-Infektion können in 10–20 % der Fälle zentrale Apnoen auftreten.

■ Diagnostik
- Klinische Untersuchung und Beobachtung des Atemmusters
- Atemfrequenzbestimmung und Auskultation
- Messung der Sauerstoffsättigung mittels Pulsoxymetrie
- **Röntgen-Thorax:** Überblähung, streifige Zeichnungsvermehrung, Mikroatelektasen (→ Abb. 13.4)
- **Labor:** meist uncharakteristische Veränderungen
- **Virusnachweis:** RSV- und Adenovirusantigen im Rachenspülwasser
- **Schweißtest:** bei schwerer oder rezidivierender Obstruktion zum Ausschluss einer zystischen Fibrose

Checkliste: Differentialdiagnose der akuten Bronchusobstruktion.	
Pulmonal	**Andere**
• Obstruktive Bronchitis	• Kongenitale Herzvitien mit pulmonaler Hypertonie
• Bronchiolitis	• Septikämie
• Asthma bronchiale	• Schwere metabolische Azidose
• Pneumonie	
• Zystische Fibrose	
• Tracheobronchiale Fehlbildungen	
• Fremdkörperaspiration	

13.3 Erkrankungen von Kehlkopf, Trachea und Bronchien

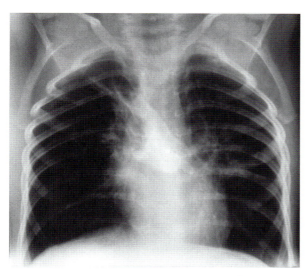

Abb. 13.4: Obstruktive Bronchitis. Deutliche Überblähung mit vermehrter Transparenz beider Lungenfelder, tief stehende Zwerchfelle, streifige Infiltrate perihilär links.

■ Therapie
Adjuvante Maßnahmen: Die Sauerstoffzufuhr über eine Nasenbrille, eine ausreichende Flüssigkeitssubstitution, abschwellende Nasentropfen und Physiotherapie haben bei den obstruktiven Lungenerkrankungen einen besonderen Stellenwert.
Bronchodilatatoren: Die Wirksamkeit von β-Sympathomimetika und Parasympatholytika bei der obstruktiven Bronchitis/Bronchiolitis ist umstritten. Die topische Applikation eines kurz wirksamen β-Sympathomimetikums wird derzeit jedoch empfohlen. Bei gutem klinischem Ansprechen wird die Therapie in 4-stündigen Abständen fortgeführt.
Steroide: Sie haben, anders als beim Asthma bronchiale, bei der obstruktiven Bronchitis/Bronchiolitis keinen relevanten Effekt. Der Versuch einer systemischen Applikation ist nur bei einer schweren Obstruktion indiziert.

> **Merke**
>
> Steroide sind bei der obstruktiven Bronchitis oder Bronchiolitis meist wirkungslos.

■ Prognose
Bei den meisten Kindern kommt es innerhalb weniger Tage zu einer Besserung der Symptomatik. Je schwerer die Krankheit verlief, desto länger ist die anschließende Phase der bronchialen Hyperreagibilität.

> **Merke**
>
> Je schwerer eine obstruktive Bronchitis oder Bronchiolitis verlief, desto länger ist die anschließende Phase der bronchialen Hyperreagibilität.

> **Kasuistik**
>
> **A:** Annika ist ein Frühgeborenes aus der 34. SSW. Im Alter von korrigiert 2 Wochen beginnt sie zu husten. Die Mutter bemerkt, dass sie sich bei der Atmung sehr anstrengt, und beobachtet Einziehungen unter dem Rippenbogen. Der Kinderarzt verordnet Salbutamol per inhalationem und Hustensaft. Bei ausbleibender Besserung und zunehmend blassgrauem Hautkolorit wird das Kind in der Notfallambulanz der Kinderklinik vorgestellt.
> **K:** Bei Aufnahme besteht eine ausgeprägte Tachydyspnoe mit einer Atemfrequenz von 75/min. Die Sauerstoffsättigung liegt bei Raumluft bei nur 88%, und Annika erhält Sauerstoff über eine Nasenbrille. Bei der Lungenauskultation ist das Atemgeräusch deutlich abgeschwächt, und man hört feuchte Rasselgeräusche.
> **D:** Der Schnelltest auf RSV im Rachensekret fällt positiv aus. Im Röntgen-Thorax zeigen sich eine massive Überblähung der Lunge sowie streifige Verdichtungen perihilär beidseits und rechts apikal.
> **Diag:** Es handelt sich um eine RSV-Bronchiolitis bei einem Frühgeborenen.
> **T:** Annika wird mit Sauerstoff, Kochsalz-Salbutamol-Inhalationen und intensiver Physiotherapie bei großzügiger Flüssigkeitszufuhr behandelt.
> **V:** Unter der Behandlung bessert sich der klinische Zustand rasch. Nach 12-tägigem Aufenthalt in der Klinik zeigt sich bei der Röntgenkontrolluntersuchung eine deutliche Befundbesserung, und Annika kann unter Fortsetzung der Inhalationstherapie nach Hause entlassen werden.

13.3.6 Primäre ziliäre Dyskinesie (Syndrom der immotilen Zilien)

■ Definition
Das genetisch bedingte Fehlen oder eine Verminderung der Zilientätigkeit von Brochial- und Trachealschleimhaut führt zu einer chronischen Bronchitis und zu Bronchiektasen. Bei Vorliegen eines Syndroms der immotilen Zilien mit Situs inversus visceralis, chronischer Sinubronchitis und Bronchiektasen spricht man vom **Kartagener-Syndrom.**

■ Ätiologie
Inzwischen sind drei verschiedene Gendefekte (*DNAI 1, DNAH 1, DNAH 5*) identifiziert worden, die eine primäre ziliäre Dyskinesie verursachen. Die Erkrankung wird in der Regel autosomal-rezessiv vererbt.

■ Epidemiologie
Die Häufigkeit der Erkrankung beträgt 1:15 000.

■ Pathogenese
Der geordnete Zilienschlag ist eine wesentliche Voraussetzung für die mukoziliäre Clearance der

13 Erkrankungen des Respirationstraktes

Atemwege. Eine verminderte oder **fehlende muko-ziliäre Clearance** führt zu chronischen Infektionen und Bronchiektasen. Die Drainage der Nasenne-benhöhlen (chronische Sinusitis) und des Mittel-ohrs (rezidivierende Otitiden) sowie die Spermien-motilität (Fertilität) sind ebenfalls gestört.

■ Klinik
Die Erkrankung kann sich bereits in der Neugebo-renenperiode als akutes **Atemnotsyndrom** manifes-tieren. Meist treten erste Krankheitssymptome je-doch erst im Kindesalter auf: **Husten**, rezidivierende obstruktive **Bronchitiden**, eine persistierende **Rhi-nitis** und rezidivierende **Otitiden** sind die typischen Symptome. Regelmäßig kommt es zur Ausbildung lobärer Atelektasen. Infolge vitaler, aber immotiler Spermien besteht eine primäre **Sterilität**.

■ Diagnostik
Zilienfunktionsdiagnostik: Biopsie aus der Nasen-muschel oder der Bronchialschleimhaut zur Mes-sung der Zilienschlagfrequenz und zur elektronen-mikroskopischen Untersuchung zum Nachweis von Strukturanomalien.

■ Therapie
Die Behandlung entspricht der Langzeitbehandlung bei Mukoviszidose und beinhaltet eine intensive Physiotherapie, eine langfristige Antibiotikathera-pie und die Resektion einzelner Lungenabschnitte bei Ausbildung großer Bronchiektasen.

■ Prognose
Die Progression der Lungenerkrankung verläuft langsamer als bei zystischer Fibrose. Bei sorgfältiger Behandlung kann die Morbidität durch die chroni-sche Lungenerkrankung über lange Zeit niedrig ge-halten werden.

13.3.7 Bronchiektasen

■ Definition
Erweiterungen einzelner Bronchien durch eine irre-versible Zerstörung der Bronchialwand und des pe-ribronchialen Gewebes infolge entzündlicher Pro-zesse bei beeinträchtigter Immunabwehr.

■ Ätiologie
Bronchiektasen können als angeborene Fehlbildung oder als Folge chronisch-rezidivierender Bronchiti-den, z.B. bei primärer ziliärer Dysfunktion, zysti-scher Fibrose, Fremdkörperaspiration, Asthma bronchiale oder Immundefekten, vorkommen.

■ Pathogenese
Voraussetzung für die Entstehung von Bronchiekta-sen ist das Zusammentreffen einer beeinträchtigten Immunabwehr und einer bakteriellen Infektion.

■ Klinik
Der **chronische Husten** ist das häufigste Symptom. Bei älteren Kindern kann es zu morgendlichem eit-rigem Auswurf kommen. Verdächtig ist das rezidi-vierende Auftreten von Pneumonien mit konstanter Lokalisation. Bei der Auskultation finden sich feuchte Rasselgeräusche an umschriebenen Stellen.

■ Diagnostik
- **Röntgen-Thorax:** wechselnde Verdichtungen und wabige Strukturen vor allem in den Lungenunter-feldern
- **CT-Thorax:** detaillierte Darstellung der Verände-rungen
- **Bronchographie:** sackförmige Erweiterung der kleinen und mittelgroßen Bronchien (sie wird in naher Zukunft zugunsten von CT-Untersuchun-gen verlassen werden)
- **Bronchoskopie:** Identifikation primärer Fehlbil-dungen
- Regelmäßige bakteriologische **Sputumuntersu-chungen** mit Antibiogramm.

■ Therapie
Ziele sind die **Sekretmobilisation** und die **Erreger-elimination**.

Wie bei der zystischen Fibrose erfolgt die Sekret-mobilisation durch hohe Flüssigkeitszufuhr, Bewe-gung, Feuchtinhalation und Physiotherapie. Die an-tibiotische Therapie ist die zweite Säule der Be-handlung. Ausgedehnte Prozesse, die zu rezidivie-renden schweren Pneumonien führen, müssen **chi-rurgisch** (Segment- oder Lappenresektion) entfernt werden.

13.3.8 Asthma bronchiale

■ Definition
Das allergische Asthma bronchiale ist eine chroni-sche Atemwegserkrankung, die mit einer Engstel-lung der Atemwege, Atemwegsödem und vermehr-ter Schleimproduktion im Rahmen einer chroni-schen, eosinophil dominierten Inflammationsreak-tion einhergeht und sich klinisch durch Husten, Dyspnoe und vor allem durch eine exspiratorische Atemflussbehinderung äußert.

■ Epidemiologie
Asthma ist die häufigste chronische Erkrankung im Kindesalter. In den letzten 30 Jahren hat die Asth-maprävalenz erheblich zugenommen und sich etwa alle 10 Jahre verdoppelt. Derzeit besteht bei ca. 10 % der Kinder in Deutschland ein Asthma bron-chiale. Die Häufigkeit ist im Westen höher als im Osten und in Städten höher als auf dem Land. In 70 % der Fälle manifestiert sich die Erkrankung vor dem 5. Lebensjahr.

13.3 Erkrankungen von Kehlkopf, Trachea und Bronchien

■ Ätiologie
Für die Entwicklung eines Asthma bronchiale spielen endogene und exogene Faktoren eine wichtige Rolle.

Genetische Faktoren: Das Risiko für allergisches Asthma steigt mit zunehmender Zahl atopisch erkrankter erstgradig Blutsverwandter. Leiden beide Eltern an Asthma, beträgt das Asthmarisiko für das Kind 80 %. Es gibt klare Hinweise für eine multigenetische Asthmaentwicklung mit komplexem Vererbungsmuster und unterschiedlicher Phänotypisierung, die ihrerseits von Umweltfaktoren geprägt wird. Eine wachsende Zahl von Genen wurde inzwischen identifiziert, die bei der Asthmaentwicklung funktionell bedeutsam sein könnten. Große epidemiologische Studien lassen weitere Ergebnisse in diese Richtung erwarten.

Umweltfaktoren: Asthma ist häufig mit einer Atopie, der genetisch bedingten Disposition, auf übliche Umweltantigene überschießend IgE-Antikörper zu bilden, assoziiert. Bei 80 % der Kinder mit Asthma lassen sich spezifische IgE-Antikörper gegen übliche Allergene wie Nahrungsmittel, Pollen, Milben und Haustiere nachweisen. Schadstoffe, respiratorische Infekte und Passivrauchen spielen bei der Asthmaentwicklung ebenso eine Rolle (→ Abb. 13.5).

> **Merke**
>
> Das Asthma bronchiale ist eine genetisch mitdeterminierte Erkrankung. Leiden beide Eltern an Asthma, beträgt das Asthmarisiko für das Kind 80 %.

■ Pathogenese
Bei Allergenexposition erfolgt die **allergische Reaktion**, die aus einer innerhalb von Minuten auftretenden „**frühen Phase**" und einer erst nach einigen Stunden einsetzenden „**späten Phase**" besteht. Sie wird eingeleitet, wenn das prozessierte Allergen über eine antigenpräsentierende Zelle einer CD4-T-Helfer-2-Zelle dargeboten wird. Die TH2-Zellen sezernieren Interleukin-5 (IL-5) und initiieren damit die Rekrutierung und Aktivierung von eosinophilen Granulozyten (→ Abb. 13.6). Über die Sekretion von IL-4 und IL-13 fördern sie die Produktion von allergenspezifischem IgE durch B-Lymphozyten. Das IgE wird u. a. an den hochaffinen IgE-Rezeptoren auf Mastzellen und Granulozyten gebunden. Die Kreuzvernetzung von zwei IgE-Rezeptoren beim Allergenkontakt führt zur Degranulation der Mastzelle und zur Ausschüttung verschiedener Mediatoren wie Histamin, Leukotrienen, Prostaglandinen und Zytokinen. Diese Mediatoren initiieren gemeinsam innerhalb von Minuten nach Allergenkontakt die Sofortreaktion mit **Bronchokonstriktion** und Rekrutierung weiterer entzündlicher Mediatoren. Die Atemwegsobstruktion bei der 3–6 h nach Allergenkontakt auftretenden Spätreaktion kann ohne therapeutische Maßnahmen mehrere Tage andauern und geht mit der anhaltenden Einwanderung von Lymphozyten und Granulozyten in das Lungenparenchym und Atemwegsepithel einher. Langfristig führt die chronische Entzündung der Lunge zu einem Umbau mit **Verdickung der Atemwegswand** durch vermehrte Deposition von Kollagen, gesteigerte Vaskularisation und Hyperplasie der glatten Muskelzellen. Dadurch kann es letztlich zu einer irreversiblen Einschränkung der Lungenfunktion kommen. Das TH1/TH2-Paradigma betrachtet Interferon-γ produzierende TH1-Zellen als Gegenspieler der TH2-Zellen, und entsprechend wird TH1-Zellen beim Asthma bronchiale ein protektiver Effekt zugeordnet. Es wird vermutet, dass durch eine frühzeitige Differenzierung der Immunantwort in Richtung TH1-Zelle die Vermeidung einer allergischen Reaktion auf inhalative Allergene erreicht wird.

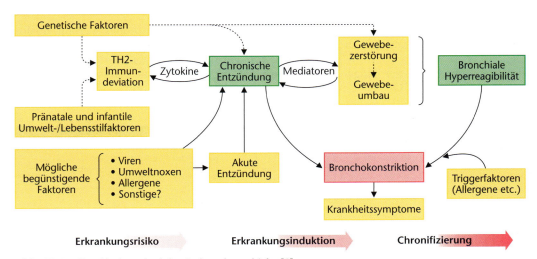

Abb. 13.5: Krankheitsverlauf des Asthma bronchiale. [2]

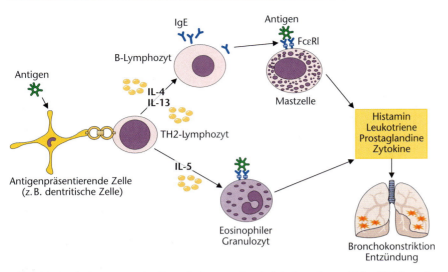

Abb. 13.6: Pathogenese der Bronchokonstriktion bei Asthma bronchiale: TH2-Lymphozyten aktivieren über Interleukin-5 (IL-5) eosinophile Granulozyten. Zusätzlich fördern sie über die Ausschüttung von IL-4 und IL-13 die Produktion von allergenspezifischem IgE durch B-Lymphozyten. IgE wird auf Mastzellen und Granulozyten gebunden. Die Kreuzvernetzung von zwei IgE-Rezeptoren beim Allergenkontakt führt zur Degranulation der Mastzelle und zur Ausschüttung von Histamin, Leukotrienen, Prostaglandinen und Zytokinen. Diese Mediatoren initiieren gemeinsam innerhalb von Minuten nach Allergenkontakt die Sofortreaktion mit Bronchokonstriktion und Rekrutierung weiterer entzündlicher Mediatoren.

■ Klinik

Die drei klinischen Leitsymptome des Asthma bronchiale sind ein **verlängertes Exspirium** mit Pfeifen, Giemen und Brummen, **Dyspnoe** und **Husten**.

Akuter Asthmaanfall: Bei der Inspektion fällt bereits eine deutliche Thoraxüberblähung auf. Die Patienten nehmen eine aufrechte Sitzposition ein (Orthopnoe). Es bestehen ein kraftloser, trockener Reizhusten und Atemnot mit deutlich verlängertem Exspirium und Einsatz der Atemhilfsmuskulatur. Die Kinder setzen die sog. Lippenbremse ein, um dem exspiratorischen Bronchialkollaps entgegenzuwirken.

Bei der Untersuchung zeigen sich ein hypersonorer Klopfschall sowie ein massives exspiratorisches Giemen, Pfeifen und Brummen über beiden Lungen. Es besteht eine Zyanose. In besonders schweren Fällen ist das Atemgeräusch abgeschwächt („silent chest"). Begleitende Angstzustände und Tachykardie sind häufig.

Status asthmaticus: Asthmaanfall, der länger als 1–2 Tage dauert, mit einem pCO_2 von über 60 mmHg einhergeht und durch die Applikation von $β_2$-Sympathomimetika nicht beeinflussbar ist.

Im **Intervall** sind die Patienten häufig über Tage und Wochen beschwerdefrei.

Mögliche **Auslöser** bronchoobstruktiver Episoden sind Passivrauchen, respiratorische Virusinfekte, inhalative saisonale Allergene oder körperliche Belastung („Anstrengungsasthma" des Adoleszentenalters).

■ Komplikationen
- Pneumothorax
- Pneumomediastinum
- Segment-, Lobär- oder Lungenkollaps
- Lokale Überblähung mit Emphysementwicklung.

■ Diagnostik
- **Anamnese:** Krankheitssymptome, Verlauf, auslösende Faktoren, Familienanamnese
- **Röntgen-Thorax:** Lungenüberblähung mit Zwerchfelltiefstand, schmale Herzsilhouette, perihiläre Zeichnungsvermehrung

Checkliste: Differentialdiagnose Giemen und verlängertes Exspirium.		
Anatomische Ursachen	Infektionen	Obstruktive Erkrankungen
• Aberrierende Gefäße	• Obstruktive Bronchitis	• Asthma bronchiale
• Fremdkörperaspiration	• Bronchiolitis (RSV)	• Zystische Fibrose
• Bronchopulmonale Dysplasie		• $α_1$-Antitrypsin-Mangel
• Atemwegsstenosen		
• Tracheo-, Bronchomalazie		

13.3 Erkrankungen von Kehlkopf, Trachea und Bronchien

Checkliste: Differentialdiagnose der bronchialen Obstruktion in Abhängigkeit vom Alter (von oben nach unten jeweils abnehmende Wahrscheinlichkeit).

Säugling	Kleinkind	Schulkind
• Infektion: RSV-Bronchiolitis	• Infektion	• Asthma bronchiale
• Fehlbildung	• Asthma bronchiale	• Infektion
• Zu enge Atemwege	• Rhinobronchiales Syndrom	• Rhinobronchiales Syndrom
• Zystische Fibrose	• Fremdkörperaspiration	
• Gastroösophagealer Reflux	• Zystische Fibrose	
• Asthma bronchiale	• Primäre ziliäre Dyskinesie	

- **Gesamt-IgE** im Serum erhöht, Eosinophilie
- **RAST** (Radioallergosorbenttest): Erfassung spezifischer IgE-Antikörper
- **Pricktest:** Expositionsprüfung an der Haut
- **Lungenfunktionsprüfung:** Bestimmung des intrathorakalen Gasvolumens, Bestimmung der Atemwegsobstruktion, Messung des Atemwiderstandes, Überprüfung einer bronchialen Hyperreagibilität (standardisierte Laufbelastung oder Provokation mit Histamin, inhalativen Allergenen, Kälte), Messung des Ansprechens auf Bronchodilatatoren (Broncholyse).

Das stufenweise diagnostische Vorgehen ist in Abbildung 13.7 zusammengefasst.
Im Schulalter ist die Diagnose Asthma bronchiale meist eindeutig zu stellen. Dies ist bei Säuglingen und Kleinkindern nicht der Fall (schwierige Abgrenzung zu rezidivierenden obstruktiven Bronchitiden).

■ Kriterien für die Diagnose Asthma bronchiale im Säuglings- und Kleinkindalter:
- Drei Episoden mit Giemen, Pfeifen, Brummen in den letzten 6 Monaten
- Atopiemanifestation (z. B. atopisches Ekzem) oder mehrere Atopiezeichen (z. B. doppelte Lidfalte, Ohrläppchenrhagaden)
- Familiäre Asthma- und/oder Atopiebelastung
- Hospitalisierung wegen bronchialer Obstruktion
- Rhinorrhö ohne Infekt
- Nachweise einer Sensibilisierung: spezifisches IgE im Serum und/oder Pricktest

■ Schweregradeinteilung
Hierzu wird neben der klinischen Symptomatik auch das Ergebnis der Lungenfunktionsprüfung herangezogen (→ Tab. 13.1).

> **Merke**
>
> Lungenfunktionsprüfungen sind sowohl für die Diagnostik als auch für die Therapiekontrolle besonders wichtig.

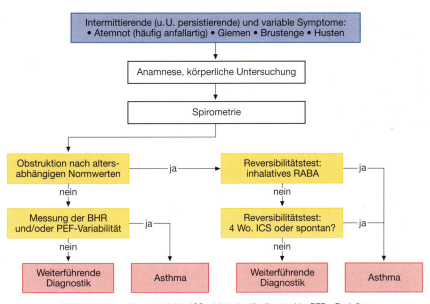

Abb. 13.7: Algorithmus zur Asthmadiagnostik bei Kindern und Jugendlichen. Nach S. Zielen: Effectiveness of budesonide nebulising suspension compared to disodium cromoglycate in early childhood asthma. Curr Med. Res Opin 2006; 22: 367–373

BHR = bronchiale Hyperreaktivität, ICS = inhalative Kortikosteroide, PEF = Peak flow, RABA = rasch wirksames Beta-2-Sympathomimetikum

13 Erkrankungen des Respirationstraktes

Tab. 13.1 Klassifikation der Asthmaschweregrade.

Schweregrad	Kennzeichen vor Behandlung	
	Symptomatik	Lungenfunktion
I **Intermittierend** **(intermittierende, bronchiale Obstruktion)**	Intermittierend Husten Leichte Atemnot Symptomfreies Intervall > 2 Monate	Nur intermittierend obstruktiv; Lungenfunktion oft noch normal: FEV_1 > 80 % des Sollwertes MEF_{25-75} bzw. MEF_{50} > 65 % PEF-Tagesvariabilität < 20 % Im Intervall o.p.B.
II **Geringgradig persistierend** **(episodisch symptomatisches Asthma)**	Intervall zwischen Epsioden < 2 Monate	Nur episodisch obstruktiv, Lungenfunktion dann pathologisch: FEV_1 < 80 % des Sollwertes und/oder MEF_{25-75} bzw. MEF_{50} < 65 % PEF-Tagesvariabilität 20–30 % Lungenfunkton im Intervall meist noch o.p.B.
III **Mittelgradig persistierend**	An mehreren Tagen pro Woche und auch nächtliche Symptome	Auch im Intervall obstruktiv: FEV_1 < 80 % des Sollwertes und/oder MEF_{25-75} bzw. MEF_{50} < 65 % PEF-Tagesvariabilität > 30 %
IV **Schwergradig persistierend**	Anhaltende tägliche Symptome, häufig auch nächtlich	FEV_1 < 60 % des Sollwertes oder PEF < 60 % PBW PEF-Tagesvariabilität > 30 %

■ Therapie

Ziel der Behandlung eines Asthma bronchiale im Kindesalter ist die uneingeschränkte Teilnahme am normalen Leben. Dies erfordert einen umfassenden Betreuungsansatz.

Allgemeine Maßnahmen

Hierzu gehören die Expositionsprophylaxe gegenüber spezifischen Reizen mit möglichst strikter **Allergenkarenz** bei nachgewiesener Sensibilisierung, physiotherapeutische Maßnahmen und die psychosoziale Betreuung von Kind und Familie.

> **Merke**
>
> Eine konsequente Elimination häuslicher Allergene kann das Ausmaß der erforderlichen medikamentösen Therapie in vielen Fällen erheblich reduzieren.

Medikamentöse Therapie

Bezüglich der Wirkungsweise unterscheidet man Bronchodilatatoren und Entzündungshemmer.

- **Bronchodilatatoren:** Die meisten Bronchodilatatoren zeichnen sich durch einen raschen Wirkungseintritt aus. Ihr Effekt beruht darauf, dass sie das freie Kalzium im Zytoplasma der glatten Muskelzelle vermindern. Die gängigen Substanzgruppen sind β-Sympathomimetika, Anticholinergika und Theophyllin.
- **Entzündungshemmer:** Der Effekt tritt nicht sofort, sondern verzögert ein. Sie drosseln die Produktion von Entzündungsmediatoren bzw. hemmen sie kompetitiv, oder sie stabilisieren die Membran von Entzündungszellen. Hierzu gehö-

ren Kortikosteroide, Cromone (DNCG und Nedocromil), Ketotifen und Leukotrien-Rezeptorantagonisten.

> **Merke**
>
> Ziel der medikamentösen Therapie beim Asthma bronchiale ist es, die akute Atemwegsobstruktion möglichst rasch zu beseitigen und längerfristig den inflammatorischen Prozess der Atemwegsschleimhaut zu unterdrücken. Zur Vermeidung von Langzeitschäden benötigen viele Patienten eine Dauertherapie.

Langzeittherapie

Bei der Langzeittherapie ist eine Einteilung in Bedarfsmedikamente (**„Reliever"**) und Dauertherapeutika (**„Controller"**) sinnvoll (→ Tab. 13.2).

Die Dosierungen wichtiger Antiasthmatika in der Dauertherapie sind in Tabelle 13.3 zusammengefasst, die Applikationsformen in Tabelle 13.4.

> **Merke**
>
> **Einteilung von Antiasthmatika**
> Nach **Wirkungsweise**: Bronchodilatatoren und Entzündungshemmer
> Nach **Wirkdauer**: Bedarfsmedikamente („Reliever") und Langzeittherapeutika („Controller").

Die sog. **Stufentherapie** (→ Tab. 13.5) sieht den Einsatz unterschiedlicher Medikamente in Abhängigkeit von der Schwere des Asthmas vor. Die zu Beginn gewählte Stufe ist nicht festgeschrieben, sondern kann in Abhängigkeit von der Symptomatik

13.3 Erkrankungen von Kehlkopf, Trachea und Bronchien

nach oben (Step-up-Ansatz) oder unten (Step-down-Ansatz) modifiziert werden (→ Abb. 13.8).

Generell wird **bevorzugt** eine **Inhalationstherapie** durchgeführt, und nur in schwereren Fällen kommt eine systemische Therapie zur Anwendung. Zur Inhalation verwendet man im frühen Kindesalter elektrische Geräte zur Feuchtinhalation (sog. Inhalierboys), oder man appliziert Dosieraerosole über sog. Inhalationshilfen („Spacer"). Bei Kindern ab dem Schulalter ist die Pulverinhalation zu bevorzugen. Die Basis der Therapie bei persistierendem Asthma (Stufen 2–4) ist die regelmäßige Anwendung eines antiinflammatorischen Medikaments.

Spezifische Immuntherapie (Hyposensibilisierung)

Unter Hyposensibilisierung versteht man die **subkutane Applikation von Allergenen**, gegen die eine Überempfindlichkeit besteht, in unterschwelligen, allmählich ansteigenden Konzentrationen, mit dem Ziel, den Zustand der Überempfindlichkeit zu mildern. Die Therapie bewirkt einen **Anstieg allergenspezifischer IgG-Antikörper im Serum**, während

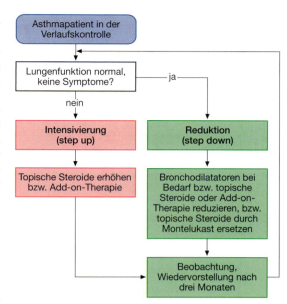

Abb. 13.8: Algorithmus zur verlaufsorientierten Therapieanpassung bei Asthma bronchiale (Step up/Step down).

Tab. 13.2 Übersicht der wichtigsten Antiasthmatika.

Bedarfsmedikamente (Reliever)	Dauertherapeutika (Controller)
Kurz wirksame β_2-Sympathomimetika: Salbutamol, Terbutalin	Cromone: DNCG, Nedocromil
Rasch wirksames Langzeit-β_2-Sympathomimetikum: Formoterol	Inhalative Kortikosteroide (ICS): Beclomethason, Budesonid, Fluticason
Inhalative Anticholinergika: Ipratropiumbromid	Leukotrien-Rezeptorantagonisten: Montelukast
Wasserlösliches Theophyllin	Lang wirksame β_2-Sympathikomimetika: Salmeterol, Formoterol
Systemische Kortikosteroide	Retard-Theophyllin

Tab. 13.3 Dosierungen wichtiger Antiasthmatika in der Dauertherapie.

Substanz	Tagesdosis
Überwiegend antiobstruktiv bronchodilatatorisch	
Salmeterol	2 × 50 µg
Formoterol	2 × 12 µg
Theophyllin	12–16 mg/kg KG
Überwiegend antientzündlich	
DNCG	Bis 80 mg
Nedocromil	2 × 4 mg
Montelukast	4–10 mg
Beclomethason	400 µg
Beclomethason (Lösung)	200 µg
Budesonid	400 µg
Fluticason	200 µg

Tab. 13.4 Übersicht der Applikationsformen der verschiedenen Antiasthmatika.

Substanzgruppe	Applikationsform
β_2-Sympathomimetika	Topisch und systemisch
Glukokortikosteroide	Topisch und systemisch
Anticholinergika	Nur topisch
Cromone	Nur topisch
Theophyllinpräparate	Nur systemisch
Leukotrien-Rezeptorantagonisten	Nur systemisch

Tab. 13.5 Medikamentöse Stufentherapie des Asthma bronchiale.

	Bedarfstherapie	Dauertherapie
Stufe 1	Inhalatives rasch wirksames β_2-Sympathomimetikum*	Keine
Stufe 2	Inhalatives rasch wirksames β_2-Sympathomimetikum*	Niedrig dosiertes ICS Alternativtherapien: Montelukast**, Cromone (DNCG, Nedocromil)
Stufe 3	Inhalatives rasch wirksames β_2-Sympathomimetikum*	ICS in mittlerer Dosis **plus eine** der folgenden Optionen: • Steigerung der Dosis des ICS • Inhalatives lang wirksames β_2-Sympathomimetikum • Montelukast** • Retard-Theophyllin
Stufe 4	Inhalatives rasch wirksames β_2-Sympathomimetikum*	ICS in hoher Dosis **plus eine oder mehrere** der folgenden Optionen: • Inhalatives lang wirksames β_2-Sympathomimetikum • Montelukast** • Retard-Theophyllin • Systemisches Kortikosteroid (intermittierend oder dauerhaft)

* Alternativen: Anticholinergika (z. B. Ipratropiumbromid), wasserlösliches Theophyllin.
** Als Monotherapie ab dem 2. Lebensjahr zugelassen, bei Kleinkindern (1–6 Jahre) ist Montekulast den lang wirksamen β_2-Sympathomimetika vorzuziehen, für Stufe 4 in Deutschland noch nicht zugelassen.

ICS: inhalatives Kortikosteroid.

die Konzentration allergenspezifischer IgE-Antikörper allmählich abnimmt. Die Wirkung der Hyposensibilisierung wird als Beeinflussung der T-Lymphozyten auf die Allergenpräsentation interpretiert. Es kommt zu einer Verschiebung im Lymphozytenspektrum von der für Atopiker charakteristischen TH2-Dominanz zum **Überwiegen des TH1-Subtyps** mit einer durch die Behandlung induzierten verstärkten Produktion von Interferon γ. Bei leichtem bis mittelschwerem IgE-vermittelten Asthma bronchiale sollte eine Hyposensibilisierung erwogen werden. Ein dauerhaft symptomatisches oder unzureichend behandeltes Asthma brochiale mit einem $FEV_1 < 70\%$ des Sollwertes stellt eine **Kontraindikation** dar. Die **Nebenwirkungen** der Hyposensibilisierungstherapie reichen von Lokalreaktionen (lokale Quaddelbildung, Schwellung, Rötung und Juckreiz am Injektionsort) bis zu systemischen Komplikationen (Anaphylaxie). Das Risiko kann durch die Verwendung moderner Allergenextrakte sowie durch das Einhalten von Vorsichtsmaßnahmen (Überwachung des Patienten für mindestens 30 min nach der Injektion) erheblich reduziert werden.

Anti-IgE-Antikörper
Der neue Therapieansatz mit einem rekombinanten humanen monoklonalen Antikörper gegen IgE wird in Einzelfällen als Zusatztherapie bei Kindern > 12 Jahre mit persistierendem schwerem Asthma bronchiale angewandt. Hierfür ist die Therapie zugelassen.

■ Verlauf und Prognose
Das Asthma bronchiale ist eine gut therapierbare Erkrankung, und die Langzeitprognose ist gut. **Prognostisch ungünstige Faktoren** sind ein früher Krankheitsbeginn im Säuglings- und frühen Kleinkindalter, eine Atopie mit zusätzlicher nichtasthmatischer Präsentation, Rauchexposition, eine schwere bronchiale Hyperreagibilität sowie pathologische therapierefraktäre Lungenfunktionsparameter in der Pubertät.

Irreversible Funktionsverluste lassen sich durch eine früh einsetzende medikamentöse Therapie reduzieren. Bei vielen Kindern kommt es mit zunehmendem Alter zu einer Abschwächung der klinischen Symptomatik.

13.3 Erkrankungen von Kehlkopf, Trachea und Bronchien

Kasuistik

A: Der 8-jährige Paul wird in der Notfallambulanz vorgestellt. Der Vater berichtet, dass seit 2 Tagen ein leichter Infekt mit Husten, Schnupfen und subfebrilen Temperaturen bestehe. Insbesondere bei Anstrengung bekomme der Junge schlecht Luft. Paul sei immer gesund gewesen, auch bei den übrigen Familienmitgliedern (fünf Geschwister) seien derartige Episoden bisher nicht aufgetreten.

K: Bei der Untersuchung zeigt sich eine leichte Lippenzyanose. Das Atemgeräusch über der gesamten Lunge ist sehr leise, und vor allem dorsal auskultiert man ein deutliches exspiratorisches Giemen. Die Sauerstoffsättigung in Raumluft liegt bei 90 %. Beim Treppensteigen nimmt die Lippenzyanose deutlich zu, und wegen zunehmender Dyspnoe kann Paul kaum noch sprechen.

D: Die Laboruntersuchung zeigt eine Lymphozytose und ein leicht erhöhtes C-reaktives Protein. Der pH-Wert ist bei leicht erniedrigtem CO_2 (32 mmHg) ausgeglichen.
Im Röntgen-Thorax sieht man eine deutliche Überblähung mit tief stehenden Zwerchfellen und eine peribronchiale Zeichnungsvermehrung beidseits. Es besteht kein Anhalt für ein pneumonisches Infiltrat.

Diag: Es handelt sich um einen akuten, infektgetriggerten Asthmaanfall.

T: Paul erhält Sauerstoff über eine Nasenbrille sowie regelmäßige Inhalationen mit Bronchodilatatoren (drei- bis sechsmal täglich NaCl 0,9 % plus jeweils 8 Tropfen Salbutamol und 8 Tropfen Ipratropiumbromid) sowie Prednison (4 × 2 mg/kg KG/d) intravenös. Darüber hinaus wird auf eine ausreichende Flüssigkeitszufuhr geachtet.

V: Nach Abklingen der akuten Phase wird eine Dauertherapie mit Inhalation eines topischen Steroids durchgeführt. Zur Verlaufskontrolle und Therapieüberwachung wird in regelmäßigen, etwa 3-monatigen Abständen eine Lungenfunktionsprüfung durchgeführt.

13.3.9 Zystische Fibrose (Mukoviszidose, CF)

■ Definition
Häufigste schwere, autosomal-rezessiv vererbte Stoffwechselstörung, bei der es durch einen Defekt des Chloridkanals CFTR zu einer abnormen Zusammensetzung der Sekrete exokriner Drüsen mit Obstruktion der Drüsenausführungsgänge und zystisch-fibrotischer Umwandlung der betroffenen Organe kommt.

■ Epidemiologie
Mit einer Häufigkeit von 1 : 2 000 handelt es sich um die häufigste schwere angeborene Stoffwechselstörung. Jungen und Mädchen sind gleich häufig betroffen.

■ Vererbung
Die Erkrankung wird autosomal-rezessiv vererbt. Das defekte „*Cystic Fibrosis Transmembrane Conductance Regulator*"-*(CFTR-)*Gen ist auf dem langen Arm von Chromosom 7 lokalisiert. Eine Hauptmutation (ΔF508) liegt bei 70 % aller Patienten in unseren geographischen Regionen vor. Über 1 000 weitere Mutationen sind bekannt.

■ Pathogenese
Der Gendefekt führt zu einem **Defekt des cAMP-abhängigen Chloridkanals CFTR** in der Apikalmembran submuköser Drüsen der Atemwege, des Gastrointestinaltraktes und der Schweißdrüsen (→ Tab. 13.6). Es kommt zu einer **gestörten Chloridsekretion** und zu einer **verstärkten Natriumresorption**. Dies hat eine Dehydratation intraluminaler Sekrete und dadurch eine **gestörte mukoziliäre Clearance** zur Folge. Das hochvisköse Sekret gerinnt und präzipitiert in den Ausführungsgängen der Drüsen betroffener Organe. Die mit Sekretpräzipitaten ausgefüllten Drüsengänge der exokrinen Drüsen weiten sich aus und obstruieren durch fibröse Um-

Tab. 13.6 Übersicht der Organbeteiligungen bei zystischer Fibrose.

Lunge	Magen-Darm-Trakt	Leber, Galle
• Chronische Bronchitis	• Mekoniumileus	• Icterus prolongatus
• Rezidivierende Pneumonien	• Rektumprolaps	• Fokale biliäre Leberzirrhose
• Bronchiektasen	• Ileus	• Portale Hypertonie
• Spontanpneumothorax	• Invagination	• Cholestase
	• Volvulus	• Cholelithiasis
	• Eiweißverlustsyndrom	• Cholezystitis
Pankreas	**Genitaltrakt**	**HNO**
• Schwere Maldigestion	• Sterilität der Männer	• Chronische Sinusitis
• Rezidivierende Pankreatitis	• Fertilitätsminderung bei Frauen	• Rezidivierende Otitiden
• Pankreaszysten	• Amenorrhö, Dysmenorrhö	
• Diabetes mellitus		

wandlung. Die Acini atrophieren mit diffuser Fibrose und leukozytärer Infiltration. Die erhöhte Natrium- und Chloridkonzentration im Schweiß wird zu diagnostischen Zwecken genutzt.

Lunge
Sie ist im Neugeborenenalter in der Regel bis auf eine Erweiterung und u. U. beginnende **Obstruktion der submukösen Drüsen** der Bronchialschleimhaut noch unauffällig. Im weiteren Verlauf entwickeln sich eine Hyperplasie und Hypersekretion der Drüsen der Bronchialschleimhaut mit zunehmender **Verlegung der kleinen Bronchien** durch **zähen Schleim**. Die gestörte muköziliäre Clearance begünstigt das Auftreten pulmonaler Infektionen. Es kommt zu rezidivierenden Bronchitiden und Pneumonien. Sekundär entwickeln sich Bronchiektasen und Lungenabszesse. Durch **rezidivierende Infektionen** kommt es zu einer weiteren Mehrsekretion von hochviskösem Schleim mit zunehmender Obstruktion der Luftwege und einer Infektion des Sekrets mit Bakterien, anfangs mit Staphylokokken, Streptokokken und *Haemophilus influenzae*, später zunehmend mit Problemkeimen wie *Pseudomonas aeruginosa*. Infolge rezidivierender Infektionen und der Keimbesiedelung des Schleims wandern Entzündungszellen, vornehmlich Leukozyten, in die Bronchialwand und das Bronchiallumen ein. Dadurch werden die Bronchialwand und das peribronchiale Bindegewebe zerstört, und es entwickeln sich **Atelektasen**, **Zysten** und **emphysematöse Lungenabschnitte**. Damit ist das Risiko für das Auftreten eines Pneumothorax oder Pneumomediastinums und von Pleuraadhäsionen deutlich erhöht. Typischerweise treten Hämoptysen auf. Mit zunehmender Lungenveränderung kommt es zu Veränderungen in der Lungengefäßstrombahn, und es entwickelt sich eine **pulmonale Hypertonie** mit Rechtsherzhypertrophie und Rechtsherzinsuffizienz.

Gastrointestinaltrakt
Bei Neugeborenen kommt es aufgrund des eingedickten Mekoniums häufig zu einem **Mekoniumileus**. Im Bereich der Bauchspeicheldrüse führt das eingedickte Sekret bei über 90 % der Patienten in Abhängigkeit von der zugrunde liegenden Mutation zu einer Obstruktion der kleinen Pankreasausführungsgänge mit präobstruktiver Dilatation. Es entwickeln sich Zysten und eine Atrophie des exokrinen Pankreasgewebes, das durch fibrotisches Material ersetzt wird. Durch die **Zerstörung exokriner Pankreaszellen** kommt es zu einer verminderten Sekretion von Bikarbonat, Chymotrypsin, Trypsin, Lipase und Amylase. Dadurch werden Proenzyme inadäquat aktiviert, was eine Autodigestion des Pankreas mit Auftreten **rezidivierender Pankreatiden** bei pankreassuffizientem Phänotyp zur Folge haben kann. Die endokrinen Pankreaszellen (Lan-

gerhans-Inseln) sind nicht direkt betroffen, werden jedoch aufgrund zunehmender Fibrosierung verdrängt. Hierdurch kann es (meist erst im Adoleszenten- oder Erwachsenenalter) zu einer verminderten Insulinproduktion kommen, die gemeinsam mit einer zusätzlich bestehenden peripheren Insulinresistenz zu einer Mischform aus **Diabetes mellitus** Typ 1 und 2 führt. Die eingedickte Galleflüssigkeit begünstigt die Entstehung von Konkrementen in der Gallenblase und in den Gallengängen („Biliary-Sludge-Phänomen"), rezidivierende **Cholezystitiden** und Cholangitiden sind die Folge. Außerdem entwickelt sich durch die zunehmende Cholestase eine **fokale biliäre Zirrhose**.

Genitaltrakt
Bei männlichen Patienten kommt es aufgrund eingedickter Sekrete, einer Atrophie der Vasa deferentia, Nebenhoden und Samenbläschen mit folgender Aspermie zu **Infertilität**. Bei weiblichen Patientinnen treten **Amenorrhöen und Dysmenorrhöen** gehäuft auf, wenn ein vermindertes Längen-Soll-Gewicht vorliegt.

Klinik
Respirationstrakt
Der Beginn der Symptomatik erfolgt in der Regel in den ersten 12 Lebensmonaten. Das Erstsymptom ist oft lockerer **Husten**, der sich als therapieresistent erweist. Nicht selten entwickelt sich eine **obstruktive Symptomatik**. Im weiteren Verlauf kommt es zu chronischem produktivem Husten mit gelblichgrünlichem Sputum. Tachydyspnoe, ein verlängertes Exspirium, Giemen, Brummen sowie grobblasige Rasselgeräusche werden häufig und mit zunehmendem Alter nahezu regelhaft beobachtet. Es besteht eine chronische pulmonale **Überblähung**. Rezidivierende schwere pulmonale Infektionen führen im Lauf der Jahre zur Entwicklung von **Bronchiektasen**. Charakteristisch ist die **chronische Infektion mit *Pseudomonas aeruginosa***.

> **Merke**
>
> Der Beginn der **chronischen Infektion mit *Pseudomonas aeruginosa*** stellt für Patienten mit zystischer Fibrose einen prognostisch ungünstigen Faktor dar.

Eine weitere charakteristische Lungenmanifestation bei etwa 10 % der Patienten mit CF ist die **allergische bronchopulmonale Aspergillose** (ABPA). Die chronische Kolonisation (nicht Infektion!) mit *Aspergillus fumigatus* führt zu einer Sensibilisierung mit überschießender IgG- und IgE-Antikörper-Bildung. Eine plötzliche Lungenfunktionsverschlechterung, asthmatische Beschwerden, neue Infiltrate im Röntgenbild bei Eosinophilie und Anstieg des IgE im Serum sind verdächtig auf ABPA. Der

Nachweis spezifischer IgE- und präzipitierender Antikörper gegen Aspergillus sichert die Diagnose.

> **Merke**
>
> Eine plötzliche Lungenfunktionsverschlechterung, asthmatische Beschwerden, neue Infiltrate im Röntgenbild bei Eosinophilie und Anstieg des IgE im Serum bei Patienten mit zystischer Fibrose sind verdächtig auf eine allergische bronchopulmonale Aspergillose.

Gastrointestinaltrakt

Erstsymptom ist oft ein **Mekoniumileus**. Später kommt es infolge einer chronischen Pankreasinsuffizienz bei 80–85 % der Patienten klassischerweise zu einem **Maldigestionssyndrom**, das unbehandelt zu einer erheblichen **Gedeihstörung** führt. Die Stühle sind voluminös, fettglänzend und übel riechend. Ein Rektumprolaps (zähe Stuhlmassen) kommt im Kindesalter fast nur bei der CF vor (→ Abb. 13.9). Das Abdomen ist gebläht und ausladend. Bei Jugendlichen oder erwachsenen Patienten kann es im Verlauf zu einem **distalen intestinalen Obstruktionssyndrom** (DIOS) kommen. Klinisch finden sich tastbare Resistenzen vor allem im rechten Unterbauch, die zähen Stuhlmassen im Darm entsprechen.

Hepatobiliäres System

Postnatal kann eine prolongierte **Hyperbilirubinämie** mit einem zu hohen Anteil an konjugiertem Bilirubin auftreten. Es entwickeln sich acholische Stühle und bierbrauner Urin. Es besteht eine **Hepatomegalie**, anfangs ohne Splenomegalie, die durch eine fettige Degeneration bedingt ist. Später kommt es zu einem fibrotischen Umbau mit Übergang in eine **fokale biliäre Zirrhose**. Eine portale Hypertonie und eine Splenomegalie sind die Folgen. Gelegentlich besteht eine Cholezystolithiasis, die mit rezidivierenden Cholezystitiden assoziiert sein kann.

Genitaltrakt

Bei über 98 % der betroffenen Männer besteht eine Atrophie der Vasa deferentia, der Nebenhoden und der Samenbläschen. Geringes Samenvolumen und Azoospermie führen zu **Infertilität**. Die Inzidenz von Inguinalhernien, Kryptorchismus und Hydrozelen ist erhöht. Auch bei Frauen besteht durch eine erhöhte Viskosität des Vaginalschleims eine gering verminderte Fertilität.

Hals-Nasen-Ohren-Bereich

Rezidivierende Mittelohrentzündungen führen zu einer sekundären Hörminderung, die durch wiederholte Aminoglykosidgaben verstärkt werden kann. Es bestehen ein Ödem und eine Hyperplasie der Nasenschleimhäute sowie Nasennebenhöhlenpolypen (verbreiterter Nasenrücken). Die Patienten zeigen oft eine **chronische Sinusitis**.

Skelettsystem

Trommelschlägelfinger und **Uhrglasnägel** sind Ausdruck der chronischen Hypoxie. Im Rahmen der chronischen Lungenerkrankung verändert sich der knöcherne Thorax (Zunahme des Sagittaldurchmessers, **Fassthorax**; → Abb. 13.10) eine **Skoliose** und Kyphose sind bei erwachsenen Patienten häufig. Es kann zu rezidivierenden Entzündungen vor allem großer Gelenke (CF-assoziierte Arthropathie) kommen. Die Pathogenese ist ungeklärt, möglicherweise sind sie durch zirkulierende Immunkomplexe bedingt.

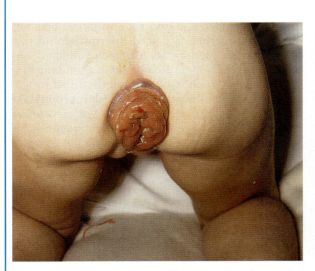

Abb. 13.9: Rektumprolaps bei 19 Monate altem Jungen mit CF.

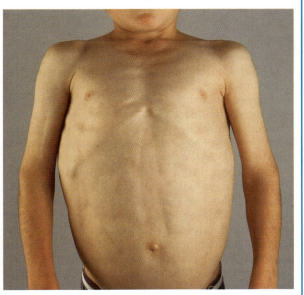

Abb. 13.10: Überblähter Thorax bei CF.

13 Erkrankungen des Respirationstraktes

> **Merke**
>
> Die Kombination aus rezidivierenden pulmonalen Infektionen und Gedeihstörung im Kindesalter muss an das mögliche Vorliegen einer zystischen Fibrose denken lassen! In diesen Fällen sollte unbedingt ein Schweißtest veranlasst werden.

> **Merke**
>
> Bei positivem Testergebnis sollte der Schweißtest zur Bestätigung in jedem Fall wiederholt werden, bei negativem Testergebnis sollte er wiederholt werden, wenn weiterhin der klinische Verdacht auf Vorliegen einer CF besteht.

■ Diagnostik

- **Schweißtest:** Der Schweiß wird mittels Pilocarpiniontophorese gewonnen. Ein Chlorid- oder Natriumgehalt > 60 mmol/l Schweiß gilt als beweisend. Ein Wert > 40 mmol/l sollte kontrolliert werden (Graubereich). Bei positiven Testergebnissen sollte die Untersuchung in jedem Fall wiederholt werden, bei negativen Testergebnissen sollte sie wiederholt werden, wenn weiterhin der klinische Verdacht auf Vorliegen einer CF besteht. Falsch positive Ergebnisse sind bei jungen Säuglingen, Erwachsenen, sowie bei Nebennierreninsuffizienz, Hypothyreose und Mangelernährung möglich. Der Schweißtest ist weiterhin die zuverlässigste Methode zur Erkennung der zystischen Fibrose.
- **Untersuchung der Pankreasfunktion:** Die Konzentration der Pankreaselastase im Stuhl ist erniedrigt.
- **Röntgen-Thorax:** Schon im Frühstadium der Erkrankung zeigen sich eine Lungenüberblähung, Verdickung und Obstruktion von Bronchien, streifige Infiltrate und atelektatische Lungenbezirke. Komplikationen der fortgeschrittenen Erkrankung sind Pneumothorax, Emphysem, Pleuraergüsse, Bronchiektasen. Bei eingetretener pulmonaler Hypertonie zeigt sich ein Kalibersprung der A. pulmonalis.
- **Röntgen-NNH:** Die Nasennebenhöhlenschleimhaut ist verdickt. Es zeigt sich regelhaft ein Erguss mit Spiegelbildung oder eine vollständige Verschattung der NNH.
- **Lungenfunktion:** Zeichen einer obstruktiven Lungenerkrankung
- **Bakteriologische Untersuchungen:** regelmäßige Sputumuntersuchungen mit Antibiogramm
- **Neugeborenenscreening:** Der früher durchgeführte Albumintest (BM-Test Mekonium) wurde wegen unzureichender Zuverlässigkeit verlassen. Ein generelles Neugeborenenscreening für CF mit der kombinierten Analyse von Trypsinogen im Blut und bei positivem Befund konsekutiver Mutationsanalyse wird in einigen Ländern bereits durchgeführt, in Deutschland noch nicht. Eine baldige Einführung wird diskutiert.
- **Mutationsanalyse des *CFTR*-Gens**
- **Pränatale Diagnostik:** Ist die Mutation beim Indexpatienten bekannt, kann bei erneuter Schwangerschaft eine Mutationsanalyse aus Chorionzotten erfolgen.

■ Therapie

Die Therapie der CF erfordert einen umfassenden Betreuungsansatz. Mit der Behandlung sollte frühzeitig, möglichst vor der Ausbildung klinischer Krankheitszeichen, begonnen werden.

Therapie der respiratorischen Symptome
Ziele der Behandlung sind eine ausreichende Sekretmobilisation und Verbesserung der Lungenfunktion.

Physiotherapie: Die krankengymnastische und atemtherapeutische Betreuung ist von essenzieller Bedeutung. Sie führt zu Sekretmobilisation und -lyse und zu einer Verbesserung des Atemzugvolumens. Die Techniken sind autogene Drainage und Ausatemübungen. Eine sportliche Betätigung (Ausdauersportarten) wirkt sich günstig aus, einige Patienten sind Leistungssportler!

Inhalationstherapie: Intermittierende Inhalationen mit **Kochsalzlösung** (0,9–3 %) führen zu Sekretolyse. Darüber hinaus kommen **Bronchodilatatoren** (z. B. Salbutamol) zum Einsatz, die die Obstruktion verbessern, wodurch die Sekretmobilisation erleichtert wird. Die Inhalation von **Antibiotika** (Tobramycin, Colistin oder Amikacin) führt zu einer lokalen Infektionsbekämpfung in der Lunge. Die Inhalation mit **DNAse** reduziert die hohe Viskosität des Bronchialsekrets, das eine hohe DNA-Konzentration aufweist.

Antiinflammatorische Therapie: Hoch dosiertes Ibuprofen kann möglicherweise die respiratorische Situation verbessern.

Antibiotische Therapie: Hierfür ist die aktuelle Kenntnis des Erregers und des Antibiogramms unbedingt erforderlich. Sie wird **intermittierend** (bei jeder Verschlechterung des Allgemeinbefindens, anhaltendem Fieber, pathologischen Sputumbefunden, Dauer 3 Wochen), **kontinuierlich** (bei fortgeschrittenem Krankheitsstadium) oder **prophylaktisch** durchgeführt. Bei Nachweis von *S. aureus* kommen z. B. Cefalexin, Erythromycin oder Flucloxacillin zum Einsatz. Bei Erstinfektion mit *Pseudomonas aeruginosa* wird zunächst meist mit Colistin oder Tobramycin per inhalationem und Ciprofloxacin p.o. behandelt. Bei akuter Exazerbation einer Pseudomonas-Infektion muss intravenös mit z.B. Ceftazidim oder Meropenem, meist in Kombination mit Tobramycin, behandelt werden.

Therapie der ABPA: Prednisolon in einer Dosierung von 1–2 mg/kg KG/d über 2 Wochen, dann ausschleichend und überlappend inhalativ, ist das Medikament der Wahl. Zusätzlich kann antimykotisch behandelt werden (Itraconazol 100–200 mg/d).

Therapie der gastrointestinalen Symptome
Ziele der Behandlung sind ein ausreichendes Gedeihen sowie ein gutes Wachstum und eine zeitgerechte Pubertätsentwicklung.

Eine **hyperkalorische Ernährung** (150–170 % des Normalbedarfs), eine erhöhte Zufuhr mittelkettiger Triglyzeride und die Substitution fettlöslicher Vitamine können den Ernährungszustand und damit den Allgemeinzustand der Patienten erheblich verbessern. Bei akuter Verschlechterung erfolgen eine Nahrungssondierung und/oder eine parenterale Ernährung.
Substitution von Pankreasenzymen: Sie erfolgt in einer Dosierung, bei der die Kinder bei zwei bis drei Stuhlentleerungen täglich eine ausreichende Gewichtszunahme zeigen.
Therapie bei Mekoniumileus: Hierzu gehören Darmspülungen und Gastrografin®-Einläufe. Bei Therapieresistenz erfolgt die Anlage eines Anus praeter. Gelegentlich müssen einzelne Darmabschnitte reseziert werden.
Distales intestinales Obstruktionssyndrom (DIOS): Die therapeutischen Maßnahmen beinhalten eine Erhöhung der Zufuhr von Pankreasfermenten, die Verabreichung von Laxanzien und N-Acetylcystein oral sowie die Verabreichung von salinischen Klysmen und evtl. die Durchführung von Gastrografin®-Einläufen.
Rektumprolaps: Der Prolaps wird manuell reponiert. Bei rezidivierenden Formen ist eine chirurgische Intervention (Rektumraffung) erforderlich.
Biliäre Zirrhose: Bei Cholestase wird **Ursodeoxycholsäure** verabreicht, um die Cholerese zu verbessern. Bei Ösophagusvarizenblutung sind eine lokale Blutstillung und ggf. Sklerosierung der Varizen erforderlich, als **Ultima Ratio** wird ein portokavaler Shunt angelegt.

Lungentransplantation
Sie ist das therapeutische Mittel der letzten Wahl. Häufig wird bei eingetretenem Cor pulmonale eine kombinierte Herz-Lungen-Transplantation durchgeführt. Die derzeitige 1-Jahres-Überlebensrate beträgt 80–90 %, die 5-Jahres-Überlebensrate 50–60 %. Die schwerste Spätkomplikation ist die bei 40 % der Patienten auftretende Bronchiolitis obliterans.

Gentherapie
Dieser kausale Therapieansatz befindet sich derzeit in der tierexperimentellen Erprobung. Erste Therapieversuche an erwachsenen Patienten werden ebenso unternommen.

■ Prognose
Der Verlauf der zystischen Fibrose wird ganz entscheidend vom Ausmaß der **Lungenbeteiligung** und vom **Ernährungszustand** bestimmt (→ Abb. 13.11 a und b).

Der Verlauf ist heterogen und wird von der zugrunde liegenden Mutation und von Umwelteinflüssen beeinflusst. Die mittlere Überlebensdauer hat sich in den letzten Jahrzehnten dramatisch verbes-

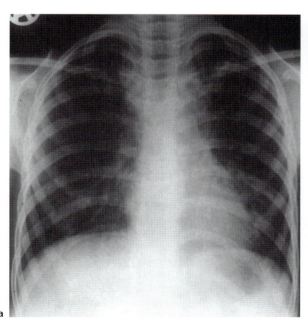
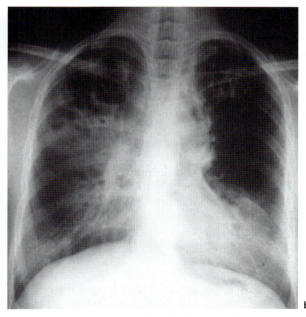

Abb. 13.11 a und b: a) Röntgen-Thorax bei einer Patientin mit CF (Alter 7 Jahre). Beginnende grobfleckig konfluierende, bis in die Peripherie reichende Zeichnungsvermehrung beidseits basal.

b) Röntgen-Thorax bei derselben Patientin im Verlauf (Alter 22 Jahre). Zerstörter, geschrumpfter und mit Abszesshöhlen durchsetzter rechter Oberlappen. Ausgeprägte zystische und narbige Veränderungen mit Schrumpfung auch im linken Oberlappen.

13 Erkrankungen des Respirationstraktes

sert. Ein heute geborener Patient mit CF kann damit rechnen, das 5. Lebensjahrzehnt zu erreichen.

> **Merke**
>
> Entscheidend für die Verbesserung der Prognose von Patienten mit zystischer Fibrose sind eine ausreichende Energiezufuhr, die konsequente Physiotherapie und der rechtzeitige Einsatz von Antibiotika.

> **Merke**
>
> Ein heute geborener Patient mit CF kann damit rechnen, das 5. Lebensjahrzehnt zu erreichen. Weitere Hoffnungen stützen sich auf die Entwicklung neuer Therapiestrategien.

> **Kasuistik**
>
> **A:** Tim, ein 10 Monate alter Säugling, wird zur Abklärung einer Gedeihstörung in die Ambulanz der Kinderklinik überwiesen. Seit dem 6. Lebensmonat nimmt er kaum noch zu, und das Gewicht ist von der 75. auf die 25. Perzentile abgerutscht. Die Mutter berichtet, dass die Stühle voluminös, fettglänzend und übel riechend seien. Im Alter von 8 Monaten habe Tim einen hartnäckigen Infekt der oberen Luftwege mit pfeifendem Atemgeräusch durchgemacht. Die Frage, ob ihr ein merkwürdig salziger Geschmack aufgefallen sei, wenn sie Tim einen Kuss gebe, bejaht die Mutter. Sie habe dem aber keine Bedeutung zugemessen.
>
> **K:** Bei der Untersuchung zeigt sich eine deutliche Dystrophie. Die Lunge ist auskultatorisch frei, der sonstige körperliche Befund ist unauffällig.
>
> **D:** Ein zweimal im Abstand von 14 Tagen durchgeführter Schweißtest ergibt deutlich erhöhte Chloridkonzentrationen (91 und 115 mmol/l) bei ebenfalls erhöhten Natriumkonzentrationen.
>
> **Diag:** Die Diagnose einer zystischen Fibrose (Mukoviszidose) ist damit gesichert.
>
> **T:** Tim erhält eine hochkalorische Ernährung mit Substitution wasser- und fettlöslicher Vitamine sowie eine Pankreasenzymsubstitutionstherapie. Außerdem werden regelmäßige Inhalationen und Atemtherapiemaßnahmen durchgeführt. Wegen Nachweis von *Staphylococcus aureus* im Nasen- und Rachenabstrich erhält Tim eine orale antibiotische Dauertherapie.
>
> **V:** Tim wird regelmäßig in der Spezialambulanz der Kinderklinik untersucht. Seit der Diagnosestellung geht es ihm viel besser, und er nimmt seit Beginn der Therapie gut zu. Seine Eltern haben sehr gut gelernt, alle notwendigen Therapiemaßnahmen mit ihrem Sohn durchzuführen.

13.4 Erkrankungen der Lunge

13.4.1 Pneumonie

■ Definition
Akute oder chronische Entzündung des Lungenparenchyms durch infektiöse, allergische, physikalische oder chemische Reize.

■ Epidemiologie
Pneumonien treten besonders häufig im 1. Lebensjahr, dann zunehmend seltener auf. Im Vorschulalter beträgt die Inzidenz 40 : 1 000, im Alter von 9–14 Jahren 9 : 1 000.

■ Ätiologie
Pneumonien sind vorwiegend infektiös bedingt. Die altersabhängigen Erregerspektren sind in Tabelle 13.7 zusammengefasst. Allergische Prozesse, chemische und physikalische Noxen sowie Autoimmunprozesse können ebenfalls Pneumonien auslösen.

■ Pathogenese
Die Übertragung erfolgt meist durch Tröpfcheninfektion. Nach initialer Infektion der oberen Luftwege kommt es zur Deszension der Erreger in das Bronchialsystem und in die Alveolen. Eine hämatogene Streuung ist seltener.

■ Klinik
Neugeborene und Säuglinge: Unspezifische Symptome wie Trinkschwäche, Husten und Temperaturinstabilitäten stehen im Vordergrund. Der Auskultationsbefund ist häufig normal.

Ältere Kinder: Husten, Fieber, Tachykardie, Blässe bei ausgeprägtem Krankheitsgefühl sind die klinischen Symptome. Bei schweren Formen kommt es zu Tachydyspnoe, Nasenflügeln, Einziehungen und Zyanose. Das Atemgeräusch ist abgeschwächt, es finden sich fein- bis mittelblasige feuchte Rasselgeräusche. Bei atypischen (Mykoplasmen) oder zentralen Pneumonien kann der Auskultationsbefund normal sein. Bei basalen Pneumonien können Bauchschmerzen das einzige Symptom sein!

> **Merke**
>
> Bauchschmerzen können auf eine basale Pneumonie hinweisen.

■ Komplikationen
Pleuritis, Empyeme und Lungenabszesse sind die wichtigsten Komplikationen kindlicher Pneumonien.

■ Diagnostik
- Leukozytose mit Linksverschiebung und erhöhtes C-reaktives Protein sprechen für eine bakterielle Genese.

13.4 Erkrankungen der Lunge

Tab. 13.7 Häufigste Erreger kindlicher Pneumonien in Abhängigkeit vom Alter.

Alter	Bakterien	Viren	Andere Erreger
1. und 2. Woche	• B-Streptokokken	• RSV	• Chlamydien
	• E. coli		• Ureaplasmen
1.–3. Monat		• RSV	• Chlamydien
		• Adenoviren	
3 Monate bis 1 Jahr	• H. influenzae	• RSV	• Mykobakterien
	• S. pneumoniae		
5–14 Jahre	• S. pneumoniae		
	• S. aureus		• Mykoplasmen

- Messung der Sauerstoffsättigung mittels Pulsoxymetrie
- **Röntgen-Thorax:** Nachweis unterschiedlicher Verschattungsmuster bei Bronchopneumonien, Segment- oder Lobärpneumonien (→ Abb. 13.12). Bei Mykoplasmenpneumonien finden sich typischerweise interstitielle Pneumonien mit retikulärem perihilärem Verschattungsmuster und flächigen Infiltraten.

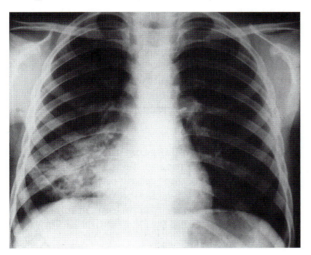

Abb. 13.12: Röntgen-Thorax: Lobärpneumonie. Flächiges Infiltrat rechts basal.

- **Erregernachweis:** Er ist bei klassischen bakteriellen Pneumonien in der Regel nicht möglich. Die Mykoplasmenserologie oder verschiedene Virusserologien können bei entsprechendem klinischem Verdacht hilfreich sein.

Therapie

Pneumonien im Säuglingsalter oder solche mit schwerer klinischer Symptomatik sollten stationär behandelt werden.
Symptomatische Maßnahmen: Bei Hypoxämie wird Sauerstoff zugeführt. Die Sekretolyse kann durch eine hohe Flüssigkeitszufuhr bzw. medikamentös (Acetylcystein) unterstützt werden.

Antibiotische Therapie: Sie sollte bereits bei Verdacht auf eine Pneumonie erfolgen. Häufig wird sie zumindest initial intravenös durchgeführt. Je nach erwartetem Erreger ergeben sich für verschiedene Altersgruppen unterschiedliche Antibiotika der ersten Wahl (→ Tab. 13.8).

Tab. 13.8 Antibiotikaauswahl bei Pneumonie in unterschiedlichen Altersklassen.

Altersgruppe	Antibiotikum
Säuglinge und Kleinkinder bis 3 Jahre	• Cephalosporine i.v.
Kinder, 3–6 Jahre	• Cephalosporine i.v. oder p.o. • Amoxicillin i.v. oder p.o.
Schulkinder und Jugendliche	• Makrolide p.o.

> **Merke**
>
> Bei Pneumonien bei älteren Kindern handelt es sich häufig um atypische, durch Mykoplasmen ausgelöste Pneumonien! Dies ist für die Therapieentscheidung wichtig.

Prognose

Sie hängt vom Alter des Patienten und von evtl. bestehenden Grunderkrankungen ab. Je jünger der Patient und je gravierender seine Grunderkrankung ist, desto langwieriger und gefährlicher ist der Verlauf.

> **Kasuistik**
>
> **A:** Bruno, ein 12 Jahre alter Junge, erkrankt mit Fieber, Kopf- und Halsschmerzen und trockenem Husten. Nachdem die Symptome länger als 5 Tage bestehen, verschreibt der Kinderarzt unter der Annahme einer bakteriellen Superinfektion bei einem primären Virusinfekt ein Cephalosporin, das Bruno regelmäßig einnimmt. Da die erwartete Besserung ausbleibt, wird der Junge in der Ambulanz der Kinderklinik vorgestellt.

K: Brunos Allgemeinzustand ist mäßig reduziert. Er hüstelt. Die Temperatur liegt bei 38,9 °C. Bei der Auskultation der Lunge finden sich keine Auffälligkeiten. Auch der sonstige Untersuchungsbefund ist unauffällig.

D: Die Laboruntersuchung zeigt eine Leukozytose (22 000/μl, 70 % Granulozyten) und eine leichte Erhöhung des C-reaktiven Proteins (4,4 mg/dl) sowie eine deutliche Beschleunigung der Blutkörperchensenkungsgeschwindigkeit (72/105 mm). Aufgrund der auffälligen Laborwerte wird trotz unauffälligen Auskultationsbefunds ein Röntgen-Thorax angefertigt. Hier zeigt sich eine ausgeprägte interstitielle Zeichnungsvermehrung mit einem retikulären Verschattungsmuster.

Diag: Die Verdachtsdiagnose einer Mykoplasmenpneumonie wird durch den Nachweis spezifischer IgM-Antikörper im Serum bestätigt.

T: Die antibiotische Therapie wird auf Azithromycin (Makrolidantibiotikum) umgestellt. Bruno freut sich, dass er dieses Präparat nur einmal täglich über 3 Tage einnehmen muss.

V: Innerhalb von 2 Tagen kommt es zur stabilen Entfieberung und zu einer deutlichen Besserung des Allgemeinzustands. Nach 1 Woche ist Bruno vollständig wiederhergestellt.

13.4.2 Lungenabszess

■ Definition
Umschriebener Einschmelzungsprozess im Lungengewebe, der von einer Membran umgeben ist.

■ Epidemiologie
Aufgrund der heute üblichen gezielten Antibiotikatherapie bei Pneumonien treten Lungenabszesse eher selten auf.

■ Lokalisation
Folgende Lokalisationen treten in abnehmender Reihenfolge auf: rechter Oberlappen, linker Oberlappen, apikale Segmente beider Unterlappen.

■ Ätiologie
- Staphylokokkenpneumonien des Säuglings und Kleinkindes
- Unzureichend behandelte Pneumonie bei Immunsuppression
- Bronchogen bei Aspiration von Fremdkörpern oder infektiösem Material.

■ Klinik
Fieber, Unwohlsein, Übelkeit, Erbrechen, Husten, purulentes Sputum sind die weitgehend unspezifischen Symptome der Erkrankung.

■ Diagnostik
- **Röntgen-Thorax** in aufrechter Position: abgekapselter Hohlraum mit Spiegelbildung
- **CT-Thorax:** differenzierte Darstellung von Lokalisation und Ausmaß
- **Diagnostische Punktion** (Bakteriologie), wenn gut zugänglich.

■ Therapie
Eine Antibiotikatherapie sollte möglichst gezielt nach Antibiogramm und immer intravenös mit einem staphylokokkenwirksamen Antibiotikum erfolgen. Bronchoskopisch kann der Versuch einer endobronchialen Drainage unternommen werden. Bei fehlendem Erfolg muss die chirurgische Segmentresektion oder Lobektomie erfolgen.

13.4.3 Lungenatelektase

■ Definition
Periphere Lungenbezirke mit minder- oder unbelüfteten Alveolen bei sonst normaler Parenchymstruktur.

■ Ätiologie
- Erhöhte Oberflächenspannung der Alveolen (Surfactantmangel)
- Bronchusobstruktion durch Kompression von außen
- Intrabronchiale Obstruktion
- Verminderte Atemtätigkeit, oberflächliche Atmung, z. B. bei Schmerzen
- Skelettdeformitäten
- Zwerchfellparese
- **Sonderform Mittellappensyndrom:** Atelektase des rechten Mittellappens, bei der es aufgrund des gestreckt verlaufenden, relativ engen und nahezu rechtwinklig vom Zwischenbronchus abgehenden rechten Mittellappenbronchus im Rahmen von Entzündungen häufig zu Obstruktionen kommt.

■ Klinik
Die Symptome sind vom zugrunde liegenden Prozess und von der Atelektasenausdehnung abhängig. Kleine Atelektasen sind meist symptomlos. Bei ausgedehnten Atelektasen finden sich die klassischen Zeichen der **Klopfschalldämpfung** mit abgeschwächtem oder **aufgehobenem Atemgeräusch.** Die Thoraxexkursionen können über den betroffenen Abschnitten vermindert sein. Tachypnoe und Zyanose kommen vor. Sind bei Verlegung kleiner Bronchien die größeren Atemwege noch luftdurchströmt, kommt es zu **Bronchialatmen.**

Bei akut auftretenden Atelektasen größerer Lungenabschnitte kommt es zu einer dramatischen respiratorischen Dekompensation mit akuter Atemnot und Zyanose.

13.4 Erkrankungen der Lunge

■ Differentialdiagnose
- Pneumonische Infiltrate
- Pleuraerguss
- Intrathorakale Tumoren
- Gefäßmalformationen
- Thymusbedingte Verschattung
- Lungenagenesie beim Neugeborenen.

■ Diagnostik
- **Röntgen-Thorax in zwei Ebenen:** homogene, scharf begrenzte Verschattung, die dem Verlauf eines Segmentes oder eines Lungenlappens folgt; bei größerer Atelektase kommt es zur Mediastinalverlagerung zur kranken Seite und zum Zwerchfellhochstand auf der kranken Seite.
- **Sonographie:** wichtig zur Abgrenzung gegenüber Pleuraergüssen
- **Bronchoskopie:** bei allen größeren Atelektasen erforderlich (Fremdkörper, Schleimpfropf, Bronchuskompression von außen?)
- **Computertomographie, Kernspintomographie:** bei allen intrathorakalen Raumforderungen zum Ausschluss von Tumoren oder Gefäßanomalien indiziert.

■ Therapie
Die Indikation zur **antibiotischen Therapie** sollte in allen Fällen großzügig gestellt werden, da die Gefahr einer sekundären Pneumonie hoch ist. Die **physiotherapeutische Behandlung** ist von besonderer Bedeutung (Abklopf- und Drainagetechniken, Sekretolyse)! Bei Fremdkörperaspiration erfolgt die bronchoskopische Entfernung des Fremdkörpers. Bei zähem Sekret sind eine intensive Sekretolyse und u. U. eine gezielte bronchoskopische Absaugung und Bronchiallavage notwendig.

13.4.4 Exogen allergische Alveolitis (EAA)

■ Definition
Generalisierte Entzündung des Lungeninterstitiums und der Alveolen durch chronische Inhalation feinster Partikel meist organischer Herkunft.

■ Ätiologie
Häufige Allergene im Kindesalter sind Vogelantigene **(Vogelhalterlunge)**, Bakterien und Schimmelpilze **(Farmerlunge),** Klimaanlagen **(Befeuchterlunge)** oder feuchtes Mauerwerk.

■ Pathogenese
Interleukinaktivierte T-Lymphozyten führen zu einer **allergischen Typ III-Reaktion**. Bereits nach wenigen Wochen kann eine zunehmende Fibrosierung festgestellt werden. Im Serum finden sich präzipitierende IgG- und IgM-Antikörper gegen das Allergen. Sie korrelieren aber nicht streng mit der Krankheitsaktivität.

■ Klinik
Im Kindesalter dominiert die **chronische Verlaufsform** mit Räusperhusten, leichter Ermüdbarkeit, Gewichtsabnahme und weinerlich-depressiver Grundstimmung, die zunächst an eine psychosomatische Erkrankung denken lässt.

Im weiteren Verlauf tritt eine **Belastungsdyspnoe** in den Vordergrund. Auskultatorisch finden sich weniger feinblasige Rasselgeräusche als bei der akuten Form. In 50 % der Fälle bestehen bei Diagnosestellung bereits Trommelschlägelfinger.

Die **akute Verlaufsform** ähnelt einer akuten Pneumonie durch Viren oder Mykoplasmen. Reizhusten, Tachydyspnoe, Zyanose und Fieber sprechen nicht auf eine antibiotische Therapie an.

■ Komplikation
Eine überaus ernst zu nehmende Komplikation der EAA ist die **Lungenfibrose**, die limitierend sein kann.

■ Diagnostik
- Leukozytose mit Eosinophilie nur in der Frühphase
- BKS-Beschleunigung
- Rheumafaktor erhöht, ACE erhöht (Akutphase)
- γ-Globulin-Erhöhung stets nachweisbar
- **Röntgen-Thorax:** feinretikuläre, feinfleckige Zeichnung, milchglasartige Trübungen
- **Hochauflösendes CT-Thorax:** Veränderungen lassen sich früher nachweisen.
- **Lungenfunktionsprüfung:** restriktive Ventilationsstörung, Reduktion der Vitalkapazität
- **Nachweis spezifischer IgG-Antikörper** gegen die entsprechenden Allergene im Serum: 30 % falsch positive, 10 % falsch negative Befunde
- **Bronchoalveoläre Lavage:** Nachweis der lymphozytären Alveolitis und Nachweis einer erniedrigten CD4/CD8-Ratio.

> **Merke**
>
> Die exogen allergische Alveolitis führt typischerweise zu einer restriktiven Lungenfunktionsstörung.

■ Therapie
Eine strengste **Allergenkarenz** (z. B. vorübergehende Hospitalisierung) ist erforderlich. Bis zur klinischen Normalisierung wird **Prednison** in einer Dosierung von 2 mg/kg KG/d verabreicht. Bis zur Lungenfunktionsnormalisierung wird die Prednisontherapie niedriger dosiert über einen Zeitraum von 3–6 Wochen weitergeführt. Später kann auf eine inhalative Steroidtherapie umgestellt werden.

■ Prognose
Bei frühzeitiger Therapie kann eine Restitutio ad integrum erreicht werden. Häufig wird die Diagnose

13 Erkrankungen des Respirationstraktes

jedoch verzögert gestellt, und es ist bereits eine Lungenfibrose eingetreten. Dann verläuft die Erkrankung trotz immunsuppressiver Therapie nicht selten letal.

> **Merke**
>
> Eine gefürchtete Komplikation der exogen allergischen Alveolitis ist die **Lungenfibrose**, die limitierend sein kann.

13.4.5 Lungenemphysem

■ Definition
Abnorme permanente Erweiterung der Lufträume distal der terminalen Bronchioli ohne signifikante Fibrose, die klinisch zu einer Überblähung (Thoraxform, erhöhte Transparenz im Röntgenbild, erhöhtes Residualvolumen in der Lungenfunktionsprüfung) führt.

■ Ätiologie
- **Akutes Emphysem:** entsteht durch Obstruktionsmechanismus, z. B. kongenitales lobäres Emphysem, Fremdkörper oder Schleim, Asthma bronchiale, Bronchiolitis
- **Primär chronisches Emphysem:** homozygoter α_1-Antitrypsin-Mangel
- **Sekundär chronisches Emphysem:** Asthma bronchiale, zystische Fibrose.

■ Klinik
Die Symptome sind stark von der Grunderkrankung abhängig. Bei einem **akuten Emphysem** treten Tachypnoe, Dyspnoe und Zyanose auf. Bei einem **chronischen Emphysem** kommt es zu einer Belastungsdyspnoe und Zyanose. Trommelschlägelfinger und ein Fassthorax sind Zeichen der langfristigen Hypoxie und chronischen Überblähung.

Bei der Auskultation ist das **Atemgeräusch** über dem betroffenen Lungenareal typischerweise bei hypersonorem Klopfschall **vermindert**.

■ Diagnostik
Röntgen-Thorax: vermehrte Strahlentransparenz und verminderte Lungenzeichnung, tief stehendes Zwerchfell, Erweiterung der Interkostalräume.

■ Therapie
Die Behandlung erfolgt in Abhängigkeit von der Grundkrankheit. Physikalische Maßnahmen und eine konsequente Infektionsprophylaxe stehen im Vordergrund.

13.5 Erkrankungen der Pleura

13.5.1 Pleuritis und Pleuraempyem

■ Definition
Entzündung und Adhäsion der Pleurablätter ohne wesentliche Flüssigkeitsansammlung mit charakteristischem Auskultationsbefund (Pleuritis) oder entzündlicher Pleuraerguss mit eitrigem Exsudat (Pleuraempyem).

■ Ätiologie
Bei Entzündungen der Pleura handelt es sich meist um eine Mitreaktion bei Erkrankungen anderer Organe (bakterielle Pneumonie, akute Virusinfektion, Mykoplasmeninfektion, Tuberkulose, rheumatisches Fieber). Unter den bakteriellen Erregern sind *Staphylococcus aureus*, *Haemophilus influenzae* und *Streptococcus pneumoniae* am häufigsten. Die Erkrankung verläuft stadienhaft: zunächst exsudativ (Pleuritis), dann purulent (Empyem), bevor es zur Organisation kommt.

■ Klinik
Atemabhängige **Thoraxschmerzen**, verstärkt bei Husten und bei Inspiration, sowie die Ausstrahlung der Schmerzen in den Rücken und in die Schulterregion sind die charakteristischen klinischen Symptome. Mit Zunahme des Exsudates nehmen die Schmerzen ab. Bei ausgedehntem Erguss kommt es zu einer **Dyspnoe.** Bei der Untersuchung findet sich eine schmerzbedingte Schonhaltung mit Skoliose. Auskultatorisch bestehen im Frühstadium Pleurareiben und Pleuraknarren, später Klopfschalldämpfung und vermindertes Atemgeräusch.

> **Merke**
>
> Schlechter Allgemeinzustand und Fieberpersistenz trotz Antibiotikatherapie sollten bei bestehender Pneumonie die Entwicklung eines Empyems vermuten lassen.

■ Komplikationen
Pyopneumothorax, Perikarditis, Lungenabszess, Rippenosteomyelitis, Peritonitis und Sepsis sind mögliche Komplikationen eines Pleuraempyems, die jedoch bei frühzeitiger Therapie nur selten vorkommen.

■ Diagnostik
- **Röntgen-Thorax:** Ergussnachweis
- **Sonographie:** Unterscheidung zwischen freier Flüssigkeit und Schwielen
- **Computertomographie des Thorax:** bei großen Verschattungen zur Mitbeurteilung parenchymatöser Organe indiziert
- **Pleurapunktion:** Materialgewinnung zur Klärung der Ätiologie (laborchemische und kulturelle Untersuchung).

■ Therapie

Antibiotische Therapie: intravenöse Verabreichung eines staphylokokkenwirksamen Antibiotikums, meist als Kombinationstherapie. Bei Keimnachweis erfolgt die Behandlung nach Antibiogramm.

Punktion und Drainage: Bei großen und/oder eitrigen Ergüssen sollte eine geschlossene Drainage angelegt werden.

Chirurgische Intervention: Bei fehlender klinischer Besserung nach mehrtägiger konservativer Therapie (→ oben) sollte operativ eingegriffen werden.

13.5.2 Hydrothorax

■ Definition

Nichtentzündliche Flüssigkeitsansammlung in der Pleurahöhle.

■ Ätiologie

- Kardiogen bei Rechtsherzinsuffizienz
- Nephrogen
- Hypoproteinämie (Malabsorptionssyndrom)
- Fehlinfusion (Infusothorax)
- Chylothorax: Stauung oder Verletzung des Ductus thoracicus oder des Ductus lymphaticus dexter.

■ Klinik

Oft ist ein Hydrothorax asymptomatisch. Bei großen Flüssigkeitsmengen kann es zu Tachydyspnoe, Einziehungen und Zyanose kommen. Bei der Untersuchung findet man ein abgeschwächtes Atemgeräusch und eine Klopfschalldämpfung.

■ Diagnostik

- **Röntgen-Thorax:** wie bei Pleuraerguss
- **Pleurapunktion:** Transsudat mit niedrigem spezifischem Gewicht, wenig Zellen, niedrigem Proteingehalt.

■ Therapie

Bei klinischer Symptomatik muss eine Entlastungspunktion erfolgen.

13.5.3 Pneumothorax und Pneumomediastinum

■ Definition

Der Pneumothorax ist durch Luft im Pleuraspalt gekennzeichnet, der die beiden gleitend verbundenen Pleurablätter voneinander trennt und die Lunge in Richtung Hilus zusammenfallen lässt.

■ Ätiologie

Neugeborene: Insbesondere bei Frühgeborenen tritt relativ häufig ein Pneumothorax auf. Durch die ungleichmäßige Entfaltung der Lunge kommt es zur Überdehnung einzelner Lungenabschnitte.

Ältere Kinder: Heftiger Husten bei Bronchitis, Pneumonie, Asthma oder bei abszedierender Pneumonie (Staphylokokken!) können einen Pneumothorax verursachen.

Schulkinder und Erwachsene: Ein idiopathischer Spontanpneumothorax durch Einriss subpleural gelegener bullöser Erweiterungen von Alveolen tritt nur in dieser Altersgruppe auf.

Iatrogen: Tracheotomie, Intubation, hohe Beatmungsdrücke oder Venenpunktionen können einen Pneumothorax verursachen.

■ Pathogenese

Jede Erhöhung der transmuralen Druckdifferenz von den Atemwegen bis zur Pleura belastet die der Luft zugewandte Oberfläche der Lunge. Durch einen Einriss von Alveolen oder kleinen Bronchien kommt es dann zu einer Verbindung zwischen Luftwegen und Pleuraspalt, die infolge der Retraktionskraft der elastischen Lunge zu einem Lungenkollaps führt. Ein Mediastinalemphysem entsteht dadurch, dass Luft aus perforierten Alveolen über das interstitielle Gewebe der Lunge in das Mediastinum dringt. Durch einen Ventilmechanismus kann sowohl im Pleuraraum als auch im Mediastinalraum ein erheblicher Überdruck entstehen, der zu Blutgefäßkompression und Mediastinalverlagerung führt. Es kommt zum gefürchteten **Spannungspneumothorax**.

■ Klinik

Schmerzen und Dyspnoe sind die Leitsymptome. Es findet sich ein abgeschwächtes Atemgeräusch bei hypersonorem Klopfschall. Bei Spannungspneumothorax besteht Schockgefahr!

■ Therapie

Bei kleinen Spontanpneumothoraces ist die Spontanresorptionsrate hoch. In anderen Fällen wird eine Pleuradrainage gelegt. Bei Spannungspneumothorax ist eine sofortige Entlastungspunktion erforderlich!

✚ 015 IMPP-Fragen

14 Gastroenterologie

Inhaltsverzeichnis

14.1 Erkrankungen des Ösophagus 337

    14.1.1 Ösophagusatresie 337
    14.1.2 Gastroösophagealer Reflux (GÖR) 337
    14.1.3 Hiatushernie 339
    14.1.4 Ösophagusachalasie 339
    14.1.5 Ösophagitis 339
    14.1.6 Ösophagusverätzungen 340
    14.1.7 Ösophagusfremdkörper 340

14.2 Erkrankungen des Magens 341

    14.2.1 Gastritis 341
    14.2.2 Hypertrophe Pylorusstenose 342

14.3 Erkrankungen des Darmes 343

    14.3.1 Duodenalatresie und Duodenalstenose 343
    14.3.2 Atresien und Stenosen von Jejunum und Ileum 344
    14.3.3 Anal- und Rektumatresie 344
    14.3.4 Morbus Hirschsprung 345
    14.3.5 Meckel-Divertikel 346
    14.3.6 Invagination 347

14.4 Akute infektiöse Gastroenteritis 348

14.5 Idiopathische chronisch-entzündliche Darmerkrankungen ... 350

    14.5.1 Morbus Crohn 350
    14.5.2 Colitis ulcerosa 353

14.6 Malabsorptionssyndrome 354

    14.6.1 Glukose-Galaktose-Malabsorption 354

    14.6.2 Laktoseintoleranz 355
    14.6.3 Saccharoseintoleranz 355
    14.6.4 Fruktosemalabsorption 356
    14.6.5 Zöliakie 356
    14.6.6 Postenteritisches Syndrom 359
    14.6.7 Kuhmilchallergie (KMA) 359
    14.6.8 Kurzdarmsyndrom 361

14.7 Chronisch-habituelle Obstipation ... 361

14.8 Maldigestion im Rahmen der Mukoviszidose 362

14.9 Erkrankungen der Leber und des biliären Systems 362

    14.9.1 Unkonjugierte Hyperbilirubinämien 363
    14.9.2 Konjugierte Hyperbilirubinämien 364
    14.9.3 Cholestase 365
    14.9.4 Virushepatitiden 369
    14.9.5 Autoimmunhepatitis 374
    14.9.6 Nichtvirale Infektionen der Leber 375
    14.9.7 Fulminantes Leberversagen (FLV) 376
    14.9.8 Leberzirrhose und portale Hypertonie 377
    14.9.9 Reye-Syndrom 378
    14.9.10 Morbus Wilson 379

14.10 Erkrankungen des Pankreas 380

    14.10.1 Akute Pankreatitis 380
    14.10.2 Chronische Pankreatitis 381
    14.10.3 Generalisierte exokrine Pankreasinsuffizienz 381

Symptome von Erkrankungen des Gastrointestinaltraktes

Die folgenden Checklisten geben einen Überblick über die Differentialdiagnosen der wichtigsten gastroenterologischen Symptome im Kindesalter.

016 Video: Untersuchung Abdomen

Gastroenterologie 14

Checkliste: Differentialdiagnose Erbrechen.

Allgemeine Ursachen	Pharynx- und Ösophaguserkrankungen	Magenerkrankungen
Überfütterung	Achalasie	Hypertrophe Pylorusstenose
Zu rasche Fütterung	Tracheoösophageale Fistel	Gastritis
Zu große Mahlzeiten	Stenosen, Atresien	Magenulkus
Diätfehler	Gastroösophagealer Reflux	Mikrogastrie
Anfallsartiger Husten	Stenosen und Strikturen	Postentzündliche Strikturen
Psychogenes Erbrechen	Hiatushernie	
	Tumoren	
Darmobstruktion	**Darminfektion**	**Entzündliche Darmerkrankungen**
Duodenalatresie, -stenose	Gastroenteritis	Appendizitis
Pancreas anulare	Sepsis	Nekrotisierende Enterokolitis
Malrotation	Parasitäre Erkrankung	Peritonitis
Volvulus ✚ 017 + 018 Videos: Volvulus 1 und Volvulus 2		
Invagination		
Mekoniumileus		
Morbus Hirschsprung		
Analatresie		
Tumoren		
Strikturen und Stenosen		
Paralytischer Ileus		
Mechanischer Ileus		
Immunologische Darmerkrankungen	**Enzymdefekte**	**Lebererkrankungen**
Kuhmilchproteinintoleranz	Laktoseintoleranz	Hepatitis
Nahrungsmittelallergien	Disaccharidasemangel	Cholezystitis
Zöliakie	Enterokinasemangel	Abszess
		Reye-Syndrom
Metabolische Störungen	**Endokrine Erkrankungen**	**ZNS-Erkrankungen**
Galaktosämie	Adrenogenitales Syndrom	Meningitis, Enzephalitis
Hereditäre Fruktoseintoleranz	Hyperparathyreoidismus	Hirntumoren
Harnstoffzyklusstörungen		Hirndruck
Organische Azidurien		Hirnblutung
Urämie		Hydrozephalus
		Migräne

Checkliste: Differentialdiagnose Diarrhö.

Virale Gastroenteritis	Bakterielle Gastroenteritis	Parasitäre Gastroenteritis
Rotavirus	Salmonellen	*Giardia lamblia*
Adenovirus	Shigellen	*Entamoeba histolytica*
	Campylobacter jejuni	Kryptosporidien
	Escherichia coli	
	Yersinia enterocolitica	
	Vibrio cholerae	

Gastroenterologie

Checkliste: Differentialdiagnose Diarrhö *(Fortsetzung).*

Entzündliche Darmerkrankungen	Malabsorptionssyndrome	Enzymdefekte
Morbus Crohn	Kurzdarmsyndrom	Disaccharidasemangel
Colitis ulcerosa	Acrodermatitis enteropathica	Enterokinasemangel
Anaphylaktoide Purpura	Glukose-Galaktose-Malabsorption	Laktoseintoleranz
Hämolytisch-urämisches Syndrom	Chlorid-Natrium-Malabsorption	
Pseudomembranöse Enterokolitis	Hartnup-Erkrankung	
Eosinophile Gastroenteritis		
Abetalipoproteinämie		
Anatomische Ursachen	**Immunologische Erkrankungen**	**Pankreas, Leber**
Darmduplikatur	Zöliakie	Pankreatitis, akut, chronisch
Malrotation	Kuhmilchproteinintoleranz	Hepatitis
Fisteln	IgA-Mangel	Gallensäurenmangel
Intestinale Lymphangiektasie	Agammaglobulinämie	Leberzirrhose
	Kombinierter Immundefekt	
Endokrine Ursachen	**Andere Ursachen**	
Hyperthyreose	Laxanzienabusus	
Hyperparathyreoidismus	Nahrungsmittelvergiftung	

Checkliste: Differentialdiagnose Obstipation.

Erkrankungen des Gastrointestinaltraktes	Neuromuskuläre Erkrankungen
Chronisch-habituelle Obstipation	Aplasie der abdominellen Muskulatur
Morbus Hirschsprung	Myotone Dystrophie
Juveniler Dickdarmpolyp	Zerebralparese
Analstenose, Analstriktur	Myasthenia gravis
Pseudoobstruktion	Multiple Sklerose
Rektaler Abszess, Fissur, Fistel	
Metabolische Störungen	**Medikamente**
Dehydratation	Narkotika
Hypothyreose	Antidepressiva
Hypokaliämie	Chlorpromazin
Renal-tubuläre Azidose	

Checkliste: Differentialdiagnose gastrointestinale Blutung.

Oberer Gastrointestinaltrakt	Darm	Unterer Gastrointestinaltrakt
Ösophagitis	Koagulopathie	Kuhmilchproteinintoleranz
Ösophagusvarizen	Hämangiome	Gastroenteritis
Gastritis	Invagination	Purpura Schoenlein-Henoch
Peptisches Ulkus	Volvulus	Juvenile Polypen
Fremdkörper	Meckel-Divertikel	Colitis ulcerosa
Verätzung	Tumoren	Morbus Crohn
		Pseudomembranöse Enterokolitis
		Hämolytisch-urämisches Syndrom

14.1 Erkrankungen des Ösophagus

14.1.1 Ösophagusatresie

■ Definition
Häufige Fehlbildung der Speiseröhre mit blind endendem Ösophagus, bei der durch die häufige Kombination mit einer Trachealfistel Aspirationsgefahr besteht.

■ Epidemiologie
Die Häufigkeit beträgt 1 : 2 000 bis 1 : 4 000. Jungen und Mädchen sind gleich häufig betroffen. In 85 % der Fälle besteht eine Fistelbildung zwischen Ösophagus und Trachea.

■ Ätiologie
Es handelt sich um eine Störung der Differenzierung des primären Vorderdarms in Ösophagus, Trachea und Lunge. Die Hälfte der Kinder weist zusätzliche Fehlbildungen auf. Bei der sog. Vacterl-Assoziation bestehen gleichzeitig Fehlbildungen der Wirbelsäule, des Anorektalbereiches, des Herzens, der Nieren und des Radius.

■ Einteilung
Die Ösophagusatresien werden nach Vogt eingeteilt (→ Abb. 14.1). Am häufigsten ist der Typ III B.

■ Klinik
Pränatal besteht häufig ein **Polyhydramnion** (Fruchtwasservermehrung durch fehlendes Schlucken des Fetus, übermäßiger Bauchumfang der Mutter), das mit dem Risiko einer Frühgeburt assoziiert ist.

Die Kinder werden unmittelbar **postnatal** mit vermehrter Schaumbildung vor dem Mund auffällig! Bei ersten Trinkversuchen kommt es zu Husten, Zyanose und Aspiration. Eine Magensonde lässt sich nicht vorschieben.

■ Diagnostik
- Magensondierung postnatal
- **Röntgen-Thorax und Abdomen** („Babygramm") nach Platzierung einer dünnen Magensonde, so weit es geht. Aus der Lage des Sondenendes und der Luftverteilung im Gastrointestinaltrakt kann auf die Art der Fehlbildung geschlossen werden. Unter Intubationsbereitschaft kann vorsichtig isotonisches wasserlösliches Kontrastmittel über die Sonde gegeben werden, um Fistelgänge darzustellen.

■ Therapie
Wegen der Aspirationsgefahr sollte möglichst früh eine operative Versorgung mit Fistelverschluss erfolgen.

■ Prognose
Die Prognose ist vom Geburtsgewicht und dem Ausmaß begleitender Fehlbildungen abhängig. Bei Kindern mit einem Geburtsgewicht über 1500 g ohne Herzfehler beträgt die Überlebensrate mindestens 90 %.

> **Merke**
>
> Bei einer Ösophagusatresie sollte wegen des hohen Aspirationsrisikos eine möglichst frühzeitige Operation erfolgen.

14.1.2 Gastroösophagealer Reflux (GÖR)

■ Definitionen
Physiologischer gastroösophagealer Reflux: Reflux von Mageninhalt in den unteren Ösophagus über den nicht vollständig schließbaren unteren Ösophagussphinkter.

Pathologischer gastroösophagealer Reflux: Reflux, bei dem die Refluxepisoden zu häufig sind oder zu lang dauern.

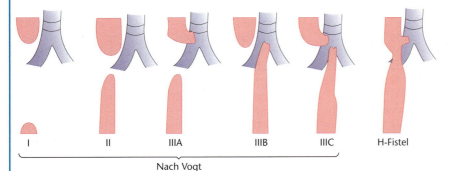

Abb. 14.1: Formen der Ösophagusatresie:
Typ I: kurzes oberes und unteres Ösophagussegment, die blind enden;
Typ II: oberer und unterer Ösophagusblindsack ohne ösophagotracheale Fistel;
Typ IIIA: oberer und unterer Ösophagusblindsack mit isolierter oberer ösophagotrachealer Fistel;
Typ IIIB: häufigste Form (90%); ösophagotracheale Fistel des unteren Ösophagusblindsacks;
Typ IIIC: obere und untere ösophagotracheale Fistel;
H-Fistel: durchgängiger Ösophagus, ösophagotracheale Fistel.

14 Gastroenterologie

Gastroösophageale Refluxkrankheit: Der Reflux verursacht eine Ösophagitis oder klinische Symptome.

Epidemiologie

40 % aller reifen Neugeborenen und ein noch höherer Prozentsatz Frühgeborener weisen in den ersten Lebenswochen eine noch nicht vollständig schließende Kardia auf. Der Übergang zwischen physiologischem und krankhaftem Reflux ist daher fließend. Ein erhöhtes Risiko für das Auftreten eines GÖR haben Kinder mit zystischer Fibrose, Asthma bronchiale, angeborener oder erworbener Hiatushernie, Motilitätsstörungen der Speiseröhre (z. B. bei Z. n. Operation einer Ösophagusatresie, Myopathie, Sklerodermie) und neurologischen Erkrankungen (z. B. Zerebralparese).

> **Merke**
>
> Ein gastroösophagealer Reflux ist im frühen Säuglingsalter extrem häufig und nur selten behandlungsbedürftig.

Ätiologie

- Erhöhter intraabdomineller Druck
- Verminderter Sphinktertonus
- Klaffende Kardia
- Eine häufige Ursache ist die Kuhmilchproteinallergie.

Pathogenese

Transiente oder inadäquate Sphinkterrelaxationen führen zu Refluxepisoden. Durch den Reflux von saurem Mageninhalt in den Ösophagus entsteht eine **Ösophagitis**. Ihr Schweregrad reicht von einer alleinigen Gefäßinjektion mit Rötung bis zu tiefen Ulzerationen, die zu narbigen Strikturen, einem Brachyösophagus durch Schrumpfung oder zu einer intestinalen Metaplasie **(Barrett-Ösophagus)** führen.

Klinik

Der GÖR verursacht zunächst keine klinischen Symptome. Beschwerden treten erst auf, wenn sich der Reflux häufig wiederholt, lang anhält, in den oberen Ösophagus reicht und saure Magensekrete zu einer Ösophagitis führen.

Im **Säuglingsalter** bestehen eine vermehrte **Unruhe**, häufiges Schreien, rezidivierendes **Erbrechen**, insbesondere in liegender Position, gelegentlich wird eine Hämatinbeimengung beobachtet. Eine Refluxkrankheit kann sich bei Säuglingen in einzelnen Fällen auch durch eine rein respiratorische Symptomatik mit rezidivierenden Aspirationspneumonien, Stridor, Heiserkeit oder Apnoen manifestieren.
Ältere Kinder geben **Sodbrennen** und **epigastrische Schmerzen** an.

Komplikationen

- Rezidivierende Aspirationspneumonien und obstruktive Bronchitiden
- Hämorrhagische Ösophagitis
- Eisenmangelanämie bei chronischer Blutung
- Narbige Strikturen durch rezidivierende Entzündungen (Dysphagie).

Diagnostik

Wegen der hohen Selbstheilungsrate im 1. Lebensjahr verhält man sich beim sonst gesunden Säugling bezüglich invasiver diagnostischer Verfahren eher abwartend.

- **Sonographie:** wenig belastende Methode zur Darstellung des Refluxes. Eine Refluxkrankheit kann jedoch weder ausgeschlossen noch bewiesen werden.
- **Langzeit-pH-Metrie:** sensitivste Methode zum Nachweis pathologischer, saurer Refluxphasen. Nichtsaure Reflux, die ebenfalls bei Aspiration pulmonale Probleme verursachen können, werden nicht erkannt.
- **Ösophagogastroduodenoskopie mit Schleimhautbiopsie:** indiziert, wenn klinisch eine Ösophagitis vermutet wird
- **Obere Magen-Darm-Passage:** Röntgenkontrastdarstellung von Ösophagus und Magen zum Nachweis von Hiatushernien oder Magenentleerungsstörungen und zum Ausschluss einer Malrotation
- **Gastroösophageale Szintigraphie mit ^{99m}Tc:** geringe Invasivität, geringe Strahlenbelastung, gibt jedoch nur über eine recht kurze Zeitspanne im Liegen Auskunft. Durch Spätaufnahmen können Mikroaspirationen nachgewiesen werden.

> **Merke**
>
> Wegen der hohen Selbstheilungsrate im 1. Lebensjahr verhält man sich beim sonst gesunden Säugling mit gastroösophagealem Reflux bezüglich invasiver diagnostischer Verfahren eher abwartend.

Therapie

Allgemeinmaßnahmen: Lagerung auf schräger Ebene (20–35°) im Bett. Das Andicken der Nahrung wird nicht mehr empfohlen, da diese weiter in den Ösophagus refluiert und die Kontaktzeit mit dem Ösophagusepithel aufgrund der hohen Viskosität länger ist.
Prokinetika: Da Cisaprid nicht mehr verfügbar ist, werden zur Beschleunigung der Magenentleerung Makrolidantibiotika in niedriger Dosierung (z. B. Erythromycin, 4 mg/kg KG/d) eingesetzt.
Säuresupprimierende Medikamente: Diese Medikamente sollten nicht ohne den endoskopischen Nachweis einer Ösophagitis eingesetzt werden. Es kommen primär Protonenpumpenhemmer (Omeprazol, 1–2 mg/kg KG/d) oder H_2-Rezeptorantagonisten (Ranitidin, 6–12 mg/kg KG/d) in Frage.

14.1 Erkrankungen des Ösophagus

Operation: Eine Fundoplicatio nach Nissen oder eine Hiatusplastik mit Gastropexie ist nur nach Versagen der konservativen Therapie indiziert, da beide mit einer hohen Komplikationsrate assoziiert sind (z. B. Dumpingsyndrom).

14.1.3 Hiatushernie

■ Definition
Durchtritt von Magenteilen aus dem Bauch in die Brusthöhle durch den Ösophagusspalt des Zwerchfells, der zum klinischen Leitsymptom einer Refluxösophagitis führt.

■ Einteilung
Gleithernie: Dies ist die häufigste Form. Nach Lockerung des Ligamentapparates und des Hiatus gleiten Kardia und Magenfundus in den Thoraxraum.
Paraösophageale Hernie: Die Kardia bleibt fest an ihrem Platz. Ein Teil des Magenfundus schiebt sich mit einem peritonealen Bruchsack an der Kardia und am distalen Ösophagus vorbei in den Thoraxraum.

■ Pathogenese
Der Übertritt von Magenanteilen durch den Hiatusschlitz über das Zwerchfell in den Thorax führt zu einer Kardiainsuffizienz, gastroösophagealem Reflux, Schleimhautulzerationen, Blutungen und narbigem Umbau.

■ Klinik
Symptome des gastroösophagealen Refluxes (→ oben).

■ Diagnostik
- **Obere Magen-Darm-Passage:** Röntgenkontrastdarstellung von Ösophagus und Magen
- **Ösophagogastroduodenoskopie** mit Schleimhautbiopsie zum Nachweis einer Ösophagitis.

■ Therapie
Die Versorgung erfolgt operativ mit Durchführung einer retroösophagealen Hiatusplastik mit Gastropexie.

14.1.4 Ösophagusachalasie

■ Definition
Funktionelle Stenose des unteren Ösophagussphinkters mit erhöhtem Sphinktertonus, fehlender Entspannung des Sphinkters und abnormer Peristaltik.

■ Ätiologie
Es handelt sich um eine Störung der neuronalen Innervation im Plexus myentericus des Ösophagus.

■ Klinik
Das Leitsymptom ist eine **progrediente Dysphagie mit Regurgitationen** und **Erbrechen** von unverdauter Nahrung. Gewichtsverlust und Gedeihstörung

sind häufig. Weitere Symptome sind retrosternale Schmerzen und nächtliche Hustenattacken.

■ Diagnostik
- **Röntgen-Thorax:** Mediastinalverbreiterung, Megaösophagus mit Flüssigkeitsspiegel
- **Ösophagogastroduodenoskopie:** Ösophagusdilatation, Enge am unteren Ösophagussphinkter
- **Manometrie:** erhöhter Tonus des unteren Ösophagussphinkters; fehlende oder herabgesetzte Relaxation des unteren Ösophagussphinkters
- **Ösophagusbreischluck:** Kalibersprung (Sektglasform).

■ Therapie
Medikamentös: Nifedipin.
Interventionell: Zunächst erfolgt der Versuch der **Ballondilatation,** bei Erfolglosigkeit wird eine **Ösophagosphinkteromyotomie** nach Heller durchgeführt.

■ Komplikationen
- Rezidivierende Aspirationspneumonien
- Bronchiektasen
- Stenosierende Narben.

■ Prognose
Die Langzeitprognose wird durch eine hohe Rezidivrate, die postoperative Ausbildung eines gastroösophagealen Refluxes und ein erhöhtes Ösophaguskarzinomrisiko beeinträchtigt.

14.1.5 Ösophagitis

■ Definition
Entzündliche Schleimhautveränderungen meist des unteren Ösophagusdrittels.

■ Ätiologie
- Chemisch: Säure- oder Laugenverätzung
- Immunologisch: Nahrungsmittelallergie (z. B. gegen Kuhmilch)
- Infektiös: Candida-Ösophagitis
- Traumatisch: Bestrahlung
- Systemisch: Morbus Crohn
- Idiopathisch: Eosinophile Ösophagitis.

■ Klinik
Dysphagie, retrosternale Schmerzen und Hämatinerbrechen treten in Abhängigkeit von der zugrunde liegenden Ursache auf.

■ Diagnostik
Ösophagogastroduodenoskopie mit Schleimhautbiopsie zum histologischen Nachweis der Ösophagitis.

■ Therapie
Die Behandlung erfordert die Therapie der Grunderkrankung (→ auch Therapie des gastroösophagealen Refluxes, Kap. 14.1.2).

14 Gastroenterologie

14.1.6 Ösophagusverätzungen

Definition

Schwerste entzündliche Veränderungen des Ösophagus durch Ätzstoffe, vor allem durch Säuren und Laugen, die zu bedrohlichen Früh- und Spätkomplikationen führen können.

Ätiologie

Ösophagusverätzungen entstehen durch die akzidentelle Ingestion von Säuren oder Laugen. Meist sind Kleinkinder zwischen dem 1. und 4. Lebensjahr betroffen.

> **Merke**
>
> Laugenverätzungen sind gefährlicher als Säureverätzungen.

Pathogenese

- **Laugenverätzung:** Das Eindringen von Lauge in die Ösophaguswand führt zu einer perforationsgefährdeten **Kolliquationsnekrose**. Sekundär kann eine bakterielle Infektion hinzukommen. Besonders gefährlich sind Granulate, da es hierbei zu einer langen Einwirkzeit auf den Schleimhäuten kommt.
- **Säureverätzung:** Die Ingestion von Säuren führt typischerweise zu einer **Koagulationsnekrose**.

Klinik

Im Bereich der Mundschleimhaut kann man häufig bereits glasige **schmerzhafte Schleimhautschwellungen** erkennen. Dennoch können die Mundschleimhautsymptome wegen des reflektorischen Schluckaktes bei der Ingestion gering ausgeprägt sein! Die schmerzhafte Dysphagie führt zu vermehrtem **Speichelfluss**. Häufig bestehen heftige **retrosternale Schmerzen** und Erbrechen (cave: erneute Verätzung!). Bei Aspiration kommt es zu rezidivierenden **Hustenanfällen,** Larynx- und Trachealödem sowie Stridor. Es besteht die Gefahr des Kreislaufschocks.

> **Merke**
>
> Rückschlüsse vom Ausmaß der Mundschleimhautveränderungen auf das Ausmaß der Ösophagusverätzung sind nicht möglich, da die Mundschleimhautläsionen wegen des reflektorischen Schluckaktes bei der Ingestion gering ausgeprägt sein können!

Diagnostik

Es wird immer eine **Ösophagogastroduodenoskopie** durchgeführt. In gleicher Sitzung erfolgen die u. g. therapeutischen Maßnahmen.

Therapie

Erbrechen sollte unbedingt vermieden und auf keinen Fall induziert werden, da die Gefahr einer erneuten Verätzung und der Aspiration besteht. Zunächst erfolgt die unverzügliche Intubation. Der Magen wird über eine großlumige Magensonde vollständig entleert und mit kaltem Wasser gespült. Postinterventionell wird die Magensonde belassen, um ein Zuschwellen des Ösophagus zu verhindern. Versuche, die Lauge mit Säuren zu neutralisieren, sollten wegen der damit einhergehenden Hitzeentwicklung unbedingt unterlassen werden. Die Verabreichung von Methylprednisolon in einer Dosierung von 1 000 mg/1,73 m^2 KOF i.v. dient zur Stenoseprophylaxe. Zusätzlich werden Antibiotika (Ampicillin) und H$_2$-Rezeptorantagonisten verabreicht. Supportive Maßnahmen sind Analgesie und Flüssigkeitssubstitution.

> **Merke**
>
> Bei Ösophagusverätzungen durch Säuren und Laugen darf auf keinen Fall Erbrechen ausgelöst werden, da die Gefahr einer erneuten Verätzung besteht.

Komplikationen

- **Frühkomplikationen:** Aspirationspneumonie, Perforation mit Mediastinitis, Sepsis
- **Spätkomplikationen:** tracheoösophageale Fistel, Strikturen und Stenosen, Karzinom.

Prognose

Die Mortalität beträgt 5–14 %.

> **Merke**
>
> Nach Ösophagusverätzungen ist das Risiko für das Auftreten eines Ösophaguskarzinoms 1000fach erhöht.

14.1.7 Ösophagusfremdkörper

Definition

Ingestion unterschiedlichster Gegenstände, die in der Regel ungehindert den Magen-Darm-Kanal passieren, in einigen Fällen jedoch endoskopisch entfernt werden müssen.

Ätiologie

Akzidentelles Verschlucken verschiedener Gegenstände: Münzen, Knöpfe, Murmeln, Nadeln, Nägel usw. (es gibt fast nichts, was Kinder nicht verschlucken können!). Meist sind Kinder im Alter zwischen 6 Monaten und 4 Jahren betroffen.

Lokalisation

Der Fremdkörper verfängt sich in den meisten Fällen an einer der drei physiologischen Engen.

340

14.2 Erkrankungen des Magens

> **Merke**
>
> Bevorzugte Lokalisation von Ösophagusfremdkör-
> pern:
> - unterhalb des M. cricopharyngeus
> - an der Querung des Aortenbogens
> - knapp unterhalb des Zwerchfells.

■ Klinik
Häufig bestehen keinerlei klinische Symptome.
Eine Schluckstörung, Essensverweigerung oder ret-
rosternale Schmerzen können vorkommen.

■ Diagnostik
- **Röntgen-Thorax** seitlich inklusive Pharynx
- **Röntgen-Abdomen** Leeraufnahme a.p.

■ Differentialdiagnose
- Eosinophile Ösophagitis
- Achalasie.

■ Therapie
Ösophagusfremdkörper, die nicht weitertranspor-
tiert werden, müssen grundsätzlich endoskopisch
entfernt werden. Säurehaltige Mikrobatterien, blei-
und quecksilberhaltige Fremdkörper und spitze Ge-
genstände müssen, auch wenn sie den Ösophagus
verlassen haben, ebenfalls endoskopisch entfernt
werden. Magenfremdkörper werden nach 3–4 Tagen
endoskopisch entfernt, falls sie nicht weitertrans-
portiert wurden (Röntgenkontrollaufnahme). Es
empfiehlt sich eine regelmäßige Stuhlinspektion zur
Überwachung der Fremdkörperpassage!

■ Prognose
90 % der Fremdkörper passieren den Magen-Darm-
Kanal problemlos.

> **Merke**
>
> Säurehaltige Mikrobatterien, blei- und quecksilber-
> haltige Fremdkörper und spitze Gegenstände so-
> wie alle Ösophagusfremdkörper, die nicht weiter-
> transportiert werden, müssen endoskopisch ent-
> fernt werden.

14.2 Erkrankungen des Magens

14.2.1 Gastritis

■ Definition
Entzündliche Zellinfiltration der Magenschleim-
haut, wobei sich bei der **akuten Gastritis** vorwie-
gend Granulozyten und bei der **chronischen Gast-
ritis** vorwiegend Lymphozyten finden. Im Kindesal-
ter hat die Gastritis durch ***Helicobacter pylori*** die
größte Bedeutung.

> **Merke**
>
> Im Kindesalter ist eine Infektion mit *Helicobacter py-
> lori* die häufigste Ursache einer Gastritis.

■ Epidemiologie
Etwa 6 % aller deutschen und 45 % aller türkischen
Kinder in Deutschland sind bei der Einschulung mit
Helicobacter pylori infiziert.

■ Ätiologie
Die Infektion mit *Helicobacter pylori* wird wahr-
scheinlich innerhalb von Familien weitergegeben.
Der genaue Übertragungsweg ist noch ungeklärt.
Der Keim unterliegt einer starken Mutationsrate,
daher existieren unzählige Stämme, die mit ver-
schiedenen Enzymsystemen und Toxizitätsfaktoren
ausgestattet sind. Allen gemeinsam sind unipolare
Geißeln zur Fortbewegung und das Enzym Urease.

■ Pathogenese
Das Bakterium haftet sich an die Oberfläche der
Magenschleimhautzellen. Zunächst infiltrieren
Granulozyten, dann Lymphozyten und Makropha-
gen die Mukosa. Die Freisetzung von Zytokinen un-
terhält den Entzündungsprozess. Makroskopisch
zeigt sich bei infizierten Kindern eine charakteristi-
sche noduläre Antrumschleimhaut.

■ Klinik
Die akute Infektion verursacht Oberbauchbe-
schwerden und Übelkeit, vorübergehend kommt es
zu einer Anazidität des Magens. Die chronische In-
fektion ist meist asymptomatisch.

■ Diagnostik
- **^{13}C-Harnstoff-Atemtest:** Nach Ingestion von ^{13}C-
  Harnstoff wird dieser bei Vorhandensein von *He-
  licobacter pylori* im Magen durch die Urease des
  Keims zu Ammoniak und $^{13}CO_2$ gespalten, das in
  der Ausatemluft nachgewiesen werden kann. Bei
  Kindern unter 6 Jahren ist die Rate falsch positiver
  Testergebnisse recht hoch. Der Test eignet sich
  auch zur Verlaufskontrolle nach einer Eradikati-
  onstherapie.
- ***Helicobacter-pylori*-Antigennachweis** im Stuhl
- **Serologie:** Der Nachweis von IgA- und IgG-Anti-
  körpern gegen *Helicobacter pylori* erlaubt keine
  Unterscheidung zwischen einer noch bestehenden
  und einer ausgeheilten Infektion.
- **Ösophagogastroduodenoskopie mit Schleim-
  hautbiopsien:** Vor Beginn einer Eradikationsthe-
  rapie muss die Diagnose auf diesem Weg mit **kul-
  tureller Anzüchtung** des Keimes und Antibio-
  gramm aus der Biopsie gesichert werden.

■ Therapie
Behandelt wird nur die symptomatische Infektion.
Ziel der Behandlung ist eine Eradikation des Kei-

341

mes. Hierzu werden ein **Protonenpumpenhemmer** (Omeprazol, 1 mg/kg KG/d) sowie **zwei Antibiotika** nach Antibiogramm (z. B. Amoxicillin, 50 mg/kg KG/d und Clarithromycin, 20 mg/kg KG/d) über 1 Woche verabreicht.

> **Merke**
>
> Eine Eradikation von *Helicobacter pylori* gelingt mit einer Dreifachtherapie in 90 % der Fälle!

▪ Prognose
Bei persistierender Infektion beträgt das Risiko, ein Ulkus zu entwickeln, 10–15 %. Bei erfolgreicher Eradikationstherapie ist die Ulkusrezidivrate minimal. Das Risiko eines Magenkarzinoms ist bei Bestehen einer *Helicobacter-pylori*-Infektion drei- bis sechsfach erhöht. Ob die Eradikationstherapie dieses Risiko senkt, ist noch nicht geklärt.

14.2.2 Hypertrophe Pylorusstenose

▪ Definition
Postnatal entstehende Hypertrophie der zirkulären Muskulatur des Pylorus, die zu funktioneller Obstruktion, schwallartigem Erbrechen und Gedeihstörung führt.

▪ Epidemiologie
Die Häufigkeit beträgt etwa 1 : 500, Jungen sind viermal so häufig betroffen wie Mädchen.

▪ Ätiologie
Die genaue Ätiologie ist unklar. Zwillingsuntersuchungen sprechen für eine genetische Disposition.

Wie bei der Achalasie zeigt sich eine Verminderung inhibitorischer Nervenzellen. Wahrscheinlich kommt es hierdurch zu einer sekundären muskulären Hypertrophie des Pylorus.

▪ Klinik
Die Symptomatik beginnt typischerweise in der 2.–6. Lebenswoche. Das Leitsymptom ist **schwallartiges Erbrechen** („im Bogen"). Die Kinder wirken hungrig, trinken gierig, bekommen Schmerzen und erbrechen. Die Magenperistaltik kann als Ausdruck des Versuchs der Pyloruspassage sichtbar sein (→ Abb. 14.2 a und b). Gelegentlich kann der Pylorus rechts epigastrisch als „Olive" tastbar sein. Die Kinder entwickeln eine schwere **Gedeihstörung** und eine **Dehydratation** mit hypochlorämischer Alkalose.

> **Merke**
>
> Eine wichtige Differentialdiagnose zur hypertrophen Pylorusstenose ist das adrenogenitale Syndrom mit Salzverlust. Hier besteht jedoch eine **hyperkaliämische Azidose**.

▪ Diagnostik
- Metabolische, **hypochlorämische Alkalose!**
- **Hypokaliämie**
- **Sonographie:** Nachweis der typischen Pyloruskokarde, der Zunahme des Querdurchmessers und der Verlängerung des Pyloruskanals. Der Magen ist durch Luft und/oder Nahrung deutlich dilatiert (→ Abb. 14.3a und b).
- **Röntgen-Abdomen mit Kontrastmittel:** meist nicht erforderlich. Es zeigt sich eine verzögerte oder fehlende Pyloruspassage des applizierten Kontrastmittels.

▪ Differentialdiagnose
- Gastrointestinaler Infekt
- Hiatushernie
- Duodenal- oder hohe Jejunalstenose
- Adrenogenitales Syndrom mit Salzverlust (hier **Hyperkaliämie** und metabolische **Azidose!**)
- Organische Azidurie

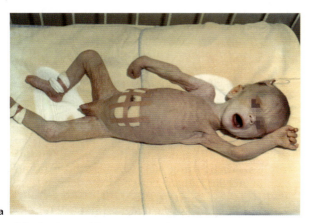 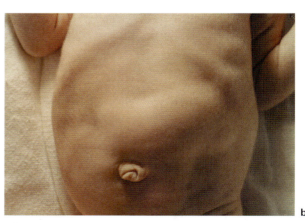

Abb. 14.2 a und b: Hypertrophe Pylorusstenose: a) schwere Dystrophie bei einem 7 Wochen alten Säugling; b) sichtbare Magenperistaltik.

14.3 Erkrankungen des Darmes

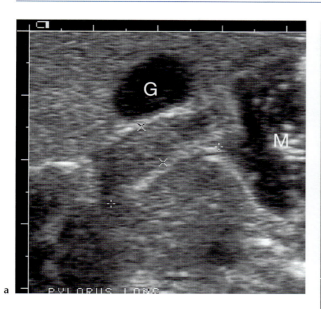
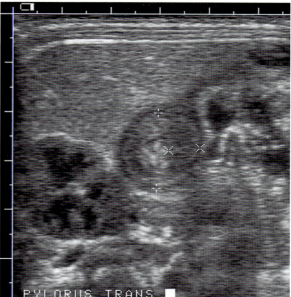

Abb. 14.3 a und b: Hypertrophe Pylorusstenose: a) sonographischer Längsschnitt durch den Pylorusmuskel: 19 mm Länge (+) des Gesamtkanals (normal: 15 mm), Muskeldicke (x) 6 mm (normal: 3 mm und weniger); M: Magen, G: Gallenblase; b) sonographischer Querschnitt: Gesamtdurchmesser (+): 15 mm, Muskeldicke (x) 6 mm. [9]

■ **Therapie**

Die **Pyloromyotomie nach Weber-Ramstedt** (Längsspaltung der Pylorusmuskulatur bis auf die Schleimhaut) ist die Behandlungsmethode der Wahl. Präoperativ sind eine Rehydrierung und ein Elektrolytausgleich erforderlich.

■ **Prognose**

Bei erfolgreicher Therapie ist die Prognose ausgezeichnet, postoperativ sind die Kinder normal ernährbar und gedeihen gut.

> **Merke**
>
> Leitsymptome der hypertrophen Pylorusstenose sind schwallartiges Erbrechen, Gedeihstörung und hypochlorämische Alkalose.

> **Kasuistik**
>
> **A:** Tom, ein 5 Wochen alter, voll gestillter Säugling, wird wegen seit 2 Wochen bestehenden Erbrechens vorgestellt. Die Mutter ist besorgt, da das Gewicht des Kindes bei einem Geburtsgewicht von 3 610 g nun nur 3 700 g beträgt. Das Erbrechen tritt etwa 10 min nach der Mahlzeit „in hohem Bogen" auf.
> **K:** Bei der Untersuchung zeigen sich eine deutliche Dystrophie sowie stehende Hautfalten.
> **D:** Die Laboruntersuchung ergibt folgende Werte: Na$^+$ 129 mmol/l, K$^+$ 3,1 mmol/l, Chlorid$^-$ 85 mmol/l, Phosphat 7,55; pCO$_2$ 52; BE 9; HCO$_3^-$ 29. Die Sonographie des Abdomens zeigt eine Verdickung der Pylorusmuskulatur sowie eine Verlängerung des Pyloruskanals.
> **Diag:** Hypertrophe Pylorusstenose.
> **T:** Nach einer Stabilisierungsphase mit Korrektur des Flüssigkeits- und Elektrolythaushalts wird eine Pyloromyotomie durchgeführt. Eine Woche später kann Tom in gutem Allgemeinzustand und mit einem Gewicht von 4 010 g nach Hause entlassen werden.

14.3 Erkrankungen des Darmes

14.3.1 Duodenalatresie und Duodenalstenose

■ **Definition**

Fehlende oder geringe Lumenausbildung des Duodenums mit den Kardinalsymptomen des galligen Erbrechens und der fehlenden Stuhlentleerung postnatal.

■ **Epidemiologie**

Fehlbildungen des Duodenums sind mit einer Häufigkeit von 1 : 5 000 nicht selten.

> **Merke**
>
> Bei einem Drittel der Patienten mit Duodenalatresie liegt ein Down-Syndrom vor.

■ **Klinik**

Bei der Hälfte der Schwangerschaften besteht durch die Unterbrechung der Fruchtwasserzirkulation ein **Polyhydramnion**. Postnatal entwickelt sich bei vollständiger Duodenalatresie in den ersten 24 h das klinische Bild eines **hohen Ileus** mit schwallartigem **Erbrechen** bei **fehlendem Mekoniumabgang**. Das Erbrechen ist gallig, wenn der Verschluss distal der Papilla Vateri liegt. Das Epigastrium ist vorgewölbt, die Peristaltik häufig sichtbar. Duodenalstenosen mit nur partieller Lumenobstruktion können später klinisch manifest werden.

■ Diagnostik
- Die Diagnose kann bereits sonographisch in utero gestellt werden.
- **Röntgen-Abdomenleeraufnahme im Hängen:** Nachweis des charakteristischen „Double-Bubble"-Phänomens mit prästenotischer Luft in der Magenblase und im distendierten Duodenum bei sonst luftleerem Abdomen.

> **Merke**
>
> Das „**Double-Bubble**"-Phänomen ist das charakteristische radiologische Zeichen einer Duodenalatresie.

■ Therapie
Die operative Duodenoduodenostomie sollte so früh wie möglich durchgeführt werden.

14.3.2 Atresien und Stenosen von Jejunum und Ileum

■ Definition
Fehlende oder geringe Lumenausbildung von Jejunum und Ileum, die zu Symptomen des mittelhohen Ileus führt.

■ Epidemiologie
Die Häufigkeit beträgt etwa 1 : 1 500.

■ Klinik
Bei 25 % der Schwangerschaften besteht durch die Unterbrechung der Fruchtwasserzirkulation ein **Polyhydramnion**. Postnatal entwickelt sich in den ersten 36 Stunden das klinische Bild eines **mittelhohen Ileus** mit **galligem Erbrechen** bei **fehlendem Mekoniumabgang**. Dazu kommen ein geblähtes Abdomen und eine Dyspnoe infolge Zwerchfellhochstandes. Wenig später entwickelt sich eine schwere Dehydratation mit Gewichtsabnahme und Hypochlorämie.

■ Diagnostik
- Die Diagnose kann bereits sonographisch in utero mit Nachweis dilatierter Darmschlingen gestellt werden.
- **Röntgen-Abdomenleeraufnahme im Hängen:** Nachweis eines Luft-Flüssigkeit-Spiegels in Abhängigkeit von der Lokalisation der Stenose.

■ Therapie
Die Operation besteht in der Resektion von atretischen oder stenotischen Darmanteilen und in der Durchführung einer End-zu-End-Anastomose.

14.3.3 Anal- und Rektumatresie

■ Definition
Angeborener Verschluss des Enddarmes durch ausbleibende Trennung des Enddarmes vom ventral gelegenen Urogenitalsystem während der Embryonalentwicklung, die häufig mit einer Inkontinenz als Langzeitfolge assoziiert ist.

■ Epidemiologie
Die Häufigkeit beträgt 1 : 1 500. Begleitfehlbildungen (Ösophagusatresie, Urogenitalfehlbildungen, Fehlbildungen der lumbalen und sakralen Wirbelsäule) sind häufig.

■ Formen
- **Hohe Atresie:** Blindsack oberhalb des M. levator ani (40 % der Fälle)
- **Tiefe Atresie:** Blindsack unterhalb des M. levator ani (60 % der Fälle; → Abb. 14.4).

■ Klinik
Postnatal fallen der fehlende Anus und die verstrichene Analfalte auf (→ Abb. 14.5). Bei Nichterkennen und Nichtbehandlung kommt es zum Ileus. Wegen häufig vorhandener Fisteln erfolgt die Stuhlentleerung aus Vagina oder Urethra, schwere Harnwegsinfektionen sind die Folge.

■ Diagnostik
Röntgen-Abdomenleeraufnahme im seitlichen Strahlengang in Bauchhängelage (Columbia-Technik): Darstellung des Rektumstumpfes im Luftkontrast, Suche nach Fisteln.

■ Therapie
Bei **tiefen Atresien** (bis 1,5 cm vom Analgrübchen entfernt) ist die operative transanale Anoproktoplastik sofort nach Diagnosestellung möglich.

Bei **hohen Atresien** erfolgt zunächst eine Anuspraeter-Anlage. Die Korrekturoperation wird im Alter von etwa 3–5 Monaten durchgeführt.

■ Prognose
Bei tiefen Atresien werden in der Regel befriedigende bis gute Kontinenzergebnisse erzielt. Bei hohen Atresien kommt es durch die hypo- bis aplastische Beckenbodenmuskulatur und durch eine gestörte Innervation häufig zu einer schlechten Kontinenz.

14.3 Erkrankungen des Darmes

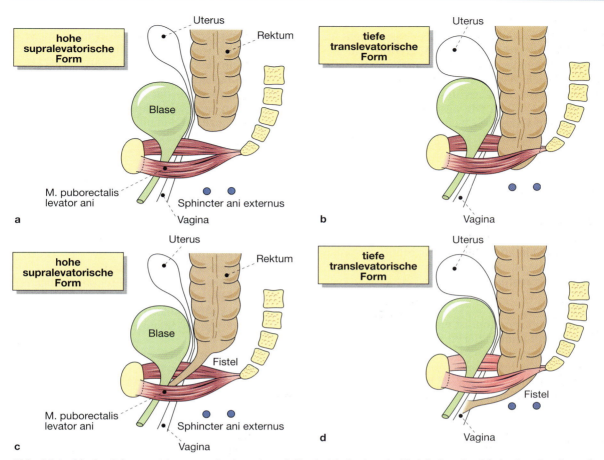

Abb. 14.4 a bis d: Schemazeichnung zu Analatresie und -fistel: a) hohe Atresie; b) tiefe Atresie; c) hohe Atresie mit urethraler Fistel; d) tiefe Atresie mit vaginaler Fistel. [26]

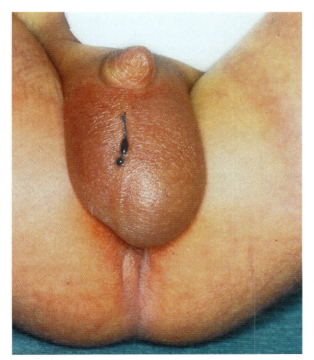

Abb. 14.5: Analatresie mit skrotaler Fistel.

Merke

Häufige Begleitfehlbildungen bei Anal- und Rektumatresie:
- Ösophagusatresie
- Harnwegsfehlbildungen
- Fehlbildungen der lumbalen und sakralen Wirbelsäule.

14.3.4 Morbus Hirschsprung

Definition
Kongenitale Entwicklungsstörung der parasympathischen Innervation der Darmwand mit daraus folgender Darmtransportstörung.
Synonym: Megacolon congenitum.

Epidemiologie
Die Häufigkeit beträgt etwa 1 : 5 000. Jungen sind viermal so häufig betroffen wie Mädchen. Eine familiäre Belastung ist häufig, die Vererbung erfolgt teilweise autosomal-dominant, teilweise autosomal-rezessiv. Sporadisch auftretende Fälle kommen vor. Die Erkrankung tritt bei Trisomie 21 gehäuft auf.

14 Gastroenterologie

Ätiologie

Es handelt sich um eine heterogene genetische Erkrankung mit einer gestörten Migration und Reifung der Zellen des enteralen Nervensystems, die zu einem völligen Fehlen von Ganglienzellen im Plexus submucosus Meißner und im Plexus myentericus Auerbach führt. Die aganglionären Segmente reichen unterschiedlich weit vom autonom innervierten M. sphincter ani internus nach proximal.

Pathogenese

Der aganglionäre Darmanteil verliert durch das Fehlen von NO und VIP enthaltenden inhibitorischen Neuronen seine Fähigkeit zur Relaxation, d.h., die Muskulatur bleibt tonisch kontrahiert. Dies führt zu einer funktionellen Obstruktion mit proximaler Dilatation und Hypertrophie des innervierten Darms, wodurch die Erkrankung auch ihren Namen „**Megacolon congenitum**" erhielt.

Klinik

Klinisches Leitsymptom ist eine **chronische Obstipationssymptomatik.** Bei 90 % der Patienten erfolgt postnatal ein verspäteter Mekoniumabgang (> 24 h). Die meisten Kinder entwickeln in der Neonatalperiode einen Stuhlverhalt, z.T. im Wechsel mit **explosionsartigen fötiden Stuhlentleerungen**, sowie ein aufgetriebenes Abdomen oder Zeichen eines Subileus oder Ileus mit galligem Erbrechen. Kinder mit nur kurzstreckigem aganglionärem Segment werden gelegentlich erst bei der Umstellung von Muttermilchernährung auf Kuhmilchnahrung oder bei der Einführung von Beikost auffällig. Manchmal bestehen jahrelange fehlinterpretierte Obstipationsbeschwerden. Bei verzögerter Diagnosestellung entwickeln die Kinder eine **Gedeihstörung**. Bei der rektalen Palpation findet sich ein erhöhter Sphinktertonus. Bei rektaler Untersuchung oder beim Fiebermessen kommt es zu explosionsartigen Stuhl- und Luftentleerungen. Ein weiteres anamnestisches Charakteristikum ist die Entleerung sog. **Bleistiftstühle**.

> **Merke**
>
> Klinisches Leitsymptom des Morbus Hirschsprung ist eine chronische Obstipation.

> **Merke**
>
> Eine gefürchtete und häufig fatale Komplikation des nicht erkannten Morbus Hirschsprung ist ein **toxisches Megakolon** mit septischem Verlauf und der Gefahr einer sekundären Meningitis oder einer Darmperforation.

Diagnostik

- **Anorektale Manometrie:** Nachweis einer **fehlenden Relaxation** des inneren Analsphinkters bei rektaler Ballondehnung

- **Kolonkontrasteinlauf:** Er dient der präoperativen Abschätzung der Länge des aganglionären Segmentes (Nachweis des Lumensprungs).
- **Rektumbiopsie:** Für den sicheren Nachweis eines Morbus Hirschsprung ist die Biopsie obligat. Sie sollte 3 cm oberhalb der Linea dentata entnommen werden und submuköse Anteile enthalten. Die Ganglienzellen fehlen in den intramuralen Plexus. Die Acetylcholinesteraseaktivität ist erhöht.

> **Merke**
>
> Für die Diagnosesicherung eines Morbus Hirschsprung ist die Darmbiopsie obligat.

Differentialdiagnose

- Chronisch-habituelle Obstipation
- Zystische Fibrose (verspäteter Mekoniumabgang)
- Hypothyreose (verspäteter Mekoniumabgang)
- Kongenitales Mikrokolon
- Megakolon durch Stenosen (symptomatisches Megakolon)
- Neuronale intestinale Dysplasie
- Andere Ileusursachen.

Therapie

Unmittelbar nach Diagnosestellung sollte die operative Entlastung durch Anlage eines **Anus praeter** erfolgen. Nach etwa 6 Monaten oder bei einem Gewicht von etwa 5 kg wird das aganglionäre Segment bis zum sicher normal innervierten Darmanteil (intraoperative Schnellschnittuntersuchungen) reseziert und mit dem Anorektum anastomosiert. Komplikationen sind eine iatrogene oder spontane Kolonperforation, eine nekrotisierende Enterokolitis oder eine Anastomoseninsuffizienz.

Prognose

Postoperativ kommt es in der Regel zu einer normalen Kontinenzentwicklung.

> **Merke**
>
> Der Morbus Hirschsprung ist eine wichtige Differentialdiagnose bei chronischer Obstipation, insbesondere im Säuglingsalter.

14.3.5 Meckel-Divertikel

Definition

Persistierender Teil des Ductus omphaloentericus, der durch Ulkusbildung und Blutung zum klinischen Bild einer akuten Appendizitis führen kann.

Epidemiologie

Bei 1–2 % der Gesamtbevölkerung persistiert der Ductus omphaloentericus. Das männliche Geschlecht ist häufiger betroffen als das weibliche.

Pathologie
Das Meckel-Divertikel enhält Magen-, Duodenum- und Kolonschleimhaut oder ektopes Pankreasgewebe. In über 50 % der Fälle befindet sich ektope Magenschleimhaut im Meckel-Divertikel. Hier kann ein Ulkus entstehen. In der Regel ist das Divertikel 50–75 cm proximal des ileozäkalen Überganges lokalisiert.

Klinik
Die meisten Meckel-Divertikel bleiben asymptomatisch. Bei Vorliegen eines Ulkus kann es zu einer gastrointestinalen Blutung und Peritonitis kommen. Die Inzidenz von Invaginationen ist erhöht, dann kommt es zu abdominellen Koliken.

Therapie
Das symptomatische Meckel-Divertikel wird reseziert.

> **Merke**
>
> Die wichtigste Differentialdiagnose des Meckel-Divertikels ist die akute Appendizitis.

14.3.6 Invagination

Definition
Häufige Ursache der Darmobstruktion im Kleinkindalter durch Einstülpung des proximalen in den distalen Darmanteil, die hauptsächlich im Bereich des ileozäkalen Überganges auftritt und zu einem bedrohlichen klinischen Krankheitsbild führen kann.

Epidemiologie
Neben den inkarzerierten Hernien ist die Invagination die häufigste Ursache einer Darmobstruktion im Kindesalter. Kinder im Alter zwischen dem 3. Lebensmonat und dem 2. Lebensjahr sind am häufigsten betroffen, 60 % der betroffenen Kinder sind jünger als ein Jahr. Jungen sind dreimal häufiger betroffen als Mädchen.

> **Merke**
>
> Neben den inkarzerierten Hernien ist die Invagination die häufigste Ursache einer Darmobstruktion im Kindesalter.

Lokalisation
Die Invagination ist meistens ileozäkal oder ileokolisch lokalisiert (→ Abb. 14.7).

Ätiologie
In 90 % der Fälle handelt es sich um idiopathische Formen. Eine Veränderung oder Verengung am proximalen Darmanteil begünstigt das Auftreten einer Invagination. Sie tritt bei Adeno- und Rotavirusinfektionen, bei Meckel-Divertikel, bei Polypen, bei Purpura Schoenlein-Henoch und bei zystischer Fibrose gehäuft auf.

Pathogenese
Die zunehmende Durchblutungsstörung im Bereich des Invaginats und die Behinderung des arteriellen Zuflusses führen zu einer hypoxischen Darmwandschädigung mit Ödem, Schleimhautblutungen, Darminfarkten und Nekrosen bis zur Perforation.

Klinik
Das klinische Leitsymptom ist der charakteristische **Wechsel** von **schmerzhafter Erregung** und auffallender **Lethargie**. Anfallsartige abdominelle

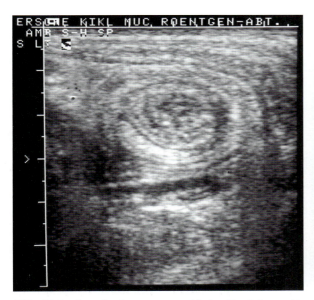

Abb. 14.6: Invagination: sonographische Darstellung der typischen Kokarde.

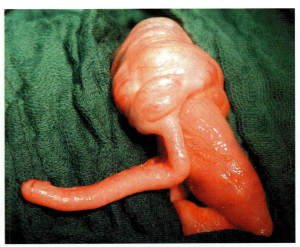

Abb. 14.7: Invagination: Operationssitus bei ileozäkaler Invagination mit Einstülpung des Ileums in das Zäkum.

14 Gastroenterologie

Schmerzen treten in 15- bis 20-minütigen Abständen auf. Der Stuhl ist zunächst normal, dann kommt es als deutlicher Hinweis auf eine Invagination zu einer **Blutbeimengung**. Gelegentlich ist ein walzenförmiger abdomineller Tumor tastbar. Bei protrahiertem Verlauf kommt es zum **Ileus** mit galligem Erbrechen, bei Perforation treten peritonitische Symptome auf.

■ Diagnostik
- **Rektale Untersuchung: blutiger Schleim** am untersuchenden Finger!
- **Sonographie des Abdomens:** Invaginatdarstellung als Kokarde (→ Abb. 14.6)
- **Röntgen-Abdomenleeraufnahme:** inhomogene Luftverteilung im Dickdarm; im Bereich des Invaginats findet sich keine Luftansammlung.
- **Kolon-Kontrasteinlauf** mit wasserlöslichem Kontrastmittel: Abbruch der Kontrastmittelsäule, zangenförmiges Umfließen des Invaginatkopfs („Krebsscherenphänomen").

■ Therapie
Primär wird die **hydrostatische Reposition** der Invagination mittels Röntgenkontrastfüllung des Kolons angestrebt. Das Repositionsergebnis ist zufriedenstellend, wenn das Kontrastmittel problemlos in den Dünndarm fließt. Bei erfolglosem Desinvaginationsversuch muss die Laparotomie zur manuellen Desinvagination und ggf. die Resektion nekrotischer Darmabschnitte erfolgen (→ Abb. 14.7).

■ Prognose
Die Prognose ist gut, aber es besteht eine hohe Rezidivhäufigkeit.

Kasuistik

A: Marcel, ein 1-jähriger Junge, wird wegen seit 1 Tag bestehender Bauchschmerzen vorgestellt. Die Schmerzen treten anfallsartig mit beschwerdefreien Intervallen auf. Während einer Schmerzphase zieht Marcel die Beine an und erbricht. Beim letzten Stuhlgang fanden sich Auflagerungen frischen Blutes.
K: Bei der Palpation des Abdomens ist eine Resistenz im rechten Oberbauch zu tasten. Bei der rektalen Untersuchung ist die Ampulla recti leer, der Untersuchungsfingerling blutverschmiert.
D: Die Laboruntersuchung zeigt normale Elektrolytwerte, die Leukozytenzahl beträgt 13 000/μl. Die Blutgaswerte sind normal. Die abdominelle Sonographie zeigt eine Schießscheibenstruktur (Kokarde) im rechten Mittelbauch sowie etwas freie retrovesikale Flüssigkeit.
Diag: ileozäkale Invagination.
T: Unmittelbar im Anschluss an die Diagnosestellung erfolgt unter Durchleuchtungskontrolle ein Kolonkontrasteinlauf, durch den das in den Dickdarm invaginierte Ileum hydrostatisch reponiert

wird. Dadurch kann glücklicherweise auf eine Laparotomie und manuelle Lösung der Invagination verzichtet werden.
Nach erfolgreichem Nahrungsaufbau kann Marcel 3 Tage nach der stationären Aufnahme beschwerdefrei nach Hause entlassen werden.

14.4 Akute infektiöse Gastroenteritis

■ Definition
Akute, durch Viren, Bakterien oder Parasiten hervorgerufene Erkrankung, die hauptsächlich Säuglinge und junge Kleinkinder betrifft, mit Erbrechen und Diarrhö einhergeht und zu lebensbedrohlicher Dehydratation führen kann.

■ Epidemiologie
Die Häufigkeit akuter Durchfallerkrankungen ist in den ersten 3 Lebensjahren sehr hoch und liegt bei durchschnittlich drei Episoden pro Jahr. 16 % aller Vorstellungen in pädiatrischen Notfallambulanzen erfolgen wegen akuter Gastroenteritis.

■ Ätiologie
- **Viren (40 %):** Rotaviren, Adenoviren, Enteroviren, Noroviren
- **Bakterien (20 %):** *Campylobacter jejuni*, Yersinien, Salmonellen, Shigellen, *E. coli* (EPEC, ETEC, EIEC, EHEC), *Clostridium difficile*
- **Parasiten (5 %):** *Giardia lamblia*, Kryptosporidien, *Entamoeba histolytica*.

In etwa 35 % der Fälle gelingt kein Erregernachweis.

> **Merke**
>
> Häufigste Ursache einer akuten Gastroenteritis ist eine virale Infektion mit Rota- oder Adenoviren.

■ Pathogenese
Die Übertragung erfolgt fäkal-oral. Die Diarrhö führt zu Wasser- und Elektrolytverlust und damit zur Dehydratation. Meist besteht zusätzlich Erbrechen, wodurch die Dehydratation weiter verstärkt wird. Flüssigkeit wandert zur Aufrechterhaltung des zirkulierenden Blutvolumens vom Interstitium in die Gefäße; hierdurch wird die Exsikkose ebenfalls verschlimmert.

In Abhängigkeit von der Serumnatriumkonzentration unterscheidet man isotone, hypotone und hypertone Verlaufsformen (→ Kap. 16).

■ Klinik
Fieber, **Erbrechen** und **Diarrhö** sind die Symptome der akuten Erkrankung. Bei protrahiertem Verlauf kommt es zu den klinischen Zeichen der **Dehydra-**

348

14.4 Akute infektiöse Gastroenteritis

Tab. 14.1 Klinische Schweregrade der Dehydratation.

Keine Dehydratation: < 3% Gewichtsverlust	Leichte bis mittelgradige Dehydratation: 3–8% Gewichtsverlust	Schwere Dehydratation: ≥ 9% Gewichtsverlust
Keine Zeichen	• Trockene Schleimhäute • Eingesunkene Augen • Geringer oder fehlender Tränenfluss • Herabgesetzter Hautturgor • Veränderter Neurostatus: schläfrig, irritabel • Tiefe Azidoseatmung	Zunehmende Zeichen wie bei mäßiger Dehydratation *plus* herabgesetzte periphere Perfusion: kühle, blasse Akren, kapilläre Füllungszeit > 2 s, Kreislaufschock

tation mit Gewichtsabnahme, halonierten Augen, vermindertem Hautturgor und Oligo- oder Anurie (→ Abb. 14.8).

Die klinischen Symptome bei Dehydratation unterschiedlicher Schwere sind in Tabelle 14.1 zusammengefasst.

Merke

Klinische Prüfung zur Abschätzung der Schwere einer Dehydratation: Zusammenschieben der Falten am Abdomen (→ Abb. 14.8):
- Falten verstreichen sofort = normal
- Falten verstreichen nach 1–2 s = leichte bis mittelgradige Dehydratation
- Falten verstreichen nach > 2 s = schwere Dehydratation.

■ Diagnostik

- **Blutentnahme:** Sie ist bei leichter oder mittelgradiger Dehydratation und oraler Rehydrierung in der Regel nicht erforderlich. Eine Bestimmung von Elektrolyten, Harnstoff, Kreatinin und Eiweiß im Serum sowie eine Blutgasanalyse sind bei schwerer Dehydratation oder bei Zweifeln an der Diagnose indiziert.
- **Stuhluntersuchung:** Sie ist bei blutigen Stühlen, schweren oder prolongierten Durchfällen, systemischen Beschwerden, hohem Fieber, kürzlichen Auslandsreisen, stationären Patienten, Immunsuppression oder Antibiotikatherapie indiziert.
  - **Antigenbestimmung** im Stuhl: Nachweis viraler Infektionen
  - **Stuhlkulturen:** Nachweis bakterieller Infektionen.

■ Therapie

In den meisten Fällen ist die infektiöse Gastroenteritis eine innerhalb weniger Tage selbstlimitierende Erkrankung.

Vor Beginn einer Therapie wird das Kind unbekleidet gewogen, und der Flüssigkeitsverlust wird bei bekanntem Vorgewicht errechnet oder anhand klinischer Zeichen abgeschätzt (→ Tab. 14.1)

Orale Rehydratation

Kinder mit leichter bis mittelgradiger Dehydratation (3–8% Gewichtsverlust) werden oral rehydriert. Sie erhalten eine orale Rehydratationslösung (ORL), die 60 mmol/l Natrium, ≥ 20 mmol/l Kalium, > 25 mosmol/l Chlorid, 10 mmol/l Zitrat, 74–111 mmol/l Glukose enthält und eine Osmolarität von 200–250 mosmol/l aufweist (z. B. Infectodiarrstop ORL®). 30–80 ml/kg KG ORL werden innerhalb von 3–4 h in kleinen Portionen verabreicht. Bei Nahrungsverweigerung oder anhaltendem Erbrechen kann die ORL über eine nasogastrale Sonde kontinuierlich verabreicht werden. Gestillte Kinder werden von Beginn an weiter ad libitum gestillt. Zwischen den Stillmahlzeiten wird die ORL in kleinen Einzelportionen verabreicht. Reisschleim wird wegen der potenziellen allergischen Sensibilisierung nicht mehr empfohlen.

Intravenöse Rehydratation

Sie ist bei schwerer Dehydratation (≥ 9% Gewichtsverlust), Bewusstseinstrübung, Kreislaufversagen oder bei Versagen der oralen Rehydratation indiziert.

In der 1. Stunde werden 20 ml/kg KG NaCl 0,9% i.v. verabreicht, in der 2.–4.(–6.) Stunde 20 ml/kg

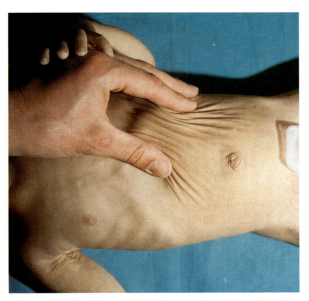

Abb. 14.8: Exsikkose im Verlauf einer Gastroenteritis bei einem 9 Monate alten Säugling.

Gastroenterologie

KG/h 1:1-Lösung (0,45 % NaCl und 2,5 % Glukose) mit Kaliumzusatz (0,5 mmol/kg KG in 6 h, bei Hypokaliämie 1 mmol/kg KG in 6 h).

Bei Vorliegen einer Hypernatriämie (> 150 mmol/l) sollte die i.v. Rehydratation langsamer (über 10–12 h) erfolgen, da eine rasche Absenkung der Natriumkonzentration ein Hirnödem mit zerebralen Krampfanfällen und irreversiblen Schäden zur Folge haben kann.

Eine Pufferung mit Natriumbikarbonat ist in der Regel nicht erforderlich, da die Azidose durch die Rehydratation ausgeglichen wird.

Realimentation

Eine frühzeitige orale Realimentation ist für die Ausheilung der infektiös verursachten Schleimhautläsionen wichtig. Es wird 3–4(–6) h nach Einleitung der Rehydratation damit begonnen. In der verbleibenden Zeit der ersten 24 h wird der Flüssigkeitsbedarf des Kindes als Nahrung verabreicht. Dieser errechnet sich nach folgender Formel:

> 100 ml/kg KG für die ersten 10 kg
> + 50 ml/kg KG für die zweiten 10 kg
> + 20 ml/kg KG für jedes weitere kg.
> Laufende Verluste werden durch ORL ausgeglichen: 10 ml/kg KG pro Stuhl/Erbrechen.

Nicht gestillte **Säuglinge** erhalten zur Realimentation ihre gewohnte Säuglingsmilch. Ein Wechsel der Nahrung sollte vermieden werden. Säuglingen sollten keine vor dem Durchfall nicht zugeführten Proteine verabreicht werden, da hierdurch ein „Food Protein-Induced Enterocolitis Syndrome (FPIES)" ausgelöst werden kann.

Kleinkinder erhalten zur Realimentation altersgemäße Nahrungsmittel mit polymeren Kohlenhydraten (z. B. Reis, Kartoffeln, Zwieback, Toastbrot, Salzstangen). Nach 2–5 Tagen sollte die Ernährung auf altersentsprechende Normalkost umgestellt sein.

Merke

Die orale Rehydratation mit ORL ist in > 95 % der Fälle mit leichter bis mittelgradiger Dehydratation erfolgreich! Anschließend sollte rasch mit der Realimentation begonnen werden, da sonst ein postenteritisches Syndrom droht.

Medikamentöse Therapie

Säuglinge und Kinder mit akuter Gastroenteritis sollten nicht mit motilitätshemmenden Medikamenten wie Loperamid o. Ä. behandelt werden.

Antibiotika sind bei Kindern > 1 Jahr und Infektion mit *Salmonella typhi*, Amöben, *Giardia lamblia* und Nachweis von *Clostridium-difficile*-Toxin indiziert.

Die Gabe von Racecadotril (Tiorfan®), einem Inhibitor der Enkephalinase, hemmt die intestinale Sekretion und vermindert dadurch das Stuhlvolumen und die Durchfalldauer. Sie wird als sinnvoll beurteilt.

Probiotika

Die Gaben von Probiotika (z. B. *Lactobacillus* GG) zusätzlich zur ORL (z. B. Oralpädon®, Infectodiarrstop GG®) verkürzen die Durchfalldauer, insbesondere bei Rotavirusinfektion und wässrigen Durchfällen. Je früher sie eingesetzt werden, desto wirksamer sind sie, auch bei antibiotikaassoziierter Diarrhö. Es gibt Hinweise auf einen präventiven Effekt.

Merke

Cola oder Apfelsaft sind wegen der zu hohen Osmolarität (Verstärkung der Diarrhö), Wasser oder Tee wegen der zu niedrigen Osmolarität (Gefahr der Hyponatriämie) zur Rehydratation nicht geeignet.

Prognose

Im Gegensatz zur Situation in Ländern der Dritten Welt ist die Prognose der akuten Gastroenteritis mit Dehydratation in industrialisierten Ländern ausgezeichnet.

14.5 Idiopathische chronisch-entzündliche Darmerkrankungen

14.5.1 Morbus Crohn

Definition

Chronisch-entzündliche Darmerkrankung, die den gesamten Magen-Darm-Trakt befallen kann, typischerweise segmental auftritt, die gesamte Darmwand betrifft, zu Fisteln führen kann und durch zahlreiche extraintestinale Manifestationen gekennzeichnet ist.

Epidemiologie

Die Inzidenz des Morbus Crohn liegt derzeit bei etwa 5 : 100 000. Jungen und Mädchen sind gleich häufig betroffen. Bei 25 % aller Patienten manifestiert sich die Erkrankung im Kindes- oder Jugendalter. Die Inzidenz des Morbus Crohn steigt, die Ursache hierfür ist unklar.

Ätiologie

Eine familiäre Häufung spricht für eine **genetische Prädisposition**, die Konkordanz eineiiger Zwillinge beträgt 85 %. Hinweise auf das Vorliegen einer **gestörten Immunregulation** ergeben sich z. B. aus der

Assoziation mit einem selektiven IgA-Mangel. Umwelteinflüsse (Bakterien, Viren, Raffinadeprodukte, weniger gehärtete Margarine) können als Realisationsfaktoren wirksam werden.

■ Pathogenese

Eine Hypothese ist eine Störung der Immuntoleranz auf genetischer Basis, z. B. gegenüber der eigenen Darmflora. Es besteht ein Ungleichgewicht zwischen proentzündlichen (IL-1, IL-6, TNF-α) und kontraentzündlichen Mediatoren (IL-1ra, IL-10, IL-4). Eine Resistenz gegen IL-4 (Herabregulation von Entzündung) könnte zur Chronifizierung der Entzündung beitragen. Am Endothel kleiner Gefäße in der Muscularis mucosae und in der Submukosa kommt es zu IgG-Ablagerungen und Komplementaktivierung, d. h., das Gefäßendothel ist der primäre Angriffspunkt der Entzündungskaskade.

Der Einfluss psychosozialer Faktoren auf die Entstehung des Morbus Crohn ist wohl gering. Sie können jedoch die Symptommanifestation und den Verlauf der Erkrankung beeinflussen. Chronische Stressbelastungen können die Krankheit aktivieren.

■ Pathologie

Der **gesamte Gastrointestinaltrakt** kann betroffen sein. Prädilektionsstellen sind das **terminale Ileum** und das angrenzende Kolon. Ein **segmentales** Entzündungsmuster mit einem Wechsel von gesunden und kranken Abschnitten („skip lesions") ist charakteristisch. Die Entzündung erfasst **alle Darmwandschichten**. Zunächst kommt es zu lymphozytären Schleimhautinfiltrationen, dann zu typischen aphthösen Ulzerationen. **Epitheloidzellige Granulome** sind besonders charakteristisch für den Morbus Crohn, aber nicht obligat für die Diagnose. Es besteht eine ausgeprägte Tendenz zur Stenosierung, Fistel- und Abszessbildung.

> **Merke**
>
> Bei einem Morbus Crohn kann der gesamte Gastrointestinaltrakt befallen sein. Prädilektionsstellen sind das terminale Ileum und das angrenzende Kolon.

■ Klinik

Bauchschmerzen, **Gewichtsverlust** und **chronische Durchfälle** mit blutigen, schleimigen, übel riechenden Stühlen sind die klinischen Leitsymptome. Anorexie, Aktivitätsverlust, Aphthen im Mund und Augenentzündungen kommen ebenfalls häufig vor (→ Abb. 14.9). Begleitsymptome sind rezidivierende Fieberschübe, unspezifische Arthritiden und Hautveränderungen wie das Erythema nodosum und das Pyoderma gangraenosum (→ Abb. 14.10). **Analveränderungen** wie Fissuren, perianale Abszesse und Marisken sind für den Morbus Crohn charakteristisch. Bei der Untersuchung kann man gelegentlich

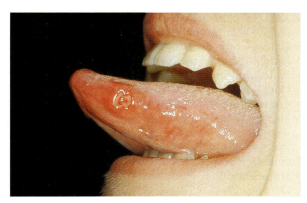

Abb. 14.9: Aphthe an der Zunge bei Morbus Crohn.

ein walzenförmiges, druckschmerzhaftes Ileum im rechten Unterbauch tasten. Bei Diagnosestellung sind 80 % der Patienten **untergewichtig**, in 40 % der Fälle besteht eine **Wachstumsverzögerung**. Eine sekundär verzögerte Pubertätsentwicklung ist häufig.

■ Komplikationen

- Hohe Rezidivneigung
- Darmstenosen
- Enteroenterale, enterovesikale, enterovaginale sowie perianale Fisteln
- Abszesse
- Arthritis
- Erythema nodosum
- Pyoderma gangraenosum.

■ Diagnostik

- Leukozytose mit Linksverschiebung und absoluter Lymphopenie
- Beschleunigte BKS, erhöhtes C-reaktives Protein
- Hypochrome Anämie bei erniedrigtem Serumeisen und erniedrigtem Ferritin
- Hypalbuminämie, Hypoproteinämie bei hohem IgG
- Die Konzentrationen für Magnesium, Zink, Folsäure und fettlösliche Vitamine sind erniedrigt.

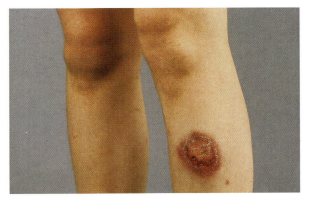

Abb. 14.10: Pyoderma gangraenosum bei einem 13-jährigen Mädchen mit Morbus Crohn.

14 Gastroenterologie

- **Anti-*Saccharomyces-cerevisiae*-Antikörper (ASCA) im Serum** erhöht
- **Calprotectin im Stuhl** erhöht: Indikator für die entzündliche Aktivität
- **Sonographie des Abdomens:** Darmwandverdickung, Nachweis intraabdomineller Abszesse
- **Endoskopie und Biopsie:** Schleimhautexsudat und Erythem, Pseudopolypen, Ulzerationen und Aphthen der Mukosa, Strikturen, Engstellung ganzer Darmabschnitte; histologisch Nachweis epitheloidzelliger Granulome
- **Dünndarmdoppelkontrastdarstellung:** verdickte Darmwände, Stenosen, Fisteln, Befall des terminalen Ileums, segmentaler Befall
- **Augenärztliche Untersuchung:** Iridozyklitis? Katarakt? Glaukom?

■ Differentialdiagnose
- Colitis ulcerosa (→ Tab. 14.2)
- Akute Appendizitis (häufig Schmerz im rechten Unterbauch)
- Gastrointestinale Infektionen
- Bakterielle Dünndarmüberwucherung
- Allergische Erkrankungen
- Immundefekte
- Vaskulitiden.

■ Therapie
Ernährung: Eine hochkalorische, eiweißreiche Ernährung (150–180 % des Energiebedarfs), die mit Vitaminen, Mineralstoffen und Spurenelementen angereichert ist, ist ein wichtiges Element der Behandlung. Sie kann ebenso effektiv sein wie eine Steroidtherapie. Eine „Crohn-Diät" gibt es nicht, und sie ist auch nicht erforderlich. In manchen Situationen erweist sich eine faserarme („Astronautenkost") oder laktosearme Kost (Laktosemaldigestion) als hilfreich. Auch Semielementardiäten kommen zum Einsatz. Hierbei handelt es sich um bilanzierte, leicht resorbierbare und leicht verdauliche Diätnahrungen, in denen das Eiweiß extensiv hydrolysiert ist, d. h., 80 Prozent der Proteine liegen in einer Molekülgröße < 1500 Dalton vor. Häufig ist eine zusätzliche Nahrungssondierung erforderlich, die nachts über eine Pumpe erfolgen kann.

> **Merke**
>
> Die Ernährung bei Morbus Crohn ist ein wichtiges therapeutisches Instrument, insbesondere bei Patienten mit Wachstumsstörungen und ausgeprägter Malnutrition. Eine Remission kann durch alleinige Ernährungsbehandlung mit einer Semielementardiät über 4–6 Wochen erzielt werden.

Tab. 14.2 Differentialdiagnose Morbus Crohn, Colitis ulcerosa.

	Morbus Crohn	Colitis ulcerosa
Beteiligung des oberen Gastrointestinaltrakts	20%	0%
Ileum allein	19%	0%
Ileum und Kolon	75%	< 5%
Kolon	9%	90%
Rektum	50%	100%
Perianale Auffälligkeiten	Häufig	Ungewöhnlich
Strikturen, Fisteln	Häufig	Ungewöhnlich
Blutige Durchfälle	Gelegentlich	Häufig
Tastbare Resistenzen	Häufig	Nein
ANCA positiv	Selten	Häufig
Kolonkarzinomrisiko	Leicht erhöht	Stark erhöht
Radiologie	Segmentaler Befall	Kontinuierlicher Befall
	Wandverdickung, Stenosen	Verlust der Haustrierung
	Abnormes Ileum	Normales Ileum
Endoskopie	Fleckiger Befall	Hämorrhagische Mukosa
	Fokale Aphthen	Diffuse Entzündung
	Lineare Ulzera	Pseudopolypen
Histologie	Transmurale Entzündung	Mukosa, Submukosa befallen
	Epitheloidzellige Granulome	Kryptitis, Kryptenabszesse
	Lymphozytäre Infiltrate	Zerstörung des Schleimhautreliefs

14.5 Idiopathische chronisch-entzündliche Darmerkrankungen

Die **adjuvante Therapie** beinhaltet die Substitution von Eisen, Folsäure, Vitamin B_{12} und weiteren Vitaminen.

Medikamentöse Therapie: Bei Dünndarmbefall oder bei hoher Aktivität wird Prednison (1–2 mg/kg KG/d) über 2–4 Wochen verabreicht, dann erfolgen eine Reduktion und Langzeittherapie mit 0,2 mg/kg KG/d. Topische Kortikosteroide können bei Proktitis oder linksseitigem Kolonbefall eingesetzt werden und haben weniger systemische Nebenwirkungen. Bei Kolonbeteiligung und Arthralgien wird Sulfasalazin (50 mg/kg KG/d) verabreicht. Azathioprin ist ebenfalls wirksam. Mikroverkapselte 5-Aminosalizylsäure kann bei Dünndarmbefall von Vorteil sein und ist bei mildem Verlauf oder Rezidiv indiziert. Metronidazol ist bei hoher Aktivität mit Fieber, Fisteln und perianalen Entzündungen indiziert.

> **Merke**
>
> Wegen der wachstumshemmenden Wirkung sollte der Einsatz von Kortikosteroiden sorgfältig abgewogen werden. Nach Möglichkeit sollten alternative Therapieformen eingesetzt werden.

Chirurgische Therapie: Perforationen, intraabdominelle und perianale Abszesse und ausgeprägte intestinale Obstruktionen müssen operativ versorgt werden. Bei Kindern mit einem lokalisierten Befall und schwerer Wachstumsretardierung kann eine Darmteilresektion erwogen werden.

Psychotherapie: Ein Einfluss auf den Krankheitsverlauf ist nicht belegt, ein Nutzen für Krankheitsbewältigung und Lebensqualität wurde jedoch nachgewiesen.

■ Prognose

Der Krankheitsverlauf erstreckt sich in der Regel über Jahre bis Jahrzehnte. Der Verlauf ist schwer vorhersagbar. Die meisten Patienten erreichen jedoch ein normales Berufs- und Familienleben, die Lebenserwartung ist nicht verkürzt. Rezidive und ein chronischer Verlauf treten auch nach einer Resektion auf. Operationen sind bei Patienten mit Morbus Crohn häufig erforderlich.

14.5.2 Colitis ulcerosa

■ Definition

Chronisch-entzündliche Erkrankung von Rektum und Kolon, bei der nur die Mukosa kontinuierlich befallen wird und deren Verlauf von genetischen, infektiösen und psychosomatischen Faktoren beeinflusst wird.

■ Epidemiologie

Die Inzidenz der Colitis ulcerosa ist mit etwa 5 : 100 000 stabil. Etwa 30 % aller Kolitisfälle treten vor dem 20. Geburtstag auf.

■ Ätiologie

Eine familiäre Häufung spricht für eine **genetische Prädisposition**, die Konkordanz eineiiger Zwillinge beträgt 45 %. Hinweise auf das Vorliegen einer **gestörten Immunregulation** ergeben sich z. B. aus der Beobachtung von Immunkomplexablagerungen an der Basalmembran. **Umwelteinflüsse** (Milcheiweiße, Emulsionsstabilisatoren, Carragenine) können als Realisationsfaktoren wirksam werden.

■ Pathogenese

Wie bei Morbus Crohn besteht eine Störung der Immuntoleranz auf genetischer Basis, z. B. gegenüber der eigenen Darmflora. Es herrscht ein Ungleichgewicht zwischen proentzündlichen (IL-1, IL-6, TNF-α) und kontraentzündlichen Mediatoren (IL-1ra, IL-10, IL-4). Eine Resistenz gegen IL-4 (Herabregulation von Entzündung) könnte zur Chronifizierung der Entzündung beitragen. Komplementaktivierende IgG binden an Kolonepithelzellen.

Der Einfluss psychosozialer Faktoren auf die Krankheitsentstehung ist gering, auf den Krankheitsverlauf mäßig. Chronische Stressbelastungen können die Krankheit aktivieren. Kinder und Jugendliche mit Colitis ulcerosa haben ein höheres Risiko für die Entwicklung von depressiven Störungen und Angststörungen.

■ Pathologie

Der **distal betonte**, nach proximal abnehmende **kontinuierliche** Entzündungsprozess von Rektum und Kolon ist typisch. Das Kolon ist hochrot, granuliert, kann diffus bluten und massiv schleimig-eitriges Sekret aufweisen. Bei protrahiertem Verlauf ist das Kolon erheblich verkürzt, es fehlen die Haustren, es entsteht ein „starres Rohr". Histologisch ist die Entzündung auf die Mukosa beschränkt, **Kryptenabszesse** sind charakteristisch.

■ Klinik

Blutige Durchfälle mit schmerzhaften **Tenesmen** stehen im Vordergrund.

Extraintestinale Manifestationen (Arthritis, chronisch-aggressive Hepatitis, sklerosierende Cholangitis, Iridozyklitis) können der chronisch-entzündlichen Darmerkrankung um Jahre vorausgehen.

■ Komplikationen

- Pankolitis in 50 % der Fälle
- Toxisches Megakolon (ist seltener geworden; dabei plötzlich auftretende Kolonerweiterung mit begleitender Schocksymptomatik)
- Rezidivneigung
- Strikturen
- Erhöhtes Karzinomrisiko: 5 % nach 10 Jahren, 50 % nach 20 Jahren, wenn durch die Therapie keine Remission erzielt wird.

> **Merke**
>
> Das Kolonkarzinomrisiko ist bei Colitis ulcerosa massiv erhöht. Regelmäßige Kontrollkoloskopien sind daher unerlässlich.

Diagnostik
- Die Blutungsanämie ist am häufigsten.
- Leukozytose mit Linksverschiebung und absoluter Lymphopenie
- Beschleunigte BKS, erhöhtes C-reaktives Protein (selten)
- Immunglobuline im Normbereich
- Hypalbuminämie und Hypoproteinämie
- Die Konzentrationen für Magnesium, Zink, Folsäure und fettlösliche Vitamine sind erniedrigt
- **Antineutrophile zytoplasmatische Antikörper (ANCA) im Serum** erhöht
- **Calprotectin im Stuhl** erhöht: Indikator für die entzündliche Aktivität
- **Sonographie des Abdomens:** Darmwandverdickung, Nachweis intraabdomineller Abszesse
- **Endoskopie und Biopsie:** Ödem, Erythem und leichte Verletzbarkeit der Mukosa, ulzeröse Destruktion der Mukosa; in schweren Fällen sichtbare Residuen intakter Schleimhaut („Pseudopolypen"), Kryptenabszesse, Proktitis; die Schleimhautveränderungen nehmen von distal nach proximal ab.
- **Kolonkontrasteinlauf** (obsolet bei akuter florider Kolitis wegen der Perforationsgefahr): kontinuierlicher Befall, Verlust der Haustrierung, Pseudopolypen, Strikturen, Spasmen (→ Abb. 14.11)
- **Augenärztliche Untersuchung:** Iridozyklitis? Katarakt? Glaukom?

Therapie
Ernährung: Eine hochkalorische Ernährung (150–180 % des Energiebedarfs) unter Einsatz mittelkettiger Triglyzeride ist ein wichtiges Element der Behandlung. Gelegentlich ist bis zur Linderung der Beschwerden und Rückbildung der Entzündung eine Nahrungssondierung erforderlich.

Die **adjuvante Therapie** beinhaltet die Substitution von Eisen, Folsäure, Vitamin B_{12} und weiteren Vitaminen.

Medikamentöse Therapie: Die Anwendung von 5-Aminosalizylsäure ist Standard und bei mildem Verlauf sowie bei der Rezidivprophylaxe gut wirksam. Alternativ wird Mesalazin verabreicht. Bei Therapieresistenz wird Prednison oder Azathioprin eingesetzt.

Chirurgische Therapie: Perforationen, nicht beherrschbare Kolonblutungen, das toxische Megakolon und der Verdacht auf ein Kolonkarzinom sind Operationsindikationen. Bei Versagen der medikamentösen Therapie kann eine Kolektomie mit ileoanaler Anastomose (J-Pouch) erwogen werden. Im Gegensatz zum Morbus Crohn ist die Colitis ulcerosa chirurgisch in der Regel heilbar, und das Risiko eines Kolonkarzinoms ist damit ebenfalls behoben.

> **Merke**
>
> Ein erheblicher Anteil der Patienten mit chronisch-entzündlichen Darmerkrankungen entwickelt besonders in der Pubertät und in Phasen der aktiven Erkrankung psychische Auffälligkeiten, die teilweise einer professionellen Intervention bedürfen.

Prognose
Die meisten Patienten erreichen ein normales Berufs- und Familienleben. Es wird jedoch durch das stark **erhöhte Kolonkarzinomrisiko** überschattet. Daraus ergibt sich die Notwendigkeit einer lebenslangen Überwachung mit regelmäßigen Koloskopien und einer prophylaktischen Kolektomie bei Nachweis von Dysplasien.

14.6 Malabsorptionssyndrome

Malabsorptionssyndrome kommen in der Pädiatrie häufig vor und sind mit einer Reihe wichtiger Erkrankungen assoziiert.

14.6.1 Glukose-Galaktose-Malabsorption
→ Kapitel 6, Abschnitt 6.7.6.

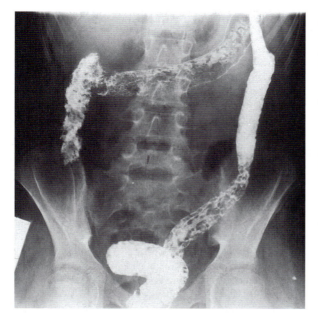

Abb. 14.11: Kolonkontrasteinlauf bei Colitis ulcerosa.

14.6 Malabsorptionssyndrome

Checkliste: Übersicht einiger wichtiger Malabsorptionsursachen im Kindesalter.	
Malabsorption einzelner Nahrungsbestandteile	**Generalisierte Malabsorption**
Glukose-Galaktose-Malabsorption	Zöliakie
Laktasemangel	Postenteritisches Syndrom
Saccharase-Isomaltase-Malabsorption	Kuhmilchproteinintoleranz
Inkomplette Fruktose-absorption	Kurzdarmsyndrom
Vitamin-B$_{12}$-Malabsorption	Lambliasis
	Acrodermatitis enteropathica

14.6.2 Laktoseintoleranz

■ **Definition**

Autosomal-rezessiv vererbte Disaccharidmalabsorption durch fehlende oder ungenügende Spaltung von Laktose mit der Folge einer osmotischen Diarrhö.

■ **Formen**

Primärer kongenitaler Laktasemangel: extrem seltener genetisch determinierter kompletter Defekt der Laktase-Phlorizin-Hydrolase in der Mukosa.

Adulter Laktasemangel: Bei 30–50 % der Weltbevölkerung wird nach dem 3. Lebensjahr wie bei allen Säugetieren die Aktivität der Laktase heruntergeregelt. Populationen, die traditionell eine Milchwirtschaft entwickelt haben, weisen eine erhaltene Laktaseaktivität („Laktase-Persisters") auf und stellen eine genetische Variante dar (z. B. Skandinavier). In Deutschland beträgt die Prävalenz des adulten Laktasemangels 15 %.

Sekundärer Laktasemangel: relativ häufig auftretende Verminderung der Laktaseaktivität im Bürstensaum der Epithelzellen der Zottenspitze infolge Läsion der Dünndarmmukosa z. B. bei Zöliakie, postenteritischem Syndrom, Kuhmilchproteinintoleranz, Kurzdarmsyndrom oder IgA-Mangel.

■ **Pathogenese**

Bei verminderter Laktaseaktivität wird Laktose nicht resorbiert und persistiert im Lumen des Dünndarms. Gärungsprozesse führen zur Produktion von organischen Säuren und zur Gasbildung. Die im Darmlumen verbleibende Laktose entfaltet eine osmotische Wirkung, die eine Wassersekretion in das Darmlumen zur Folge hat. Über die Stimulation der Darmmotilität kommt es zu einer verkürzten Dünndarmpassage, die sekundär zu einer verminderten Protein- und Fettresorption führt.

■ **Klinik**

Primärer kongenitaler Laktasemangel: Die klinischen Symptome beginnen mit der ersten Milchfüt-

terung und beinhalten profuse, wässrige Durchfälle und Meteorismus. Es besteht die Gefahr der schweren Dehydratation und Gedeihstörung.

Adulter Laktasemangel: Eine geringe Enzymrestaktivität erlaubt den Verzehr kleinerer Laktosemengen. Nach Aufnahme größerer Milchmengen kommt es zu wässrigen Durchfällen, Blähungen und Bauchkrämpfen. Betroffene meiden ohne Krankheitsbewusstsein Milchprodukte.

Sekundärer Laktasemangel: Laktosehaltige Nahrung führt zu wässrigen Durchfällen und Blähungen.

■ **Diagnostik**

- Sorgfältige Ernährungsanamnese!
- **H$_2$-Atemtest:** orale Belastung mit Laktose und anschließende Messung der Wasserstoffkonzentration in der Ausatemluft. Bei Gärungsprozessen infolge eines Enzymdefektes ist die H$_2$-Konzentration erhöht.
- **Enzymaktivitätsbestimmung** in Dünndarmschleimhautbiopsie
- Molekulargenetik.

■ **Therapie**

Die diätetische Reduktion der Laktosezufuhr ist hilfreich. Joghurt und Käse werden besser vertragen als Vollmilch. Laktosefreie Milch und Milchprodukte sind erhältlich. Verkapselte Laktase steht als Therapeutikum zur Verfügung.

> **Merke**
>
> Bei 30–50 % der Weltbevölkerung wird nach dem 3. Lebensjahr wie bei allen Säugetieren die Aktivität der Laktase heruntergeregelt.

14.6.3 Saccharoseintoleranz

■ **Definition**

Autosomal-rezessiv vererbte Disaccharidmalabsorption durch kongenitale Aktivitätsminderung der Saccharase-Isomaltase, die durch ungenügende Spaltung von Rohrzucker und Stärke bereits im Säuglingsalter zu profusen Durchfällen führt.

■ **Epidemiologie**

Die Häufigkeit ist regional sehr unterschiedlich und beträgt etwa 1 : 10 000.

■ **Ätiologie**

Mutationen im *Saccharase-Isomaltase-(SI-)*Gen führen zu einer Störung der Proteinfaltung, wodurch Saccharose schlecht und Isomaltose gar nicht hydrolysiert werden kann.

■ **Klinik**

Die Ingestion von Saccharose (Rohrzucker) oder Isomaltose (Stärke) z. B. in Form von Früchten oder

355

14 Gastroenterologie

süßen Lebensmitteln führt **unmittelbar nach Verzehr zu wässrigen Diarrhöen** mit **Bauchkrämpfen**.

> **Merke**
>
> Die Symptome einer Saccharoseintoleranz können bereits unmittelbar nach der ersten Fütterung von Milch, die nicht oder nur in geringem Maße an Muttermilch angepasst ist, auftreten.

■ Diagnostik
- **Stuhl-pH** erniedrigt (< 5,5)
- **Reduktionsprobe** im wässrigen Stuhl positiv (> 0,5 %)
- **H$_2$-Atemtest:** orale Belastung mit Saccharose oder Stärke und anschließende Messung der Wasserstoffkonzentration in der Ausatemluft. Bei Gärungsprozessen infolge eines Enzymdefektes ist die H$_2$-Konzentration erhöht.
- **Enzymaktivitätsbestimmung** in Dünndarmschleimhautbiopsie
- **Mutationsanalyse.**

■ Therapie
Die Elimination von Rohrzucker, Glukosepolymeren und Stärke aus der Nahrung führt zu einem sofortigen Sistieren der Durchfälle.

14.6.4 Fruktosemalabsorption

■ Definition
Relativ häufig vorkommende, autosomal-rezessiv vererbte partielle Fruktosemalabsorption, die nach Fruktosegenuss zu Bauchschmerzen, Meteorismus und Diarrhö führt, sich diätetisch ausgezeichnet behandeln lässt und nicht mit der hereditären Fruktoseintoleranz durch Fruktaldolasemangel in der Leber verwechselt werden sollte!

■ Ätiologie
Die Resorption von Fruktose erfolgt durch erleichterten Transport mit Hilfe des Glukosetransporters 5 (GLUT$_5$), der in der apikalen Membran der Enterozyten liegt. Mutationen im *GLUT$_5$*-**Gen** konnten bei Patienten mit inkompletter Fruktoseabsorption jedoch nicht nachgewiesen werden.

■ Pathogenese
Fruchtzucker kann nicht vollständig absorbiert werden, verbleibt im Darm und wird im Kolon durch Bakterien vergoren. Die Fruktoseresorptionskapazität wird typischerweise bei alleiniger Fruktosegabe schneller überschritten als bei kombinierter Gabe von Fruktose mit Glukose oder Stärke (Kotransport).

■ Klinik
Nach erster Exposition mit Fruchtzucker (Apfelsaft!) treten **Blähungen und Durchfälle** mit ste-

chend riechenden, schaumigen Stühlen auf. Bei protrahierter Exposition kann eine Gedeihstörung auftreten.

■ Diagnostik
- Sorgfältige Ernährungsanamnese!
- **H$_2$-Atemtest:** orale Belastung mit Fruktose und anschließende Messung der Wasserstoffkonzentration in der Ausatemluft. Bei Gärungsprozessen infolge eines Enzymdefektes ist die H$_2$-Konzentration erhöht.

> **Merke**
>
> Der Fruktose-H$_2$-Atemtest ist bei 50 % der Bevölkerung positiv. Nur die Kombination aus klinischer Symptomatik und pathologischem Atemtest erlaubt die Diagnose einer Fruktosemalabsorption.

■ Therapie
Eine **Reduktion** der alimentären **Fruktosezufuhr** ist hilfreich. Sie muss längst nicht so streng eingehalten werden wie bei der hereditären Fruktoseintoleranz. Insbesondere Nahrungsmittel mit einem Überschuss von Fruktose im Vergleich zu Glukose (Apfelsaft, Birnensaft, Trauben, Pflaumen) sollten gemieden werden. Durch gleichzeitige Gabe von Stärke (Brot, Kekse) lässt sich die Fruktoseresorption steigern.

14.6.5 Zöliakie

■ Definition
Chronische immunologische Multiorganerkrankung, die als Folge der toxischen Wirkung von Gluten, dem Eiweißbestandteil von Weizen, Roggen, Hafer und Gerste, zu einem schweren Malabsorptionssyndrom führt.

■ Epidemiologie
Die Zöliakie ist mit einer Prävalenz von etwa 1 : 100 in Deutschland die häufigste Ursache einer chronischen Malabsorption im Kindesalter. Mädchen sind zwei- bis dreimal so häufig betroffen wie Jungen. Neue Untersuchungen mit Verwendung sensitiver serologischer Methoden zeigen, dass die Zahl der unerkannten Zöliakiefälle die der erkannten bei weitem übersteigt (4 : 1).

> **Merke**
>
> Die Zöliakie ist die häufigste Ursache einer chronischen Malabsorption im Kindesalter.

■ Ätiologie
Genetische Faktoren sind an der Entstehung der Erkrankung beteiligt. HLA-DR, HLA-DP und HLA-DQ korrelieren in nahezu 99 % mit der Erkrankung, insbesondere besteht eine Assoziation mit dem

HLA-DQ-Dimer DQA$_{1\ 0501}$/DQB$_{1\ 0210}$. **Umweltfaktoren** haben ebenfalls einen hohen Stellenwert; so können langes Stillen und eine späte Einführung glutenhaltiger Nahrungsmittel dazu führen, dass genetisch prädisponierte Patienten nicht an Zöliakie erkranken. Eine Gastroenteritis im frühen Säuglingsalter kann für die Zöliakie prädisponierend wirken.

■ **Pathogenese**
Gliadin, die alkohollösliche Komponente von Gluten, ist das schädigende Agens. Bei intrazellulärer Aufnahme von Gliadinmolekülen im Enterozyten kommt es zu einer Mehrsynthese von HLA-DR-Molekülen, wodurch eine zytotoxische Reaktion ausgelöst wird, an der aktivierte Lamina-propria-T-Zellen und Zytokine beteiligt sind. Das Zielantigen ist die Gewebstransglutaminase. Die Folge ist eine Zottenatrophie mit einer erheblichen Einschränkung der resorptiven Oberfläche, wodurch es zu einer schweren Malabsorption von Nahrungs- und Mineralstoffen kommt.

■ **Klinik**
Wochen bis Monate nach der Einführung **getreidehaltiger Beikost** (8.–24. Lebensmonat) kommt es allmählich zu **chronischen Durchfällen** mit voluminösen, übel riechenden, fettglänzenden Stühlen. Die Kinder sind auffallend **missmutig** und weinerlich. Es kommt zu Gewichtsstillstand oder Gewichtsverlust, und es entsteht eine Gedeihstörung mit Kreuzen der Perzentilen nach unten, meist unter die 3. Perzentile. In der weiteren Folge kommt es zu einer schweren **Dystrophie** mit vollständigem Fehlen von subkutanem Fettgewebe (Tabaksbeutelgesäß) und einem massiv vorgewölbten Abdomen bei dünnen Extremitäten (→ Abb. 14.12). Bei fortgeschrittener Malabsorption können Eiweißmangelödeme, Vitamin-K-Mangel-Blutungen und eine Vitamin-D-Mangel-Rachitis auftreten. Die Kinder sind aufgrund einer ausgeprägten **Eisenmangelanämie** blass. Sie zeigen eine muskuläre Hypotonie und sind infektanfällig.

Neben der schweren Form der Zöliakie kommen 7 weitere milde oder asymptomatische Verlaufsformen (mono- und oligosymptomatische, silente, atypische, latente, potenzielle, transiente und refraktäre Zöliakie) vor, die zwar mit einer histologisch nachweisbaren Schädigung der Darmschleimhaut einhergehen, wegen fehlender oder atypischer Klinik jedoch spät oder nicht diagnostiziert werden.

Die Zöliakie ist mit einer Reihe von Autoimmun- und anderen Erkrankungen assoziiert, die in einer Checkliste zusammengefasst sind. Bei Vorliegen einer dieser Erkrankungen sollte eine Zöliakie stets gezielt ausgeschlossen werden.

Checkliste: Erkrankungen, die mit der Zöliakie assoziiert sind.	
Immunologische Erkrankungen	**Andere Erkrankungen**
• Selektiver IgA-Mangel	• Epilepsie mit zerebellärer Verkalkung
• Diabetes mellitus Typ 1	• Down-Syndrom
• Autoimmunthyreoiditis Hashimoto	• Ullrich-Turner-Syndrom
• Chronische Autoimmunhepatitis	
• IgA-Nephropathie	
• Primär sklerosierende Cholangitis	
• Dermatitis herpetiformis Duhring	

> **Merke**
>
> Die oft monosymptomatischen oder atypischen Verläufe der Zöliakie bei älteren Kindern, Jugendlichen und Erwachsenen erhalten eine zunehmende Bedeutung.

■ **Diagnostik**
- **Routinelabor:** Anämie, Serumeisen erniedrigt, Ferritin erniedrigt, Hypoproteinämie, Hypalbuminämie, Gerinnungsstörung, Hypokalzämie durch verminderte Vitamin-D- und Kalziumresorption, alkalische Phosphatase erhöht
- **Antikörper: Endomysium-IgA-Antikörper** sind mit relativ hoher Sensitivität und Spezifität erhöht. Die Bestimmung von **Transglutaminase-IgA-Antikörpern** (ELISA) weist eine sehr hohe Sensitivität auf.

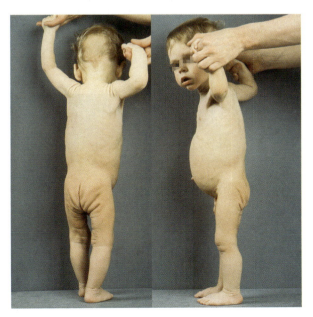

Abb. 14.12: Zöliakie. Dystrophie, prominentes Abdomen, schmale Extremitäten, Tabaksbeutelgesäß.

- **Dünndarmbiopsie:** Vor Diätbeginn muss die Diagnose histologisch gesichert werden! Die Beurteilung schließt die Zottenhöhenabnahme (→ Abb. 14.13 a und b), die Kryptenverlängerung und die Quantifizierung der intraepithelialen Lymphozyten (IEL) ein.

Checkliste: Indikationen zur Durchführung einer Zöliakieserologie.

- Genetische Prädisposition
  - Erstgradiger Verwandter mit Zöliakie
  - Down-Syndrom
  - Ullrich-Turner-Syndrom
- Autoimmunität
  - Thyreoiditis
  - Diabetes mellitus Typ 1
- Symptome unklarer Genese
  - Eisenmangelanämie
  - Kleinwuchs
  - Neurologische Erkrankung
  - Psychiatrische Erkrankung
  - Infertilität
  - Osteoporose
  - Dermatitis herpetiformis Duhring

Merke

Die Bestimmung von Transglutaminaseantikörpern weist eine sehr hohe Sensitivität auf und ist daher eine ausgezeichnete Methode für die Durchführung von Screeninguntersuchungen.

Komplikationen
- Sekundäre Laktoseintoleranz
- Osteoporose
- Zöliakiekrise mit therapierefraktärer Diarrhö
- Ohne Diät erhöhtes Risiko für maligne Darmlymphome
- Schwere psychische Symptome.

Differentialdiagnose
- Zystische Fibrose
- Kuhmilchproteinintoleranz
- Angeborene intestinale Enzymdefekte (z. B. Disaccharidasemangel)
- Acrodermatitis enteropathica.

Merke

Ein begleitender selektiver IgA-Mangel kann bei der serologischen Zöliakiediagnostik zu falsch negativen Ergebnissen führen!

Therapie

Die Therapie der Zöliakie besteht in der Einhaltung einer lebenslangen streng **glutenfreien Ernährung**. Das bedeutet, dass auf Weizen, Roggen, Hafer, Gerste und Dinkel verzichtet werden muss. Alternative Kohlenhydrate sind Mais, Reis und reine Weizenstärke. Bei Mangel an Mikronährstoffen bei Diagnosestellung sollte eine gezielte Substitutionstherapie durchgeführt werden.

Unter der Diät kommt es innerhalb von Wochen bis Monaten zu einer Rückbildung der Symptome, die Schleimhaut normalisiert sich innerhalb von 6–12 Monaten.

Merke

Die Therapie der Zöliakie besteht in einer lebenslangen streng glutenfreien Ernährung ohne Weizen, Roggen, Hafer, Gerste und Dinkel. Alternativen sind Mais, Reis und reine Weizenstärke.

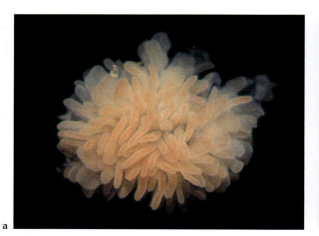
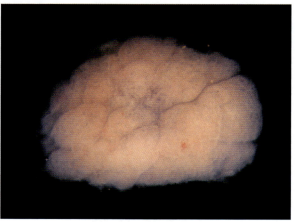

Abb. 14.13 a und b: Zöliakie. Lichtmikroskopie eines Dünndarmbiopsats: a) Normalbefund mit normalen Dünndarmzotten; b) totale Zottenatrophie.

14.6 Malabsorptionssyndrome

Kasuistik

A: Barbara ist 11 Monate alt. Sie wurde 5 Monate lang voll gestillt, seitdem erhält sie zusätzlich Obst-, Gemüse- und Breimahlzeiten. Seit dem 7. Monat nimmt sie nicht mehr an Gewicht zu, die Stühle sind weich und voluminös. Barbaras Wesen hat sich völlig verändert. Aus dem strahlenden Säugling ist eine missmutige kleine Nervensäge geworden.

K: Bei der Untersuchung ist Barbara sehr blass und dystroph. Das Gewicht liegt mit 6,9 kg unter der 3. Perzentile, die Körperlänge liegt auf der 25. Perzentile. Das Abdomen ist ausladend, die Extremitäten dünn, das Gesäß faltig.

D: Die Laboruntersuchung zeigt eine deutliche Eisenmangelanämie. Die Endomysium- und Transglutaminaseantikörper sind erhöht. Bei der daraufhin veranlassten Dünndarmbiopsie ergibt die mikroskopische Untersuchung des Präparates eine subtotale Zottenatrophie.

Diag: Zöliakie.

T: Barbara erhält eine glutenfreie Diät. Darunter bessern sich die klinischen Symptome innerhalb weniger Wochen. Die Stuhlfrequenz nimmt ab, Barbara nimmt wieder zu, und ihre Laune bessert sich sichtlich. Eine Kontrolluntersuchung nach 3 Monaten zeigt eine vollständige Regeneration der Dünndarmzotten. Barbara wird lebenslang eine glutenfreie Diät einhalten.

14.6.6 Postenteritisches Syndrom

■ Definition
Malabsorption durch sekundären Mangel an Disaccharidasen und Peptidasen infolge Dünndarmschädigung durch eine akute infektiöse Gastroenteritis.

■ Ätiologie und Pathogenese
Infektiöse Noxen schädigen die Schleimhaut, und es kommt ähnlich wie bei der Zöliakie zu einer Abflachung der Dünndarmmukosa. Bei fehlender Wiederherstellung der Schleimhaut, persistierender Infektion oder bakterieller Fehlbesiedelung entsteht ein Malabsorptionssyndrom. Eine späte Realimentation ist ein wichtiger ätiologischer Faktor. Am häufigsten kommt es im Anschluss an eine Enteritis durch *Escherichia-coli*-Stämme zu einem postenteritischen Syndrom.

■ Klinik
Die Persistenz (> 14 Tage) oder das Wiederauftreten von Durchfällen im Anschluss an eine Gastroenteritis weist auf ein postenteritisches Syndrom hin. Fieber oder Erbrechen besteht typischerweise nicht.

■ Differentialdiagnose der Enteropathien mit sekundärer Laktosemaldigestion
- Postenteritisches Syndrom
- Lambliasis
- Zöliakie
- Allergische oder eosinophile Gastroenteropathie
- Morbus Crohn
- Kurzdarmsyndrom
- Bakterielle Fehlbesiedelung
- Darmschädigung durch Bestrahlung oder Chemotherapie.

■ Therapie
Eine frühzeitige Realimentation nach der Rehydratation ist eine wichtige Maßnahme zur Verhinderung des postenteritischen Syndroms, da ein Mangel an Nährstoffen die Regeneration der durch die Entzündung geschädigten Darmepithelzellen erschwert und zur weiteren atrophischen Schädigung der Enterozyten führen kann. Die Laktosezufuhr sollte reduziert werden, da ein sekundärer Laktasemangel besteht. Joghurt wird besser vertragen als Milch. Osmotisch wirksame Disaccharide sollten durch komplexe Kohlenhydrate mit protrahierter Resorption und Spaltung (z. B. Reis) ersetzt werden. Fruktose (Säfte) sollte gemieden werden. Die therapeutische Wirkung von Probiotika ist für die akute Gastroenteritis nachgewiesen, für das postenteritische Syndrom noch nicht.

14.6.7 Kuhmilchallergie (KMA)

■ Definition
Transiente Nahrungsmittelallergie gegen Kuhmilchprotein, für die Reproduzierbarkeit und Nachweis eines immunologischen Reaktionsmechanismus gefordert wird. Synonym: Kuhmilchproteinintoleranz.

■ Epidemiologie
Die Häufigkeit beträgt etwa 2–3 : 100. Genetische Faktoren sind das Hauptrisiko für IgE-vermittelte Reaktionen (Verwandte ersten Grades mit Atopie bzw. allergischen Manifestationen). Risiken für nicht IgE-vermittelte Reaktionen sind fehlendes Stillen und vorausgehende gastrointestinale Infektionen. In der Regel sind junge Säuglinge betroffen, eine Manifestation nach dem 12. Lebensmonat ist selten.

■ Ätiologie
Kuhmilch ist in der Regel das erste Fremdeiweiß, mit dem ein Säugling in Berührung kommt. Die über 25 Proteinfraktionen der Kuhmilch (β-Lactoglobulin an erster Stelle) sind die häufigsten Allergene.

■ Pathogenese
Bei IgE-vermittelten Reaktionen kommt es genetisch fixiert nach dem Priming durch Fremdantigene zur Interaktion von Effektor-T-Zellen mit Mastzellen und Eosinophilen sowie zu einer Mediatorfreisetzung und Aktivierung anderer Entzündungszellen (Typ I). Immunkomplexvermittelte Reaktionen mit

14 Gastroenterologie

Komplementaktivierung kommen auch vor (Typ III). IgG-Antikörper gegen Kuhmilch bedeuten dabei nicht notwendigerweise eine Sensibilisierung, sondern sind Ausdruck einer gastrointestinalen Antigenexposition. Der Dünndarmmukosaschaden entsteht durch eine Typ-IV-Reaktion und die vermehrte Produktion von Interferon-γ und anderen Zytokinen.

■ Klinik
Bei der KMA treten meist mindestens zwei Symptome gemeinsam auf. Man unterscheidet **Sofortsymptome** (Minuten), **Intermediärsymptome** (Tage) und **Spätsymptome** (Wochen). Sie sind in Tabelle 14.3 zusammengestellt. Bei gestillten Kindern stehen die atopische Dermatitis und blutigschleimige Stühle bei gutem Allgemeinzustand und gutem Gedeihen im Vordergrund. Nicht gestillte Kinder entwickeln neben der atopischen Dermatitis und schwerwiegenderen blutigen Durchfällen häufig eine Gedeihstörung. Häufig führt eine KMA zu einer gastroösophagealen Refluxkrankheit.

■ Diagnostik
(→ Tab. 14.3)
- Die **detaillierte Ernährungsanamnese** ist entscheidend!
- Bei anaphylaktischen Reaktionen genügt die Anamnese, die Provokation verbietet sich.
- Bei nicht gestilltem Kind mit Gedeihstörung sollte eine Belastung mit Kuhmilch erst nach dem 1. Geburtstag erfolgen.

- Bei blutig-schleimigen Stühlen des voll gestillten Säuglings ist die entscheidende Frage, ob die Mutter etwas zu sich nimmt, das sonst nicht Bestandteil ihrer Ernährung ist (nicht nur Kuhmilch).
- Leukozytose und Eosinophilie sind häufig.
- IgE im Serum kann erhöht sein.
- RAST-, PRICK- und Patch-Tests sind oft nicht hilfreich.
- Die früher übliche Bestimmung von IgG-Antikörpern gegen Kuhmilch ist obsolet.
- Bei milderen Formen kann unter klinischer Überwachung ein **Provokationsversuch** nach Auslassversuch unternommen werden. Das Wiederauftreten der Symptome sichert die Diagnose.

■ Therapie
Bei KMA sollte die kuhmilchhaltige Säuglingsnahrung durch **kuhmilchfreie** Hydrolysat- oder Elementarnahrungen ersetzt werden. Teilhydrolysate (sog. hypoallergene „HA"-Nahrungen) und Sojamilchnahrungen sind nicht indiziert! Kuhmilch wird im 1. Lebensjahr vollständig aus der Ernährung entfernt. Gegen Ende des 1. Halbjahres wird mit Zufütterung von Beikost (Kartoffel, Karotte, Reis usw.) begonnen. Im 2. Lebensjahr kann (in schweren Fällen unter klinischer Überwachung) ein Expositionsversuch unternommen werden.

Tab. 14.3 Klinische Symptomatik und Diagnostik bei KMA.

Manifestation	Häufigkeit	Symptome	Diagnostik	Therapie
Anaphylaxie	7%	Minuten nach Ingestion Lippenschwellung, Laryngospasmus, Urtikaria, Erbrechen, Durchfall, Asthma, Schock	Anamnese (keine Provokation!)	Allergenelimination
Atemwege	25%	Stunden nach Ingestion Giemen, Husten, Dyspnoe	Anamnese IgE-RAST Pricktest	Allergenelimination Hydrolysatnahrung
Haut	60%	Tage, Wochen nach Ingestion Ekzem, Urtikaria	Anamnese IgE-RAST Pricktest Patch-Test	Allergenelimination Lokaltherapie
Gastrointestinaltrakt	55%	Tage, Wochen nach Ingestion Durchfall, Erbrechen	Anamnese Ungestillte Säuglinge Fokale Zottenatrophie	Allergenelimination Elementarnahrung
		Tage, Wochen nach Ingestion blutig-schleimige Stühle	Anamnese	Allergenelimination Diät der Mutter Hydrolysatnahrung
		Tage, Wochen nach Ingestion gastroösophagealer Reflux	Anamnese Endoskopie	Allergenelimination Hydrolysatnahrung
		Selten: Ödeme, Durchfälle, intestinaler Eiweißverlust	Anamnese α_1-Antitrypsin im Stuhl Endoskopie: eosinophile Infiltrate	Allergenelimination Hydrolysatnahrung Steroide

14.7 Chronisch-habituelle Obstipation

> **Merke**
>
> Teilhydrolysate („HA"-Nahrungen) und Sojamilch-nahrungen sind bei Kuhmilchallergie nicht indiziert.

■ Prognose

Die Kuhmilchelimination führt innerhalb weniger Tage zum Sistieren der Symptome. Eine Spontanremission ist bei 50 % der Kinder mit 1 Jahr, bei 75 % mit 2 Jahren und bei 90 % mit 3 Jahren zu beobachten. Bei Atopikern mit hohem IgE kommen in 50 % der Fälle zusätzliche Reaktionen auf weitere Nahrungsmittel und später auch auf Inhalationsallergene vor. Die Wiedereinführung von Kuhmilch sollte in schweren Fällen unter stationären Bedingungen erfolgen.

> **Merke**
>
> Bei Kuhmilchallergie lässt die pathologische Reaktion nach dem 12.–18. Lebensmonat nach, so dass Kuhmilch dann in der Regel gut vertragen wird. Die Wiedereinführung von Kuhmilch sollte in schweren Fällen wegen der Gefahr des Schocks und der Dehydratation unter stationären Bedingungen erfolgen.

14.6.8 Kurzdarmsyndrom

■ Definition

Malabsorption infolge primärer oder sekundärer Verkürzung des Dünndarmes, die zu Diarrhö und Dystrophie führt.

■ Ätiologie

Ein Kurzdarmsyndrom kann auf einer kongenitalen Verkürzung des Dünndarmes beruhen oder sekundär nach einer Dünndarmresektion auftreten.

■ Pathogenese

Die klinische Symptomatik ist davon abhängig, welche Darmanteile fehlen. Das Jejunum besitzt die größte resorptive Kapazität. Kohlenhydrate, Eisen, Folsäure und Vitamine werden vor allem im proximalen Jejunum, Fette und Aminosäuren eher in den mittleren Darmabschnitten, Gallensäuren und Vitamin B_{12} ausschließlich im proximalen Ileum resorbiert. Aufgrund der hohen Reservekapazität des Darmes kann eine Reduktion des Restdarmes auf 15–20 % der normalen Länge (60–90 cm) ohne wesentliche klinische Probleme toleriert werden.

■ Klinik

Symptome treten in Abhängigkeit vom jeweils resezierten Darmabschnitt auf. Bei Ileumresektion besteht die Gefahr des Vitamin-B_{12}-Mangels. Es kann zu einer **Malabsorption** von Glukose, Aminosäuren und Fetten kommen. Infolge der schnelleren Nahrungspassage kommt es häufig zu wässrigen **Durchfällen**. Bei hochgradigem Kurzdarmsyndrom kann eine erhebliche **Dystrophie** mit Wachstumsverzögerung und sekundärer Entwicklungsverzögerung entstehen.

■ Therapie

In schweren Fällen muss wegen der Gefahr o. g. Symptome eine **parenterale Ernährung** durchgeführt werden. Wegen der Bedeutung intraluminaler Nährstoffe sollten zusätzlich kleine Mengen oraler Nahrung gegeben werden. Proteinhydrolysate, komplexe Kohlenhydrate, mittelkettige Triglyzeride und spezielle Präparate, die Vitamine, Mineralstoffe und Spurenelemente enthalten, kommen zum Einsatz. Eine schrittweise Steigerung der oralen Nahrungszufuhr sollte stets versucht werden. Bei bakterieller Überwucherung des Darms wird eine antibiotische Therapie mit **Metronidazol** durchgeführt.

> **Merke**
>
> Schwere Symptome eines Kurzdarmsyndroms treten erst ab einem Verlust von mehr als 80 % des Dünndarms auf.

14.7 Chronisch-habituelle Obstipation

■ Definition

Stuhlretention infolge unvollständiger Stuhlentleerung und/oder Defäkationsbeschwerden bei hartem Stuhl, die länger als 3 Monate persistieren.

■ Epidemiologie

Es handelt sich um ein häufiges Symptom in der Pädiatrie. Die Häufigkeit wird auf 16 % bei 2-jährigen Kindern geschätzt. Eine sekundäre Enkopresis besteht bei 1 % aller Kinder im Einschulungsalter. Jungen sind dreimal häufiger betroffen als Mädchen.

■ Ätiologie

Die chronische Obstipation entwickelt sich meist als Folge einer inadäquat behandelten Verstopfungsepisode, die in der Regel durch exogene Störfaktoren (Änderung von Tagesrhythmus oder Umgebung, anale Läsionen mit Defäkationsschmerz, alimentär, primär psychisch, medikamentös) ausgelöst wurde. Schwere Allgemeinerkrankungen des Kolons sind als Ursache selten.

■ Pathogenese

Die Obstipation beginnt meist mit einer schmerzvollen Defäkation. Diese wird durch Rückhaltemanöver vermieden, wodurch es zum weiteren Einhärten z. T. großvolumiger Stuhlballen kommt, die bei Abgang zu schmerzhaften Schleimhauteinrissen füh-

361

14 Gastroenterologie

ren. Damit entsteht ein **Circulus vitiosus**. Mit zunehmender Stuhlfüllung von Rektum und Sigma verliert sich der Defäkationsdrang, und es kommt zu einer sekundären Dilatation des Enddarmes. In schweren Fällen entwickelt sich eine Überlaufenkopresis.

> **Merke**
>
> Die chronisch-habituelle Obstipation beginnt meist mit einer schmerzvollen Defäkation, die in einen **Circulus vitiosus** mündet.

■ Klinik

Rezidivierende **Bauchschmerzen**, Blähungen, **Inappetenz** und **Defäkationsschmerzen** sind die Symptome der chronisch-habituellen Obstipation. Blutauflagerungen auf dem Stuhl weisen auf Schleimhauteinrisse hin. Die Abstände zwischen einzelnen Stuhlentleerungen betragen häufig bis zu 10 Tagen! Bei lang andauernder Stuhlretention besteht Stuhlschmieren. Eine Enuresis findet sich bei einem Drittel der chronisch obstipierten Kinder nach dem 4. Lebensjahr.

■ Diagnostik

Bei genauer Anamnese und körperlicher einschließlich rektaler Untersuchung sind invasive diagnostische Maßnahmen zunächst nicht erforderlich.

■ Therapie

Ziel der Behandlung ist ein normales Stuhlverhalten mit möglichst täglichem Absetzen eines weichen Stuhls ohne Defäkationsschmerz und ohne Kotschmieren bei völliger Beschwerdefreiheit.
Allgemeinmaßnahmen sind die Ernährungsumstellung auf ballaststoffreiche Kost bei ausreichender Flüssigkeitszufuhr sowie ein regelmäßiges Toilettentraining.

Bei bestehender Stuhlimpaktion sollte der Darm zunächst mit **Sorbitklysmen** gesäubert werden. Dies muss über mehrere Tage geschehen. Eine Durchführung in Sedierung ist bei erheblicher Abwehr des Kindes zur Verhinderung einer weiteren Traumatisierung zu erwägen. Fissuren und Rhagaden werden mit Salben behandelt.

Im Anschluss daran werden Substanzen verabreicht, die den Stuhl weich halten, z. B. **Polyethylenglykol** 0,8 g/kg KG in 2 ED. Die Dosis muss individuell angepasst werden.

■ Prognose

Je früher mit der Therapie begonnen wird, desto günstiger ist die Prognose.

14.8 Maldigestion im Rahmen der Mukoviszidose

→ Kapitel 13.

14.9 Erkrankungen der Leber und des biliären Systems

Erkrankungen der Leber und des Gallensystems kommen in der Pädiatrie häufig vor und sind entweder angeboren oder erworben. Im klinischen Alltag ist es daher wichtig, die klinischen Leitsymptome von Lebererkrankungen und die wichtigsten diagnostischen Maßnahmen zur Abklärung dieser Erkrankungen zu kennen.

Wichtige Symptome bei Lebererkrankungen

- Hepatomegalie
- Splenomegalie
- Ikterus
- Hämorrhagische Diathese
- Portale Hypertonie, Umgehungskreisläufe (periumbilikal)
- Enzephalopathie
- Palmarerythem
- Teleangiektasien im Gesicht
- Xanthome
- Hepatorenales Syndrom
- Endokrinologische Störungen.

Wichtige diagnostische Maßnahmen bei Lebererkrankungen

- **Leberzellintegrität:** Aktivitäten der SGOT, SGPT, GLDH im Serum
- **Lebersyntheseleistung:** Albumin, Cholinesterase, Gerinnungsfaktoren, Transferrin, Coeruloplasmin, Haptoglobin im Serum
- **Biliäre Exkretion:** Aktivitäten der alkalischen Phosphatase, γ-GT, LAP, 5-Nukleotidase im Serum; Bilirubin, Cholesterin, Triglyzeride, Lipoprotein X, Gallensäuren im Serum
- **Immunologie:** Immunglobuline, HLA-B8, ANA, AMA, SMA
- **Serologie:** Hepatitis A, B, C, D, HSV, CMV, EBV, Toxoplasmose, Coxsackie, Listeriose
- **Andere Laboruntersuchungen:** Serumferritin, Kupferausscheidung im Urin, α_1-Antitrypsin, α_1-Fetoprotein und Aminosäuren im Serum, Schweißtest
- **Bildgebende Verfahren:** Sonographie, Röntgen-Abdomen, Computertomographie, Kernspintomographie, Radionuklidszintigraphie, Cholangiographie, Angiographie
- **Leberbiopsie:** Histologie, Immunhistochemie, Elektronenmikroskopie, Enzymologie.

14.9.1 Unkonjugierte Hyperbilirubinämien

Checkliste: Differentialdiagnose der unkonjugierten Hyperbilirubinämie im Kindesalter.

Vermehrte Produktion	Physiologischer Neugeborenenikterus
	Hämolytische Erkrankungen
	Medikamente
Transportstörung zur Leberzelle	Hypalbuminämie
	Medikamente
Gestörte Aufnahme in die Leberzelle	Physiologischer Neugeborenenikterus
	Morbus Gilbert-Meulengracht
Transportstörung in die Leberzelle	Physiologischer Neugeborenenikterus
	Medikamente
Konjugationsstörung	Physiologischer Neugeborenenikterus
	Muttermilchikterus
	Morbus Gilbert-Meulengracht
	Crigler-Najjar-Syndrom I und II
	Medikamente
Vermehrte enterale Rückresorption	Physiologischer Neugeborenenikterus
	Verzögerte Darmpassage
	Untere intestinale Obstruktion

Crigler-Najjar-Syndrom Typ I

■ **Definition**
Autosomal-rezessiv vererbter kompletter Defekt der Bilirubin-Uridin-Diphosphat-Glucuronyl-Transferase in Hepatozyten, der zu schwerster, therapeutisch kaum beeinflussbarer indirekter Hyperbilirubinämie mit der frühzeitigen Komplikation des Kernikterus führt.

■ **Ätiologie**
Das vollständige Fehlen der Bilirubin-Uridin-Diphosphat-Glucuronyl (UDPG)-Transferase in Hepatozyten führt zu einer Konjugationsstörung. Das Bilirubin kann nicht renal ausgeschieden werden, da es nicht konjugiert wird.

■ **Klinik**
Ein **Ikterus** mit einem raschen Anstieg des unkonjugierten Bilirubins auf 20–50 mg/dl tritt innerhalb der ersten Lebensstunden auf. Die Gallenflüssigkeit ist farblos, der Stuhl braun (Übertritt von unkonjugiertem Bilirubin über die Darmmukosa). Der Urin ist hell, und es lässt sich kein Bilirubin nachweisen.

Ohne Therapie kommt es frühzeitig zu einem **Kernikterus**.

■ **Diagnostik**
- **Leberfunktionstests** unauffällig
- **Leberhistologie** unauffällig
- UDPG-Transferase-Aktivität in Lebergewebe fehlend.

■ **Therapie**
Initial stehen eine intensive **Phototherapie** sowie **Austauschtransfusionen** im Mittelpunkt. Später wird eine intermittierende Phototherapie mit einer Colestyramintherapie kombiniert. Phenobarbital ist bei Typ I unwirksam. Die einzige Heilungschance besteht in der Durchführung einer **Lebertransplantation**.

■ **Prognose**
Die Mortalität im 1. Lebensjahr ist hoch, die Morbiditätsrate durch das frühe Auftreten eines Kernikterus ebenfalls.

Crigler-Najjar-Syndrom Typ II

■ **Definition**
Autosomal-dominant vererbter partieller Defekt der UDPG-Transferase in Hepatozyten, der zu einer weniger ausgeprägten indirekten Hyperbilirubinämie führt und durch Phenobarbital gut beeinflussbar ist.

■ **Ätiologie**
Partieller Defekt der UDPG-Transferase in Hepatozyten.

■ **Klinik**
Der **Ikterus** mit indirekter Hyperbilirubinämie ist weniger ausgeprägt als bei Typ I. Die Gallenflüssigkeit und der Urin sind gefärbt, konjugiertes Bilirubin ist nachweisbar.

■ **Diagnostik**
- **Leberfunktionstests** unauffällig
- **Leberhistologie** unauffällig
- UDPG-Transferase-Aktivität in Lebergewebe vermindert.

■ **Therapie**
Bei Typ II ist eine Enzyminduktion mit Phenobarbital erfolgreich.

Gilbert-Meulengracht-Syndrom

■ **Definition**
Gutartige, autosomal-dominant vererbte unkonjugierte Hyperbilirubinämie, die durch intermittierende Ikterusschübe gekennzeichnet ist.

■ **Epidemiologie**
3 % der Bevölkerung sind vom Gilbert-Meulengracht-Syndrom betroffen.

14 Gastroenterologie

■ Ätiologie
Bei den Patienten ist die Aktivität der UDPG-Transferase auf 10–30 % der Norm reduziert. Daraus resultiert ein Defekt der Bilirubinaufnahme und des Bilirubintransports auf hepatozellulärer Ebene.

■ Klinik
Häufig fehlt ein sichtbarer Ikterus. Die Auslösung ikterischer Schübe erfolgt durch Infekte, physische und psychische Belastungen und Fasten. Begleitend kommt es zu Anorexie, Müdigkeit, Krankheitsgefühl, Bauchschmerzen und Diarrhö. Der Stuhl ist gefärbt, der Urin hell.

■ Diagnostik
- **Unkonjugiertes Bilirubin** im Serum um 5 mg/dl
- **Leberfunktionstests** unauffällig
- **Leberhistologie** normal
- Verstärkung des Ikterus durch **Niacinsäure.**

■ Therapie
Bei ausgeprägten Schüben ist eine Enzyminduktion mit Phenobarbital hilfreich.

> **Merke**
>
> Beim Gilbert-Meulengracht-Syndrom liegt eine Verminderung der UDPG-Transferase-Aktivität auf 10–30 % der Norm vor, die in besonderen Belastungssituationen zu rezidivierenden ikterischen Schüben führt.

14.9.2 Konjugierte Hyperbilirubinämien

Dubin-Johnson-Syndrom

■ Definition
Autosomal-rezessiv vererbte direkte Hyperbilirubinämie mit guter Prognose durch Störung der Sekretion konjugierten Bilirubins in die Galle.

■ Ätiologie
Es handelt sich um eine hepatozelluläre Störung der Sekretion konjugierten Bilirubins in die Galle.

■ Klinik
Der Erkrankungsbeginn ist in jedem Alter möglich. Die Diagnosestellung erfolgt in der Regel um das 10. Lebensjahr. Es besteht eine fluktuierende Hyperbilirubinämie um 2–8 mg/dl, wobei der konjugierte Anteil 30–80 % beträgt. Die subjektiven Beschwerden sind im Intervall häufig uncharakteristisch. Im akuten Schub treten Fieber, Übelkeit, Erbrechen, Bauchschmerzen, dunkler Urin, Stuhlentfärbung und eine Hepatomegalie auf.

■ Diagnostik
- Direkte Hyperbilirubinämie
- Ausscheidung **gallegängiger Farbstoffe** (Bromsulfalein) pathologisch

Checkliste: Differentialdiagnose der konjugierten Hyperbilirubinämien im Kindesalter.	
Familiäre konjugierte Hyperbilirubinämien	Dubin-Johnson-Syndrom
	Rotor-Syndrom
Hepatozelluläre Schädigung	Infektion, z. B. neonatale Hepatitis
	Toxische Faktoren
	Metabolische Erkrankungen
Obstruktion der Gallenwege	Erkrankungen der extrahepatischen Gallenwege
	Erkrankungen der intrahepatischen Gallenwege
	Cholestasesyndrome

- **Cholezystographie** negativ
- **Leberhistologie:** lysosomale Anhäufung braunen bis schwarzen Pigments.

■ Therapie
Bis auf symptomatische Maßnahmen in der akuten Krise wird keine Therapie durchgeführt. Die Prognose ist gut.

Rotor-Syndrom

■ Definition
Autosomal-rezessiv vererbte direkte Hyperbilirubinämie durch Störung der Exkretion konjugierten Bilirubins in die Galle, die durch fehlende Bauchschmerzen, positive Cholezystographie und fehlende lysosomale Pigmentablagerung vom Dubin-Johnson-Syndrom abgrenzbar ist.

■ Ätiologie
Störung der Exkretion konjugierten Bilirubins in die Galle. Der Defekt ist nicht mit dem bei Dubin-Johnson-Syndrom identisch.

■ Klinik
Die klinischen Symptome entsprechen bis auf das Fehlen von Bauchschmerzen denen bei Dubin-Johnson-Syndrom.

■ Diagnostik
- Ausscheidung **gallegängiger Farbstoffe** (Bromsulfalein) pathologisch
- **Cholezystographie** positiv
- **Leberhistologie:** keine lysosomale Pigmentablagerung in den Leberzellen.

■ Therapie
Bis auf symptomatische Maßnahmen in der akuten Krise wird keine Therapie durchgeführt. Die Prognose ist gut.

14.9 Erkrankungen der Leber und des biliären Systems

Checkliste: Differentialdiagnose wichtiger cholestatischer Erkrankungen im Kindesalter.

Intrahepatische Cholestasen	Extrahepatische Cholestasen
Klassische Erkrankung mit intrahepatischer Cholestase	**Klassische Erkrankung mit extrahepatischer Cholestase**
Neonatale Hepatitis	Extrahepatische Gallengangsatresie
Stoffwechselerkrankungen	**Andere Erkrankungen**
Galaktosämie	Gallengangsruptur
Hereditäre Fruktoseintoleranz	Choledochusstenose
Tyrosinämie Typ I	Pankreatikobiliäre Ganganomalien
α_1-Antitrypsin-Mangel	Kompression von außen
Zystische Fibrose	Biliary-Sludge-Syndrom
Morbus Niemann-Pick Typ C	Choledochuszyste
Zellweger-Syndrom	Cholelithiasis
Intrahepatische Gallengangshypoplasie	
Syndromatische Form: Alagille-Syndrom Nichtsyndromatische Form	
Toxisch	
Parenterale Ernährung Medikamente Asphyxie und Schock	

14.9.3 Cholestase

Neonatale Hepatitis (Riesenzellhepatitis)

■ Definition
Cholestatische Lebererkrankung, die in den ersten 3 Lebensmonaten auftritt, durch infektiöse und nichtinfektiöse Prozesse verursacht werden kann, sich durch ein charakteristisches histologisches Bild auszeichnet und ohne Lebertransplantation mit einer schlechten Prognose assoziiert ist.

■ Epidemiologie
Die Häufigkeit beträgt 1 : 10 000 Lebendgeburten (wie bei der extrahepatischen Gallengangsatresie).

■ Ätiologie
Es handelt sich nicht um ein einheitliches Krankheitsbild. Die Beschreibung einer **Riesenzellhepatitis** muss eher auf die Reaktionsweise des Hepatozyten in dieser Altersgruppe als auf eine einheitliche Ursache bezogen werden.

In 50 % der Fälle bleibt die Ursache ungeklärt **(idiopathische Form)**. Die **infektiöse Form** kann durch Viren (z.B. HBV, HCV, CMV, Röteln, HSV, EBV, Parvo B19), durch Bakterien (z.B. *E. coli*, B-Streptokokken, *S. aureus*, Listerien, *Treponema pallidum*) oder Protozoen (Toxoplasmen) ausgelöst werden. Die Übertragung erfolgt diaplazentar, sub partu oder postnatal. Die **nichtinfektiöse Form** wird durch Stoffwechselerkrankungen oder toxische Faktoren verursacht.

■ Klinik
Kardinalsymptom ist die **neonatale Cholestase** mit Ikterus, Stuhlentfärbung, dunklem Urin und Hepatosplenomegalie. Bei protrahierter Cholestase kommt es zu Pruritus, Gedeihstörung, hepatischer Osteopathie und Vitaminmangelzuständen.

■ Diagnostik
- Konjugierte Hyperbilirubinämie
- Variable Erhöhung der Aktivitäten der Aminotransferasen im Serum
- Cholestaseenzyme (alkalische Phosphatase, γ-GT, LAP) im Serum erhöht
- Cholesterin und Gallensäuren im Serum erhöht
- Blutgerinnungsstörung
- **Mikrobiologie:** Erregernachweis, Antikörpernachweis
- **Histologie:** intrahepatische Gallengangshypoplasie, gestörte Läppchenarchitektur, Leberzellnekrosen, Riesenzellen, hepatozelluläre und kanalikuläre Cholestase, portale entzündliche Infiltration, geringe portale Fibrose.

■ Verlauf
Die meisten Patienten zeigen eine charakteristische intrahepatische Gallengangshypoplasie mit einem rasch progredienten Verlauf zur biliären Zirrhose.

■ Therapie
Eine gezielte Therapie ist nur bei bakterieller Infektion möglich. Phenobarbital und Ursodesoxycholsäure werden zur Verbesserung der Cholestase ein-

14 Gastroenterologie

gesetzt. Colestyramin verhindert die Gallensäuren-rückresorption im Darm. Wegen der gestörten Fettverdauung ist die Verabreichung mittelkettiger Triglyzeride (MCT) indiziert. Eine Vitamin-, Elektrolyt- und Spurenelementsubstitution ist wichtig. Bei progressivem Verlauf sollte eine Lebertransplantation angestrebt werden.

> **Merke**
>
> Bei der neonatalen Hepatitis handelt es sich nicht um eine einheitliche Erkrankung. Die Beschreibung einer **Riesenzellhepatitis** muss eher auf die Reaktionsweise des Hepatozyten in dieser Altersgruppe als auf eine einheitliche Ursache bezogen werden.

α_1-Antitrypsin-Mangel

■ Definition
Häufigste Ursache genetisch bedingter Lebererkrankungen im Kindesalter durch Defekt des Proteaseinhibitors α_1-Antitrypsin, wodurch es zu einer cholestatischen Lebererkrankung sowie zu einem Lungenemphysem kommen kann.
Synonym: Proteaseinhibitor-(PI-)Krankheit.

■ Epidemiologie
Träger des homozygoten PiZZ-Phänotyps kommen mit einer Häufigkeit von etwa 1 : 1500 vor. Wesentlich häufiger sind heterozygote Phänotypen wie PiMS und PiMZ.

> **Merke**
>
> Der α_1-Antitrypsin-Mangel ist die häufigste genetisch bedingte Lebererkrankung im Kindesalter.

■ Einteilung
Die verschiedenen Allelprodukte (Proteaseinhibitorphänotypen) werden nach ihren elektrophoretischen Wanderungseigenschaften bezeichnet.
PiMM-Phänotyp: häufigster Typ, normale α_1-Antitrypsin-Konzentration (150–350 mg/dl).
PiZZ-Phänotyp: niedrigste α_1-Antitrypsin Konzentration (< 80 mg/dl).
PiSS-, PiPP-, PiSZ-, PiMS-Phänotyp: mittlere α_1-Antitrypsin-Konzentration (100–200 mg/dl).

■ Ätiologie
Die Erkrankung entsteht durch die Vererbung zweier abnormer Pi-Allele des α_1-Antitrypsin-Moleküls. Die klinisch wichtigste Mutation ist der Proteaseinhibitorphänotyp PiZZ, der mit der Lungen-(Emphysem-) und Lebererkrankung (Zirrhose, Hepatom) assoziiert ist.

■ Pathogenese
α_1-Antitrypsin ist ein Inhibitor verschiedener Proteasen. Bei Defekt von α_1-Antitrypsin entsteht die Lungenerkrankung durch eine weitgehend ungehinderte **proteolytische Wirkung** der neutrophilen Elastase auf das epitheliale Gewebe der Lunge. Zigarettenkonsum und Luftverschmutzung verursachen bereits in der 3. Lebensdekade eine chronisch-obstruktive Lungenerkrankung. Die Pathogenese der Leberzellschädigung ist weiterhin unklar. Vermutlich kann das strukturveränderte Protein nicht aus den Hepatozyten ausgeschleust werden.

■ Klinik
Bereits im Neugeborenenalter kann ein **cholestatisches Krankheitsbild** mit Ikterus, acholischen Stühlen, Hepatosplenomegalie und Juckreiz auftreten. In 10 % der Fälle kommt es sehr früh zu einer schweren Lebererkrankung mit beeinträchtigter Syntheseleistung, Aszites, Blutungen und Dystrophie. Bei der Mehrheit der Patienten verläuft die Lebererkrankung jedoch gutartig, und 80 % der Kinder zeigen im Adoleszentenalter nur noch geringe leberbezogene Auffälligkeiten.

Die **Lungenerkrankung** steht im Kindes- und Jugendalter im Hintergrund. Insbesondere, wenn nicht geraucht wird, ist eine ernste pulmonale Erkrankung bei PiZZ-Patienten in den ersten 2 Lebensdekaden unwahrscheinlich.

■ Diagnostik
- **Serumeiweißelektrophorese:** α-Fraktion vermindert
- **α_1-Antitrypsin quantitativ** im Serum erniedrigt
- **Pi-Phänotypisierung** im Serum mittels isoelektrischer Fokussierung
- **Histologie** der Leber: PAS-positive Ablagerungen im endoplasmatischen Retikulum der Leberzellen.

■ Therapie
Eine frühzeitige Sensibilisierung der Risikopatienten bezüglich der destruktiven Wirkung von Zigarettenrauch ist von hohem präventivem Nutzen.

Bei erwachsenen Patienten mit chronischer Lungenerkrankung wird eine intravenöse oder bronchiale Substitution mit rekombinant hergestelltem α_1-Antitrypsin durchgeführt. Eine spezifische Behandlung der Lebererkrankung ist nicht bekannt. In fulminanten Fällen muss eine **Lebertransplantation** durchgeführt werden.

> **Merke**
>
> Der α_1-Antitrypsin-Mangel führt zu neonataler Cholestase und in der 3. Lebensdekade zu einem chronisch-obstruktiven Lungenemphysem.

Intrahepatische Gallengangshypoplasie

■ Definition
Im Fall der syndromatischen Form handelt es sich um eine autosomal-dominant vererbte Erkrankung,

366

die mit einer Hypoplasie der interlobulären portalen Gallengänge sowie mit Gesichtsdysmorphie, Skelettfehlbildungen, Augenfehlbildungen und Herzfehlern einhergeht **(Alagille-Syndrom)**.

Epidemiologie
Die Häufigkeit der intrahepatischen Gallengangshypoplasie beträgt 1 : 20 000.

Einteilung
- **Syndromatische Form** mit assoziierten Fehlbildungen **(Alagille-Syndrom)**
- **Nichtsyndromatische Form** ohne assoziierte Fehlbildungen.

Ätiologie
Beim Alagille-Syndrom handelt sich um eine Differenzierungsstörung durch Defekt des „Jagged-1"-Proteins aus der Familie der NOTCH-Proteine.

Klinik
Postnatal kommt es zu einer **chronischen Cholestase**. Der Ikterus bessert sich meist in den ersten Lebensmonaten. Ab dem 3.–4. Lebensmonat beginnt ein quälender **Juckreiz**. Bei ausgeprägter Gallengangshypoplasie resultiert eine schwere **Hypercholesterinämie**, die ab dem 2.–3. Lebensjahr zu Xanthomen führen kann. Die chronische **Malabsorption** erklärt u. a. den Vitamin-K-Mangel, überraschend häufig (14 %) treten **intrakranielle Blutungen** auf. Die Cholestase bessert sich bei den meisten Patienten nach der Pubertät.
Extrahepatische Manifestationen sind eine Gesichtsdysmorphie, Skelettanomalien (Schmetterlingswirbel), das Embryotoxon (Anomalie der vorderen Augenkammer), Herzvitien (am häufigsten periphere Pulmonalstenosen) sowie ein Kleinwuchs bei normaler Wachstumshormonsekretion.

Diagnostik
- Charakteristische Kombination von verschiedenen Organmanifestationen
- Hypercholesterinämie, Lipoprotein X erhöht
- Gallensäurenkonzentrationen im Serum erhöht
- **Leberhistologie:** intrahepatische Gallengangshypoplasie.

Therapie
Die symptomatische Therapie der chronischen Cholestase steht im Vordergrund. Die Indikation zur Lebertransplantation ist schwierig zu stellen. Bei unstillbarem Juckreiz, schwerer Hypercholesterinämie und ausgedehnten Xanthomen kann sie auch bei noch guter Leberfunktion erwogen werden.

Prognose
Die Prognose ist bezüglich der Lebererkrankung weitaus günstiger als bezüglich der kardiologischen Situation. Es versterben deutlich mehr Kinder an der pulmonalen Hypertonie durch die peripheren Pulmonalstenosen als durch die Lebererkrankung.

Extrahepatische Gallengangsatresie

Definition
Häufigste Ursache einer neonatalen Cholestase durch progrediente fibröse Obliteration der extrahepatischen Gallengänge mit partieller oder kompletter Atresie des extrahepatischen Gallengangsystems.

Epidemiologie
Die extrahepatische Gallengangsatresie ist die häufigste Ursache einer neonatalen Cholestase. Die Häufigkeit beträgt 1 : 15 000, Mädchen sind etwas häufiger betroffen als Jungen. In 10 % der Fälle bestehen zusätzliche Fehlbildungen (Polysplenie, Malrotation, bilobäre rechte Lunge).

> **Merke**
>
> Die extrahepatische Gallengangsatresie ist die häufigste Ursache einer neonatalen Cholestase.

Ätiologie
Genetische Faktoren, immunologische Prozesse und Infektionen des Gallengangsystems werden diskutiert.

Pathologie
Es handelt sich um eine partielle, segmentale oder komplette (80 %) Gallengangsatresie. Die extrahepatischen Gallengänge fehlen oder sind bindegewebig ersetzt. Der Ductus cysticus oder die Gallenblase kann ebenfalls betroffen sein, eine Assoziation mit einer intrahepatischen Gallengangshypoplasie kommt vor.

Klinik
Kinder mit Gallengangsatresie werden meist zum Termin geboren und haben ein normales Geburtsgewicht. In der 2.–3. Lebenswoche entwickeln die Patienten einen zunehmenden **Ikterus** mit einer **direkten Hyperbilirubinämie**, bierbraunem Urin und wechselnd gefärbten und entfärbten Stühlen (→ Abb. 14.14). Die Leber ist vergrößert und von derber Konsistenz, später kommt eine Splenomegalie hinzu. Der chronische **Juckreiz** tritt nach dem 4. Lebensmonat auf. Zu diesem Zeitpunkt manifestieren sich auch die ersten Anzeichen eines chronischen **Leberversagens**. Die Patienten weisen in der Regel eine schwere **Gedeihstörung** auf. Unbehandelt kommt es regelmäßig zur Entstehung einer **biliären Zirrhose**. Die Patienten versterben vor dem Ende des 2. Lebensjahres an terminalem Leberversagen.

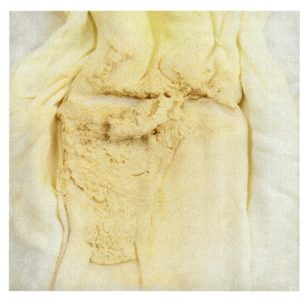

Abb. 14.14: Windel mit acholischem Stuhl bei Gallengangsatresie.

Diagnostik
- Progrediente konjugierte Hyperbilirubinämie
- Cholestase: Aktivitäten der alkalischen Phosphatase, γ-GT, LAP im Serum erhöht
- Gallensäurenkonzentrationen im Serum stark erhöht
- Hypercholesterinämie, Lipoprotein X im Serum erhöht
- Aktivitäten der Aminotransferasen im Serum zunächst nur wenig erhöht
- Konzentrationen fettlöslicher Vitamine im Serum erniedrigt
- **Sonographie:** Gallenblase vorhanden?
- **Leberfunktionsszintigraphie mit ^{99}Tc:** Radionuklid wird gut in die Leber aufgenommen, dann aber nicht über das Gallenwegsystem in das Duodenum ausgeschieden und nur langsam renal eliminiert (Hepatobidatest).
- **Laparotomie** zur direkten Visualisierung des extrahepatischen Gallengangssystems, Durchführung einer **intraoperativen Cholangiographie** und einer **offenen Leberbiopsie** zur histologischen Beurteilung der intrahepatischen Gallengänge.

> **Merke**
>
> Bei der Kombination aus konjugierter Hyperbilirubinämie, erhöhter γ-GT und Nachweis von Lipoprotein X im Säuglingsalter handelt es sich bis zum Beweis des Gegenteils um eine Gallengangsatresie!

Therapie
Operation nach Kasai (Hepatoportoenterostomie): Dabei erfolgen die Resektion des atretischen Abschnitts und die Anastomosierung einer Y-förmig ausgestalteten Jejunumschlinge mit der eröffneten Leberpforte zur Drainage der Gallenflüssigkeit. Sie ist nur indiziert, falls noch keine Zirrhose vorliegt, und lediglich in den ersten beiden Lebensmonaten erfolgreich.

Die Alternative zur o.g. Operation ist die Durchführung einer **Lebertransplantation**. Sie ist bei Aszitesbildung, progredientem Bilirubinanstieg, therapieresistenter pathologischer Gerinnung und einer Aktivität der Cholinesterase < 200 U/l im Serum indiziert.

Prognose
Ohne operative Korrektur ist die Prognose infaust. Bei operativer Korrektur vor dem 2. Lebensmonat beträgt die Langzeitüberlebensrate 73 %, bei Korrektur nach dem 2. Lebensmonat nur 20 %. Bei rechtzeitiger Lebertransplantation liegen die Überlebensraten bei 80–90 %.

> **Merke**
>
> Die Therapie der extrahepatischen Gallengangsatresie beinhaltet entweder eine Hepatoportoenterostomie nach Kasai oder die Lebertransplantation. Beide Eingriffe müssen frühzeitig durchgeführt werden.

> **Kasuistik**
>
> **A:** Oskar, ein 4 Wochen alter Säugling, wird beim Kinderarzt vorgestellt, weil er immer noch eine deutliche Gelbfärbung der Haut und nun auch eine zunehmende Gelbfärbung der Skleren zeigt. Die Stühle werden unter Muttermilchernährung zunehmend heller. Oskar trinkt sehr gut, nimmt jedoch nur sehr langsam an Gewicht zu. Der Kinderarzt überweist ihn zur weiteren Abklärung in die Kinderklinik.
>
> **K:** Außer dem deutlichen Haut- und Sklerenikterus sowie einer palpatorisch leicht vergrößerten Leber finden sich bei der Untersuchung keine weiteren Auffälligkeiten.
>
> **D:** Die Laboruntersuchung zeigt normale Blutbild- und Elektrolytwerte. Die Gesamtbilirubinkonzentration im Serum beträgt 8 mg/dl, die direkte Bilirubinkonzentration 6 mg/dl. Bei der abdominellen Sonographie kann die Gallenblase auch beim nüchternen Patienten nicht dargestellt werden. Die daraufhin durchgeführte nuklearmedizinische Untersuchung des Gallenwegsystems (Hepatobidatest) erbringt nach der Aufnahme des radioaktiven Tracers in die Leber auch nach Stunden keinen Nachweis der Substanz im Darm. Zur weiteren Diagnostik erfolgt die offene Biopsie der Leber. Bei der Laparotomie zeigt sich, dass die Gallenblase vorhanden, jedoch hypoplastisch ist. Darüber hinaus ist der Ductus choledochus bei der Kontrastmitteldarstellung nicht zum Duodenum hin durch-

14.9 Erkrankungen der Leber und des biliären Systems

gängig. Histologisch zeigt sich eine beginnende Fibrose des Leberparenchyms, die Gallengänge sind entzündlich verändert.

Diag: extrahepatische Gallengangsatresie.

T: Zur Ermöglichung des Galleabflusses in den Darm wird die Hepatoportojejunostomie nach Kasai durchgeführt. Die Operation verläuft komplikationslos. Drei Wochen nach der Operation kann Oskar nach Hause entlassen werden. Seinen Eltern wird erklärt, dass die zu diesem frühen Zeitpunkt durchgeführte Operation mit einer recht guten Prognose assoziiert ist.

Sollte dennoch eine fortschreitende Leberfibrose mit erneuter Cholestase als Hinweis auf eine doch zunehmende intrahepatische Komponente der Erkrankung auftreten, bleibt als weitere therapeutische Möglichkeit die Lebertransplantation.

Cholelithiasis

■ Definition
Nachweis von Konkrementen in der Gallenblase oder in den abführenden Gallengängen.

■ Epidemiologie
Die Häufigkeit beträgt 1 : 4 000 bis 1 : 10 000.

■ Ätiologie
In Abhängigkeit von der zugrunde liegenden Erkrankung können unterschiedliche Gallensteine vorkommen.

Bilirubinsteine treten bei hämolytischen Erkrankungen oder bei Infektionen mit Hämolyse (schwere Sepsis, Schock) auf. **Gemischte Cholesterin-Bilirubin-Steine** kommen bei rezidivierenden Cholezystitiden, neonatalem Sludge in der Gallenblase, Hyperkalzämien, zystischer Fibrose, Choledochuszyste oder angeborenen Gallengangstenosen vor. **Cholesterinsteine** werden vorwiegend bei Mädchen, Adipositas, Einnahme oraler Kontrazeptiva, Hypercholesterinämie und Leberzirrhose beobachtet.

■ Klinik
Vorwiegend sind Mädchen im Schul- und Adoleszentenalter betroffen. Sie leiden unter **kolikartigen Oberbauchschmerzen** mit Ausstrahlung in den rechten Unterbauch oder in den Rücken. Hinzu kommen Übelkeit, Erbrechen und Fettintoleranz. Bei Choledochussteinen tritt ein Ikterus auf. Rezidivierende Cholangitiden, eine Cholezystitis oder eine Gallengangsobstruktion mit Cholestase sind die möglichen Komplikationen.

■ Diagnostik
- Leukozytose
- Aktivitäten der γ-GT und LAP im Serum erhöht
- **Sonographie:** sicherer Steinnachweis
- **Röntgen-Abdomenleeraufnahme** zum Nachweis röntgendichter Konkremente.

■ Therapie
Bei Cholesterinsteinen kann ein medikamentöser Lyseversuch mit Ursodesoxycholsäure unternommen werden. Die extrakorporale Stoßwellenlithotripsie (ESWL) ist eine weitere konservative Therapiemöglichkeit. Bei der Operation wird heute zunehmend die laparoskopische Cholezystektomie durchgeführt. Im Rahmen einer therapeutischen ERCP können Choledochussteine retrograd entfernt werden.

■ Prognose
Die Prognose ist gut, die Rezidivgefahr hoch. Ein gewisser Schutz kann durch eine prophylaktische Ursodesoxycholsäuretherapie gewährleistet werden.

14.9.4 Virushepatitiden

Hepatitis A

■ Definition
Akute Entzündung der Leber infolge Zerstörung von Hepatozyten durch das Hepatitis-A-Virus, die subklinisch bis fulminant verlaufen kann und typischerweise weder zu einer chronischen Infektion noch zu einem Trägerstatus führt.

■ Ätiologie
RNA-Virus HAV.

■ Epidemiologie
Die Durchseuchungsrate beträgt 5 % bei unter 10 Jahre alten Kindern und 8 % bei älteren Kindern. Es gibt **keine chronische Infektion, kein Trägertum**. Die Übertragung der Viren erfolgt auf fäkal-oralem Weg, die Übertragung durch Wasser und Nahrungsmittel ist möglich. Ein infizierter Patient ist 2 Wochen vor bis 2 Wochen nach Ausbruch der Erkrankung infektiös. Es erfolgt wohl keine transplazentare Übertragung. Die Inkubationszeit beträgt 14–48, durchschnittlich 28 Tage.

■ Pathologie
Leberzellschädigung oder Leberzelluntergang, entzündliche Infiltration von Leberparenchym und Portalfeldern.

■ Klinik
Bei Kindern überwiegen asymptomatische und leichte Verlaufsformen. Eine fulminante Hepatitis entwickelt sich in 0,1 % der Fälle.

In der präikterischen Phase kommt es zu Übelkeit, Erbrechen, Diarrhö, Fieber, abdominellen Schmerzen, Gewichtsverlust und Hepatosplenomegalie.

In der ikterischen Phase verschwinden o. g. Symptome bei Säuglingen, bei älteren Kindern und Erwachsenen werden sie verstärkt. Dazu kommen Cholestase, Pruritus, dunkelbrauner Urin und acholische Stühle.

14 Gastroenterologie

■ Komplikationen
- Fulminantes Leberversagen
- Myokarditis
- Enzephalopathie
- Kryoglobulinämie
- Knochenmarkshypoplasie
- Milzruptur
- Pankreatitis
- Guillain-Barré-Syndrom.

■ Diagnostik
- Die Aktivitäten der Aminotransferasen im Serum sind bereits in der präikterischen Phase erhöht.
- Hyperbilirubinämie
- Leichte Aktivitätserhöhung der alkalischen Phosphatase im Serum
- Anti-HAV-IgM im Serum bereits kurz nach dem Ausbruch der Erkrankung nachweisbar, insgesamt etwa 3 Monate lang
- Anti-HAV-IgG persistiert jahre- bis lebenslang und ist Ausdruck der Immunität.

■ Therapie
Eine spezifische Therapie ist nicht verfügbar. Die einzig sinnvolle supportive Maßnahme ist Bettruhe.

> **Merke**
>
> Leberschonkost, sog. Leberschutzcocktails und Kortikosteroide sind bei der Therapie der Hepatitis obsolet.

■ Prognose
Die Prognose ist gut. Vereinzelt kommt es zu einem protrahierten Verlauf mit erhöhten Aktivitäten der Aminotransferasen bis zu 1 Jahr. Die Letalität der selten vorkommenden fulminanten Hepatitis A beträgt jedoch 40 %.

■ Prävention
Hygienische Maßnahmen stehen im Vordergrund. Eine passive Immunprophylaxe mit Immunglobulin dient heute vor allem zur **postexpositionellen Prophylaxe**. Vor Auslandsreisen in Endemiegebiete ist sie nur noch für Kinder unter 2 Jahren anzuraten. Ältere Kinder sollten besser rechtzeitig aktiv immunisiert werden. Die aktive Hepatitis-A-Impfung ist allen gefährdeten Personen zu empfehlen. Für Kinder ist sie ab 12 bzw. 24 Monaten zugelassen. Ein Kombinationsimpfstoff gegen Hepatitis A und B ist verfügbar.

> **Merke**
>
> Eine Hepatitis-A-Virus-Infektion führt typischerweise weder zu einer chronischen Infektion noch zu einem Trägerstatus.

Hepatitis B

■ Definition
Infektion der Leber mit dem Hepatitis-B-Virus, die im Kindesalter häufig subklinisch verläuft, jedoch in einem signifikanten Teil der Fälle entweder in eine chronische Infektion oder in einen infektiösen Trägerstatus übergeht, so dass inzwischen die aktive Impfung aller Säuglinge empfohlen wird.

■ Ätiologie
Das DNA-Virus HBV besteht aus drei Antigenen: HBsAg, HBcAg und HBeAg. Gegen jedes Antigen werden Antikörper gebildet. Mindestens neun serologische Subtypen des HBsAg können unterschieden werden. Unabhängig von den HBsAg-Subtypen können die Hepatitis-B-Viren in sechs Genotypen (A–F) unterteilt werden.

■ Epidemiologie
0,3–0,5 % der deutschen Bevölkerung sind HBsAg-Träger. Die Durchseuchungsrate in Deutschland beträgt 6 %. Die Infektion erfolgt über infizierte Körperflüssigkeiten: Blut und Blutprodukte, Samenflüssigkeit, Speichel sowie extrem selten Muttermilch. Außerdem ist eine transplazentare Übertragung (vertikale Infektion) möglich. Trägerstatus und chronische Formen sind häufig! Die Inkubationszeit beträgt 45–180, durchschnittlich 90 Tage.

■ Pathologie
Charakteristisch sind die Ballondegeneration und Nekrose einzelner Parenchymzellgruppen **(Mottenfraßnekrosen)**. Es kommt zu einer Infiltration des Parenchyms mit Lymphozyten, Makrophagen, Plasmazellen und neutrophilen Granulozyten. Bei der chronisch-aggressiven Form bilden sich Regeneratknoten. Die Periportalfelder sind verbreitert und zeigen eine Gallengangsproliferation und Unterbrechung des Galleflusses.

■ Klinik
Im Säuglings- und Kleinkindalter kommt es in über 50 % der Fälle zu subklinischen Verläufen. Das Prodromalstadium dauert 2–3 Wochen mit Fieber, Erbrechen und Diarrhö. In der Folge treten die Symptome der akuten Lebererkrankung auf: **Hepatosplenomegalie**, **Ikterus**, Juckreiz, acholische Stühle und dunkler Urin. Eine fulminante Hepatitis kommt bei 1 % der Patienten mit einer klinisch manifesten Hepatitis B vor.
Extrahepatische Manifestationen sind nicht selten, z. B. papulöse Akrodermatitis (Gianotti-Crosti-Syndrom), Arthralgien, Myalgien, Vaskulitis, Kryoglobulinämie, Glomerulonephritis, Myo- und Perikarditis.

■ Diagnostik
- Die Aktivitäten der Aminotransferasen im Serum sind erhöht, dabei kann die GOT als Marker für

370

die Schwere der Leberzellschädigung herangezogen werden.
- Indirekte und direkte **Hyperbilirubinämie**
- Nachweis von **Urobilinogen** im Urin
- Erhöhung der Aktivitäten der **alkalischen Phosphatase, γ-GT und 5'-Nukleotidase** im Serum
- Sekundäre Zeichen der Leberzellschädigung infolge der entstehenden Leberfunktionsstörung sind eine erniedrigte Aktivität der Cholinesterase, eine Hypoproteinämie und Hypalbuminämie sowie Gerinnungsstörungen.

Die serologischen Marker der unterschiedlichen Virushepatitiden sind in Tabelle 14.4, der Verlauf der serologischen Hepatitis-B-Marker in Abbildung 14.15 zusammengefasst.

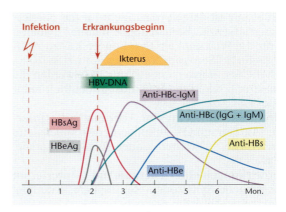

Abb. 14.15: Verlauf der serologischen Hepatitis-B-Marker.

■ **Komplikationen**
- **Akute fulminante Hepatitis B:** Sie ist mit Blutungen, Ödemen und Aszites assoziiert. Es kommt zu Kloni und Hyperreflexie, später zu einer Areflexie. Ein pathologisches EEG, Stupor und Koma sind die Symptome der gefürchteten hepatischen Enzephalopathie. In der Regel besteht eine schwere Cholestase mit Bilirubinkonzentrationen über 20 mg/dl. Die Aktivität der Aminotransferasen ist massiv erhöht, es kommt zur Hyperammonämie. Die Mortalität beträgt 70–90 %.
- **Chronisch-persistierende Hepatitis B:** Erhöhte Aktivitäten der Aminotransferasen können monatelang bestehen. Die histologischen Veränderungen sind gering. Ein Übergang in eine chronisch-aggressive Hepatitis B ist möglich.
- **Chronisch-aggressive Hepatitis B:** Sie führt zu Hepatosplenomegalie, persistierendem Fieber und anhaltend erhöhten Aktivitäten der Aminotransferasen. Histologisch finden sich Leberzellnekrosen.
- **Leberzirrhose:** In 50 % der Fälle mit chronisch-aggressiver Hepatitis B kommt es zur Leberzirrhose. Die damit einhergehenden Symptome sind Spider-Naevi, Palmarerythem und Gedeihstörung.
- **Leberzellkarzinom.**

■ **Therapie**
Nach mehr als 6 Monaten dokumentierter Positivität von HBsAg, HBeAg und erhöhten Aktivitäten der Aminotransferasen im Serum können über 2-jährige Kinder mit α-Interferon behandelt werden.

Tab. 14.4 Serologische Marker der Virushepatitiden.

Virus	Diagnostische Marker	Diagnose
HAV	Anti-HAV-IgM	Frische Hepatitis A
	Anti-HAV-IgG	Frische oder abgelaufene Hepatitis A, Impftiter
HBV	HBsAg	Akute oder chronische Hepatitis B
	HBeAg	Floride Infektion (hochinfektiös) oder chronische Infektion (infektiös)
	Anti-HBc-IgM	Hohe Titer → akute Infektion
		Niedrige Titer → chronische Infektion
	Anti-HBc-IgG	+ Anti-HBs positiv → überstandene Infektion
		+ Anti-HBs negativ → chronische Infektion
	Anti-HBs	Immunität → postinfektiös, nach Impfung
	Anti-HBe	Weniger infektiöses Stadium als bei HBeAg-positiven Patienten
	HBV-DNA	Infektiosität, sensiver Indikator für Virusreplikation
HCV	Anti-HCV	Akute, chronische oder überstandene Hepatitis C
	HCV-RNA	Anhaltende Infektion
HDV	HDAg	Akute oder chronische Hepatitis D
	Anti-HDV-IgM	Akute oder chronische Hepatitis D
	Anti-HDV-IgG	Hohe Titer, IgM positiv → chronische Infektion
		Niedrige Titer, IgM negativ → überstandene Infektion
	HDV-RNA	Infektiosität, sensiver Indikator für Virusreplikation
HEV	Anti-HEV-IgM	Frische Hepatitis E
	Anti-HEV-IgG	Abgelaufene Hepatitis E
	HEV-RNA	Infektiosität, sensiver Indikator für Virusreplikation

14 Gastroenterologie

Die Substanz ist derzeit noch nicht für das Kindesalter zugelassen. Es besteht aber ein hoher Evidenzgrad für die Wirksamkeit: Serokonversion zu Anti-HBe 25–50 %, Serokonversion zu Anti-HBs 10 %. Durch die Serokonversion zu Anti-HBe werden die Viruslast und damit die Infektiosität deutlich reduziert.

Kontraindikationen für eine Therapie mit α-Interferon: Autoimmunerkrankungen, dekompensierte Leberzirrhose, Thrombo- oder Leukozytopenie, Epilepsie.

Nebenwirkungen einer Therapie mit α-Interferon: grippeähnliche Symptome, Neutropenie, Krämpfe, Epistaxis (bei Absetzen reversibel).

Bei Kontraindikationen zur α-Interferon-Therapie oder bei Nichtansprechen auf α-Interferon kann eine Behandlung mit Lamivudin in Betracht gezogen werden.

■ Prognose
Die **Chronifizierungsrate** hängt vom Alter bei Erstinfektion ab. Sie beträgt bei Neugeborenen bis zu 95 %, bei 1- bis 5-jährigen Kindern 25–40 % und bei Schulkindern und Erwachsenen etwa 5 %.

Die Prognose der chronischen Hepatitis B wird vom Zeitpunkt der Serokonversion von HbeAg zu Anti-HBe bestimmt. Die spontane jährliche Serokonversion beträgt bei Kindern 8 %. Eine spontane Serokonversion zu Anti-HBs und damit eine Heilung der chronischen Hepatitis werden bei weniger als 0,5 % der Patienten beobachtet. Bei HBsAg-Trägern besteht das Risiko eines hepatozellulären Karzinoms sowie einer Superinfektion mit HDV. Die Letalität der fulminanten Hepatitis beträgt 80 %.

■ Prävention
Eine wichtige Präventionsmaßnahme besteht in der restriktiven Verwendung sorgfältig getesteter Blutprodukte.

Eine **passive Immunprophylaxe** ist mit Hepatitis-B-Hyperimmunglobulin möglich. Sie sollte postexpositionell innerhalb von 12 h durchgeführt werden.

Die **aktive Immunprophylaxe** wird wegen der hohen Chronifizierungsrate für alle Säuglinge empfohlen. Ein Kombinationsimpfstoff gegen Hepatitis A und B ist verfügbar. Bei Neugeborenen HBsAg-positiver Mütter wird eine **Simultanimpfung** (passiv und aktiv auf der kontralateralen Seite) unmittelbar nach der Geburt (möglichst noch im Kreißsaal) durchgeführt. Nach 4 Wochen und nach 6 Monaten erfolgen die Auffrischimpfungen. Darüber hinaus sollte bei jedem Neugeborenen einer HBsAg-positiven Mutter HBsAg und HBeAg bestimmt werden, um eine intrauterine Infektion auszuschließen.

> **Merke**
>
> Die Chronifizierungsrate einer Hepatitis B ist extrem hoch und altersabhängig. Sie beträgt bei Neugeborenen 95 % und bei Kleinkindern 25–40 %. Daher wird empfohlen, bei allen Säuglingen eine aktive Immunprophylaxe durchzuführen.

Hepatitis C

■ Definition
Infektion mit dem Hepatitis-C-Virus, das vorwiegend durch infizierte Blutprodukte übertragen wird, häufig klinisch inapparent verläuft, jedoch oft in eine chronische Form der Erkrankung übergeht, die wegen der schlechten Therapiemöglichkeiten mit einer ungüstigen Prognose verknüpft ist.

■ Ätiologie
RNA-Virus HCV. Es existieren mindestens sechs Genotypen und 90 Subtypen.

■ Epidemiologie
In Deutschland leiden 10–15 % der Hepatitispatienten an einer Hepatitis C. Knapp 1 % der Bevölkerung ist Anti-HCV-positiv. Das Hepatitis-C-Virus ist weniger infektiös als das Hepatitis-B-Virus. Die Übertragung erfolgt vor allem durch intravenösen Drogenabusus und Sexualkontakte, kaum noch durch Blut und Blutprodukte oder, wie in der Vergangenheit, durch Immunglobulinpräparate. Eine vertikale Übertragung kommt bei etwa 5 % der Kinder HCV-RNA-positiver Mütter vor. Die Inkubationszeit beträgt 2–26, durchschnittlich 8 Wochen.

■ Klinik
Die Infektion bleibt meist asymptomatisch oder äußert sich mit unspezifischen Symptomen. Die akute Hepatitis C unterscheidet sich nicht wesentlich von einer akuten Hepatitis A oder B. Eine fulminante Hepatitis ist selten und dann wohl häufig mit einer HBV- oder HIV-Infektion kombiniert. Eine chronische Hepatitis ist sehr häufig und auch nach asymptomatischem Verlauf möglich. Wie bei Hepatitis B treten extrahepatische Manifestationen (Glomerulonephritis, Kryoglobulinämie, Arthritis) auf.

■ Diagnostik
- Die Aktivitäten der Aminotransferasen im Serum sind zunächst nur leicht erhöht (fluktuierend).
- Anstieg der Aktivitäten der Aminotransferasen in der 7.–8. Woche post infectionem
- Nachweis der Hepatitis-C-RNA 1–2 Wochen post infectionem
- Nach überstandener Infektion persistiert Anti-HCV über Monate, HCV-RNA ist nicht mehr nachweisbar.

14.9 Erkrankungen der Leber und des biliären Systems

▪ Komplikationen
- **Chronische Hepatitis C:** bei 60–80 % der Patienten
- **Leberzirrhose:** bei 10–20 % der Patienten mit chronisch-aggressiver Hepatitis C
- **Leberzellkarzinom:** bei 35 % der Patienten mit chronisch-aggressiver Hepatitis C.

▪ Therapie
Für Kinder, die älter als 2 Jahre sind, wird eine Therapie mit α-Interferon plus Ribavirin empfohlen, sofern keine Kontraindikationen (→ oben) vorliegen. Nach 12-monatiger Therapie erreichen etwa 50 % der Patienten eine HCV-PCR-Negativität. Beide Substanzen sind derzeit noch nicht für das Kindesalter zugelassen.

▪ Prognose
Die **Chronifizierungsrate** ist mit 60–80 % sehr hoch. Die HCV-Infektion ist heute die häufigste Ursache einer chronischen Hepatitis in den westlichen Ländern. Bei etwa 20 % der Patienten mit einer chronischen Hepatitis C entsteht innerhalb von 10–20 Jahren eine Leberzirrhose, von denen bis zu 35 % innerhalb von 5 Jahren ein hepatozelluläres Karzinom entwickeln.

▪ Prävention
Durch die jetzt mögliche Austestung aller Blutprodukte kam es zu einer deutlichen Abnahme der Inzidenz. Bisher ist kein Impfstoff verfügbar.

> **Merke**
>
> Die Chronifizierungsrate der Hepatitis C beträgt 60–80 %. Die HCV-Infektion ist heute die häufigste Ursache einer chronischen Hepatitis in den westlichen Ländern. Häufig entwickelt sich eine Leberzirrhose oder ein Leberzellkarzinom.

Hepatitis D

▪ Definition
Infektion mit einem defekten RNA-Virus, das eine Hülle aus HBsAg und einen HDAg-haltigen Kern besitzt und dessen Replikation an die Anwesenheit von Hepatitis-B-Virus gebunden ist.

▪ Ätiologie
Das inkomplette RNA-Virus HDV wird vom HBsAg umhüllt und ist zur Replikation auf das HBV angewiesen. Eine Hepatitis D entsteht durch Koinfektion mit HBV oder durch Superinfektion eines HBV-Trägers.

▪ Epidemiologie
Die Hepatitis D ist endemisch in Italien, Ost- und Südosteuropa, im Nahen Osten, in Afrika und Südamerika. Etwa 2 % der HBsAg-positiven Patienten in Deutschland sind von einer HDV-Infektion betroffen. Die Übertragung erfolgt ähnlich wie bei Hepatitis-B-Virus, kann aber auch horizontal durch engen Kontakt, z. B. in der Familie (bei Kindern überwiegend), übertragen werden. Die Inkubationszeit beträgt bei Koinfektion 4–8 Wochen, bei Superinfektion 8–27, durchschnittlich 12 Wochen.

▪ Klinik
Schwere akute und chronisch aktive Hepatitisformen sind nicht selten, auch eine fulminante Form kommt vor. Die Koinfektion verläuft gewöhnlich biphasisch. Durch eine Superinfektion können sich aus einem asymptomatischen HBsAg-Trägerstatus schnell eine chronisch-aktive Hepatitis und eine Leberzirrhose entwickeln.

▪ Diagnostik
Nachweis von Anti-HDV-IgM und -IgG, von HDAg und HDV-RNA nur in Ausnahmefällen.

▪ Therapie
Bei Patienten mit Nachweis von Anti-HDV-IgM, HBeAg und HBV-DNA sollte wegen der schlechten Prognose eine Behandlung mit α-Interferon versucht werden. Der Therapieerfolg ist deutlich schlechter als bei HBV-Infektionen, und die Rezidivrate ist nach Absetzen hoch.

▪ Prävention
Die Impfung gegen Hepatitis B schützt vor einer Koinfektion mit HDV.

Hepatitis E

▪ Definition
Infektion mit Hepatitis-E-Virus, die hauptsächlich in Entwicklungsländern vorkommt und bezüglich ihres klinischen Verlaufes der Hepatitis-A-Infektion ähnelt.

▪ Ätiologie
RNA-Virus HEV.

▪ Epidemiologie
Die Übertragung erfolgt fäkal-oral, vor allem durch kontaminiertes Wasser. Das Virus wird bis zu 2 Wochen nach Erkrankungsbeginn mit dem Stuhl ausgeschieden. Die Hepatitis E ist möglicherweise eine Zoonose. Das würde auch erklären, warum eine HEV-Übertragung von Mensch zu Mensch relativ selten vorkommt. Epidemien sind in Indien, Südostasien, Mittelamerika und Zentralafrika bekannt geworden. Die Inkubationszeit beträgt 14–63, durchschnittlich 45 Tage.

▪ Klinik
Das klinische Bild ähnelt dem der Hepatitis A. Chronische Formen sind nicht bekannt.

Gastroenterologie

■ **Diagnostik**

Nachweis von HEV-Ag, Anti-HEV, HEV-RNA.

■ **Therapie**

Eine kausale Therapie ist nicht verfügbar.

■ **Prävention**

Hygienische Maßnahmen sind besonders wichtig. Eine spezifische Immunprophylaxe ist nicht verfügbar.

14.9.5 Autoimmunhepatitis

■ **Definition**

Autoimmunologisch bedingte entzündliche Lebererkrankung mit fortschreitender Zerstörung des Leberparenchyms und Nachweis zirkulierender Autoantikörper, die häufig zu einer Leberzirrhose führt.

■ **Ätiologie**

Die Ätiologie ist bisher nicht geklärt. Vermutlich handelt es sich um einen genetisch determinierten Defekt der Immunregulation. In Abhängigkeit von den nachgewiesenen Autoantikörpern werden zwei Formen der Erkrankung unterschieden (→ Tab. 14.5). Bei 80 % der Patienten liegt der Typ 1 vor.

■ **Klinik**

Die Erkrankung betrifft vor allem Mädchen jenseits des 10. Lebensjahres. Sie tritt akut oder mit schleichendem Beginn auf, 15 % der Patienten sind asymptomatisch. Eine fulminante Hepatitis kann vorkommen. Die unspezifischen Symptome sind Krankheitsgefühl, Leistungsschwäche, Anorexie, Bauchschmerzen, Juckreiz, Fieber und Arthralgien. Bei der Untersuchung zeigt sich eine konsistenzvermehrte Hepatosplenomegalie. Es besteht ein Ikterus, der Urin ist dunkel. Aszites und Leberhautzeichen können vorkommen. Häufig besteht eine Amenorrhö. Das Bild eines akuten Leberversagens ist möglich. Fakultative Begleitsymptome sind Koli-

tis, Thyreoiditis, Diabetes mellitus, hämolytische Anämie, Vitiligo und Arthritis. Der Übergang in eine chronische Erkrankung ist möglich.

■ **Diagnostik**

- BKS stark beschleunigt
- Relative Lymphozytose
- Aktivitäten der Aminotransferasen und der GLDH im Serum erhöht
- Hyperbilirubinämie
- Aktivitäten der alkalischen Phosphatase und γ-GT im Serum kaum erhöht
- **Hypergammaglobulinämie** mit extremer IgG-Erhöhung bis 5 g/dl charakteristisch
- C3 und C4 erniedrigt
- Antikörpernachweis: ANA, LKM-1, SLA, SMA
- In 80–90 % der Fälle Assoziation mit HLA-B8 und HLA-DR3 oder -DR4
- Leberbiopsie
- **ERCP** zum Ausschluss einer primär sklerosierenden Cholangitis.

■ **Therapie**

Eine **immunsuppressive Therapie** ist wirksam. Es wird entweder eine Monotherapie mit Prednison oder eine Kombinationstherapie mit Prednison und Azathioprin durchgeführt. Über 80 % der pädiatrischen Patienten reagieren zufriedenstellend.

■ **Prognose**

Unbehandelt entwickelt sich rasch eine Zirrhose. Unter immunsuppressiver Therapie ist die Prognose zunächst gut. Dennoch tritt trotz konsequenter Behandlung in 60–80 % der Fälle eine Leberzirrhose auf. In diesen Fällen ist in der Regel eine Lebertransplantation erforderlich.

> **Merke**
>
> Therapie der Autoimmunhepatitis:
> immunsuppressive Therapie mit Prednison und/ oder Azathioprin.

Tab. 14.5 Klassifikation der Autoimmunhepatitis.

	Typ 1 Klassische (lupoide) Autoimmunhepatitis	Typ 2 LKM-1-positive Autoimmunhepatitis
ANA	+	–
SMA	+	–
p-ANCA	+	–
LKM-1	–	+
SLA	+	–

ANA: antinukleäre Antikörper; SMA: Antikörper gegen glatte Muskulatur, p-ANCA: antineutrophile zytoplasmatische Antikörper mit perinukleärem Fluoreszenzmuster; LKM-1: Antikörper gegen mikrosomales Antigen aus Leber und Niere; SLA: Antikörper gegen lösliches Leberantigen.

14.9.6 Nichtvirale Infektionen der Leber

Leberabszess

■ Definition
Eitrige Einschmelzung von Lebergewebe durch hämatogene oder biliäre Invasion von Bakterien.

■ Ätiologie
- Septische Granulomatose
- Immundefekte
- Sepsis
- Infektionen in der Bauchhöhle
- Aszendierende Cholangitis
- Penetrierende Verletzungen
- Postoperativ.

■ Erreger
Streptokokken, Staphylokokken, Enterobacter, *E. coli*, Klebsiellen, Pseudomonas und Proteus können einen Leberabszess verursachen.

■ Klinik
Die Symptome sind uncharakteristisch mit Unwohlsein, Übelkeit, Erbrechen, Gewichtsverlust, Fieber, Schmerzen im rechten Oberbauch und druckschmerzhafter Hepatomegalie. Gelegentlich besteht begleitend ein leichter Ikterus.

■ Diagnostik
- Beschleunigte BKS, Leukozytose und Linksverschiebung
- Leberbezogene Laborparameter variabel
- Versuch des Erregernachweises in Blutkulturen
- Sonographie, Computertomographie, Kernspintomographie.

■ Therapie
Die Behandlung beinhaltet die chirurgische Drainage und systemische antibiotische Therapie.

Echinokokkeninfektion

■ Definition
Infektion mit Eiern des Hunde- oder Fuchsbandwurms, die zu solitärer oder multipler Zystenbildung in der Leber und in anderen Organen führt.

■ Ätiologie
- *Echinococcus granulosus* (Hundebandwurm) → zystische Echinokokkose
- *Echinococcus multilocularis* (Fuchsbandwurm) → alveoläre Echinokokkose.

■ Pathogenese
Bei Kindern tritt praktisch nur die zystische Echinokokkose auf. Die Infektion erfolgt durch Kontakt mit den Exkrementen von infizierten Schafen, Hunden, Schweinen und Kamelen. Die Eier der Erreger gelangen über die Nahrung in den Darm und penetrieren die Darmwand, wandern über den Portalkreislauf in die Leber oder in die Lunge und bilden dort zystische Strukturen, in denen eine erneute Vermehrung erfolgt.

■ Klinik
Die Inkubationszeit beträgt wenige Monate bis viele Jahre.

Die Infektion kann lange **asymptomatisch** bleiben. Häufig handelt es sich um Zufallsdiagnosen bei bildgebender Diagnostik. Am häufigsten sind die **Leber** und die **Lunge** betroffen, Zysten können jedoch auch in allen anderen Organen auftreten.

Es besteht kaum Krankheitsgefühl. Symptome aufgrund einer Größenzunahme und Kompression des umgebenden Gewebes entstehen oft erst relativ spät und sind uncharakteristisch (abdominelle oder thorakale Schmerzen, Husten, Dyspnoe). Bei Gallengangsverschluss entsteht ein Ikterus. Koliken und rezidivierende Cholangitiden sind möglich. Eine spontane oder traumatische **Zystenruptur** kann eine **akute allergische Reaktion** mit Urtikaria bis zum anaphylaktischen Schock auslösen und durch die Aussaat von Tochterzysten zu einer Sekundärechinokokkose führen. Bei Infektion mit *Echinococcus granulosus* sind die Zysten in der Regel im rechten Leberlappen lokalisiert. Im Verlauf kommt es zu einer Verkalkung der Zysten.

■ Diagnostik
- Eosinophilie im peripheren Blut
- Nachweis spezifischer Antikörper (80 %)
- Hochspezifischer Bestätigungstest: *E.-granulosus*-Immunoblot
- Parasitologischer Echinokokkennachweis aus Operationsmaterial
- **Sonographie des Abdomens:** Darstellung von Leberzysten
- **Röntgen-Thorax:** Darstellung von Lungenzysten
- **Computertomographie/Kernspintomographie:** exakte anatomische Darstellung.

■ Therapie
Die **radikale operative Entfernung** der Zysten ist häufig die Therapie der Wahl. Intraoperativ muss eine unkontrollierte Zystenruptur unbedingt vermieden werden. Der Zysteninhalt wird abpunktiert und die Zyste vor der operativen Entfernung mit 95 %igem Ethanol oder mit einer 20 %igen NaCl-Lösung desinfiziert.

Ein neues minimalinvasives Verfahren ist die **PAIR-**(Punktion-Aspiration-Injektion-Reaspiration-)Methode. Dabei werden Zysten unter sonographischer Kontrolle so weit wie möglich abpunktiert und durch Instillation mit 95 %igem Ethanol über 20 min und anschließende Reaspiration desinfiziert.

Eine **antiparasitäre Therapie** mit Mebendazol oder Albendazol wird bei inoperablen Patienten

14 Gastroenterologie

und heute zunehmend auch prä- und perioperativ durchgeführt.

Prognose
Bei solitären Zysten ist die Prognose sehr gut. Bei multiplen Zysten in mehreren Organen führt die Chemotherapie in 30 % der Fälle zu einer vollständigen Regression der Zysten und bei 30–50 % zu einer Degeneration und Größenreduktion.

> **Merke**
>
> Kommt es im Rahmen einer Echinokokkusinfektion zur Entleerung einer Zyste in das Peritoneum, so kann dies zu Urtikaria und anaphylaktischem Schock führen. Diagnostische Punktionen sind daher streng kontraindiziert.

14.9.7 Fulminantes Leberversagen (FLV)

Definition
Ein fulminantes Leberversagen liegt vor, wenn eine akute Lebererkrankung bei einem vorher lebergesunden Kind innerhalb von 6 Monaten zu einer Einschränkung der Lebersyntheseleistung (Quick < 40 %, CHE < 2 500 U/l) mit oder ohne hepatische Enzephalopathie führt.

Pathogenese
Das auslösende Agens schädigt primär die Hepatozyten, und es kommt zur Leberzellnekrose. Überwiegen nach Elimination des auslösenden Agens regenerative Faktoren, kommt es zu einer Restitutio ad integrum, überwiegen die inhibitorischen Faktoren, kommt es zu einem kompletten Leberausfall.

Ätiologie
Die häufigsten Ursachen des FLV sind Infektionen und Intoxikationen. In Tabelle 14.6 sind häufige Ursachen in Abhängigkeit vom Alter zusammengefasst.

Pathologie
Leber: ausgedehnte Leberzellnekrosen mit teilweise völligem Fehlen von Hepatozyten ohne Hinweis auf Regeneration. Die Gallengänge sind z. T. durch Untergang des umgebenden Gewebes sichtbar, z. T. durch Regeneration vermehrt. Begleitend zeigt sich eine entzündliche Infiltration der Portalfelder und des Parenchyms.

ZNS: In 40 % der Fälle besteht ein Hirnödem.

Klinik
Progredienter Ikterus, Hepatomegalie, Anorexie, Erbrechen, Blutungen, Foetor hepaticus und Aszites sind die Symptome des FLV. Eine abnehmende Lebergröße ist ein Hinweis auf ausgedehnte Lebernekrosen. Die Zeichen der **hepatischen Enzephalopathie** sind Ruhelosigkeit, irrationale Hyperaktivität, Verwirrtheitszustände, Lethargie, zunehmende Eintrübung, Apathie, Stupor und Koma.

Hepatorenales Syndrom: Niereninsuffizienz, die sich im Rahmen eines FLV entwickelt. Die Pathogenese ist unklar.

> **Merke**
>
> Gradeinteilung des hepatischen Komas:
> **I:** leichte neuropsychiatrische Auffälligkeiten
> **II:** Somnolenz
> **III:** Stupor
> **IV:** Koma
> **V:** schweres, tiefes Koma.

Diagnostik
- Hyperbilirubinämie
- Erhöhte Aktivitäten der Aminotransferasen und der GLDH im Serum, im Verlauf Abfall (prognostisch ungünstig)
- Schlechte Syntheseleistung: Hypalbuminämie, Aktivität der CHE im Serum niedrig
- Gerinnungsstörung, kein Ansprechen auf Vitamin K
- Hyperammonämie
- Hypoglykämie.

Tab. 14.6 Ursachen des fulminanten Leberversagens in Abhängigkeit vom Alter (modifiziert nach Mowat 1994).

Neugeborene	4 Wochen bis 3 Jahre	> 3 Jahre
Infektion	**Infektion**	**Infektion**
HSV, ECHO-, Adeno-, CMV, EBV, HBV	HAV, HBV, HCV, HSV, Sepsis	HAV, HBV, HCV, HSV, Sepsis
Stoffwechselerkrankungen	**Intoxikation**	**Intoxikation**
Galaktosämie, Tyrosinämie, neonatale Hämochromatose, Morbus Niemann-Pick Typ C, Mitochondriopathie	Paracetamol, Amanitatoxin, Valproat, Isoniazid, Halothan	Paracetamol, Amanitatoxin, Valproat, Isoniazid, Halothan
Ischämie	**Stoffwechselerkrankungen**	**Stoffwechselerkrankungen**
Angeborene Herzvitien, Herzchirurgie, Myokarditis, Asphyxie	Hereditäre Fruktoseintoleranz, α_1-Antitrypsin-Mangel, Galaktosämie	Hereditäre Fruktoseintoleranz, α_1-Antitrypsin-Mangel, Morbus Wilson

14.9 Erkrankungen der Leber und des biliären Systems

Tab. 14.7 Klassifikation der Leberzirrhosen.

Nach pathologischen Kriterien	Nach klinischen Kriterien	Nach ätiologischen Kriterien
Mikronodulär	Kompensiert inaktiv	Postnekrotische Zirrhose
Makronodulär	Kompensiert aktiv	Biliäre Zirrhose
Inkomplette septale Zirrhose	Dekompensiert inaktiv	
Biliäre Zirrhose	Dekompensiert aktiv	

■ Komplikationen
- Aszites
- Lebensbedrohliche Blutungen
- Hypoglykämisches Koma
- Nierenversagen, Elektrolytentgleisungen
- Hypoxie, kardiale Dekompensation, Schock
- Hirnödem.

■ Therapie
Der Leberzellschaden ist nicht reversibel! Eine kausale Therapie steht daher in der Regel nicht zur Verfügung.

Supportive Maßnahmen sind Reduktion der Proteinzufuhr, Darmdekontamination mit Neomycin und Lactulose zur Reduktion der Ammoniakproduktion, Elektrolyt- und Flüssigkeitssubstitution, Zufuhr hoher Mengen Glukose zur Vermeidung von Hypoglykämien, Azidoseausgleich, maschinelle Beatmung, Verabreichung von Vitamin K, FFP-Faktorenkonzentraten und Thrombozytenkonzentraten. Sedativa sollten möglichst vermieden werden, um das Ausmaß der Enzephalopathie beurteilen zu können. Eine antibiotische Therapie erfolgt großzügig zum Schutz vor Sekundärinfektionen. Bei Nierenversagen muss frühzeitig mit einer Hämodialyse begonnen werden.

Bei zunehmendem Koma ist die Durchführung einer **Lebertransplantation** indiziert! Die Festlegung des geeigneten Transplantationszeitpunkts ist schwierig (zu früh: Patient hätte vielleicht auch ohne Transplantation überlebt, zu spät: Patient ist nicht mehr transplantierbar). Bei Hirnödem ist keine sinnvolle Therapie mehr möglich.

■ Prognose
Die Prognose ist sehr ernst. Ohne Transplantation beträgt die Mortalität 85 %, die 4-Jahres-Überlebenswahrscheinlichkeit nach FLV und Lebertransplantation liegt bei 60–80 %.

14.9.8 Leberzirrhose und portale Hypertonie

■ Definitionen
Leberzirrhose: knotiger Umbau des Lebergewebes mit Regeneratknoten ohne Zentralvene, die von Bindegewebe eingeschlossen sind, gestörter Läppchenarchitektur, Bindegewebsvermehrung und Narbenbildung (→ Tab. 14.7).
Portale Hypertonie: dauerhafte Steigerung des Blutdrucks in der Pfortader über 7 mmHg.

■ Ätiologie
Eine **postnekrotische** Zirrhose tritt z. B. bei α_1-Antitrypsin-Mangel, akuter viraler Hepatitis, chronisch-aggressiver Hepatitis, Intoxikationen, konstriktiver Perikarditis, Ebstein-Anomalie, Budd-Chiari-Syndrom und ulzerativer Kolitis auf.

Eine **biliäre Zirrhose** ist z. B. die Folge einer intrahepatischen oder extrahepatischen Gallengangsatresie, der zystischen Fibrose oder der primär sklerosierenden Cholangitis.
Genetische Erkrankungen, die typischerweise zu einer Leberzirrhose führen können, sind die klassische Galaktosämie, die hereditäre Fruktoseintoleranz, die Tyrosinämie Typ I, die Glykogenose Typ IV, der Morbus Wilson und das Zellweger-Syndrom.

Die **portale Hypertonie** hat **prä-, intra- und posthepatische Ursachen,** die in Tabelle 14.8 zusammengestellt sind.

■ Pathogenese
Eine Erhöhung des Pfortaderdrucks kann durch eine Fluss- sowie durch eine Widerstandszunahme bedingt sein. Eine Leberzirrhose führt zu einer hyperdynamen Zirkulation und damit zu einem vermehrten Blutfluss durch die Pfortader. Bei fortgeschrittener Erkrankung steht die Widerstandserhöhung im Vordergrund.

Tab. 14.8 Ursachen der portalen Hypertonie.

Prähepatisch	Intrahepatisch	Posthepatisch
• Pfortaderthrombose	• Akute und chronische Hepatitis	• Thrombose der V. cava inferior
• Nabelvenenkatheter	• Fokale biliäre Fibrose bei CF	• Budd-Chiari-Syndrom
• Sepsis	• Maligne Infiltration	• Chronische Rechtsherzinsuffizienz
• Cholangitis	• Fettleber	• Konstriktive Perikarditis
• Pankreatitis	• Hämangiome	

14 Gastroenterologie

■ Klinik

Kompensierte Erkrankung: In diesem Stadium stehen die Symptome der Grunderkrankung im Vordergrund. Häufig bestehen eine Gedeihstörung und ein Vitaminmangel, insbesondere ein Mangel an fettlöslichen Vitaminen.

Abdominelle Symptome sind ein aufgetriebenes Abdomen durch die Hepatosplenomegalie, Aszites und eine paraumbilikale Venenzeichnung („Caput medusae").

Hämodynamische Symptome sind eine portale Hypertonie, die Ausbildung von Kollateralkreisläufen, Spider-Naevi und das Palmarerythem.

Pulmonale Komplikationen sind eine Hypoxämie durch intrapulmonale Shunts und die Ausbildung portopulmonaler Kollateralen.

Dekompensation: Es treten periphere Ödeme, vermehrt Aszites, eine hepatische Enzephalopathie, ein Foetor hepaticus, eine Verstärkung eines schon bestehenden Ikterus, Blutungen sowie eine Thrombozytopenie und Granulozytopenie durch Hypersplenismus auf.

■ Komplikationen
- Aszites
- Umgehungskreisläufe: Ösophagusvarizen!
- Malabsorption
- Blutungen
- Enzephalopathie
- Sekundäre endokrinologische Störungen
- Vermehrte Infektionsneigung
- Cholelithiasis
- Nierenversagen.

■ Diagnostik
- Hyperbilirubinämie
- Erhöhte Aktivitäten der Aminotransferasen und der GLDH im Serum
- Schlechte Syntheseleistung: Hypalbuminämie, CHE-Aktivität niedrig, Gerinnungsstörung
- **Sonographie des Abdomens:** Beurteilung von Leber-, Milzgröße und Leberparenchymstruktur, Nachweis von Aszites
- **Doppler-Sonographie der abdominellen Gefäße:** Untersuchung der Flüsse in Pfortader, Milzvene, Lebervenen
- **Leberbiopsie:** Histologische Untersuchung zur Klärung der Grunderkrankung und zur Beurteilung des Ausmaßes des zirrhotischen Umbaus
- **Ösophagogastroduodenoskopie:** Ösophagusvarizen?

■ Therapie
Die Behandlung umfasst die Therapie der Grunderkrankung und die Behandlung von Komplikationen. Bei primären Lebererkrankungen ist bei Progredienz die **Lebertransplantation** die einzig Erfolg versprechende Option.

Bei **akuter Varizenblutung** können Somatostatin oder Octreotid als Dauerinfusion zur Senkung des Pfortaderdruckes eingesetzt werden, die Varizen können endoskopisch sklerosiert oder ligiert werden. Die Verabreichung von β-Blockern kann prophylaktisch hilfreich sein.

Die Behandlung des **Aszites** erfolgt durch Salz- und Flüssigkeitsrestriktion und die Gabe von Spironolacton (1–5 mg/kg KG/d). Intermittierend können Albumininfusionen mit anschließender Ödemausschwemmung mit Furosemid durchgeführt werden.

■ Prognose
Die Langzeitprognose ist von der Grunderkrankung abhängig. Bei Leberzirrhose zeigen Komplikationen der portalen Hypertonie die Notwendigkeit einer Lebertransplantation an. Bei einer kongenitalen Leberfibrose oder zystischen Fibrose kann nach erfolgreicher Behandlung von Ösophagusvarizenblutungen auch noch über Jahre eine gute Leberfunktion bestehen.

14.9.9 Reye-Syndrom

■ Definition
Akute, nichtentzündliche Enzephalopathie unklarer Ursache mit Hirnödem, diffuser feintropfiger Leberverfettung im Verlauf eines viralen Infektes oder von Varizellen.

■ Epidemiologie
Etwa 2 : 100 000 Kinder unter 18 Jahren (Altersgipfel 6 Monate bis 15 Jahre) sind betroffen.

■ Ätiologie
Die Ursache ist bisher nicht endgültig geklärt. Prädisponierende Faktoren für das Auftreten eines Reye-Syndroms sind:
- Vorausgehender Virusinfekt: Varizellen, Influenza A oder B
- Einnahme von Azetylsalizylsäure
- Toxine: Herbizide, Insektizide, Aflatoxine
- Genetische Prädisposition
- Mitochondriale Fehlfunktion mit verminderter Aktivität mitochondrialer Enzyme.

■ Pathologie
Leber: Pathognomonisch ist die ausgeprägte feintropfige Leberverfettung („weiße Leber") bei Verminderung des Glykogengehaltes. Nekrosen und Entzündungszeichen fehlen. Elektronenmikroskopisch finden sich charakteristische morphologische Veränderungen der Mitochondrien.

ZNS: Ödem und neurale Läsionen ohne Hinweis auf entzündlichen oder infektiösen Prozess.

Klinik

Wenige Tage nach dem Höhepunkt eines banalen Infektes kommt es zu unstillbarem **Erbrechen** und **Bewusstseinsverlust**. Abhängig vom Ausmaß des Hirnödems werden fünf Schweregrade unterschieden (→ Tab. 14.9).

In schweren Fällen kann es innerhalb weniger Stunden zu Einklemmung und Exitus letalis kommen.

Diagnostik

- Aktivitäten von Aminotransferasen, GLDH, CK und LDH im Serum erhöht
- Hyperammonämie
- Hypoglykämie
- Gerinnungsstörung, die nicht auf Gabe von Vitamin K anspricht
- Freie Fettsäuren, Laktat und Pyruvat im Plasma erhöht
- Liquoruntersuchung unauffällig
- Leberbiopsie: klassische Histologie (→ oben).

Therapie

Die Behandlung sollte stets auf einer Intensivstation erfolgen! Es ist keine spezifische Therapie möglich. Wichtigstes Ziel ist die Prophylaxe oder Beseitigung des Hirnödems durch Flüssigkeitsrestriktion, Hyperventilation, Dexamethason oder Mannitol. Zur Vermeidung von Hypoglykämie, Proteinabbau und Lipolyse wird Glukose infundiert.

Weitere supportive Maßnahmen sind Intubation und Beatmung, der Ausgleich metabolischer Störungen, eine antikonvulsive Therapie mit Diazepam und Phenytoin sowie Sedierung, Relaxierung und Analgesie. Bei drohender Kreislaufdekompensation werden Katecholamine verabreicht. Eine Darmdekontamination erfolgt mit Lactulose und Neomycin.

Prognose

Im Stadium I ist die Prognose gut. Hyperammonämie und PTT-Verlängerung sind prognostisch ungünstig. In den Stadien II und III ist eine Heilung möglich, jedoch kommt es häufig zu bleibenden neurologischen und psychischen Schäden. In den Stadien IV und V beträgt die Mortalität über 72 %.

14.9.10 Morbus Wilson

Definition

Autosomal-rezessiv vererbte Störung des Kupferstoffwechsels durch hepatozellulären lysosomalen Transportdefekt mit verminderter biliärer Kupfersekretion, die zu toxischen Kupferablagerungen in Leber, Gehirn, Nieren und Kornea führt.
Synonym: hepatozerebrale Degeneration.

Epidemiologie

Die Häufigkeit der Erkrankung beträgt etwa 1 : 30 000. Bei Kindern überwiegt der hepatische Verlauf. 83 % aller Kinder unter 10 Jahren und 52 % aller Jugendlichen zwischen 10 und 18 Jahren weisen ausschließlich hepatische Symptome auf. Bei Erwachsenen stehen neuropsychiatrische Symptome im Vordergrund.

Ätiologie

Es handelt sich um einen autosomal-rezessiv vererbten Defekt des hepatozellulären lysosomalen Kupfertransporters ATP7B durch Mutationen im *ATP7B*-Gen.

Pathogenese

Der Defekt des Kupfertransporters ATP7B führt zu einer verminderten biliären Kupfersekretion und trotz vermehrter renaler Kupferausscheidung zu einer toxischen Kupferakkumulation in den Leberzellen. Zusätzlich sind die Übertragung von Kupfer auf Coeruloplasmin gestört und die Sekretion von Coeruloplasmin in das Blut vermindert. Nach Überschreitung der hepatischen Speicherkapazität (frühestens im 6. Lebensjahr) wird Kupfer aus nekrotischen Leberzellen freigesetzt und in Gehirn, Nieren, Kornea und Knochen abgelagert.

Pathologie

Leber: Hepatomegalie und fettige Degeneration der Hepatozyten. Der Kupfergehalt der Leberzellen ist drei- bis 30fach erhöht. Übergang in multinoduläre Zirrhose mit portaler Hypertonie.
ZNS: Kupfereinlagerungen vor allem in den Nuclei caudatus und lentiformis.
Auge: Einlagerung von Kupfer in die Kornea: Kayser-Fleischer-Kornealring.

Tab. 14.9 Einteilung der klinischen Schweregrade bei Reye-Syndrom.

Grad I	Lethargie, Schläfrigkeit, Erbrechen, Zeichen der Leberdysfunktion
Grad II	Tiefe Lethargie, Verwirrung, Delirium, Hyperventilation, Hyperreflexie
Grad III	Koma, Krampfanfälle, Dekortikationsstarre, normale Pupillenreaktion
Grad IV	Zerebrale Anfälle, tiefes Koma, Dezerebrationsstarre, starre Pupillen
Grad V	Koma, Verlust der Sehnenreflexe, Atemstillstand, schlaffe Lähmung im Wechsel mit Dezerebrationsstarre, Null-Linien-EEG

14 Gastroenterologie

■ Klinik
Die Erkrankung manifestiert sich selten vor dem 6. Lebensjahr.

Hepatische Symptome: Die Symptome sind zunächst unspezifisch mit Hepatosplenomegalie, Bauchschmerzen, Erbrechen, Müdigkeit und Leistungsabfall. Ein flüchtiger Ikterus kommt vor. Im weiteren Verlauf entwickeln sich ein Aszites und eine Blutungsneigung. Es kommt zur Leberzirrhose. Selten manifestiert sich die Erkrankung als Hämolyse mit fulminantem Leberversagen.

Neurologische Symptome: Sie treten selten vor dem 12. Lebensjahr auf. Charakteristisch sind eine verwaschene Sprache (Dysarthrie), Schriftverschlechterung (Dysgraphie), Hypersalivation, Tremor, Choreoathetose und Schluckstörung (Dysphagie).

■ Diagnostik
- Totale Kupferkonzentration im Serum erniedrigt
- Freie Kupferkonzentration im Serum erhöht
- Coeruloplasmin im Serum erniedrigt
- Kupferausscheidung im Urin erhöht
- Kupferkonzentration im Lebergewebe erhöht
- Spaltlampenuntersuchung: Kayser-Fleischer-Kornealring.

■ Therapie
Zur Behandlung des Morbus Wilson stehen mehrere Medikamente zur Verfügung.

D-Penicillamin: Es bindet als Chelatbildner Kupfer und fördert die renale Kupferausscheidung. Die Dosierung beträgt 900–1 200 mg/d. In 30 % der Fälle treten Nebenwirkungen (Exanthem, Fieber, Lymphknotenschwellung, nephrotisches Syndrom, Lupus erythematodes, aplastische Anämie, Goodpasture-Syndrom) auf.

Trientine: Die Wirkungsweise entspricht der von D-Penicillamin; Nebenwirkungen treten jedoch seltener auf.

Zink: Es hemmt die Kupferabsorption und fördert die Bildung von Metallothioneinkomplexen. In der Regel ist eine alleinige Behandlung mit Zinksalzen für eine schnelle Entkupferung nicht effektiv genug.

Lebertransplantation: Sie ist nur bei progressivem und fulminantem Leberversagen indiziert.

■ Prognose
Unbehandelt ist die Prognose der Erkrankung sehr schlecht. Bei rechtzeitigem Therapiebeginn ist sie ausgezeichnet und die Lebenserwartung nicht eingeschränkt. Selbst Dekompensationszeichen der Leberzirrhose wie Aszites und Gerinnungsstörung können unter Therapie nach etwa 1 Jahr verschwinden.

14.10 Erkrankungen des Pankreas

14.10.1 Akute Pankreatitis

■ Definition
Akute, in der Regel seröse Entzündung der Bauchspeicheldrüse, die häufig zu Komplikationen führt und mit einer hohen Mortalitätsrate behaftet ist.

■ Klassifikation
- **Nach klinischen Aspekten:** milde Pankreatitis und schwere Pankreatitis
- **Nach morphologischen Aspekten:** interstitiell-ödematöse (90 %) oder hämorrhagisch-nekrotisierende (10 %) Pankreatitis

■ Ätiologie
- Idiopathisch in 10–20 % der Fälle
- Trauma
- Medikamente
- Mumpsinfektion
- Entzündliche und obstruktive Gallenwegserkrankungen
- Zystische Fibrose
- Im Rahmen von Systemerkrankungen: Lupus erythematodes, Hyperparathyreoidismus, Hyperlipidämie, organische Azidurie.

■ Klinik
Klinisches Leitsymptom sind die plötzlich beginnenden, **gürtelförmigen Oberbauchschmerzen** mit Übelkeit und Erbrechen. Die Schmerzen verstärken sich bei Nahrungsaufnahme und strahlen in den Rücken aus.

■ Komplikationen
- Schock
- Infektion, Sepsis
- Hypokalzämie, Hyperglykämie
- Verbrauchskoagulopathie
- Abszesse, Pseudozysten, Fisteln
- Übergang in hämorrhagisch-nekrotisierende Pankreatitis
- Übergang in chronische Pankreatitis.

■ Diagnostik
- Erhöhte Aktivitäten der Amylase und Lipase im Serum; es besteht keine Korrelation zwischen der Höhe der Werte und der Schwere der Pankreatitis.
- C-reaktives Protein bei interstitiell-ödematöser Form nur wenig, bei hämorrhagisch-nekrotisierender Form exzessiv erhöht
- **Sonographie:** ödematöse Pankreasschwellung, Pseudozysten
- **Computertomographie** mit Kontrastmittel
- **Kernspintomographie und MRCP:** Nachweis von Ganganomalien
- **ERCP.**

380

■ Therapie

Die Behandlung ist rein symptomatisch und beinhaltet eine intensivmedizinische Überwachung, Nahrungs- und Flüssigkeitskarenz, parenterale Flüssigkeitszufuhr und Ernährung sowie Analgesie. Morphinderivate sind wegen der Kontraktion des Sphincter Oddi kontraindiziert! Bei Verdacht auf eine nekrotisierende Pankreatitis (CRP > 12 mg/dl) ist eine antibiotische Therapie mit Meropenem indiziert.

■ Prognose

Die interstitiell-ödematöse Pankreatitis verläuft in der Regel mild und selbstlimitierend, die Letalität liegt unter 10 %. Die hämorrhagisch-nekrotisierende Form ist meist mit einem schweren Verlauf und einer Letalität von 25 % assoziiert.

> **Merke**
>
> Eine Indikation zur Nahrungskarenz bei akuter Pankreatitis besteht nur bis zur Schmerzfreiheit. Die orale Ernährung sollte so bald wie möglich begonnen werden und ist unabhängig von der Höhe der Pankreasenzymaktivitäten im Blut.

14.10.2 Chronische Pankreatitis

■ Definition

Chronisch fortdauernder, irreversibler Entzündungsprozess, der mit rezidivierenden oder persistierenden Bauchschmerzen einhergeht und durch die unaufhaltsame Progredienz der Organzerstörung bis zur Entstehung einer exokrinen und endokrinen Pankreasinsuffizienz gekennzeichnet ist.

■ Formen

- Primär chronische hereditäre Pankreatitis
- Sekundär chronische Pankreatitis (häufiger).

■ Ätiologie

Bei der **hereditären Pankreatitis** handelt es sich um eine autosomal-dominant vererbte Erkrankung durch einen Gendefekt auf Chromosom 7.

Die **sekundär chronischen Pankreatitiden** sind häufiger und können durch Hyperkalzämie, Hyperlipidämie, zystische Fibrose, Trauma, angeborene anatomische Fehlbildungen von Pankreas- und Gallenwegssystem, Dysfunktion des Sphincter Oddi, Nierenerkrankungen, sklerosierende Cholangitis und auf dem Boden eines Autoimmungeschehens entstehen.

■ Pathologie

Zunächst entstehen im Gangsystem Eiweißpräzipitate, die zu einer mechanischen Reizung, Atrophie und Auflösung der Epithelien führen. In der Folge entwickeln sich Strikturen und Stenosen. Die perikanalikuläre Bindegewebsvermehrung führt zu ei-

ner Parenchymschrumpfung. Es bilden sich Zysten, Narben und Verkalkungen. Die Organzerstörung schreitet bis zur totalen exokrinen und endokrinen Pankreasinsuffizienz fort.

■ Klinik

Die Symptomatik beginnt schleichend. Gedeihstörung, Meteorismus, Übelkeit, Erbrechen und Völlegefühl sind unspezifische Krankheitszeichen. Gelegentlich kommt es zu Oberbauchschmerzepisoden. Es besteht eine Fettintoleranz. Voluminöse, fettglänzende Stühle treten erst bei 80 %iger Organzerstörung auf. Ein Diabetes mellitus gilt als Spätmanifestation.

■ Diagnostik

- Chymotrypsin, Elastase im Stuhl erniedrigt
- Steatokrit erhöht
- Sekretin-Pankreozymin-Test
- Sonographie, Computertomographie, ERCP.

■ Therapie

Eine kurative Therapie ist nicht verfügbar. Die Behandlung umfasst die Pankreasenzymsubstitution sowie die Substitution fettlöslicher Vitamine, ggf. eine Diabetesbehandlung und Analgesie.

14.10.3 Generalisierte exokrine Pankreasinsuffizienz

■ Definition

Autosomal-rezessiv vererbte Multiorganerkrankung mit zyklischer Neutropenie, Kleinwuchs und Skelettdeformitäten, die neben der zystischen Fibrose die häufigste Ursache einer angeborenen exokrinen Pankreasinsuffizienz ist.
Synonym: Shwachman-Diamond-Syndrom.

■ Epidemiologie

Die Häufigkeit beträgt 1 : 20 000 bis 1 : 100 000.

■ Ätiologie

Vermutet wird ein Defekt mikrotubulärer Zellelemente und Mikrofilamente als Ursache der Entwicklungsstörung multipler Organe. Es kommt zur progredienten Degeneration und lipomatösen Umwandlung des Pankreas.

■ Klinik

Die Kinder fallen bereits durch ein **niedriges Geburtsgewicht** auf. Es bestehen Fütterungsschwierigkeiten sowie eine **muskuläre Hypotonie**. Bereits in der Neonatalperiode kommt es zu **Gedeihstörung und Diarrhö**. Im 2. Lebensjahr besteht ein deutlicher **Kleinwuchs**. Eine vermehrte Infektanfälligkeit ist durch eine ausgeprägte **Neutropenie** bedingt. Eine begleitende **Thrombozytopenie** besteht in 70 %, eine Anämie in 50 % der Fälle. Das Knochenmark ist hypoplastisch mit Fetteinlagerung. Es be-

Gastroenterologie

steht eine verzögerte Knochenreifung, und die typischen **Skelettanomalien** sind kurze, verbreiterte Rippen und metaphysäre Ossifikationsdefekte vor allem am Femur. Eine **psychomotorische Entwicklungsverzögerung** besteht in 85 % der Fälle.

Diagnostik
- Neutropenie oder Panzytopenie
- Chymotrypsin, Elastase im Stuhl erniedrigt
- Fehlen pankreatischer Enzyme
- Normaler Schweißtest
- Knochenmarkpunktion.

Therapie
Die Behandlung besteht in einer Pankreasenzymsubstitution. Bei gravierender Neutropenie können Wachstumsfaktoren (G-CSF) eingesetzt werden.

Prognose
Die Prognose ist hauptsächlich von der Häufigkeit und Schwere der Infektionen abhängig.

➕ 019 IMPP-Fragen

15 Nephrologie und Urologie

Inhaltsverzeichnis

15.1 Nierenerkrankungen mit Leitsymptom Hämaturie 383

   15.1.1 IgA-Glomerulonephritis 383
   15.1.2 Benigne familiäre Hämaturie 386
   15.1.3 Idiopathische benigne rekurrierende Hämaturie 386
   15.1.4 Alport-Syndrom (AS) 386
   15.1.5 Akute postinfektiöse Glomerulonephritis (AGN) 387
   15.1.6 Membranöse Glomerulonephritis 388
   15.1.7 Systemischer Lupus erythematodes (SLE) 389
   15.1.8 Membranoproliferative Glomerulonephritis 389
   15.1.9 Rapid progressive Glomerulonephritis (RPGN) 390
   15.1.10 Goodpasture-Erkrankung 391
   15.1.11 Anaphylaktoide Purpura Schoenlein-Henoch (PSH) 391
   15.1.12 Hämolytisch-urämisches Syndrom (HUS) 392
   15.1.13 Nierenvenenthrombose 394

15.2 Nierenerkrankungen mit Leitsymptom Proteinurie 395

   15.2.1 Nephrotisches Syndrom (NS) 395

15.3 Tubulopathien 399

   15.3.1 Renale Glukosurie 399
   15.3.2 Renal-tubuläre Azidose (RTA) 400
   15.3.3 De-Toni-Debré-Fanconi-Syndrom 401
   15.3.4 Diabetes insipidus renalis 401
   15.3.5 Bartter-Syndrom 402

15.4 Tubulointerstitielle Nephritis (TIN) ... 403

15.5 Arterielle Hypertonie 403

15.6 Niereninsuffizienz 406

   15.6.1 Akute Niereninsuffizienz (ANI) ... 406
   15.6.2 Chronische Niereninsuffizienz (CNI) 407

15.7 Kongenitale Nierenfehlbildungen 409

   15.7.1 Nierenagenesie 409
   15.7.2 Nierenhypoplasie 409
   15.7.3 Lage- und Fusionsanomalien der Niere 409
   15.7.4 Zystische Nierenerkrankungen ... 410

15.8 Harnwegsinfektionen (HWI) 411

15.9 Hydronephrose 413

15.1 Nierenerkrankungen mit Leitsymptom Hämaturie

■ Definitionen

Makrohämaturie: mit dem bloßen Auge erkennbare Rotfärbung des Urins durch Erythrozyten.
Mikrohämaturie: > 5 Erythrozyten/µl Urin ohne sichtbare Rotfärbung.

> **Merke**
>
> Für die Untersuchung sollte stets frischer Urin verwendet werden.

■ Differentialdiagnose

Bei „rotem" Urin handelt es sich nicht immer um eine Hämaturie. Wichtige Ursachen fasst Tabelle 15.1 zusammen. Handelt es sich tatsächlich um eine Hämaturie, ist die Unterscheidung einer **glomerulären** Hämaturie von einer **nichtglomerulären** Hämaturie wichtig (→ Tab. 15.2).

Das differentialdiagnostische Vorgehen bei glomerulärer Hämaturie ist in Abb. 15.1, bei nichtglomerulärer Hämaturie in Abbildung 15.2 dargestellt.

> **Merke**
>
> Die Symptomkonstellation Mikrohämaturie mit Proteinurie, eingeschränkter Nierenfunktion oder arterieller Hypertonie spricht für das Vorliegen einer Glomerulopathie.

15.1.1 IgA-Glomerulonephritis

■ Definition

Eigenständige Form einer Glomerulonephritis, deren Merkmal eine massive Ablagerung von Immunglobulin A im Mesangium der Glomeruli ist.

Synonym: M. Berger

Nephrologie und Urologie

Tab. 15.1 Ursachen für „roten" Urin.

Endogen	Exogen	
• Erythrozyten	• Nahrungsmittel	– Rote Bete
• Hämoglobin		– Rhabarber
• Myoglobin		– Brombeeren
• Porphyrine	• Medikamente	– Chloroquin
• Amorphe Urate („Ziegelmehl")		– Deferoxamin
• Homogentisinsäure (Alkaptonurie)		– Ibuprofen
		– Metronidazol
		– Nitrofurantoin
		– Rifampicin
		– Phenytoin
		– Phenophthalein
		– Phenothiazine
	• Infektion	– *Serratia marcescens*

Modifiziert nach: M.R. Benz, K. Reiter, R. Eife: Hämaturie und Proteinurie im Kindesalter – vom Symptom zur Diagnose. Monatsschr Kinderheilkd 2004; 152: 238–247.

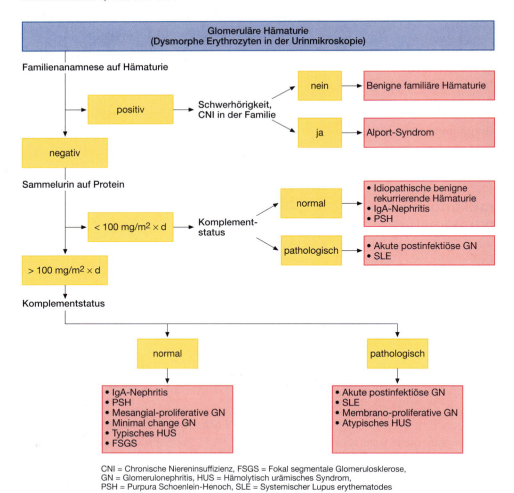

Abb. 15.1: Differentialdiagnostisches Vorgehen bei glomerulärer Hämaturie. Modifiziert nach M.R. Benz, K. Reiter, R. Eife: Hämaturie und Proteinurie im Kindesalter – vom Symptom zur Diagnose. Monatsschr Kinderheilkd 2004; 152: 238–247.

15.1 Nierenerkrankungen mit Leitsymptom Hämaturie

Tab. 15.2 Hämaturie: glomerulär versus nichtglomerulär.

Parameter	Glomeruläre Hämaturie	Nichtglomeruläre Hämaturie
Urinfarbe	Rotbraun, Cola-farben	Rot oder rosa
Koagel	Keine	Möglich
Proteinurie*	≥ 100 mg/m^2/Tag	< 100 mg/m^2/Tag
Erythrozytenmorphologie	Dysmorph	Normal
Erythrozytenzylinder	Möglich	Keine

* Nur bei Mikrohämaturie zur Differenzierung verwertbar, da bei Makrohämaturie falsch hohe Befunde für Proteinurie.

■ Epidemiologie
Die IgA-Glomerulonephritis ist eine der häufigsten glomerulären Erkrankungen. Jungen sind deutlich häufiger betroffen als Mädchen.

■ Pathogenese
Es liegt eine **Überproduktion von IgA** durch Steigerung der IgA1-Synthese im Knochenmark vor. Das überschüssige IgA wird aufgrund seiner veränderten physikochemischen Eigenschaften intraglomerulär abgelagert. Ursache für die Steigerung der IgA1-Synthese könnte z. B. die Induktion einer vermehrten IgA-Produktion durch **exogene Antigene** (Nahrung, Viren, Bakterien) sein, die aufgrund einer gestörten lokalen IgA-Immunantwort die Schleimhautbarriere passieren. Alternativ könnte eine **primäre Dysregulation** des Immunsystems vorliegen, die mit einer inadäquaten Umschaltung zwischen IgA- und IgG-Produktion einhergeht.

■ Pathologie
Es finden sich eine mesangiale Proliferation, Kapseladhäsionen und epitheliale Halbmondbildungen. Voraussetzung für die Diagnose ist der immunhistologische Nachweis von IgA-Ablagerungen im Mesangium der Glomeruli.

■ Klinik
Die Erkrankung beginnt meist im späten Schulalter. Das klinische Leitsymptom ist das Auftreten **rezidivierender Makrohämaturieschübe**, häufig in Assoziation mit Infekten, Impfungen oder körperlicher Belastung. Im Intervall besteht eine Mikrohämaturie.

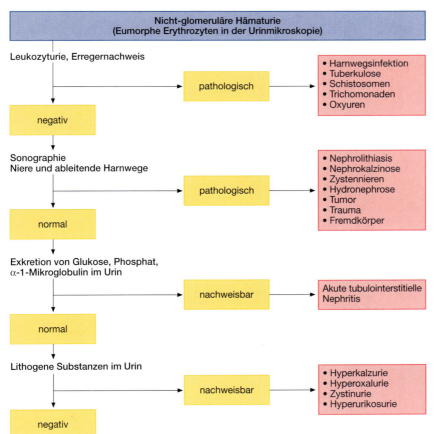

Abb. 15.2: Differentialdiagnostisches Vorgehen bei nichtglomerulärer Hämaturie. Modifiziert nach: M.R. Benz, K. Reiter, R. Eife: Hämaturie und Proteinurie im Kindesalter – vom Symptom zur Diagnose. Monatsschr Kinderheilkd 2004; 152: 238–247.

Nephrologie und Urologie

■ **Diagnostik**
- Mikro- und Makrohämaturie; geringgradige oder fehlende Proteinurie
- IgA im Serum in 15 % der Fälle erhöht
- **Nierenbiopsie:** Histologie und Immunhistologie.

■ **Therapie**
Eine kausale Behandlung ist nicht möglich. Kommt es zur Niereninsuffizienz, muss eine Nierenersatztherapie (Hämodialyse, Nierentransplantation) durchgeführt werden.

■ **Prognose**
25 % aller erwachsenen Patienten werden innerhalb von 20 Jahren dialysepflichtig. Auch im Kindesalter ist die Prognose nicht so günstig, wie früher angenommen. Vier Jahre nach Nierenbiopsie sind 15 % der Kinder niereninsuffizient.

> **Merke**
>
> Die IgA-Glomerulonephritis ist eine der häufigsten glomerulären Erkrankungen im Kindesalter, sie tritt häufig nach banalen Infekten des Respirationstraktes oder des Gastrointestinaltraktes auf und führt relativ häufig zu einer Niereninsuffizienz.

15.1.2 Benigne familiäre Hämaturie

■ **Definition**
Autosomal-dominant vererbte, isolierte, meist persistierende Mikrohämaturie, die keine histologischen Nierenveränderungen verursacht und mit einer guten Prognose verknüpft ist.

■ **Klinik**
Es besteht eine **isolierte Mikrohämaturie**. Schwerhörigkeit oder Augenveränderungen fehlen. Dennoch ist die Abgrenzung zu leichten Fällen eines Alport-Syndroms nicht immer einfach.

■ **Pathologie**
Außer einer elektronenmikroskopisch nachweisbaren Verdünnung der glomerulären Basalmembran **(Thin Basement Membrane Nephropathy)** finden sich keine Auffälligkeiten.

■ **Diagnostik**
- Isolierte Mikrohämaturie
- Nierenbiopsie: keine histologischen Veränderungen.

■ **Therapie**
Eine Behandlung ist nicht erforderlich.

■ **Prognose**
Die Prognose ist ausgezeichnet.

15.1.3 Idiopathische benigne rekurrierende Hämaturie

■ **Definition**
Nicht familiär auftretende isolierte asymptomatische Mikrohämaturie mit häufig intermittierendem Verlauf.

■ **Epidemiologie**
Bei 1 % der Mädchen und bei 0,5 % der Jungen tritt eine idiopathische benigne rekurrierende Hämaturie auf.

■ **Pathologie**
Es zeigen sich keine oder nur leichte Glomerulusveränderungen: mesangiale Proliferation, fokal-segmentale Glomerulonephritis.

■ **Klinik**
Es treten keine klinischen Symptome auf.

■ **Diagnostik**
- Isolierte Mikrohämaturie
- Nierenbiopsie: keine oder geringgradige histologische Veränderungen.

■ **Therapie**
Eine Behandlung ist nicht erforderlich.

■ **Prognose**
Die Prognose ist günstig.

15.1.4 Alport-Syndrom (AS)

■ **Definition**
Hereditäre Erkrankung der glomerulären Basalmembran, welche eine progrediente Nephropathie mit Hämaturie, mit oder ohne Proteinurie, Schwerhörigkeit und Augenveränderungen zur Folge hat.

■ **Vererbung**
In etwa 80 % der Fälle wird die Erkrankung X-chromosomal-rezessiv (Mutationen im *COL4A5*-Gen), in 15 % der Fälle autosomal-rezessiv (Mutationen im *COL4A3*-Gen) vererbt. Selten liegt ein autosomal-dominanter Erbgang vor.

■ **Epidemiologie**
Es handelt sich mit einer Prävalenz von 1 : 7 000 um die häufigste hereditäre progrediente Nierenerkrankung.

■ **Pathologie**
Zunächst Verdünnung, dann Aufsplittung und Verdickung der glomerulären Basalmembran, die zu progressiver Glomerulosklerose führt.

15.1 Nierenerkrankungen mit Leitsymptom Hämaturie

Klinik

Zunächst besteht eine asymptomatische **Mikrohämaturie**, gelegentlich mit intermittierenden Episoden einer Makrohämaturie. Beim Jungen entwickelt sich fast immer eine **Proteinurie**, die in fast 50 % der Fälle den nephrotischen Bereich erreicht. Fast alle männlichen Patienten werden **niereninsuffizient**. Eine bilaterale progrediente **Schwerhörigkeit** findet man bei 75 % der männlichen und 20 % der weiblichen Patienten. 25 % der Patienten weisen verschiedene **Augenveränderungen** (Lentikonus, Myopie) auf.

Therapie

Eine spezifische Therapie ist nicht verfügbar. ACE-Hemmer und Ciclosporin A können die Proteinurie günstig beeinflussen. Bei terminaler Niereninsuffizienz muss die Hämodialyse oder eine Nierentransplantation erfolgen.

Prognose

Der wichtigste prognostische Faktor ist der Grad der Proteinurie. Bei den meisten männlichen Patienten kommt es in der 2. Lebensdekade zu einer terminalen Niereninsuffizienz. Der Hörverlust erfolgt parallel dazu und kann zu vollständiger Taubheit führen.

> **Merke**
>
> Beim Alport-Syndrom handelt es sich um die häufigste hereditäre progrediente Nierenerkrankung, die durch eine progrediente Nephropathie, Schwerhörigkeit und Augenveränderungen gekennzeichnet ist.

15.1.5 Akute postinfektiöse Glomerulonephritis (AGN)

Definition

Endokapilläre akute allergisch-hyperergische Entzündung der Nierenglomeruli im Anschluss an akute Infektionen, die typischerweise zu einem nephritischen Syndrom führt, aber auch ein nephrotisches Syndrom verursachen kann.

Epidemiologie

Es handelt sich um die häufigste Ursache eines akuten nephritischen Syndroms. Im Kindesalter tritt eine AGN bei 10–20 % aller Streptokokkenerkrankungen auf. Sie wird selten vor dem 3. Lebensjahr beobachtet und betrifft hauptsächlich Kinder zwischen 4 und 12 Jahren. Jungen sind doppelt so häufig betroffen wie Mädchen.

Ätiologie

Eine Vielzahl von Bakterien, Viren, Pilzen und Parasiten kann eine AGN verursachen. Die β-hämolysierenden Streptokokken der Gruppe A sind jedoch mit Abstand die häufigste Ursache (Poststreptokokkenglomerulonephritis).

> **Merke**
>
> Die akute postinfektiöse Glomerulonephritis wird in den meisten Fällen durch eine Infektion mit β-hämolysierenden Streptokokken der Gruppe A ausgelöst (Poststreptokokkenglomerulonephritis).

Pathogenese

Sechs bis 10 Tage vor Beginn der Nierenerkrankung tritt in der Regel eine Infektion, z. B. mit β-hämolysierenden Streptokokken der Gruppe A (Angina oder Hautinfektion), auf. Streptokokkenantigene und korrespondierende Antikörper bilden unter Komplementverbrauch Immunkomplexe, die zur Entzündung führen. Die Entzündung resultiert in einer Einschränkung der glomerulären Funktion.

Pathologie

Es zeigt sich eine diffuse mesangial-proliferative Glomerulonephritis. Antigene, Antikörper und Komplementfaktoren lagern sich in den Kapillarschlingen der Glomeruli („humps") an. Es handelt sich um Anhäufungen subepithelialer Immunaggregate, die für eine AGN charakteristisch sind.

Klinik

In 20 % der Fälle verläuft die Erkrankung asymptomatisch. Symptome treten 1–4 Wochen nach einer Streptokokkeninfektion (Pharyngitis, Angina, Otitis, Impetigo, Scharlach) oder einer anderen Infektion auf.

Es zeigt sich ein **akutes nephritisches Syndrom** mit mindestens zwei der folgenden Symptome: Makrohämaturie, leichte Proteinurie, arterielle Hypertonie und Einschränkung der glomerulären Filtration mit Oligurie.

Zusätzlich können Ödeme der Augenlider und des Skrotums auftreten. Unspezifische Allgemeinsymptome sind Blässe, Appetitlosigkeit, Erbrechen und Kopfschmerzen.

Als **Komplikationen** können eine Anurie (5–10 % der Fälle), kardiovaskuläre Symptome (Folge von Wasser- und Salzretention) und zerebrale Symptome (Kopfschmerzen, Erbrechen, Bewusstseinsstörungen, Krampfanfälle durch hypertensive Krisen) auftreten.

Die Dauer der klinischen Symptome beträgt in der Regel 1–2 Wochen. Die Proteinurie und die Hämaturie können bis zu 18 Monate persistieren!

> **Merke**
>
> Die Symptome des akuten nephritischen Syndroms sind Makrohämaturie, leichte Proteinurie, arterielle Hypertonie und Einschränkung der glomerulären Filtration mit Oligurie.

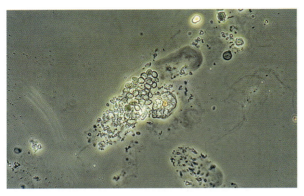

Abb. 15.3: Erythrozytenzylinder mit hyalinen Zylinderanteilen im Phasenkontrastmikroskop, Vergrößerung 400-fach. [21]

■ Diagnostik
- **Mikrohämaturie** obligat, **Makrohämaturie** häufig
- Nachweis von **Erythrozytenzylindern** im Urin (glomerulärer Ursprung, → Abb. 15.3)
- Mäßiggradige Proteinurie (meist < 0,5 g/d)
- **Rachenabstrich:** Versuch des Streptokokkennachweises
- Antistreptolysintiter, Antihyaluronidase und Antidesoxyribonuklease B erhöht
- **Komplementaktivität**, vor allem C3, **vermindert**
- Kreatinin und Harnstoff im Serum häufig erhöht
- **Nierenbiopsie:** Bei akuter Erkrankung ist eine Nierenbiopsie nicht indiziert, bei chronischem Verlauf ist sie erforderlich.

■ Therapie
Obwohl häufig keine Streptokokken nachweisbar sind, wird mit Penicillin V in einer Dosierung von 100 000 IE/kg KG/d über 10 Tage p.o. behandelt. Bettruhe sollte bei kardiovaskulären oder zerebralen Symptomen und bei Ödemen, Hypertonie und Makrohämaturie eingehalten werden. Bei ausgeprägter Hypertonie wird im Bedarfsfall Nifedipin (1 mg/kg KG sublingual) verabreicht.

■ Prognose
Meist bilden sich Makrohämaturie, Ödeme und Hypertonie in 1–2 Wochen zurück und die glomeruläre Filtrationsrate normalisiert sich innerhalb von Wochen bis Monaten, was auf eine günstige Prognose hinweist. In über 95 % der Fälle kommt es innerhalb von 2 Monaten zu einer **Restitutio ad integrum**.

> **Merke**
>
> Bei jedem Verdacht auf eine AGN ist die sofortige Einleitung einer Therapie mit Penicillin V erforderlich, obwohl der weitere Krankheitsverlauf in vielen Fällen dadurch wahrscheinlich nicht wesentlich beeinflusst wird.

15.1.6 Membranöse Glomerulonephritis

■ Definition
Form der Glomerulonephritis mit charakteristischen histologischen und immunologischen Befunden, die bei Erwachsenen die häufigste Ursache des nephrotischen Syndroms darstellt, bei Kindern hingegen eher selten ist.

■ Pathogenese
Wahrscheinlich handelt es sich um eine Immunkomplexerkrankung. Sie tritt als sekundäre Glomerulonephritis bei Lupus erythematodes, chronischer Hepatitis, Gold- und Penicillamintherapie und bei Tumoren auf.

■ Pathologie
Es zeigen sich charakteristische morphologische und immunologische Befunde. Die glomeruläre Basalmembran ist diffus verdickt und es sind Einschlüsse aus Immunkomplexen (IgG und C3) in perlschnurartiger Anordnung nachweisbar.

■ Klinik
Die Erkrankung manifestiert sich meist in der 2. Lebensdekade als **nephrotisches Syndrom**. Fast immer liegt eine Mikrohämaturie, selten eine Makrohämaturie vor. Es besteht ein erhöhtes Risiko für das Auftreten einer Nierenvenenthrombose.

■ Diagnostik
- Mikrohämaturie
- Proteinurie und Hypalbuminämie häufig
- **Nierenbiopsie:** Histologie und Immunhistologie.

■ Therapie
Das nephrotische Syndrom wird mit Salzrestriktion und Diuretika, evtl. mit Immunsuppressiva behandelt. Falls möglich, sollte die Therapie der Grunderkrankung erfolgen.

■ Prognose
Im Kindesalter kommt es meist zur spontanen Ausheilung. Gelegentlich kann die Proteinurie persistieren.

Checkliste: Nephritisches/nephrotisches Syndrom.	
Nephritisches Syndrom	**Nephrotisches Syndrom**
Hämaturie	Große Proteinurie
Leichte bis mittelgradige Proteinurie	Hypalbuminämie
Arterieller Hypertonus	Ödeme
Einschränkung der glomerulären Filtration	Hyperlipidämie
Oligurie	

15.1.7 Systemischer Lupus erythematodes (SLE)

Definition
Chronisch-entzündliche Autoimmunerkrankung, die durch eine B-Zell-Hyperaktivität, die Produktion von Autoantikörpern gegen Zellkernbestandteile und Ablagerungen von Immunkomplexen gekennzeichnet ist und zu den Symptomen Gewichtsverlust, Fieber, Panzytopenie und Arthritis mit Beteiligung von Herz, Lunge, ZNS, Haut und Nieren führt.

Epidemiologie
Der SLE kommt mit einer Häufigkeit von etwa 7 : 100 000 Kindern und Jugendlichen vor. Mädchen sind viermal häufiger betroffen als Jungen.

Ätiologie
Familiäre Häufungen belegen eine genetische Prädisposition. Es besteht eine Assoziation zu HLA-DR2, -DR3 und -DQW1. Die derzeitige Hypothese zur Ätiologie lautet, dass eine virale Infektion aufgrund einer Störung der Immunantwort zu einer polyklonalen B-Zell-Aktivierung führt.

Pathogenese
Die klinischen Organmanifestationen entstehen durch Immunkomplexbildung mit den entsprechenden Antigenen, die eine Vaskulitis vor allem der kleinen Gefäße auslöst.

Pathologie
Die Immunkomplexvaskulitis in verschiedenen Organen ist das immunhistologische Kennzeichen des SLE.

Klinik
Nahezu jedes Organ kann beim SLE betroffen sein. Meist erkranken Mädchen im Alter zwischen 9 und 15 Jahren. Die Erkrankung beginnt schleichend oder akut mit Krankheitsgefühl, Fieber und Gewichtsverlust. Charakteristisch ist ein **schmetterlingförmiges Erythem** über Wangen und Nasenrücken mit erhöhter Lichtempfindlichkeit der Haut. Eine **Nephritis** (Hämaturie, meist kleine Proteinurie, nephrotisches Syndrom möglich, Nierenfunktion meist normal) tritt in über 80 % der Fälle auf. Ein weiteres sehr häufiges Symptom (> 70 %) ist die symmetrische **Arthritis** ohne Gelenkdestruktion. Häufig (40 %) besteht eine **Perikarditis**. Eine **Panzytopenie** ist ein weiteres wichtiges Merkmal, wobei die Leukozytopenie in der Regel im Vordergrund steht. Eine pulmonale Beteiligung kommt in 20–50 % der Fälle vor. Eine der gefürchtetsten Komplikationen ist der **ZNS-Befall** (Kopfschmerzen, zerebrale Krampfanfälle, Wesensveränderung, Psychosen, Störung der Denk- und Merkfähigkeit), der in 30 % der Fälle vorkommt.

Diagnostik
- Hämaturie, Leukozyturie, Proteinurie
- Anämie, Leukozytopenie, Thrombozytopenie
- BKS beschleunigt
- α_2-Globulin und Gammaglobuline erhöht
- C3 und C4 erniedrigt
- Nachweis von ANA, SMA und Anti-Doppelstrang-DNA-Antikörpern im Serum
- **Nierenbiopsie:** wird bei allen Patienten empfohlen.

Therapie
Die Behandlung eines SLE erfordert einen umfassenden Betreuungsansatz.

Das Haupttherapieprinzip besteht in der Durchführung einer **immunsuppressiven Therapie**, z. B. mit Prednison 0,5 mg/kg KG/d. Hydroxychloroquin (5 mg/kg KG/d) zeigt einen günstigen Effekt auf kutane Symptome und bewirkt u. U. eine Reduktion der Rezidivneigung. Nichtsteroidale Antirheumatika können die muskuloskelettalen Symptome und das Fieber günstig beeinflussen. Bei Nierenbeteiligung sind weitere Immunsuppressiva wie Azathioprin, Methotrexat, Cyclophosphamid oder Ciclosporin A erforderlich.

> **Merke**
>
> Die immunsuppressive Therapie des SLE ist zwar sehr wirksam, geht aber mit erheblichen Nebenwirkungen einher. Klassische Nebenwirkungen einer Steroidtherapie sind Cushing-Syndrom, arterielle Hypertonie, Diabetes mellitus, Glaukom und Wachstumsretardierung. Azathioprin und Methotrexat haben unerwünschte Nebenwirkungen auf den Gastrointestinaltrakt, die Leber und die Hämatopoese.

Prognose
Die Prognose des SLE hat sich durch die Durchführung einer aggressiven immunsuppressiven Therapie erheblich verbessert. Die 5-Jahres-Überlebensrate liegt zurzeit deutlich über 80 %. Schwere, opportunistische Infektionen sind die häufigste Todesursache.

15.1.8 Membranoproliferative Glomerulonephritis

Definition
Häufigste Ursache der chronischen Glomerulonephritis im späten Kindes- oder frühen Erwachsenenalter mit charakteristischen histologischen Veränderungen der Niere, Komplementerniedrigung und schlechter Prognose aufgrund der häufigen Progression zum terminalen Nierenversagen.

Epidemiologie
Es handelt sich um die häufigste Ursache der chronischen Glomerulonephritis im späten Kindes- und frühen Erwachsenenalter.

15 Nephrologie und Urologie

Pathogenese

Die oft nachweisbare Erniedrigung des C3-Komplements spricht für die Beteiligung des Komplementsystems bei der Krankheitsentstehung. Häufig besteht eine Aktivierung des Komplementsystems durch den sog. C3-Nephritis-Faktor.

Pathologie

Die charakteristischen histologischen Veränderungen sind Doppelkonturen der Basalmembranen durch mesangiale Interposition, eine Zunahme der mesangialen Matrix, eine Vergrößerung der Glomeruli mit Läppchenstruktur und extrakapillärer Proliferation sowie der Nachweis von C3 in veränderten Nierenbezirken.

Klinik

Die Erkrankung manifestiert sich bevorzugt in der 2. Lebensdekade mit **Makro- oder Mikrohämaturie** sowie einer **Proteinurie**. Sie kann sich sowohl als nephritisches als auch als nephrotisches Syndrom präsentieren. Der Verlauf ist chronisch progredient oder häufig rezidivierend. Im Allgemeinen kommt es nach 5–10 Jahren zum **terminalen Nierenversagen**.

Diagnostik

- Makro- oder Mikrohämaturie, Proteinurie
- C3 im Serum oft erniedrigt
- **Nierenbiopsie:** Histologie und Immunhistologie.

Therapie

Die Behandlung gilt als schwierig. Die Effektivität von Kortikosteroiden ist nicht gesichert. Die symptomatische Therapie muss daher oft im Vordergrund stehen. Bei terminalem Nierenversagen muss eine Nierenersatztherapie (Hämodialyse, Nierentransplantation) durchgeführt werden.

Prognose

Die Langzeitprognose ist aufgrund der raschen Progression zum terminalen Nierenversagen als ungünstig einzustufen.

15.1.9 Rapid progressive Glomerulonephritis (RPGN)

Definition

Glomerulonephritis mit speziellen histologischen Veränderungen, die durch verschiedene Glomerulopathien hervorgerufen werden kann, ihren Namen durch den klinischen Verlauf erhalten hat, frühzeitig zur Niereninsuffizienz führt und daher mit einer sehr schlechten Prognose verknüpft ist.

Pathogenese

Die Bezeichnung „rapid progressiv" steht für den klinischen Verlauf verschiedener Glomerulonephritiden, deren gemeinsames Merkmal eine **extrakapil-**läre Proliferation bei der Mehrzahl (> 80 %) der Glomeruli ist. In Kombination mit einer hämorrhagischen Alveolitis der Lunge ist die RPGN als Goodpasture-Syndrom bekannt.

Ätiologie

Verschiedene Gruppen von Nierenerkrankungen können der RPGN zugrunde liegen: **Immunkomplexerkrankungen** (z. B. Purpura Schoenlein-Henoch, akute postinfektiöse Glomerulonephritis) sind im Kindesalter die häufigste Ursache einer RPGN. **Vaskulitiden** (Wegener-Granulomatose mit Nachweis von zytoplasmatischen Antikörpern gegen neutrophile Leukozyten, ANCA und Polyarteriitis, Nachweis von p-ANCA) sind die zweithäufigste Ursache. Außerdem kommt sie bei **Autoantikörpererkrankungen** (systemischer Lupus erythematodes, Nachweis von ANA; Goodpasture-Erkrankung, Nachweis von Anti-GBM-Antikörpern) und als **idiopathische** Form vor.

Pathologie

Die histologischen Veränderungen sind das Hauptkriterium der RPGN. Die charakteristischen **Halbmondbildungen** entstehen durch extrakapilläre Zellproliferation an der Innenseite der Bowman-Kapsel und bestehen aus Fibrin, basalmembranähnlichem Material und Makrophagen. In der Immunfluoreszenz zeigen sich **lineare** Ablagerungen von Immunglobulinen oder **granuläre** Ablagerungen von Immunglobulinen und/oder Komplementfaktoren.

Klinik

Initialsymptome sind **Makrohämaturie**, **Ödeme**, **Hypertonie** und **Oligurie**. Manche Kinder weisen ein nephritisches, andere ein nephrotisches Syndrom auf. Häufig kommt es in Wochen bis Monaten zu einer raschen Progression bis hin zur terminalen Niereninsuffizienz.

Diagnostik

- Makrohämaturie, Erythrozytenzylinder, Proteinurie
- Normochrome, normozytäre Anämie
- Harnstoff, Kreatinin, Harnsäure im Serum erhöht
- Nachweis von ANCA oder Anti-GBM-Antikörpern im Serum
- **Nierenbiopsie:** Histologie und Immunhistologie.

Therapie

Aufgrund des bedrohlichen Charakters der Erkrankung wird meist eine aggressive **Kombinationstherapie** mit Kortikosteroiden, Cyclophosphamid und Azetylsalizylsäure durchgeführt. In Fällen mit linearen Immunglobulinablagerungen aufgrund von Anti-GBM-Antikörpern kann eine Plasmapherese sinnvoll sein.

15.1 Nierenerkrankungen mit Leitsymptom Hämaturie

■ Prognose

Die Prognose ist sehr ernst. Die Nierenfunktion nimmt in Abhängigkeit von der Zahl der betroffenen Glomeruli in wenigen Wochen bis Monaten ab.

> **Merke**
>
> Die rapid progressive Glomerulonephritis kann durch eine Vielzahl von Erkrankungen ausgelöst werden und führt frühzeitig zu einer terminalen Niereninsuffizienz.

15.1.10 Goodpasture-Erkrankung

■ Definition

Im Kindesalter sehr seltene Erkrankung, die durch eine Kombination aus pulmonaler Blutung und Glomerulonephritis durch Antikörperbildung gegen die Lunge und gegen die glomeruläre Basalmembran gekennzeichnet ist.

■ Pathogenese

Es erfolgt eine Antikörperbildung sowohl gegen pulmonale Alveolen als auch gegen die glomeruläre Basalmembran.

■ Pathologie

Lichtmikroskopisch und immunhistologisch zeigt sich das Bild der rapid progressiven Glomerulonephritis (→ oben).

■ Klinik

Hämoptysen sind das charakteristische Initialsymptom. **Hämaturie**, **Proteinurie** und progressive **Niereninsuffizienz** sind die Symptome der Nierenerkrankung.

■ Diagnostik

- Nachweis von Anti-GBM-Antikörpern im Serum
- Nierenbiopsie.

■ Therapie

Bisher ist keine gezielte Therapie verfügbar. Meist werden ein Therapieversuch mit Immunsuppressiva sowie eine Plasmapherese durchgeführt.

■ Prognose

Die Prognose ist aufgrund der raschen Progressionstendenz schlecht! Eine akute Lungenblutung ist eine häufige Todesursache.

> **Merke**
>
> Die Goodpasture-Erkrankung führt zu dem charakteristischen Symptomenkomplex aus pulmonaler Blutung und Glomerulonephritis.

15.1.11 Anaphylaktoide Purpura Schoenlein-Henoch (PSH)

■ Definition

Leukozytoklastische Vaskulitis mit nichtthrombozytopenischer Purpura an den abhängigen Körperpartien, Arthritis, abdominellen Schmerzen und Glomerulonephritis mit nephritischem oder nephrotischem Syndrom.

■ Epidemiologie

Die PSH ist die häufigste systemische Vaskulitis im Kindesalter. Jungen sind häufiger betroffen als Mädchen.

■ Pathogenese

Nach Kontakt mit einem Fremdantigen (wahrscheinlich Bakterien) kommt es zu einer allergischen Vaskulitis mit Ablagerung IgA-haltiger Immunkomplexe in kleinen Blutgefäßen und Kapillaren. Eine Komplementaktivierung führt zur Infiltration durch polymorphkernige Leukozyten und Monozyten, die proteolytisch das Endothel schädigen.

■ Pathologie

Es finden sich zwei Arten von Läsionen: eine Proliferation von Mesangialzellen und epitheliale Adhäsionen bzw. zelluläre und fibrinöse Halbmondbildungen an der Bowman-Kapsel mit Sklerosen und Nekrosen. Immunhistologisch lassen sich regelmäßig IgA-Ablagerungen, meist kombiniert mit IgG und C3, nachweisen.

■ Klinik

Die Erkrankung manifestiert sich meist bei Kindern im Schulalter. Häufig beginnt die Symptomatik 1–2 Wochen nach einem Infekt der oberen Luftwege. Die charakteristischen Hautläsionen sind **petechiale Blutungen jeweils auf der Spitze einer Papel**, die bevorzugt an den Streckseiten der unteren Extremitäten und am Gesäß auftreten (→ Abb. 15.4 a und b). Arthralgien sowie eine **symmetrische Arthritis** sind häufig. Im Bereich des Darmes kann es zu Ödemen und Blutungen kommen, die kolikartige abdominelle Bauchschmerzen, **blutige Stühle** und nicht selten Invaginationen verursachen können.

Bei etwa 50 % der Patienten besteht eine **Vaskulitis der Nieren**, die mit einer Hämaturie, Proteinurie und Ödemen einhergeht. Eine progrediente Niereninsuffizienz kann vorkommen.

■ Diagnostik

- Normale Thrombozytenzahl trotz Petechien
- Gerinnungsstatus unauffällig
- Bei Nierenbeteiligung Hämaturie und/oder Proteinurie
- IgA im Serum in 50 % der Fälle erhöht
- Haemoccult oft positiv
- C3 im Serum normal, ANA nicht nachweisbar

Nephrologie und Urologie

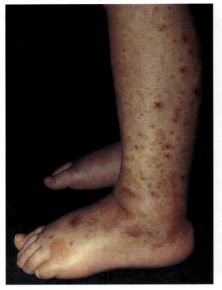
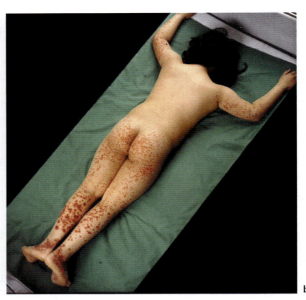

Abb. 15.4 a und b: Purpura Schoenlein-Henoch. Blutungen auf der Spitze von Papeln, bevorzugt an den Streckseiten der unteren Extremitäten und am Gesäß.

- Eine Nierenbiopsie ist in der Regel nicht erforderlich.

Therapie
Bei schweren intestinalen Symptomen wie Koliken, Darmblutung, Invagination oder Perforation erhalten die Patienten Prednison in einer Dosierung von 1 mg/kg KG/d. Die Arthritis spricht auf eine Behandlung mit Azetylsalizylsäure gut an.

> **Merke**
>
> Schwerwiegende abdominelle Komplikationen (Darmblutung) sind bei der Purpura Schoenlein-Henoch die einzige Indikation zur Durchführung einer Steroidtherapie.

Prognose
Die Prognose ist bei der überwiegenden Mehrzahl der Patienten gut. Die Hautveränderungen bilden sich in der Regel innerhalb weniger Tage spontan zurück. Das Auftreten mehrerer Schübe innerhalb von 6–8 Monaten ist jedoch nicht selten. Gelegentlich persistiert die Mikrohämaturie länger als 1 Jahr. Bei Auftreten einer rapid progressiven Glomerulonephritis ist die Prognose sehr schlecht.

> **Merke**
>
> Die anaphylaktoide Purpura Schoenlein-Henoch ist die häufigste systemische Vaskulitis im Kindesalter. Petechiale Blutungen auf der Spitze einer Papel an den Streckseiten der unteren Extremitäten und am Gesäß sind das charakteristische klinische Merkmal.

15.1.12 Hämolytisch-urämisches Syndrom (HUS)

Definition
Häufigste Ursache des akuten Nierenversagens im Kindesalter mit den Leitsymptomen akute Niereninsuffizienz, hämolytische Anämie und Thrombozytopenie.

Epidemiologie
Das HUS ist die häufigste Ursache eines akuten Nierenversagens im Kindesalter. Die Inzidenz beträgt etwa 2 : 100 000 pro Jahr. Die Erkrankung wird überwiegend bei Kindern im Alter zwischen 1 und 4 Jahren beobachtet.

Ätiologie
Etwa 90 % der HUS-Erkrankungen im Kindesalter sind auf eine gastrointestinale Infektion mit enterohämorrhagischem *E. coli* **(EHEC),** insbesondere der Serogruppe O157, zurückzuführen. Die Übertragung erfolgt durch rohes Fleisch oder unpasteurisierte Milch. Wenn die Erkrankung mit einer Diarrhö assoziiert ist, spricht man von D$^+$HUS. In seltenen Fällen kann ein HUS auch durch andere Erreger (Pneumokokken, Viren), durch Systemerkrankungen (Tumoren, Glomerulonephritiden, Transplantatabstoßung), durch Medikamente (Ciclosporin A, Tacrolimus, Mitomycin), durch Bestrahlung oder hereditär bedingt sein.

15.1 Nierenerkrankungen mit Leitsymptom Hämaturie

> **Merke**
>
> Das hämolytisch-urämische Syndrom ist die häufigste Ursache eines akuten Nierenversagens im Kindesalter und wird in 90% der Fälle durch eine gastrointestinale Infektion mit enterohämorrhagischem *E. coli* (**EHEC**) verursacht. Die Gefahren des Verzehrs von rohem Fleisch oder unpasteurisierter Milch sollten nicht unterschätzt werden!

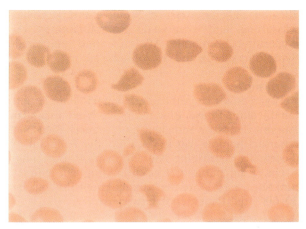

Abb. 15.5: HUS. Blutausstrich mit Fragmentozyten. [15]

■ Pathogenese
Nach Ingestion kommt es zur Schleimhautadhäsion des Erregers im Darm. Das bakterielle Endotoxin gelangt in die Blutzirkulation und bindet an GB_3-Rezeptoren des Endothels. IL-6 und TNF-α werden sekundär aktiviert, wodurch die Endothelzellschicht in den Organen, die GB_3-Rezeptoren exprimieren, geschädigt wird. Insbesondere an der Niere, aber auch in anderen Organen und im ZNS kommt es zur thrombotischen Mikroangiopathie. Die Thrombozytopenie entsteht durch Adhäsion und Schädigung der Thrombozyten in der Niere, die Anämie durch Schädigung der Erythrozyten in den alterierten Gefäßbezirken.

■ Klinik
Das infektionsassoziierte HUS tritt durchschnittlich 4 Tage nach Infektion auf. In der **Prodromalphase** (5–10 Tage vor Beginn der akuten Erkrankung) treten wässrige oder blutige Durchfälle, Erbrechen und Fieber auf. In der **akuten Phase** kommt es zu einer ausgeprägten Blässe (**hämolytische Anämie**), Petechien (**Thrombozytopenie**), Oligurie, Dehydratation und Ödemen (**Niereninsuffizienz**) sowie **arterieller Hypertonie**. Die **zerebralen Symptome** reichen von Somnolenz über zerebrale Krampfanfälle bis zum Koma.

■ Diagnostik
- Anämie (Hämoglobin 5–9 g/dl), Thrombozytopenie, Leukozytose (> 20 000/μl)
- Hämoglobinurie
- LDH im Serum > 2 000 U/l
- Kreatinin im Serum > 2,5 mg/dl
- Nachweis der **charakteristischen Fragmentozyten** im Blutausstrich („Helmzellen", → Abb. 15.5)
- **Stuhluntersuchung:** Erregersuche, Toxinnachweis
- **Sonographie der Nieren:** Nephromegalie, Erhöhung der Echogenität im Bereich der Rinde, Verminderung der Echogenität im Bereich des Markes (→ Abb. 15.6 a und b).

■ Therapie
Eine spezifische Therapie des HUS ist nicht verfügbar. Die **symptomatische Therapie** beinhaltet eine bilanzierte Elektrolyt- und Flüssigkeitssubstitution und diuretische Therapie mit Furosemid sowie Bluttransfusionen bei behandlungsbedürftiger Anämie und Thrombozytenkonzentrate bei klinischer Blutung. Eine **Nierenersatztherapie** (Peritoneal- oder Hämodialyse) wird bei akuter Niereninsuffizienz (in

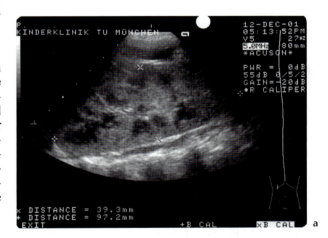

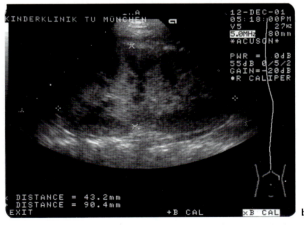

Abb. 15.6 a und b: Nieren mit den typischen Veränderungen bei HUS: Nierenvergrößerung, erhöhte Echogenität im Bereich der Nierenrinde sowie Verminderung der Echogenität im Bereich des Nierenmarkes; Darmwandstrukturen unspezifisch verdickt. [15]

Nephrologie und Urologie

70 % der Fälle erforderlich) durchgeführt. Bei Überwässerung sind extrarenale Komplikationen wie Hypertonie, zerebrale Affektion und pulmonale Symptome häufig und bedrohlich.

■ Prognose

Bei aggressiver Therapie überleben 95 % der Patienten die akute Phase. Eine terminale Niereninsuffizienz mit der Notwendigkeit einer dauerhaften Nierenersatztherapie tritt in etwa 5 % der Fälle auf. In diesem Fall wird eine Nierentransplantation angestrebt. Eine partielle Einschränkung der Nierenfunktion ist 10 Jahre nach dem akuten Ereignis bei 30–60 % der Patienten nachweisbar.

Merke

Das hämolytisch-urämische Syndrom ist eine überaus ernste Erkrankung! 70 % der Patienten benötigen eine vorübergehende Nierenersatztherapie. 10 % der Patienten erleiden schwerste Komplikationen (Exitus letalis oder terminale Niereninsuffizienz). Eine partielle Einschränkung der Nierenfunktion ist in etwa der Hälfte aller Fälle die Folge der Erkrankung.

Kasuistik

A: Benedikt, ein bislang gesunder 2-jähriger Junge, erkrankt an einer Gastroenteritis mit wässrigen Durchfällen. Die Stühle sind teilweise blutig tingiert. Da er gut trinkt, muss er nicht ins Krankenhaus. Sieben Tage später wird Benedikt wegen einer Rotfärbung des Urins erneut dem Kinderarzt vorgestellt. Die Mutter berichtet, dass Benedikt weniger Urin ausscheide.
K: Bei der Untersuchung ist Benedikt auffallend blass. Außerdem zeigen sich Petechien an den abhängigen Körperpartien und ein über die Norm erhöhter Blutdruck. In der Kinderarztpraxis tritt plötzlich ein generalisierter Krampfanfall auf, der auf die Gabe von 10 mg Diazepam rektal sistiert. Benedikt wird mit dem Rettungswagen auf die Intensivstation der nächstgelegenen Kinderklinik transportiert.
D: Im Aufnahmelabor fallen eine Anämie (Hb 5,9 g/dl), eine Thrombozytopenie (24 000/µl), eine Leukozytose (22 000/µl), erhöhte Retentionsparameter (Kreatinin 2,7 mg/dl; Harnstoff 70 mg/dl) und erhöhte Hämolyseparameter (LDH 3 150 U/l) auf. Im Blutausstrich sind Fragmentozyten nachweisbar. Im Stuhl werden der *Escherichia-coli*-Stamm O157 sowie Verotoxin nachgewiesen.
Diag: Aufgrund der Klinik und des laborchemischen Befundes wird die Diagnose eines hämolytisch-urämischen Syndroms (HUS) gestellt, welches in Zusammenschau mit der vorangegangenen Diarrhö als D+HUS bezeichnet wird.
T: Aufgrund der Überwässerung bei akuter Niereninsuffizienz wird unter sorgfältiger Bilanzierung eine Therapie mit Furosemid begonnen. Zusätzlich werden der Blutdruck medikamentös gesenkt und die Anämie durch Bluttransfusionen kompensiert. Unter dieser Therapie bleibt Benedikt für 2 Tage auf niedrigem Niveau oligurisch, am 3. Tag nimmt die Urinproduktion wieder zu, so dass eine Dialysetherapie erfreulicherweise nicht notwendig ist.
V: Benedikts Zustand bessert sich unter der supportiven Therapie zunehmend. Nur der arterielle Hypertonus persistiert. Weitere Krampfanfälle treten nicht auf. Nach 3 Wochen kann Benedikt mit einer antihypertensiven Therapie (ACE-Inhibitor) nach Hause entlassen werden. In der Folge treten keine Rezidive mehr auf.

15.1.13 Nierenvenenthrombose

■ Definition

Akute thrombotische Verlegung einer oder beider Nierenvenen, die hauptsächlich bei jungen Säuglingen und bei Vorliegen typischer Prädispositionsfaktoren vorkommt und bei Säuglingen meist zur Atrophie des betroffenen Organs führt.

■ Ätiologie

Bei **Neugeborenen und Säuglingen** sind die häufigsten Ursachen eine perinatale Asphyxie, eine Dehydratation (Diabetes insipidus), Schock, Sepsis oder ein mütterlicher Diabetes mellitus. Bei **älteren Kindern** sind zyanotische Herzfehler, ein nephrotisches Syndrom oder die Anwendung von Kontrastmitteln wichtige Ursachen. Ein prädisponierender Faktor, der sich in allen Altersklassen bemerkbar machen kann, ist eine **Thrombophilie** (z. B. Antithrombin-III-, Protein-C-, Protein-S-Mangel oder eine Resistenz gegenüber aktiviertem Protein C).

■ Pathogenese

Hypoxie, Endotoxine, Kontrastmittel o. Ä. führen zu einer Endothelschädigung. Wenn zusätzlich ein Zustand der Hyperkoagulabilität (z. B. nephrotisches Syndrom) oder des verminderten Blutflusses (z. B. Schock, Sepsis, Dehydratation, Herzfehler) besteht, kommt es zur Thrombosierung der Nierenvene(n).

■ Klinik

In **75 %** der Fälle manifestiert sich eine Nierenvenenthrombose im **1. Lebensmonat**. Die Leitsymptome sind eine **Hämaturie**, **Nierenvergrößerung** und **Thrombozytopenie** bei progredienter Nierenfunktionsverschlechterung und rückläufiger Diurese. Bei älteren Kindern besteht ein Flankenschmerz. Die Veränderungen treten häufiger unilateral als bilateral auf. Bei beidseitiger Nierenvenenthrombose kommt es zu einem akuten Nierenversagen.

15.2 Nierenerkrankungen mit Leitsymptom Proteinurie

> **Merke**
>
> Klassische Trias bei Nierenvenenthrombose: Hämaturie, Nierenvergrößerung, Thrombozytopenie.

■ Diagnostik
- Hämaturie
- Thrombozytopenie und hämolytische Anämie
- **Sonographie und Doppler-Sonographie:** erhebliche Nierenvergrößerung, dopplersonographisch fehlender Fluss in der Nierenvene
- **Szintigraphie:** fehlende Nierenfunktion.

■ Therapie
Häufig ist ein konservatives Vorgehen empfehlenswert. Eine **fibrinolytische Therapie** mit Urokinase (4 400 IE/kg KG/h) ist häufig erfolgreich. Bei größeren Kindern wird eine **Heparinisierung** durchgeführt.

Eine Nephrektomie bei atrophiertem Organ wird so spät wie möglich und nur bei arterieller Hypertonie oder bei rezidivierenden Infektionen durchgeführt.

■ Prognose
Bei Säuglingen kommt es häufig zur progressiven Nierenatrophie, bei älteren Kindern kann es zur Restitution der Nierenfunktion kommen. Die Folge einer bilateralen Nierenvenenthrombose ist oft eine chronische Niereninsuffizienz.

15.2 Nierenerkrankungen mit Leitsymptom Proteinurie

■ Definitionen
Proteinurie: erhöhte Eiweißkonzentration im Urin.
Selektive Proteinurie: Ausscheidung von ausschließlich Albumin.
Unselektive Proteinurie: Ausscheidung von Albumin und IgG.
Tubuläre Proteinurie: Ausscheidung von α_1-Mikroglobulin.
Physiologische Proteinurie:
Proteinausscheidung < 60 mg/m^2 KOF/d.
Kleine Proteinurie:
Proteinausscheidung 60–1 000 mg/m^2 KOF/d.
Große Proteinurie:
Proteinausscheidung $> 1 000$ mg/m^2 KOF/d.

■ Epidemiologie
Bei 10 % aller Kinder besteht eine Proteinurie > 300 mg/m^2 KOF/d, jedoch nur 0,1 % der Kinder zeigen eine persistierende Proteinurie in vier aufeinanderfolgenden Urinproben.

■ Differentialdiagnose
Wird eine Proteinurie zufällig oder im Rahmen einer Screeninguntersuchung entdeckt, sollte zunächst überprüft werden, ob sie auf Anstrengung, Kälte oder Fieber zurückgeführt werden kann (**physiologische** Proteinurie). Der nächste diagnostische Schritt besteht darin, die Persistenz der Proteinurie zu überprüfen. Dies erfolgt durch Urinteststreifenuntersuchungen über 14 Tage morgens und abends. So lassen sich eine **persistierende, intermittierende** und **transiente** Proteinurie unterscheiden. Die häufigste Ursache der persistierenden Proteinurie ist die orthostatische Proteinurie. Hierbei besteht die Proteinurie nur bei aufrechter Körperhaltung, nicht dagegen im Liegen. Die Proteinausscheidung überschreitet nur selten 1 000 mg/m^2 KOF/d. Eine persistierende Proteinurie $> 1 000$ mg/m^2 KOF/d stellt eine Indikation zur Nierenbiopsie dar. Das differentialdiagnostische Vorgehen bei Proteinurie fasst Abbildung 15.7 zusammen.

> **Merke**
>
> Ein negativer Befund bei der Urinteststreifenuntersuchung schließt eine Proteinurie nicht aus, jeder positive Befund muss kontrolliert werden.

15.2.1 Nephrotisches Syndrom (NS)

■ Definition
Klinisches Syndrom mit den Leitsymptomen Proteinurie und Hypalbuminämie, meist verbunden mit Ödemen und Hyperlipidämie.

■ Epidemiologie
Die Häufigkeit beträgt etwa 3 : 100 000 Kinder unter 16 Jahren. Bezüglich des steroidsensiblen NS sind Jungen doppelt so häufig betroffen wie Mädchen. Bei steroidresistentem NS ist das Geschlechterverhältnis ausgewogen.

■ Ätiologie
Über 90 % der Fälle sind idiopathisch. 10 % der Fälle sind symptomatisch, treten also im Rahmen anderer Erkrankungen auf.
Folgende Erkrankungsgruppen können mit einem nephrotischen Syndrom assoziiert sein: **immunologisch bedingte Systemerkrankungen** (z. B. systemischer Lupus erythematodes, Purpura Schoenlein-Henoch, Goodpasture-Erkrankung, rheumatisches Fieber), **metabolische und andere Erkrankungen** (z. B. Diabetes mellitus, Amyloidose, Alport-Syndrom, hämolytisch-urämisches Syndrom), **Infektionen** (z. B. kongenitale Toxoplasmose oder Zytomegalie, EBV, Masern, Varizellen) und **Allergien**. Darüber hinaus können **Impfungen** und **Medikamente** (nichtsteroidale Antiphlogistika, D-Penicillamin) ein nephrotisches Syndrom auslösen.

Dieses Kapitel befasst sich ausschließlich mit dem idiopathischen nephrotischen Syndrom.

Nephrologie und Urologie

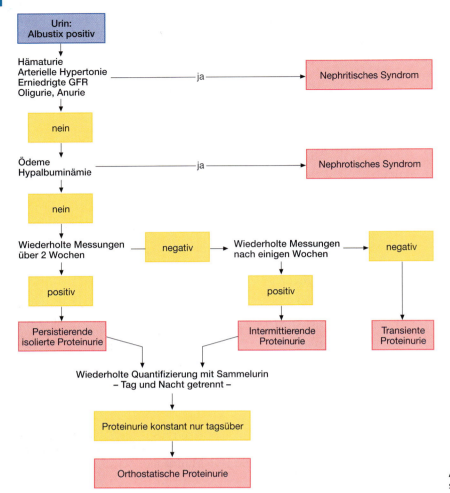

Abb. 15.7: Differentialdiagnostisches Vorgehen bei Proteinurie.

Pathophysiologie

Die **Proteinurie** entsteht durch eine erhöhte Permeabilität der glomerulären Basalmembran. Die Permeabilitätserhöhung beruht wahrscheinlich auf einer Verminderung der Anionendichte der Basalmembran, wodurch sie für negative Makromoleküle wie Albumin vermehrt permeabel wird. Der Proteinverlust beträgt meist mehr als $1\,g/m^2$ KOF/d (**große Proteinurie**) und betrifft hauptsächlich Albumin (**selektive Proteinurie**). In der Folge kommt es zu einer **Hypalbuminämie**. Durch den sinkenden onkotischen Druck wird intravasale Flüssigkeit in das Interstitium verlagert. Es entstehen **Ödeme**. Zu einer vermehrten **Infektanfälligkeit** kommt es durch den Verlust von Immunglobulinen. Eine **Thromboseneigung** entsteht durch das verminderte intrava-

Checkliste: Differentialdiagnose der Erkrankungen mit Proteinurie im Kindesalter.		
Angeborene tubuläre Erkrankungen	**Erworbene tubuläre Erkrankungen**	**Glomeruläre Erkrankungen**
Fanconi-Syndrom	Medikamente	Nephrotisches Syndrom
Nephropathische Zystinose	Vitamin-D-Intoxikation	IgA-Glomerulonephritis
Morbus Wilson	Interstitielle Nephritis	Alport-Syndrom
Proximale renal-tubuläre Azidose	Sarkoidose	Alle Glomerulonephritiden
Galaktosämie	Schwermetallvergiftung	Goodpasture-Erkrankung
	Neonatale Asphyxie	Hämolytisch-urämisches Syndrom
	Hypovolämischer Schock	Systemischer Lupus erythematodes
	Obstruktive Uropathien	

15.2 Nierenerkrankungen mit Leitsymptom Proteinurie

sale Flüssigkeitsvolumen, die damit einhergehende Hypozirkulation, einen ATIII-Verlust und eine begleitende Thrombozytose. Die **Hyperlipoproteinämie** ist entweder Folge einer Stimulation der Lipoproteinsynthese in der Leber durch Hypoproteinämie oder einer verminderten Aktivität der Lipoproteinlipase im Plasma, z. B. durch Verlust über den Urin.

■ Pathologie
„Minimal Change"-Glomerulonephritis (MCGN, 85 %): Die Glomeruli sind morphologisch weitgehend unverändert. Immunfluoreszenz und histologischer Befund sind in der Regel unauffällig. Elektronenmikroskopisch ist eine Fußfortsatzverschmelzung zu erkennen. In > 95 % der Fälle besteht Kortikosteroidsensibilität.
Fokal-segmentale Glomerulosklerose (10 %): Die meisten Glomeruli sind morphologisch unauffällig, ein Teil zeigt eine segmentale Narbenbildung. Häufig kommt es zu einem progressiven Verlauf mit Beteiligung aller Glomeruli. In 30 % der Fälle besteht Kortikosteroidsensibilität.
Mesangial-proliferative Glomerulonephritis (5 %): Diffuse Vermehrung der mesangialen Zellen und der Matrix. In 55 % der Fälle besteht Kortikosteroidsensibilität.

■ Klinik
Die Erkrankung manifestiert sich bevorzugt im Kleinkindalter mit einem Altersgipfel zwischen 1 und 5 Jahren. Bei **MCGN** sind Jungen doppelt so häufig betroffen wie Mädchen. Oft ist ein Infekt der oberen Luftwege vorausgegangen. Das klinische Erstsymptom sind meist morgendliche **Lidödeme** (→ Abb. 15.8). Später treten auch tibiale und beim Jungen skrotale Ödeme auf (→ Abb. 15.9). **Gewichtszunahme**, **Durst** und **verminderte Urinproduktion** sind Folge der Abnahme des intravasalen Flüssigkeitsvolumens durch Einlagerung interstitieller Flüssigkeit. **Aszites** und **Pleuraergüsse** bestehen häufig. Die Kinder sind müde und zeigen häufig einen beeinträchtigten Allgemeinzustand. Nephritische Zeichen sind eher selten, z. B. besteht nur in 30 % der Fälle eine Mikrohämaturie, und der Blutdruck ist meist normal.

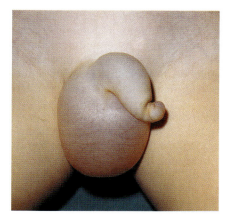

Abb. 15.9: Idiopathisches nephrotisches Syndrom. Skrotalödem.

■ Komplikationen
- Nephrogener Schock
- Allgemeine Infektionen
- Pneumokokkenperitonitis und -sepsis wegen erhöhter Empfindlichkeit gegenüber Bakterien, vor allem gegenüber Pneumokokken
- Thrombose.

■ Diagnostik
- Proteinurie > 1 g/m^2 KOF/d (fast ausschließlich Albumin, tägliche Kontrolle mit Albustix, einem Urinstix zum Nachweis einer Albuminurie)
- Gelegentlich Mikrohämaturie, wenn Makrohämaturie, eher keine MCGN!
- Albumin im Serum < 2,5 g/dl
- Proteinelektrophorese: Albumin niedrig, Gammaglobuline niedrig, relative Erhöhung der α_2-Globuline
- Hypalbuminämie
- Hypokalzämie (Erniedrigung des proteingebundenen Anteils)
- Cholesterin und Triglyzeride im Serum erhöht
- Gammaglobuline im Serum erniedrigt
- C3 im Serum normal (nicht bei Poststreptokokken-GN)
- Kreatinin und Harnstoff im Serum in der Regel normal
- Nierenbiopsie: zunächst nicht erforderlich, da meist MCGN.

■ Therapie
Die symptomatische Therapie beinhaltet eine Flüssigkeitsrestriktion und eine natriumarme Kost. Diu-

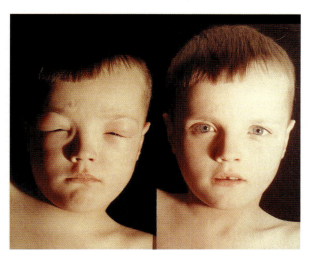

Abb. 15.8: Idiopathisches nephrotisches Syndrom. Massive Lidödeme vor Therapie (links). Normalisierung nach Therapie (rechts).

15 Nephrologie und Urologie

retika (Furosemid) sollten wegen der Gefahr von Thromboembolien oder einer akuten Niereninsuffizienz nur bei ausgeprägten peripheren Ödemen und Aszites in niedriger Dosierung verabreicht werden. Albumininfusionen können in schweren Fällen notwendig werden, ihr Effekt ist jedoch vorübergehender Natur.

Standardisierte Prednisontherapie: Sie ist die kausale Behandlung bei NS, da dadurch die pathologische Proteindurchlässigkeit der glomerulären Basalmembran beeinflusst wird.

Induktionstherapie (bei Erstmanifestation): 60 mg/ m^2 KOF/d in drei Einzeldosen über 6 Wochen, anschließend Reduktion der Dosis auf 40 mg/m^2 jeden 2. Tag morgens als Einzeldosis („alternierende Therapie") für weitere 6 Wochen. Bei über 90 % der Patienten besteht im Anschluss an diese Therapie keine Proteinurie mehr (steroidsensibles NS).

Bleibt die Proteinurie bestehen und sind weiter Ödeme vorhanden, handelt es sich um ein steroidresistentes NS. Nun muss zur Klärung der Ätiologie eine Nierenbiopsie durchgeführt werden. Kommt es kurz nach Absetzen von Prednison zu einem Rezidiv, wird die Rezidivtherapie durchgeführt.

Rezidivtherapie: 60 mg/m^2 KOF/d in drei Einzeldosen, bis der Urin 4 Tage lang eiweißfrei ist. Dann Reduktion der Dosis auf 40 mg/m^2 KOF/d jeden 2. Tag morgens als Einzeldosis für 6 Wochen (wie Ersterkrankung).

■ Ansprechen auf die Therapie

Responder: 95 % aller Patienten mit MCGN.
Nonresponder: selten bei MCGN.

- **„Frequently relapsing nephrotic syndrome":** zwei Rezidive in 6 Monaten oder vier Rezidive in 12 Monaten. Therapie mit Prednison, Cyclophosphamid oder Ciclosporin A
- **„Steroid-dependent nephrotic syndrome":** Auftreten eines Rezidivs bereits unter alternierender Therapie oder Auftreten eines Rezidivs innerhalb von 14 Tagen nach Absetzen von Prednison. Dann Steroide weiter und Therapie wie oben.
- **„Steroid-resistant nephrotic syndrome":** anhaltende große Proteinurie nach vollständiger Induktionstherapie. Indikation zur Nierenbiopsie zur ätiologischen Klärung.

Zur Therapieüberwachung und Früherkennung von Rezidiven wird eine tägliche Albustix-Kontrolle des Morgenurins bis mindestens 2 Jahre nach dem letzten Rezidiv empfohlen.

Merke

Bei nephrotischem Syndrom sollten die Ödeme wegen der Gefahr von Thromboembolien oder einer akuten Niereninsuffizienz nur sehr vorsichtig ausgeschwemmt werden!

■ Prognose

Bei steroidsensiblem NS ist ein Drittel der Patienten nach einer Episode dauerhaft symptomfrei, ein Drittel hat seltene Rezidive, und ein Drittel hat häufige Rezidive. Weitere Komplikationen ergeben sich aus der langfristigen immunsuppressiven Therapie, die viele Patienten benötigen. Gegen Ende der 2. Lebensdekade kommt es meist zur Spontanremission. Persistierende Nierenfunktionsstörungen treten in der Regel nicht auf.

Kasuistik

A: Der bisher gesunde 4-jährige Moritz wird dem Kinderarzt vorgestellt, da seit einigen Tagen Schwellungen der Augenlider bestehen. Diese sind morgens am stärksten ausgeprägt. Zusätzlich schwellen nun auch tagsüber die Beine an. Er hat vermehrt Durst, geht aber weniger häufig zur Toilette, so dass es zu einer Gewichtszunahme von 1,5 kg gekommen ist. Moritz ist außerdem blass und weniger aktiv als gewöhnlich.

K: Bei der Untersuchung zeigen sich neben Lidödemen ausgeprägte prätibiale Ödeme mit starken Einschnürungen durch die Strümpfe.

D: Aufgrund des schäumenden Urins und der positiven Urinstäbchenprobe wird eine Urinsammlung über 24 h durchgeführt, die eine selektive Proteinurie von 1,3 g/m^2 KOF/d ergibt. Bei der Laboruntersuchung finden sich außerdem eine Hypalbuminämie (2,9 g/dl), ein erhöhter Hämatokritwert, eine Hyponatriämie und eine Hypercholesterinämie.

Diag: Durch die selektive Proteinurie in Verbindung mit der bestehenden Hypalbuminämie ist die Diagnose eines nephrotischen Syndroms gesichert.

T: Moritz erhält zunächst nach dem Standardschema zur Initialbehandlung Prednison in einer Dosierung von 60 mg/m^2 KOF/d. Nach 10 Tagen ist der Urin eiweißfrei, die Ödeme verschwinden, die Albuminkonzentration im Serum steigt an. Begleitend wird zu Beginn eine mäßige Einschränkung der Natriumzufuhr (< 2 mmol/kg KG/d) empfohlen, eine diuretische Therapie ist nicht erforderlich.

V: Die Therapie mit Prednison wird in einer Dosierung von 60 mg/m^2 KOF/d für 6 Wochen und anschließend in einer Dosierung von 40 mg/m^2 KOF jeden 2. Tag für weitere 6 Wochen durchgeführt. Darunter entwickelt Moritz einen cushingoiden Habitus, der sich nach Abschluss der Therapie sukzessive zurückbildet. Eine vermehrte Eiweißausscheidung, die auch über die Zeit der Behandlung hinaus mittels Urinstäbchen gemessen und in einem Heft protokolliert wird, ist zu keinem Zeitpunkt mehr nachweisbar.

15.3 Tubulopathien

■ Definition
Erbliche oder erworbene Störungen eines oder mehrerer Tubulusabschnitte der Nieren. Tabelle 15.3 liefert eine Übersicht über mögliche Ursachen von Tubulopathien.

15.3.1 Renale Glukosurie

■ Definition
Angeborene, autosomal-rezessiv vererbte selektive Störungen der renalen Glukosereabsorption.

■ Ätiologie und Pathogenese
Glukose wird zu 99 % im proximalen Tubulus rückresorbiert. Bei einem Anstieg der Glukosekonzentration im Plasma auf > 180 mg/dl (10 mmol/l) ist die Nierenschwelle für Glukose überschritten, und es kommt zur Glukosurie.

Die renale Glukosurie Typ A wird durch einen angeborenen Defekt des Glukosekotransporters $SGLT_2$ des frühen proximalen Tubulus verursacht. Sowohl die minimale Schwellenkonzentration als auch das tubuläre Resorptionsmaximum für Glukose sind vermindert.

Die renale Glukosurie Typ B wird durch einen angeborenen Defekt des Glukosekotransporters $SGLT_1$ des späten proximalen Tubulus verursacht. Die minimale Schwellenkonzentration ist vermindert, während das tubuläre Resorptionsmaximum erst bei zu hohen Glukosekonzentrationen erreicht wird. Zusätzlich besteht eine Glukose-Galaktose-Malabsorption.

■ Klinik
Die renale Glukosurie verursacht keine klinischen Symptome.

Tab. 15.3 Mögliche Ursachen von Tubulopathien.

Hereditäre primäre Tubulopathien: proximale Tubulusabschnitte	
Störungen der Phosphatrückresorption	Phosphatdiabetes
	Pseudohypoparathyreoidismus
Störungen der Glukoserückresorption	Renale Glukosurie
Störungen der Aminosäurenrückresorption	Zystinurie
	Hartnup-Syndrom
Störungen der Bikarbonatrückresorption	Proximal tubuläre Azidose
Kombinierte proximale Tubulusfunktionsstörung	De-Toni-Debré-Fanconi-Syndrom
Hereditäre primäre Tubulopathien: distale Tubulusabschnitte	
Störung der Säuresekretion	Distale tubuläre Azidose
Störung der Wasserrückresorption	Diabetes insipidus renalis
Sekundäre Tubulopathien	
Angeborene Stoffwechselerkrankungen	Klassische Galaktosämie
	Hereditäre Fruktoseintoleranz
	Tyrosinämie Typ I
	Morbus Wilson
	Zystinose
	Fanconi-Bickel-Syndrom
Erworbene Erkrankungen	Kupfervergiftung
	Chronische Niereninsuffizienz
	Vitamin-D-Mangel-Rachitis
	Erworbener Diabetes insipidus
Andere	Idiopathische Hyperkalziurie
	Hyperkaliämische Azidose
	Bartter-Syndrom
	Nierenfehlbildungen

Nephrologie und Urologie

■ Diagnostik
- Konstante Glukosurie bis 50 g/d bei normalem Blutzucker
- Diagnosesicherung durch Bestimmung des renalen Glukoseresorptionsmaximums
- Mutationsanalyse.

■ Therapie
Eine Therapie ist nicht erforderlich, da der Glukoseverlust von täglich 50 g gut kompensiert werden kann.

■ Prognose
Sie ist ausgezeichnet.

15.3.2 Renal-tubuläre Azidose (RTA)

■ Definition
Störungen der renalen Säureproduktion, die entweder durch verminderte Bikarbonatrückresorption im proximalen Tubulus oder durch ungenügende Wasserstoffionensekretion im distalen Tubulus entstehen.

■ Ätiologie
RTA können primär als hereditäre Störungen oder sekundär als Folge von angeborenen Stoffwechselerkrankungen, Autoimmunerkrankungen, Nephrokalzinose, Intoxikationen oder Mangelzuständen auftreten.

■ Einteilung
Man unterscheidet drei Formen der RTA:
- **proximale RTA** (Typ II, selten)
  - als eigenständige Erkrankung: hereditär (autosomal-dominant), sporadisch, passager oder persistierend
  - sekundär: Zystinose, klassische Galaktosämie, hereditäre Fruktoseintoleranz, Tyrosinämie Typ I, Morbus Wilson oder als Teil eines generalisierten proximalen tubulären Transportdefekts (De-Toni-Debré-Fanconi-Syndrom)
- **distale RTA** (Typ I, häufiger)
  - als eigenständige Erkrankung: hereditär (autosomal-dominant oder -rezessiv), sporadisch
  - sekundäre Formen: bei vielfachen Erkrankungen und Intoxikationen
- **hyperkaliämische RTA** (Typ IV)
  - als eigenständige Erkrankung: hereditärer Hypoaldosteronismus (autosomal-rezessiv) oder hereditärer Pseudohypoaldosteronismus (autosomal-dominant oder -rezessiv)
  - sekundäre Formen: obstruktive Uropathie als häufigste Ursache, Nebennierenerkrankungen, Reninmangelzustände.

Hier werden nur die primären, isolierten Formen der RTA besprochen.

■ Pathophysiologie
Proximale RTA (Typ II): Durch reduzierte Bikarbonatrückresorption im proximalen Tubulus geht Bikarbonat im Urin verloren. Die Bikarbonatkonzentration im Plasma sinkt auf 12–15 mmol/l (normal 24 mmol/l) ab, und es entsteht eine hyperchlorämische Azidose mit normaler Anionenlücke.

Distale RTA (Typ I): Hier besteht eine Störung der Wasserstoffionensekretion im distalen Tubulus, wodurch der Urin-pH auf 6,5–7,5 erhöht ist und auch bei erheblicher Azidose nicht unter 5,5 abfällt.

Hyperkaliämische RTA (Typ IV): Es handelt sich um einen Aldosteronmangel oder eine Aldosteronresistenz. Infolge der verminderten Mineralokortikoidwirkung werden in den distalen Tubuli zu wenig Natrium rückresorbiert und zu wenig Kalium ausgeschieden. Es kommt zur hyperkaliämischen Azidose.

■ Klinik
Die isolierte **proximale RTA** ist selten. Die Symptomatik ähnelt der bei distaler RTA sehr, doch bessert sie sich meist spontan im Kleinkindalter.

Die Symptome der viel häufigeren **distalen RTA** sind Erbrechen, mangelndes Gedeihen, Polyurie, Dehydratation, Rachitis, Osteoporose und Nephrokalzinose bzw. Nephrolithiasis. Fast immer besteht ein Kleinwuchs.

Die **hyperkaliämische RTA** ist meist geprägt von den Zeichen des Mineralokortikoidmangels, d. h. des renalen Salzverlustes und des Volumenmangels.

■ Diagnostik
- Metabolische Azidose:
  pH < 7,3; HCO_3^- < 18 mmol/l
- Anionenlücke normal:
  $(Na^+ + K^+) - (Cl^- + HCO_3^-)$ = 8–13 mmol/l
- Anionenüberschuss im Urin $[Cl^- > (Na^+ + K^+)]$ bedeutet, dass die Azidose durch HCO_3^--Verlust bedingt ist (proximale RTA).
- Kationenüberschuss im Urin $[Cl^- < (Na^+ + K^+)]$ spricht für eine distale RTA.
- **Säurebelastung:** Gabe von 0,1 mg/kg Ammoniumchlorid: Fällt der Urin-pH innerhalb von 8 h auf unter 5,5, handelt es sich um eine **proximale RTA**. Bleibt der Urin-pH stets bei > 5,5, handelt es sich um eine **distale RTA**.

> **Merke**
>
> Eine erhöhte Anionenlücke weist auf eine endogene Säureüberproduktion (z. B. organische Säuren), eine Intoxikation (z. B. Salizylate) oder eine verminderte Säureausscheidung infolge von Niereninsuffizienz hin.

■ Therapie
Ziele sind die Anhebung der Bikarbonatkonzentration im Blut auf > 20 mmol/l, die Normalisierung der Kaliumkonzentration im Blut und der Kalziumausscheidung im Urin sowie die Rückbildung eventueller Skelettveränderungen.

Proximale RTA: Hier sind sehr hohe Alkalimengen (Natriumbikarbonat oder Kaliumbikarbonat oder -zitrat, 5–15 mmol/kg KG/d) erforderlich. Wegen der Tendenz zur Spontanheilung kann die Therapie u. U. nach den ersten Lebensjahren ausgeschlichen werden.
Distale RTA: Hier reicht eine Alkalimenge von etwa 6 mmol/kg KG/d aus. Die Rachitis wird initial mit hohen Dosen Vitamin D_3 (3 000 IE/d für 1 Monat), dann mit 500 IE/d behandelt.
Hyperkaliämische RTA: Hier steht die Korrektur des Salzverlustes und des Mineralokortikoidmangels im Vordergrund.

15.3.3 De-Toni-Debré-Fanconi-Syndrom

■ Definition
Generalisierte Funktionsstörung des proximalen und distalen Tubulus ohne primäre Veränderung der Glomerulusfunktion mit den Leitsymptomen Hyperaminoazidurie, renale Glukosurie, Phosphaturie und Hypophosphatämie.

■ Ätiologie
Ein De-Toni-Debré-Fanconi-Syndrom kann entweder **idiopathisch** (autosomal-rezessiv oder -dominant, selten X-chromosomal-rezessiv oder sporadisch) oder sekundär im Rahmen angeborener **Stoffwechselerkrankungen** (z. B. klassische Galaktosämie, hereditäre Fruktoseintoleranz, Tyrosinämie Typ I, Morbus Wilson, Zystinose) oder im Rahmen von **Intoxikationen** (z. B. Schwermetalle, Gentamicin, Cisplatin, Ifosfamid) auftreten.

■ Pathogenese
Durch eine Störung des transmembranalen Transportes im Nierentubulus kommt es zu einem renalen Bikarbonatverlust, der zu einer renalen tubulären Azidose führt. Durch exzessiven Bikarbonat- und Glukoseverlust kommt es zu einer Hypokaliämie. Die erheblichen Anionenverluste führen im Gegenzug zu Natriumverlusten. Die Rachitis entsteht durch die Kombination aus metabolischer Azidose, Hypophosphatämie und Vitamin-D-Resistenz. Die Vitamin-D-Resistenz entsteht infolge einer Störung der Konversion von Vitamin D_3 zum biologisch aktiven 1,25-Dihydroxy-Vitamin D_3 durch die metabolische Azidose.

■ Klinik
Das De-Toni-Debré-Fanconi-Syndrom manifestiert sich in der Regel in den ersten 6 Lebensmonaten. Klinisch ist es durch renale Verluste von Wasser, Elektrolyten und organischen Substanzen charakterisiert, die zu **Erbrechen**, **Polydipsie**, **Dehydratation**, Azidose, Salzhunger, Knochenschmerzen, **Rachitis**, Osteoporose, Muskelatrophie und **Kleinwuchs** führen. Bei sekundären Formen bestehen darüber hinaus die Symptome der Grunderkrankung.

Im weiteren Verlauf kann sich eine Niereninsuffizienz entwickeln.

■ Diagnostik
- Polyurie, Glukosurie, Hyperaminoazidurie und Hyperphosphaturie
- Hyperchlorämische metabolische Azidose
- Hypokaliämie, Hypophosphatämie
- Alkalische Phosphatase im Serum erhöht, wenn eine Rachitis vorliegt.

> **Merke**
>
> Leitsymptome des Fanconi-Syndroms:
> - Glukosurie
> - Hyperaminoazidurie
> - Hyperphosphaturie
> - Tubuläre Azidose.

■ Therapie
Die Therapie ist **symptomatisch**. Die Flüssigkeits- und Elektrolytverluste müssen, möglichst gleichmäßig über den Tag und die Nacht verteilt, ausgeglichen werden. Dazu sind meist 1–3 l zusätzlich zur altersentsprechenden Flüssigkeitszufuhr erforderlich. Die Patienten erhalten Natrium- und Kaliumbikarbonat oder -zitrat sowie eine Phosphatsubstitution. Zur Verbesserung der Knochenmineralisation werden Vitamin D_3 oder 1,25-Dihydroxy-Vitamin D_3 verabreicht.

15.3.4 Diabetes insipidus renalis

■ Definition
Störung der Rückresorption von Wasser im distalen Tubulus und in den Sammelrohren durch fehlendes Ansprechen der Niere auf das antidiuretische Hormon ADH.

■ Ätiologie
Die **primäre Form** des Diabetes insipidus renalis wird meist X-chromosomal-rezessiv vererbt und durch Mutationen im *Vasopressin-V2-Rezeptor-Gen* (*AVPR2*) verursacht. Bei der seltenen autosomal-rezessiv vererbten Form liegen Mutationen im Gen für den Wassertransportkanal Aquaporin 2 (AQP2) zugrunde.
Sekundäre Formen entstehen durch Erkrankungen, die zu einer Verminderung des Konzentrationsgradienten im Nierenmark führen (akute oder chronische Niereninsuffizienz, obstruktive Uropathie, vesikoureteraler Reflux, interstitielle Nephritis) oder durch Zustände, die die Wirkung von ADH am distalen Tubulus vermindern (Hypokaliämie, Hyperkalzämie, Lithiumtherapie).

■ Pathogenese
Das fehlende Ansprechen des Nierentubulus auf endogenes oder exogenes ADH führt zu einer vermin-

15 Nephrologie und Urologie

derten Wasserrückresorption im distalen Tubulus und in den Sammelrohren. Es kommt zu Polyurie und Polydipsie.

Klinik
Polyurie und Polydipsie infolge einer renalen Konzentrationsschwäche mit **Ausscheidung hypotonen Urins** sind die wichtigsten Symptome der Erkrankung. Das Urinvolumen beträgt häufig mehrere Liter täglich. Sekundärsymptome sind Erbrechen, Exsikkose, Fieber, Gedeihstörung, Obstipation und Gewichtsschwankungen.

Diagnostik
- Hypernatriämie und hohe Serumosmolarität (> 310 mosmol/l)
- Niedrige Urinosmolarität (< 150 mosmol/l)
- Die Urinosmolarität übersteigt nie die Serumosmolarität!
- **ADH-Test:** Nach Gabe von ADH kommt es weder zu einem Anstieg der Urinosmolarität noch zu einem Abfall der Serumosmolarität. Patienten mit zentralem Diabetes insipidus sprechen hingegen auf exogene ADH-Gabe an!
- Mutationsanalyse.

> **Merke**
>
> Beweisend für die Diagnose eines Diabetes insipidus renalis ist der ADH-Test, bei dem die Urinmenge und die Urinkonzentration unter exogener Zufuhr von ADH gemessen werden.

Therapie
Ziel ist es, eine Dehydratation und Hypernatriämie zu verhindern. Durch **kochsalzarme** und eiweißreduzierte Kost wird die osmotische Last der Nahrung reduziert. Bei Säuglingen ist Muttermilch ideal, da deren Osmolarität geringer als die industriell hergestellter Säuglingsnahrungen ist.
Thiaziddiuretika (Hydrochlorothiazid, 1 mg/kg KG/d) können die Urinausscheidung bis auf 30–50 % reduzieren (**paradoxe antidiuretische Wirkung**), da sie das extrazelluläre Flüssigkeitsvolumen reduzieren und es dadurch zu einer Reduktion des glomerulären Filtrats und zu einer erhöhten Natriumrückresorption kommt.
Prostaglandinsynthesehemmer (Indometacin, 2 mg/kg KG/d) können ebenfalls den Urinfluss senken.

Prognose
Der primäre Diabetes insipidus renalis verläuft als lebensbegleitende Erkrankung. Bei Verhinderung hypernatriämischer Dehydratationen hat er eine gute Prognose. Gefahr besteht bei Infektionen, Diarrhö und Hitze.

> **Merke**
>
> Bei einem Diabetes insipidus renalis kann es zu einer akuten Dehydratation mit Hypernatriämie kommen. Der Ersatz des Wasserverlustes muss mit natriumarmen Infusionslösungen erfolgen. Die Verabreichung von unverdünnter physiologischer Kochsalzlösung (0,9 %) kann zu Koma und Tod durch Hirnödem führen!

15.3.5 Bartter-Syndrom

Definition
Seltene angeborene renale Tubulopathie durch Defekt eines renalen Chloridkanals mit den Leitsymptomen Hypokaliämie und metabolische Alkalose.

Ätiologie
Es handelt sich um einen Defekt des renalen Chloridkanals CLC-Kb.

Pathogenese
Durch den Defekt der Chloridrückresorption im aufsteigenden Schenkel der Henle-Schleife kommt im distalen Tubulus vermehrt Natriumchlorid an. Hier wird Natrium im Austausch gegen Kalium rückresorbiert. Durch eine vermehrte Kaliumausscheidung kommt es zur Hypokaliämie. Die Hypokaliämie stimuliert die Prostaglandinsynthese, wodurch das Renin-Angiotensin-Aldosteron-System stimuliert wird. Hierdurch wird die Hypokaliämie zusätzlich potenziert.

Klinik
Die Symptome der Erkrankung sind **Polyurie**, **Polydipsie**, **Dehydratation**, Wachstumsrückstand, Gedeihstörung, Muskelschwäche und Obstipation. Typischerweise tritt kein arterieller Hypertonus auf (**normotoner Hyperreninismus**).

Diagnostik
- Metabolische Alkalose mit chronischer Hypokaliämie
- Plasmareninaktivität erhöht, Aldosteronaktivität erhöht
- Kalium und Chlorid im Urin erhöht
- Mutationsanalyse.

Therapie
Ziel der Behandlung ist die **Korrektur der Hypokaliämie**. Die Patienten erhalten eine Kalium- und Kochsalzsubstitution. Kaliumsparende Diuretika (Spironolacton, 2 mg/kg KG/d oder Triamteren, 2–5 mg/kg KG/d) wirken der Hypokaliämie ebenfalls entgegen. Bei Nachweis einer erhöhten Prostaglandinausscheidung im Urin kann Indometacin eingesetzt werden.

15.5 Arterielle Hypertonie

■ Prognose
Unter adäquater Therapie beobachtet man rasch eine Besserung des Allgemeinzustandes und der meisten Laborparameter. Die Polyurie geht zurück, und das Wachstum wird beschleunigt. Bei konsequenter Therapie werden nur selten eine fortschreitende Nephrokalzinose oder eine Niereninsuffizienz beobachtet.

15.4 Tubulointerstitielle Nephritis (TIN)

■ Definition
Akute und chronische Nierenerkrankungen, die sich durch eine Entzündung oder sonstige Schädigung der tubulointerstitiellen Strukturen der Niere ohne wesentliche Beteiligung des glomerulären oder vaskulären Apparates auszeichnen.

■ Ätiologie
Neben der idiopathischen Form (mit und ohne Uveitis) kann man eine Vielzahl sekundärer tubulointerstitieller Nephritiden unterscheiden. Die wichtigsten Ursachen sind in Tabelle 15.4 zusammengefasst.

■ Pathologie
Bei der **akuten TIN** beobachtet man entzündliche Infiltrate und Epithelzellschäden im tubulointerstitiellen Raum.

Bei der **chronischen TIN** kommen Tubulusatrophien und eine interstitielle Fibrose hinzu.

■ Klinik
Unspezifische Symptome zu Beginn der Erkrankung sind Müdigkeit, Anorexie, Bauchschmerzen, Erbrechen, Fieber, makulopapulöses Exanthem und Arthralgien. In einem Drittel der Fälle besteht gleichzeitig eine Uveitis.

Leitsymptome der renalen Erkrankung sind **Polyurie und Polydipsie** als Zeichen der Konzentrationsschwäche der Niere.

■ Diagnostik
- Mikrohämaturie, sterile Leukozyturie und Zylindrurie
- Glukosurie, Proteinurie (< 1 g/d)
- Hyperaminoazidurie (Tubulusschaden)
- Anämie, Leukozytose und häufig Eosinophilie
- Erhöhung der BKS
- Kreatinin im Serum in Abhängigkeit vom Ausmaß der Nierenfunktionsstörung erhöht
- **Nierensonographie:** Nachweis vergrößerter Nieren
- **Nierenbiopsie:** nur bei diagnostischen Unklarheiten.

■ Therapie
Bei der **akuten TIN** sollten zunächst ätiologisch in Frage kommende Medikamente abgesetzt und Infektionen behandelt werden. Da häufig die Polyurie im Vordergrund steht, sind die Flüssigkeits- und Elektrolytbilanzierung besonders wichtig.

Eine Steroidbehandlung bei der **chronischen TIN** wird kontrovers diskutiert, kann aber zu einer Besserung der Nierenfunktion und Ausheilung führen.

■ Prognose
Bei einer Minderzahl der Patienten kann sich eine progrediente und terminale Niereninsuffizienz einstellen.

15.5 Arterielle Hypertonie

■ Definition
Erhöhung des systolischen und/oder diastolischen arteriellen Blutdruckes bei wiederholten Messungen auf Werte, die über der altersentsprechenden 95. Perzentile liegen.

■ Ätiologie
In mindestens 85 % der Fälle handelt es sich im Kindesalter um eine sekundäre renale Hypertonie, also um eine arterielle Hypertonie durch eine Erkrankung der Nierengefäße oder des Nierenparenchyms. Die wichtigsten Ursachen einer sekundären (nicht primären, essenziellen) chronischen arteriellen Hypertonie im Kindesalter sind in Tabelle 15.5 zusammengefasst.

> **Merke**
>
> Die arterielle Hypertonie im Kindesalter ist in mindestens 85 % der Fälle sekundär renal bedingt!

■ Pathogenese
- **Renoparenchymatöse Hypertonie:** hämodynamische Störung infolge gestörter Ausscheidung von Natrium
- **Renovaskuläre Hypertonie:** Minderdurchblutung der Niere durch Nierenarterienstenose, meist infolge einer fibromuskulären Dysplasie. Die Minderperfusion führt zu einer Stimulation des Renin-Angiotensin-Aldosteron-Systems, wodurch es durch Erhöhung des peripheren Widerstandes und des Intravasalvolumens zu einer Blutdrucksteigerung kommt.
- **Kardiovaskuläre Hypertonie:** Strukturelle Flusshindernisse führen zur Blutdruckerhöhung.
- **Endokrine Hypertonie:** Kortisolwirkung, Thyroxinwirkung, Katecholaminwirkung
- **Essenzielle Hypertonie:** multifaktorielle Genese, familiäres Vorkommen, Einteilung in Abhängigkeit von der Plasmareninkonzentration.

15 Nephrologie und Urologie

Tab. 15.4 Ursachen der tubulointerstitiellen Nephritis.

Medikamente	Infektionen	Immunologisch	Hereditäre Erkrankungen	Andere Erkrankungen
• Analgetika	• Streptokokken	• Glomerulonephritiden	• Alport-Syndrom	• Harnwegsobstruktion
• Antiphlogistika	• Pneumokokken	• Lupus erythematodes	• Zystennieren	• Lymphome
• Antibiotika	• CMV	• Abstoßungsreaktion	• Morbus Fabry	• Sarkoidose
• Virustatika	• EBV		• Hyperkalzämie	• Strahlennephritis
• Antimykotika	• HBV		• Hyperoxalurie	
• Antikonvulsiva	• HSV		• Morbus Lesch-Nyhan	
• Diuretika	• HIV			
	• Röteln			
	• Mykoplasmen			
	• Toxoplasmen			
	• Askariden			

Klinik

Die arterielle Hypertonie ist meist asymptomatisch. Erst bei gravierenden Blutdruckerhöhungen können Kopfschmerzen, Schwindel und Sehstörungen auftreten. Bei der klinischen Untersuchung wird ggf. eine Retinopathie festgestellt.

Diagnostik

- **Wiederholte Blutdruckmessungen** an allen Extremitäten sind die Basis der Diagnostik bei arterieller Hypertonie.
- 24-h-Blutdruckmessung zur Erfassung tageszeitlicher Schwankungen
- Urinuntersuchung
- Elektrolyte, Kreatinin, Harnstoff im Serum
- Bestimmung der Kreatininclearance
- Schilddrüsenhormone, Kortisol, Plasmareninaktivität, Aldosteron im Serum
- Nierensonographie und Doppler-Sonographie: Nierengröße, Parenchymstruktur, Flüsse in den Nierenarterien

- I.v. Urographie in Abhängigkeit von den erhobenen Befunden
- Digitale Subtraktionsangiographie bei V.a. Nierenarterienstenose
- Röntgen-Thorax, EKG, Echokardiographie.

> **Merke**
>
> Bei Blutdruckmessungen im Kindesalter sollte auf die Auswahl einer altersentsprechenden Manschettengröße geachtet werden!

Therapie

Supportive Maßnahmen sind Gewichtsnormalisierung, Natriumrestriktion und regelmäßige körperliche Betätigung.

Die kausale Behandlung richtet sich nach der vorliegenden Grunderkrankung. Bei einer Aortenisthmus- oder Nierenarterienstenose steht die Korrektur des Defektes (Angioplastie oder Stenteinlage) im Vordergrund. Bei Nachweis einer pyelonephriti-

Tab. 15.5 Wichtige Ursachen der sekundären arteriellen Hypertonie im Kindesalter.

Renal	Vaskulär	Endokrin	Zentralnervös
• Pyelonephritis	• Nierenarterienstenose	• Phäochromozytom	• Hirntumor
• Glomerulonephritis	• Aortenisthmusstenose	• Hyperthyreose	• Hirnblutung
• Hydronephrose	• Valvuläre Aortenstenose	• Hyperparathyreoidismus	• Trauma
• Multizystische Nierendegeneration	• Persistierender Ductus arteriosus	• Cushing-Syndrom	
• Vesikoureteraler Reflux	• Nierenvenenthrombose	• Hyperaldosteronismus	
• Harnleiterobstruktion	• Vaskulitis	• Adrenogenitales Syndrom	
• Segmentäre Nierenhypoplasie			
• Nierentrauma			
• Wilms-Tumor			
• Lupus erythematodes			

404

15.5 Arterielle Hypertonie

schen Schrumpfniere erfolgt die Nephrektomie, bei Phäochromozytom die operative Tumorentfernung.

Eine **medikamentöse Therapie** ist bei regelmäßiger Überschreitung der Grenzwerte indiziert (→ Tab. 15.6).

Zunächst kommen **Basistherapeutika** (β-Rezeptoren-Blocker, ACE-Hemmer, Kalziumantagonisten, Diuretika) zum Einsatz. Unter pathophysiologischen Gesichtspunkten sind β-Rezeptoren-Blocker oder ACE-Hemmer besonders günstig.

Tab. 15.6 Übersicht der im Kindesalter am häufigsten angewendeten Antihypertensiva.

Medikament	Wirkungsweise	Wichtigste Nebenwirkung
Diuretika		
Hydrochlorothiazid	Diurese	Hypokaliämie
Furosemid	Diurese	Hypokaliämie
Spironolacton	Diurese	Hyperkaliämie, Gynäkomastie
Antiadrenergika		
Propranolol	β-Blockade	Bradykardie
		Bronchusobstruktion
		Hypoglykämie
Phentolamin	α-Blockade	Reflextachykardie
Prazosin	α-Blockade	Orthostatische Hypotonie
Kalziumantagonisten		
Nifedipin	Kalziumantagonist	Flush
		Tachykardie
		Ödem
Sympatholytika		
α-Methyldopa	Sympathikolyse	Sedierung
		Leberfunktionsstörung
Zentral wirksames Antihypertensivum		
Clonidin	α-Agonist im ZNS	Sedierung
		Obstipation
ACE-Hemmer		
Captopril	Converting-Enzyme-Inhibition	Proteinurie
		Neutropenie
		Exanthem
		Hyperkaliämie
Enalapril	Converting-Enzyme-Inhibition	Transitorische Hypotonie
Vasodilatatoren		
Dihydralazin	Relaxation der Arteriolenmuskulatur	Tachykardie
		Übelkeit
Diazoxid	Relaxation der glatten Muskulatur	Tachykardie
		Hypotonie
		Hyperglykämie
		Hirsutismus
Natriumnitroprussid	Arteriolen- und Venolendilatation	Thiozyanatproduktion
Minoxidil	Arteriolendilatation	Ödem
		Hypertrichose

15 Nephrologie und Urologie

Bei ausbleibender Blutdrucknormalisierung wird eine **Kombinationstherapie** durchgeführt (β-Rezeptoren-Blocker + Kalziumantagonist oder β-Rezeptoren-Blocker + Diuretikum oder ACE-Hemmer + Diuretikum).

Sollte eine Zweierkombination nicht ausreichen, wird eine Dreierkombination ausgewählt (β-Rezeptoren-Blocker + Diuretikum + Vasodilatator oder Kalziumantagonist + ACE-Hemmer + Vasodilatator oder Vasodilatator + Diuretikum + zentral wirksames Antihypertensivum, z.B. Clonidin).

> **Merke**
>
> Folgende Kombinationstherapien sind für die Behandlung der arteriellen Hypertonie im Kindesalter geeignet:
> - β-Rezeptoren-Blocker + Kalziumantagonist
> - β-Rezeptoren-Blocker + Diuretikum
> - ACE-Hemmer + Diuretikum
> - β-Rezeptoren-Blocker + Diuretikum + Vasodilatator
> - Kalziumantagonist + ACE-Hemmer + Vasodilatator
> - Vasodilatator + Diuretikum + zentral wirksames Antihypertensivum, z.B. Clonidin.

■ Prognose

Die erfolgreiche Blutdruckeinstellung ist für alle akuten und chronischen Nierenerkrankungen, insbesondere auch bei Patienten nach Nierentransplantation, essenziell. Eine regelmäßige Überwachung ist erforderlich. Wenn eine Blutdrucknormalisierung gelingt, ist die Langzeitprognose gut.

15.6 Niereninsuffizienz

15.6.1 Akute Niereninsuffizienz (ANI)

■ Definitionen

Plötzlicher Ausfall der Nierenfunktion unterschiedlicher Ursache, der zu einer Erhöhung der Retentionsparameter (Kreatinin, Harnstoff) führt, die in der Regel mit einer Reduktion der Urinproduktion einhergeht.

Oligurie: Urinproduktion $< 300\,ml/m^2/d$, bei Neugeborenen $< 1\,ml/kg\,KG/h$.

Anurie: Urinproduktion $< 100\,ml/m^2/d$.

Polyurie: Urinproduktion $> 1\,200\,ml/m^2/d$.

Man unterscheidet eine **prärenale**, **renale** und **postrenale** ANI.

> **Merke**
>
> Die **prärenale ANI** ist definiert als eine vorübergehende Störung der Nierenfunktion als Folge einer renalen Minderdurchblutung ohne primäre Nierenerkrankung. Die **renale ANI** ist durch eine Nierenparenchymschädigung mit vorwiegend vaskulärer, glomerulärer oder tubulärer Komponente gekennzeichnet. Der **postrenalen ANI** liegt eine akute Harnabflussstörung zugrunde.

■ Epidemiologie

Die akute Niereninsuffizienz tritt im Kindesalter mit einer geschätzten Inzidenz von 2 : 100 000 auf.

■ Ätiologie

Prärenale, renale und postrenale Ursachen können zu einer akuten Niereninsuffizienz führen. Wichtige Ursachen sind in der Checkliste zusammengefasst.

Checkliste: Differentialdiagnose der akuten Niereninsuffizienz im Kindesalter.		
Prärenal (70%)	**Renal (25%)**	**Postrenal (5%)**
Hypovolämie	Akute Glomerulonephritis	Obstruktive Uropathie
Akute Blutung	Nierenvenenthrombose	Vesikoureteraler Reflux
Gastrointestinale Verluste	Akute interstitielle Nephritis	Steine
Hypoproteinämie	Hämolytisch-urämisches Syndrom	Thrombose
Verbrennungen	Pyelonephritis	Tumoren
Renaler Salz- und Wasserverlust	Tumoren	Trauma
Arterielle Hypotonie		
Sepsis		
Verbrauchskoagulopathie		
Herzinsuffizienz		
Hypoxie		
Pneumonie		
Schocklunge		

406

15.6 Niereninsuffizienz

■ Klinik

Das klinische Leitsymptom des akuten Nierenversagens ist die Verminderung der Diurese mit **Oligurie oder Anurie**. Begleitend kommt es zu einem **Anstieg harnpflichtiger Substanzen** im Serum und zu einer metabolischen **Azidose**. Häufig bestehen Ödeme und ein Aszites. Arterielle Hypertonie, Herzinsuffizienz, Lungenödem, Hirnödem und zerebrale Krampfanfälle sind weitere klinische Symptome. Hierdurch kommt es zu Übelkeit, Erbrechen und Kopfschmerzen. Im Finalstadium kann ein **urämisches Koma** auftreten. Die Störung des Elektrolythaushaltes birgt die Gefahr der Hyperkaliämie.

■ Komplikationen

- Herzversagen durch Hypervolämie
- Lungenödem
- Arrhythmie
- Gastrointestinale Blutung durch Stressulkus
- Krampfanfälle
- Urämisches Koma.

■ Diagnostik

- Kreatinin, Harnstoff und Harnsäure im Serum erhöht
- Glomeruläre Filtrationsrate vermindert
- Metabolische Azidose
- Hyperkaliämie, Hyperphosphatämie, Hyponatriämie
- Anämie
- Blutausstrich: Fragmentozyten (HUS)?
- C3, Antistreptokokkenantikörper (Poststreptokokken-GN) im Serum
- Anti-GBM-Antikörper (Goodpasture-Erkrankung) im Serum
- Hämaturie, Proteinurie, Osmolarität?
- **Röntgen-Thorax:** Herzvergrößerung und Lungenödem durch Überwässerung
- **Sonographie der Nieren:** Morphologie, Hydronephrose?
- **Nierenbiopsie**.

■ Therapie

Die Indikation zur **Dialyse** ist bei einer Überwässerung mit Lungenödem und/oder einer Hyperkaliämie (> 7 mmol/l) gegeben. Bei einer postrenalen Ursache ist die Beseitigung der Obstruktion erforderlich. Bei prärenalen Ursachen muss die Grunderkrankung effektiv behandelt werden. Bei allen Formen sind die **Flüssigkeits- und Elektrolytbilanzierung** von essenzieller Bedeutung, um weitere Komplikationen zu vermeiden. Die Gabe eines Diuretikums (Furosemid) ist nur dann sinnvoll, wenn eine glomeruläre Restfunktion vorhanden ist. Die Hyperkaliämie kann bis zum Beginn der Dialyse mit Ionenaustauscherharzen (Resonium A®) sowie durch intravenöse Glukoseinfusion mit Altinsulin (0,1 IE/kg KG/h) behandelt werden.

> **Merke**
>
> Wegen der Gefahr eines Herzstillstandes ist die Behandlung der Hyperkaliämie eine Notfalltherapie!

■ Prognose

Die Dauer des akuten Nierenversagens bestimmt die Prognose. Bei einer akuten Niereninsuffizienz im Rahmen einer akuten Sepsis beträgt die Letalität immer noch 40 %. Eher günstig ist die Prognose bei prärenaler Niereninsuffizienz, hämolytisch-urämischem Syndrom, akuter interstitieller Nephritis und Harnsäurenephropathie. Bei rapid progressiver Glomerulonephritis und bilateraler Nierenvenenthrombose ist sie sehr ungünstig.

15.6.2 Chronische Niereninsuffizienz (CNI)

■ Definitionen

Von einer chronischen Niereninsuffizienz spricht man, wenn die glomeruläre Filtrationsrate (GFR) auf unter 80 % der Altersnorm absinkt.
Präterminale Niereninsuffizienz:
GFR 10–60 ml/min × 1,73 m².
Terminale Niereninsuffizienz:
GFR 3–10 ml/min × 1,73 m².

■ Epidemiologie

In Deutschland erreichen jährlich 5 : 1 000 000 Kinder unter 15 Jahren das Stadium der CNI.

■ Ätiologie

Je nach Alter können unterschiedliche Erkrankungen zu einer CNI führen. Tabelle 15.7 fasst einige wichtige Ursachen zusammen.

Tab. 15.7 Ätiologie der chronischen Niereninsuffizienz.

Kinder < 5 Jahre	Kinder > 5 Jahre
Anatomische Anomalien	Erworbene Glomerulopathien
Nierenhypoplasie	Glomerulonephritis
Nierendysplasie	Hämolytisch-urämisches Syndrom
Obstruktive Uropathie	Hereditäre Störungen
Fehlbildungen	Alport-Syndrom
	Zystische Nierenerkrankungen

■ Pathogenese

Im Rahmen des auslösenden Prozesses kommt es zu einer glomerulären Schädigung. Zunächst nicht betroffene Glomeruli werden durch die Übernahme der Filtrationsleistung untergegangener Glomeruli sekundär geschädigt. Der erhöhte hydrostatische Druck führt zu einer zunehmenden Sklerose und Vernarbung der Glomeruli.

407

15 Nephrologie und Urologie

Die Urämie manifestiert sich spätestens ab einer GFR unter 20 % der Altersnorm mit einem Anstieg harnpflichtiger Substanzen im Serum. Die Folgen sind:

- **Azidose** durch Bikarbonatverlust und gestörte Säureausscheidung
- **Störung der Urinkonzentrierungsfähigkeit** durch Verlust funktionsfähiger Nephrone
- **Hyperkaliämie** durch abnehmende GFR, dadurch Aldosteronanstieg
- **Renale Osteodystrophie** durch verminderte intestinale Kalziumresorption, verminderte Bildung von 1,25-Dihydroxy-Vitamin D_3, Hyperphosphatämie und sekundären Hyperparathyreoidismus
- **Wachstumsretardierung** durch Azidose, Anämie, renale Osteodystrophie
- **Anämie** durch Verminderung der Erythropoetinsynthese, Hämolyse, Blutung und verkürzte Erythrozytenlebenszeit
- **Blutungsneigung** durch Thrombozytopenie und gestörte Thrombozytenfunktion
- **Infektionsneigung** durch Granulozytenfunktionsstörung und Störungen der zellulären Immunität
- **Neurologische Symptome** durch Toxizität urämischer Substanzen
- **Gastrointestinale Ulzerationen** durch Salzsäureüberproduktion
- **Arterielle Hypertonie** durch Wasser- und Natriumüberladung und exzessive Reninproduktion
- **Hypertriglyzeridämie** durch Verminderung der Lipoproteinlipaseaktivität
- **Gestörte Glukosetoleranz** durch Insulinresistenz der Gewebe.

> **Merke**
>
> Wenn die GFR auf etwa die Hälfte des Normwertes abgesunken ist, bedeutet das, dass nur noch ein Viertel aller Nephrone ausreichend funktioniert. Die weitere Progression der CNI ist zu diesem Zeitpunkt irreversibel, doch die Geschwindigkeit der Progression ist variabel.

Klinik

Die klinische Symptomatik ist sehr variabel und hängt vom Ausmaß der GFR-Einschränkung, vom Alter des Kindes und von der bestehenden Grunderkrankung ab. Unspezifische Symptome sind schlechtes Gedeihen, Erbrechen, Anorexie, Müdigkeit und häufige Infektionen. Klinische Symptome der fortgeschrittenen Urämie sind Foetor ex ore, Juckreiz, hämorrhagische Diathese, zerebrale Krampfanfälle und Koma. Polyurie, Anämie, Osteopathie und Kleinwuchs sprechen für das Vorliegen einer CNI.

Diagnostik

Die diagnostischen Maßnahmen entsprechen denen bei ANI.

Therapie

Ziele der Therapie sind, die Nierenfunktion so lange wie möglich zu erhalten und die Komplikationen der Niereninsuffizienz zu vermeiden oder zu minimieren. Ein umfassendes Betreuungskonzept ist erforderlich. Ein wichtiger Bestandteil der Behandlung ist die Vorbereitung auf eine Nierenersatztherapie.

Diät: Die Ernährung sollte möglichst iso- bis hochkalorisch sein und eine altersentsprechende Eiweißzufuhr beinhalten, da eine Proteinreduktion im Säuglings- und Kindesalter mehr Nachteile als Vorteile mit sich bringt. Eine diätetische Phosphatreduktion ist oft erforderlich, hierzu stehen insbesondere für das Säuglingsalter Spezialnahrungen zur Verfügung. Eine Substitution von essenziellen Aminosäuren, wasserlöslichen Vitaminen, Zink und Eisen ist häufig hilfreich. Gelegentlich erlaubt nur eine Ernährung über eine Sonde (Gastrostomie) eine optimale Nährstoffzufuhr.

Wasser- und Elektrolytbilanzierung: Zunächst ist meist keine Wasserrestriktion notwendig. Bei arterieller Hypertonie, Ödemen und Herzinsuffizienz kommen Diuretika zum Einsatz. Die Hyperkaliämie wird mittels Kaliumrestriktion und u. U. durch die orale oder rektale Verabreichung von Ionenaustauschern (Resonium A®) behandelt.

Azidosebehandlung: Natrium- oder Kaliumbikarbonat oder -zitrat werden bei konstanter Erniedrigung des Serumbikarbonats auf unter 20 mmol/l gegeben.

Renale Osteodystrophie: Die Hyperphosphatämie wird durch die Gabe von Kalziumkarbonat behandelt. 1,25-Dihydroxy-Vitamin D_3 wird verabreicht, bis die Serumkalziumkonzentration, die Aktivität der alkalischen Phosphatase im Serum und die röntgenologischen Knochenveränderungen sich normalisiert haben.

Anämie: Bluttransfusionen sind möglichst zu vermeiden, da dadurch eine weitere Suppression der Erythropoetinsynthese erfolgt. Die bessere Alternative besteht in der Verabreichung von rekombinantem Erythropoetin.

Terminale Niereninsuffizienz: In diesem Stadium muss eine Nierenersatztherapie (Hämodialyse oder Nierentransplantation) durchgeführt werden.

> **Merke**
>
> Das Ziel einer erfolgreichen Nierenersatztherapie ist eine schnellstmögliche Nierentransplantation. Die Vorbereitungen sollten bereits vor Eintritt der Terminalphase eingeleitet werden.

15.7 Kongenitale Nierenfehlbildungen

Definition
Relativ häufige angeborene Organfehlbildungen in Form von Hypoplasie, Dysplasie oder Zystenbildung der Niere, die oft asymptomatisch sind, jedoch auch mit einer erhöhten Neigung zu Pyurien und sekundärer Schrumpfnierenbildung einhergehen können.

15.7.1 Nierenagenesie

Definition
Fehlen der Nieren- und Ureteranlage.

Epidemiologie
Die bilaterale Nierenagenesie tritt mit einer Häufigkeit von 1 : 4 000 auf und ist nicht mit dem extrauterinen Leben vereinbar. Die unilaterale Nierenagenesie kommt bei einem von 1 000 Lebendgeborenen vor.

Ätiologie
Es handelt sich um eine Fehlentwicklung des primitiven Harnleiters und des metanephrogenen Blastems.

Klinik
Bilaterale Nierenagenesie: Intrauterin besteht eine Oligo- oder Anhydramnie. Die Folge ist eine komplette Fehlbildung, die durch weiten Augenabstand, Epikanthus, tief sitzende Ohren, breite Nase, Hypognathie, schmale Hände und hypoplastische Lungen **(Potter-Sequenz)** gekennzeichnet ist. Die Kinder sterben meist unmittelbar postnatal an einer unbehandelbaren Lungenentfaltungsstörung und einer Ateminsuffizienz. Die Potter-Sequenz kann auch bei anderen schweren bilateralen Nierenfehlbildungen auftreten, die mit einer verminderten Urinproduktion einhergehen. Die Diagnose kann pränatal gestellt werden und stellt eine Indikation zum Schwangerschaftsabbruch dar.
Unilaterale Nierenagenesie: Jungen sind häufiger betroffen als Mädchen. Meist fehlt die linke Niere. Oft handelt es sich um eine Zufallsdiagnose. Die kontralaterale Niere ist kompensatorisch hypertrophiert. Assoziierte Fehlbildungen betreffen den Urogenitaltrakt (40 %), das Skelett (30 %), das Herz (15 %), den Gastrointestinaltrakt (15 %), das ZNS (10 %) und die Lunge (10 %). Es bestehen in der Regel keine klinischen Symptome. Die Diagnose kann pränatal gestellt werden.

Diagnostik
- **Bilaterale Nierenagenesie:** pränataler Ultraschall: Oligohydramnion, fehlende Blase, fehlende Nieren
- **Unilaterale Nierenagenesie:** Sonographie der Nieren, i.v. Urographie, Miktionszystourethrogramm (Ausschluss begleitender Ureterfehlbildungen).

> **Merke**
>
> Eine bilaterale Nierenagenesie ist nicht mit dem extrauterinen Leben vereinbar.

15.7.2 Nierenhypoplasie

Definition
Verminderung der Nierenmasse einer Niere unter 50 % der Norm oder der Gesamtmasse beider Nieren um 30 % der Norm.

Pathologie
Einfache Form: Es handelt sich um eine ein- oder doppelseitige Verminderung der Anzahl normal angelegter Nephrone, die häufig in Kombination mit anderen Fehlbildungen auftritt. Klinisch verläuft sie meist asymptomatisch. Die Häufigkeit beträgt 1 : 1 000 bis 1 : 6 000.
Oligomeganephronie: zahlenmäßige Verminderung der Nephrone, die jedoch durch Hyperplasie bzw. Hypertrophie vergrößert sind. Die Nieren sind klein und zeigen eine unregelmäßige Oberfläche. Klinisch führt die Oligomeganephronie in der Regel zu einer zunehmenden Niereninsuffizienz.
Segmentäre Hypoplasie: Beschränkung der Hypoplasie auf einzelne Nierensegmente. Eine arterielle Hypertonie ist ein typisches Symptom bei dieser Form der Nierenhypoplasie.

15.7.3 Lage- und Fusionsanomalien der Niere

Definition
Störung der physiologischen Rotation und Migration der Nierenanlage in der Fetalzeit.

Doppelniere

Pathologie
Hier liegt eine vollständige Duplikatur des Nieren- und Uretersystems vor. Der am oberen Hohlsystem entspringende Ureter mündet unterhalb des am unteren Hohlsystem entspringenden Ureters. Das Hohlsystem ist mit partieller Ureterdoppelbildung (Ureter fissus) doppelt angelegt.

Klinik
Meist verursacht eine Doppelniere keine klinischen Symptome. In seltenen Fällen kann es zu rezidivierenden Harnwegsinfektionen oder Inkontinenz kommen.

15 Nephrologie und Urologie

Diagnostik
- Urinuntersuchung
- Sonographie der Nieren und der ableitenden Harnwege
- i.v. Pyelogramm
- Miktionszystourethrogramm
- Präoperativ Nierenszintigraphie.

Therapie
Bei asymptomatischem Verlauf ist keine Behandlung erforderlich. Bei rezidivierenden Harnwegsinfektionen sind eine antibiotische Therapie und Prophylaxe nötig. Bei vesikoureteralem Reflux und distaler Ureterstenose erfolgt eine Resektion oder „En-bloc"-Neueinpflanzung.

Hufeisenniere

Pathologie
Verschmelzung der beiden unteren Nierenpole vor der Aorta abdominalis.

Klinik
Eine Hufeisenniere führt in der Regel nicht zu klinischen Symptomen. In seltenen Fällen können rezidivierende Harnwegsinfektionen, ein vesikoureteraler Reflux, eine Nierenbeckenabgangsstenose, Steinbildung oder unklare Mittel- und Unterbauchbeschwerden durch Gefäßkompression auftreten.

Diagnostik
- Urinuntersuchung
- Sonographie der Nieren und der ableitenden Harnwege
- i.v. Pyelogramm
- Miktionszystourethrogramm
- Präoperativ Nierenszintigraphie.

Therapie
Bei asymptomatischem Verlauf ist keine Behandlung erforderlich. Bei rezidivierenden Harnwegsinfektionen sollten eine antibiotische Therapie und Prophylaxe durchgeführt werden. Bei Hydronephrose durch Reflux, bei Nierenbeckenabgangsstenose oder bei Gefäßkompression ist eine operative Therapie erforderlich.

Beckenniere

Epidemiologie
Die Beckenniere tritt mit einer Häufigkeit von 1 : 600 auf.

Pathogenese
Es handelt sich um ein Ausbleiben der Nierenwanderung aus der Becken- in die Lumbalregion.

Pathologie
Lage der Niere im kleinen Becken, meist neben der A. iliaca communis.

Klinik
Eine Beckenniere führt in der Regel nicht zu klinischen Symptomen. Gelegentlich kann es zu rezidivierenden Harnwegsinfektionen oder einem vesikoureteralen Reflux kommen. Bei Frauen im gebärfähigen Alter kann eine Beckenniere ein Geburtshindernis darstellen!

Diagnostik
- Urinuntersuchung
- Sonographie der Nieren und der ableitenden Harnwege
- I.v. Pyelogramm
- Miktionszystourethrogramm
- Präoperativ Nierenszintigraphie.

Therapie
Meist ist keine Behandlung erforderlich. Bei rezidivierenden Harnwegsinfektionen sollte eine antibiotische Therapie und Prophylaxe durchgeführt werden. Funktionslose Nieren werden operativ entfernt.

15.7.4 Zystische Nierenerkrankungen

Zystennieren

Ätiologie
Man unterscheidet unter Berücksichtigung genetischer Gesichtspunkte zwei Formen von Zystennieren, die autosomal-rezessiv vererbte polyzystische Nierenerkrankung (ARPKD, früher Potter I) und die autosomal-dominant vererbte polyzystische Nierenerkrankung (ADPKD, früher Potter III).

Epidemiologie
Die Häufigkeit der ARPKD beträgt etwa 1 : 20 000. Die ADPKD ist mit einer Häufigkeit von 1 : 1 000 die häufigste hereditäre monogene Nephropathie.

Pathologie
Beide Formen der Zystennieren treten bevorzugt bilateral auf, und die Nieren sind stark vergrößert.

Bei der **ARPKD** sind praktisch nur die **Sammelrohre** erweitert. Bei der perinatalen Manifestation der ARPKD sind etwa 60 %, bei der juvenilen Manifestationsform 10 % der Sammelrohre dilatiert. Darüber hinaus bestehen bei der ARPKD eine Proliferation und Dilatation der intrahepatischen und später auch der extrahepatischen Gallengänge.

Bei der **ADPKD** sind **alle Nephronabschnitte** von Zysten durchsetzt. In zwei Drittel der Fälle bestehen begleitend Leberzysten.

Klinik
In schweren Fällen einer **ARPKD** kommt es intrauterin zu einem **Oligohydramnion** mit Lungenhypoplasie und einer Potter-Sequenz (→ Nierenagenesie). Die Diagnose wird in den meisten Fällen bereits bei Geburt (> 80 %) oder im 1. Lebensjahr ge-

stellt. Bei 50 % der Fälle findet sich ein palpabler, schmerzhafter **Bauchtumor**. Häufig besteht ein arterieller **Hypertonus**, rezidivierende Harnwegsinfektionen kommen ebenfalls vor. Frühzeitig beobachtet man Polyurie und Polydipsie, Azidose oder renalen Salzverlust. Die Hypertonie ist meist das klinische Hauptproblem. Im Spätstadium kommt es zur **Niereninsuffizienz** mit Anämie und Kleinwuchs. Bei 50 % der Fälle entwickeln sich bereits im 1. Lebensjahr die klinischen Zeichen einer **Leberfibrose** (Hepatomegalie, Ösophagusvarizen, Splenomegalie).

Nur 2 % der Patienten mit **ADPKD** werden bereits im Kindesalter klinisch manifest (früher „adulter" Typ polyzystischer Nieren). Es zeigen sich die Symptome der ARPKD in abgeschwächter Form.

■ Diagnostik
- **Sonographie der Nieren: ARPKD:** diffus verstärkte Echogenität der Nieren mit verwaschener Markrindengrenze, maximaler Zystendurchmesser 2 mm, Abnahme der Nierengröße mit zunehmendem Alter. **ADPKD:** Zysten größer und im Kindesalter weitere Zunahme der Nierengröße
- **Urographie: ARPKD:** verzögerte Kontrastmittelausscheidung der vergrößerten Niere mit einer streifigen radiären Struktur in Nierenrinde und -mark, die den erweiterten Sammelrohren entspricht. **ADPKD:** Nachweis erweiterter „hirschgeweihartiger" Nierenbecken.

■ Therapie
Eine kausale Therapie ist nicht verfügbar. Die Behandlung ist **symptomatisch** und konzentriert sich neben der Therapie des arteriellen Hypertonus auf die extrarenalen Komplikationen, z. B. auf die respiratorische Insuffizienz beim Neugeborenen und auf die Leberfibrose beim älteren Kind.

■ Prognose
Durch frühzeitige Diagnosestellung und Therapie wird die Progression der Niereninsuffizienz gemildert. Die Überlebensrate von Kindern mit ARPKD beträgt nach 3 Jahren 94 % bei Jungen und 82 % bei Mädchen. 10 % der Patienten haben bis zum Alter von 19 Jahren das Stadium der terminalen Niereninsuffizienz erreicht.

> **Merke**
>
> Die häufigste Form der Zystennieren ist die autosomal-dominant vererbte polyzystische Nierenerkrankung (ADPKD).

Multizystische Nierendysplasie

■ Definition
Frühembryonale, meist nicht hereditäre Entwicklungsstörung, die gewöhnlich bereits pränatal von polyzystischen Formen zu unterscheiden ist. Im Gegensatz zu den Zystennieren ist in der Regel nur eine Niere betroffen.

■ Epidemiologie
Die unilaterale multizystische Nierendysplasie gehört mit einer Häufigkeit von 1 : 4 500 zu den häufigsten angeborenen Nierenfehlbildungen. Jungen sind etwas häufiger betroffen als Mädchen. Häufig besteht eine Assoziation zu Fehlbildungen anderer Organe (z. B. kongenitale Herzvitien).

■ Pathologie
Im Bereich der betroffenen Niere ist die normale Nierenstruktur weitgehend durch undifferenziertes, zystisch verändertes Gewebe ersetzt. Durch Involution entsteht in den ersten Lebensjahren aus der unilateralen multizystischen Nierendysplasie die „angeborene" Solitärniere des Erwachsenen.

■ Klinik
In 70 % der Fälle wird die multizystische Nierendysplasie pränatal sonographisch erkannt. Es kommt zu einer kompensatorischen Hypertrophie der kontralateralen Niere. Postnatal können ein Bauchtumor, Flankenschmerzen, Erbrechen, eine Hämaturie oder bereits ein arterieller Hypertonus bestehen. Rezidivierende Harnwegsinfektionen können auftreten.

■ Therapie
Eine arterielle Hypertonie wird medikamentös behandelt. Eine Obstruktion, die zu rezidivierenden Harnwegsinfektionen führt, wird operativ beseitigt. Eine Nephrektomie der funktionslosen dysplastischen Niere ist heute nicht mehr zu vertreten, da eine maligne Entartung äußerst selten ist (1 : 24 Mio.). Sie wird nur im Rahmen operativer Eingriffe an der zweiten Niere, bei Schmerzen oder bei fehlender Involution durchgeführt.

■ Prognose
Durch die kompensatorische Hypertrophie der kontralateralen Niere bleibt die globale Nierenfunktion in den meisten Fällen erhalten. Regelmäßige sonographische Kontrolluntersuchungen sind erforderlich, um die Involution der dysplastischen Niere zu verfolgen und evtl. auftretende Komplikationen an der kontralateralen Niere rechtzeitig erkennen und behandeln zu können.

15.8 Harnwegsinfektionen (HWI)

■ Definitionen
Besiedelung des Harntraktes mit Mikroorganismen mit den Leitsymptomen Bakteriurie und Leukozyturie, die aufgrund der hohen Rezidivhäufigkeit zu narbigen Veränderungen mit renalen Funktionsstö-

Nephrologie und Urologie

rungen führen können. Bei einer **Zystitis** sind Infektion und Entzündungsreaktion auf die Blase begrenzt, bei einer **Pyelonephritis** ist das Nierenparenchym betroffen. Außerdem unterscheidet man eine **asymptomatische** Bakteriurie und eine **symptomatische** Harnwegsinfektion sowie **unkomplizierte** und **komplizierte** Harnwegsinfektionen.

Epidemiologie
Bei etwa 3 % aller Mädchen und 1 % aller Jungen kommt es in der Kindheit zu mindestens einer Harnwegsinfektion. Die erste symptomatische Harnwegsinfektion tritt bei mehr als der Hälfte der Kinder bereits in den ersten 3 Lebensjahren auf. Im 1. Lebenshalbjahr sind mehr Jungen als Mädchen betroffen, später erkranken Mädchen zehn- bis 20-fach häufiger als Jungen.

Ätiologie
Gramnegative Erreger aus dem Darmtrakt sind die häufigsten Erreger von Harnwegsinfektionen. In mehr als 80 % der Fälle wird die erste symptomatische Harnwegsinfektion durch *Escherichia coli*, seltener durch Klebsiellen, Proteus, Enterokokken oder Staphylokokken verursacht. Bei anatomischen oder funktionellen Harntransportstörungen werden *E. coli*-Infektionen seltener gefunden. In diesen Fällen ist *Pseudomonas aeruginosa* häufig der auslösende Erreger.

Prädisponierende Faktoren für eine Harnwegsinfektion sind Restharn, eine infravesikale Obstruktion, hohe intravesikale Druckanstiege, Phimosen, eine Störung der vaginalen Flora (antibiotische Therapie) und ein Mangel an sekretorischem IgA im Urin.

Pathogenese
In den meisten Fällen handelt es sich um eine **aszendierende Infektion**, der eine erhöhte periurethrale Besiedelung mit dem uropathogenen Keim vorangeht. Hämatogene Pyelonephritiden oder hämatogen verursachte Nierenabszesse werden in erster Linie von *Staphylococcus aureus* verursacht, z.B. ausgehend von einer lokalen Infektion der Haut. Eine **Pyelonephritis** entsteht dann, wenn uropathogene Keime das Nierenparenchym erreichen und eine Entzündungsreaktion auslösen.

Klinik
Je jünger der Patient, desto unspezifischer sind die Symptome!

Beim **Neugeborenen** können Trinkschwäche, grau-blasses Hautkolorit und Berührungsempfindlichkeit Symptome einer beginnenden Urosepsis sein. Fieberschübe sind ungewöhnlich.

Säuglinge mit Harnwegsinfekt fallen oft lediglich durch hohes Fieber auf. Bei Säuglingen mit „unklarem Fieber" werden in 4–7 % der Fälle Harnwegsinfektionen als Ursache gefunden. Durchfälle, Erbre-

chen oder meningitische Zeichen sind nicht selten. Bei Säuglingen verläuft eine Harnwegsinfektion wesentlich häufiger als Urosepsis, in etwa 20 % der Fälle sind die Blutkulturen positiv. Es kann zu Elektrolytentgleisungen und Schock kommen.

Bei **Kleinkindern** mit Zystitis treten zunehmend Lokalsymptome in den Vordergrund. Die Kinder klagen über Schmerzen beim Wasserlassen (Dysurie). Fieber und Bauchschmerzen sind häufig. Nach bereits erreichter Harnkontinenz kann wieder ein Einnässen tagsüber einsetzen (sekundäre Enuresis).

Ältere Kinder mit Zystitis leiden insbesondere unter Pollakisurie und imperativem Harndrang. Bei einer Pyelonephritis bestehen Fieber und ein- oder beidseitige Flankenschmerzen.

> **Merke**
> Je jünger der Patient, desto unspezifischer sind die Symptome der Harnwegsinfektion! Bei jedem Säugling mit Fieber muss eine Urinuntersuchung zum Ausschluss einer Harnwegsinfektion erfolgen.

Diagnostik
- **Urinsediment:** Leukozyturie, evtl. Hämaturie
- Nitritnachweis im Urin, geringgradige Proteinurie
- **Urinkultur:** signifikante Bakteriurie ($> 100\,000$/ ml)
- Leukozytose, CRP-Erhöhung im Serum
- **Sonographie** der Nieren und ableitenden Harnwege: Verdickung der Blasenwand, Ausschluss struktureller Fehlbildungen (Hydronephrose)
- **Sonographische Refluxprüfung:** vesikoureteraler Reflux?
- **Röntgen-Miktionszystourethrogramm:** vesikoureteraler Reflux?
- **Ausscheidungsurographie:** morphologische Beurteilung des oberen Harntraktes und Erfassung pyelonephritischer Kelch- und Parenchymveränderungen
- **[99m]Technetium-DMSA-Scan:** hohe Spezifität und Sensitivität für Parenchymdefekte.

> **Merke**
> Bei etwa 30 % der Kinder mit Harnwegsinfektionen findet sich ein vesikoureteraler Reflux, bei 2 % der Mädchen und bei 5–10 % der Jungen eine Harnwegsobstruktion.

Therapie
Eine symptomatische Harnwegsinfektion erfordert eine **antibiotische Therapie.** Für die Behandlung des unkomplizierten Harnwegsinfektes jenseits des frühen Säuglingsalters gelten Cotrimoxazol oder Cephalosporine (z.B. Cefalexin) als Mittel der ersten Wahl. Die Medikamente können oral verabreicht werden. Nach Erhalt der Bakterienkultur

kann die antibiotische Therapie u. U. nach Antibiogramm umgestellt werden. Säuglinge mit fieberhaften Harnwegsinfektionen, die jünger als 6 Monate alt sind, bedürfen einer sofortigen parenteralen antibiotischen Therapie, z. B. mit einem Cephalosporin (Cefotaxim), Ampicillin und einem Aminoglykosid (Tobramycin).

■ Prophylaxe
Bei rezidivierenden Harnwegsinfektionen und/oder Reflux sollte eine **antibiotische Dauerprophylaxe** erfolgen, um weitere Harnwegsinfektionen und das damit verbundene Risiko pyelonephritischer Schäden zu verhindern. Nitrofurantoin und Trimethoprim (jeweils 1 mg/kg KG als Einmaldosis abends) gelten als Mittel der ersten Wahl. Alternativ kann auch ein Oralcephalosporin (z. B. Cefalexin 10 mg/kg KG als Einmaldosis abends) verwendet werden. Die Dauerprophylaxe wird über einen Zeitraum von mindestens 6 Monaten oder bis zum Nachweis, dass kein vesikoureteraler Reflux mehr besteht, durchgeführt.

Regelmäßige Urinuntersuchungen, vor allem bei Fieber, sind besonders wichtig, um erneute Harnwegsinfektionen frühzeitig zu erkennen und zu behandeln.

> **Merke**
>
> Die empfohlenen prophylaktischen Maßnahmen sind unbedingt erforderlich, da rezidivierende Harnwegsinfektionen zu pyelonephritischer Schrumpfniere führen können!

15.9 Hydronephrose

■ Definition
Dilatation des Nierenbeckenkelchsystems mit Verschmälerung und Zerstörung des Nierenparenchyms.

■ Ätiologie
- Ureterabgangsstenose
- Uretermündungsstenose
- Vesikoureteraler Reflux
- „Hoher" Ureterabgang am Pyelon
- Aberrantes Gefäß
- Stein.

■ Klinik
Rezidivierende Harnwegsinfektionen mit Fieber, Bauchschmerzen, Hämaturie und Pyurie sind die häufigste Folge einer Hydronephrose. In einigen Fällen kann ein Bauchtumor tastbar sein. Polydipsie, Hypertonie, Infektsteine des harnableitenden Systems und eine Niereninsuffizienz sind weitere mögliche Komplikationen.

■ Diagnostik
- **Sonographie** der Nieren und ableitenden Harnwege: Erweiterung des Nierenbeckenkelchsystems, schmaler Parenchymsaum
- **Ausscheidungsurographie:** Erweiterung des Nierenbeckenkelchsystems, schmaler Parenchymsaum
- **Funktionsszintigraphie:** Aussagemöglichkeit über die Funktionsleistung einer Niere im Verhältnis zur anderen.

■ Therapie
Bei Vorliegen einer Hydronephrose muss die zugrunde liegende anatomische Ursache behoben werden. Eine antibiotische Dauerprophylaxe ist bei Auftreten rezidivierender Harnwegsinfektionen unbedingt erforderlich.

■ Prognose
Sie ist von Ursache, Dauer und Ausmaß der Hydronephrose abhängig.

Ureterabgangsstenose

■ Definition
Enge der Harnabflussbahn am pyeloureteralen Übergang.

■ Ätiologie
- **Trophische Störung:** Fibrosierung im Bereich des pyeloureteralen Überganges durch lokale Ernährungsstörung der Ureterwand
- **Atypisch verlaufendes Blutgefäß:** Ureterkompression
- **Ureterkinking:** gewundener Verlauf des Ureters mit Behinderung des Harnabflusses
- **Hoher Abgang** des Ureters aus dem Pyelon
- **Gestörte Ureterperistaltik**
- **Tumor**
- **Harnstein.**

■ Klinik
Es bestehen die klinischen Zeichen der Hydronephrose. Das Risiko für rezidivierende Harnwegsinfektionen ist erhöht.

■ Diagnostik
- **Sonographie:** Dilatation des Nierenbeckenkelchsystems, Verschmälerung des Parenchymsaums, die Niere stellt sich meist plump und vergrößert dar.
- **Ausscheidungsurogramm:** Dilatation des Nierenbeckenkelchsystems, Verschmälerung des Parenchymsaums. Durch Röntgenaufnahmen im zeitlichen Verlauf sind Aussagen über die Nierenfunktion bzw. die Konzentrierfähigkeit möglich. Darüber hinaus kann die Ureterperistaltik beurteilt werden. Steine kommen zur Darstellung.
- **Funktionsszintigraphie:** Aussagemöglichkeit über die Funktionsleistung einer Niere im Verhältnis zur anderen in Prozent.

Therapie
Bei akuter oder massiver Hydronephrose wird eine **perkutane Nephrostomie** durchgeführt, um das Nierenbeckenkelchsystem zu entlasten.

Die **Operation** besteht in einer Resektion des stenotischen pyeloureteralen Überganges.

Prognose
Unbehandelt kommt es zur Zerstörung und völligen Funktionslosigkeit der betroffenen Niere. Postoperativ bestehen gute Aussichten auf Erhaltung, z. T. auch Verbesserung der vorhandenen Nierenfunktion.

Uretermündungsstenose

Definition
Enge der Harnabflussbahn am ureterovesikalen Übergang.

Ätiologie
- **Meist angeboren:** Fibrose der Ureterwand
- **Funktionell:** Harnstein, Entzündung.

Klinik
Es bestehen die Zeichen der Hydronephrose, eine Enuresis kann vorkommen. Das Risiko für rezidivierende Harnwegsinfektionen ist erhöht.

Diagnostik
- **Sonographie:** Hydronephrose, Ureterdilatation (auch bei leerer Blase!)
- **Ausscheidungsurogramm:** Hydronephrose, Ureterdilatation; es erfolgt kein Abfluss des applizierten Kontrastmittels vom stenosierten Ureter in die Blase.

Therapie
Bei akuter oder massiver Hydronephrose wird eine **perkutane Nephrostomie** durchgeführt, um das Nierenbeckenkelchsystem zu entlasten. Die **Operation** besteht in einer Resektion des distalen, stenotischen Ureteranteils und der Neueinpflanzung des Ureters in die Blasenwand.

Prognose
Unbehandelt kommt es zur Zerstörung und völligen Funktionslosigkeit der betroffenen Niere. Postoperativ bestehen gute Aussichten auf Erhaltung, z. T. auch Verbesserung der vorhandenen Nierenfunktion.

Vesikoureteraler Reflux (VUR)

Definition
Rückfluss des Urins von der Blase in den Ureter und evtl. in das Pyelon.

Ätiologie
- **Klaffendes Ureterostium:** fehlender bzw. fehlentwickelter Ureterklappenmechanismus, hypoplastische Trigonummuskulatur

- **Blasendruckerhöhung:** Urethralklappen, Meatusstenose, Urethrastriktur, neurogene Blase
- **Infektion:** sekundäre Sklerosierung des Klappenostiums.

Klinik
Rezidivierende Harnwegsinfekte, Bauch- oder Rückenschmerzen und eine Enuresis treten bei Vorliegen eines vesikoureteralen Refluxes häufig auf.

Diagnostik
- **Sonographie:** Dilatation des Ureters bei voller Blase, evtl. Dilatation des gleichseitigen Pyelons mit Zeichen der Hydronephrose
- **Ausscheidungsurogramm:** evtl. kein pathologischer Befund! Bei massivem Reflux Zeichen der Hydronephrose
- **Miktionszystourethrogramm (MCU):** Nach Füllen der Blase mit wasserlöslichem Kontrastmittel bei Miktion oder schon vorher kommt es zu einem Rückfluss des Kontrastmittels von der Blase in den refluxiven Ureter, der u. U. bis in das Nierenbecken reichen kann (→ Abb. 15.10).
- **Zystoskopie:** direkte Beurteilungsmöglichkeit der Ureterostien (klaffend?)

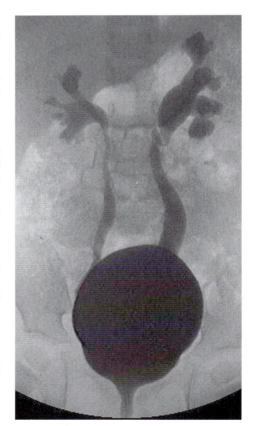

Abb. 15.10: 3 Jahre altes Mädchen mit hochfieberhafter Harnwegsinfektion. Miktionszysturethrographie: beidseitige vesikoureterorenale Refluxe. [1]

- **Zystomanometrie:** atypischer Druckkurvenverlauf in Blase und Harnröhre bei Blasenfüllung und Miktion, wenn eine neurogene Blasenfunktionsstörung vorliegt.

Gradeinteilung des vesikoureteralen Refluxes nach dem MCU
(→ Tab. 15.8 und Abb. 15.11)

Tab. 15.8 Gradeinteilung des vesikoureteralen Refluxes nach dem MCU.

Grad	Radiologischer Befund
Grad I	VUR nur in den Ureter
Grad II	VUR in den Ureter und in das Pyelon
Grad III	VUR in den Ureter und in das Pyelon mit Pyelondilatation
Grad IV	VUR in den Ureter und in das Pyelon mit Pyelondilatation und Druckatrophie des Parenchyms
Grad V	Massiver VUR mit weitgehender Zerstörung des Parenchyms

Therapie
Bei rezidivierenden Harnwegsinfektionen sind eine antibiotische Therapie und Dauerprophylaxe erforderlich.

Operation: Ab einem Reflux Grad III und bei therapieresistentem Reflux Grad II wird eine Ureterneueinpflanzung (Uretermündungsplastik) durchgeführt. Das Prinzip besteht darin, einen künstlichen Ventilmechanismus zur Refluxverhinderung zu schaffen. Dies wird durch Unterspritzen der Blasenwand im Bereich der Ureterostien mit Teflon oder Fibrin erreicht.

Prognose
Ohne Behandlung kommt es durch rezidivierende Infektionen und Druckentstehung im Rahmen der Hydronephrose zur Zerstörung der betroffenen Niere. Postoperativ besteht bei funktionierender Uretermündungsplastik und konsequenter Langzeitantibiotikatherapie eine gute Prognose.

✚ 020 IMPP-Fragen

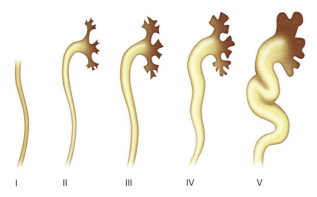

Abb. 15.11: Klassifikationsschema des vesikoureteralen Refluxes. [1]

16 Wasser und Elektrolyte

Inhaltsverzeichnis

16.1 Wasser und Natrium 416

    16.1.1 Dehydratation 416
    16.1.2 Hyperhydratation 418

16.2 Elektrolyte 419

    16.2.1 Hypokaliämie 419
    16.2.2 Hyperkaliämie 419
    16.2.3 Hypokalzämie 419
    16.2.4 Hyperkalzämie 420

16.1 Wasser und Natrium

◾ Physiologie

Bei Geburt bestehen 78 % des Körpergewichtes aus Wasser. Im Alter von 1 Jahr ist der Anteil des Wassers am Körpergewicht auf den des Erwachsenenalters, nämlich auf 60 %, gefallen.

Wasserumsatz: Beim Erwachsenen werden täglich 15 %, beim Säugling täglich 50 % des extrazellulären Volumens ausgetauscht. Daher kommt es zu einer besonders hohen Störanfälligkeit der Homöostase von Wasser und Elektrolyten bei Säuglingen!

Der **Wasserbedarf** ist abhängig von der Perspiratio insensibilis, den renalen und enteralen Verlusten sowie vom Alter (→ Kapitel Säuglingsernährung).

Flüssigkeitskompartimente sind der Intrazellulärraum und der Extrazellulärraum, zu dem als gesondertes Kompartiment der Intravasalraum gehört. Beim Fetus ist der Extrazellulärraum größer als der Intrazellulärraum. Eine Umkehr dieses Verhältnisses auf die beim gesunden Erwachsenen gültigen Bedingungen erfolgt bis zum 9. Lebensmonat.

> **Merke**
>
> Bei Säuglingen ist die Homöostase von Wasser und Elektrolyten besonders störanfällig.

16.1.1 Dehydratation

◾ Definition

Zustand des Wassermangels, der durch einen übermäßigen Wasserverlust und/oder eine ungenügende Wasserzufuhr entsteht. Je nach Serumnatrium unterscheidet man eine isotone, hypotone oder hypertone Dehydratation. Die klinischen Symptome bei Dehydratation unterschiedlicher Schwere sind in Tabelle 14.1 (→ Kapitel 14) zusammengefasst.

◾ Klinik

In Abhängigkeit von der Schwere der Dehydratation können die Patienten wenig beeinträchtigt bis schwer krank sein. Charakteristische **klinische Exsikkosezeichen** sind ein verminderter Hautturgor mit stehenden Hautfalten, halonierte Augen, trockene Schleimhäute sowie bei Säuglingen eine eingesunkene Fontanelle. Die Atmung ist, insbesondere bei einer gleichzeitig bestehenden metabolischen Azidose, häufig beschleunigt. Im Verlauf kann es zu gravierenden zentralnervösen Symptomen (Unruhe, Apathie, Krampfanfälle und Koma) kommen.

◾ Diagnostik

- Hämoglobin, Hämatokrit und Plasmaproteine erhöht (Eindickung)
- Serumelektrolyte in Abhängigkeit von der vorliegenden Dehydratationsform verändert
- Plasmavolumen und zentraler Venendruck erniedrigt.

◾ Therapie

Je nach Schwere der Dehydratation reicht eine **orale Rehydratation** aus, oder es muss **parenteral** rehydriert werden. Die Details der Rehydratationstherapie werden im Kapitel Gastroenterologie (akute infektiöse Gastroenteritis) besprochen.

Isotone Dehydratation

◾ Ätiologie

Verlust von Wasser und Salzen zu gleichen Teilen durch:

- Diarrhö
- Erbrechen
- Akuten Volumenmangelschock.

◾ Diagnostik

- **Serumnatrium 135–145 mmol/l**
- Serumosmolarität 275–295 mosmol/l
- MCV und MCHC normal
- Bei Verminderung der glomerulären Filtrationsrate Anstieg von Harnstoff und Kreatinin im Serum.

416

Therapie
Orale Rehydratation: Sie ist bei milder Dehydratation ausreichend.

Parenterale Rehydratation: Zunächst müssen das Wasserdefizit und die laufenden Verluste ermittelt und die stattgefundenen und laufenden Natriumverluste abgeschätzt werden. Anschließend wird der Erhaltungsbedarf zuzüglich des Defizits in 24 h verabreicht. Hierzu kann z. B. eine drittelisotone Kochsalzlösung (50 mmol/l Na^+) mit Glukose 5 % verwendet werden. Darüber hinaus sollte eine vorsichtige Kaliumsubstitution (z. B. 1–2 mmol/kg KG/d) erfolgen, um eine Hypokaliämie durch die hohe Flüssigkeitszufuhr zu vermeiden! Ein medikamentöser Azidoseausgleich ist wegen der raschen Selbstkorrektur meist nicht erforderlich. Eine Gewichtszunahme zeigt, dass die Rehydratation erfolgreich war, sie ist meist nach 24 h abgeschlossen. Ab diesem Zeitpunkt kann die parenterale Flüssigkeitszufuhr auf den Erhaltungsbedarf reduziert und langsam mit der Umstellung auf eine orale Zufuhr begonnen werden.

> **Merke**
>
> Ursachen der isotonen Dehydratation sind Diarrhö, Erbrechen und akuter Volumenmangelschock.

Hypotone Dehydratation

Ätiologie
Verlust von relativ mehr Elektrolyten als Wasser durch:
- Diffusion von Wasser in den Intrazellulärraum
- Diarrhö
- Adrenogenitales Syndrom
- Renales Salzverlustsyndrom.

Klinik
Bei dieser Form der Dehydratation treten durch die begleitende Hyponatriämie besonders häufig Krampfanfälle, Somnolenz und Koma auf.

Diagnostik
- **Serumnatrium** < 135 mmol/l
- Serumosmolarität < 275 mosmol/l
- MCV erhöht und MCHC erniedrigt (Wassereinstrom in die Zelle)
- Gesamteiweiß, Kreatinin und Harnstoff im Serum erhöht.

Therapie
Im Prinzip erfolgt die Rehydratation wie bei der isotonen Dehydratation. Bei der hypotonen Dehydratation müssen jedoch die zusätzlichen Natriumverluste berücksichtigt werden, da mehr Natrium als Wasser verloren wurde. Die Berechnung des Natriumbedarfs erfolgt in Abhängigkeit vom Körpergewicht.

> **Merke**
>
> Berechnung des Natriumbedarfs: (135 – gemessenes Serum-Na^+) × 0,6 × kg KG = mmol zu verabreichendes Natrium.

Die Natriumkonzentration im Serum soll langsam angehoben werden und darf unter keinen Umständen schneller als um 1 mmol/h steigen! Bei zu raschem Anstieg besteht die Gefahr der **zentralen pontinen Myelinolyse**. Es handelt sich um einen Demyelinisierungsprozess im Bereich des Pons, der aus raschen intrazellulär-extrazellulären Wasserverschiebungen resultiert.

> **Merke**
>
> Bei der hypotonen Dehydratation muss auf einen **langsamen Ausgleich** der Elektrolytentgleisung geachtet werden, da ein rascher Ausgleich eine zentrale pontine Myelinolyse zur Folge haben kann.

Hypertone Dehydratation

Ätiologie
Verlust von relativ mehr Wasser als Salz durch:
- Hyperpyretische Toxikose
- Diabetes insipidus
- Anorexie
- Hyperthermiesyndrom

Klinik
Hyperpyretische Toxikose: Die Ätiologie ist unklar. Sie tritt meist bei älteren, gut gediehenen Säuglingen auf. Es kommt zur „Enzephaloenteritis" mit schwerer Schocksymptomatik, hohem Fieber > 40 °C und rasch zunehmender Somnolenz. Dehydratationszeichen stehen klinisch nicht im Vordergrund, eher ein gedunsenes Aussehen mit **teigiger Hautkonsistenz**. Die Extremitäten sind bläulich marmoriert und kalt. Dazu kommen Hyperreflexie, Meningismus und eine erhöhte Krampfbereitschaft. In zwei Drittel der Fälle besteht initial eine Diarrhö.

Diagnostik
- **Serumnatrium** > 145 mmol/l
- Serumosmolarität > 295 mosmol/l
- MCHC erhöht und MCV erniedrigt (Wasserausstrom aus der Zelle)
- Bei hyperpyretischer Toxikose metabolische Azidose, Hyperglykämie, Hyperphosphatämie, häufig Hypokalzämie.

Therapie
Bei der hypertonen Dehydratation ist die Therapie besonders schwierig, da sie ein behutsames Vorgehen erfordert. Die Kreislaufexpansion muss sehr

16 Wasser und Elektrolyte

vorsichtig erfolgen! Zunächst Beginn mit isotonen Lösungen, dann vorsichtige Reduktion des Natriumgehaltes der Infusionslösungen. Bei rascher Infusion kommt es zu einem raschen Wassereinstrom in die Zellen und damit zur Gefahr des **Hirnödems** mit Krampfanfällen. Die Natriumkonzentration im Serum soll langsam gesenkt werden und darf unter keinen Umständen schneller als um 0,5 mmol/h abfallen! Für die Rehydratation sind mindestens 48 statt 24 h anzusetzen. Auf eine adäquate Kalium- und Kalziumzufuhr ist zu achten.

> **Merke**
>
> Bei hypertoner Dehydratation erfolgt die langsame Infusion von zunächst isotonen, dann hypotonen Lösungen, da die Gefahr eines Hirnödems mit Krampfanfällen besteht!

16.1.2 Hyperhydratation

■ Definition
Zustand des Wasserüberschusses, der seltener als die Dehydratation ist und den man in Abhängigkeit vom Serumnatrium in eine isotone, hypotone oder hypertone Hyperhydratation einteilt.

■ Klinik
Die klassischen Zeichen einer Hyperhydratation sind Gewichtszunahme und Ödeme.

■ Diagnostik
- Hämoglobin, Hämatokrit und Plasmaproteine erniedrigt (Verdünnung)
- Serumelektrolyte in Abhängigkeit von der vorliegenden Dehydratationsform verändert
- Plasmavolumen und zentraler Venendruck erhöht.

Isotone Hyperhydratation

■ Ätiologie
Volumenexpansion des Extrazellulärraums durch gleichmäßige Vermehrung von Wasser und Salz bei:
- Übermäßiger Infusion isotoner Lösungen
- Nephrotischem Syndrom
- Akuter Glomerulonephritis und terminaler Niereninsuffizienz
- Herzinsuffizienz.

■ Diagnostik
- **Serumnatrium 135–145 mmol/l**
- Serumosmolarität 275–295 mosmol/l.

■ Therapie
Eine Entwässerung erfolgt durch Flüssigkeitsrestriktion und Diuretika. Bei niedrigem onkotischem Druck intravasal ist die Gabe von Humanalbumin bei anschließender Verabreichung von Furosemid wirksam.

> **Merke**
>
> Die häufigste Ursache der isotonen Hyperhydratation ist die übermäßige Infusion isotoner Lösungen.

Hypotone Hyperhydratation

■ Ätiologie
Volumenexpansion des Extrazellulärraums durch Vermehrung von mehr Wasser als Salz bei:
- Wasserintoxikation
- Oligurie oder Anurie
- Inadäquater Infusion hypotoner Lösungen
- Syndrom der inadäquaten ADH-Sekretion.

■ Klinik
Es kommt zu einer Zunahme des extra- und intrazellulären Volumens mit der Gefahr des Hirnödems. Erbrechen, Kopfschmerzen, Krampfanfälle und Bewusstseinsstörungen sind die begleitenden klinischen Symptome.

■ Diagnostik
- **Serumnatrium < 135 mmol/l**
- Serumosmolarität < 275 mosmol/l.

■ Therapie
Eventuelle Grunderkrankungen müssen behandelt werden. Die Flüssigkeitszufuhr muss eingeschränkt, Natrium substituiert werden. Cave: Bei zu raschem Anstieg des Serumnatriums besteht die Gefahr der zentralen pontinen Myelinolyse!

Hypertone Hyperhydratation

■ Ätiologie
Volumenexpansion des Extrazellulärraums durch Vermehrung von mehr Salz als Wasser. Kompensatorisch kommt es zu einem Wasserfluss vom Intra- in den Extrazellulärraum, um die Isotonie wiederherzustellen. Diese Form der Hyperhydratation kommt vor bei:
- Kochsalzreicher Ernährung von Säuglingen
- Infusion hypertoner Lösungen.

■ Klinik
Durch den Wasserfluss aus dem Intra- in den Extrazellulärraum kann es zu zerebralen Symptomen wie bei der hypertonen Dehydratation kommen.

■ Diagnostik
- **Natrium im Serum > 145 mmol/l**
- Serumosmolalität > 295 mosmol/kg.

■ Therapie
Flüssigkeitsrestriktion und Natriumrestriktion sind die bei hypertoner Hyperhydratation erforderlichen Maßnahmen.

16.2 Elektrolyte

16.2.1 Hypokaliämie

■ Definition
Kaliumkonzentration im Serum < 3,5 mmol/l.

■ Ätiologie
- **Unzureichende Zufuhr**, z.B. bei parenteraler Ernährung
- **Vermehrte renale Ausscheidung**, z.B. bei chronischer Nephritis, Tubulopathie, Hyperaldosteronismus, Cushing-Syndrom
- **Vermehrte enterale Verluste**, z.B. bei hypertropher Pylorusstenose, rezidivierendem Erbrechen, profuser Diarrhö
- **Medikamentöse Therapie,** z.B. mit Diuretika, Steroiden, Insulin.

■ Klinik
Je schneller und ausgeprägter eine Hypokaliämie auftritt, desto auffälliger sind die klinischen Symptome. Die **Muskelschwäche** steht im Vordergrund: muskuläre Hypotonie bis hin zu schlaffen Lähmungen, Hyporeflexie, Adynamie, paralytischem Ileus. Bei Abnahme der renalen Konzentrationsleistung kommt es zu einer Polyurie. Außerdem bestehen eine Tachykardie, Rhythmusstörungen und charakteristische EKG-Veränderungen.

■ Diagnostik
- **Kalium im Serum** < 3,5 mmol/l
- **EKG:** ST-Senkung, T-Abflachung, T-Inversion, QT-Verlängerung.

■ Therapie
Ein Ausgleich der Hypokaliämie kann häufig oral erfolgen, da die orale Gabe weniger risikoreich ist als die intravenöse. Je ausgeprägter die Kaliumdepletion ist, desto gefährlicher ist der schnelle Ausgleich.

> **Merke**
>
> Eine intravenöse Verabreichung von Kalium setzt eine intakte Nierenfunktion voraus, da sonst die Gefahr der Hyperkaliämie besteht!

16.2.2 Hyperkaliämie

■ Definition
Kaliumkonzentration im Serum > 5,5 mmol/l.

■ Ätiologie
- Unkontrollierte intravenöse Zufuhr
- Transfusion größerer Mengen von Erythrozytenkonzentraten
- Ausstrom in den Extrazellulärraum (Azidose)
- Störung der renalen Ausscheidung: Niereninsuffizienz, Hypoaldosteronismus, adrenogenitales Syndrom mit Salzverlust, Morbus Addison

- Akute Hämolyse
- Periodische hyperkaliämische Lähmungen
- Freisetzung bei Zelluntergang: Verbrennungen, Zytostatikatherapie bei Leukämien.

■ Klinik
Je schneller der Anstieg der Kaliumkonzentration im Serum erfolgt, desto eher treten kardiale **Rhythmusstörungen** auf, die lebensbedrohlich sein können (Bradykardie, Kammerflimmern). Klinisch finden sich Störungen der neuromuskulären Erregbarkeit, die sich nicht nur am Herzen, sondern auch an der Skelettmuskulatur manifestieren können (Muskelschwäche, Parästhesien, Paresen).

■ Diagnostik
- **Kalium im Serum** > 5,5 mmol/l
- **EKG:** verkürzte QT-Zeit, QRS-Verbreiterung, hohe T-Zacken, verlängertes P-R-Intervall mit Verlust der P-Welle, Herzrhythmusstörungen; Kammerflimmern und Herzstillstand bei Kalium > 9 mmol/l.

■ Therapie
Die Hyperkaliämie erfordert eine **Notfalltherapie**! Eine Verdünnung des Extrazellulärraums, z.B. durch Infusion von **NaCl 0,9 %,** ist insbesondere bei gleichzeitigem Vorliegen einer Hyponatriämie effektiv. Eine Azidose wird mit Natriumbikarbonat ausgeglichen. Eine Verabreichung von **Kalziumglukonat 10 %** i.v. hemmt die kardiotoxische Wirkung von Kalium. Sie wirkt sofort, die EKG-Verbesserung ist jedoch nur vorübergehender Natur. Durch die Infusion von **20 %iger Glukose** bei gleichzeitiger Verabreichung von **Insulin i.v.** (auf 3 g Glukose 1 IE Insulin) wird ein Einstrom von Kalium in die Zelle bewirkt. Die orale oder rektale Gabe eines **Kationenaustauschers** (Resonium A®) entzieht dem Organismus Kalium. Bei Niereninsuffizienz kann nur eine Hämofiltration oder **Hämodialyse** die Hyperkaliämie beseitigen.

> **Merke**
>
> Die Hyperkaliämie erfordert eine Notfalltherapie!
> - Azidoseausgleich mit Natriumbikarbonat
> - Kalzium i.v.
> - Glukoseinfusion mit Insulin
> - Kalium bindendes Resonium A® rektal
> - Hämofiltration oder Hämodialyse.

16.2.3 Hypokalzämie

■ Definition
Gesamtkalziumkonzentration im Serum < 2,0 mmol/l.

16 Wasser und Elektrolyte

■ Ätiologie
- Hypoparathyreoidismus
- Pseudohypoparathyreoidismus
- Vitamin-D-Mangel-Rachitis und Frühphase der Therapie einer Vitamin-D-Mangel-Rachitis
- Hyperphosphatämie
- Neugeborenenhypokalzämie (→ Kapitel Neonatologie)
- DiGeorge-Syndrom.

Checkliste: Differentialdiagnose Hypokalzämie.	
Verminderte Parathormon-sekretion oder -wirkung	• Hypoparathyreoidismus
	• Pseudohypoparathyreoidismus
	• Hypomagnesiämie
Verminderte Verfügbarkeit oder Wirkung von Vitamin D	• Vitamin-D-Mangel-Rachitis
	• Vitamin-D-abhängige Rachitis I und II
	• Phosphatdiabetes
Hyperphosphatämie	• Niereninsuffizienz
	• Zytostatikatherapie
	• Exzessive Phosphatzufuhr
Malabsorptionssyndrome	

■ Klinik
Die Symptome einer Hypokalzämie sind Apnoen des Neugeborenen, Tetanie, Krampfanfälle, Muskelkrämpfe, Pfötchenstellung und Laryngospasmus. Haar- und Nagelwuchsstörungen treten bei protrahierter Hypokalzämie auf. Weitere Symptome sind Katarakte, Stammganglienverkalkungen und eine depressive Verstimmung.
Trousseau-Zeichen: Aufblasen einer Blutdruckmanschette mit arteriellem Mitteldruck über drei Minuten führt zu Pfötchenstellung.
Chvostek-Zeichen: Beim Beklopfen des N. facialis im Bereich der Wange kommt es zu einem Zucken der Mundwinkel.

■ Diagnostik
- **Gesamtkalzium im Serum** < 2,0 mmol/l
- **EKG:** QT-Verlängerung.

■ Therapie
Eine asymptomatische Hypokalzämie wird langsam unter Zufuhr einer erhöhten Kalziumtagesmenge ausgeglichen. Bei neurologischer oder kardialer Symptomatik ist eine rasche Behandlung erforderlich. Hierzu wird **Kalziumglukonat 10 %** langsam i.v. verabreicht.

> **Merke**
>
> Cave bei i.v. Injektion von Kalziumglukonat! Bei zu rascher Injektion kann eine Bradykardie oder Asystolie auftreten.

16.2.4 Hyperkalzämie

■ Definition
Gesamtkalziumkonzentration im Serum > 2,6 mmol/l.

■ Ätiologie
- Hyperparathyreoidismus
- Thyreotoxikose
- Addison-Krise
- Immobilisation
- Hypophosphatämie
- Vitamin-D-Intoxikation
- Vitamin-A-Intoxikation
- Tumoren: paraneoplastisch, Metastasen
- Thiazidtherapie
- Sarkoidose
- Benigne familiäre Hyperkalzämie
- Idiopathische Hyperkalzämie.

Checkliste: Differentialdiagnose Hyperkalzämie.	
Vermehrte Parathormon-sekretion	• Primärer Hyperparathyreoidismus
Vermehrte intestinale oder renale Kalziumresorption	• Vitamin-D-Intoxikation
	• Milch-Alkali-Syndrom
	• Therapie mit Thiaziden
	• Sarkoidose
	• Phosphatmangel
Erhöhte Kalziumfreisetzung aus dem Knochen	• Hyperthyreose
	• Immobilisation
	• Maligne Tumoren
	• Paraneoplastische Parathormonbildung
	• Knochenmetastasen

■ Klinik
Häufig bestehen Symptome in Assoziation mit der Grunderkrankung. Die Symptome einer Hyperkalzämie können vielfältig sein. Charakteristisch sind **Polyurie** und **Polydipsie**. Außerdem bestehen **gastrointestinale** (Appetitlosigkeit, Übelkeit, Erbrechen, Obstipation), **kardiovaskuläre** (arterielle Hypertonie, Tachykardie, EKG-Veränderungen) und **neurologische** Symptome (Muskelschwäche, Somnolenz, Verwirrtheit, Halluzinationen, Koma). Weichteilverkalkungen und eine Nephrokalzinose treten bei langfristig bestehender Hyperkalzämie auf.

420

16.2 Elektrolyte

■ **Diagnostik**
- **Gesamtkalzium im Serum > 2,6 mmol/l**
- **EKG:** QT-Verkürzung.

■ **Therapie**
Wichtig ist, die Zufuhr von **Kalzium** und **Vitamin D** sofort zu **beenden**! Anschließend erfolgen eine Re-hydratation und forcierte Diurese mit **NaCl 0,9 %** und **Furosemid**, sofern eine intakte Nierenfunktion besteht. Die osteoklastische Aktivität kann mit Kalzitonin oder Glukokortikoiden gehemmt werden. Bei Niereninsuffizienz muss eine Hämodialyse erfolgen.

➕ 021 IMPP-Fragen

17 Dermatologie

Inhaltsverzeichnis

17.1 Harmlose Hautveränderungen des Neugeborenen 422

   17.1.1 Erythema neonatorum 422
   17.1.2 Milien 423
   17.1.3 Seborrhoische Säuglings-
          dermatitis 423
   17.1.4 Mongolenfleck 424

17.2 Bakterielle Hauterkrankungen 424

   17.2.1 Impetigo contagiosa 424
   17.2.2 Staphylococcal Scalded Skin
          Syndrome (SSSS) 424
   17.2.3 Erysipel 425
   17.2.4 Panaritium 425

17.3 Virusbedingte Hauterkrankungen ... 426

   17.3.1 Molluscum contagiosum 426
   17.3.2 Viruspapillome 426

17.4 Blasen bildende Erkrankungen 427

   17.4.1 Hereditäre Epidermolysen 427
   17.4.2 Erythema exsudativum
          multiforme 428
   17.4.3 Acrodermatitis enteropathica ... 429

17.5 Kongenitale Ichthyosen 430

17.6 Dermatitiden (Ekzeme) 431

   17.6.1 Windeldermatitis 431
   17.6.2 Atopische Dermatitis 432
   17.6.3 Allergische Kontaktdermatitis ... 434

17.7 Urtikarielle Erkrankungen 434

   17.7.1 Urtikaria 434
   17.7.2 Hereditäres Angioödem 435
   17.7.3 Strophulus infantum 435

17.8 Arzneimittel- und infektallergische Exantheme 436

   17.8.1 Arzneimittelexantheme 436
   17.8.2 Erythema nodosum 436

17.9 Epizoonosen 437

   17.9.1 Skabies 437
   17.9.2 Pediculosis capitis 437
   17.9.3 Pediculosis pubis 438

17.10 Störungen der Pigmentierung 438

   17.10.1 Hyperpigmentierungen 438
   17.10.2 Hypopigmentierungen 439

17.11 Mastozytosen 440

   17.11.1 Mastozytom 440
   17.11.2 Urticaria pigmentosa und
          diffuse Mastozytose 440

17.1 Harmlose Hautveränderungen des Neugeborenen

17.1.1 Erythema neonatorum

■ Epidemiologie

Das Erythema neonatorum ist eine der häufigsten benignen Erkrankungen des Neugeborenen. 50 % aller Termingeborenen sind in den ersten Lebenstagen betroffen. Bei Frühgeborenen tritt es seltener auf.

■ Ätiologie

Die Ursache ist unbekannt. Man nimmt an, dass es Ausdruck der Umstellung der Haut auf die Bedingungen des extrauterinen Lebens ist.

■ Klinik

Es finden sich meist flächenhafte, konfluierende Erytheme mit zentraler gelblich weißer Papel oder Pustel an Brust, Rücken und Extremitäten. Das Gesicht ist selten, Handflächen und Fußsohlen sind nicht betroffen.

■ Diagnostik

Diagnostische Maßnahmen sind nicht erforderlich. Bei Anfertigung eines Ausstrichs eröffneter Pusteln findet man eine eosinophile Zellinfiltration.

■ Therapie

Eine Behandlung ist nicht notwendig.

■ Prognose

Die Prognose ist ausgezeichnet, die Hautveränderungen heilen innerhalb weniger Tage spontan ab.

17.1 Harmlose Hautveränderungen des Neugeborenen

17.1.2 Milien

Definition
Milia neonatorum sind spontan reversible epidermale Retentionszysten beim Neugeborenen. Sie kommen bei fast allen Neugeborenen vor.

Klinik
Es handelt sich um stecknadelkopfgroße, mit Hornmaterial gefüllte epidermale weißgelbe Zysten (→ Abb. 17.1). Nicht selten entstehen sie explosionsartig im Gesicht des Neugeborenen, und kommen auch auf dem Zahnfleisch vor. Bei Vorkommen in der Mittellinie an der Grenze zwischen weichem und hartem Gaumen spricht man von Epstein-Perlen.

Therapie
Eine Behandlung ist nicht erforderlich.

Prognose
Die Prognose ist ausgezeichnet, die Hautveränderungen heilen innerhalb weniger Tage spontan ab.

17.1.3 Seborrhoische Säuglingsdermatitis

Häufigkeit
Häufige erythematöse Hauterkrankung mit Schuppung bei jungen Säuglingen.

Ätiologie
Es handelt sich um eine Sonderform des seborrhoischen Ekzems. Die Ursache ist unklar, ein allergisches Streuphänomen auf Candida wird diskutiert.

Klinik
Betroffen sind hauptsächlich Säuglinge in den ersten 3 Lebensmonaten. Bevorzugt befallen sind der behaarte Kopf, das Gesicht, der Hals und der Stamm. In behaarten Arealen findet sich eine fettig-gelbliche Schuppung, an nicht behaarter Haut treten flächig konfluierende Erytheme mit gelblicher Schuppung auf (→ Abb. 17.2 a und b).

Therapie
Die Anwendung von Salizylöl (0,5–1 %) beschleunigt die Lösung der Schuppen.

Prognose
In der Regel bilden sich die Hautveränderungen spontan und ohne Rezidiv innerhalb weniger Wochen zurück.

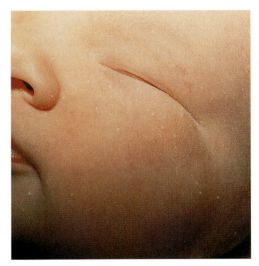

Abb. 17.1: Milien. [25]

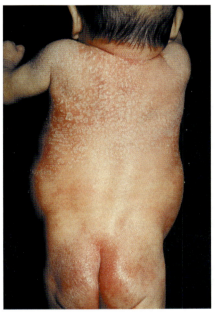

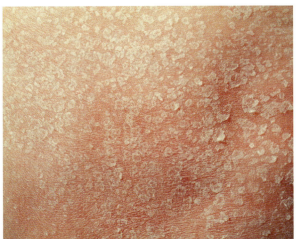

Abb. 17.2 a und b: Seborrhoische Säuglingsdermatitis.

17 Dermatologie

17.1.4 Mongolenfleck

■ Epidemiologie
Ein Mongolenfleck tritt bei über 80 % dunkelhäutiger Säuglinge und bei weniger als 10 % hellhäutiger Säuglinge auf.

■ Ätiologie
Es handelt sich um eine dermale Ablagerung melaninhaltiger Melanozyten, die bei der Wanderung vom Neuralrohr zur Epidermis liegen geblieben sind.

■ Klinik
Meist präsakral finden sich blaugraue, in der Regel scharf begrenzte Maculae im Hautniveau.

■ Therapie
Eine Therapie ist nicht indiziert.

■ Prognose
Die Prognose ist ausgezeichnet. Mongolenflecke blassen in der Regel innerhalb der ersten Lebensjahre ab.

17.2 Bakterielle Hauterkrankungen

17.2.1 Impetigo contagiosa

■ Definition
Hochkontagiöse, durch Staphylokokken oder Streptokokken verursachte superfizielle Pyodermie mit pustulösen Primärefloreszenzen, die vorwiegend im Kleinkind- und Schulalter auftritt.

■ Ätiologie
Staphylococcus aureus und β-hämolysierende Streptokokken der Gruppe A sind die Erreger. Die Infektion wird als **Schmierinfektion** durch direkten Kontakt oder über Gegenstände übertragen.

■ Klinik
Man unterscheidet einen **kleinblasigen Typ**, bestehend aus kleinen, rasch platzenden Bläschen, die in der Regel durch Streptokokken verursacht werden, und einen durch Staphylokokken hervorgerufenen Typ mit Ausbildung **größerer, schlaffer Blasen** und typischer honiggelber Krustenbildung (→ Abb. 7.3). **Prädilektionsstellen** sind Gesicht und Hände.

■ Komplikation
Die gefürchtete, meist durch Streptokokken verursachte Impetigonephritis wird heute nur noch selten gesehen.

■ Therapie
Fett-feuchte Umschläge mit antiseptischen Lösungen haben sich zur Ablösung der Krusten bewährt.

Darüber hinaus kommen antibiotische Salben zum Einsatz. Bei ausgedehntem Befall ist eine systemische Antibiotikatherapie, z. B. mit penicillinasefesten Penicillinen oder einem oralen Cephalosporin, notwendig.

> **Merke**
>
> Nach einer Impetigo contagiosa sollten bis zu 3 Wochen lang Urinuntersuchungen durchgeführt werden, um eine Impetigonephritis rechtzeitig zu erkennen.

17.2.2 Staphylococcal Scalded Skin Syndrome (SSSS)

■ Definition
Durch exfoliative Staphylokokkentoxine verursachtes Krankheitsbild, das bevorzugt beim jungen Säugling eine ausgedehnte Blasenbildung der Haut mit anschließender Epidermolyse verursacht. Nicht mehr gebräuchliche Synonyme sind Impetigo bullosa und Morbus Ritter von Rittershain. Die Begriffe Lyell-Syndrom oder toxische Epidermolyse werden heute für eine durch andere Ursachen ausgelöste Epidermolyse verwendet.

■ Ätiologie
Das SSSS wird durch die zwei biochemisch und immunologisch unterscheidbaren Exfoliatine A und B (ETA und ETB) verursacht.

■ Pathogenese
ETA und ETB wirken ausschließlich extrazellulär und zerstören den Zell-Zell-Kontakt zwischen Stratum granulosum und Stratum spinosum, wodurch es zur Epidermolyse kommt. In den Hautveränderungen lassen sich keine Staphylokokken nachweisen.

■ Klinik
Kinder in den ersten Lebensmonaten sind am häufigsten betroffen. Zuvor besteht häufig eine Staphylokokkeninfektion im Nasen-Rachen-Raum. Ein generalisiertes makulöses Exanthem geht innerhalb von 1–3 Tagen in eine **Epidermolyse** mit großflächiger Ablösung der oberflächlichen Epidermisschichten über (→ Abb. 17.3). Das Nikolski-Zeichen ist positiv. Das klinische Bild kann einer Verbrennung zweiten Grades ähneln. **Prädilektionsstellen** sind die Rumpfvorderseite, das Gesicht und die Extremitäten. Charakteristischerweise bleiben die Schleimhäute ausgespart, und der Allgemeinzustand der Kinder ist bei Ausbleiben sekundärer Komplikationen nicht stark beeinträchtigt. Innerhalb von 2 Wochen kommt es zur Abheilung.

424

17.2 Bakterielle Hauterkrankungen

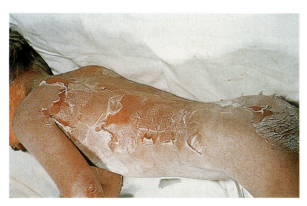

Abb. 17.3: Staphylococcal Scalded Skin Syndrome (SSSS). [4]

■ Diagnostik
- **Histologie:** hohe intraepidermale Blasenbildung **ohne** Nekrose
- **Bakteriologie:** negativ.

■ Differentialdiagnose
- Medikamentöses Lyell-Syndrom
- Stevens-Johnson-Syndrom
- Pemphigus syphiliticus
- Epidermolysis bullosa hereditaria.

■ Therapie
Die Behandlung erfordert die systemische Verabreichung eines staphylokokkenwirksamen Antibiotikums (z.B. Cefuroxim). Zusätzlich erfolgt eine Lokaltherapie mit antibiotischen Salben. Große Blasen werden eröffnet, Krusten mit feuchten Umschlägen abgelöst.

■ Prognose
Bei frühzeitiger Therapie ist die Prognose günstig. Die Erkrankung hinterlässt eine weitgehende Immunität.

> **Merke**
>
> SSSS ist eine hochkontagiöse Staphylokokkeninfektion, die vor allem bei Neugeborenen und jungen Säuglingen auftritt und mit ausgeprägter Blasenbildung einhergeht.

17.2.3 Erysipel

■ Definition
Akute, durch β-hämolysierende Streptokokken der Gruppe A verursachte fieberhafte Infektion der Kutis mit Beteiligung der kutanen Lymphgefäße.

■ Ätiologie
β-hämolysierende Streptokokken der Gruppe A verursachen das Erysipel.

■ Pathogenese
Der Erregereintritt erfolgt über Bagatellverletzungen (Rhagaden, Erosionen, Schnittverletzungen, Operationswunden). Im Anschluss daran entsteht eine Lymphangitis mit einer diffusen kutanen Entzündung.

■ Klinik
Die zunächst unauffällige Läsion breitet sich innerhalb von Stunden aus. Eine flammende **Rötung**, **Schwellung**, **Druckschmerzhaftigkeit** und **Überwärmung** sind die klassischen Lokalsymptome des Erysipels. Begleitend können hohes Fieber, Schüttelfrost und ein schweres Krankheitsgefühl bestehen.

■ Komplikationen
- Vulvabefall: Labiennekrose
- Penisbefall: Penisgangrän
- Schleimhautbefall: Larynxstenose
- Lidbefall: Nekrose, Sinusvenenthrombose
- Chronisch-rezidivierendes Erysipel
- Lymphstauung: Elephantiasis.

■ Therapie
Bettruhe ist indiziert. Die systemische antibiotische Therapie mit Penicillin V p.o. oder Penicillin G i.v. steht im Mittelpunkt der Therapie. Cephalosporine oder Makrolide können ebenfalls eingesetzt werden. Lokal können feuchte Umschläge mit antiseptischen Lösungen hilfreich sein. Zur Rezidivprophylaxe sollte die Eintrittspforte beseitigt werden.

> **Merke**
>
> Klinische Symptome des Erysipels: Rötung, Schwellung, Überwärmung, Druckschmerzhaftigkeit, schweres Krankheitsgefühl mit Fieber und Schüttelfrost.

17.2.4 Panaritium

■ Definition
Staphylokokkeninfektion des Nagelfalzes.

■ Ätiologie
Der Erreger ist in der Regel *Staphylococcus aureus*. Der Erregereintritt erfolgt meist im Bereich von Nagelfalzverletzungen (Nagelpflege!).

■ Klinik
Die Lokalsymptome sind Rötung, Schwellung, klopfendes Gefühl und Schmerzen. In ausgeprägten Fällen kommt es zu einer Abszedierung. Die chronische Form nennt sich Paronychie.

■ Therapie
Bei tiefen Formen ist ein chirurgisches Eingreifen erforderlich. Darüber hinaus kommen desinfizierende Fußbäder zur Anwendung. Eine lokale Anti-

17 Dermatologie

biotikatherapie ist stets, eine systemische Antibiotikatherapie nur bei ausgedehnter Entzündung erforderlich.

17.3 Virusbedingte Hauterkrankungen

17.3.1 Molluscum contagiosum

■ Definition
Benigne warzenähnliche infektiöse Epitheliose, die durch das streng epidermotrope *Molluscum-contagiosum-Virus* hervorgerufen wird. Synonyma: Dellwarzen, Epithelioma contagiosum.

■ Ätiologie
Das *Molluscum-contagiosum-Virus*, ein streng epidermotropes quaderförmiges DNA-Virus der Poxvirusgruppe, verursacht die Dellwarzen. Die Übertragung erfolgt von Mensch zu Mensch über kleine Epitheldefekte und durch Schmierinfektion. Die Inkubationszeit beträgt mehrere Tage bis hin zu Wochen.

■ Klinik
Mollusca contagiosa treten häufig bei Kindern mit atopischer Diathese oder primärer oder sekundärer Immundefizienz auf. Es handelt sich um stecknadelkopf- bis erbsgroße, auf normaler Haut breitbasig aufsitzende Papeln von weißlicher, gelber bis blassrosa Farbe, die eine zentrale Eindellung aufweisen. Meist treten sie in hoher Anzahl auf. **Prädilektionsstellen** sind Gesicht, Hals, Stamm und die Extremitäten. Aus dem zentralen Porus lässt sich eine krümelige Masse ausdrücken. Bei Patienten mit atopischem Ekzem können Mollusken durch Autoinokulation in großer Zahl auftreten („Eczema molluscatum").

■ Diagnostik
Mikroskopische Untersuchung des Molluscuminhalts: Nachweis von typischen „Molluscumkörperchen" (alterierte, ballonartig aufgetriebene, runde bis ovale virushaltige Epithelzellen).

■ Differentialdiagnose
- Milien
- Hydrozystome
- Verrucae vulgares.

■ Therapie
Nicht selten kommt es innerhalb von Wochen bis Monaten zur spontanen Abheilung der Läsionen. Die Dellwarzen werden unter Lokalanästhesie (z. B. EMLA-Salbe) durch Ausdrücken mit einer gebogenen Pinzette oder, nach Anritzen mit einem Skalpell oder einer Injektionsnadel, durch **Exkochleation** mit einem scharfen Löffel entfernt und mit 70 %igem Alkohol lokal desinfiziert. Die **Kryotherapie** ist eine effektive alternative Therapieform.

17.3.2 Viruspapillome

■ Definition
Durch humane Papillomaviren (HPV) hervorgerufene gutartige infektiöse Epitheliome bzw. infektiöse Akanthome der Haut, die sich klinisch im Bereich der Haut als Warzen, an der Mundschleimhaut, im Bereich des Larynx sowie im Konjunktivalsack als Papillome und auf den Halbschleimhäuten des Genitales als Kondylome manifestieren.

■ Epidemiologie
Kutane Warzen sind im Kindesalter sehr häufig, 50 % der Schulkinder sind Warzenträger. Larynxpapillome sind selten, 80 % der Patienten sind unter 7 Jahre alt, 5–30 % der Patienten erkranken bis zum 6. Lebensmonat. Genitale Infektionen mit HPV stellen eine der häufigsten sexuell übertragenen Erkrankungen dar und betreffen vorwiegend junge Erwachsene. Bei Kindern im präpubertären Alter sollte sexueller Missbrauch als Übertragungsweg erwogen werden.

■ Ätiologie
Das humane Papillomavirus (HPV) ruft gutartige Tumoren und Papillome hervor. Über 100 Genotypen sind bekannt.

■ Klinik
Verrucae vulgares et plantares werden durch HPV1, HPV2, HPV4 und HPV7s verursacht. Einzelne Papeln mit irregulärer schuppiger Oberfläche sind an allen Hautstellen, besonders aber in bradytrophen Arealen zu finden. Eine Sonderform sind die schmerzhaften plantaren Warzen oder Dornwarzen, z. B. der Fußsohle.
Filiforme Warzen stellen dünne Anhängsel mit einem Stiel und einer Basis dar. Bei Kindern sind sie häufig an Lippen, Augenlidern und Nase zu finden.
Verrucae planae juveniles werden durch HPV3, HPV10 und HPV29 verursacht. Es handelt sich um meist multiple, flache, breite und hautfarbene Papeln. Prädilektionsstellen sind Extremitäten und Gesicht.
Die **Epidermodysplasia verruciformis** ist eine seltene, oft familiäre Erkrankung mit ausgedehntem kutanem Befall durch plane Warzen bei T-Zell-Defekt. Aus den Läsionen können ein Morbus Bowen, ein Plattenepithel- oder Basalzellkarzinom entstehen.
Orale Papillome werden durch HPV1 und HPV13 verursacht und sind oft multiple, die Mundschleimhaut betreffende, erhabene, papulöse Areale, die meist asymptomatisch sind.
Larynxpapillome werden durch HPV6 und HPV11 verursacht und betreffen vorwiegend Kinder zwi-

426

schen dem 1. und 5. Lebensjahr. Sie sind gutartig, wachsen schnell und sind wegen einer ausgeprägten Rezidivneigung schwer zu behandeln. Die klinischen Symptome sind eine raue, belegte Stimme, Heiserkeit, rezidivierender kruppöser Husten und Stridor. Eine lebensbedrohliche Atemwegsobstruktion kann sich entwickeln. Nicht selten bestehen bei den Müttern Condylomata plana im Bereich der Geburtswege, so dass die Infektion wahrscheinlich sub partu übertragen wird.

Genitale Infektionen durch HPV manifestieren sich als Condylomata acuminata, Condylomata plana und als pigmentierte papulöse Effloreszenzen der genital-analen Hautregion. Eine besondere Bedeutung haben Infektionen mit „onkogenen" Papillomaviren (HPV16, -18, -31, -33) als möglicher Kofaktor bei der Entstehung von Zervix-, Vulva-, Penis- und Analkarzinomen.

■ Diagnostik
- **Analyse der viralen DNA** aus der Läsion mittels Southern Blot, In-situ-Hybridisierung und PCR sind die Methoden der Wahl.
- **Laryngoskopie** und histologische Untersuchung bei Larynxpapillomen.

■ Therapie
Warzen werden **kryochirurgisch** entfernt. Alternativ kommt eine Behandlung mit 20%iger **Salizylsäure** zwei- bis dreimal täglich über 2–4 Wochen in Betracht. Bei periungualen Warzen wird **Cantharidin** auf den Nagelfalz aufgetragen. Bei Epidermodysplasia verruciformis wird ein Therapieversuch mit Retinoid RO-10-9359 (ROCHE) p.o. über Wochen bis Monate unternommen. Larynxpapillome erfordern eine chirurgische Behandlung **(Laserexzision)**, die wegen der hohen Rezidivneigung alle 2–3 Wochen wiederholt werden muss. **α- und β-Interferon** werden eingesetzt, um die Papillomzahl zu verringern, die Wachstumsrate zu reduzieren und die Intervalle zwischen den Eingriffen zu verlängern. Genitale Infektionen werden zytotoxisch, chirurgisch, immuntherapeutisch und antiviral behandelt.

Ein Impfstoff gegen HPV16 und HPV18 (verursachen 70–80% der Zervixkarzinome) ist in Europa für junge Mädchen und Frauen zugelassen.

■ Prognose
Warzen und Papillome zeigen häufig eine spontane Regression. Das humane Papillomavirus persistiert jedoch lokal in Abhängigkeit von lokalen (Durchblutung, Koinfektion) und humoralen (Immunitätslage) Faktoren. Rezidive sind häufig. Ein Wiederauftreten oder eine Progression bei Immunsuppression (iatrogen, HIV-Infektion) und Schwangerschaft ist bekannt.

> **Merke**
>
> Bei Auftreten von Kondylomen bei Kindern sollte an die Möglichkeit eines sexuellen Missbrauchs gedacht werden.

17.4 Blasen bildende Erkrankungen

17.4.1 Hereditäre Epidermolysen

■ Definition
Heterogene Gruppe erblicher Erkrankungen, die mit lokalisierter oder generalisierter Blasenbildung der Haut bei mechanischer Beanspruchung einhergehen.

■ Klassifikation
Mindestens 15 verschiedene Epidermolysen sind bekannt. Auf der Grundlage der klinischen, genetischen, ultrastrukturellen und immunhistologischen Befunde werden die hereditären Epidermolysen in drei Gruppen eingeteilt.

Intraepidermale Epidermolysen weisen eine Spaltbildung oberhalb der Basalmembran auf. Sechs Varianten sind bekannt, davon werden fünf autosomal-dominant und eine X-chromosomal-rezessiv vererbt. Mutationen in den Genen für Keratin 1 und 10 liegen zugrunde. Am häufigsten und mildesten ist die Epidermolysis bullosa simplex.

Junktionale Epidermolysen weisen eine Spaltbildung in der Basalmembran auf Ebene der Lamina lucida auf. Fünf autosomal-rezessiv vererbte Formen sind bekannt. Mutationen in den Genen für Lamininketten, β_4-Kettensäure, α_6/β_4-Integrine und Kollagen XVII liegen zugrunde. Die Epidermolysis bullosa junctionalis ist die schwerste Form der hereditären Epidermolysen.

Dermolytische dystrophische Epidermolysen weisen eine Spaltbildung unterhalb der Basalmembran in der papillären Dermis auf. Vier Varianten sind bekannt, davon werden zwei autosomal-dominant und zwei autosomal-rezessiv vererbt. Mutationen im *Kollagen-VII*-Gen liegen zugrunde.

■ Klinik
Die **Epidermolysis bullosa simplex** ist die **mildeste** Verlaufsform. Die Blasen sind bereits bei der Geburt vorhanden oder entstehen in der Säuglingszeit. Im Anschluss an mechanische Traumen entstehen an exponierten Stellen nach einigen Stunden runde bis ovale prall gefüllte Blasen. Einblutungen sind möglich, die Blasen reißen leicht ein. Die Schleimhäute sind in der Regel nicht betroffen. Die Blasen heilen innerhalb einiger Tage narbenlos ab. Wärme führt zu stärkerer Blasenbildung. Der Verlauf wird mit zunehmendem Alter leichter. Zur Blasenbildung kommt es dann nur noch nach stärkeren mechanischen Belastungen.

Dermatologie

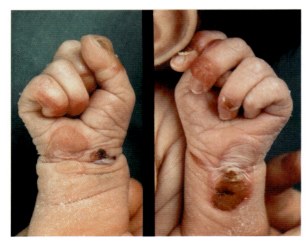

Abb. 17.4: Epidermolysis bullosa dystrophica. Blasen, Ulzerationen und Narben an Fingern und Handgelenken.

Die **Epidermolysis bullosa dystrophica** ist eine **schwere** Verlaufsform. Es kommt zur Blasenbildung an allen Hautpartien, die mechanischer Belastung ausgesetzt sind, z. B. an Fingern, Zehen, Handtellern, Fußsohlen, Knien, Ellbogen, Wangen, Nase und Gesäß (→ Abb. 17.4). Die Schleimhäute sind beteiligt. Nach Einreißen der Blasendecken kommt es zu schlecht heilenden Ulzerationen, Verhärtungen, Narben, Atrophien, Pigmentverschiebungen, Keloiden, Kontrakturen und Milien sowie zu Synechien und Nageldystrophien. Ein bleibender Ausfall von Finger- und Zehennägeln, eine Rarefizierung der Endphalangen, eine Alopezie und Hyperhidrose sowie Zahndeformierungen, -verfärbungen und -ausfall können auftreten.

Die **Epidermolysis bullosa polydysplastica** ist eine **sehr schwere** Verlaufsform. Großflächige Epidermolysen, Erosionen, Mutilationen und Sekundärinfektionen sind charakteristisch. Die Mundschleimhaut und der Gastrointestinaltrakt sind befallen. Zahnanomalien und eine Skeletthypoplasie bestehen ebenfalls. Die Erkrankung verläuft in der Regel nach wenigen Monaten oder Jahren tödlich.

Die **Epidermolysis bullosa letalis** ist die **schwerste** Verlaufsform mit ausgedehntem Haut- und Schleimhautbefall. Ösophagus, Dünndarm und Gallenblase sind betroffen. Der Tod tritt meist innerhalb weniger Wochen nach der Geburt ein.

■ Diagnostik
- Histologische Untersuchung betroffener Hautareale
- Molekulargenetische Untersuchungen stehen heute im Mittelpunkt der diagnostischen Bemühungen.

■ Therapie
Eine kausale Therapie ist nicht möglich. **Symptomatische Maßnahmen** sind eine konsequente Hautpflege, die Verhinderung bakterieller Superinfektionen und die Vermeidung von Traumen. Die Berufsberatung und eine psychologische Begleitung betroffener Familien haben bei diesen Erkrankungen einen besonderen Stellenwert. Gentherapeutische Methoden wie z. B. die Transplantation autologer transfizierter Keratinozyten befinden sich in der Entwicklung.

17.4.2 Erythema exsudativum multiforme

■ Definition
Akut auftretende, zeitlich begrenzte Dermatose mit makulösen, papulösen, hämorrhagischen, bullösen und kokardenförmigen Effloreszenzen mit unterschiedlicher Lokalisation und Ausprägung sowie späteren Allgemeinerscheinungen.

■ Ätiologie
Neben der **idiopathischen** Form kommen **symptomatische** Formen durch Einnahme von Medikamenten (Antibiotika, Barbiturate, Antikonvulsiva, Analgetika), Infektionen (Streptokokken, Mykoplasmen, Herpes-simplex-Virus) und bei malignen Tumoren vor.

■ Pathogenese
Es handelt sich um eine allergisch-hyperergische Reaktion auf o. g. Antigene.

■ Klinik
Das **Erythema exsudativum multiforme minus** ist die leichtere klinische Verlaufsform. Die Erkrankung beginnt plötzlich. Gesicht und Streckseiten der Extremitäten sind besonders befallen, während die Schleimhäute nicht betroffen sind. Es entwickeln sich kokardenförmige Effloreszenzen aus münzgroßen hellroten Scheiben mit dunklem Zentrum. Ein Übergang in Blasen ist möglich. Begleitende Arthralgien kommen vor. Eine Abheilung erfolgt innerhalb von 2–3 Wochen mit Pigmentverschiebungen und starker Rezidivneigung.

Das **Erythema exsudativum multiforme majus** ist die schwere Verlaufsform. Synonyma sind Stevens-Johnson-Syndrom oder toxische epidermale Nekrolyse (Lyell-Syndrom). Es kommt zu einer ausgedehnten Schleimhautbeteiligung mit hämorrhagischen, bullösen, erosiven, entzündlichen Veränderungen in Mund, Rachen, Nasenschleimhäuten, Konjunktiven, Korneae und Genitalschleimhaut (→ Abb. 17.5 a und b). Der Allgemeinzustand ist erheblich beeinträchtigt, und es besteht häufig hohes Fieber. Mögliche Organmanifestationen sind Bronchitis, Pneumonie, Endokarditis, Nephritis, Gastroenteritis und Arthritis.

17.4 Blasen bildende Erkrankungen

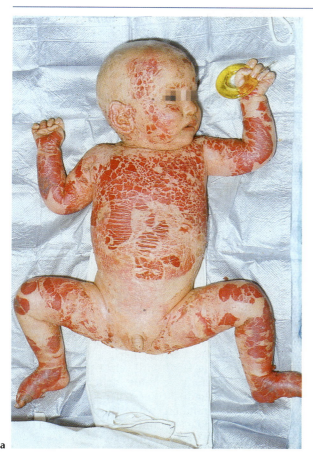 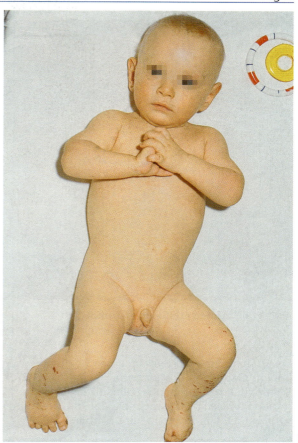

Abb. 17.5 a und b: Erythema exsudativum multiforme majus (Stevens-Johnson-Syndrom): a) im akutem Stadium, b) nach überstandener Erkrankung: Restitutio ad integrum.

Therapie
Die Beseitigung des auslösenden Agens ist entscheidend. Bei leichten Formen erfolgt eine austrocknende Lokalbehandlung mit Vioformlotio 1 %. Bei schweren Formen sind eine stationäre Überwachung, Salizylate und Kortikosteroide erforderlich.

> **Merke**
>
> Klinik des Erythema exsudativum multiforme:
> - **Erythema exsudativum multiforme minus:** leichterer Verlauf ohne Befall der Schleimhäute, Abheilung nach etwa 2–3 Wochen, Rezidivneigung
> - **Erythema exsudativum multiforme majus:** schwerer Verlauf mit Schleimhautbefall und einer z. T. bedrohlichen Organmanifestation.

17.4.3 Acrodermatitis enteropathica

Definition
Seltene autosomal-rezessiv vererbte Erkrankung mit enteraler Zinkmalabsorption.

Klinik
Die ersten klinischen Symptome erscheinen meist im Rahmen der Umstellung von Muttermilch auf Kuhmilch. Es bilden sich **bullöse Hautablösungen** mit nachfolgender Erythrodermie, die gewöhnlich um den Mund, an Händen und Füßen sowie im Genital- und Analbereich beginnen und sich dann auf andere Hautareale ausweiten (→ Abb. 17.6). Es besteht eine Neigung zu bakteriellen Superinfektionen, insbesondere mit *Candida albicans*. Die Hautveränderungen gehen mit einer charakteristischen **Alopezie**, Paronychien, schweren **Diarrhöen** und einer **Schleimhautbeteiligung** (Stomatitis, Glossitis) einher. **Okuläre Symptome** (Photophobie, Konjunktivitis, Blepharitis, Korneadystrophie) sind häufig. Die Kinder sind lethargisch und anorektisch.

Diagnostik
- Zink im Plasma stark erniedrigt
- Zink im Urin erniedrigt
- Aktivität der alkalischen Phosphatase im Serum (zinkabhängig) erniedrigt.

Dermatologie

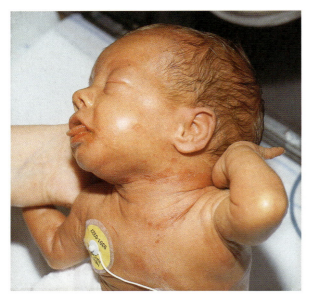

Abb. 17.6: Acrodermatitis enteropathica.

▪ Therapie
Die Behandlung besteht in einer hoch dosierten oralen Gabe von Zinkaspartat (2 mg/kg KG/d). Während der Zinktherapie sollte die Kupferkonzentration im Plasma überwacht werden, da die Zinkresorption die von Kupfer beeinträchtigt.

▪ Prognose
Unter Zinksubstitution kommt es zu einer raschen Besserung der klinischen Symptome.

> **Merke**
>
> Die Acrodermatitis enteropathica ist eine autosomal-rezessiv vererbte Erkrankung, die zu einem schweren Zinkmangel führt, der sich klinisch mit Haut-, Schleimhaut-, Haar- und Nagelveränderungen sowie gravierenden Allgemeinsymptomen manifestiert.

17.5 Kongenitale Ichthyosen

▪ Definition
Heterogene Gruppe generalisierter diffuser Keratosen, die durch eine Störung der epidermalen Differenzierung mit übermäßiger Hornproduktion charakterisiert sind. Von Bedeutung sind vor allem die Gruppe der Ichthyosis vulgaris und die Gruppe der Ichthyosis congenita.

▪ Klassifikation
Tabelle 17.1 fasst die klinisch wichtigsten Formen der kongenitalen Ichthyosen zusammen.

▪ Ätiologie
Bei einigen Formen der Erkrankung ist der zugrunde liegende Gendefekt bekannt. So werden z.B. die X-chromosomal-rezessive Ichthyosis vulgaris durch Mutationen im *Steroidsulfatase*-Gen, die Ichthyosis lamellosa durch Mutationen im *Transglutaminase-I*-Gen und die Ichthyosis bullosa durch Mutationen im *Keratin-1*- und *Keratin-2*-Gen verursacht.

▪ Klinik
Nur die wesentlichen klinischen Symptome der drei wichtigsten Ichthyosen werden besprochen.

Autosomal-dominant vererbte Ichthyosis vulgaris: Sie ist die häufigste Form (1 : 300 bis 1 : 1 000). In der Neonatalperiode bestehen keine Auffälligkeiten, erste Hautveränderungen zeigen sich in der frühen Kindheit. Die Haut wird sehr trocken und bildet weiße bis schmutzig graue, haftende Schuppen (→ Abb. 17.7). Prädilektionsstellen sind die Streckseiten der Extremitäten, wobei die Beugen häufig ausgespart sind. Die Handinnenflächen weisen typische verstärkte Furchungen auf, die in der Regel diagnostisch wegweisend sind.

X-chromosomal-rezessiv vererbte Ichthyosis vulgaris: Erste Auffälligkeiten treten bei betroffenen Jungen im Säuglingsalter auf. Das klinische Bild ähnelt dem der Ichthyosis vulgaris, die Schuppung ist jedoch ausgeprägter und dicker. Handinnenflächen und Fußsohlen bleiben stets frei (wichtiges Unterscheidungsmerkmal zur autosomal-dominant vererbten Form).

Autosomal-rezessiv vererbte lamelläre Ichthyose: Die Hautveränderungen bestehen bereits bei Geburt, nicht selten unter dem Bild eines sog. Kollodiumbabys. Auf erythrodermatischem Hintergrund bildet sich eine braune, groblamelläre Schuppung. Insbesondere im Gesicht kommt es zu Narbenzügen mit Ausbildung eines Ektropiums. Es besteht eine Neigung zur Hyperpyrexie und zu Nageldystrophien. Die schwerste Verlaufsform ist die Ichthyosis congenita gravis, die intrauterin zum Fruchttod („Harlekinfetus") führt.

Tab. 17.1 Wichtige Formen der kongenitalen Ichthyosen.

Ichthyosis vulgaris	Ichthyosis congenita
Autosomal-dominante Ichthyosis vulgaris	Nichtbullöse lamelläre Ichthyosis
X-chromosomal-rezessive Ichthyosis vulgaris	Lamelläre Ichthyosen
	Bullöse Ichthyosen
	Syndrome mit Ichthyosis, z. B. Sjögren-Larsson-Syndrom

17.6 Dermatitiden (Ekzeme)

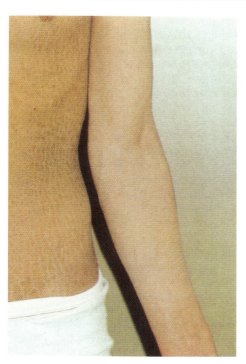

Abb. 17.7: Ichthyosis vulgaris mit trockener, schuppiger Haut am gesamten Integument und Aussparung der Armbeuge. [11]

■ Diagnostik
- Histologische Untersuchung betroffener Hautareale
- Mutationsanalyse.

■ Therapie
Bei allen Formen stehen pflegende Maßnahmen im Vordergrund. Zur lokalen Keratolyse werden bevorzugt einweichende Bäder (Seife, Kochsalz) sowie harnstoffhaltige und rückfettende Präparate (Salizylvaseline) verwendet. Bei ausgeprägten Veränderungen im Gesicht hat sich die Applikation 10 %iger Fruchtsäure in einer Cremegrundlage bewährt. Zur systemischen Keratinolyse können Retinoide eingesetzt werden. Außerdem wird der antiphlogistische Effekt von Kortikosteroiden genutzt. Bei all diesen Therapieformen sollte sorgfältig auf das Nutzen-Risiko-Verhältnis geachtet werden.

17.6 Dermatitiden (Ekzeme)

17.6.1 Windeldermatitis

■ Definition
Sehr häufige erythematöse bis erosiv-mazerative Hautentzündung im Windelbereich, bei der es häufig zu einer Superinfektion mit *Candida albicans* kommt.

■ Epidemiologie
Die Windeldermatitis ist eine typische Hauterkrankung des frühen Säuglingsalters und tritt hier sehr häufig auf.

■ Pathogenese und Ätiologie
Die Hautveränderungen entstehen primär durch die Einwirkung von Urin und Stuhl unter Okklusion. Seltener Windelwechsel ist daher ein wichtiger prädisponierender Faktor. Die warme, feuchte Haut und der luftdichte Verschluss durch die Windel bilden ein ideales Milieu für das Wachstum von Candida, wodurch es zur Superinfektion kommt. Eine sekundär mit Candida besiedelte seborrhoische oder atopische Dermatitis kann ebenfalls Ursache einer Windeldermatitis sein.

■ Klinik
Die Dermatose beginnt mit **vesikulös-pustulösen Effloreszenzen,** die rasch konfluieren und sich über die gesamte Windelregion ausdehnen. Im Vollbild ist die Haut intensiv **gerötet**, an den Rändern zeigt sich ein feiner **Schuppensaum**, und zur gesunden Haut hin bestehen münzgroße Satellitenherde, die eine colleretteartige Schuppung aufweisen (→ Abb. 17.8). Es besteht eine hohe Rezidivneigung.

■ Diagnostik
In klinisch eindeutigen Fällen ist kein Erregernachweis erforderlich. In unklaren Fällen kann ein mikroskopischer und kultureller Pilznachweis erfolgen.

■ Therapie
Im Vordergrund stehen pflegerische Maßnahmen: Häufiges Trockenlegen, Föhnen der Haut und zeitweiliger Verzicht auf Windeln fördern den Heilungsprozess. Nystatinpaste ist das Mittel der Wahl zur Behandlung einer Windeldermatitis, wenn eine Superinfektion mit Candida besteht. Neben der Lokalbehandlung sollten Säuglinge dreimal täglich über 10 Tage Nystatin als Suspension erhalten, um die Darmbesiedelung zu behandeln.

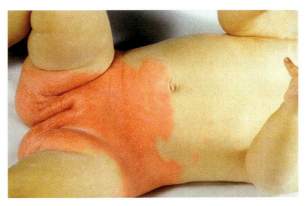

Abb. 17.8: Windeldermatitis. [1]

Prophylaxe
Häufiger Windelwechsel, die Meidung exzessiver Waschprozeduren, viel Luftzufuhr, Meidung entfettender Präparate und eine Abdeckung der Haut mit Zinkpaste sind nützliche prophylaktische Maßnahmen.

> **Merke**
>
> Die Therapie der Windeldermatitis beinhaltet neben der Lokalbehandlung die Verabreichung von Nystatin als Suspension, um die begleitende Darmbesiedelung mit *Candida albicans* zu behandeln.

17.6.2 Atopische Dermatitis

Definition
T-Zell-vermittelte entzündliche Hauterkrankung, die als die Haut betreffende Manifestation von Atopie angesehen wird und später in ein Ekzem übergeht. Synonym: Neurodermitis.

> **Merke**
>
> Unter Atopie versteht man eine genetisch determinierte Diathese mit unspezifisch auslösbarer Reizbarkeit der Haut und/oder der Oberflächenschleimhäute, die sich einzeln oder kombiniert als Rhinitis allergica, Asthma bronchiale oder Dermatitis atopica manifestiert.

Epidemiologie
Die atopische Dermatitis ist mit einer Prävalenz von 13 % unter 7-jährigen Kindern eine der häufigsten chronischen Erkrankungen des Kindesalters. Die Häufigkeit der Erkrankung nimmt zu.

> **Merke**
>
> Die atopische Dermatitis ist eine der häufigsten chronischen Erkrankungen des Kindesalters.

Ätiologie
Es besteht eine **genetische Prädisposition**. Nicht die atopische Erkrankung, sondern die Atopiedisposition wird polygen vererbt. Inzwischen sind einige Kandidatengene identifiziert worden. Ein weiterer ätiologischer Faktor ist die **vermehrte Exposition gegenüber Innenraumallergenen** (z. B. Hausstaubmilben). Außerdem spielt die **abnehmende Exposition des Immunsystems gegenüber bestimmten Infektionserregern** (z. B. Masern, Tuberkulose, Hepatitis A) eine Rolle.

> **Merke**
>
> Ist ein Elternteil Atopiker, liegt die Wahrscheinlichkeit einer Atopiemanifestation beim Kind bei 30–50 %, sind beide Eltern Atopiker, beträgt das Risiko 50–80 %.

Pathogenese
Vier Hauptfaktoren spielen eine Rolle:
- Die Störung der Barrierefunktion, die zu Hauttrockenheit **(Sebostase)** führt
- Die Störung der Immunregulation, die zur **chronischen Entzündung** (Ekzem) führt
- Die vermehrte Freisetzung von Mediatoren, die zu **Juckreiz** führt
- Die Reizbarkeit der Haut, d. h. die **Reaktion auf äußere Triggerfaktoren** (Allergene, Infektionen, psychische Belastung, Wolle, Waschmittel).

Den atopischen Erkrankungen liegt ein gemeinsamer immunologischer Pathomechanismus mit überschießender TH2-Immunantwort zugrunde (→ Kapitel 13, Abschnitt 13.3.8).

Klinik
Das atopische Ekzem neigt dazu, sich in den verschiedenen Lebensabschnitten unterschiedlich zu manifestieren.

Das **atopische Säuglingsekzem** tritt ab dem 3. Lebensmonat auf und stellt in der Regel die erste atopische Krankheit dar. Es handelt sich um eine sehr akute, exsudative Form des Ekzems, das neben Stamm und Beugen besonders das Gesicht und den behaarten Kopf befällt (→ Abb. 17.9). Es bilden sich umschrieben oder disseminiert schuppende, nässende oder verkrustete Erytheme. Es besteht ein erheblicher Juckreiz, und die Krusten neigen zu Superinfektion mit *Staphylococcus aureus*. Zwischen dem 2. und 3. Lebensjahr bessert sich das atopische Ekzem in der Regel deutlich, bei der Mehrheit der Kinder heilt es aus.

Das **atopische Ekzem des Schulalters und der Pubertät** manifestiert sich unter dem Bild eines lichenifizierten Ekzems, das besonders die großen Beugen befällt. Es zeigen sich zerkratzte, verkrustete, erythemosquamöse Herde, Rötung und Verdickung der Haut, Schuppung, flache Papeln, die zu großen Plaques konfluieren. Als Lichenifikation wird eine vergröberte Felderung der Haut mit ver-

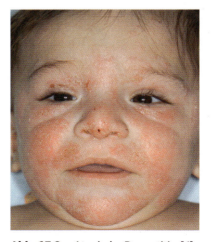

Abb. 17.9: Atopische Dermatitis. [6]

tieften Furchen bezeichnet. Auch hier besteht ein starker Juckreiz. Die Haut ist sehr trocken und besonders empfindlich, auf leichte toxische Reize ein Ekzem zu entwickeln. Bei Remission entwickeln sich oft Melanoderme oder Leukoderme. Auch diese Form des Ekzems heilt in der Regel aus, nur selten bestehen persistierende, generalisierte Ekzeme über Jahrzehnte.

> **Merke**
>
> **Im 1. Lebensjahr** manifestiert sich die atopische Dermatitis überwiegend im Gesicht und am behaarten Kopf.
> **Nach dem 1. Lebensjahr** sind Gesicht und behaarter Kopf meist frei, die Gelenkbeugen hingegen stets befallen.

■ Komplikationen
- Übergang in Erythrodermia atopica Hill
- Bakterielle Superinfektion
- Superinfektion durch *Candida albicans*
- Ausbreitung von Virusinfektionen in befallenen Hautarealen (Eczema herpeticatum bei Infektionen mit Herpes simplex)
- Verschlechterung einer anderen Manifestation der Atopie bei Ausheilung der Hauterscheinungen
- Neurodermitische Katarakt
- Haarausfall bei Kopfherden.

■ Diagnostik
- IgE-Gesamtkonzentration im Serum häufig erhöht
- Nachweis von allergenspezifischem IgE gegen Nahrungsmittelallergene und Allergene der Umwelt (RAST)
- Pricktest, Patch-Test
- Orale Provokationstests.

■ Therapie
Die drei Hauptsäulen der Therapie sind:
- Eine **Linderung des Juckreizes** durch Mediatorfreisetzung über geeignete externe oder systemische Therapie, Suche nach Auslösern
- Die **antibiotische** bzw. antiseptische **Behandlung** der Superinfektion
- Die Modulation und **Suppression** der gesteigerten **Entzündungsaktivität.**

> **Merke**
>
> Häufige Fehler in der Behandlung des atopischen Ekzems sind die Wahl einer falschen Externagrundlage („eine Salbe für alle Fälle"), eine mangelnde antiinfektiöse Therapie, eine „Kortikophobie" (bei Eltern und Arzt) oder der falsche Umgang mit externen Steroiden.

Adaptierte Hautpflege: Die Hautpflege muss an das Stadium des Ekzems, an das Alter des Kindes und an die Lokalisation angepasst werden.

In der **akuten Ekzemphase** werden feuchte kühlende Umschläge angewendet. Anschließend wird auf eine Öl-in-Wasser-Zubereitung (Lotio oder Creme) übergegangen. In der Regel sind eine antiinflammatorische (externe Steroide) und eine antibakterielle Behandlung (lokal und oft auch systemisch) indiziert.

In der **subakuten Phase** werden stärker rückfettende Externa (Cremes oder Lipolotionen) angewandt. Topische Steroide werden ausgeschlichen und u. U. durch andere antiinflammatorische Substanzen ersetzt.

In der **chronischen Phase**, in der Lichenifikation und Sebostase im Vordergrund stehen, muss eine intensive rückfettende Hautpflege erfolgen.

Antipruriginöse Therapie: Potenzielle Auslöser sollten identifiziert und eliminiert werden (dies ist häufig schwierig). Das effektivste externe antipruriginöse Wirkprinzip ist Kühlung (Pflegecremes im Kühlschrank aufbewahren!). Ein Wärmestau begünstigt den Juckreiz (leichte Kleidung). Feuchte Umschläge können hilfreich sein. Topische Antihistaminika sind umstritten. Wenn lokale Maßnahmen nicht ausreichen, müssen systemische Antihistaminika eingesetzt werden. Antihistaminika der zweiten Generation (z. B. Cetrizin, Tritoqualin, Loratadin) weisen im Gegensatz zu Präparaten der ersten Generation kaum oder keine sedierenden Nebeneffekte auf.

Antimikrobielle Therapie: Die Kolonisationsrate mit *S. aureus* beträgt 90–100 %. Staphylokokkenwirksame Antibiotika (z. B. Cephalosporine, Amoxicillin, Clindamycin) werden topisch oder, bei ausgedehntem Befall oder bei Befall des Gesichtes, systemisch angewandt.

Antiinflammatorische Therapie: Die Bekämpfung der kutanen Entzündungsreaktion ist neben der rückfettenden Hautpflege die Grundlage der Therapie des atopischen Ekzems. Topische Steroide helfen im akuten Ekzemschub rasch. Ihr Einsatz ist durch die assoziierten Nebenwirkungen (z. B. Hautatrophie, Teleangiektasien, Pyodermien, Mykosen; systemische Nebenwirkungen sind selten) limitiert. Die Anwendungsdauer topischer Steroide sollte 1–2 Wochen täglicher Anwendung nicht überschreiten, und die Steroide sollten über einen längeren Zeitraum ausgeschlichen werden, um einen „Rebound-Effekt" zu vermeiden. Weitere, milde antiinflammatorische Substanzen sind Teerverbindungen, Bituminosulfonate und Bufexamac. Sie sind deutlich schwächer wirksam als topische Steroide und daher nur bei leichten Ekzemschüben und in der Nachbehandlungsphase sinnvoll.

Immunsuppressive Makrolide (Ciclosporin A, Tacrolimus [FK506], Ascomycin und Rapamycin) hemmen in aktivierten T-Zellen durch Bindung an Calmodulin die intrazelluläre Signaltransduktion und damit die Bildung proentzündlicher Interleukine. Diese Substanzen sind bei schwersten Formen des

17 Dermatologie

atopischen Ekzems wirksam, Langzeitbeobachtungen im Kindesalter liegen jedoch noch nicht vor.

Eine diätetische Therapie wird bei nachgewiesener Nahrungsmittelsensibilisierung durchgeführt. Im Säuglingsalter kommen kuhmilchfreie Hydrolysatnahrungen und Elementarnahrungen zum Einsatz.

Begleitende Therapiemaßnahmen: Schulungskurse für Eltern und Patienten, Rehabilitationsmaßnahmen, Diätberatung bei nachgewiesener Nahrungsmittelsensibilisierung sowie eine psychologische Begleitung sind bei dieser chronischen Erkrankung, die zu einem erheblichen Verlust an Lebensqualität für die gesamte Familie führen kann, von besonderer Bedeutung.

> **Merke**
>
> Ab einer Anwendungsfläche von 20 % ist beim Einsatz topischer Steroide mit dem Auftreten systemischer Nebenwirkungen zu rechnen. Die Anwendungsdauer topischer Steroide sollte 1–2 Wochen täglicher Anwendung nicht überschreiten. Der häufigste Fehler besteht in einem abrupten Absetzen des topischen Steroids, sobald sich eine leichte Besserung abzeichnet. Es kommt zu einem „Rebound-Effekt".

17.6.3 Allergische Kontaktdermatitis

■ Definition
Klinische Manifestation der Typ-IV-Sensibilisierung, bei der ein oder mehrere Allergene als Auslöser in Betracht kommen können.

■ Epidemiologie
Eine allergische Kontaktdermatitis ist bei Säuglingen und Kleinkindern selten. Die Häufigkeit nimmt mit steigendem Lebensalter, Ausreifung des Immunsystems und zunehmender Expositionsdauer gegenüber Allergenen zu.

■ Ätiologie
- Äußerlich angewandte Medikamente
- Farbstoffe
- Duftstoffe
- Metalle, z. B. Nickel!
- Körperpflegemittel.

■ Pathogenese
Beim ersten Eindringen des Antigens durch die Epidermis wird es von antigenpräsentierenden Zellen aufgenommen, prozessiert und in den regionären Lymphknoten den antigenspezifischen naiven T-Zellen vorgestellt. Diese Sensibilisierungsphase dauert 10–14 Tage und ist klinisch stumm. Bei Wiedereindringen des Antigens in die Haut wird es erneut von antigenpräsentierenden Zellen erfasst und den jetzt bereits sensibilisierten antigenspezifischen T-Zellen vorgestellt. Dieser zweite Kontakt führt dann zu einer epidermalen Entzündungsreaktion, die sich dort manifestiert, wo der Antigenkontakt stattgefunden hat. Die häufigsten Kontaktallergene im Kindesalter sind Nickelsulfat, Konservierungs- und Duftstoffe.

■ Klinik
Am Ort des Kontaktgeschehens entwickeln sich auf einer massiven ödematösen Reaktion kleine, stark **juckende Bläschen**, die später in Krusten übergehen.

■ Diagnostik
Die Epikutantestung ist das diagnostische Instrument der Wahl.

■ Therapie
Die Meidung der auslösenden Noxe steht im Vordergrund.

In der akuten Phase werden glukokortikoidhaltige Präparate angewandt.

17.7 Urtikarielle Erkrankungen

17.7.1 Urtikaria

■ Definition
Flüchtiges Exanthem mit Quaddelbildung infolge Mastzelldegranulation durch allergische, physikalische oder toxische Noxen (Sofortreaktion vom Typ I).

■ Pathogenese
Die Freisetzung von Histamin und anderen Mediatoren aus Mastzellen und Basophilen führt zu einer Vasodilatation und Gefäßpermeabilitätserhöhung, die mit einem Serumaustritt in das Gewebe einhergeht.

Bei einer Beteiligung dermaler Venolen kommt es zur **Quaddelbildung**. Bei Beteiligung größerer subkutaner Gefäße entwickelt sich ein **Quincke-Ödem**.

■ Ätiologie
Man unterscheidet eine **allergische (akute) Urtikaria**, die durch Medikamente, Impfstoffe, Nahrungsmittel, Konservierungs- und Farbstoffe, Insektengifte, Inhalationsallergene oder Mikroorganismen (Candida, Bakterien, Parasiten) ausgelöst wird, und eine **nichtallergische (chronische) Urtikaria**, die auf einer Mastzelldegranulation durch direkte Einwirkung von chemischen Kontaktnoxen oder physikalischen Reizen (Brennnessel, Quallengifte, Kälte, Wärme, Druck, Licht) beruht.

■ Klinik

Bei beiden Formen der Urtikaria zeigen sich flächenhafte, scharf begrenzte **Eytheme** mit mäßiger **Schwellung**, die oft einen hellen Randsaum aufweisen und innerhalb von Minuten auftreten. Die Herde halten selten länger als 2–6 h an. Es besteht ein starker **Juckreiz**. Nach Abheilung kann am gleichen Ort erst nach Tagen wieder eine Quaddel entstehen (Refraktärphase durch Erschöpfung der Mastzelldepots). Ein Hautstrich auf unveränderter Haut mit einem Holzspatel bewirkt zunächst einen erythematösen Streifen und dann eine urtikarielle Quaddelbildung mit Juckreiz (**urtikarieller Dermographismus**). Bei Larynxbeteiligung mit Glottisödem und Ausweitung zum anaphylaktischen Schock besteht Lebensgefahr.

Der **anaphylaktische Schock** ist die schwerste und bedrohlichste Reaktion vom Soforttyp. Im Kindesalter tritt er bei hochgradiger Sensibilisierung gegen Tiere, Nahrungsmittel, Medikamente, Latex oder Insektengift auf. Die klinischen Zeichen sind neben einer Urtikaria und einem Angioödem gastrointestinale und respiratorische Symptome sowie insbesondere eine innerhalb von Minuten auftretende kardiovaskuläre Symptomatik mit arterieller Hypotonie und Bewusstseinseinschränkung bis zum Koma.

■ Diagnostik

- Anamnese!
- Meist kurze Latenz zwischen Allergenzufuhr und Symptomatik
- Karenztest
- Expositionstest
- Hauttestungen.

> **Merke**
>
> Die Suche nach der Ursache einer Urtikaria bleibt in 80 % der Fälle erfolglos.

■ Therapie

Allergische Urtikaria: Die Meidung identifizierter Allergene wäre eine kausale Therapieform, sie gelingt jedoch selten. Im Rahmen der symptomatischen Therapie kommen Antihistaminika, Sedativa und Kortikosteroide zum Einsatz. In schweren Fällen kann eine Hyposensibilisierungstherapie erwogen werden.
Nichtallergische Urtikaria: Kortikosteroide sollten außer bei Druckurtikaria nicht verwendet werden, da die Patienten in der Regel auf Antihistaminika besser ansprechen. Bei Lichturtikaria sind Lichtschutzmittel und Antimalariamittel hilfreich.
Anaphylaktischer Schock: Die wesentliche therapeutische Maßnahme neben der Zufuhr von Volumen ist die subkutane oder intravenöse Verabreichung von Adrenalin. Zusätzlich können Kortikosteroide und Antihistaminika gegeben werden.

17.7.2 Hereditäres Angioödem

■ Definition

Rezidivierende, anfallsartige Ödeme durch einen seltenen, autosomal-dominant vererbten Defekt des Komplementsystems.
Synonym: hereditäres Quincke-Ödem.

■ Pathogenese

Ein Mangel an C1-Esterase-Inhibitor führt zu einer Aktivierung der Komplementkaskade, wodurch Kinine freigesetzt werden, die die Gefäßpermeabilität erhöhen und Ödeme entstehen lassen.

■ Klinik

Rezidivierend kommt es zum Auftreten massiver **Ödeme** der Haut und der Schleimhäute. Typischerweise besteht **kein Juckreiz**. Nach einigen Tagen klingen die Ödeme spontan ab. Ödeme im Larynx- und Tracheobronchialbereich sind lebensbedrohlich. Mögliche Auslöser sind Traumen, Infektionen, körperliche Anstrengung und „Stress".

■ Diagnostik

Bestimmung der C1-Esterase-Inhibitor-Aktivität im Serum.

■ Therapie

Bei lebensbedrohlichen Schüben erfolgt eine Substitutionstherapie durch Gabe von Fresh Frozen Plasma oder die Verabreichung von C1-Inaktivator-Konzentraten.

■ Prophylaxe

Vor Operationen sollte betroffenen Kindern C1-Inaktivator verabreicht werden.

■ Prognose

Unbehandelt sterben 30 % der Kinder an einer akuten Atemwegsobstruktion. In der Pubertät kommt es meist zu einer spontanen Besserung der Symptomatik.

17.7.3 Strophulus infantum

■ Definition

Hauterkrankung mit derben, stark juckenden Quaddeln, Papeln oder Seropapeln durch Bisse von Arthropoden (z. B. Hunde- und Katzenflöhe, Vogelmilben, Kriebelmücken).

■ Klinik

Die Hautveränderungen treten fast ausschließlich in den Sommer- und Herbstmonaten und bevorzugt in ländlichen Gegenden auf. Es bilden sich akut zahlreiche, disseminiert oder gruppiert stehende intensiv **juckende** linsengroße **urtikarielle Papeln**. Im Zentrum der Papel können sich winzige Bläschen entwickeln (Seropapel). Das Aufkratzen der Efflo-

17 Dermatologie

reszenzen führt zu hämorrhagischen Krusten, es kommt häufig zu einer Impetiginisation. Prädilektionsstellen sind die Extremitätenstreckseiten und der Stamm.

■ Differentialdiagnose
Varizellen sind die wichtigste Differentialdiagnose! Bei Strophulus sind behaarter Kopf und Mundschleimhaut jedoch frei.

■ Therapie
Ein Versuch der Beseitigung von Erregerkontakten sollte unternommen werden (Raumdesinfektion, Behandlung erkrankter Haustiere).

Im Rahmen der symptomatischen Therapie werden Antihistaminika und juckreizstillende Lotionen angewandt.

> **Merke**
>
> Die wichtigste Differentialdiagnose von Strophulus infantum sind Varizellen.

17.8 Arzneimittel- und infektallergische Exantheme

17.8.1 Arzneimittelexantheme

■ Definition
Exantheme durch Arzneimittelunverträglichkeit infolge allergischer oder toxischer Mechanismen.

■ Ätiologie
Jedes Medikament kann Exantheme verursachen!

■ Pathogenese
- Allergische Sofortreaktion vom anaphylaktischen Typ I
- Allergische Reaktion vom zytotoxischen Typ II
- Allergische Reaktion vom Typ III
- Allergische Spätreaktion
- Toxische Reaktion.

■ Klinik
Das Exanthem ist aufgrund der hämatogenen Ausbreitung meist symmetrisch und generalisiert. Oft bestehen eine Schleimhautbeteiligung sowie Juckreiz, Fieber und Krankheitsgefühl. Eine Organbeteiligung (Leber, Niere, Herz) ist möglich. Die Effloreszenzen können erythematös, makulös, vesikulösbullös, hämorrhagisch, urtikariell oder papulös-nodös sein. Kombinationen verschiedener Effloreszenzen sind auch möglich. Ein Übergang in eine Erythrodermie kann stets erfolgen.

Prädilektionsstellen sind abhängige Körperpartien wie Unterschenkel und die Streckseiten der Extremitäten sowie Hautareale mit funktioneller Durchblutungsstörung.

> **Merke**
>
> Arzneimittelexantheme können sich morphologisch äußerst vielgestaltig präsentieren.

■ Diagnostik
- Anamnese
- Hauttestungen
- Expositionstests:
  Cave: anaphylaktische Reaktionen!
- RAST und andere In-vitro-Testungen.

■ Therapie
Die Meidung identifizierter Allergene steht im Vordergrund. Im akuten Schub werden Antihistaminika und Kortikosteroide systemisch eingesetzt. Lokal kann Lotio alba appliziert werden.

17.8.2 Erythema nodosum

■ Definition
Im Kindesalter häufig auftretende arznei- und infektallergische Reaktion, die durch schmerzhafte subkutane Knotenbildung mit Hautrötung und -überwärmung gekennzeichnet ist.

■ Ätiologie
- Streptokokkeninfektionen
- Andere bakterielle Infektionen
- Tuberkulose
- Morbus Crohn
- Sarkoidose (Löfgren-Syndrom)
- Virusinfektionen
- Medikamente.

■ Pathogenese
Vermutlich liegt ein allergischer Reaktionsmechanismus zugrunde.

■ Klinik
Es entstehen kutan-subkutane, **druckschmerzhafte**, teigige, kaum erhabene rötliche **Knoten**, die walnussgroß werden können (→ Abb. 17.10). Die Haut ist in diesem Bereich überwärmt. Im Verlauf kommt es durch abgebautes Hämoglobin zu einer grünlich-gelblich-bräunlichen Verfärbung. Schubweise können weitere Knoten auftreten. **Prädilektionsstellen** sind die Unterschenkelstreckseiten, die Oberschenkel und seltener die Arme. Begleitend finden sich oft Fieber, Gelenkschmerzen und ein reduzierter Allgemeinzustand. Innerhalb von 3–5 Wochen kommt es zur narbenlosen Abheilung.

■ Diagnostik
Die Diagnose wird klinisch gestellt, mögliche Grunderkrankungen müssen ausgeschlossen werden.
- Die **Tuberkulinprobe** kann hyperergisch ausfallen (hohe Verdünnung wählen!).

17.9 Epizoonosen

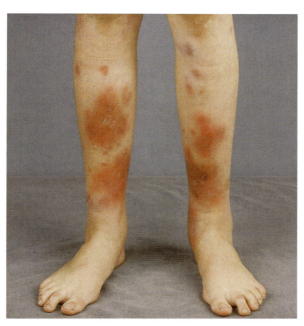

Abb. 17.10: Erythema nodosum.

- **Röntgen-Thorax:** Sarkoidoseausschluss (Hiluslymphknotenschwellung)
- Suche nach Streptokokkeninfektion
- Medikamenteneinnahme?
- BKS-Beschleunigung
- Erhöhung von α_2-Globulin.

■ Therapie
Bettruhe ist empfehlenswert, wenn der Allgemeinzustand beeinträchtigt ist. Die Lokaltherapie beinhaltet feuchte Umschläge und ggf. die Applikation topischer Steroide. Auslösende Allergene sollten, sofern sie identifiziert werden können, gemieden werden.

17.9 Epizoonosen

■ Definition
Hauterkrankungen, die durch Ektoparasiten hervorgerufen werden.

17.9.1 Skabies

■ Definition
Im Kindesalter sehr häufig auftretende Epizoonose mit der Krätzemilbe *Acarus siro var. hominis*, die zu heftig juckenden Hautveränderungen führt.

■ Ätiologie und Pathogenese
Die Milbe *Acarus siro var. hominis* ist 0,3 mm groß, die Gestalt halbkugelig. Das Weibchen gräbt tunnelartige Gänge in die Hornschicht und legt hier Eier ab. Aus den Larven entwickeln sich nach 3 Wochen geschlechtsreife Milben. Die Übertragung erfolgt von Mensch zu Mensch durch direkten Körperkontakt. Die Inkubationszeit beträgt 8 Tage bis 3 Wochen.

■ Klinik
Es finden sich bis 2 cm lange, fein gekörnte, leicht aufgeworfene **Gänge** in der Hornschicht, an deren Ende die Milbe als graues Pünktchen mit bloßem Auge gerade noch zu erkennen ist. Die Folge sind **entzündliche Papeln** und eitrige **Krusten**. Kratzeffekte entstehen bei starkem Juckreiz, der in der Bettwärme zunimmt. **Prädilektionsstellen** sind die Hände, vor allem palmar und interdigital, die Füße, das Genitale, der Nabel und die Brustwarzen. In der Regel bleibt der Kopf frei, nicht jedoch bei Säuglingen.

■ Diagnostik
Der Milbennachweis erfolgt durch Entfernung der Milbe mit einer Nadel aus dem Gang und Betrachtung unter dem Mikroskop.

■ Therapie
Bei **Kindern** über 1 Jahr und unter 10 Jahren wird nach einem Bad an drei aufeinanderfolgenden Abenden der gesamte Körper mit Ausnahme des Kopfes (außer: Kopfbefall bei Säuglingen) vom Kragenrand bis zu den Zehen mit **Benzylbenzoat** 10 % und bei älteren Kindern mit Benzylbenzoat 25 % oder einer Lösung aus 0,3 % Lindan und 2,5 % Benzylbenzoat eingerieben und am folgenden Morgen abgebadet.

Bei **Säuglingen** kann zur Einschränkung der Resorptionsfläche folgendes Vorgehen gewählt werden: Am 1. Tag wird nur die untere Körperhälfte mit Benzylbenzoat 10 % eingerieben, nach 3 h abgebadet, am 2. Tag die obere Körperhälfte mit Benzylbenzoat 10 % eingerieben und nach 3 h abgebadet. Der Zyklus wird einmal wiederholt.

Weitere wichtige Maßnahmen während der Behandlung sind der tägliche Wechsel von Bett- und Körperwäsche (auskochen), vor Therapie ein Vollbad mit Detergenzien (geringere Resorption der fettlöslichen Medikamente) und eine Nachbehandlung der meist gereizten Haut mit Pflegesalben oder Ölbädern.

Umgebungsuntersuchungen bei Kontaktpersonen sind immer indiziert.

> **Merke**
> Die Behandlung einer Skabies im Säuglings- oder Kleinkindalter sollte möglichst stationär erfolgen.

17.9.2 Pediculosis capitis

■ Definition
Im Kindesalter sehr häufig auftretender Befall mit der Kopflaus *Pediculus capitis*.

Dermatologie

■ Ätiologie und Pathogenese
Kopfläuse (*Pediculi capitis*) sind 2–3,5 mm lang. Die Eier („Nissen") werden basisnah an die Haare gekittet, die Larven schlüpfen nach 8 Tagen und sind nach 2–3 Wochen geschlechtsreif. Läuse saugen in Abständen von einigen Stunden Blut. Die Übertragung erfolgt von Mensch zu Mensch.

■ Klinik
Das klinische Leitsymptom ist ein erheblicher **Juckreiz**. Es bestehen **Pusteln** und hochrote urtikarielle **Papeln**, die zerkratzt werden. Eitrige Krustenauflagerungen entstehen durch eine bakterielle Superinfektion. Es kommt zur Verfilzung der Haare. Eine schmerzhafte Lymphknotenschwellung, insbesondere okzipital und im Halsbereich, kann auftreten.

■ Diagnostik
- Die Läuse sind mit bloßem Auge erkennbar, die Nissen lassen sich nicht abstreifen.
- Betrachtung abgeschnittener Haare unter dem Mikroskop.

■ Therapie
Die Läuse und ihre Nissen müssen abgetötet werden. **Permethrin** ist hochwirksam und als 0,5%ige Lösung verfügbar. Es wird nur einmal in das feuchte Haar appliziert und nach 30–45 min Einwirkzeit mit einem engzahnigen Kamm ausgekämmt und ausgewaschen. Die Haare sollten dann 3 Tage nicht gewaschen werden. Permethrin darf im Säuglingsalter nicht verwendet werden.

> **Merke**
>
> Permethrin muss zur Behandlung bei Pediculosis capitis nur einmal angewandt werden!

17.9.3 Pediculosis pubis

■ Definition
Befall mit der Filzlaus *Pediculus pubis*.

■ Ätiologie und Pathogenese
Die Filzlaus (*Pediculus pubis*) ist 2 mm lang und hat eine breite, schildartige Gestalt. Die Übertragung erfolgt durch Geschlechtsverkehr, Kleider und Bettwäsche. Nissen kitten sich an die Haare.

■ Klinik
Es besteht ein mäßiger Juckreiz, Kratzeffekte finden sich kaum. Ältere Bissstellen sind blau (**Tâches bleues**). Nissen finden sich in den Haaren, z. B. an der Basis der Wimpern. **Prädilektionsstellen** sind bei Kindern die Augenbrauen und Wimpern, bei Erwachsenen die Achsel- und Schambehaarung.

■ Diagnostik
→ Diagnostik der Pediculosis capitis (→ oben).

■ Therapie
Es erfolgt die gleichartige Anwendung von Antiparasitika wie bei Kopfläusen. Schwieriger ist die Behandlung im Bereich von Augenbrauen und Wimpern von Kleinkindern, da die toxische Wirkung der Präparate vermieden werden muss. Hier sollten die Läuse und Nissen mechanisch mittels einer Pinzette nach täglich mehrfacher Anwendung von Öl oder weißer Vaseline entfernt werden. Eine Mitbehandlung von Kontaktpersonen ist erforderlich.

> **Merke**
>
> Die häufigsten Epizoonosen im Kindesalter sind:
> - Skabies (Krätze)
> - Pediculosis capitis (Kopfläuse)
> - Pediculosis pubis (Filzläuse).

17.10 Störungen der Pigmentierung

17.10.1 Hyperpigmentierungen

Café-au-Lait-Flecken

■ Histologie
Vermehrung von Melanozyten und Melanin in der Epidermis.

■ Klinik
Gleichmäßig gefärbter, scharf begrenzter, unregelmäßig geformter milchkaffeefarbener Fleck von Linsen- bis Handtellergröße (→ Abb. 17.11). Meist runde Ränder, zackige Ränder kommen aber, insbesondere beim McCune-Albright-Syndrom, vor. Meist sind sie bereits bei Geburt vorhanden oder entstehen im Kindesalter. Bis zu drei Café-au-Lait-Flecken sind normal.

> **Merke**
>
> Bei mehr als fünf Café-au-Lait-Flecken sollte nach einer Recklinghausen-Neurofibromatose gesucht werden.

Incontinentia pigmenti (Bloch-Sulzberger)

■ Definition
X-chromosomal-dominant vererbte Genodermatose.

■ Klinik
Seltene erbliche Multisystemerkrankung, die bei Jungen letal verläuft. Bei Geburt oder kurz danach bilden sich **erythematöse Streifen und Bläschen** bevorzugt an den Extremitäten. Dann folgen ein **warzenartiges Intermediärstadium** und die Entwicklung von fleck- oder streifenförmigen **Hyperpigmentierungen** im Bereich der früheren Läsionen. Häufige Begleitsymptome sind eine Alopezie,

438

17.10 Störungen der Pigmentierung

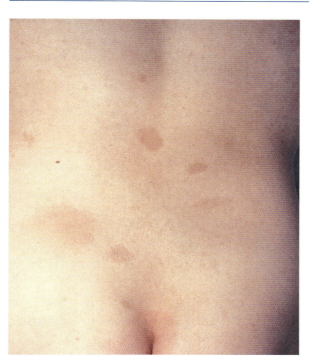

Abb. 17.11: Café-au-Lait-Flecken.

Zahnanomalien, eine Entwicklungsretardierung, Krampfanfälle und okuläre Auffälligkeiten.

■ Therapie

Im Entzündungsstadium ist eine Lokaltherapie angezeigt, um Superinfektionen zu vermeiden. Bei ausgeprägtem Befund ist eine systemische Kortikosteroidtherapie erforderlich.

Postinflammatorische Hyperpigmentierungen

■ Ätiologie
- Impetigo
- Ekzem
- Neurodermitis.

■ Klinik

Umschriebene Dunkelfärbung der Haut im Bereich früherer entzündlicher Veränderungen, die häufig nur temporär besteht.

17.10.2 Hypopigmentierungen

Albinismus

■ Definition

Autosomal-rezessiv (**generalisierter Albinismus**) oder autosomal-dominant (**partieller Albinismus**) vererbte Störungen der Melaninbildung der Haut, der Haare und der Augen trotz normaler Melanozytenzahl und -struktur, die durch eine verstärkte Lichtempfindlichkeit, ein erhöhtes Risiko für Sonnenbrände und Hauttumoren sowie okuläre Symptome gekennzeichnet sind.

■ Epidemiologie

Die Häufigkeit beträgt etwa 1 : 20 000.

■ Klassifikation
- **Okulokutaner Albinismus**
  - OCA_1 (tyrosinasenegativer Albinismus)
  - OCA_2 (tyrosinasepositiver Albinismus)
- **Okulärer Albinismus**
- **Partieller Albinismus** (autosomal-dominant).

■ Klinik

OCA_1: In schweren Fällen führt eine vollständige Depigmentierung von Haut und Haaren zu weißen Haaren, weißer Haut, Photophobie, Nystagmus und Fehlsichtigkeit. Die Iris ist durchscheinend.
OCA_2: Es handelt sich um die häufigste Form eines generalisierten Albinismus, sie kommt häufig in Schwarzafrika vor. Die klinische Symptomatik reicht von geringen Auffälligkeiten bis hin zu schweren Formen, die dem OCA_1 ähneln. Bei Geburt sind die Patienten häufig völlig depigmentiert, im Laufe des Lebens nimmt die Pigmentierung jedoch zu (→ Abb. 17.12).
Okulärer Albinismus: Es finden sich die albinismustypischen okulären Symptome bei normal pigmentierter Haut und normal pigmentierten Haaren.
Partieller Albinismus: lokalisierte Hypopigmentierung von Haut und/oder Haaren.

■ Therapie

Prophylaktische Maßnahmen bezüglich des erhöhten Risikos für aktinische Keratosen und lichtinduzierte Karzinome bestehen hauptsächlich in einem effektiven UV-Schutz (Kleidung, Brille, Pflegeprodukte mit hohem Lichtschutzfaktor).

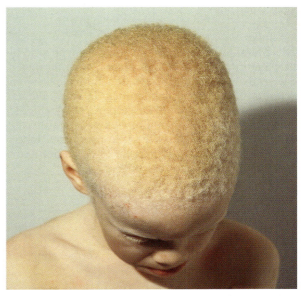

Abb. 17.12: Albinismus: Junge aus Schwarzafrika mit heller Haut und hellen Haaren.

439

Vitiligo

Definition
Relativ häufige erworbene Depigmentierung der Haut.

Ätiologie
- Unbekannt; Traumen können auslösend sein.
- Familiäre Häufung; Frauen sind häufiger betroffen.
- Gehäuftes Auftreten bei Patienten mit Hyperthyreose, Nebenniereninsuffizienz, perniziöser Anämie, Diabetes mellitus.

Klinik
Die Vitiligo tritt meist zwischen dem 10. und 30. Lebensjahr auf. Es kommt zu scharf begrenzten, meist bizarr geformten pigmentfreien Flecken, wobei die angrenzende Haut oft hyperpigmentiert ist. **Prädilektionsstellen** sind stärker pigmentierte Körperpartien wie Gesicht, Hals, Hände, Axillen, Mamillen und die Genitoanalregion.

Verlauf
Die Veränderungen treten meist im Jugendalter auf, die Flecken können wachsen und konfluieren. Extreme Ausdehnungen kommen vor, eine Rückbildung ist möglich.

Therapie
Eine zufriedenstellende Therapie ist bisher nicht verfügbar.

Hypomelanosis Ito (Incontinentia pigmenti achromians)

Epidemiologie
Die Erkrankung kommt bei beiden Geschlechtern vor; es gibt bisher keinen Hinweis auf eine genetische Übertragung.

Klinik
Die charakteristischen Hautveränderungen sind bizarr geformte fleckförmige Hypopigmentierungen. Sie sind in Windungen, Streifen und Flecken mit scharfer Begrenzung angeordnet. Palmae, Plantae und Schleimhäute sind ausgespart. Mögliche Begleitsymptome sind Entwicklungsretardierung (70 %), Krampfanfälle (40 %), kongenitale Herzvitien (10 %), Skoliose, Längenunterschied der Extremitäten und Augenerkrankungen.

17.11 Mastozytosen

Definition
Umschriebene oder disseminierte Vermehrung von Mastzellen in der Haut.

17.11.1 Mastozytom

Epidemiologie
Das isolierte Mastozytom ist relativ selten, es kommt vor allem bei Kleinkindern vor.

Histologie
Lichtmikroskopisch ist eine massive Mastzellvermehrung im Korium nachweisbar.

Klinik
Es finden sich solitäre oder wenige einzeln stehende Knoten bis Pflaumengröße mit bräunlich violetter Färbung, die derb und nicht ganz scharf begrenzt sind. Nach Reiben sind sie hochrot, juckend, urtikariell, evtl. blasig (Darier-Zeichen).

Therapie
Isolierte Mastozytome bedürfen oft keiner Therapie, da sie sich in der Regel nach einigen Monaten spontan zurückbilden.

17.11.2 Urticaria pigmentosa und diffuse Mastozytose

Definition
In der Regel gutartige umschriebene Ansammlung von Mastzellen im dermalen Gewebe. Bei der diffusen Mastozytose kommt es zu einer massiven Mastzellvermehrung in der Haut und u. U. in inneren Organen.

Klinik
Urticaria pigmentosa: disseminierte, meist etwa linsengroße Maculae oder leicht infiltrierte gelbbräunliche Knötchen, die am ganzen Körper vorkommen, vor allem an Rumpf und Extremitäten (→ Abb. 17.13). Durch Reiben kommt es zu Rotfärbung und Schwellung, evtl. Juckreiz. Eine Organbeteiligung ist selten. Intensive Kälte- oder Wärmeexposition kann zu massiver Histaminausschüttung führen. In der Regel erfolgt eine spontane Rückbildung bis zur Pubertät.
Diffuse Mastozytose: Sie manifestiert sich großflächig, eine Erythrodermie ist möglich. Bei Organbeteiligung können Lymphknotenschwellungen, eine Tachykardie, eine Hypertonie, eine Hepatosplenomegalie, gastrointestinale Symptome oder eine Gerinnungsstörung auftreten.

Diagnostik
- Histologie: Mastzellansammlungen im oberen Korium
- N-Methylhistamin im 24-h-Urin erhöht.

Therapie
Bei Juckreiz werden **Antihistaminika** verabreicht. Bei generalisierten Formen mit erheblichen subjektiven Beschwerden kann eine UV-Therapie (UVA$_1$) zur Besserung führen.

Prognose
Bei der diffusen Mastozytose ist die Prognose quoad sanationem ungünstig.

17.11 Mastozytosen

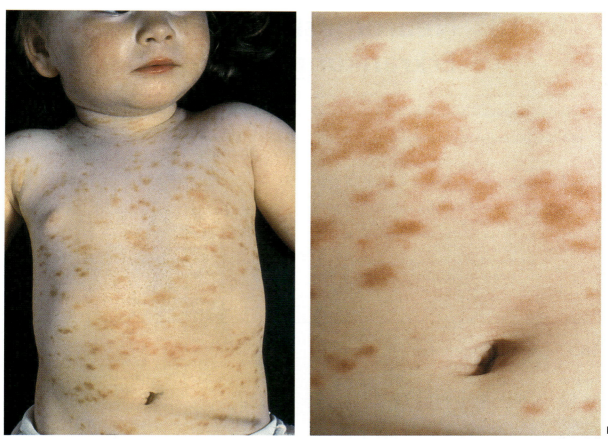

Abb. 17.13 a und b: Urticaria pigmentosa: linsengroße Maculae oder leicht infiltrierte gelbbräunliche Knötchen, vor allem an Rumpf und Extremitäten.

➕ 022 IMPP-Fragen

18 Neuromuskuläre Erkrankungen

Inhaltsverzeichnis

18.1 Erkrankungen des Motoneurons 442

    18.1.1 Spinale Muskelatrophie (SMA) 442

18.2 Erkrankungen peripherer Nerven 444

    18.2.1 Guillain-Barré-Syndrom (GBS) 444
    18.2.2 Fazialisparese 445
    18.2.3 Hereditäre sensomotorische Neuro-
            pathien (HMSN) 447
    18.2.4 Hereditäre sensorisch-autonome
            Neuropathien (HSAN) 447

**18.3 Erkrankungen der neuromuskulären
Übertragung** 447

    18.3.1 Myasthenia gravis 447
    18.3.2 Botulismus 448

18.4 Myopathien 449

    18.4.1 Muskeldystrophien 449
    18.4.2 Entzündliche Myopathien 452
    18.4.3 Myotone Dystrophie Curschmann-
            Steinert 453
    18.4.4 Nichtdystrophe Myotonien 454
    18.4.5 Maligne Hyperthermie (MH) 456

18.1 Erkrankungen des Motoneurons

18.1.1 Spinale Muskelatrophie (SMA)

■ Definition
Gruppe genetisch bedingter Erkrankungen, die durch den progredienten Verlust von α-Motoneuronen im Vorderhorn des Rückenmarks gekennzeichnet sind und mit einer Muskelatrophie einhergehen.

■ Epidemiologie
Die Gruppe proximaler spinaler Muskelatrophien mit Beginn im Kindesalter kommt mit einer kumulativen Häufigkeit von 1 : 6 000 vor.

■ Ätiologie
Über 95 % der Patienten mit SMA Typ I, über 90 % der Patienten mit SMA Typ II und über 80 % der Patienten mit SMA Typ III weisen eine Deletion im *Survival-Motor-Neuron-(SMN-)*Gen auf. Darüber hinaus finden sich bei 40–90 % der Patienten mit SMA Typ I, bei 10–40 % der Patienten mit SMA Typ II und bei 20 % der Patienten mit SMA Typ III zusätzlich Deletionen im *neuronalen Apoptoseinhibitor-(NAIP-)*Gen. Das *SMN*-Gen ist also nicht allein krankheitsverursachend, und Deletionen im *NAIP*-Gen sind mit der Schwere der Erkrankung korreliert.

Heute werden 6 verschiedene Formen der SMA unterschieden (→ Tab. 18.1). Dieses Kapitel beschäf-

Tab. 18.1 Klassifikation der spinalen Muskelatrophie im Kindesalter.

Typ		Manifestationsalter, Verlauf	Vererbung
I	Proximale SMA		
	Typ I (Werdnig-Hoffmann)	1. Lebensjahr, rasch progredient, kein freies Sitzen	AR
	Typ II (Intermediäre SMA)	1. Lebensjahr, chronischer Verlauf, freies Sitzen, kein freies Laufen	AR
	Typ III (Kugelberg-Welander)	Kindesalter, chronischer Verlauf, freies Sitzen und freies Laufen	AR
II	Distale SMA der oberen Extremität	2. Dekade, langsam progredient	AD
III	SMA mit diaphragmaler Schwäche	Neugeborene, rasch progredient	AR
IV	SMA mit Arthrogrypose und Knochenfrakturen	in utero, Frakturen bei Geburt	AR
V	SMA mit olivopontozerebellärer Atrophie	1. Lebensjahr, rasch progredient	AR
VI	Infantile SMA mit Kontrakturen	Neugeborene, rasch progredient	XR

AR: autosomal-rezessiv; AD: autosomal-dominant; XR: X-chromosomal-rezessiv.

tigt sich nur mit den häufigeren proximalen SMA. Zunächst werden die klinischen Symptome der einzelnen Formen besprochen. Diagnostik und Therapie werden im Anschluss für alle Formen gemeinsam abgehandelt.

Spinale Muskelatrophie Werdnig-Hoffmann (SMA Typ I)

■ Pathologie
Der ausgeprägte Verlust von Vorderhornzellen mit Atrophie von Vorderwurzeln führt zu einer felderförmigen Atrophie von Gruppen nicht innervierter Fasern oder Faszikel.

> **Merke**
>
> Bei den spinalen Muskelatrophien kommt es zu einem progredienten Untergang motorischer Vorderhornzellen und zu konsekutiver Muskelatrophie.

■ Klinik
Die Erkrankung beginnt bereits in utero oder in den ersten 3 Lebensmonaten. Anamnestisch finden sich häufig pränatal **schwache Kindsbewegungen**. Ein zuvor gesund erscheinender Säugling verliert oft innerhalb weniger Tage die Fähigkeit, die Beine zu bewegen oder zu strampeln. Sehr rasch bildet sich ein charakteristisches Lähmungsmuster heraus, wobei die **Schwäche der Beine** ausgeprägter als die des Rumpfes, der Arme und des Gesichtes ist (→ Abb. 18.1). Zur Bewertung des Ausmaßes der Muskelschwäche eignet sich eine standardisierte Skala (→ Tab. 18.2). Das Vollbild der Erkrankung geht mit einer ausgeprägten Muskelhypotonie („**floppy infant**") und einer **Froschhaltung** einher. Per definitionem erlernen Kinder mit SMA Typ I das freie Sitzen nicht. Es besteht kaum Spontanmotorik, die **Muskeleigenreflexe** sind **erloschen**. Der N. phrenicus bleibt relativ ausgespart, so dass sich eine paradoxe Atmung mit Einziehung des Thorax bei Inspiration ausbildet. **Polymyoklonien** der Finger und Zehen sowie ein feines **Fibrillieren der Zunge**, vor allem beim Schreien, sind charakteristisch. Das Schreien ist schwach, eine **bulbäre Beteiligung** macht sich als Trinkschwäche und Aspirationsnei-

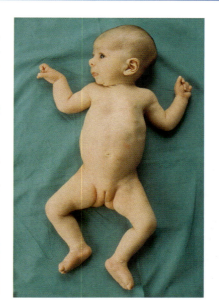

Abb. 18.1: Vier Wochen alter Säugling mit akuter spinaler Muskelatrophie Werdnig-Hoffmann (SMA Typ I). Ausgeprägte Muskelhypotonie und Froschhaltung.

gung bemerkbar. Die **Intelligenz** ist **normal**, und die Kinder wirken häufig besonders aufmerksam und klug, da die Anstrengungen, die sie nicht auf ihre motorische Entwicklung richten können, ihrer geistigen Entwicklung zugute kommt. Es kommt zu frühzeitiger **Skoliose** und **Gelenkkontrakturen**. Der Tod tritt meist in den ersten 2 Lebensjahren durch Infektion oder Ateminsuffizienz ein.

■ Differentialdiagnose „floppy infant"
- ZNS-Erkrankungen
- Glykogenspeichererkrankungen
- Chromosomenanomalien
- Myotone Dystrophie
- Defekte der mitochondrialen Atmungskette
- Rückenmarksverletzungen
- Spinale Muskelatrophie
- Myositis
- Kongenitale Muskeldystrophie
- Myasthenische Syndrome
- Kongenitale Myopathie

Tab. 18.2 Bewertung der Muskelschwäche.

0	Keine Muskelkontraktion
1	Spur von Muskelkontraktion
2	Bewegung ohne Schwerkraft
3	Bewegung gegen Schwerkraft
4	Bewegung gegen Schwerkraft und Widerstand
5	Normale Kraft

18 Neuromuskuläre Erkrankungen

> **Merke**
>
> **Polymyoklonien** der Finger und Zehen sowie ein feines **Fibrillieren der Zunge**, vor allem beim Schreien, sind charakteristisch für die spinale Muskelatrophie Typ I Werdnig-Hoffmann und helfen bei der Blickdiagnose.

Intermediäre spinale Muskelatrophie (SMA Typ II)

■ Klinik

Die Kinder entwickeln sich zunächst normal und lernen, zu sitzen. Schluck- und Trinkschwierigkeiten bestehen nicht. Im weiteren Verlauf können die Patienten jedoch ihr Körpergewicht nicht tragen. Sie erlernen das freie Laufen nicht. Die Kraft in den Armen und der Rückenmuskulatur ist vermindert. Es kommt zu einer stark **verzögerten statomotorischen Entwicklung** mit **proximal betonter Muskelschwäche**, fehlenden Muskeleigenreflexen und normaler Intelligenz. **Faszikulationen** der Zunge und ein **Tremor** der Hände sind charakteristisch. Häufig kommt es in der 1. Dekade zu einer **Skoliose** und zu einer **Hypoventilation**. Die pulmonale Kapazität ist für die Langzeitprognose entscheidend. 75 % der Patienten erreichen das Erwachsenenalter.

Spinale Muskelatrophie Kugelberg-Welander (SMA Typ III)

■ Klinik

Sie ist die mildeste Form der spinalen Muskelatrophie mit normaler statomotorischer Entwicklung in den ersten Lebensjahren. Die klinische Symptomatik beginnt im 2.–3. Lebensjahr mit einer **langsam progredienten, proximal betonten Muskelschwäche**. Ein **Tremor** der Hände ist charakteristisch. Die **Schultergürtelmuskulatur** ist besonders betroffen, die Gehfähigkeit bleibt meist erhalten.

■ Diagnostik

- CK im Serum meist normal, selten leicht erhöht (< 200 U/l)
- **Sonographie der Muskulatur:** bei Typ I pathognomonische Veränderungen: Fettgewebsschicht am M. quadriceps femoris im Verhältnis zur Muskelschicht ≥ 1
- **EMG:** verbreiterte, in der Anzahl verminderte und vermehrt polyphasische Potenziale, Einzeloszillationen, Fibrillationen (typisches Bild der neurogenen Atrophie); in den ersten Lebensmonaten Nachweis einer charakteristischen, regelmäßigen Spontanaktivität von 5–15 Hz im entspannten Muskel
- **Nervenleitgeschwindigkeit:** unauffällig
- **EKG:** unauffällig; Registrierung eines Oberflächenzitterns der Muskulatur
- **Muskelbiopsie:** Sie wird wegen der Fortschritte auf molekulargenetischem Gebiet zunehmend

entbehrlich. Die felderförmige Atrophie von Gruppen nicht innervierter Fasern ist charakteristisch. Sie kann in den ersten Lebensmonaten mit nur wenigen Einzelfaseratrophien oder bei Typ III mit einem „myopathischen" Bild auch sehr unspezifisch ausfallen

- **Mutationsanalyse:** Nachweis von Deletionen im *SMN*- und im *NAIP*-Gen.

■ Therapie

Die Behandlung ist symptomatisch. Die sich bei Typ I regelmäßig und bei Typ II häufig einstellende Hypoventilation kann durch eine nächtliche Maskenbeatmung mit einem BIPAP-(„Bilevel Intermittent Positive Airway Pressure"-)Beatmungsgerät ab dem 1. Lebensjahr wirksam behandelt werden. Intubation oder Tracheotomie und Beatmung sollten bei schwer betroffenen Typ-I-Patienten nicht erfolgen, da eine anschließende Entwöhnung vom Beatmungsgerät nicht mehr gelingt. Eine Gedeihstörung bei Schluckschwäche kann bei Patienten mit Typ I oder II durch Anlage einer PEG und Nahrungssondierung behoben werden. Orthopädische Maßnahmen sowie eine intensive physiotherapeutische Behandlung sind von besonderer Bedeutung.

18.2 Erkrankungen peripherer Nerven

18.2.1 Guillain-Barré-Syndrom (GBS)

■ Definition

Postinfektiöse aufsteigende symmetrische Polyradikuloneuritis mit Demyelinisierung hauptsächlich motorischer, aber auch sensibler Nerven, die mit einem charakteristischen Liquorbefund einhergeht.

■ Epidemiologie

Das GBS tritt bei Kindern mit einer Häufigkeit von 1 : 100 000 und einem Altersgipfel von 3–9 Jahren nur halb so häufig auf wie im Erwachsenenalter.

■ Ätiologie

In 80 % der Fälle geht eine akute Infektion des Respirations- oder Gastrointestinaltraktes um 1–4 Wochen voraus. Die häufigsten Erreger sind CMV, EBV, Mykoplasmen und *Campylobacter jejuni*. Die Assoziation des GBS mit bestimmten Grippe- und Tollwutimpfstoffen ist bewiesen.

■ Pathogenese

Wahrscheinlich handelt es sich um eine Autoimmunreaktion gegen peripheres Nervengewebe.

■ Klinik

Die akute neurologische Erkrankung beginnt häufig mit **Rücken**- und **Beinschmerzen**, denen eine **symmetrische Muskelschwäche der unteren Extremi-**

18.2 Erkrankungen peripherer Nerven

täten folgt. Die **Muskeleigenreflexe** sind **erloschen**. Die Paresen steigen zunehmend zur Muskulatur der oberen Extremitäten und des Rumpfes auf. **Hirnnervenlähmungen** (z. B. Fazialisparese) sind in 50 % der Fälle nachweisbar. Nach 4 Wochen ist der Höhepunkt der Erkrankung erreicht. Zu diesem Zeitpunkt sind 75 % der Patienten nicht mehr gehfähig. 15–20 % der Kinder müssen wegen einer neurogenen **Ateminsuffizienz** beatmet werden. Bei **Dysphagie** besteht Aspirationsgefahr. Eine **Beteiligung des autonomen Nervensystems** äußert sich in Blutdruckschwankungen, Herzfrequenzschwankungen und schweren Bradykardien bis hin zu Asystolien. Eine temporäre Schrittmacherimplantation ist in Einzelfällen nötig! Nach einem Plateau von 1–4 Wochen setzt die Remissionsphase ein, die 3 Wochen bis 24 Monate dauern kann.

Eine Sonderform ist das **Miller-Fisher-Syndrom**, das sich mit einer akuten äußeren Augenmuskellähmung, einer Ataxie und Areflexie manifestiert.

Eine wichtige klinische Differentialdiagnose ist die intraspinale Raumforderung (ISR, → Tab. 18.3).

■ Diagnostik
- **Liquor:** „dissociation cytoalbuminique": normale Zellzahl, ausgeprägte Erhöhung der Albuminkonzentration, normale Glukosekonzentration
- Aktivität der CK im Serum: gering oder nicht erhöht
- **Nervenleitgeschwindigkeit:** verringert
- **EMG:** Zeichen der Denervation.

> **Merke**
>
> Die „dissociation cytoalbuminique" (normale Zellzahl, ausgeprägte Erhöhung der Albuminkonzentration) im Liquor ist das klassische biochemische Merkmal des GBS.

■ Therapie
Wegen drohender Ateminsuffizienz muss eine stationäre Überwachung erfolgen. Die intravenöse Verabreichung von **7S-Immunglobulinen** in hoher Dosierung (400 mg/kg KG/d über 5 Tage) wird mit Erfolg angewandt und ist der bei Erwachsenen sehr wirksamen Plasmapherese gleichzusetzen.

■ Prognose
Meist ist der Verlauf im Kindesalter gutartig. 96 % der Kinder erlangen nach 30–180 Tagen wieder ihre Gehfähigkeit. Bei den meisten Patienten kommt es zur Rückkehr der vollen Muskelkraft. In manchen Fällen bleibt eine Restschwäche bestehen. Die Rückbildung der Symptome erfolgt in umgekehrter Reihenfolge der Entstehung: von kranial nach distal. Die Muskeleigenreflexe erholen sich zuletzt. Tödliche Verläufe durch bulbäre und respiratorische Beteiligung bei ausbleibender Diagnosestellung und Therapie kommen vor. Rezidive treten in 7 % der Fälle auf.

18.2.2 Fazialisparese

■ Definition
Bei einer peripheren oder nukleären Läsion des N. facialis kommt es zu einer Parese der mimischen Muskulatur im Bereich aller drei Fazialisäste. Bei Läsion der kortikobulbären Bahn bleibt die Funktion des Stirnastes aufgrund der doppelseitigen kortikalen Repräsentation intakt.

■ Ätiologie
Die Fazialisparese ist im Kindesalter überwiegend entzündlich bedingt. Seltener wird sie durch Traumen, maligne Tumoren oder Metastasen verursacht.

■ Differentialdiagnose der Fazialisparese im Kindesalter
- Idiopathisch (Bell-Parese: fokale Neuritis im Verlauf des Fazialiskanals post- oder parainfektiös, z. B. bei IDOL)
- Lyme-Borreliose
- Otitis media
- Zoster oticus
- Guillain-Barré-Syndrom
- Geburtsverletzungen
- Felsenbeinfrakturen
- Tumoren des Hirnstamms und des Kleinhirnbrückenwinkels
- Neuroblastommetastasen.

Tab. 18.3 Klinische Differentialdiagnose Guillain-Barré-Syndrom (GBS) versus intraspinale Raumforderung (ISR).

	GBS	ISR
Infektionsanamnese	+	–
Muskeleigenreflexe	–	++/+/–
Babinski-Reflex	–	+/–
Blasenentleerungstörung	Spät	Früh
Sensibilität	Meist intakt	Meist gestört

> **Merke**
>
> Die Lyme-Borreliose ist die häufigste verifizierbare Ursache der akuten Fazialisparese im Kindesalter.

■ Klinik
Periphere Fazialisparese: Alle drei Äste sind gleichermaßen betroffen. Es kommt zu einer Lähmung der Gesichtsmuskulatur im Stirn-, Augen- und Mundbereich. Stirnrunzeln und Augenschluss sind nicht möglich. Es besteht die Gefahr der Keratitis durch Austrocknen der Kornea (→ Abb. 18.2 a). Auf der betroffenen Seite hängt der Mundwinkel herab (→ Abb. 18.2 b). Geschmacksstörungen auf den vorderen zwei Dritteln der Zunge sind häufig.
Zentrale Fazialisparese: Der Stirnast ist ausgespart, d.h., die Stirn kann gerunzelt werden, das Auge kann geschlossen werden, es besteht keine Geschmacksstörung.

■ Therapie
Bei Vorliegen einer Neuroborreliose muss eine konsequente antibiotische Therapie erfolgen (→ Kapitel 7). Eine wichtige symptomatische Maßnahme ist der Schutz der Kornea (Augensalbe nachts). Eine physiotherapeutische Behandlung mit Übungen der Gesichtsmuskulatur kann den Verlauf abkürzen.

■ Prognose
Bei idiopathischen Formen ist die Prognose ausgezeichnet. In 85 % der Fälle kommt es zu einer Spontanremission ohne Residualsymptome. In 10 % der Fälle bleibt eine leichte Schwäche, in 5 % der Fälle eine bleibende schwere Muskelschwäche bestehen.

Symptomatische Formen verlaufen in Abhängigkeit von der Grunderkrankung.

> **Kasuistik**
>
> **A:** Isabelle, einem 8 Jahre alten Mädchen, läuft morgens beim Frühstück der Kakao aus dem Mundwinkel. Bei genauer Betrachtung bemerkt die Mutter, dass Isabelles Gesicht asymmetrisch wirkt, ein Auge größer als das andere ist und der rechte Mundwinkel leicht herabhängt. Sie erinnert sich an den Schlaganfall ihres Vaters und fährt sofort mit ihrer Tochter in die nächstgelegene Kinderklinik.
> **K:** Bei der Untersuchung fällt auf, dass Isabelle die Stirn nicht runzeln und das rechte Lid nur unvollständig schließen kann. Der Versuch, zu pfeifen, scheitert, und beim Aufblasen der Wangen bleibt die rechte Seite flach. Der hinzugezogene HNO-Arzt stellt Auffälligkeiten des Geschmackssinnes fest. Die Anamnese bezüglich eines Zeckenstiches bzw. eines Erythema migrans ist negativ.
> **D:** Die Lumbalpunktion ergibt eine Pleozytose mit 950 Zellen/µl, wovon 90 % Lymphozyten sind. IgM-Antikörper gegen *Borrelia burgdorferi* sind im Serum und im Liquor positiv.
> **Diag:** periphere Fazialisparese als Manifestation einer Neuroborreliose.
> **T:** Isabelle erhält eine intravenöse antibiotische Therapie mit Ceftriaxon über 14 Tage. Da das Medikament nur einmal täglich verabreicht werden muss, kann der Kinderarzt die Infusionen verabreichen, und das Mädchen muss nicht in der Klinik bleiben. Außerdem erhält Isabelle eine krankengymnastische Therapie, bei der sie lernt, die Gesichtsmuskulatur zu trainieren.
> **V:** Die Fazialisparese bildet sich langsam zurück. Nach etwa 2 Monaten ist nichts mehr zu erkennen.

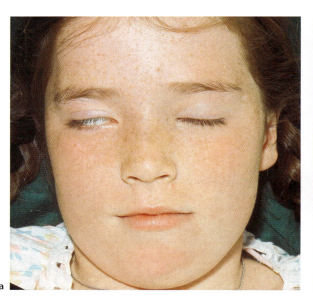
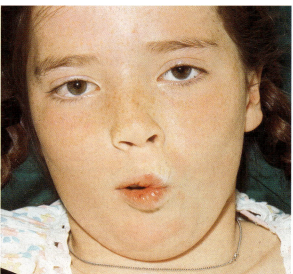

Abb. 18.2 a und b: Periphere Fazialisparese rechts. a) Unvollständiger Lidschluss rechts. b) Der Mund kann auf der rechten Seite nicht gespitzt werden.

18.2.3 Hereditäre sensomotorische Neuropathien (HMSN)

Definition
Gruppe progredienter hereditärer Polyneuropathien mit motorischer, sensorischer und autonomer Beteiligung.

Einteilung
- HMSN Typ I Charcot-Marie-Tooth (Prototyp der HMSN)
- HMSN Typ II
- HMSN Typ III Déjerine-Sottas.

Epidemiologie
Mit einer Häufigkeit von 1 : 10 000 zählen die HMSN zu den häufigsten monogenetisch vererbten Erkrankungen.

Vererbung
Autosomal-dominant oder -rezessiv.

Klinik
Die Symptomatik beginnt meist im Schulalter mit symmetrischer **Schwäche** und **Atrophie der distalen Muskulatur der unteren Extremitäten**. Später kann es zu einer Beteiligung des sensorischen und autonomen Nervensystems kommen. Bei Typ I sind verdickte periphere Nervenstränge tastbar. Sekundäre **Skelettveränderungen** sind häufig (Hohlfuß). Die Intelligenz ist normal. Die Erkrankungen verlaufen meist langsam progredient.

Diagnostik
- Aktivität der CK im Serum in der Regel nicht erhöht
- **Nervenleitgeschwindigkeit:** in unterschiedlichem Ausmaß verlangsamt
- **EMG:** typischerweise neurogenes Muster
- **Suralisbiopsie:** Die histologische Untersuchung ermöglicht die Abgrenzung der einzelnen Formen voneinander (hypertroph, neuronal).
- **Mutationsanalyse:** *CMT1*- bis *CMT4*-Gen.

Therapie
Bisher können die HMSN nur symptomatisch behandelt werden. Physiotherapeutische und orthopädische Maßnahmen stehen hierbei im Vordergrund.

18.2.4 Hereditäre sensorisch-autonome Neuropathien (HSAN)

Definition
Gruppe sehr seltener, autosomal-dominant oder -rezessiv vererbter Polyneuropathien, die klinisch in erster Linie durch **distal betonte sensible Funktionsstörungen** und gelegentlich auch autonome Symptome und nur durch geringe motorische Störungen gekennzeichnet ist.

Einteilung
- HSAN Typ I: Acropathie ulcéromutilante familiale
- HSAN Typ II: kongenitale sensible Neuropathie
- HSAN Typ III: familiäre Dysautonomie Riley-Day
- HSAN Typ IV: kongenitale sensible Neuropathie mit Anhidrose.

Klinik
Das klinische Leitsymptom sind die allen Formen gemeinsamen **Sensibilitätsstörungen**.

Die **autosomal-dominant** vererbte Form manifestiert sich frühestens im 2. Lebensjahrzehnt und ist zunächst durch einen Ausfall des Schmerz- und Temperaturempfindens charakterisiert. Später kommt es zum Verlust sensibler Qualitäten und zu spontanen Schmerzen.

Die weiteren Formen sind **autosomal-rezessiv** vererbt und manifestieren sich bereits im Säuglingsalter. Schmerzlose Verletzungen, Akrodystrophie und Gelenkdegeneration sind eine große Gefahr. Bei Typ III steht die autonome Dysregulation im Vordergrund (Fieberschübe, Störung der Tränensekretion, orthostatische Hypotonie, Hyperhidrose, pathologische Pupillenreaktionen).

Diagnostik
- **Suralisbiopsie:** in Abhängigkeit von der vorliegenden Form Verminderung bevorzugt der bemarkten oder unbemarkten Nervenfasern
- **Elektrophysiologie:** Verlust der sensorischen Nervenaktionspotentiale.

18.3 Erkrankungen der neuromuskulären Übertragung

18.3.1 Myasthenia gravis

Definition
Erkrankung mit dem Leitsymptom der abnormen Ermüdbarkeit der Muskulatur bei wiederholter oder anhaltender Aktivität durch zirkulierende Autoantikörper gegen Acetylcholinrezeptoren.

Epidemiologie
Die Myasthenia gravis tritt mit einer Häufigkeit von 5–10 : 100 000 auf, das weibliche Geschlecht ist zwei- bis viermal häufiger betroffen als das männliche. In 10 % der Fälle beginnt die Erkrankung im Kindesalter.

Pathogenese
Es handelt sich um eine Störung der muskulären Erregungsübertragung mit Blockade der postsynaptischen Acetylcholinrezeptoren durch Autoantikörper gegen Bestandteile dieser Rezeptoren. Eine lymphofollikuläre Hyperplasie des Thymus wird häufig beobachtet. Bei Erwachsenen liegt oft ein Thymom vor.

Klinik

Die Erkrankung kann in jedem Lebensalter plötzlich auftreten oder sich schleichend entwickeln. Okuläre Symptome mit **Ptosis** durch eine extraokuläre Muskelschwäche und eine **Ophthalmoplegie** sind häufig. Eine Konvergenzschwäche führt zu **Doppelbildern**, die Pupillenreaktionen auf Licht sind erhalten. Eine **vertikale Blicklähmung**, eine Schwäche der Kau- und Zungenmuskulatur **(verwaschene Sprache)** sowie Schluckstörungen sind weitere wichtige Symptome. Faszikulationen werden nicht beobachtet. Die proximale Skelett- und Atemmuskulatur können betroffen sein. Die **Muskelschwäche** ist häufig **asymmetrisch**. Die Muskeleigenreflexe sind abgeschwächt, aber nie erloschen. Charakteristisch ist eine **Symptomverschlechterung im Tagesverlauf** und nach Belastung. Ohne Therapie ist der Verlauf progredient. Bei Beteiligung der Atemmuskulatur besteht Lebensgefahr.

> **Merke**
>
> Die Ermüdbarkeit und Zunahme der Symptomatik im Tagesverlauf ist ein wichtiges Differenzierungsmerkmal der Myasthenia gravis gegenüber anderen neuromuskulären Erkrankungen.

Neonatale Myasthenie

Es handelt sich um ein transitorisches myasthenisches Syndrom durch transplazentare Übertragung von Acetylcholinrezeptorantikörpern bei Erkrankung der Mutter. In den ersten Lebensstunden kommt es beim Neugeborenen zu einer generalisierten **Muskelhypotonie**, **Trinkschwäche** und **Ateminsuffizienz**. Okuläre Symptome treten nur in 15 % der Fälle auf. Die Dauer der Symptomatik beträgt einige Tage.

Kongenitale Myasthenie

Es handelt sich um eine Gruppe genetisch bedingter Erkrankungen durch Mutationen in Genen, die für unterschiedliche Untereinheiten des Acetylcholinrezeptors kodieren. Klinisch reicht das Spektrum der Symptomatik von schwerer generalisierter Muskelschwäche in der Neonatalperiode bis zu distal oder proximal betonter Muskelschwäche und verstärkter Ermüdbarkeit im Jugend- oder Erwachsenenalter.

Diagnostik

- CK im Serum normal
- **EMG:** Nachweis einer raschen Amplitudenabnahme der Muskelpotenziale bei repetitiver Stimulation (spezifischer als die Muskelbiopsie!)
- **Nachweis von Acetylcholinrezeptorantikörpern** im Serum
- **EKG:** normal
- **Röntgen-Thorax:** häufig Thymusvergrößerung

- **Tensilontest:** Die Gabe von Tensilon (Cholinesteraseinhibitor) führt innerhalb weniger Sekunden zu einem Rückgang der Muskelschwäche.
- Mutationsanalyse bei kongenitaler Myasthenie.

Therapie

Cholinesteraseinhibitoren, Immunsuppression und Thymektomie sind wirksame Behandlungsverfahren. Häufig werden sie kombiniert eingesetzt. **Cholinesteraseinhibitoren** (Pyridostigminbromid 1 mg/kg KG alle 4–6 h oder Neostigminbromid 0,3 mg/kg KG alle 3–4 h) wirken symptomatisch. Die Dosis und die tageszeitliche Verteilung müssen individuell angepasst werden. Therapieziel ist eher eine gute Funktion als das vollständige Verschwinden der Symptomatik.

Die meisten Patienten benötigen zeitweise eine **immunsuppressive Therapie** mit Steroiden, Azathioprin oder Ciclosporin A. Alternativ können auch Immunglobuline hoch dosiert i.v. verabreicht werden.

In Akutphasen kann auch eine **Plasmapherese** erforderlich sein.

Die **Thymektomie** ist die wirksamste Therapie. Sie kann bereits bei Kleinkindern durchgeführt werden und führt zu einer partiellen oder vollständigen Rückbildung der Symptomatik.

Bei der **neonatalen Myasthenie** wird vorübergehend mit Cholinesteraseinhibitoren behandelt. Gelegentlich sind eine kurzfristige Beatmung und Sondenernährung erforderlich.

Die **kongenitale Myasthenie** wird mit Cholinesteraseinhibitoren behandelt, nicht alle Formen sprechen jedoch darauf an. In einigen Fällen ist 3,4-Diaminopyridin, ein Kaliumkanalblocker, wirksam.

> **Merke**
>
> Zur Therapie der Myasthenia gravis stehen Cholinesteraseinhibitoren, Immunsuppressiva und die Thymektomie zur Verfügung.

Prognose

Die Langzeitprognose der Myasthenia gravis im Kindes- und Jugendalter ist gut, wenn auch eine medikamentöse Therapie häufig über viele Jahre erforderlich ist.

> **Merke**
>
> Eine Überdosierung von Cholinesteraseinhibitoren sollte unbedingt vermieden werden. Die Symptome sind Übelkeit, Diarrhö, profuses Schwitzen und Muskelschwäche. Bei einer cholinergen Krise ist Atropin das Antidot.

18.3.2 Botulismus

→ Kapitel 7.

18.4 Myopathien

18.4.1 Muskeldystrophien

■ **Definition**
Muskeldystrophien sind genetisch determinierte Krankheiten, die primär, aber nicht ausschließlich die Skelettmuskulatur betreffen und zu einer fortschreitenden Schwäche und Lähmung der betroffenen Muskeln führen. Heute sind mehr als 20 verschiedene Formen bekannt.

Dieses Kapitel beschränkt sich auf die Besprechung der klassischen, für die Pädiatrie wichtigen Formen der Muskeldystrophien.

■ **Epidemiologie**
Die Inzidenz der X-chromosomal-rezessiven Duchenne-Muskeldystrophie (DMD) beträgt 1 : 3 500 männliche Geburten, die der Becker-Muskeldystrophie (BMD) 1 : 17 000, die der Gliedergürtelmuskeldystrophie (LGMD) 1 : 30 000. Damit ist die DMD die häufigste vererbte Muskelerkrankung.

■ **Ätiologie**
Die DMD und BMD werden durch Mutationen im *Dystrophin*-Gen auf dem kurzen Arm des X-Chromosoms (X_{p21}) verursacht. Das Genprodukt, Dystrophin, ist an der zytoplasmatischen Seite der Plasmamembran des Skelettmuskels lokalisiert. Ein vollständiger Funktionsausfall des Proteins verursacht den schweren Phänotyp DMD. Mutationen, die die Synthese eines partiell funktionstüchtigen Proteins gestatten, führen zum milderen Phänotyp BMD. Diese Erkrankungen werden als **Dystrophinopathien** bezeichnet.

Die Ätiologie der LGMD ist uneinheitlich. Defekte im Caveolin-, Dysferlin-, Sarkoglykankomplex und in der Protease Calpain-3 können diese Erkrankung verursachen (→ Abb. 18.3 zur Anordnung von Proteinen im Sarkolemm der Skelettmuskulatur).

■ **Pathogenese**
Die meisten Dystrophieformen lassen sich als primäre Defekte des muskulären Sarkolemms erklären, das aus Plasmamembran und Basalmembran besteht. Für die Dystrophinopathien konnte gezeigt werden, dass fokale Einrisse der Plasmamembran zu unkontrolliertem Einstrom von Kalzium in die Faser und damit zu einer Kalziumüberladung führen. Hierdurch werden endogene Proteasen aktiviert, und die Mitochondrienfunktion wird beeinträchtigt.

■ **Pathologie**
In Frühstadien zeigt der Muskel Fasernekrosen in Nachbarschaft zu regenerierenden Muskelfasern, also ein Nebeneinander von atrophischen und hypertrophischen Fasern. Im Verlauf kommt es zu einem zunehmenden binde- und fettgewebigem Umbau der Muskulatur. Immunhistologisch können die einzelnen Dystrophinopathien und die LGMD klassifiziert werden.

In der Folge werden zunächst die klinischen Besonderheiten einiger wichtiger Muskeldystrophien, dann Diagnostik und Therapie gemeinsam besprochen.

Muskeldystrophie Duchenne (DMD)

■ **Klinik**
Bei Geburt sind die Kinder klinisch unauffällig und können häufig noch altersgemäß laufen lernen.

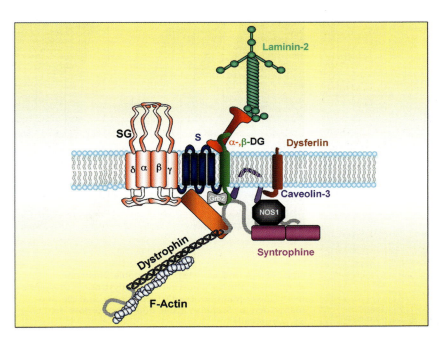

Abb. 18.3: Proteine des Sarkolemms der Skelettmuskulatur. Genetisch bedingte Veränderungen dieser Proteine führen zu unterschiedlichen Formen der Muskeldystrophie.
SG: Sarkoglykane; DG: Dystroglykane; S: Sarcospan. [16]

50 % der Patienten lernen nach dem 18. Lebensmonat laufen. Die Symptomatik beginnt im 2.–3. Lebensjahr mit **proximal betonter Muskelschwäche** und **watschelndem Gang** als Zeichen der Schwäche des M. gluteus medius. Treppensteigen ist mühsam. Durch Einlagerung von Binde- und Fettgewebe kommt es zu einer Pseudohypertrophie der Wadenmuskulatur **(Gnomenwaden)**. Zur Kompensation der Beckenmuskelschwäche entsteht eine **Hyperlordose der Lendenwirbelsäule**. Beim Aufstehen aus der Hocke sieht man das **Gower-Manöver**, d. h. ein Abstützen der Hände auf den Knien und „Hochklettern an sich selbst" (→ Abb. 18.4 a). Charakteristisch ist auch das **Meryon-Zeichen**, das „Durchrutschen" des Kindes bei Anheben an den Axillen. Es kommt zu einer zunehmenden Abschwächung der Patellarsehnenreflexe bei länger erhaltenen Achillessehnenreflexen. **Scapulae alatae** entstehen durch den Befall der Schultergürtelmuskulatur (→ Abb. 18.4 b). Zwischen dem 9. und 13. Lebensjahr geht die **Gehfähigkeit verloren**. Im Rollstuhl nehmen die **Kontrakturen** in den Hüft-, Knie- und Sprunggelenken rasch zu, es entwickelt sich eine **Skoliose**. Nächtliche **Hypoventilationen** mit unruhigem Schlaf, morgendlicher Abgeschlagenheit und Schwindel treten häufig zwischen dem 15. und 20. Lebensjahr auf. Eine **Kardiomyopathie** wird regelmäßig beobachtet. In 30 % der Fälle besteht eine **Intelligenzminderung**. Die Lebenserwartung beträgt 16–25 Jahre. Die häufigste Todesursache ist Ateminsuffizienz, meist im Rahmen einer Pneumonie, seltener Herzinsuffizienz.

> **Merke**
>
> Leitsymptome der Muskeldystrophie Duchenne sind:
> - Proximal betonte Muskelschwäche
> - Watschelnder Gang
> - Gnomenwaden
> - Hyperlordose der LWS
> - Meryon-Zeichen
> - Gower-Zeichen
> - Scapulae alatae.

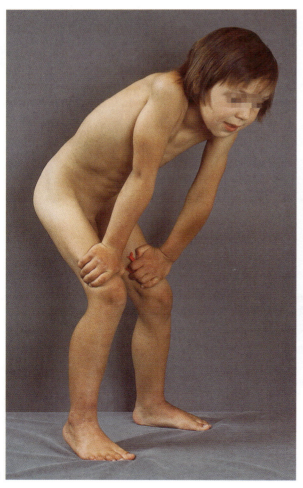
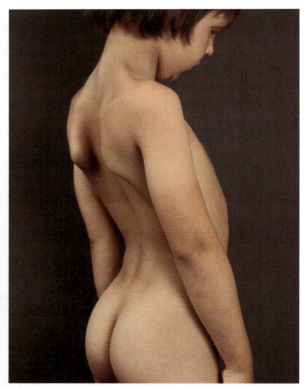

Abb. 18.4 a und b: Muskeldystrophie Duchenne. a) Knapp 8-jähriger Junge mit Muskeldystrophie Duchenne beim Gower-Manöver. Deutlich erkennbar sind die Gnomenwaden. b) Scapulae alatae und Hyperlordose der Lendenwirbelsäule.

Muskeldystrophie Becker (BMD)

■ Klinik

Die BMD zeigt, verzögert und langsamer progredient, die gleichen Symptome wie die DMD. Definitionsgemäß erfolgt der Gehverlust erst nach dem 16. Lebensjahr. **Muskelhypertrophie**, **Achillessehnenkontrakturen** und **Herzbeteiligung** sind die Regel. Intrafamiliär ist der Verlauf heterogener als bei der DMD.

Gliedergürtelmuskeldystrophie (LGMD)

■ Klinik

Klinisch ist die LGMD nicht sicher von den Dystrophinopathien zu unterscheiden. Patienten mit LGMD sind in der Regel normal intelligent. Die Symptomatik beginnt selten vor dem mittleren oder späten Kindesalter, gelegentlich erst im jungen Erwachsenenalter mit **Rückenschmerzen**. Es kommt immer zu einer **Schwäche der Nackenmuskulatur**, eine **Lendenhyperlordose** durch Schwäche der Glutealmuskulatur ist häufig nachweisbar. Gesichts- und Zungenmuskulatur sind selten betroffen. Eine Herzbeteiligung fehlt. Die Patienten sind meist nicht vor dem 30. Lebensjahr rollstuhlpflichtig.

> **Merke**
>
> Bei Patienten mit Muskeldystrophie besteht bei Narkosen mit volatilen Anästhetika und Muskelrelaxanzien die Gefahr der malignen Hyperthermie mit Herzstillstand. Die Patienten müssen über diese Gefahr aufgeklärt werden und erhalten einen Notfallausweis, so dass bei notwendigen operativen Eingriffen entsprechende Vorsichtsmaßnahmen getroffen werden können.

■ Diagnostik von DMD, BMD, LGMD

- **Enzyme**
  - Die Aktivität der CK im Serum ist bei allen Formen stark erhöht. Bei DMD liegen die Werte in den ersten Lebensjahren bei 2 000–10 000 IU/l. Mit abnehmender Muskelmasse sinken die CK-Werte ab.
  - Die Aktivitäten von GOT, GPT, LDH und Aldolase sind ebenfalls erhöht.
  - Die γ-GT ist normal (DD Hepatopathie).
- **Apparative Diagnostik**
  - Sonographie der Muskulatur: Echoverdichtung, später fehlende Abgrenzung der Muskelsepten und Verlust des Knochenechos unter der Muskulatur
  - EMG: „myopathisches" Bild mit niedrigamplitudigen, verkürzten und vermehrt polyphasischen Einzelpotenzialen
- **EKG und Echokardiographie:** Beurteilung der Herzfunktion
- **Molekulare Diagnostik**
  - Immunhistologie (**Muskelbiopsie**)
  - Mutationsanalyse.

■ Therapie von DMD, BMD, LGMD

Eine kausale Therapie ist nicht verfügbar. Die Behandlung ist symptomatisch und bemüht sich um eine Verbesserung der Lebensqualität.

Die **Physiotherapie** ist für die Kontrakturprophylaxe besonders wichtig. In Spätstadien ist eine Atemtherapie erforderlich. **Operative orthopädische Verfahren** werden zur Lösung von Kontrakturen und zur Stabilisierung der Wirbelsäule eingesetzt. Eine **nächtliche Maskenbeatmung** durch ein BIPAP-Beatmungsgerät kann die Symptomatik bei nächtlichen Hypoventilationen deutlich verbessern. Bei DMD kann durch eine Langzeitbehandlung mit **Prednison** in einer Dosierung von 0,75 mg/kg KG/d eine Verlängerung der Gehfähigkeit um durchschnittlich 2 Jahre erzielt werden. Die Nebenwirkungen sind jedoch erheblich. **Kreatinmonohydrat** wird kontrovers diskutiert. Die Gentherapie befindet sich im tierexperimentellen Stadium.

Kongenitale Muskeldystrophie (CMD)

■ Definition

Heterogene Krankheitsgruppe autosomal-rezessiv vererbter Muskeldystrophien. Fünf Formen (Merosinopathie, CMD 2 mit sekundärer Merosindefizienz, Fukuyama-CMD, CMD mit „rigid spine" und die Muscle-Eye-Brain-Erkrankung) sind molekular definiert. Mehrere Formen der Erkrankung gehen mit schweren ZNS- und Augenveränderungen einher.

■ Pathologie

Morphologisch zeigt die Skelettmuskulatur dystrophische Veränderungen. Zelluläre Infiltrate und Fasernekrosen kennzeichnen die Frühphase, ein binde- und fettgewebiger Ersatz von Muskelfaszikeln die Spätphase der Erkrankung.

Bei der Fukuyama-CMD, beim Walker-Warburg-Syndrom und bei der Muscle-Eye-Brain-Erkrankung finden sich Strukturveränderungen des Gehirns im Sinne einer Pachygyrie bis zur vollständigen Lissenzephalie. Häufig besteht auch eine Augenbeteiligung.

■ Klinik

Merosinopathie: Sie ist die häufigste Form der CMD (50 % der Fälle). Bei Geburt bestehen eine muskuläre Hypotonie und eine Arthrogryposis multiplex. Schluckstörungen erfordern häufig eine Sondenernährung. Viele Kinder versterben im 1. Lebensjahr an Ateminsuffizienz. Wenige der Überlebenden können sich aufsetzen oder mit Hilfe stehen. 30 % der Patienten entwickeln eine schwer therapierbare Epilepsie. In der Kernspintomographie zeigt sich eine periventrikuläre Dysmyelinisierung. Die Intelligenz ist meist normal.

Fukuyama-CMD: Diese Form ist in Japan endemisch. Postnatal fallen die Kinder durch eine

18 Neuromuskuläre Erkrankungen

schwere muskuläre Hypotonie auf, lernen häufig zu sitzen, aber nicht zu stehen oder zu laufen. Die Muskelschwäche ist progredient und führt vor dem 20. Lebensjahr zum Tod. Alle Patienten sind mental retardiert und zeigen okuläre Auffälligkeiten (Nystagmus, Optikusatrophie).

Walker-Warburg-Syndrom (WWS) und Muscle-Eye-Brain-Erkrankung (MEBD): Das klinische Bild ist das eines „floppy infant" mit schwerer zerebraler Störung. Es bestehen Gyrierungsstörungen und häufig ein Hydrozephalus. Die Patienten lernen gelegentlich, zu sitzen. Sie sind blind oder schwer sehbehindert. Nur wenige können Einzelwörter sprechen. Die Lebenserwartung ist stark verkürzt.

■ Diagnostik
- Aktivität der CK im Serum: leicht bis mäßig erhöht, später normal
- Kernspintomographie des Schädels!
- Muskelbiopsie: immunhistologische Untersuchung.

■ Therapie
Die Behandlung ist symptomatisch und umfasst orthopädische Maßnahmen (Kontrakturlösung, Wirbelsäulenstabilisierung), eine antiepileptische Therapie und eine BIPAP-Beatmung bei Hypoventilation.

Fazioskapulohumerale Muskeldystrophie

■ Definition
Autosomal-dominant vererbte Muskeldystrophie mit Beteiligung der Gesichts- und Schultergürtelmuskulatur.

■ Klinik
Die Erkrankung kann sehr milde verlaufen. Diskrete Symptome sind ein **unvollständiger Lidschluss** im Schlaf und eine Schwäche beim Spitzen der Lippen oder beim Heben der Arme. Schwere Verläufe, die bereits im Kindesalter zu einer Hyperlordosierung der Wirbelsäule und zu einer Gehunfähigkeit im 2. Lebensjahrzehnt führen, kommen ebenso vor. Typische klinische Symptome sind eine **Schwäche der mimischen Muskulatur**, ausgeprägte **Scapulae alatae** sowie eine **lumbale Hyperlordose** und **Skoliose**. Es besteht eine Tendenz zur Asymmetrie. Typischerweise fehlt die kardiale Beteiligung. Nicht selten besteht eine kochleäre **Hörstörung** mit Hochtonverlust.

■ Diagnostik
- Aktivität der CK im Serum: leicht bis mäßig erhöht (200–1 000 IU/l)
- Molekulargenetische Untersuchung: Nachweis der Deletion 4q35-ter
- Muskelbiopsie: häufig unspezifische Befunde.

■ Therapie
Die Behandlung ist symptomatisch und umfasst hauptsächlich orthopädische Maßnahmen. Bei

Hochtonverlust ist die Anpassung eines Hörgerätes erforderlich.

18.4.2 Entzündliche Myopathien

Einige Krankheiten der Muskulatur werden wegen des im Vordergrund stehenden entzündlichen Charakters als entzündliche Myopathien zusammengefasst. In Einzelfällen werden infektiöse Erreger (Viren, Bakterien, Parasiten, Protozoen) als Ursache oder Auslöser nachgewiesen. Bei der ganz überwiegenden Mehrzahl der Patienten stehen jedoch Autoimmunmechanismen bei der Auslösung und der Unterhaltung der Erkrankung im Vordergrund.

Juvenile Dermatomyositis (DM) und Polymyositis (PM)

■ Definition
Autoimmun vermittelte Schädigung von Kapillaren in Muskulatur und Dermis (DM) oder T-Zell-vermittelte direkt zytotoxische Muskelfaserschädigung (PM).

■ Ätiologie
Der Autoimmunprozess ist durch eine Interaktion von Triggerfaktoren (Infektionen, z. B. Toxoplasmen oder Coxsackie-Viren, Impfungen oder Medikamente, z. B. D-Penicillamin oder Zidovudin) mit der genetischen Ausstattung des Individuums und durch seine spezifische humorale und zelluläre Immunreaktion gekennzeichnet. Eine genetische Prädisposition findet sich bei Personen, die die HLA-Antigene B8 und DR3 tragen. Spezifische Autoantikörper lassen sich bei 20–80 % der Patienten mit DM/PM nachweisen. Bei DM finden sich in den Läsionen Komplementablagerungen, B-Zell-Infiltrate sowie aktivierte T-Helfer-Zellen. Bei PM überwiegen zytotoxische T-Zell-Infiltrate.

■ Klinik
Eine DM oder PM kann in jedem Lebensalter auftreten. Die Trias **Muskelschwäche**, **Hautsymptome** (nicht bei PM) und **schweres Krankheitsgefühl** ist charakteristisch. **Muskelschmerzen**, Schwellungen und Ödeme kommen ebenfalls vor. Erytheme im Gesicht, oft mit Violettfärbung der Lider, sowie Erytheme über den Streckseiten von Ellbogen, Knien, Finger- und Zehengelenken sind die typischen Hautveränderungen bei DM (→ Abb. 18.5 a und b). Organmanifestationen können am Gastrointestinaltrakt (Blutungen), am Herzen (Arrhythmien, Myokarditis, Perikarditis) und als Kalzinose mit subkutanen Verkalkungen gelenknaher Sehnen auftreten.

■ Komplikationen
- Befall von Schluck- und Atemmuskulatur
- Ulzerationen der Haut und des Gastrointestinaltraktes

18.4 Myopathien

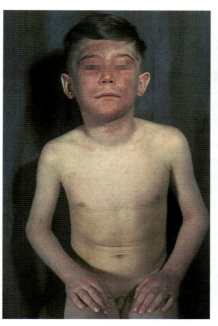 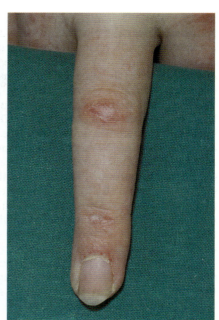

Abb. 18.5 a und b: Dermatomyositis. a) Gesichtserythem mit typischer Violettfärbung und Betonung der Lider. b) Hautveränderung mit Rötung und Schuppung über der Streckseite der Fingergelenke.

- 30 % Kalzinose: dermale und subdermale Kalkeinlagerungen.

■ **Diagnostik**
- Aktivität der **CK** im Serum: in 75 % der Fälle erhöht (bis > 1 000 IU/l)
- BKS und Rheumafaktor in der Regel normal
- **Nachweis von Autoantikörpern:** ANA, Anti-Mi-2, Antisynthetase-AK
- **Muskelbiopsie:** zelluläre Infiltration, Fasernekrosen, perifaszikuläre Atrophie
- **Elektronenmikroskopie:** Nachweis tubuloretikulärer Aggregate
- **Nachweis von HLA1** auf den Muskelfasern (der gesunde Muskel exprimiert keine HLA-Antigene)
- EMG: myopathisches Muster.

■ **Therapie**
Die DM/PM ist gut behandelbar. 30–70 % der Fälle sprechen auf eine **Kortikosteroidtherapie** an (Beginn mit 1 mg/kg KG/d, Reduktion über 4–8 Monate). Ciclosporin A, Azathioprin, Methotrexat und Cyclophosphamid sind ebenfalls wirksam. Bei Therapieresistenz können hoch dosiert Immunglobuline verabreicht werden.

Eine adjuvante **Physiotherapie** ist zur Vermeidung von Inaktivitätsatrophien und Kontrakturen unbedingt erforderlich.

■ **Prognose**
Bei adäquater und rechtzeitiger Therapie ist die Prognose gut. Der Verlauf kann sich jedoch über Jahre erstrecken. Ohne Therapie beträgt die Mortalität 40 %.

18.4.3 Myotone Dystrophie Curschmann-Steinert

■ **Definition**
Es handelt sich um eine autosomal-dominant vererbte Kombination einer Muskeldystrophie mit Myotonie und systemischen Veränderungen (z. B. Katarakt, Innenohrschwerhörigkeit, Gonadenatrophie).

Die **Myotonie** bezeichnet die temporär verzögerte Erschlaffung der Muskulatur, die durch eine gestörte Muskelrelaxation nach einer Willkürbewegung oder nach mechanischer oder elektrischer Innervation bedingt ist.

■ **Klassifikation**
Man unterscheidet eine adulte, kongenitale und infantile Form.

■ **Epidemiologie**
Die Häufigkeit der kindlich-adulten Form beträgt 1 : 8 000, die der kongenitalen Form 1 : 3 500.

■ **Ätiologie**
Die Erkrankung wird durch eine abnorme Vermehrung einer Trinukleotidsequenz (CTG) im **Myotonin-Proteinkinase-Gen** verursacht. Gesunde haben CTG-Frequenzen von 5–27, Patienten von 50–2 000. Von Generation zu Generation nimmt die Frequenz des CTG-Trinukleotids zu, wodurch die von Generation zu Generation früher auftretende Manifestation (Antizipation) erklärt wird. Die Frequenz der Trinukleotidsequenz nimmt nur bei mütterlicher Vererbung zu, die Weitergabe größerer CTG-Komplexe durch kranke Väter an ihre Kinder wird gehemmt. Die Myotonie ist auf eine Überex-

18 Neuromuskuläre Erkrankungen

pression eines Kaliumkanals und/oder eine erhöhte Natriumleitfähigkeit zurückzuführen.

Klinik

Die Kinder weisen eine **charakteristische Fazies** mit umgekehrter V-Form der Oberlippe, dünnen Wangen und einer eingefallenen Temporalismuskulatur auf. Es kommt zu einer fortschreitenden, **distal betonten Muskelschwäche**, wobei die distale Betonung ein wichtiges Unterscheidungsmerkmal zu anderen proximal betonten Muskeldystrophien ist! Die **Handmuskulatur** ist **stark betroffen** und zeigt eine Abflachung von Thenar und Hypothenar sowie eine Atrophie der Mm. interossei. Die Unterarm- und Wadenmuskulatur sind ebenfalls betroffen. Häufig besteht eine **Zungenatrophie**. Die Atrophie des M. sternocleidomastoideus führt zu einem langen, schmalen Hals. Das Treppensteigen bereitet Schwierigkeiten, das **Gower-Zeichen** ist positiv. Der Verlauf ist langsam progredient, selten kommt es zu einem Verlust der Gehfähigkeit. Sprech- und Schluckstörungen bestehen häufig. Die **Myotonie** wird selten vor dem 5. Lebensjahr evident.

Weitere Symptome sind eine Schwäche der glatten Muskulatur des Gastrointestinaltraktes, Katarakt, Herzrhythmusstörungen, seltener Kardiomyopathien und häufig endokrinologische Veränderungen. Intellektuelle Einbußen werden in 50 % der Fälle nachgewiesen.

Neonatale Form: Es handelt sich um Kinder von Müttern mit einer myotonen Dystrophie Curschmann-Steinert. Häufig besteht ein Polyhydramnion (fetale Schluckstörung). Bei Geburt sind die Kinder „Small for Gestational Age" (SGA). Beim Kind zeigt sich zunächst eine völlig andere Klinik als bei der Mutter mit dem Leitsymptom der muskulären Hypotonie („floppy infant") und einer Schwäche der Gesichtsmuskulatur. Es kommt zu einer Ateminsuffizienz, die lebensbedrohlich sein kann. Die Überlebenden entwickeln eine mentale Retardierung. Die typische Myotonie tritt niemals vor dem 3. oder 4. Lebensjahr auf; daher ist das EMG bei der neonatalen Form diagnostisch nicht wegweisend.

Diagnostik
- Aktivität der **CK** im Serum nur leicht erhöht
- **IgG im Serum** oft niedrig
- **EMG:** myotones Muster (bei Kindern > 4 Jahre)
- **Molekulargenetische Untersuchung:** Bestimmung der CTG-Repeat-Länge im *Myotonin-Proteinkinase*-Gen
- **Muskelbiopsie:** wird nicht empfohlen.

Therapie

Eine spezifische Therapie ist nicht verfügbar. Physiotherapeutische Maßnahmen stehen im Vordergrund. Medikamente, die durch eine Interaktion mit den Natriumkanälen zu einer Verminderung der Exzitabilität der Membran führen (z. B. Mexiletin), sind wirksam. Potenzielle Nebenwirkungen sind Herzrhythmusstörungen, Lungenfibrose oder Leukopenie. Phenytoin oder Carbamazepin haben eine deutlich geringere therapeutische Wirkung.

> **Merke**
>
> Bei Patienten mit myotoner Dystrophie kann die Gabe von Succinylcholin eine potenzierte Myotoniereaktion mit der Gefahr einer persistierenden Ateminsuffizienz auslösen! Die Substanz sollte daher im Rahmen von Narkosen gemieden werden.

Prognose

Die Mortalität der neonatalen Form ist hoch. Bei späterer Manifestation ist die Lebenserwartung wahrscheinlich nur geringgradig verkürzt.

18.4.4 Nichtdystrophe Myotonien

Definition

Ionenkanalkrankheiten, bei denen nur die Muskulatur betroffen ist. Sie können zu einer Muskelhypertrophie, nicht aber zu einer Dystrophie führen.

Myotonia congenita

Definition

Autosomal-dominant (Typ Thomsen) oder autosomal-rezessiv (Typ Becker) vererbte Myotonien durch eine Störung der Chloridleitfähigkeit des Sarkolemms.

Epidemiologie

Die Häufigkeit der Chloridkanalmyotonien beträgt etwa 1 : 50 000.

Ätiologie und Pathogenese

Die Chloridleitfähigkeit des Sarkolemms wird in erster Linie durch den Skelettmuskelchloridkanal (CLC-1) gesteuert, der entscheidend zur elektrischen Stabilität der Muskelfaser beiträgt. Mutationen des *CLCN1*-Gens verursachen sowohl den autosomal-dominant vererbten Typ Thomsen als auch den autosomal-rezessiv vererbten Typ Becker.

Klinik

Der dominant vererbte **Typ Thomsen** stellt in 90 % der Fälle eine milde Verlaufsform dar. Weitere 10 % der Patienten sind asymptomatisch. Typische Symptome sind eine Verspannung der Kiefer-, Nacken-, Schulter-, Arm-, Hand- oder Beinmuskulatur, eine Verzögerung der initialen Willkürmotorik beim Aufstehen oder bei Handöffnung nach Faustschluss, eine Perkussionsmyotonie, eine Muskelhypertrophie und eine milde Muskelschwäche. Neugeborene können nach dem Schreien die Augen nicht öffnen. Später bleibt bei Blickwendung nach unten

454

die Sklera sichtbar, da das Oberlid nur verzögert mitgeht („Lid-Lag", Graefe-Zeichen). Wiederholte Kontraktionsbewegungen beim Hand- oder Lidschluss führen zu einer Lösung der Muskelsteifheit („Warm-up"-Phänomen).

Der rezessiv vererbte **Typ Becker** („generalisierte Myotonie") ist mit 80 % der Fälle die häufigste Form der Myotonia congenita. Die klinische Manifestation erfolgt zwischen dem 3. und 30. Lebensjahr. In der Regel beginnt die myotone Muskelversteifung in den Beinen und breitet sich in den folgenden Lebensjahren auf die Arme, den Nacken und die Gesichtsmuskulatur aus. Viele Patienten entwickeln eine Hypertrophie der Gluteal-, Oberschenkel- und Wadenmuskulatur.

■ Diagnostik
- **EMG:** Zeichen der Myotonie
- **Muskelbiopsie:** kaum Veränderungen
- **Mutationsanalyse.**

■ Therapie
Eine Behandlung ist in der Regel nicht erforderlich. Bei schwerem Verlauf sind Medikamente wirksam, die durch eine Interaktion mit den Natriumkanälen zu einer Verminderung der Exzitabilität der Membran führen (z. B. Mexiletin). Potenzielle Nebenwirkungen sind Herzrhythmusstörungen, Lungenfibrose oder Leukopenie. Phenytoin oder Carbamazepin haben eine deutlich geringere therapeutische Wirkung.

■ Prognose
Die Chloridkanalmyotonien zeigen nach Erreichen des klinischen Vollbildes keine Progressionstendenz und haben daher eine gute Langzeitprognose.

Hypokaliämische und hyperkaliämische periodische Paralyse

■ Ätiologie und Pathogenese
Die hypokaliämische Paralyse beruht auf Mutationen des **CACNL₁A₃-Gens** für die α_1-Untereinheit des dihydropyridinsensitiven L-Typ-Kalziumkanals. Die hyperkaliämische Paralyse wird durch Mutationen des **SCN4A-Gens** für die α-Untereinheit des Skelettmuskel-Natriumkanals verursacht.

■ Pathologie
Es besteht eine ausgeprägte „Vakuolenmyopathie".

■ Klinik
Das anfallsartige Auftreten von Myotonie oder Muskelschwäche, abgelöst von Phasen der normalen Muskelfunktion, ist beiden Formen gemeinsam.

Die **hypokaliämische periodische Paralyse** manifestiert sich in 60 % der Fälle vor dem 16. Lebensjahr. In schweren Fällen kommt es täglich zu Lähmungsanfällen. Sie treten typischerweise in der zweiten Nachthälfte und beim Aufstehen auf. Im Tagesverlauf nimmt die Muskelkraft zu. Anfallauslöser sind Kohlenhydrat- oder Natriumzufuhr, Injektionen von Antiphlogistika oder Lokalanästhetika. Während der Schwächeattacken sinkt die Kaliumkonzentration im Serum ab.

Die **hyperkaliämische periodische Paralyse** manifestiert sich mit einem mehr heterogenen Krankheitsbild. Die Anfälle treten innerhalb der ersten 10 Lebensjahre auf, nehmen in ihrer Frequenz deutlich zu und in der zweiten Lebenshälfte wieder ab. Die vor dem Frühstück auftretenden Schwächeanfälle sind häufiger, kürzer und milder als bei der hypokaliämischen Form. Kaliumzufuhr, Kälte, emotionaler Stress und Glukokortikoide können das klinische Bild verschlechtern. Jede Anästhesie kann einen Anfall provozieren. Während der Schwächeattacken steigt die Kaliumkonzentration im Serum auf 5–6 mmol/l.

■ Diagnostik
- Bestimmung der **Kaliumkonzentration im Serum** während der Attacke
- **EMG:** Zeichen der Myotonie fehlen meist.
- Mutationsanalyse.

■ Therapie
Bei der **hypokaliämischen periodischen Paralyse** können Anfälle einer generalisierten Paralyse durch die perorale Gabe von 2–10 g ungesüßten Kaliumchlorids in Lösung abgemildert werden. Intravenöse Gaben sind wegen der Gefahr der lebensbedrohlichen Hyperkaliämie nicht indiziert. Kohlenhydratreiche Mahlzeiten sowie starke körperliche Belastungen sind zu vermeiden. Als Dauermedikation kommen Acetazolamid, Diazoxid, Spironolacton, Triamteren, Propranolol oder Verapamil und Lithium in Frage.

Bei der **hyperkaliämischen periodischen Paralyse** wirken kohlenhydratreiche, kaliumarme Mahlzeiten präventiv. Bariumhaltige Kontrastmittel, Fasten, Kälte und starke körperliche Belastungen sollten vermieden werden. Anfälle von Myotonie oder Schwäche können durch die Gabe von 2 g/kg KG Traubenzucker abgefangen werden. Als Dauermedikation kommen Thiaziddiuretika, Acetazolamid, Kalziumglukonat oder Salbutamolinhalationen in Frage.

■ Prognose
Sie ist in den meisten Fällen recht günstig. Bei 30 % der Patienten mit einer hypokaliämischen periodischen Paralyse tritt jedoch eine progrediente Myopathie auf.

18 Neuromuskuläre Erkrankungen

18.4.5 Maligne Hyperthermie (MH)

■ Definition
Lebensbedrohliche Narkosekomplikation mit Temperaturanstieg, Tachykardie, Tachypnoe, metabolischer Azidose und Muskelnekrose.

■ Epidemiologie
Die MH tritt im Kindesalter mit einer Häufigkeit von 1 : 15 000 Narkosen auf.

■ Ätiologie
Autosomal-dominant vererbte Mutationen in Genen, die verschiedene Ionenkanäle (z. B. Natriumkanal, Kalziumkanal) oder Rezeptoren der Muskulatur (z. B. Ryanodinrezeptor, Dihydropyridinrezeptor) kodieren, liegen der MH zugrunde. **Triggersubstanzen** sind depolarisierende Relaxanzien (Succinylcholin) oder volatile Anästhetika (z. B. Halothan).

■ Klinik
Im Rahmen einer Narkose kommt es zu einem dramatischen und **häufig tödlich endenden Ereignis** durch eine generalisierte Steigerung des aeroben und anaeroben Muskelstoffwechsels. Die **Temperatur steigt** rasch und anhaltend bis 43 °C (1 °C/5 min). Es kommt zu einer **Rigidität der Muskulatur** und **Rhabdomyolyse**. Begleitend bestehen Tachykardie, Tachypnoe und Zyanose. Der O_2-Verbrauch und die **CO_2-Produktion** sind massiv gesteigert. Die **Herzbeteiligung** manifestiert sich zunächst als Rhythmusstörung, später durch ein Absinken des Herzminutenvolumens.

> **Merke**
>
> Bei betroffenen Individuen kann es auch ohne Provokation durch Anästhetika zu Phasen der spontanen Rhabdomyolyse kommen. Ein MH-Patient muss nicht auf jede Narkose mit einer MH-Episode reagieren.

■ Diagnostik
- **Familienanamnese!**
- In der Krise CK-Aktivität im Serum bis 40 000 IU/l
- Im Intervall CK-Aktivität im Serum häufig ebenfalls erhöht
- In der Krise Myoglobinurie (Gefahr des Nierenversagens)
- In der Krise schwere metabolische und respiratorische Azidose
- In der Krise schwere Hyperkaliämie und Hyperkalzämie
- Muskelbiopsie: unspezifische Histologie (Mottenfraßnekrosen)
- In-vitro-Testung der Muskulatur auf Substanzen wie Halothan, Sukzinylcholin, Coffein (Sensitivität 90 %)
- Mutationsanalyse.

■ Therapie
Die Behandlung besteht in einer **Vermeidung depolarisierender Relaxanzien** und MH-provozierender **volatiler Anästhetika**. **Dantrolen** setzt die Kalziumfreisetzung aus dem sarkoplasmatischen Retikulum herab und kann eine Episode von MH verhüten oder unterbrechen. Hyperkaliämie, akute Nieren- und Herzinsuffizienz müssen symptomatisch behandelt werden.

■ Prophylaxe
Bei Risikopatienten kann Dantrolen präoperativ verabreicht werden.

➕ 023 IMPP-Fragen

19 Neurologie

Inhaltsverzeichnis

19.1 Kongenitale Fehlbildungen des Nervensystems 457

    19.1.1 Dysrhaphien (Neuralrohr-defekte) 457
    19.1.2 Kraniosynostosen 460
    19.1.3 Mikrozephalie 462
    19.1.4 Agenesien des ZNS 462

19.2 Hydrozephalus 463

19.3 Epileptische Anfälle und Epilepsien .. 466

    19.3.1 Generalisierte Epilepsien 466
    19.3.2 Fokale Epilepsien 471
    19.3.3 Epilepsiesyndrome 473
    19.3.4 Besondere Formen der Epilepsie .. 476
    19.3.5 Status epilepticus 477
    19.3.6 Gelegenheitsanfälle 477
    19.3.7 Grundzüge der Epilepsie-behandlung 479
    19.3.8 Erkrankungen mit anfallsähnlichen Erscheinungen 480

19.4 Erkrankungen mit dem Leitsymptom Kopfschmerzen 482

    19.4.1 Migräne 482
    19.4.2 Symptomatische Kopf-schmerzen 483

19.5 Pseudotumor cerebri 484

19.6 Vaskuläre ZNS-Erkrankungen 485

    19.6.1 Vaskuläre Malformationen 485
    19.6.2 Ischämische und zerebrale Insulte 488

    19.6.3 Sinus- und Hirnvenen-thrombose 489

19.7 Infantile Zerebralparesen (ZP) 489

19.8 Erkrankungen des extrapyramidalen Systems 492

    19.8.1 Primäre Torsionsdystonie (PTD) 492
    19.8.2 Dopa-responsive Dystonie (DRD) 492
    19.8.3 Chorea Huntington 493
    19.8.4 Tics 493

19.9 Erkrankungen des Kleinhirns 494

    19.9.1 Angeborene Fehlbildungen des Kleinhirns 494
    19.9.2 Hereditäre Ataxien 495

19.10 Rett-Syndrom 495

19.11 Neurokutane Syndrome 496

    19.11.1 Neurofibromatose Typ 1 (NF1) .. 496
    19.11.2 Neurofibromatose Typ 2 (NF2) .. 497
    19.11.3 Tuberöse Hirnsklerose 498
    19.11.4 Sturge-Weber-Syndrom 499
    19.11.5 Klippel-Trénaunay-Syndrom 500
    19.11.6 Hippel-Lindau-Syndrom 500

19.12 Erkrankungen des Rückenmarkes 501

    19.12.1 Syringomyelie 501
    19.12.2 Tethered Cord 501

19.13 Koma 502

19.14 Schädel-Hirn-Trauma (SHT) 504

19.1 Kongenitale Fehlbildungen des Nervensystems

19.1.1 Dysrhaphien (Neuralrohrdefekte)

■ **Definition**
Verschlussstörungen des Neuralrohres sind die häufigsten Fehlbildungen des Nervensystems. Sie treten bevorzugt am rostralen oder kaudalen Ende auf und führen zu Anenzephalie, Meningomyelozele oder Spina bifida.

■ **Epidemiologie**
Mit einer Häufigkeit von 3–25 : 10 000 Neugeborenen handelt es sich um die häufigsten äußerlich sichtbaren Fehlbildungen des ZNS.

■ **Embryologie**
In der 3.–4. Schwangerschaftswoche bleibt der spontane Verschluss des Neuralrohres aus.

■ **Ätiologie**
Genetische Faktoren führen zu einem 20-fach erhöhten Wiederholungsrisiko. Darüber hinaus können ein Folsäuremangel der Mutter, Medikamente

Neurologie

(z. B. Valproinsäure), ionisierende Strahlen und Chemikalien zur Entstehung von Neuralrohrdefekten beitragen.

■ Klassifikation in Abhängigkeit von den beteiligten Strukturen
- Spina bifida occulta
- Meningozele
- Myelomeningozele
- Enzephalozele (→ Abb. 19.1 a bis c)
- Anenzephalie.

■ Lokalisation
- **50 % lumbosakral**
- 20 % lumbal
- 20 % thorakolumbal
- 9 % sakrokokzygeal
- 1 % zervikothorakal
- Sehr selten besteht eine vordere Myelomeningozele: Ausbleiben des ventralen Wirbelkörperschlusses und Ausstülpung von Rückenmarksanteilen und -häuten in das kleine Becken.

■ Pränatale Diagnostik
- **Sonographie**
- **α-Fetoprotein** im Fruchtwasser erhöht
- Acetylcholin im Fruchtwasser erhöht.

Spina bifida occulta

■ Pathologie
Häufigste Minimalvariante durch fehlenden Wirbelbogenschluss ohne Verlagerung von Rückenmarkshäuten, Rückenmark und Nervenwurzeln.

■ Klinik
Die Spina bifida occulta bleibt meist asymptomatisch, insbesondere kommen keine neurologischen Ausfälle vor. Gelegentlich sind Haarbüschel, ein Lipom, eine Hautdepigmentierung oder ein Neuroporus in der Mittellinie des unteren Rückens als Zeichen einer darunterliegenden Spina bifida occulta sichtbar.

■ Diagnostik
Röntgen-Wirbelsäule: Wirbelbogenschlussdefekt.

■ Therapie
Eine Behandlung ist nicht erforderlich.

Meningozele

■ Pathologie
Die Wirbelbögen sind offen, es besteht eine sackartige, liquorgefüllte Ausstülpung der Rückenmarkshäute ohne Verlagerung von Rückenmark und Nervenwurzeln.

■ Klinik
Eine fluktuierende Mittellinienvorwölbung, meist mit guter Hautdeckung, ist im Bereich des unteren Rückens sichtbar. Neurologische Symptome sind selten.

■ Diagnostik
- Sorgfältige neurologische Untersuchung!
- Sonographie des Spinalkanals
- Sonographie des Schädels zum Ausschluss eines begleitenden Hydrozephalus
- Röntgen der Wirbelsäule
- Kernspintomographie des Spinalkanals zum Nachweis des Ausmaßes der Nervengewebsbeteiligung.

■ Therapie
Bei Liquorfistel oder Deckung nur durch eine dünne Hautschicht ist eine sofortige Operation zur Verhinderung einer Meningitis notwendig.
Bei fehlender Symptomatik und solider Hautdeckung ist zunächst keine Operation erforderlich.

Myelomeningozele

■ Pathologie
Die Wirbelbögen sind offen, hinzu kommt eine sackartige Ausstülpung der Rückenmarkshäute (→ Abb. 19.2 a und b) sowie pathologischer Rückenmarksanteile und Nervenwurzeln mit unvollständi-

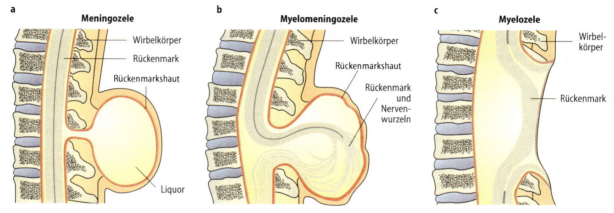

Abb. 19.1 a bis c: Einteilung der spinalen Dysrhaphien: a) Meningozele; b) Myelomeningozele; c) Myelozele. [18]

458

19.1 Kongenitale Fehlbildungen des Nervensystems

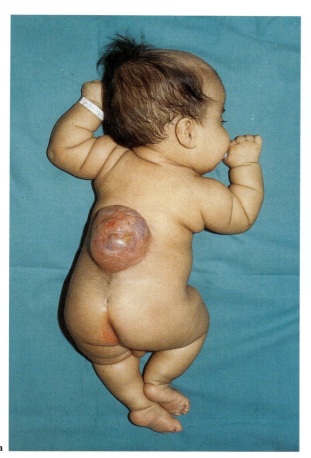
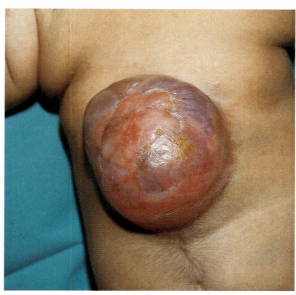

Abb. 19.2 a und b: Myelomeningozele.

ger Überhäutung. Die Fehlbildung tritt in 75 % der Fälle lumbosakral auf.

Klinik
Lumbosakrale Myelomeningozele: Es kommt zu einer partiellen Beinlähmung mit distaler Betonung, die Hüftmuskeln und der M. quadriceps sind meist nicht betroffen. Es bestehen sensible Ausfälle, Blasen- und Mastdarmstörungen. Sekundär kommt es zu Kontrakturen und Gelenkfehlstellungen. In 90 % der Fälle bestehen begleitend eine Arnold-Chiari-Malformation (Verschiebung der Kleinhirntonsillen durch das Foramen magnum in den Spinalkanal) oder eine Aquäduktstenose, die zu einem Hydrozephalus führt.

Sakrokokzygeale Myelomeningozele: Es bestehen kaum Beinlähmungen, aber immer eine Blasen-, Mastdarm- und Beckenbodenlähmung sowie eine Reithosenanästhesie. Der Analreflex fehlt.

Zervikothorakale und thorakolumbale Myelomeningozele: In Abhängigkeit von der Höhe kommt es zu Tetra- oder Paraparesen mit Sensibilitätsstörungen im entsprechenden Bereich.

Therapie
Die **offene Myelomeningozele** erfordert wegen des hohen Infektionsrisikos eine sofortige operative Therapie.

Bei **geschlossener Myelomeningozele** erfolgt die Operation innerhalb der ersten 24 h. Bei begleitendem Hydrozephalus wird in den ersten 3–8 Lebenswochen ein ventrikuloperitonealer Shunt angelegt. Die Blasen-Mastdarm-Störung wird in Abhängigkeit von der klinischen Ausprägung behandelt. Die unterstützende intensive Physiotherapie hat einen besonderen Stellenwert.

> **Merke**
>
> Die **offene Myelomeningozele** erfordert wegen des hohen Infektionsrisikos eine sofortige operative Therapie.

Prognose
Die Mortalität beträgt etwa 10 %, wobei die Kinder meist in den ersten 4 Lebensjahren versterben. Häufigste Todesursachen sind eine Meningitis, dekompensierter Hirndruck und Begleitinfektionen wie Pyelonephritis und Pneumonie. In mindestens 70 % der Fälle besteht eine normale Intelligenz, Lernbehinderungen und Epilepsien sind jedoch wegen des oft vorliegenden Hydrozephalus häufig.

Neurologie

Enzephalozele

Epidemiologie
Die Häufigkeit der Enzephalozele beträgt ein Zehntel der spinalen Dysrhaphien.

Pathologie
Cranium bifidum: Dysrhaphie des Schädels mit Protrusion von Hirngewebe durch einen knöchernen Mittelliniendefekt.
Kraniale Meningozele: Liquorgefüllte Ausstülpung von Hirnhäuten.
Kraniale Enzephalozele: Ausstülpung von Hirnhäuten und Anteilen des zerebralen Kortex, des Kleinhirns oder des Hirnstamms.

Lokalisation
- Meist okzipital
- Gelegentlich frontal oder nasofrontal.

Klinik
Die **kraniale Meningozele** verursacht in der Regel wenige Symptome.
Die **kraniale Enzephalozele** führt in Abhängigkeit von der Ausprägung zu Sehproblemen, Mikrozephalie, mentaler Retardierung und/oder Krampfanfällen.

Anenzephalie

Epidemiologie
Die Häufigkeit der schwersten Fehlbildung am rostralen Ende des Neuralrohres beträgt 1 : 10 000.

Pathologie
Durch Ausbleiben des Schlusses des zerebralen Neuralrohranteils fehlen die Schädeldecke und die Großhirnhemisphären, wobei der Gesichtsschädel weitgehend normal ausgebildet ist. Begleitend besteht fast immer ein offenes Rückenmark im Zervikalbereich.

Klinik
Die Kinder zeigen ein charakteristisches Aussehen mit stark hervortretenden Augen. Anstelle des Gehirns findet man eine degenerierende Gewebsmasse, die an der Oberfläche bloßliegt. Der nicht ausgebildete Halsbereich, Gesicht und Brust bilden eine einheitliche Fläche.

Prognose
Die Kinder versterben fast immer in den ersten Lebenstagen.

> **Merke**
>
> Der mütterliche Folsäuremangel ist eine wichtige Ursache von Neuralrohrdefekten. Durch eine prä- und perikonzeptionelle **Folsäureprophylaxe** kann die Inzidenz dieser Fehlbildungen signifikant gesenkt werden. Alle Frauen im gebärfähigen Alter mit Kinderwunsch sollten daher täglich 400 µg Folsäure erhalten.

19.1.2 Kraniosynostosen

Definition
Schädeldeformierung durch vorzeitigen Verschluss einer oder mehrerer Schädelnähte.

Epidemiologie
Die Häufigkeit der isolierten Kraniosynostosen beträgt etwa 1 : 2 000.

Ätiologie
Prämature Synostosen einzelner Schädelnähte können durch Mutationen in Genen für Fibroblastenwachstumsfaktorrezeptoren (FGFR) entstehen. Sekundäre Nahtsynostosen entstehen durch ausbleibendes Gehirnwachstum mit konsekutiver Mikrozephalie. In 10–20 % der Fälle liegen genetische Syndrome (z. B. Akrozephalosyndaktylie Typ Apert) zugrunde.

Klinik
Kraniosynostosen sind meist bei Geburt vorhanden, werden häufig aber erst später erkannt. In Abhängigkeit von der betroffenen Naht entwickelt sich eine charakteristische Schädeldeformierung durch übermäßiges Wachstum des Schädels in Richtung der vorzeitig verschlossenen Naht (→ Abb. 19.3 a und b und Abb. 19.4). Eine Knochenleiste ist hier tastbar.

Skaphozephalus: Der verfrühte Schluss der Sagittalnaht ist die häufigste Form. Er führt zu einem langen, schmalen Schädel, zu einem prominenten Hinterkopf und einer breiten Stirn. Die vordere Fontanelle ist klein oder fehlt.

Anteriorer Plagiozephalus: Der verfrühte Schluss einer Koronar- und Sphenofrontalnaht ist die zweithäufigste Form. Er führt zu einseitiger Abflachung der Stirn, Erhöhung der ipsilateralen Orbita und der Augenbraue. Durch eine Operation können zufriedenstellende Ergebnisse erzielt werden.

Posteriorer Plagiozephalus: Die einseitige Abflachung des Hinterkopfes entsteht meist durch eine Kopfvorzugshaltung oder eine intrauterine Kompression. Ein frühzeitiger einseitiger Verschluss der Lambdanaht ist selten, sollte aber in die Differentialdiagnose mit einbezogen werden.

Trigonozephalus: Der frühzeitige Verschluss der Sutura metopica führt zu einer kielartigen Erhöhung der Stirn sowie zu einem Hypotelorismus. Das Risiko für Entwicklungsstörungen des Frontalhirns ist erhöht.

19.1 Kongenitale Fehlbildungen des Nervensystems

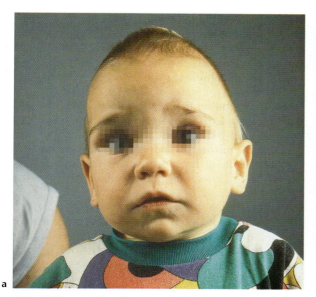 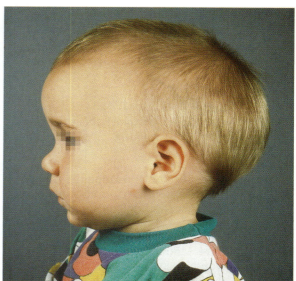

Abb. 19.3 a und b: Skaphozephalus: knapp 1-jähriger Junge mit vorzeitigem Schluss der Sagittalnaht: a) hoher, schmaler Schädel; b) prominenter Hinterkopf.

Brachyzephalus: Der vorzeitige Verschluss der Koronarnaht führt zu einem breiten, kurzen Schädel. Begleitende klinische Symptome fehlen in der Regel. Bei Verschluss mehrerer Nähte (**Kraniostenose**) kommt es zu erhöhtem Hirndruck. Die dann auftretenden charakteristischen Hirndrucksymptome sind Erbrechen, Krampfanfälle und Somnolenz.

■ Diagnostik
Die Röntgenuntersuchung des Schädels erlaubt die Darstellung des Nahtverschlusses.

■ Therapie
Bei Kraniostenose ist eine neurochirurgische Nahtsprengung vital indiziert. Aus kosmetischen Gründen kann sie bei erheblicher Schädeldeformierung ebenfalls durchgeführt werden. Bei sekundären Nahtsynostosen aufgrund einer Mikrozephalie ist ein operatives Vorgehen kontraindiziert.

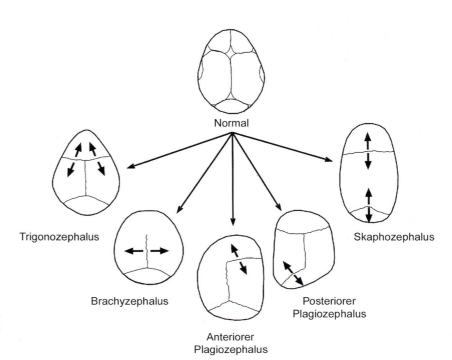

Abb. 19.4: Schematische Übersicht zur Entstehung der charakteristischen Schädeldeformierungen durch vorzeitigen Verschluss einzelner Schädelnähte.

19.1.3 Mikrozephalie

Definition
Kopfumfang unterhalb der dritten Perzentile bei deutlichem Missverhältnis zwischen Gehirn- und Gesichtsschädel.

Epidemiologie
Eine Mikrozephalie ist, besonders bei mental retardierten Patienten, relativ häufig.

Ätiologie
Eine primäre genetische Mikrozephalie kann familiär (autosomal-rezessiv oder -dominant vererbt) oder im Rahmen genetischer Syndrome (z. B. Trisomie 21, Trisomie 18, Cri-du-Chat-Syndrom, Cornelia-de-Lange-Syndrom) auftreten.

Eine sekundäre Mikrozephalie ist die Folge der Einwirkung von Noxen auf das Gehirn in den Phasen des schnellen Wachstums intrauterin oder in den ersten 2 Lebensjahren. Hierbei spielen eine perinatale Hypoxie, kongenitale Infektionen (Röteln, CMV, Toxoplasmose), Alkohol (Alkoholembryopathie), Medikamente (fetale Hydantoinembryopathie), mütterliche Stoffwechselerkrankungen (maternale Phenylketonurie) oder ionisierende Strahlen eine Rolle. Eine schwere Meningitis oder Enzephalitis, insbesondere im frühen Säuglingsalter, kann ebenfalls zu einer Mikrozephalie führen.

Klinik
Der Kopfumfang liegt unter der dritten Perzentile, es besteht ein Missverhältnis zwischen Gehirn- und Gesichtsschädel. Die geistige und motorische Entwicklung ist häufig verzögert, Bewegungsstörungen und zerebrale Krampfanfälle kommen vor.

Diagnostik
- Wiederholte Messungen des Kopfumfangs im Verlauf!
- **Kopfumfangsmessung** aller Familienmitglieder!
- TORCH-Serologie: **Toxoplasmose, Röteln, CMV, HSV**
- Schädelsonographie
- Kernspintomographie des Schädels
- Bei klinischem Verdacht Durchführung einer Chromosomenanalyse
- Serumphenylalaninkonzentration der Mutter (maternale Phenylketonurie!)

19.1.4 Agenesien des ZNS

Definition
Heterogene Gruppe von Erkrankungen mit Hypoplasie oder Aplasie von Anteilen des ZNS, die asymptomatisch verlaufen, jedoch auch schwerste intellektuelle und neurologische Defizite verursachen können.

Pathologische Anatomie
Hydranenzephalie: Endhirn und Teile des Zwischenhirns sind durch Liquor ersetzt.
Porenzephalie: umschriebene Zystenbildung.
Holoprosenzephalie: Störung der Entwicklung der Großhirnhemisphären (→ Abb. 19.5).
Arrhinenzephalie: Fehlen des Riechhirns.
Agenesie des Corpus callosum: Störungen der Entwicklung der Kommissurenplatte.
Moebius-Syndrom: Kernaplasien der Hirnnerven.
Partielle Aplasie der motorischen Vorderhornkerne: Arthrogryposis multiplex spinalis.

Klinik
Asymptomatische Verläufe sind möglich. Eine mentale Retardierung, Mikrozephalie, Hemiparesen, Diparesen und Krampfanfälle können jedoch je nach Schwere der Fehlbildung vorkommen.

Diagnostik
Kernspintomographie des Schädels.

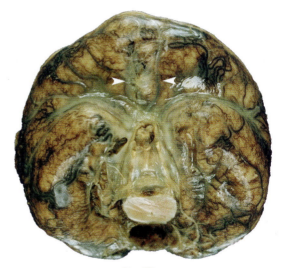

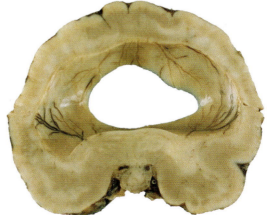

Abb. 19.5: Holoprosenzephaliekomplex mit fehlender Trennung der Großhirnhemisphären und gemeinsamem Ventrikel. Aplasie der Nn. olfactorii (Pfeile). [7]

19.2 Hydrozephalus

■ Therapie
Eine kausale Therapie ist bei diesen Erkrankungen nicht möglich. Physiotherapeutische Maßnahmen und die Frühförderung betroffener Kinder stehen im Vordergrund.

19.2 Hydrozephalus

■ Definition
Gruppe von Erkrankungen mit Erweiterung der intrazerebralen Liquorräume als Folge einer gestörten Liquorzirkulation und -resorption oder selten einer erhöhten Liquorproduktion.

■ Epidemiologie
Ein Hydrozephalus tritt bei etwa 3 : 1 000 Neugeborenen auf.

In etwa 25 % der Fälle ist er angeboren oder mit einem Neuralrohrdefekt kombiniert.

■ Physiologie
Die **Liquorproduktion** erfolgt hauptsächlich durch den Plexus choroideus in den Seitenventrikeln, im III. und IV. Ventrikel und zu 25 % durch extrachoroidale Produktion (Ultrafiltration und Sekretion). Beim gesunden Kind werden etwa 20 ml Liquor pro Stunde gebildet, die Gesamtliquormenge beträgt etwa 50 ml.

■ Anatomie
Verbindung der Seitenventrikel mit dem III. Ventrikel über die **Foramina interventricularia** (Foramina Monroi). Verbindung des III. mit dem IV. Ventrikel über den **Aquaeductus cerebri**. Verbindung des IV. Ventrikels mit dem Subarachnoidalraum über zwei seitliche Aperturae laterales ventriculi quarti (**Foramina Luschkae**) und eine kaudale Apertura mediana ventriculi quarti (**Foramen Magendii**).
Liquorzirkulation: Seitenventrikel → III. Ventrikel → IV. Ventrikel → Subarachnoidalraum → Zirkulation um das Gehirn → Subarachnoidalraum des Rückenmarkes (→ Abb. 19.6 a und b).

> **Merke**
>
> **Hydrozephalusformen**
> - **Hydrocephalus internus:** Erweiterung der Ventrikel
> - **Hydrocephalus externus:** Erweiterung der äußeren Liquorräume
> - **Hydrocephalus communicans:** Erweiterung der inneren und äußeren Liquorräume bei erhaltener Verbindung zwischen inneren und äußeren Liquorräumen
> - **Hydrocephalus e vacuo:** kompensatorische Erweiterung der Ventrikel durch Verminderung der Hirnsubstanz.

■ Ätiologie
Ein Hydrozephalus kann **angeboren** bei Aquäduktstenose, Atresie der Foramina Luschkae oder Magendii, kongenitalen intrazerebralen Raumforderungen, Arnold-Chiari-Malformation, Dandy-Walker-Malformation (Zyste des IV. Ventrikels), Cranium bifidum oder nach pränatalen Infektionen (z.B. Toxoplasmose, Zytomegalie) auftreten.

Ein **erworbener** Hydrozephalus entsteht z.B. nach Ventrikelblutungen, intrazerebralen Entzündungen mit Ependymitis granularis, bei Verwachsungen nach Meningitis oder bei Tumoren der hinteren Schädelgrube und Plexuspapillomen (Liquorüberproduktion).

■ Pathogenese
Ein Hydrozephalus entsteht durch ein Missverhältnis zwischen Liquorproduktion und Liquorresorption z.B. durch:
- Obstruktion der Liquorzirkulation (häufigste Ursache)
- Verminderung der Liquorresorption
- Erhöhung der Liquorproduktion.

■ Klinik
Bei **Säuglingen** kommt es bei noch offenen Schädelnähten zu einer auffälligen Größenzunahme des Kopfes, die Fontanellen sind groß und gespannt. **Symptome der Hirndrucksteigerung** sind Trinkschwäche, Erbrechen, Berührungsempfindlichkeit, Reizbarkeit und schrilles Schreien. Charakteristisch ist das **Sonnenuntergangsphänomen** mit Sichtbarwerden der Sklera über der Iris durch Bulbusverdrängung nach unten (→ Abb. 19.7 a). Es ist Folge einer vertikalen Blickparese durch Kompression des Orbitadachs. Hinzu kommen eine Vorwölbung der Stirn, eine verstärkte Venenzeichnung sowie eine Verdünnung der Schädelknochen (→ Abb. 19.7 b). Eine Stauungspapille tritt im frühen Kindesalter selten auf, häufiger sind eine **Optikusatrophie** und ein **Strabismus** zu beobachten. Die statomotorische Entwicklung ist häufig verzögert.

Bei **älteren Kindern** und geschlossenen Schädelnähten stehen Zeichen der **Hirndrucksteigerung** schon zu Beginn im Vordergrund: Verhaltensänderung, Kopfschmerzen, **Nüchternerbrechen** und **Stauungspapille**. Es kommt zu einer Dehiszenz der Schädelnähte. Erfolgt nicht rechtzeitig eine Druckentlastung, besteht die Gefahr der Einklemmung im Bereich des Foramen magnum mit Auftreten von Streckkrämpfen und vegetativer Dysregulation.

> **Merke**
>
> Bei Kreuzen der Perzentilen der Kopfwachstumskurve nach oben muss stets ein Hydrozephalus ausgeschlossen werden.

Neurologie

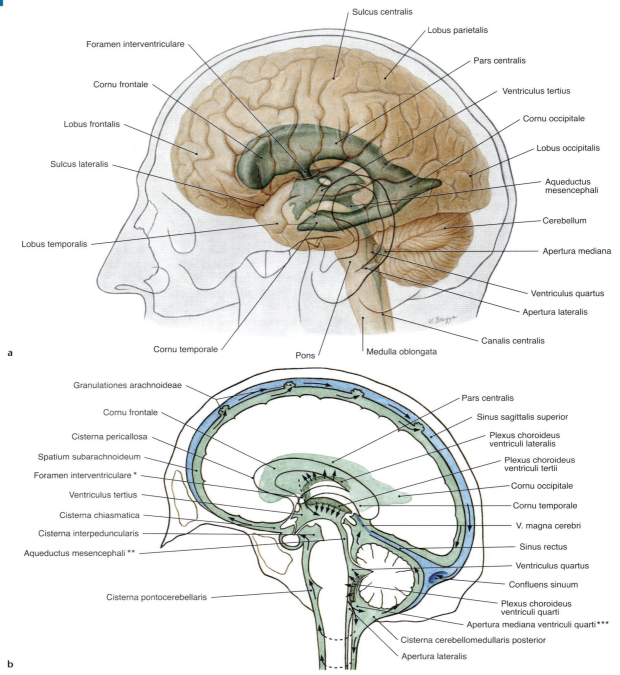

Abb. 19.6 a und b: Darstellung des Ventrikelsystems. a) Ventriculi encephali seitlich, b) Hirnventrikel, Ventriculi encephali, und Subarachnoidalraum, Spatium subarachnoideum. Schema der Liquorzirkulation (Pfeile), von den inneren zu den äußeren Liquorräumen. * Foramen Monroi, ** Aquaeductus cerebri, *** Foramen Magendii. [27]

■ Diagnostik
- **Regelmäßige Kopfumfangsmessungen** und Eintragung in die Perzentilenkurve!
- **Schädelsonographie:** Ventrikelerweiterung
- **Fundusspiegelung:** Stauungspapille, Fundusblutungen, Chorioretinitis bei intrauteriner Infektion
- **Kernspintomographie** des Schädels: detaillierte Beurteilung der intrazerebralen morphologischen Situation.

■ Differentialdiagnose
- Familiäre Makrozephalie
- Chronisches Subduralhämatom
- Hydranenzephalie
- Megalenzephalie bei Speichererkrankungen.

■ Therapie
Meist besteht die Notwendigkeit einer extrakraniellen Liquorableitung durch die Anlage eines ventri-

19.2 Hydrozephalus

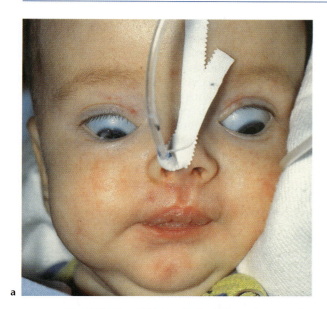
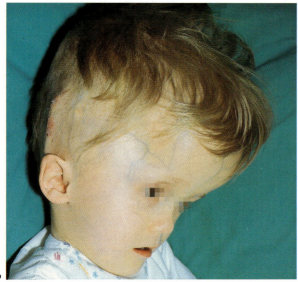
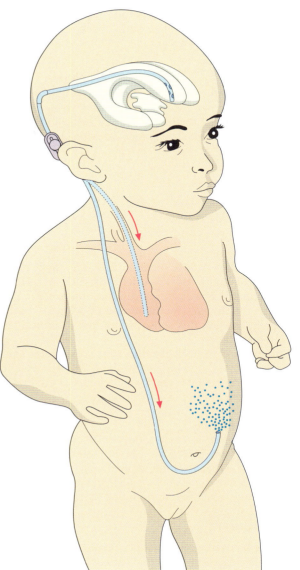

Abb. 19.7 a und b: Hydrozephalus: a) Sonnenuntergangsphänomen bei 3,5-wöchigem Mädchen, b) 3-jähriger Junge mit Hydrocephalus internus.

Abb. 19.8: Hydrozephalus: Darstellung einer ventrikuloperitonealen und einer ventrikuloatrialen (gestrichelt) Liquorableitung. [19]

kuloperitonealen oder ventrikuloatrialen Shunts (→ Abb. 19.8). Komplikationen treten in etwa 30–50 % der Fälle auf.

■ Häufige Komplikationen nach Shuntanlage
- Shuntobstruktion durch Fibrin oder Chorionzotten
- Diskonnektion des Systems
- Infektion
- **Ventildysfunktion:** Nach der Shuntanlage kann es kurzfristig, aber auch noch nach Monaten oder Jahren, zu Ventildysfunktionen kommen. Diese manifestieren sich entweder als insuffiziente Drainage (Hirndruckzeichen) oder als Überdrainage (Kopfschmerzen, Unwohlsein). Bei V. a. Shuntdysfunktion sollte die Durchführung folgender Untersuchungen erwogen werden: manuelle Überprüfung des subkutan gelegenen Ventils, Spiegelung des Augenhintergrundes, zerebrale Bildgebung (Kernspintomographie des Schädels, bei Säuglingen Sonographie), röntgenologische Darstellung des Katheterverlaufes, ggf. Ausschluss einer ZNS-Infektion mittels Liquoruntersuchung (cave: erst nach Ausschluss von Hirndruck!).

■ Prognose
Ein Hydrozephalus ist häufig mit einer Behinderung verbunden. Bei frühzeitiger chirurgischer Intervention ist die Prognose bei etwa 70 % der Patienten als günstig einzustufen. Es kann zu einer ungestörten

19 Neurologie

geistigen Entwicklung kommen. Später treten jedoch nicht selten Teilleistungsstörungen und Verhaltensauffälligkeiten auf.

> **Merke**
>
> Beim Säugling treten wegen der Nachgiebigkeit des knöchernen Schädels nur sehr selten Hirndruckkomplikationen auf. Beim älteren Kind kann es jedoch innerhalb weniger Stunden dazu kommen.

19.3 Epileptische Anfälle und Epilepsien

■ Definitionen

Epileptischer Anfall: plötzlich einsetzende, zeitlich begrenzte, totale oder partielle Störung der Hirnfunktion mit Bewusstseinstrübung, abnormer motorischer Aktivität, Verhaltensauffälligkeiten und/oder Störungen des sensorischen oder autonomen Nervensystems.

Epilepsie: chronisch-rezidivierendes Auftreten epileptischer Anfälle ohne erkennbare äußere Ursache als Ausdruck einer abnormen elektrischen Entladung zerebraler Neuronenverbände.

■ Epidemiologie

Es handelt sich um eine sehr häufige chronische Erkrankung, von der etwa 1 % der Bevölkerung betroffen ist. Über 75 % der epileptischen Erkrankungen beginnen vor dem 18. Lebensjahr. 50 % der Patienten mit Epilepsie sind jünger als 16 Jahre.

> **Merke**
>
> Der epileptische Anfall ist der häufigste neurologische Notfall und einer der häufigsten Gründe für eine akute Einweisung eines Kindes in die Klinik.

■ Pathogenese

GABA und **Glyzin** wirken bei neurochemischen Vorgängen **inhibitorisch**, **Acetylcholin** und **Glutamat** wirken **exzitatorisch**. Ein Ungleichgewicht zwischen inhibitorischen und exzitatorischen Vorgängen an den Synapsen im ZNS spielt bei der Epileptogenese eine entscheidende Rolle.

Ein epileptisches Neuron unterscheidet sich von einer gesunden Nervenzelle pathophysiologisch dadurch, dass die Depolarisation der Zellmembran nicht nur ein Aktionspotenzial, sondern eine hochfrequente Serie von Aktionspotenzialen auslöst. Nach einer Phase der Unerregbarkeit (Hyperpolarisation) kommt es dann wieder zur Herstellung des ursprünglichen Ruhepotenzials (Repolarisation). Diese Folge von unterschiedlichen Polarisationsvorgängen mit lang anhaltender Depolarisation und

Aussendung zahlreicher Aktionspotenziale bei der epileptischen Nervenzelle nennt man **paroxysmale Depolarisation**. Sie ist der wesentliche Mechanismus bei der Entladung eines epileptischen Neurons und mit einem massiven Kalziumeinstrom in die Zelle assoziiert. Wenn eine größere Zahl von Neuronen synchron zur paroxysmalen Depolarisation veranlasst wird, resultiert ein sichtbares epileptisches Geschehen. Erfolgt die Ausbreitung ungehemmt über das ganze Großhirn, entsteht ein **generalisierter Anfall**. Erfolgt im Umkreis der initial erregten Neurone eine Aktivierung inhibitorischer Mechanismen, bleibt die epileptische Erregung örtlich begrenzt, und es kommt zum **fokalen Anfall**.

■ Ätiologie

Bei der häufigen **idiopathischen Epilepsie** ist keine Ursache zu eruieren.

Eine **symptomatische Epilepsie** tritt in der Folge einer akuten oder chronischen ZNS-Erkrankung oder einer organischen Hirnschädigung auf, z.B. nach perinatalen Hirnschädigungen, bei Hirntumoren, Hypoglykämien, zerebralen Gefäßfehlbildungen, traumatischen Hirnschädigungen, Hirndrucksteigerung, Meningitiden und Enzephalitiden, Stoffwechselerkrankungen und neurokutanen Syndromen (z.B. tuberöse Hirnsklerose).

■ Genetische Aspekte

Bei den meisten Epilepsien wird ein genetischer Einfluss vermutet. Bei Kindern von Patienten mit idiopathischer Epilepsie beträgt das Erkrankungsrisiko 4 %, ist also auf das Vierfache erhöht. Auch bei symptomatischen Epilepsien ist das Auftreten epileptischer Anfälle Folge des Zusammenspiels von Hirnschädigung und genetischer Prädisposition. Unter den Nachkommen und Geschwistern von Patienten mit symptomatischer Epilepsie ist das Erkrankungsrisiko deutlich höher als in der Allgemeinbevölkerung. Bei Gelegenheitsanfällen besteht in 20 % der Fälle eine erbliche Belastung. Der Erbgang ist ungeklärt. Wahrscheinlich besteht eine additive Wirkung mehrerer Gene. Bei eineiigen Zwillingen beträgt die Konkordanz nur 60 %. Dies ist ein Hinweis auf den zusätzlichen Einfluss exogener Faktoren.

■ Einteilung der wichtigsten Epilepsien nach klinischen Gesichtspunkten
(→ Tab. 19.1)

19.3.1 Generalisierte Epilepsien

■ Definition

Generalisierte Epilepsien sind durch eine Beteiligung beider Hemisphären am Anfallsgeschehen gekennzeichnet. Die dabei auftretenden motorischen Anfallsphänomene (tonisch, atonisch, myoklonisch, klonisch, tonisch-klonisch) laufen bilateral ab, und in der Mehrzahl der Fälle kommt es zu einer Bewusstseinsstörung.

19.3 Epileptische Anfälle und Epilepsien

Tab. 19.1 Einteilung der wichtigsten Epilepsien nach klinischen Gesichtspunkten.

Generalisierte Epilepsien	• Benigne familiäre Neugeborenenkrämpfe • Benigne nichtfamiliäre Neugeborenenkrämpfe • Epilepsie mit tonisch-klonischen Anfällen • Absencen • Epilepsie mit myoklonisch-astatischen Anfällen • Juvenile myoklonische Epilepsie
Fokale Epilepsien	• Epilepsie mit fokal-sensorischen Anfällen • Epilepsie mit fokal-motorischen Anfällen • Benigne Epilepsie mit zentrotemporalen Spikes (Rolando-Epilepsie)
Epilepsiesyndrome	• Lennox-Gastaut-Syndrom • West-Syndrom (BNS-Anfälle)
Besondere Epilepsieformen	• Posttraumatische Epilepsie • Reflexepilepsien
Gelegenheitsanfälle	• Idiopathisch: Fieberkrämpfe • Entzündlich: Meningitis, Enzephalitis • Metabolisch: Hypoglykämie, Hyponatriämie • Toxisch: Azetylsalizylsäure, Alkohol • Traumatisch: Kontusion, Blutung, Hirndruck

■ Pathogenese

Es handelt sich um Anfälle, bei welchen schon initial epileptische Aktivität in beiden Hemisphären generiert wird, meist in ausgedehnten homotopen Regionen (z. B. bei Absencen in beiden Frontallappen). Generalisierte Anfälle äußern sich entweder in motorischen Phänomenen oder in Absencen.

Benigne familiäre Neugeborenenkrämpfe

■ Definition

Seltene, dominant vererbte Epilepsieform mit klonischen, apnoischen oder tonischen Anfällen in den ersten Lebenstagen, die meist spontan sistieren.

■ Klinik

Meist treten am 2. oder 3. Lebenstag klonische, apnoische oder tonische Anfälle auf. In der überwiegenden Mehrzahl der Fälle sistieren die Anfälle spontan innerhalb der ersten Lebenswochen.

■ Diagnostik

• Das EEG zeigt in der Regel unspezifische Veränderungen.
• Ausschluss eines **Vitamin-B$_6$-Mangels.**

■ Therapie

Bei rezidivierenden Anfällen sollte ein Therapieversuch mit Vitamin B$_6$ unternommen werden. Eine Dauerbehandlung ist meist nicht erforderlich.

■ Prognose

Das Risiko für eine spätere Epilepsie beträgt etwa 15 %.

Benigne nichtfamiliäre Neugeborenenkrämpfe

■ Definition

Epilepsieform mit klonischen oder apnoischen Anfällen in den ersten Lebenstagen mit guter Prognose.

■ Klinik

Meist treten um den 5. Lebenstag vorwiegend klonische oder apnoische Anfälle auf. Tonische Anfälle kommen praktisch nicht vor. In der überwiegenden Mehrzahl der Fälle zeigen die Anfälle eine spontane Rückbildungstendenz.

■ Diagnostik

• **EEG:** häufig Nachweis bilateraler steiler Thetatransienten
• Ausschluss eines **Vitamin-B$_6$-Mangels.**

■ Therapie

Bei rezidivierenden Anfällen sollte ein Therapieversuch mit Vitamin B$_6$ unternommen werden. Eine Dauerbehandlung ist meist nicht erforderlich.

■ Prognose

Die Prognose ist gut, die psychomotorische Entwicklung verläuft ungestört.

Epilepsie mit tonisch-klonischen Anfällen

■ Definition

Häufigste Erscheinungsform epileptischer Krampfanfälle im Kindesalter mit unspezifischen Vorboten, Bewusstseinsverlust, symmetrischer Ausprägung, tonischer Verkrampfung der Muskulatur, klonischen Zuckungen, Terminalschlaf und retrograder Amnesie. Man spricht auch von Grand-Mal-Anfällen.

■ Epidemiologie

Bei 70 % der Kinder mit isolierten oder rezidivierenden Krampfanfällen treten generalisierte tonisch-klonische Krampfanfälle auf. Sie sind die häufigste Erscheinungsform epileptischer Anfälle.

Neurologie

Ätiologie
- Häufig idiopathisch
- Genetische Prädisposition
- Ursachen von Gelegenheitskrämpfen.

Klinik
Unspezifische Prodromi, die Stunden bis Tage anhalten, können dem Anfall vorausgehen: Reizbarkeit, Stimmungslabilität, motorische Unruhe, Schlaflosigkeit, Kopfschmerzen, Übelkeit. Diese Prodromi dürfen nicht mit einer Aura verwechselt werden, die das charakteristische Merkmal fokaler Krampfanfälle ist!

Die **Anfälle** beginnen häufig mit einem **initialen Schrei** und einer massiven **symmetrischen Tonuserhöhung** an allen vier Extremitäten, gefolgt von rhythmischen, symmetrischen **Kloni** an allen vier Extremitäten. Die Patienten verlieren bereits initial das Bewusstsein. Die Atmung sisitiert, häufig tritt eine Zyanose auf. Es kommt obligat zu einem **postiktalen Nachschlaf**. Die Reorientierung erfolgt allmählich, es besteht eine Amnesie für das Anfallsgeschehen.

Mögliche begleitende **vegetative Symptome** sind eine zentrale Apnoe, lichtstarre Pupillen, eine Tachykardie, ein Blutdruckanstieg, Sphinkterspasmen mit Einnässen und Einkoten. Eine Hypersalivation manifestiert sich mit Schaum vor dem Mund, der bei Zungenbiss blutig tingiert ist.

Nach zeitlichem Auftreten werden unterschiedliche Formen unterschieden:
- **Schlaf-Grand Mal** (Auftreten aus dem Nacht- oder Mittagsschlaf heraus)
- **Aufwach-Grand Mal** (Auftreten unmittelbar nach dem Erwachen)
- **Diffuses Grand Mal** (keine tageszeitliche Häufung).

Diagnostik
- **EEG:** Im Intervall treten kurze Gruppen von irregulären Spikes und Waves auf.
- **Provokation:** Schlafentzug, Alkohol, Medikamente, Stress, Fieber.

Komplikationen
- Verletzung!
- Herz- oder Atemstillstand und Aspiration sind extrem selten!

Therapie
Bei primär generalisierten Anfällen ist **Valproat** das Mittel der ersten Wahl. Bei Therapieresistenz können Brom oder Lamotrigin bzw. Phenobarbital oder Primidon hilfreich sein.

Prognose
Die Prognose ist überwiegend günstig. Bei Beginn im Kleinkindalter mit prolongierten Anfällen und der Gefahr sekundärer hypoxämischer Hirnschädi-

gungen, bei Auftreten aus dem Schlaf heraus und bei zusätzlichem Auftreten anderer Anfälle (myoklonische oder myoklonisch-atonische Anfälle) ist sie ungünstiger. In diesen Fällen kann die anfänglich normale Entwicklung zunehmend verzögert oder sogar regredient ablaufen.

Absencen

Definition
Anfälle mit kurzzeitigem Bewusstseinsverlust, die vor allem bei Mädchen im Schulalter auftreten, sich in pyknoleptischer Häufung manifestieren können und bei adäquater Therapie mit einer guten Prognose vergesellschaftet sind.

Epidemiologie
Die Absencen-Epilepsie ist die häufigste generalisierte Epilepsie im Kindesalter. Der Erkrankungsgipfel liegt zwischen dem 5. und 7. Lebensjahr; Mädchen sind häufiger betroffen als Jungen.

In Abhängigkeit von der betroffenen Altersgruppe werden drei Formen unterschieden:
- Frühkindliche Absencen-Epilepsie
- Absencen-Epilepsie des Schulalters, Pyknolepsie
- Absencen-Epilepsie des Jugendalters.

> **Merke**
>
> Die Absencen-Epilepsie ist die häufigste generalisierte Epilepsie im Kindesalter.

Ätiologie
Diese Epilepsieform ist im Wesentlichen genetisch determiniert. Absencen können jedoch auch bei vielen anderen Epilepsiesyndromen auftreten und sind dann deutlich weniger gut zu therapieren. Bei atypischen Absencen handelt es sich in der überwiegenden Zahl der Fälle um sekundär generalisierte Anfälle.

Klinik
Meist handelt es sich um lebhafte und aufgeweckte Kinder, die vorausgehende Entwicklung und Intelligenz sind normal. Die Anfälle treten häufig auf, z. T. > 100-mal/Tag. Die **Bewusstseinsstörung** mit starrem Blick und Erschlaffung der Gesichtsmuskulatur beginnt und endet plötzlich. Es besteht kein Verlust der Haltungskontrolle, Gegenstände werden in der Hand behalten. Der **Handlungsablauf wird** jedoch **unterbrochen**. Auf Zuruf erfolgt keine Reaktion. Häufig sind spontanes **Augenöffnen** und **Blickdeviation** nach oben.

In zwei Drittel der Fälle treten **Automatismen** auf („komplexe Absencen"). Nach Wiederkehr des Bewusstseins wird die unterbrochene Tätigkeit wieder aufgenommen. Die durchschnittliche Anfallsdauer beträgt wenige Sekunden. In der Regel besteht eine Amnesie für den Anfall. Als Komplikation können generalisierte tonisch-klonische Anfälle vorkommen.

> **Merke**
>
> Eine wichtige Differentialdiagnose zu Absencen sind komplex fokale Anfälle. Letztere treten jedoch seltener auf, dauern länger an (> 30 s), gehen häufiger mit komplexen Automatismen und postiktalen Auffälligkeiten einher und sind weniger durch Hyperventilation provozierbar.

Diagnostik
- **Provokation:** typischerweise durch Hyperventilation
- **EEG:** Im Anfall sind immer und im Intervall sind häufig typische 3/s-Spike-Wave-Komplexe bilateral synchron über allen Hirnregionen nachweisbar, die paroxysmal generalisiert beginnen und paroxysmal enden (→ Abb. 19.9).

Therapie
Valproat ist das Medikament der ersten Wahl. Alternativ kommen Ethosuximid oder Lamotrigin zum Einsatz. 90 % der Patienten sind unter Monotherapie anfallsfrei.

Prognose
Die Prognose ist gut. In über 90 % der Fälle kommt es bis zum 12. Lebensjahr zur Remission.

In weniger als 10 % der Fälle tritt im Jugendalter eine Epilepsie mit generalisierten tonisch-klonischen Anfällen auf.

> **Kasuistik**
>
> **A:** Clara ist ein lustiges, kluges, 9 Jahre altes Mädchen. Sie geht gern in die Schule.
> **K:** Seit einigen Wochen bemerkt der Lehrer bei Clara kurze Momente der Zerstreutheit, die so gar nicht zu ihr passen. Für wenige Sekunden erscheint sie nachdenklich oder abwesend. Der Lehrer sagt sich, auch Clara habe Anrecht auf gelegentliche Träumereien, und denkt nicht weiter darüber nach. Dann kommt es jedoch zu einer nicht mehr zu übersehenden Häufung von Situationen, in denen Clara plötzlich einen starren Blick und einen völlig leeren Gesichtsausdruck zeigt. Sie sitzt dabei bewegungslos auf ihrem Stuhl und behält ihren Stift oder ihr Buch in der Hand. Sie reagiert nicht auf Ansprache. Nach einigen Sekunden setzt sie die unterbrochene Tätigkeit fort. Der Lehrer fragt sie, ob es ihr gut gehe oder ob sie etwas bemerkt habe, aber Clara lacht und sieht ihn verständnislos an.
> **D:** Das in der Kinderklinik durchgeführte EEG zeigt 3/s-Spike-Wave-Komplexe bilateral synchron über allen Hirnregionen.

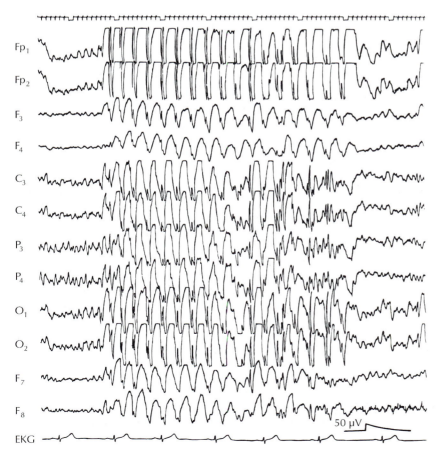

Abb. 19.9: Absencen-Epilepsie. Das EEG zeigt 3/s-Spike-Wave-Komplexe, welche bilateral synchron über allen Hirnregionen auftreten. [12]

> **Diag:** Absencen-Epilepsie.
> **T:** Absencen-Epilepsien sind mit Valproat gut behandelbar. Clara erhält nun zweimal täglich einen Saft, dessen Dosierung langsam gesteigert wird.
> **V:** Bereits 2 Wochen nach Erreichen der Enddosis treten keine Absencen mehr auf. Clara weiß, die Chancen, dass sie in ein paar Jahren kein Medikament mehr benötigen wird, sind nicht schlecht.

Epilepsie mit myoklonisch-astatischen Anfällen

■ Definition
Epilepsie mit plötzlichem Beginn, astatischem und/oder myoklonischem Charakter der Anfälle und häufigem Übergang in ein Lennox-Gastaut-Syndrom.

■ Epidemiologie
Der Häufigkeitsgipfel liegt zwischen dem 1. und 5. Lebensjahr, Jungen sind doppelt so häufig betroffen wie Mädchen.

■ Ätiologie
Für diese Epilepsieform spielt eine genetische Disposition die entscheidende Rolle.

■ Klinik
Die Epilepsie beginnt in der Mehrzahl der Fälle im Kleinkindalter mit febrilen oder afebrilen tonisch-klonischen Anfällen, häufig in Kombination mit Absencen und Anfallsstatus („Beginn mit Paukenschlag"). Später kommt es zu den für diese Form der Epilepsie charakteristischen Anfällen mit einem plötzlichen **Verlust des Haltetonus** und blitzartigem **Sturz zu Boden**, wonach die Kinder sofort wieder aufstehen. Meist treten die Anfälle in Kombination mit **Myoklonien** auf. Kaum wahrnehmbare, nur tastbare Zuckungen bis schleudernde Bewegungen der Arme sind möglich. Bei abortiven Anfällen ist nur eine leichte Nickbewegung des Kopfes oder ein kurzes Einknicken der Knie zu beobachten. Die Dauer der Anfälle beträgt nur wenige Sekunden, Bewusstseinspausen sind in der Regel nicht erkennbar.

■ Diagnostik
EEG: Nachweis irregulärer 2–3/s-Spike-Wave-Komplexe mit einer charakteristischen, ausgeprägten Thetarhythmisierung. Bei den meisten Kindern findet sich eine Photosensibilität.

■ Differentialdiagnose
• Lennox-Gastaut-Syndrom
• Pseudo-Lennox-Syndrom.
Die Anfallssymptomatik ist sehr ähnlich, die Abgrenzung aus therapeutischen und prognostischen Gründen aber sehr wichtig!

■ Therapie
Valproat ist das Medikament der ersten Wahl. Ethosuximid und Methosuximid sind Medikamente der weiteren Wahl. Lamotrigin kann ebenfalls wirksam sein.

■ Prognose
Die Prognose ist insgesamt unsicher. In etwa 50 % der Fälle kommt es zu einer altersgerechten Entwicklung. Gelingt es nicht, die Epilepsie therapeutisch zu kontrollieren, so ist der Übergang in ein Lennox-Gastaut-Syndrom möglich. Die mentale Entwicklung nimmt dann häufig einen ungünstigen Verlauf.

Juvenile myoklonische Epilepsie

■ Definition
Anfälle des Pubertäts- und jungen Erwachsenenalters mit myoklonischen Schleuderbewegungen vor allem der oberen Extremitäten ohne wesentliche Bewusstseinseinschränkung und mit guter psychosozialer Prognose. Synonyma sind Impulsiv-Petit Mal oder Janz-Syndrom.

■ Epidemiologie
Die Manifestation erfolgt typischerweise zwischen dem 12. und 19. Lebensjahr. Diese Epilepsieform tritt selten nach dem 25. Lebensjahr auf. Mädchen und Jungen sind gleich häufig betroffen.

■ Ätiologie
Die genetische Prädisposition ist der wichtigste ätiologische Faktor. Die Familienanamnese ist in bis zu 45 % der Fälle positiv.

■ Klinik
Es kommt zu plötzlichen, kurzen, symmetrischen Zuckungen (Myoklonien), wobei hauptsächlich Arme und Schultergürtel betroffen sind. Die Myoklonien werden von den Patienten wie ein elektrischer Schlag empfunden. Sie treten isoliert oder in Salven auf. Häufig werden Gegenstände fallen gelassen oder weggeschleudert. Die Dauer beträgt in der Regel etwa 2–3 s. Das Bewusstsein ist erhalten oder nur leicht getrübt. Die Anfälle manifestieren sich vor allem morgens in den ersten 2 h nach dem Aufwachen (z. B. beim Frühstück). Bei 90 % der Patienten treten im Verlauf generalisierte tonisch-klonische Anfälle morgens oder in den frühen Abendstunden auf („Feierabend-Grand Mal").

■ Diagnostik
• **EEG:** irreguläre Polyspike-Wave-Komplexe
• **Provokation:** Schlafentzug, Hyperventilation, Photostimulation, Alkohol.

■ Therapie
Valproat ist das Mittel der ersten Wahl. 70–90 % der Patienten sind unter Monotherapie anfallsfrei.

19.3 Epileptische Anfälle und Epilepsien

19

■ **Prognose**

Je früher und konsequenter die Therapie, desto besser ist die Prognose.

19.3.2 Fokale Epilepsien

■ **Definition**

Fokale Epilepsien gehen mit Anfällen einher, die auf eine Funktionsstörung in einem umschriebenen Hirnareal zurückzuführen sind. In den meisten Fällen ist eine morphologisch fassbare Hirnveränderung nachweisbar. Das Bewusstsein ist meist erhalten oder nur wenig getrübt, bei sekundärer Generalisation tritt Bewusstlosigkeit auf. Das Auftreten einer Aura ist ein typisches Merkmal eines Krampfanfalls fokaler Genese. Da die Bewusstseinslage im Anfall im Kindesalter nur schwer beurteilbar ist, sollten die Begriffe einfach-fokale und komplex-fokale Anfälle nicht mehr verwendet werden. Man unterscheidet heute fokal-sensorische Anfälle und fokal-motorische Anfälle.

■ **Epidemiologie**

Fokale Epilepsien machen etwa 50 % aller Epilepsien aus. Sie sind prinzipiell altersunabhängig, treten im Kindesalter jedoch seltener als im Erwachsenenalter auf.

■ **Klinik**

Das Auftreten einer **Aura** ist für fokale Anfälle charakteristisch. Ältere Kinder können unter Zuhilfenahme eines sog. Aurenkatalogs gezielt nach dem Auftreten einer Aura befragt werden. Hier sind nur einige klassische Beispiele aufgeführt.

- **Optische Aura:** Farbensehen, bunte Kugeln, Blindheit
- **Akustische Aura:** Klingeln, Brausen, Rauschen
- **Olfaktorische Aura:** Geruchsempfindungen
- **Gustatorische Aura:** Geschmackssensationen
- **Epigastrische Aura:** Drücken im Oberbauch.

Bei Säuglingen oder mental retardierten Kindern ist auf indirekte Zeichen für die Existenz von Auren zu achten:

- Suche nach Nähe vor einem motorischen Anfall
- Furchtsamer Blick, Weinen, Panik, Erschrecken
- „Unwohlsein" bei abdominaler Aura
- Zeigen auf Extremitäten bei somatosensibler Aura
- Verschließen der Ohren als Hinweis auf akustische Aura
- Verdecken oder Reiben der Augen als Hinweis auf visuelle Auren.

Merke

Das Auftreten einer Aura ist für fokale Anfälle charakteristisch.

Epilepsie mit fokal-sensorischen Anfällen

■ **Definition**

Auftreten fokaler Anfälle mit vorwiegend sensorischen Symptomen.

■ **Klinik**

Die Anfallssymptomatik äußert sich mit **Kribbeln, Klopfen, Parästhesien, Brennen, Schmerzen** oder **Temperaturmissempfindungen**.

Merke

Somatosensible Anfälle können äußerst schmerzhaft sein. Diese Möglichkeit sollte insbesondere bei zerebral geschädigten Kindern mit unerklärlichen Schreiattacken in Betracht gezogen werden.

Somatosensible Anfälle aus dem **Gyrus postcentralis** haben eine strenge kontralaterale somatotope Symptomatik, z. B. Kribbeln an den Fingern, das dann aufsteigt.

Somatosensible Anfälle aus dem dorsofrontal-medial gelegenen **supplementär-sensomotorischen Areal** (SSMA) oder aus der „second sensory area", die am Fuß der Zentralregion in der Sylvius-Fissur liegt, folgen meist nicht der bekannten somatotopen Gliederung und können daher bi- oder ipsilateral auftreten. Der Ausgang spezifischer sensorischer Anfälle ist von allen sensorischen Bereichen möglich: **visuelle, auditive, olfaktorische, gustatorische Anfälle**.

Merke

Angaben von Kindern, dass es in beiden Händen oder Füßen kribbelt oder klopft, sich eine Seite ganz „komisch" anfühlt etc. sollte man glauben und an die Möglichkeit fokal-sensorischer Anfälle denken.

Kasuistik

A: Korbinian, ein bisher gesunder 7,5-jähriger Junge, erleidet tagsüber einen ersten generalisierten tonisch-klonischen Anfall von weniger als 2 min Dauer, welcher spontan sistiert. Die ausführliche Anamnese erbringt zusätzlich den Hinweis auf eine abdominelle Aura und eine sekundäre Enuresis nocturna seit etwa 6 Monaten.

K: Es finden sich keine internistischen Auffälligkeiten. Neurologisch fällt lediglich eine geringe motorische Koordinationsstörung auf. Bei der testpsychologischen Beurteilung im Verlauf werden eine Legasthenie und eine expressive und rezeptive Sprachentwicklungsstörung diagnostiziert.

D: Im Wach-EEG zeigt sich ein gering aktiver Spike-Wave-Fokus links parietal. In einem Schlaf-EEG und im Verlauf auch im Wachen wird zusätzlich ein

19 Neurologie

deutlich aktiverer Spike-Wave-Fokus rechts temporal sichtbar. Im MRT erkennt man eine gliöse Narbe im Centrum semiovale links. Routinelabor, Liquordiagnostik, serologische Parameter und die Stoffwechseluntersuchungen ergeben unauffällige Befunde.

Diag: Aufgrund des ersten generalisierten Anfalls ohne Bindung an den Schlaf zusammen mit den kongruenten EEG- und MRT-Befunden wurde die Verdachtsdiagnose einer symptomatischen Epilepsie mit sekundär generalisierten Anfällen gestellt.

T: Bei Verdacht auf symptomatische, fokale Epilepsie wird zunächst mit Oxcarbazepin 20 mg/kg KG/d behandelt. Bei Verdacht auf benigne Partialepilepsie wird 6 Monate später stattdessen mit Sultiam zunächst mit 7–10, später mit 13 mg/kg KG/d behandelt.

V: Unter Oxcarbazepin ist Korbinian nicht anfallsfrei, unter Sultiam für ca. 1 Jahr. Das EEG ist normal. Trotz Dauertherapie kommt es aber zu Anfallsrezidiven und zu einer Beeinträchtigung der Sprachentwicklung, die eine Intensivierung der Therapie erfordern.

Epilepsie mit fokal-motorischen Anfällen

■ Definition
Auftreten fokaler Anfälle mit vorwiegend motorischen Symptomen.

■ Klinik
Fokal-motorische Anfälle können sich mit verschiedenen Formen der motorischen Entladung (Tonuserhöhung, Kloni, Myoklonien) manifestieren.

Distale Kloni, z. B. Kloni einer Hand, eines Mundwinkels, einer Gesichtshälfte oder eines Fußes, sind sichere Zeichen für einen Anfallsablauf im kontralateralen primär-motorischen Kortex (Gyrus praecentralis).

Erratische Myoklonien äußern sich durch unzählige rhythmische Zuckungen im Gesicht und an den Extremitäten beidseits und sind ein verlässlicher Hinweis darauf, dass beide Motorkortizes (und damit wahrscheinlich die Großhirnrinde insgesamt) epileptogen sind.

Bei einem **epileptischen Nystagmus** handelt es sich um einen Okuloklonus, dessen Ursprung in der parietookzipitalen oder frontalen Hirnhälfte kontralateral zur Richtung der schnellen Komponente des Nystagmus liegt.

Inhibitorische bzw. akinetische Anfälle sind durch eine plötzlich eintretende Unfähigkeit zur Ausführung bestimmter willkürlicher Bewegungen bei erhaltenem Bewusstsein charakterisiert.

Automatismen sind unwillkürliche, koordinierte fokale motorische Anfälle. Einseitige Automatismen können sich durch Treten, Stoßen, Schlagen usw. manifestieren und zeigen an, dass der Motorkortex kontralateral nicht von epileptischer Aktivität ergriffen ist, der Anfall läuft also eher in der Hemisphäre kontralateral zur ruhenden Körperseite ab. Distale Automatismen wie Nesteln, Zupfen usw. weisen auf einen temporalen Ursprung hin.

Jackson-Anfall: klassische Form des motorischen Herdanfalls mit Beginn der Zuckungen in einer eng begrenzten Körperregion und Ausbreitung des Krampfes auf benachbarte Körperbezirke („march of convulsion"). Bei Ausbreitung der epileptischen Erregung über die gesamte Zentralregion einer Seite kommt es zu einem Halbseitenanfall. Das Bewusstsein bleibt erhalten, wenn kein Übergang in einen generalisierten Anfall erfolgt.

■ Diagnostik bei fokalen Epilepsien
- **EEG:** Typischerweise finden sich fokale, also auf bestimmte Hirnregionen beschränkte EEG-Veränderungen.
- **Kernspintomographie des Schädels:** Die Suche nach umschriebenen anatomischen Veränderungen hat bei dieser Epilepsieform einen besonders hohen Stellenwert.

■ Therapie fokaler Epilepsien
Die ätiologische Abklärung hat im Rahmen therapeutischer Überlegungen oberste Priorität. Erst wenn geklärt ist, dass eine kausale Therapie (neurochirurgische Intervention, Therapie entzündlicher Veränderungen usw.) nicht möglich ist, wird mit einer medikamentösen Therapie begonnen. **Oxcarbazepin** ist das Mittel der ersten Wahl bei symptomatischer, **Sultiam** bei idiopathischer fokaler Epilepsie.

Benigne Epilepsie mit zentrotemporalen Spikes (Rolando-Epilepsie)

■ Definition
Sonderform und zugleich häufigste Form der fokalen Epilepsie im Kindesalter mit Symptomatik im Mund-Hals-Bereich und guter Prognose.

■ Epidemiologie
Es ist die häufigste fokale Epilepsie im Kindesalter. Bei etwa 25 % aller neu diagnostizierten Epilepsien handelt es sich um eine Rolando-Epilepsie. Der Häufigkeitsgipfel liegt zwischen dem 2. und 12. Lebensjahr. Jungen sind etwa doppelt so häufig betroffen wie Mädchen.

■ Ätiologie
Es handelt sich um eine genetisch bedingte Epilepsieform mit ungeklärtem Erbgang. Bei über 90 % der Genträger kommt es nie zu Anfällen, sie zeigen nur die charakteristischen EEG-Auffälligkeiten. In den Familien von Kindern mit Rolando-Epilepsie finden sich vermehrt zerebrale Anfälle und Epilepsien.

Merke

Die Rolando-Epilepsie ist die häufigste fokale Epilepsie im Kindesalter. Sie ist mit einer sehr guten Prognose assoziiert.

■ Klinik

Es treten selten meist **einfach-fokale Anfälle** auf. Sie sind in 75 % der Fälle an den **Schlaf** gebunden und treten meist aus dem leichten abendlichen oder Morgenschlaf auf. Es handelt sich um **hemifaziale Kloni oder Myoklonien**, denen nicht selten **somatosensorische Erscheinungen** (vorwiegend im Gesicht oder im Bereich der Mundschleimhaut) vorausgehen. Bei Einbeziehung des Pharyngealbereichs kommt es zu kehlig-gurgeligen Lauten. Eine **Hypersalivation** ist die Regel. Das Bewusstsein ist meist erhalten, die oft vorhandene Unfähigkeit zu sprechen kann eine Bewusstseinsstörung vortäuschen! Die Sprachstörung überdauert meist das übrige Anfallsgeschehen. Eine sekundäre Generalisierung zu Halbseitenkrämpfen oder Grand-Mal-Anfällen tritt in 30–60 % der Fälle, vor allem bei jüngeren Kindern, auf. Die Entwicklung ist altersentsprechend, neurologische Symptome bestehen nicht. Bei den betroffenen Kindern finden sich vermehrt **Teilleistungsschwächen**.

■ Diagnostik

EEG: Nachweis von biphasischen Spikes oder Sharp-Waves vorwiegend über der Zentrotemporalregion (→ Abb. 19.10 a und b).

■ Therapie

Sultiam ist das Mittel der ersten Wahl. Oxcarbazepin wird ebenfalls verwendet.

■ Prognose

Die Prognose der Rolando-Epilepsie ist sehr gut. 60–80 % der Patienten erleiden maximal 2–10 Anfälle. Die Anfälle sistieren vor oder während der Pubertät.

Kasuistik

A: Bei Tobias, einem bisher gesunden 5-jährigen Jungen, fallen frühmorgens im Schlaf schmatzende Mundbewegungen, anschließende Bewusstlosigkeit und tonisch-klonische Zuckungen von mehr als 10 min Dauer auf. Hinweise auf eine Aura oder weitere Symptome, die auf Anfälle hinweisen könnten, zeigen sich nicht. Innerhalb von wenigen Monaten kommt es zu insgesamt drei Anfallsrezidiven mit demselben Ablauf und derselben tageszeitlichen Bindung.
K: Bei der ausführlichen klinischen Untersuchung finden sich keine internistischen oder neurologischen Auffälligkeiten.

D: Im Wach-EEG zeigt sich ein mäßig aktiver Spike-Wave-Fokus links parietal nach dem ersten Anfall. Im weiteren Krankheitsverlauf wird der Fokus links temporal lokalisiert. Ein nach dem dritten Anfall abgeleitetes Schlaf-EEG zeigt eine deutliche Aktivierung der epileptischen Aktivität ausgehend von links. Das MRT und alle weiteren Untersuchungen im Serum, Liquor und Urin ergeben unauffällige Befunde.
Diag: Nach dem ersten Anfall wird zunächst die Verdachtsdiagnose einer fokalen Epilepsie mit sekundär generalisierenden Anfällen gestellt. Die Anfallsrezidive, immer frühmorgens, immer im Mund-Gesichts-Bereich beginnend, sekundär generalisierend zusammen mit dem typischen EEG-Befund eines Rolando-Fokus temporal, dessen Aktivität im Schlaf zunimmt, sind jedoch beweisend für eine Rolando-Epilepsie.
T: Bei Verdacht auf einfache-fokale Epilepsie wird zunächst mit Carbamazepin behandelt; darunter verändert sich das EEG nicht, es ereignen sich mehrere Anfallsrezidive, eine Dosis über 20 mg/kg KG/d führt zu verstärkter Müdigkeit. Die Medikation wird daher gegen Oxcarbazepin ausgetauscht. Diese Medikation wird besser vertragen, führt jedoch ebenso wenig zu Anfallsfreiheit und EEG-Sanierung. Gut 1 Jahr nach Erkrankungsbeginn wird die Behandlung daher auf Sultiammonotherapie bis 8 mg/kg KG/d umgestellt. Darunter kommt es zu Anfallsfreiheit und Normalisierung des EEG-Befundes im Wachen und im Schlaf. Anfallsbereitschaft und Auffälligkeiten im EEG werden im Lauf der Pubertät verschwinden. Die weitere Entwicklung wird voraussichtlich unbeeinträchtigt bleiben.

19.3.3 Epilepsiesyndrome

Epilepsiesyndrome weisen wie die Epilepsien eine typische Symptomatik und einen charakteristischen Verlauf auf, deren Grundzüge bei jedem betroffenen Patienten erkennbar sind. Variationsbreite und Vielfalt sind jedoch größer als bei den Epilepsien. Typischerweise kann die Ätiologie sehr unterschiedlich sein. Klassische Beispiele sind das West-Syndrom und das Lennox-Gastaut-Syndrom.

West-Syndrom (Blitz-Nick-Salaam-[BNS-]Anfälle)

■ Definition

Epilepsieform, die mit Anfällen charakteristischer klinischer Ausprägung einhergeht, vorwiegend bei Säuglingen mit vorbestehender organischer Hirnschädigung auftritt, schwer therapierbar und mit einer ungünstigen Prognose verknüpft ist.

Neurologie

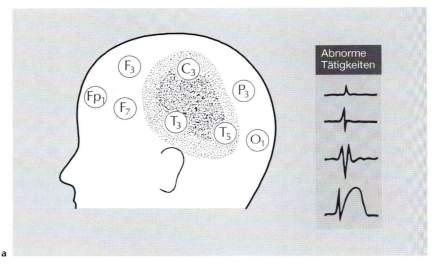

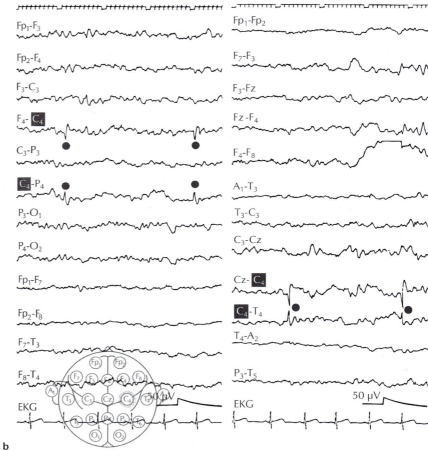

Abb. 19.10 a und b: a) EEG-Ableitung bei Rolando-Epilepsie. b) EEG eines 8-jährigen Patienten. Seit dem 1. Lebensjahr waren siebenmal bei Fieberanstieg generalisierte Anfälle aufgetreten. Das EEG wurde im Einschlafstadium abgeleitet. Negative Spitzen, die einen Herd über der rechten Zentralregion (C_4) bilden, sind erkennbar. Durch die Phasenumkehr der Spitzen lässt sich der EEG-Herd lokalisieren. [12]

▪ Epidemiologie
Der Häufigkeitsgipfel liegt zwischen dem 3. und 8. Lebensmonat, Jungen sind häufiger betroffen als Mädchen.

▪ Ätiologie
Beim West-Syndrom handelt es sich in den meisten Fällen um eine symptomatische Epilepsieform:

- 70 % prä- oder perinatale Hirnschädigungen, 10 % davon tuberöse Hirnsklerose
- 20 % postnatale Hirnschädigungen
- 10 % ohne strukturelle Hirnveränderung: idiopathische Form
- Eine familiäre Epilepsiebelastung besteht in 10 % der Fälle.

19.3 Epileptische Anfälle und Epilepsien

■ Klinik

Man unterscheidet drei verschiedene Anfallsbilder, die bei einem Patienten gleichzeitig vorkommen können.

Blitzkrampf: singuläre, generalisierte myoklonische Zuckung. Er äußert sich in einer Kopf- und Rumpfbeugung mit Abduktion und Flexion der Arme sowie Flexion der Beine in Hüft- und Kniegelenk. Die Anfallsdauer beträgt Bruchteile von Sekunden. Beim liegenden Säugling können die Anfälle als Aufrichtversuch oder Erschrecken fehlgedeutet werden.

Nickkrampf: abgemilderte Form des Blitzkrampfes mit plötzlicher Beugung des Kopfes nach vorn ohne Beteiligung der Extremitäten. Diese Anfallsform kann sehr leicht übersehen werden.

Salaam-Krampf: kurze tonische Beugung von Kopf, Rumpf und Armen aus dem Sitzen mit Zusammenführen der Hände vor der Brust. Die Namensgebung erfolgte wegen der Ähnlichkeit mit einem orientalischen Gruß.

Charakteristisch für BNS-Anfälle ist ihr **Auftreten in Serien**. Nach einer Myoklonie oder einem kurzen tonischen Anfall tritt eine jeweils 3–10 s dauernde Pause ein, während der Patient teilnahmslos verharrt oder weint. Die Anfallsserien setzen sich durchschnittlich aus fünf bis 20 Einzelanfällen zusammen, deren Intensität gegen Ende der Serie nachlässt. Nach einer Serie sind die Kinder häufig sehr erschöpft.

■ Diagnostik

- **Anamnese:** eingehende Abklärung prä-, peri- und postnataler Störungen, die zu einer Hirnschädigung geführt haben könnten.
- **EEG:** Interiktal findet sich eine **Hypsarrhythmie** als klassischer Befund: Es handelt sich um eine kontinuierliche Folge hoher, irregulärer, langsamer Wellen, in die multifokal oder generalisiert polymorphe hypersynchrone Potenziale eingeschoben sind.
- **Kernspintomographie des Schädels:** Suche nach anatomisch-morphologischen intrazerebralen Veränderungen als Ursache der BNS-Anfälle (z.B. Dysplasien, narbige Strikturen, Zysten, vaskuläre Fehlbildungen)
- Ausschluss neurometabolischer und neurodegenerativer Erkrankungen.

> **Merke**
>
> Die Hypsarrhythmie ist der klassische EEG-Befund bei BNS-Anfällen.

■ Therapie

Die Therapie von BNS-Anfällen bereitet erfahrungsgemäß große Schwierigkeiten und erfordert bei allen Beteiligten viel Geduld. Mittel der ersten Wahl sind **Valproat**, **Vigabatrin** und **ACTH**, wobei das Hormon am wirksamsten ist.

In 50–80 % der Fälle können Anfallsfreiheit und EEG-Sanierung erreicht werden. In 30–50 % der Fälle muss jedoch mit Rezidiven gerechnet werden.

Bei umschriebenen, kernspintomographisch nachgewiesenen Läsionen kann bei fehlendem Ansprechen auf eine medikamentöse Therapie eine chirurgische Intervention in Betracht gezogen werden.

> **Merke**
>
> Bei Einsatz von Vigabatrin muss an die mögliche Nebenwirkung einer (evtl. bleibenden!) Gesichtsfeldeinschränkung gedacht werden.

■ Prognose

Die Prognose ist meist ungünstig. Die Entwicklung ist häufig schon bei Beginn der Epilepsie retardiert. Die Mortalität beträgt etwa 20 %. Die BNS-Anfälle sistieren stets im Kleinkindalter. Häufig erfolgt ein Übergang in ein Lennox-Gastaut-Syndrom oder in eine Epilepsie mit Grand-Mal- oder fokalen Anfällen. Etwa ein Drittel der zunächst unauffälligen Kinder mit idiopathischen BNS-Anfällen entwickelt sich bei Durchführung einer ACTH-Therapie altersentsprechend. Bei symptomatischen BNS-Anfällen besteht meist ein schwerer Entwicklungsrückstand.

> **Kasuistik**
>
> **A:** Francisco fällt im Alter von 4 Monaten erstmals durch Zuckungen der Extremitäten nach dem Aufwachen auf. Im Alter von 6 Monaten werden Serien von Nickbewegungen des Kopfes und Ventralbewegungen der ausgestreckten Arme und Beine beobachtet, deren Häufigkeit ständig zunimmt. Die Mutter berichtet, Francisco reagiere nicht auf Gegenstände, die man ihm zum Spielen anbietet, oder auf Ansprache.
>
> **K:** Im Alter von 6 Monaten kein Kontaktlächeln, kein gezieltes Greifen, normotone Muskulatur, Drehen von Rücken- in Seitenlage möglich. Eingeschränkte Kopfkontrolle, Traktionsversuch nicht stabil, kein freies Sitzen, kein Hinweis auf Sprachentwicklung.
>
> **D:** Das EEG zeigt ein typisches Hypsarrhythmiemuster während mehr als 50 % der Ableitungszeit im Wachen und im Schlaf. Zu Beginn der Symptomatik war ein 1. MRT unauffällig befundet worden, ebenso unauffällige Stoffwechseluntersuchungen.
>
> **Diag:** Aufgrund der typischen klinischen Symptomatik mit Blitz-Nick-Salaam-Krämpfen und des Hypsarrhythmiemusters im EEG wird die Diagnose einer BNS-Epilepsie gestellt. Der bereits zu Beginn der Erkrankung deutliche Entwicklungsrückstand lenkt den Verdacht auf eine symptomatische BNS-Epilepsie.
>
> **T:** Die Gabe von Vitamin B_6 bis 300 mg/kg KG/d zeigt keine Wirksamkeit. Topiramat bis 100 mg/kg KG/d bleibt ebenfalls unwirksam. Erst unter der

19 Neurologie

> Kombinationstherapie mit Topiramat und Valproat kann 12 Wochen nach Erkrankungsbeginn Anfallsfreiheit erzielt werden.
>
> **V:** Topiramat beeinträchtigt die kognitive Entwicklung spürbar. Eine kernspintomographische Kontrolluntersuchung im Alter von 2 Jahren zeigt ein Ganglioglioma Grad I links temporal. Die vorsichtige Reduktion der Topiramattherapie führt im Alter von 3 Jahren zu Anfallsrezidiven mit atypischen Absencen. Das typische Hypsarrhythmiemuster im EEG wird nun durch einen Spike-Wave-Fokus links temporal abgelöst, welcher durch das Ganglioglioma erklärt ist.

Lennox-Gastaut-Syndrom (LGS)

■ Definition
Epilepsieform, die bevorzugt bei Kindern mit einer vorbestehenden Hirnschädigung auftritt, durch unterschiedlichste Anfallsformen mit bevorzugtem Auftreten tonisch-astatischer Anfälle charakterisiert und mit einer insgesamt ungünstigen Prognose assoziiert ist.

■ Epidemiologie
Der Häufigkeitsgipfel liegt zwischen dem 2. und 6. Lebensjahr, Jungen sind häufiger betroffen als Mädchen.

■ Ätiologie
Ein LGS kann sich aus einer BNS-Epilepsie entwickeln. Häufig liegt eine primäre Hirnschädigung zugrunde. Bei Kindern, deren psychomotorische Entwicklung bis zum Krankheitsbeginn unauffällig verlief, bleibt die Ursache des LGS ungeklärt.

■ Klinik
Meist besteht eine schwere **Hirnschädigung** mit Entwicklungsverzögerung. In vielen Fällen geht ein West-Syndrom (BNS-Anfälle) voraus. Die „**bunte Palette**" unterschiedlicher Anfallsformen ist für das LGS charakteristisch. Astatische Anfälle (myoklonische, atonische und tonische) stehen im Vordergrund. Die Dauer der astatischen Anfälle ist in der Regel kurz, die Kinder erheben sich unmittelbar nach dem Sturz, auch wenn es dabei zu Verletzungen gekommen ist. Die **tonisch-astatischen Anfälle** kommen am häufigsten vor, bei myoklonisch-astatischer Epilepsie sind tonische Anfälle dagegen selten und finden sich nur bei ungünstigen Verläufen im Spätstadium. Außerdem kommen atypische Absencen, myoklonische Anfälle der Nacken-, Arm- oder Rumpfmuskulatur, Nickanfälle, Rufanfälle oder Blinzelanfälle vor. Alle Anfallsausprägungen können bei dem gleichen Patienten vorkommen und in Salven oder Serien auftreten.

Etwa die Hälfte der Patienten mit LGS entwickelt im Verlauf einen oder mehrere stunden-, tage-, wochenlang anhaltenden Status, dessen Hauptsymptom ein **Dämmerzustand** ist.

■ Diagnostik
EEG: Es finden sich multifokale Sharp Waves mit **sekundärer Generalisation** sowie Spike-Wave-Varianten im Gegensatz zu den irregulären Spikes and Waves bei den myoklonisch-astatischen Anfällen.

■ Therapie
Die medikamentöse Therapie des LGS ist schwierig. Auch bei optimaler Behandlung wird nur in einem Drittel der Fälle Anfallsfreiheit erreicht. Medikamente der ersten Wahl sind **Valproat** und **Ethosuximid.** Mittel der ferneren Wahl sind Methosuximid, Lamotrigin, Felbamat, ACTH und Kortikosteroide.

■ Prognose
Die Prognose steht in enger Beziehung zur Ätiologie und ist als eher ungünstig einzustufen. Nur etwa 20 % der Kinder zeigen eine altersgerechte Entwicklung.

19.3.4 Besondere Formen der Epilepsie

Posttraumatische Epilepsie

■ Definition
Epilepsie durch strukturelle Veränderungen der Hirnsubstanz im Anschluss an Schädel-Hirn-Traumen.

■ Epidemiologie
In 5–10 % aller Fälle mit Schädel-Hirn-Trauma entwickelt sich eine Epilepsie. 94 % aller traumatischen Epilepsien manifestieren sich in den ersten 2 Jahren nach dem akuten Ereignis. Vom 2. bis 10. Jahr beträgt die Wahrscheinlichkeit jeweils 1 %, nach 10 Jahren 0,1–0,3 %.

■ Risikofaktoren für eine posttraumatische Epilepsie
- Offenes Schädel-Hirn-Trauma
- Auftreten posttraumatischer Frühanfälle
- Intrakranielle Blutungen
- Bewusstseinsstörung > 24 h
- Impressionsfraktur mit Duraeinriss
- Posttraumatische Amnesie > 24 h
- Schädelbasisfraktur
- Fokale hypersynchrone EEG-Aktivität.

■ Pathologische Anatomie
- Progrediente Glianarbenbildung
- Eisenspeicherung interstitiell und intrazellulär im ZNS durch stattgefundene Blutung.

■ Einteilung und Klinik
Nach dem zeitlichen Bezug zum Unfallereignis unterscheidet man verschiedene Anfallsformen.

476

19.3 Epileptische Anfälle und Epilepsien

Frühanfälle: Sie treten in der 1. Krankheitswoche auf. Meist handelt es sich um fokale Anfälle mit okulofaziobrachialer Betonung. Der Ausschluss von intrakraniellen Blutungen, Elektrolytstörungen, Schock, Meningitis, Abszess und Fettembolie ist unbedingt erforderlich, d. h., Frühanfälle sind stets Anlass zu weiteren diagnostischen und therapeutischen Überlegungen!

Posttraumatische Spätanfälle: Bei allen zerebralen Krampfanfällen, die nach der 1. Krankheitswoche auftreten, spricht man von einer Epilepsie mit posttraumatischen Spätanfällen. In 60 % der Fälle handelt es sich um fokale Anfälle und in 40 % der Fälle um generalisierte Anfälle.

Reflexepilepsien

■ Definition
Epilepsien, die durch sensorische oder sensible Reize ausgelöst werden und in ihrem Anfallscharakter fokalen oder seltenen Grand-Mal-Anfällen entsprechen.

■ Formen
Photogene Epilepsie: Es handelt sich um die häufigste Form der Reflexepilepsie, die durch intermittierende Lichtreize (Fahren durch eine Allee, Betrachten eines Sees, Fernsehen) ausgelöst wird. Bei Kindern kommt es häufig zu einer Selbstinduktion der lustbetonten Anfälle. Bei Flackerlichtprovokation treten im EEG generalisierte hypersynchrone Potenziale auf. Nur jedes 40. Kind mit diesen EEG-Auffälligkeiten entwickelt auch klinisch epileptische Anfälle.

Audiogene Epilepsie: Auslösung von Anfällen durch akustische Reize, z. B. Musik. Meist handelt es sich um Patienten mit Temporallappenepilepsie, die mit einem psychomotorischen Anfall auf audiogene Reize reagieren.

Startle-Epilepsie: Auslösung von Anfällen mit myoklonischen Zuckungen oder tonischer Streckung durch Schreckreiz.

■ Diagnostik
EEG: keine spezifischen Veränderungen.

■ Therapie
Vermeidungsstrategien spielen bei der Prophylaxe von Reflexepilepsien die wichtigste Rolle. Bei Notwendigkeit einer medikamentösen Therapie ist **Valproat** das Mittel der Wahl.

19.3.5 Status epilepticus

■ Definitionen
Epileptische Serie: Anfallshäufung, bei der der Patient zwischen den einzelnen Anfällen das Bewusstsein wiedererlangt.

Epileptischer Status: Anfallshäufung, bei der der Patient zwischen den einzelnen Anfällen das Bewusstsein nicht wiedererlangt.

■ Epidemiologie
Bei 3–8 % aller Patienten mit Epilepsie tritt ein Status epilepticus auf.

■ Ätiologie
In zwei Drittel der Fälle liegt eine symptomatische Epilepsie, z. B. bei Hirntumoren, offenen Hirnverletzungen oder einer akuten Enzephalitis, zugrunde.

■ Klinik
Es kommt zu einer Häufung epileptischer Anfälle ohne Rückkehr des Bewusstseins zwischen den Anfällen.

> **Merke**
>
> Der Status epilepticus ist ein medizinischer Notfall.

■ Therapie
Allgemeinmaßnahmen: Glukose 20 % 2–4 ml/kg KG; Sauerstoffzufuhr.

Antikonvulsiva: Midazolam 0,2 mg/kg KG i.v.; Diazepam 0,2–0,5 mg/kg KG i.v.; Clonazepam 0,05–0,1 mg/kg KG i.v.; Phenytoin 15–20 mg/kg KG i.v. (langsam!); Phenobarbital 15–20 mg/kg KG.

19.3.6 Gelegenheitsanfälle

■ Definition
Tonisch-klonische Anfälle, die am häufigsten bei Fieber, aber auch im Rahmen anderer Grunderkrankungen auftreten können und mit einer geringen Rezidivneigung assoziiert sind.

■ Ätiologie
- **Idiopathisch:** Fieberkrämpfe des Kleinkindes
- **Entzündlich:** Meningitis, Enzephalitis
- **Metabolisch:** Hypoglykämie, Hyponatriämie
- **Toxisch:** Azetylsalizylsäure, Alkohol
- **Traumatisch:** Kontusion, Blutung, Hirndruck.

Fieberkrämpfe

■ Definition
Epileptische Gelegenheitsanfälle ohne Hinweis auf eine intrakranielle Infektion oder eine andere definierte zerebrale Ursache, die im Säuglings- oder Kleinkindalter auftreten und mit Fieber (ab 38 °C) einhergehen.

■ Epidemiologie
Es handelt sich um die häufigste neurologische Störung im Kindesalter. 2–4 % aller Kinder bis zum Alter von 5 Jahren erleiden mindestens einen Fieber-

477

krampf. Der Häufigkeitsgipfel liegt im Alter von 18 Monaten. Fieberkrämpfe treten selten vor dem 9. Lebensmonat und nach dem 5. Lebensjahr auf.

> **Merke**
>
> Der Fieberkrampf ist die häufigste neurologische Störung im Kindesalter.

■ Ätiologie

Fieber, Alter und genetische Prädisposition sind die wichtigsten ätiologischen Faktoren. Bei 30 % der Fälle besteht eine positive Familienanamnese bezüglich Fieberkrämpfen, bei etwa 10 % der Fälle findet sich ein Familienmitglied mit echter Epilepsie. Bei Geschwistern eines Kindes mit Fieberkrämpfen beträgt das Risiko 20 %.

■ Pathogenese

Die Pathogenese ist ungeklärt. Betroffene Kinder weisen eine erhöhte Anfallsbereitschaft auf. Eine Temperaturerhöhung führt zu einer Senkung der individuellen Krampfschwelle im ZNS, die genetisch determiniert und altersabhängig unterschiedlich ist. Für die Entstehung des Anfalls ist die Geschwindigkeit des Temperaturanstiegs bedeutender als die maximal erreichte Temperatur!

> **Merke**
>
> Für die Entstehung des Fieberkrampfes ist die Geschwindigkeit des Temperaturanstiegs entscheidend.

■ Klinik

Bei einem „einfachen" Fieberkrampf handelt es sich um einen kurzen (meist < 3 min), selbstlimitierenden, generalisierten, tonisch-klonischen Anfall. Etwa 20 % der Fieberkrämpfe erfüllen die Kriterien des „komplizierten" Fieberkrampfes.

■ Kriterien des sog. komplizierten Fieberkrampfes

- Anfallsdauer > 15 min
- Iktale oder postiktale fokale neurologische Symptome
- Mehr als zwei Anfälle innerhalb von 24 h.

■ Differentialdiagnose

- Meningitis
- Enzephalitis
- Andere Ursachen von Gelegenheitskrämpfen (→ oben).

■ Diagnostik

- **Labor:** Blutglukose, Elektrolyte, Blutbild, Infektionsparameter, Blutkulturen (Fokussuche)
- Eine **Lumbalpunktion** dient zum Ausschluss einer Meningitis, die nur selten Ursache eines Fieberkrampfes ist. Sie sollte bei Vorliegen anamnestischer oder klinischer Hinweise auf eine Meningitis sowie stets bei Kindern < 12 Monate durchgeführt werden.
- Eine **EEG**-Ableitung ist nur bei kompliziertem Fieberkrampf oder bei postkonvulsiven Auffälligkeiten, die länger als 12 h anhalten, indiziert. Sie sollte frühestens am 7. postkonvulsiven Tag erfolgen.

■ Therapie

Bei Vorstellung des Patienten in der Klinik ist der Krampfanfall meist beendet. Bei prolongiertem Anfall (> 3 min) oder Status epilepticus ist eine Notfalltherapie indiziert. Hierzu dienen Diazepam rektal 5–10 mg, Lorazepam (Tavor® Expidet) 0,05–0,1 mg/kg KG bukkal vor die Zahnreihe oder Midazolam (Dormicum®) 0,1–0,7 mg/kg KG intranasal. Fiebersenkende Maßnahmen sind Wadenwickel, kühlende Umschläge und die Verabreichung von Antipyretika, z. B. Paracetamol.

> **Merke**
>
> Fieberkrämpfe stellen keine Indikation für eine Dauerbehandlung dar. Sie erfolgt nur bei Beginn einer Epilepsie.

■ Wiederholungsrisiko nach erstem Fieberkrampf

Durchschnittlich ein Drittel der Kinder erleidet ein Rezidiv. Das gilt vor allem, wenn mindestens zwei der u. g. Risikofaktoren vorliegen. Das Risiko halbiert sich bei maximal einem erfüllten Risikofaktor und verdoppelt sich, wenn mindestens drei der folgenden Risikofaktoren zutreffen:

- Alter bei erstem Fieberkrampf < 12 Monate
- Positive Familienanamnese für Fieberkrämpfe
- Temperatur bei erstem Fieberkrampf < 40 °C
- Zeitintervall zwischen Fieberbeginn und Fieberkrampf < 1 h.

■ Prophylaxe

Eine umfassende Aufklärung der Eltern ist erforderlich. Die Rezeptierung von einem der o. g. Medikamente für den Fall des Auftretens eines erneuten Fieberkrampfes sowie die frühzeitige Einleitung fiebersenkender Maßnahmen (Wadenwickel, Paracetamol, Ibuprofen) ab einer Temperatur von 38 °C sind wichtige Pfeiler der Prophylaxe. Die prophylaktische Gabe von Diazepam bei Infekten ist nicht indiziert.

> **Merke**
>
> Die Einweisung der Eltern bezüglich der Verabreichung von Diazepam-Rectiolen ist besonders wichtig, damit sie im Fall eines erneuten Fieberkrampfes vorbereitet sind.

19.3 Epileptische Anfälle und Epilepsien

■ Prognose

Das Risiko, durch einen Fieberkrampf zu versterben oder dauernde neurologische oder mentale Schäden zu erleiden, ist sehr gering. Das Risiko, an einer Epilepsie zu erkranken, beträgt knapp 3 %. Risikofaktoren sind:

- Vorbestehende Entwicklungsstörung
- Komplizierte Fieberkrämpfe
- Positive Familienanamnese für Epilepsien
- Zeitintervall zwischen Fieberbeginn und Fieberkrampf < 1 h.

> **Merke**
>
> Das Risiko von Kindern mit Fieberkrämpfen, an einer Epilepsie zu erkranken, beträgt knapp **3 %** und ist damit gegenüber der Normalbevölkerung etwas mehr als verdoppelt.

19.3.7 Grundzüge der Epilepsiebehandlung

Die Behandlung von Kindern mit einer Epilepsie erfordert ein umfassendes Betreuungskonzept. Ziel der Epilepsiebehandlung ist die klinische Anfallsfreiheit mit einem möglichst gut verträglichen Medikament und nicht die EEG-Kosmetik! Vor Beginn einer Behandlung sollte eine Abwägung der mit einer medikamentösen antiepileptischen Therapie einhergehenden Risiken erfolgen.

■ Allgemeine Aspekte der Epilepsiebehandlung

In der Regel wird bei Kindern und Jugendlichen mit seltenen Anfällen (ein bis zwei Anfälle pro Jahr) und mit geringem Wiederholungsrisiko noch nicht mit einer antiepileptischen Langzeitbehandlung begonnen. Die wichtigste Voraussetzung für die Einleitung therapeutischer Maßnahmen ist die eindeutige Klassifikation des Anfallstyps. Grundsätzlich erfolgt zunächst eine **Monotherapie**. Die Art des Aufdosierens (Einschleichen oder sofort volle Initialdosis) und die optimale Dosis richten sich nach der Dynamik der Epilepsie und nach den Eigenschaften der Substanz. Dosissteigerungen erfolgen bis zum Erreichen des Therapieziels (Anfallsfreiheit) oder bis zum Auftreten von Unverträglichkeitserscheinungen und nicht (mit Ausnahme von Phenytoin) in Abhängigkeit vom Serumspiegel! Wichtig ist die **regelmäßige Einnahme**, da ein Absinken des Medikamentenspiegels im Serum zu einer erhöhten Anfallsbereitschaft führt!

Bei Versagen der Therapie erster Wahl erfolgt der Übergang auf eine alternative Monotherapie, ehe mit einer Kombinationstherapie begonnen wird. Mehr als zwei Antiepileptika gleichzeitig sind in der Regel nicht notwendig, häufig im Hinblick auf Nebenwirkungen eher schädlich.

Wichtige Allgemeinmaßnahmen bei der Betreuung von Epilepsiepatienten sind eine geregelte Lebensführung, die Meidung körperlicher und geistiger Überanstrengungen, ausreichend Schlaf und die Reduktion des Fernsehens auf ein Minimum.

■ Medikamentöse Therapie

Die Therapiestrategien bei generalisierten und fokalen Anfällen in verschiedenen Altersklassen sind in Tabellen 19.2 und 19.3 zusammengefasst.

Zur **Überwachung** der medikamentösen Therapie sind folgende Maßnahmen erforderlich:

- Anfallskalender
- Anfallsprotokoll (Anfallsbeschreibung)
- Medikamentenspiegel im Serum
- EEG.

Eine **Beendigung der antiepileptischen medikamentösen Therapie** kann in Abhängigkeit von der Schwere der Epilepsie nach 2–5 Jahren Anfallsfreiheit erwogen werden. Sie erfolgt stets ausschleichend über Monate bis Jahre!

Tab. 19.2 Therapiestrategien bei Epilepsien mit generalisierten Anfällen.

Epilepsie	1. Schritt	2. Schritt	Weitere Schritte
Frühkindlich			
Grand Mal	VPA	Bromid	PB/PRM
Absencen	VPA	+ ESM	LTG
Myoklonisch-astatische Anfälle	VPA	+ ESM	MSX, LTG
Schul-, Jugendalter			
Grand Mal	VPA	LTG	PB/PRM, TPM
Pyknolepsie	VPA	+ ESM	LTG
Juvenile Absencen	VPA	LTG	ESM
Juvenile myoklonische Epilepsie	VPA	LTG	ESM, PRM, TPM

VPA: Valproat; PB: Phenobarbital; PRM: Primidon; ESM: Ethosuximid; LTG: Lamotrigin; MSX: Methosuximid; ACTH: adrenokortikotropes Hormon; TPM: Topiramat.
Nach: G. Gross-Selbeck: Derzeitige Behandlungsstrategien bei Anfällen und Epilepsien im Kindesalter. Monatsschr Kindheilkd 2001; 149:1174–1179.

Neurologie

Tab. 19.3 Therapiestrategien bei Epilepsien mit fokalen Anfällen.

Epilepsie	1. Schritt	2. Schritt	Weitere Schritte
Symptomatische Epilepsie	OCBZ	OCBZ + VPA	Chirurgie erwägen
Idiopathische Epilepsie	ST	CLB, VPA	Dexamethason
West-Syndrom (BNS)	VGB	VPA, ACTH	TPM
Lennox-Gastaut-Syndrom	VPA	TPM, FBM	LTG, MSX, Steroide

OCBZ: Oxcarbazepin; VPA: Valproat; CLB: Clobazam; ST: Sultiam; VGB: Vigabatrin; ACTH: adrenokortikotropes Hormon; TPM: Topiramat; FBM: Felbamat; LTG: Lamotrigin; MSX: Methosuximid.
Nach: G. Gross-Selbeck: Derzeitige Behandlungsstrategien bei Anfällen und Epilepsien im Kindesalter. Monatsschr Kindheilkd 2001; 149:1174–1179.

Eine **Notfallmedikation** sollte für jeden Patienten festgelegt werden. Sie sollte bei prolongiertem Anfall (> 3 min) mit Bewusstseinsverlust verabreicht werden: Diazepam rektal 5–10 mg oder Lorazepam (Tavor® Expidet) 0,05–0,1 mg/kg KG bukkal vor die Zahnreihe.

Das **Rezidivrisiko** ist bei Behinderung, kernspintomographisch nachgewiesenen ZNS-Defekten und bei ausgeprägten Zeichen der Anfallsbereitschaft im EEG erhöht.

■ Neurochirurgische Therapie

Auf dem Gebiet der operativen Epilepsiebehandlung konnten in den letzten Jahren entscheidende Fortschritte erzielt werden. Grundsätzlich kommt für einen epilepsiechirurgischen Eingriff ein Patient in Frage, dessen epileptische Anfälle von einem einzigen umschriebenen Herdgebiet ausgehen, das prinzipiell operativ zugänglich ist. Die Anfälle sollten sich als therapieresistent gegenüber medikamentösen Maßnahmen erwiesen haben. Eine Operation sollte nur dann durchgeführt werden, wenn von einer eindeutigen Verbesserung der Lebensqualität des Patienten ausgegangen werden kann. Man unterscheidet eine **kausale Epilepsiechirurgie** mit Entfernung von epileptogenem Hirngewebe und eine **palliative Epilepsiechirurgie**. Nicht selten finden sich funktionelle Herde in der Amygdala-Hippocampus-Region des Temporallappens. Die selektive Amygdalohippokampektomie ist dann die Methode der Wahl.

Die Ergebnisse der chirurgischen Therapie bei Kindern mit epileptogenem Fokus, der ein Korrelat in der Kernspintomographie hat, sind sehr günstig.

Zur **präoperativen Lokalisationsdiagnostik** werden folgende Untersuchungsmethoden eingesetzt:
• EEG- und Videolangzeitaufzeichnungen
• Kernspintomographie des Schädels
• EEG-Ableitung unter Einsatz sphenoidaler, nasopharyngealer und subduraler EEG-Elektroden
• SPECT (Single-Photon-Emissionscomputertomographie)
• PET (Positronenemissionstomographie).

■ Ketogene Diät

Bei therapieresistenten Epilepsieverläufen kann die 4:1-Diät (Fett zu Eiweiß/Kohlenhydrate im Verhältnis 4 : 1) zu einer Verbesserung der Anfallssituation, mitunter sogar zur Anfallsfreiheit führen. Diese extrem einseitige Ernährungsform ist jedoch mit einem erheblichen Nebenwirkungsrisiko behaftet und sollte daher nur von einem erfahrenen Team (Epileptologe und Diätassistentin) durchgeführt und überwacht werden.

■ Epileptische Anfälle und mentale Entwicklung

Dieses sensible Thema wird seit langem intensiv diskutiert. Für folgende Aussagen gibt es inzwischen recht gute Belege:
• Der einzelne kurz dauernde Anfall bewirkt keine Hirnschädigung.
• Einzelne motorische Anfälle von kurzer Dauer, auch Grand-Mal-Anfälle, selbst solche, die mit einer tiefen Zyanose einhergehen, sind wahrscheinlich weniger schädlich als viele, eher subtil verlaufende Anfälle.
• Chronische Anfälle stellen für das unreife Gehirn eine wesentlich größere Gefahr dar als für das reifere Gehirn. Die ersten beiden Lebensjahre gelten als besonders kritisch.
• Häufige interiktale Spikes und Spike Waves über klinisch stummen Hirnarealen (vorwiegend Assoziationskortex) stellen wahrscheinlich eine größere Bedrohung für die mentale Entwicklung der Kinder dar als viele zunächst wesentlich bedrohlicher wirkende (senso)motorische Anfälle.

19.3.8 Erkrankungen mit anfallsähnlichen Erscheinungen

Respiratorische Affektkrämpfe

■ Definition

Bewusstlosigkeit, Tonusverlust und selten Krampfanfälle durch Hypoxie infolge affektbedingter Auslöser. Man unterscheidet zyanotische und blasse Affektkrämpfe.

■ Epidemiologie

Bei 5 % der Kinder zwischen 6 Monaten und 5 Jahren treten respiratorische Affektkrämpfe auf.

19.3 Epileptische Anfälle und Epilepsien

■ Pathogenese
Zyanotischer Affektkrampf: Einleitung der Hypoxie durch den Atemstillstand. Durch den reflektorischen Stimmritzenverschluss kommt es zu einem erschwerten venösen Rückstrom und zu einer Reduktion des Herzminutenvolumens, wodurch sich der intrathorakale Druck erhöht.

Blasser Affektkrampf: zerebrale Hypoxie infolge Minderdurchblutung bei extremer Bradykardie.

■ Klinik
Immer kann ein auslösendes Moment (Schreck, Wut, Trotz, Schmerz) nachgewiesen werden.

Zyanotischer Affektkrampf (60 %): Zunächst erfolgt ein nicht zu überhörendes, pressendes **Schreien**. Daraufhin hält das Kind den Atem an, wird **zyanotisch**, anschließend **bewusstlos** und stürzt zu Boden. Das Kind liegt schlaff auf dem Boden, bei längerem Anhalten des Atems kann es zu Opisthotonus und Myoklonien kommen. Sehr selten erfolgt ein Übergang in einen tonisch-klonischen Anfall. In der Phase der Bewusstlosigkeit besteht eine **Sinusbradykardie**. Die Dauer beträgt selten länger als 0,5 min. Das Kind kommt wieder zu sich, ist müde und möchte schlafen.

Blasser Affektkrampf (25 %): Die Schreiphase ist nur sehr kurz oder fehlt. Der Krampf setzt mit einer plötzlichen, **ausgeprägten Bradykardie** oder Asystolie ein, die 10–20 s bestehen kann. Das Kind wird **blass, verliert das Bewusstsein, stürzt**, ist schlaff, versteift sich nach einigen Sekunden und kann am Ende der in der Regel weniger als 1 min dauernden

tonischen Phase einige Kloni zeigen. Anschließend kommt das Kind wieder zu sich, ist müde und möchte schlafen.

> **Merke**
>
> Blasse Affektkrämpfe sind aufgrund der wenig ausgeprägten Schreiphase sehr viel schwerer zu diagnostizieren als zyanotische Affektkrämpfe.

■ Therapie
Die Behandlung beinhaltet vor allem eine umfassende Aufklärung der Eltern über die prinzipielle Gutartigkeit dieser Anfälle. Erzieherische und psychologische Maßnahmen sind sinnvoller als Medikamente. Bei häufigen schweren blassen Affektkrämpfen wird Atropin empfohlen.

■ Prognose
In der Regel ist die Prognose gut. Folgeschäden nach Affektkrämpfen treten nur selten auf. Meist sistieren die Anfälle im Schulalter spontan.

Pavor nocturnus

■ Definition
Nächtliches Aufschrecken mit Angstsymptomatik.

■ Klinik
Die Kinder schrecken aus ruhigem Schlaf auf. Die Anfälle treten meist vor Mitternacht auf. Das Kind sitzt im Bett, schreit, starrt ein imaginäres Objekt

Checkliste: Differentialdiagnose von Manifestationen, die mit einem epileptischen Anfall verwechselt werden können.	
Symptomatik	**Ursache**
Synkopen	**Vaskulär** • Funktionelles Orthostasesyndrom • Vasovagale Synkopen **Kardiogen** • Aortenstenose • Herzrhythmusstörungen
Symptome, die sich vorwiegend nachts bzw. schlafassoziiert manifestieren	• Pavor nocturnus • Schlafwandeln • Einschlafmyoklonien • Albträume • Benigner Schlafmyoklonus des Neugeborenen
Paroxysmale, motorische Phänomene	• Benigner Myoklonus des Säuglingsalters • Benigne paroxysmale Dystonie des Kleinkindalters • Paroxysmale Choreoathetosen • Narkolepsie • Tics • Gilles-de-la-Tourette-Syndrom
Bewusstseinsverlust nach affektivem Auslöser	Respiratorische Affektkrämpfe
Jede Symptomatik „vor Publikum"	Psychogene Anfälle
Kopfschmerzen	Migräne
Schwindel und Angst	Gutartiger paroxysmaler Schwindel des Kindesalters
Halbseitensymptomatik	Alternierende Hemiplegie des Kindesalters

19 Neurologie

Checkliste: Klassifikation und Differentialdiagnose von Kopfschmerzen.	
Akuter generalisierter Kopfschmerz	• ZNS-Beteiligung bei systemischen Erkrankungen (40 %) • Exazerbierter Spannungskopfschmerz (20 %) • Schädel-Hirn-Trauma (10 %) • Intrakranielle Gefäßanomalien (5 %) • Hypertone Blutdruckkrisen (5 %) • Subarachnoidalblutung • Sinusvenenthrombose
Akuter umschriebener Kopfschmerz	• Sinugen • Otogen • Dentogen • Okulär
Akuter rezidivierender Kopfschmerz	• Migräne • Clusterkopfschmerz
Chronischer progredienter Kopfschmerz	• Pseudotumor cerebri • Sinusvenenthrombose • Hydrozephalus • Hirntumor • Posttraumatische Hirnblutung • Hirnabszess
Chronischer nichtprogredienter Kopfschmerz	• Spannungskopfschmerz • Medikameninduzierter Kopfschmerz

an, hat sichtlich Angst und ist motorisch unruhig. Dabei besteht eine noch schläfrige Bewusstseinslage, so dass man das Kind zunächst wecken muss, um den Angstzustand zu unterbrechen. Am nächsten Tag besteht für das Geschehene eine Amnesie.

19.4 Erkrankungen mit dem Leitsymptom Kopfschmerzen

Unter Kopfschmerzen versteht man eine durch Erregung von Schmerzrezeptoren ausgelöste komplexe Sinnesempfindung mit starker seelischer Komponente, bei der es häufig zu einer Beteiligung weiterer sensorischer Sinne kommt.

■ Epidemiologie
35 % der 7-Jährigen leiden unter episodischen Kopfschmerzen, bei 1–3 % handelt es sich um Migräne. 54 % der 15-Jährigen leiden unter episodischen Kopfschmerzen, bei 4–11 % handelt es sich um Migräne.

Bei 30 % der Kinder mit episodischen Kopfschmerzen handelt es sich um eine Kombination aus Migräne und Spannungskopfschmerz.

■ Primäre Kopfschmerzerkrankungen
Darunter werden Kopfschmerzen zusammengefasst, die keine pathologischen Befunde in den üblichen klinischen und apparativen Untersuchungsverfahren aufweisen, bei denen die Kopfschmerzen also eigenständige Erkrankungen sind (z.B. Migräne, Spannungs- oder Clusterkopfschmerz).

■ Sekundäre Kopfschmerzerkrankungen
Hierbei können mit den üblichen klinischen und apparativen Untersuchungsverfahren pathologische Befunde aufgedeckt werden, die sich mit den Kopfschmerzen in kausalen Zusammenhang bringen lassen. Sekundäre Kopfschmerzen sind also Symptom einer stets fassbaren Störung (z.B. Kopfschmerz nach Schädeltrauma, bei Tumoren, Gefäßstörungen, Infektionen, Stoffwechselerkrankungen).

Eine weitere Klassifikation der Kopfschmerzen nach differentialdiagnostischen Gesichtspunkten zeigt die Checkliste.

> **Merke**
>
> Kopfschmerzen gehören zu den häufigsten Gesundheitsproblemen bei Kindern und Jugendlichen und stellen – nicht nur wegen ihrer Häufigkeit und der stets vorhandenen Furcht vor Hirntumoren – ein gesundheitsökonomisch relevantes Problem dar.

19.4.1 Migräne

■ Definition
Rezidivierende Kopfschmerzen mit oder ohne Aura und einer Dauer zwischen 2 und 48 h.

■ Epidemiologie
Es handelt sich um die wichtigste und häufigste Ursache des pädiatrischen Kopfschmerzes. Bei Kindern unter 7 Jahren beträgt die Häufigkeit 2,5 %, Jungen sind häufiger betroffen als Mädchen. Postpubertär beträgt die Häufigkeit bei Jungen 5 %, bei Mädchen 10 %.

■ Ätiologie

In mindestens 70 % der Fälle findet sich eine familiäre Belastung. Derzeit wird die Migräne als konstitutionelle Störung der Neurotransmission angesehen. Es kommt auf dem Boden einer genetischen Disposition durch Änderung interner Zeitgeber, des Hormonspiegels oder des adrenergen Systems zu einer Modulation der inneren Reaktionsbereitschaft, so dass idiosynkratische Triggerreize eine Migräneattacke auslösen können.

■ Pathogenese

Sie ist nicht vollständig geklärt. Eine initiale Hemmung der kortikalen neuronalen Aktivität führt zur Aura. Es kommt zu einer Abnahme der Durchblutung, die okzipital beginnt und sich sehr langsam nach parietal und temporal ausbreitet. Eine Freisetzung von vasoaktiven Substanzen (Serotonin und Substanz P) sowie eine Aktivierung von Prostaglandinen führen zu einer Änderung des zerebralen Gefäßtonus und zu einer Induktion einer aseptischen Entzündungsreaktion im perivaskulären Gebiet von Duragefäßen. Diese führt über eine exzessive Aktivität trigeminaler Schmerzfasern zum typischen Kopfschmerz. Die Mitbeteiligung weiterer Hirnstammzentren (z.B. Area postrema) erklärt die vegetative Begleitsymptomatik.

■ Klinik

Die Migräne des Kindes ist in der Regel atypischer und kürzer als die des Erwachsenen. Die häufigsten Begleitsymptome im Kindesalter sind Übelkeit, Erbrechen, Photo- und Phonophobie.

Migräne ohne Aura (75 %): wiederkehrende Kopfschmerzattacken, die 2–48 h anhalten und mindestens zwei der folgenden Charakteristika aufweisen: einseitige Lokalisation (bei Kindern dennoch häufig bilateral), pulsierender Schmerzcharakter, Einschränkung der Leistungsfähigkeit (Kinder legen sich hin), Verstärkung durch körperliche Belastung. Die Kopfschmerzen müssen von Übelkeit und/oder Erbrechen bzw. Licht- oder Lärmempfindlichkeit begleitet sein. Mögliche vegetative Begleitsymptome sind Tachykardie, Blässe, Schweißausbrüche, Kältegefühl und Zittern, Gesichtsrötung, Tränenfluss, Miktionsdrang oder Diarrhö. Häufig beenden Ruhe und Schlaf die Kopfschmerzen. Im freien Intervall sind die Patienten beschwerdefrei.

Migräne mit Aura (25 %): Kennzeichen dieser Migräneform ist ein biphasischer Verlauf. Initial entwickeln sich innerhalb von 5–20 min allmählich fokale neurologische Zeichen (Aura), die nach spätestens 60 min vollständig abklingen und denen unmittelbar darauf eine akute Kopfschmerzattacke folgt. Die Kopfschmerzen und vegetativen Begleitsymptome entsprechen denen der Migräne ohne Aura. Als Aurasymptome treten am häufigsten visuelle Phänomene (z.B. Flimmerskotome, Gesichtsfeldausfälle) auf. Weniger häufig sind periorale Parästhesien und Hemihypästhesien. Selten sind Sprachstörungen oder motorische Paresen.

Diese Form wurde früher **„Migraine accompagnée"** genannt.

■ Komplikationen

Bei der **„komplizierten Migräne"** halten die neurologischen Ausfälle nach einer Migräneattacke länger als 7 Tage an. Ischämische Insulte können vorkommen.

■ Diagnostik

- **Anamnese:** Eigenanamnese/Fremdanamnese, Familienanamnese, vegetative Anamnese, Medikamentenanamnese
- **Schmerzcharakterisierung:** Warnsymptome? Zeitlicher Ablauf? Frequenz? Intensität? Qualität? Lokalisation? Einfluss körperlicher Belastung? Begleitsymptome? Auslöser?
- **Allgemeinpädiatrische und neuropädiatrische Untersuchung**
- **Kopfschmerzkalender**
- Patienten **Bild des Schmerzes** malen lassen
- **Blutdruckmessung**
- **Augenärztliches, HNO-ärztliches und zahnärztliches Konsil**
- **EEG:** unspezifische fokale Verlangsamung
- **Transkranielle Doppler-Sonographie** der hirnversorgenden Gefäße
- **Kernspintomographie** des Schädels.

> **Merke**
>
> Erst nach der ausführlichen Kopfschmerzanamnese und Untersuchung sollte eine gezielte weiterführende Diagnostik zum Ausschluss von sekundären Kopfschmerzursachen erfolgen.

■ Therapie

Bei der Migräne ist entscheidend, frühzeitig und ausreichend hoch dosiert zu behandeln. Die Therapie folgt einem Stufenplan (→ Abb. 19.11).

19.4.2 Symptomatische Kopfschmerzen

■ Ätiologie

- **Hirndrucksteigerung:** Hirntumoren, Hydrozephalus
- Sinusitis
- Meningitis, Enzephalitis
- Zerebraler Abszess
- Subdurales Hämatom
- Arteriovenöse Malformation
- Hypertensive Enzephalopathie
- Akute Subarachnoidalblutung.

■ Pathogenese

Die Kopfschmerzen entstehen durch Traktion an intrakraniellen Gefäßen und an der Dura.

19 Neurologie

```
┌─────────────────────────────────────────────┐
│         STUFE I: Allgemeine Maßnahmen          │
│                                                │
│   Pfefferminzöl (10 %) auf Schläfe, Nacken     │
│   Reizabschirmung                              │
│   Schlaf                                        │
└─────────────────────────────────────────────┘
```

Leichte Migräne
Seltene Anfälle

```
┌─────────────────────────────────────────────┐
│              STUFE II: Akuttherapie            │
│                                                │
│   Analgetika                                    │
│   Ibuprofen              10 mg/kg KG p.o.       │
│   Paracetamol            15 mg/kg KG p.o.       │
│                                                │
│        Bei mangelndem Erfolg:                   │
│   Serotoninrezeptor-Agonist (> 12 Jahre)        │
│   Sumatriptan            10–20 mg intranasal    │
│        und/oder                                 │
│   Antiemetika                                   │
│   Metoclopramid          0,1 mg/kg KG als ED    │
│   Domperidon             1 gtt/kg KG als ED     │
└─────────────────────────────────────────────┘
```

Schwere Migräne
Kein Ansprechen auf allgemeine
Maßnahmen und Analgetika

```
┌─────────────────────────────────────────────────────┐
│        STUFE III: Medikamentöse Migräneprophylaxe     │
│                                                        │
│   Kalzium-Antagonist:    Flunarizin 5 mg/kg KG/d       │
│   Antikonvulsiva:        Valproat 20–40 mg/kg KG/d     │
│                          Topiramat 1–2 mg/kg KG/d      │
│   Betablocker:           Metoprolol 1–2 mg/kg KG/d     │
│                          Propranolol 1–2 mg/kg KG/d    │
│   Antidepressiva:        Amitryptilin 1–2 mg/kg KG/d   │
│                                                        │
│   Verhaltensmedizinische Verfahren                     │
│   Andere psychologische Verfahren: Biofeedback,        │
│                          Muskelrelaxation              │
└─────────────────────────────────────────────────────┘
```

Schwere Migräne

> 2 Anfälle/Monat
Anfallsdauer > 48 Stunden
Extreme Schmerzintensität
Akuttherapie nicht wirksam
Extreme Begleitsymptomatik
Stark prolongierte Aura
Migränekomplikationen

Abb. 19.11: Stufentherapie der Migräne.

■ Klinik

Zunächst treten die Schmerzen sporadisch auf. Sie beginnen typischerweise in den frühen Morgenstunden. Der Schmerz ist diffus und betont frontal und okzipital. Durch jede intrakranielle Drucksteigerung (Niesen, Husten, Pressen) kommt es zu einer Schmerzverstärkung. Im späteren Krankheitsverlauf können Lethargie und Irritabilität auftreten. **Frühmorgendliches Nüchternerbrechen** ist ein charakteristisches Kennzeichen einer intrakraniellen Drucksteigerung.

■ Diagnostik

- Anamnese
- Körperliche und neurologische Untersuchung
- Fundusspiegelung
- Kernspintomographie oder Computertomographie des Schädels mit Kontrastmittel

■ Therapie

Die Behandlung besteht in der Beseitigung des Auslösers und erfolgt daher in Abhängigkeit von der Grunderkrankung.

19.5 Pseudotumor cerebri

■ Definition

Klinisches Syndrom, das die Symptome eines Hirntumors imitiert und mit intrakranieller Druckerhöhung, jedoch normaler Liquorzellzahl, normaler Liquoreiweißkonzentration sowie normaler Konfiguration, Größe und Lage der Ventrikel einhergeht. Ein Pseudotumor cerebri tritt bevorzugt bei jungen, übergewichtigen Frauen auf, kommt jedoch auch im Kindesalter vor. Synonym: idiopathische intrazerebrale Hypertonie (IIH).

■ Pathogenese

Die Pathogenese des Pseudotumor cerebri ist nicht vollständig geklärt. Es bestehen Hinweise auf zugrunde liegende Störungen der Liquorproduktion und -resorption, auf Störungen der intrakraniellen Vasomotorik oder auf eine venöse Obstruktion.

■ Ätiologie

Eine Vielzahl von Erkrankungen sowie verschiedene Medikamente können einen Pseudotumor cerebri auslösen. Hierzu gehören:
- **Metabolische Erkrankungen**
  - Adipositas
  - Galaktosämie
  - Hypoparathyreoidismus

484

- Hypophosphatasie
- Morbus Addison
- **Infektionen**
  - Röteln
  - Chronische Otitis media und Mastoiditis
  - Guillain-Barré-Syndrom
- **Medikamente**
  - Vitamin-A-Intoxikation
  - Tetrazykline
  - Nitrofurantoin
  - Kortikosteroide
  - Orale Kontrazeptiva
- **Hämatologische Erkrankungen**
  - Polyzythämie
  - Hämolytische Anämie
  - Eisenmangelanämie
  - Wiskott-Aldrich-Syndrom
- **Obstruktion intrakranieller venöser Sinus**
  - Sinusvenenthrombose
  - Schädel-Hirn-Trauma
  - Obstruktion der V. cava superior
- **Idiopathischer Pseudotumor cerebri.**

■ Klinik

Das klinische Leitsymptom sind **Kopfschmerzen**, die mit Erbrechen einhergehen können, das jedoch in der Regel weniger persistierend ist als bei einem Tumor der hinteren Schädelgrube. **Doppelbilder** als Folge einer Abduzensparese treten häufig auf. Typischerweise fehlen Bewusstseinsstörungen oder eine Einschränkung kognitiver Funktionen. Bei der Untersuchung des Säuglings kann sich eine pulsierende Fontanelle oder ein schepperndes Geräusch bei Schädelperkussion durch Auseinanderweichen der Schädelnähte finden. Beim älteren Kind ist ein **Papillenödem** die wichtigste und häufigste Auffälligkeit bei der Untersuchung.

■ Komplikationen
- Optikusatrophie
- Erblindung.

> **Merke**
>
> Neurologische Herdsymptome sprechen gegen die Diagnose Pseudotumor cerebri.

■ Diagnostik
- **Kernspintomographie** des Schädels zum Ausschluss einer intrazerebralen Raumforderung
- **Augenärztliche Untersuchung:** Papillenödem
- **Liquorpunktion:** Liquordruck im Liegen erhöht! Biochemisch normaler Liquorbefund.

> **Merke**
>
> Diagnostische Kriterien des Pseudotumor cerebri:
> - Erhöhter intrakranieller Druck (LP, Druckmessung)
> - Normale intrazerebrale Anatomie
> - Normale Liquorzellzahl und -proteinkonzentration
> - Klinische Zeichen der chronischen Hirndrucksteigerung (Papillenödem).

■ Therapie

Zunächst sollte man sich um die Diagnosestellung und Behandlung einer möglicherweise zugrunde liegenden Erkrankung bemühen.

In den meisten Fällen ist der Pseudotumor cerebri selbstlimitierend, und die initiale Liquorpunktion führt bereits zu einer ausreichenden Druckentlastung. Bei Persistenz der Symptomatik ist ein stufenweises Vorgehen indiziert.

Kein Visusverlust: Gewichtsabnahme und Acetazolamid zur Hirndrucksenkung.

Mittelgradiger Visusverlust ohne rasche Progredienz: zusätzlich wiederholte Lumbalpunktionen.

Schwerer Visusverlust und/oder rasche Progredienz: Anlage eines ventrikuloperitonealen Shunts wegen drohender Optikusatrophie (selten erforderlich).

■ Prognose

In der Regel ist die Prognose gut. Optikusatrophie und Erblindung sind ernste Komplikationen, die bei ausbleibender Diagnosestellung und Therapie vorkommen.

19.6 Vaskuläre ZNS-Erkrankungen

19.6.1 Vaskuläre Malformationen

Nach neuropathologischen Gesichtspunkten werden vaskuläre Malformationen folgendermaßen klassifiziert:
- Arteriovenöse Malformationen (Sonderform Vena-Galeni-Malformation)
- Kavernome
- Venöse Angiome
- Kapilläre Teleangiektasien.

Arteriovenöse Malformationen

■ Definition

Arteriovenöse Malformationen (AVM) oder AV-Angiome des Gehirns sind kongenitale Fehlbildungen des arteriokapillären Gefäßbetts, die in der 4.–8. Schwangerschaftswoche aus direkten Verbindungen zwischen arteriellen und venösen Schenkeln eines primitiven vaskulären Plexus entstehen.

Neurologie

■ Epidemiologie

Die Häufigkeit von AVM in der Bevölkerung beträgt etwa 0,5 %. AV-Angiome stellen bei Kindern unter 15 Jahren die häufigste Ursache einer spontanen intrakraniellen Blutung oder eines vaskulären Insultes dar.

■ Pathogenese

AV-Angiome bestehen aus einem Gefäßkonvolut, das von einer oder mehreren zerebralen Arterien gespeist und von großen Venen drainiert wird. Da der normale Gefäßwiderstand des arteriokapillären Gefäßbettes fehlt, führt der verminderte Gesamtwiderstand zu einer erhöhten Durchblutungsrate der AVM (arteriovenöse Shunts), die mit einem erhöhten intravaskulären Druck einhergeht. Hierdurch kann es zu Gefäßrupturen kommen. In Abhängigkeit von der Lokalisation der AVM kommt es in der Folge zu Subarachnoidalblutungen, intraparenchymatösen Blutungen oder Ventrikelblutungen. Ein erhebliches Shuntvolumen kann zu einer verminderten Durchblutung des umliegenden Hirngewebes führen („Steal-Effekt"). Die chronische Ischämie kann zu fluktuierenden oder langsam progredienten neurologischen Störungen führen. Epileptische Anfälle können Ausdruck einer hämorrhagischen oder ischämischen kortikalen Schädigung sein.

■ Klinik

Die häufigsten Initialsymptome sind **akute Hirnblutungen** (75 %), **zerebrale Krampfanfälle** (15 %), rezidivierende **Kopfschmerzen** und **neurologische Ausfälle** (5 %). Kleine AVM führen häufiger zu einer Blutung als große. Die Wiederholungswahrscheinlichkeit einer Blutung beträgt 25 % innerhalb von 5 Jahren.

■ Therapie

Wegen des hohen Blutungsrisikos sollte stets eine Behandlung angestrebt werden! Behandlungsziel ist die vollständige Ausschaltung der AVM.

Mögliche Therapieoptionen sind die **operative Ausschaltung** der AVM oder die **Embolisation** zuführender Gefäße. Eine präoperative Embolisation verbessert die Operabilität.

> **Merke**
>
> Die Therapie von arteriovenösen Malformationen sollte stets im Rahmen einer engen Zusammenarbeit zwischen interventionellen Neuroradiologen und Neurochirurgen erfolgen.

■ Prognose

Die 10-Jahres-Mortalitätsrate bei Kindern beträgt 23 %.

> **Merke**
>
> Die erste Blutung bei arteriovenöser Malformation geht mit einer Mortalität von 10 % einher und hinterlässt bei 50 % der überlebenden Patienten bleibende neurologische Ausfallserscheinungen. Mortalitäts- und Morbiditätsrate steigen bei jeder weiteren Blutung an.

■ Sonderform der AVM: Vena-Galeni-Malformation

Es handelt sich um eine arteriovenöse Gefäßfehlbildung mit Persistenz des Vorläufers der V. magna Galeni, der V. prosencephalica. Wegen des hohen Shuntvolumens kommt es zu einer sackförmigen, aneurysmatischen Erweiterung der V. prosencephalica. Die eigentliche V. Galeni ist nicht angelegt. Bei hohem Shuntvolumen stehen postnatal die Zeichen der **kardialen Volumenbelastung** im Vordergrund: erhöhtes Herzminutenvolumen, systolisches Herzgeräusch, Tachykardie, Kardiomegalie und Herzinsuffizienz. Über der Kalotte ist ein lautes **Strömungsgeräusch** zu auskultieren. Bei geringem Shuntvolumen kann durch die venöse Abflussstörung des Shuntvolumens ein zunehmender **Hydrocephalus internus** entstehen.

Die **Diagnose** kann prä- und postnatal sonographisch gestellt werden: Nachweis einer großen, zentralen zystischen Malformation, die farbdopplersonographisch durchflossen ist. Eine Kernspintomographie mit MR-Angiographie zeigt Veränderungen des Parenchyms, der Liquorräume und der Gefäßarchitektur.

Die **Therapie** besteht in der Durchführung einer invasiven Angiographie mit Embolisationsbehandlung, die nur in spezialisierten Zentren durchgeführt werden kann. Hierdurch konnte die Überlebensrate in Abhängigkeit von der vorliegenden Form auf 50–100 % erhöht werden.

Zerebrale Kavernöse Malformationen (CCM)

■ Definition

Zerebrale Kavernöse Malformationen (CCM) sind multiple, sinusoidal erweiterte vaskuläre Räume, die von einer einfachen Epithelzellschicht begrenzt werden. Das Fehlen von Hirngewebe zwischen den einzelnen vaskulären Räumen ist pathognomonisch. Synonyme: Kavernöse Angiome, Kavernome.

■ Epidemiologie

Die Prävalenz von CCM in der Bevölkerung beträgt etwa 0,5 %. Davon sind 10–20 % genetisch bedingt. Nur etwa 5 % der CCM werden symptomatisch. Symptomatische CCM werden in etwa 30 % der Fälle vor dem 20. Lebensjahr manifest, in 3 % der Fälle sogar im 1. Lebensjahr.

19.6 Vaskuläre ZNS-Erkrankungen

■ Pathogenese

CCM sind „Slow-Flow-" und „Low-Pressure"-Läsionen. Sie besitzen weder zuführende, dilatierte Arterien noch drainierende Venen und sind daher angiographisch okkult! Rezidivierende Einblutungen durch intraluminale Druckschwankungen sind charakteristisch. CCM können an Größe zunehmen und einen raumfordernden Effekt ausüben. Sie treten sporadisch oder familiär mit autosomal-dominantem Erbgang auf. Letztere werden durch Mutationen im *CCM1*-, *CCM2*-, oder *CCM3*-Gen verursacht.

■ Klinik

Initialsymptom im Kindesalter sind am häufigsten **fokale Krampfanfälle**. Die zunehmende Raumforderung kann zu zunehmenden neurologischen Ausfallserscheinungen führen. Unspezifische Kopfschmerzen und Schwindel kommen in 25 % der Fälle vor. Im Gegensatz zu den AVM sind bedrohliche Blutungen bei CCM sehr selten!

■ Diagnostik

- **Kernspintomographie des Schädels:** Nachweis einer typischen Läsion mit gemischter Signalintensität und Verkalkungen (z. B. signalarme Hämosiderinablagerungen im umgebenden Hirngewebe und eine reaktive, signalintensive Gliose als Folge kleiner Sickerblutungen im T2-Bild)
- **MR-Angiographie:** Abbildung der langsam perfundierten Sinusoide und der thrombosierten Kavernomanteile
- **Invasive Angiographie:** Nachweis eines avaskulären Areals.

■ Therapie

Die mikrochirurgische Kavernomentfernung ist die Therapie der Wahl. Bei asymptomatischen CCM ist ein abwartendes Verhalten mit regelmäßigen Verlaufskontrollen wahrscheinlich vertretbar.

■ Prognose

Die Prognose hängt von der Lokalisation der Läsion ab, sie ist bei oberflächlichen CCM günstiger als bei tief liegenden. Die postoperative Morbidität beträgt 5 %. Mehr als 90 % der Patienten sind postoperativ anfallsfrei.

Aneurysmen

■ Definition

Umschriebene Gefäßerweiterungen, die in 90 % der Fälle durch eine kongenitale, anlagebedingte Schwäche der Tunica media bedingt sind.

■ Epidemiologie

Die Häufigkeit von Aneurysmen in der Bevölkerung beträgt etwa 4 %. Nur 0,5–3 % der Aneurysmen werden bis zum 20. Lebensjahr symptomatisch. Jungen sind doppelt so häufig betroffen wie Mädchen. Die überwiegende Mehrzahl der Aneurysmen ist im vorderen Anteil des Circulus Willisii gelegen. In 20 % der Fälle kommen Riesenaneurysmen (> 2,5 cm Durchmesser) vor.

■ Ätiologie

Im Kindesalter treten Aneurysmen gehäuft bei Kollagenerkrankungen (Ehlers-Danlos-Syndrom, Marfan-Syndrom) auf. Oft sind sie mit einer Aortenisthmusstenose, arteriovenösen Malformationen, polyzystischen Nieren, einer Neurofibromatose oder fibromuskulären Dysplasie assoziiert.

■ Pathogenese

Die Schwäche der Tunica media wirkt sich insbesondere an einer arteriellen Bifurkation mit bogigem Gefäßverlauf aus, wo Druck- und Scherkräfte zu einer sackförmigen Ausstülpung der Gefäßwand führen.

■ Klinik

Das häufigste Initialsymptom ist die akute Aneurysmaruptur mit **Subarachnoidalblutung** (80 %). Hierbei treten plötzlich stärkste Kopfschmerzen und Nackensteifigkeit auf. Hirnnervenlähmungen und Bewusstseinsstörungen (Koma) können hinzukommen. Konsekutive Liquorzirkulationsstörungen können zu einem Hydrocephalus internus führen. Zwischen dem 3. und 10. Tag nach Blutung können Vasospasmen auftreten, die zu einem sekundären ischämischen Defizit führen können.

■ Diagnostik

- **Computertomographie des Schädels:** sofortige Durchführung bei Blutungsverdacht
- **MR-Angiographie:** Nachweis von Form, Lagebeziehung, Gefäßverdrängung des Aneurysmas, Sensitivität 96 % (Durchführung, wenn im CT keine Blutung)
- **Invasive Angiographie:** Darstellung aller vier hirnversorgenden Gefäße (Durchführung, wenn im CT eine Blutung nachgewiesen wurde).

■ Therapie

Die Behandlung des rupturierten Aneurysmas besteht, wenn möglich, in einer frühzeitigen mikrochirurgischen Clippung zur Vermeidung von Nachblutungen.

Nichtrupturierte Riesenaneurysmen werden endovaskulär embolisiert oder operativ versorgt.

■ Prognose

Die Prognose ist bei Koma und nach einer operativen Versorgung mehr als 72 h nach einer Blutung wegen der Gefahr des dann einsetzenden Vasospasmus deutlich schlechter. Die Prognose bei rupturierten, operativ nicht behandelbaren Aneurysmen ist sehr schlecht.

19 Neurologie

19.6.2 Ischämische und zerebrale Insulte

Definition
Regionale oder globale Minderdurchblutung des Gehirns durch einen embolischen oder thrombotischen Verschluss einer Hirnarterie oder durch einen hämodynamisch bedingten Abfall des zerebralen Perfusionsdruckes, wodurch es zu vorübergehenden oder dauerhaften neurologischen Ausfällen kommt.

Klassifikation
- **Nach zeitlichen Gesichtspunkten (Dauer neurologischer Ausfälle):**
  - Maximal 24 h: transitorisch-ischämische Attacke (TIA)
  - Maximal 1 Woche: reversibles ischämisches neurologisches Defizit (RIND)
  - Persistierend: kompletter Infarkt
- **Nach Art und Schwere der dominierenden neurologischen Ausfälle, z.B.:**
  - Hemiparese
  - Hemianopsie
  - Aphasie
- **Nach Lokalisation der betroffenen Gefäßregion, z.B.:**
  - Mediastromgebiet
  - Anteriorstromgebiet
  - Posteriorstromgebiet
  - Vertebrobasiläres Stromgebiet
- **Nach pathogenetischen Kriterien, z.B.:**
  - In-situ-Thrombose
  - Arterioarterielle oder kardiogene Embolie
  - Hämodynamisch bedingte Minderperfusion
- **Nach angiologischen Kriterien, z.B.:**
  - Makroangiopathie
  - Mikroangiopathie.

> **Merke**
>
> Auch bei Kindern sollte der Infarkt vollständig klassifiziert werden, da dies von prognostischer Bedeutung ist.

Epidemiologie
Ischämische und hämorrhagische zerebrale Insulte kommen im Kindesalter mit einer Häufigkeit von 2,5 : 100 000 pro Jahr vor.

Ätiologie
Eine Vielzahl von Erkrankungen kann zu ischämischen zerebralen Insulten führen. Die häufigste Ursache (25 %) ist die **kardiogene Embolie** bei primären Herzerkrankungen (u.a. angeborener Herzfehler, Myokarditis, Endokarditis, Arrhythmien, künstliche Herzklappen). Außerdem können **Gefäßerkrankungen** (vaskuläre Dysplasien, Bindegewebserkrankungen, Vaskulitiden, Gefäßtraumen), **hämatologische Erkrankungen und Gerinnungsstö-**rungen (Sichelzellanämie, Thrombozytose, Antithrombin-III-Mangel, Protein-C-Mangel, APC-Resistenz, Verbrauchskoagulopathie, Antiphospholipidantikörpersyndrom), **angeborene Stoffwechselerkrankungen** (Dyslipoproteinämien, mitochondriale Enzephalomyopathie mit Laktatazidose und Schlaganfall [MELAS], Homozystinurie, kongenitale Defekte der Glykosylierung [CDG-Syndrom]) und **Infektionen** (bakterielle Meningitis, tuberkulöse Meningitis, Varizellen, Herpes zoster, HIV) ischämische zerebrale Insulte verursachen. In einem Drittel der Fälle bleibt die Ursache unklar.

Pathogenese
Störungen der neuronalen Funktion treten bei Unterschreiten der Durchblutung von 20 ml/min und 100 g Hirngewebe auf. Irreversible morphologische Schäden entstehen bei Werten unter 12 ml/min und 100 g Hirngewebe. Diese sind im Zentrum des Infarktgeschehens am stärksten ausgeprägt. In der Infarktperipherie hingegen sind der Strukturstoffwechsel zunächst noch erhalten und die Schädigung potenziell reversibel. Der komplette Verschluss eines Stammastes führt zu einem keilförmigen Territorialinfarkt im zugehörigen distalen Versorgungsgebiet mit Beteiligung von Hirnrinde und subkortikalem Marklager.

Klinik
In Abhängigkeit vom betroffenen Gefäßterritorium treten akut neurologische Defizite verschiedener Ausprägung auf: **armbetonte Hemiparese und Aphasie** (A. cerebri media), **beinbetonte Hemiparese** (A. cerebri anterior) oder **Hemianopsie, Ataxie, Schwindel,** Nystagmus und Hirnnervenausfälle (hinterer Hirnkreislauf). Bei Kleinkindern können initial Krampfanfälle oder Koma auftreten.

Diagnostik
- **Computertomographie des Schädels:** Ausschluss einer Hirnblutung
- **Kernspintomographie des Schädels:** Nachweis des Infarktgebietes
- **MR-Angiographie:** Beurteilung der basalen Hirngefäße
- **Kardiologische Diagnostik:** Suche nach kardialen Emboliequellen
- **Gerinnungsuntersuchungen:** u.a. Antithrombin III, Protein C, Protein S, APC-Resistenz, Antiphospholipidantikörper, Gesamthomozystein im Serum.

Therapie
Allgemeine Maßnahmen sind die Hypoxievermeidung, eine Blutdruckstabilisierung sowie die Behandlung von Herzrhythmusstörungen und zerebralen Anfällen. Eine **primäre Antikoagulation** mit Heparin und anschließender oraler Antikoagulation mit Cumarinderivaten wird bei kardiogener

Embolie oder bei Hyperkoagulabilität durchgeführt. In den übrigen Fällen ist nach Ausschluss einer Blutung eine Therapie mit **Azetylsalizylsäure** sowohl in der Akutphase als auch als Dauerprophylaxe indiziert. Eine systemische Fibrinolysebehandlung mit rtPA wird in spezialisierten Zentren inzwischen auch bei Kindern unter Beachtung von Ausschlusskriterien (Blutungsgefahr!) und unter strenger Überwachung durchgeführt.

19.6.3 Sinus- und Hirnvenenthrombose

■ Definition
Verschlüsse intrazerebraler venöser Gefäße, die seltener als arterielle Verschlüsse vorkommen, als blande oder septische Sinus- oder Hirnvenenthrombose auftreten können und meist mit einer schleichend auftretenden fokalen neurologischen Symptomatik einhergehen.

■ Epidemiologie
Thrombosen zerebraler Venen kommen wesentlich seltener als arterielle Verschlüsse vor.

■ Ätiologie
Disponierende Faktoren für die häufigere **blande Sinus- oder Hirnvenenthrombose** sind eine akute Dehydratation, zyanotische Herzvitien, Herzinsuffizienz, nephrotisches Syndrom, Schädel-Hirn-Trauma, Leukämien, angeborene Gerinnungsstörungen (Antithrombin-III-Mangel, Protein-C-Mangel, Protein-S-Mangel) und zentrale Venenkatheter.

Disponierende Faktoren für die seltenere **septische Sinus- oder Hirnvenenthrombose** sind eine Otitis media, eine Mastoiditis, eine Sinusitis oder eine eitrige Hautinfektion im Mittelgesichtsbereich.

■ Pathogenese
Die partielle oder komplette Sinusvenenthrombose führt im vorgeschalteten Gefäßgebiet zu einer venösen Stase, zur Erhöhung des Kapillardruckes und zu fortschreitender Thrombosierung kortikaler Venen. In der Folge können eine hämorrhagische Infarzierung oder eine Blutung auftreten. Die venöse Abflussstauung führt schließlich zu einer Erhöhung des intrakraniellen Druckes.

■ Klinik
Die Symptome entwickeln sich häufig subakut oder schleichend. Eine hämorrhagische Infarzierung äußert sich in **fokalen neurologischen Ausfällen** wie zentralen Paresen, Hemianopsie, Aphasie und fokalen Anfällen. **Hirndruckzeichen** manifestieren sich mit heftigen Kopfschmerzen, Bewusstseinsstörungen, Stauungspapille, Sehstörungen und Abduzensparese.

Die gefürchtete **septische Sinus-cavernosus-Thrombose** führt zu Chemosis, Exophthalmus, hohem Fieber und Hirnnervenläsionen II–VI. Sie tritt meist im Rahmen einer Infektion der Orbita, der Nasennebenhöhlen oder der Haut im Mittelgesichtsbereich auf.

■ Diagnostik
- **Computertomographie des Schädels:** erhöhte Dichte des betroffenen Sinus. Nach Kontrastmittelgabe Nachweis des „Empty-Delta"-Zeichens mit Enhancement um den thrombosierten Sinus
- **Kernspintomographie des Schädels:** Nachweis hämorrhagischer Infarzierungen und eines Hirnödems
- **MR-Angiographie:** Sinusdarstellung.

■ Therapie
Im Akutstadium erfolgt eine systemische Heparinisierung. Die endovaskuläre Fibrinolyse wird nur in schweren Fällen durchgeführt und ist mit erheblichen Risiken assoziiert.

19.7 Infantile Zerebralparesen (ZP)

■ Definitionen
Die Zerebralparesen stellen kein einheitliches Krankheitsbild dar, sondern bilden einen Symptomenkomplex von Enzephalopathien, die durch eine neurologisch klar definierbare Störung der motorischen Funktionen (Spastik, Dyskinesie, Ataxie) und durch häufig assoziierte zusätzliche Störungen (Lernbehinderung, geistige Retardierung, Sehstörungen, Epilepsie) gekennzeichnet sind. Sie entstehen durch eine nicht progrediente Erkrankung des unreifen, sich entwickelnden Gehirns.
Parese: Einschränkung der willkürlichen muskulären Kraftentfaltung.
Plegie: komplette Lähmung.

> **Merke**
>
> Bei der Beschreibung der Zerebralparesen sollte nur der Ausdruck „Parese" verwendet werden, da eine vollständige Lähmung, also eine „Plegie", bei den Zerebralparesen nicht vorkommt, auch nicht bei Kindern mit schwersten Formen der Zerebralparese.

■ Epidemiologie
Die Häufigkeit der ZP beträgt etwa 2 : 1 000 Lebendgeburten. Sie steigt mit abnehmendem Gestationsalter. Bei einem Geburtsgewicht unter 1 500 g liegt die Häufigkeit durchschnittlich bei etwa 60 : 1 000 Lebendgeburten.

19 Neurologie

Klassifikation	

Spastische ZP	• Bilaterale spastische ZP:
	  – Komplette Tetraparese,
	    Arme ≥ Beine
	  – Beinbetonte Tetraparese
	    (= Diparese), Beine > Arme
	  – Dyskinetisch-spastische ZP
	• Spastische Hemiparese

Dyskinetische ZP	• Dystone Athetose • Choreoathetose
Ataktische ZP	• Zerebelläre Ataxie

■ Ätiologie

Bei spastischen und dyskinetischen ZP-Formen liegt meist eine Läsion des Gehirns zugrunde, die bei **bilateraler ZP** häufig hypoxisch-ischämisch entsteht. Eine beinbetonte spastische ZP (Diparese) entwickelt sich charakteristischerweise nach periventrikulärer Leukomalazie beim Frühgeborenen. **Spastische Hemiparesen bei Reifgeborenen** entstehen oft durch Infarkte im Bereich der A. cerebri media oder durch periventrikuläre Gliosen. **Spastische Hemiparesen bei Frühgeborenen** sind häufig auf porenzephale periventrikuläre Marklagerreduktionen nach intraventrikulären Blutungen zurückzuführen. Die **dyskinetische ZP** entsteht in der Mehrzahl der Fälle durch hypoxisch-ischämisch bedingte Läsionen im Thalamus und in den Basalganglien (Asphyxie, Schock). Dies betrifft vorwiegend Kinder mit einem Gestationsalter > 32 SSW. Die **athetotische ZP**, verursacht durch eine neonatale Hyperbilirubinämie mit Kernikterus, wird durch die konsequente Behandlung des Neugeborenenikterus (→ Kap. 1.8.1) nur noch sehr selten beobachtet. Bei der **ataktischen ZP** sind hypoxisch-ischämische Gehirnläsionen eine Seltenheit. Die Ursache bleibt meist unklar; in etwa 35 % der Fälle besteht eine Kleinhirnanlagestörung.

■ Klinik

Bilaterale spastische ZP: Hierzu gehören die beinbetonten Formen oder Diparesen (60 %) und die kompletten spastischen Tetraparesen (30 %). Ein gewisser dystoner Anteil ist bei allen schweren spastischen ZP-Formen zu sehen, der sich bei Beteiligung der Hände als Pronation, Beugung im Handgelenk und Streckung der Finger bei Aktion manifestiert. Die motorische Behinderung ist in zwei Drittel der Fälle schwer (kein freies Gehen mit 5 Jahren). Motorische Sekundärprobleme (Kontrakturen im Bereich der Hüfte mit Abduktions- und Streckdefizit und Hüftluxationen, Kniebeugekontrakturen, Spitzfußstellung) entwickeln sich besonders bei schwer betroffenen, nicht gehfähigen Kindern. Skoliosen können vorkommen. Eine **geistige Behinderung** tritt in 20–50 % der Fälle auf. Eine **zentrale Sehstörung** schwerer Art (blind oder fast blind) kommt in etwa 20 % der Fälle vor. Ein Strabismus convergens ist häufig assoziiert. Eine Epilepsie manifestiert sich bei etwa 50 % der Kinder, in 10 % der Fälle handelt es sich um ein West-Syndrom.

Spastische konnatale Hemiparesen: Jeweils die Hälfte sind arm- oder beinbetont, etwa 10 % sind gleichförmig betroffen. Die motorische Behinderung ist selten schwer, ein Nichterlernen des freien Gehens ist sehr selten. Über 50 % erreichen ein fast normales Gehen, 30 % hinken mäßig, 10 % schwer. Die Handfunktion ist in 50 % der Fälle gut, in 20 % schwer beeinträchtigt. **Motorische Sekundärprobleme** entwickeln sich im Verlauf als Hypotrophie der betroffenen Extremitäten und als Kontrakturen besonders des betroffenen Beines. Eine **geistige Behinderung** tritt deutlich seltener als bei anderen ZP-Formen auf. 80–90 % der Kinder zeigen keine wesentliche Beeinträchtigung der geistigen Entwicklung. Sehstörungen entwickeln sich in Form einer homonymen Hemianopsie. Eine **Epilepsie** manifestiert sich bei 30 % der Kinder mit konnataler Hemiparese.

Dyskinetische ZP: Eine spastische Komponente ist häufig. Die **Dystonie** der Hände manifestiert sich als Pronation, Beugung im Handgelenk und Streckung der Finger bei Aktion. Die **dyskinetische Bewegungsstörung** ist immer **generalisiert** ausgeprägt, betrifft also nicht nur Beine und Rumpf, sondern auch Arme, Schultergürtel und insbesondere das Gesicht. Aktivierung und Erregung äußern sich in massiven unwillkürlichen Bewegungen. Die Kinder sind meist motorisch sehr **schwer behindert**. Die ko-

Checkliste: Neurologische Kriterien für die Klassifikationszuordnung.	
Spastik	Abnorm erhöhter Muskeltonus, gesteigerte Muskeleigenreflexe, positive Pyramidenzeichen, abnorme Haltungs- und Bewegungsmuster (Spitzfußstellung, Innenrotation und Adduktion in der Hüfte, Pronation und Flexion des Unterarmes), Ausbildung von Kontrakturen.
Dystonie	Abnorme, anhaltende Muskelkontraktionen, die zu ausfahrenden Bewegungsabläufen und abnormen dystonen Stellungen führen (Flexion, Pronation im Handgelenk bei Strecken der Finger oder Torsion des Rumpfes)
Athetose	Generalisierte, unkoordinierte, überschießende, unwillkürliche, hyperkinetische Bewegungsstörung bei normalem oder niedrigem Muskeltonus.
Ataxie	Dysmetrie oder Intentionstremor der oberen Extremität. Gang- und Standataxie im Bereich der unteren Extremitäten und des Rumpfes (breitbasig, schwankend).

gnitive Funktion, die häufig vergleichsweise gut ist, lässt sich oft schwer beurteilen. Häufig ist aufgrund der begleitenden Dyskinesie der Speiseröhre eine gastroösophageale Refluxsymptomatik assoziiert.

Ataktische ZP: Das klinische Bild ist sehr variabel. Die **motorische Entwicklung** ist bei allen Kindern deutlich **retardiert**. Mehr als 10 % erlernen das freie Gehen nicht. Eine **geistige Behinderung** besteht in zwei Drittel der Fälle. **Sehstörungen** sind in 50 % der Fälle nachweisbar. Eine **Epilepsie** entwickelt sich in 25 % der Fälle.

■ Differentialdiagnose
- Ausschluss einer fortschreitenden neurologischen Erkrankung!
- Langsam wachsender Hirntumor
- Neurometabolische Erkrankungen
- Heredodegenerative Systemerkrankungen.

■ Diagnostik
Die Diagnose einer ZP wird überwiegend klinisch gestellt. Zusätzliche diagnostische Maßnahmen werden zur Klärung der Ätiologie durchgeführt:
- **Sonographie des Schädels:** Nachweis einer periventrikulären Leukomalazie, einer multizystischen Enzephalopathie, einer hämorrhagischen Infarzierung oder von Blutungen
- **Kernspintomographie des Schädels:** Ab dem Alter von 12–18 Monaten ist diese Untersuchung besonders sensitiv.
- **Gerinnungsdiagnostik:** Bei Hemiparesen mit nachgewiesenen Infarkten sollten eine Bestimmung von Protein C, Protein S und Gesamthomozystein im Plasma sowie eine Prüfung auf APC-Resistenz erfolgen
- **EEG:** bei assoziierten Krampfanfällen und bei Kindern mit schweren hypoxischen Läsionen oder kortikalen Fehlbildungen (Gefahr eines West-Syndroms)
- **Chromosomenanalyse:** bei Lissenzephalie
- **Regelmäßige Entwicklungsdiagnostik und psychologische Testung**
- **Seh- und Hörprüfung.**

> **Merke**
>
> Die Diagnose einer infantilen Zerebralparese wird frühestens mit 3 Jahren definitiv gestellt, da die Läsion oder Störung bei unreifem Gehirn klinisch noch ein unspezifisches Erscheinungsbild hervorruft und sich erst bei Fortschreiten der Gehirnentwicklung das typische klinische Bild ausprägt.

■ Therapie
Die Behandlung der ZP erfordert ein umfassendes Betreuungskonzept mit interdisziplinärer Ausrichtung. Die Therapie beinhaltet die Bemühung zur Optimierung und Unterstützung vorhandener Möglichkeiten. Die wichtigsten Säulen sind regelmäßige **Physiotherapie**, **Logopädie** und **Ergotherapie**. Darüber hinaus spielen **Frühförderung**, **Heilpädagogik** und Elternarbeit eine zentrale Rolle bei der Versorgung der Patienten. Wichtige **Hilfsmittel** sind Orthesen, Gehhilfen, Sitzschalen und individuell angepasste Rollstühle. Bei Sekundärproblemen ist u. U. ein **operatives Eingreifen** erforderlich (z. B. Kontrakturlösung).

Eine **medikamentöse Therapie** kann zur Beeinflussung der Spastik (Botulinumtoxin als Injektion in betroffene Muskelgruppen) oder der Dystonie (Baclofen) eingesetzt werden. Eine assoziierte Epilepsie wird nach den allgemeinen Richtlinien der antikonvulsiven Behandlung therapiert.

■ Behandlung hypertoner Bewegungsstörungen mit Botulinumtoxin
Seit einigen Jahren wird auch in der Kinderheilkunde Botulinumtoxin erfolgreich in der medikamentösen Behandlung bewegungsgestörter Patienten eingesetzt. Botulinumtoxin ist das stärkste bekannte Nervengift. Es verhindert die Freisetzung von Acetylcholin aus Nervenendigungen der motorischen Endplatte. Daraus entsteht eine chemische Denervierung des Muskels und faktisch eine Lähmung. Das Hauptindikationsspektrum von Botulinumtoxin in der Pädiatrie stellen hypertone Bewegungsstörungen wie die spastischen Zerebralparesen und Dystonien dar. Der erhöhte Muskeltonus bei spastischen Bewegungsstörungen und Dystonien führt oft zu deutlichen Gelenk- und Extremitätenfehlstellungen, die die Fortbewegung bzw. die Motorik der Patienten erheblich beeinträchtigen können. Da insbesondere bei der spastischen Zerebralparese typischerweise bestimmte Muskeln von der Tonuserhöhung betroffen sind (Hüftflexoren, Hüftadduktoren, Kniestrecker, Fußsenker, daneben auch Muskeln der oberen Extremität), können diese gezielt mit Botulinumtoxin behandelt werden.

Therapieziele sind zunächst **funktionelle Verbesserungen** in der Motorik der Patienten, die individuell festgelegt werden müssen. Darüber hinaus sollen die **pflegerischen Möglichkeiten** bei Patienten mit erheblich erhöhtem Muskeltonus verbessert sowie kontrakturbedingte **Schmerzen** reduziert werden. Praktisch erfolgt die Therapie durch lokale Injektionen des Medikamentes in die entsprechenden Muskeln unter ultraschallgesteuerter Kontrolle und leichter Analgosedierung des Patienten. Die klinische Wirkdauer beträgt 3–6 Monate, danach ist häufig eine erneute Injektion sinnvoll.

Die Botulinumtoxintherapie bewegungsgestörter Kinder versteht sich nicht als Monotherapie oder Konkurrenzverfahren zu anderen Behandlungsformen, sondern als Teil eines multimodalen Behandlungsansatzes aus Botulinumtoxintherapie, Physiotherapie, Laufbandtherapie und orthopädischer Versorgung.

19 Neurologie

19.8 Erkrankungen des extrapyramidalen Systems

Erkrankungen des extrapyramidalen Systems liegen genetisch, toxisch oder anatomisch bedingte Veränderungen in den Basalganglien oder den mit ihnen verbundenen subkortikalen und kortikalen Netzwerken zugrunde.

19.8.1 Primäre Torsionsdystonie (PTD)

■ **Definition**
Sporadisch auftretende oder hereditär bedingte Erkrankung mit progredienter generalisierter dystoner Symptomatik.

■ **Epidemiologie**
Die Häufigkeit wird auf etwa 4 : 100 000 geschätzt.

■ **Klinik**
Die Symptomatik beginnt um das 5. Lebensjahr mit einer dystonen Fehlhaltung einer distalen, meist unteren Extremität, die sich im Verlauf der Erkrankung auf die kontralateralen und proximalen Extremitätenabschnitte, den Rumpf und den Kopf ausdehnt. Nicht selten wird die Dystonie als psychogene Symptomatik fehlgedeutet! Im Endstadium der Erkrankung sind die Fehlhaltungen fixiert und führen zu einer Immobilität des Patienten. Die intellektuellen Funktionen sind völlig normal.

■ **Diagnostik**
Die Diagnose wird klinisch gestellt. Eine Dopa-sensitive Dystonie und ein Morbus Wilson sollten sicher ausgeschlossen werden, da diese Erkrankungen behandelbar sind.

■ **Therapie**
Zunächst sollte ein Therapieversuch mit **L-Dopa** und bei ausbleibendem Erfolg mit dem Anticholinergikum **Trihexyphenidyl** erfolgen. Häufig kann die PTD jedoch medikamentös nicht befriedigend behandelt werden. Bei fortschreitendem Verlauf sollte daher in enger Kooperation zwischen Neuropädiatern, Neurologen und Neurochirurgen die Indikation zur **Tiefenhirnstimulation der Basalganglien** geprüft werden. Bei einer signifikanten Anzahl von Patienten mit PTD können mit dieser Therapieform erhebliche klinische Verbesserungen erreicht werden.

■ **Prognose**
Die Zeitspanne vom Auftreten der ersten fokalen dystonen Symptomatik bis zum Vollbild der Erkrankung beträgt durchschnittlich 5–10 Jahre.

19.8.2 Dopa-responsive Dystonie (DRD)

■ **Definition**
Autosomal-dominant vererbte Erkrankung mit niedriger Penetranz, die sich in einer variablen dystonen Symptomatik mit dem charakteristischen Merkmal der Zunahme im Tagesverlauf äußert.

■ **Pathogenese**
Durch Mutationen im *GTP-Cyclohydrolase-I*-Gen kommt es zu einer Neurotransmitterstörung mit verminderter Synthese von Dopamin. Das Gen kodiert

Checkliste: Zusammenfassung der klinischen Merkmale extrapyramidaler Erkrankungen.	
Dyskinesien oder Hyperkinesien	Unwillkürliche Bewegungen
Bradykinesie	Verlangsamung willkürmotorischer Abläufe
Akinesie	Störung der Bewegungsinitiierung
Tremor	Rhythmische, unwillkürliche Bewegung. Er kann in Ruhe (Ruhetremor), während einer Bewegung (kinetischer Tremor), beim Vorhalten einer Extremität (Haltetremor) oder beim Ansteuern eines Bewegungsziels (Intentionstremor) auftreten
Dystonie	Abnorme, anhaltende Muskelkontraktionen, die zu ausfahrenden Bewegungsabläufen und abnormen dystonen Stellungen führen (Flexion, Pronation im Handgelenk bei Strecken der Finger oder Torsion des Rumpfes). Bei häufig drehenden und repetitiven Bewegungen spricht man von **Athetose**
Chorea	Rasche, unregelmäßige, aber kontinuierlich auftretende ruckartige Bewegungen, die in zufälliger Sequenz verschiedene Körperteile involvieren
Hemiballismus	Hochamplitudige, unregelmäßige Extremitätenbewegungen vorwiegend proximaler Abschnitte einer Körperhälfte
Myoklonus	Rasche, „schockartige" Muskelkontraktionen, die intermittierend irregulär oder rhythmisch auftreten
Tics	Komplexe klinische Palette, die neben einfachen Hyperkinesien zusätzlich rein sensible, mentale oder kognitive unwillkürliche Vorgänge bis zu komplexen Verhaltensauffälligkeiten (Zwangshandlungen) umfasst.

19.8 Erkrankungen des extrapyramidalen Systems

für ein Enzym, welches die Bildung von Tetrahydrobiopterin katalysiert (Kofaktor u. a. der Tyrosin- und der Tryptophanhydroxylase).

■ Klinik
Die Symptomatik kann bereits im 1. Lebensjahr beginnen. Häufig fallen die Kinder um das 5. Lebensjahr mit einer dystonen Gangstörung auf. Die belastungsabhängige, tageszeitliche Schwankung mit Zunahme der dystonen Symptomatik zum Abend sowie das prompte klinische Ansprechen auf geringe Dosen von L-Dopa sind charakteristisch.

■ Diagnostik
- Anamnese und klinische Untersuchung
- **Kernspintomographie des Schädels:** Ausschluss intrazerebraler Veränderungen
- **Liquoruntersuchung:** Konzentrationen der Pterine und der biogenen Amine erniedrigt
- **Diagnosesicherung:** Besserung der Symptomatik auf Gabe von L-Dopa
- **Mutationsanalyse.**

■ Therapie
Die Verabreichung von L-Dopa (50–100 mg/d) in Verbindung mit einem Decarboxylasehemmer (Carbidopa) führt zu einer raschen Besserung der Symptome.

19.8.3 Chorea Huntington

■ Definition
Autosomal-dominant vererbte Erkrankung, die durch choreatische Dyskinesien, zunehmende Rigidität, Bradykinesie und progredienten intellektuellen Abbau gekennzeichnet ist.

■ Epidemiologie
Die Häufigkeit beträgt etwa 8 : 100 000. Etwa 10 % der Fälle manifestieren sich im Kindesalter.

■ Pathogenese
Ein CAG-Repeat unterschiedlicher Länge im *Huntington*-**Gen** führt zu einer neuronalen Degeneration, beginnend im Kopf des Nucleus caudatus, die im weiteren Verlauf in einer ausgeprägten kortikalen Degeneration mündet.

■ Klinik
Die Symptomatik im Kindesalter beginnt häufig mit einem intellektuellen Abbauprozess mit **Bradykinesie**. Erst im späteren Verlauf kommen dann **choreatiforme Hyperkinesien**, **Myokloni** und **zerebrale Anfälle** hinzu. Der Verlauf ist progredient.

■ Diagnostik
- **Kernspintomographie des Schädels:** Verkleinerung der Basalganglien, im weiteren Verlauf zunehmende Hirnatrophie
- **Molekulargenetische Untersuchung.**

■ Therapie
Eine effektive Therapie ist nicht verfügbar.

19.8.4 Tics

■ Definition
Tics sind in unregelmäßigen Abständen wiederkehrende, unwillkürlich auftretende, umschriebene „Zuckungen" in einer oder mehreren Körperregionen, die sich in emotionalen Belastungssituationen verstärken.

■ Epidemiologie
Tic-Symptome treten bei etwa 10 % der 8-Jährigen auf und betreffen Jungen dreimal so häufig wie Mädchen. Der Häufigkeitsgipfel liegt zwischen dem 8. und 10. Lebensjahr.

■ Pathogenese
Eine genetisch bedingte funktionelle Unreife des extrapyramidalen Systems wird als Ursache von Tics vermutet. Psychogenetische Ansätze sehen Tics als erlernte Reaktionen.

■ Klinik
Die umschriebenen Muskelzuckungen treten vorwiegend im Gesicht auf, am häufigsten als **Zwinkertics** (80 %). Ruckartige Kopfbewegungen, Schultertics, Extremitätentics oder Räuspertics kommen ebenso vor. Häufig ist die Symptomatik nicht auf eine Körperregion beschränkt, sondern tritt in zwei oder drei Regionen auf. Begleitend finden sich häufig Schulschwierigkeiten und Sprachstörungen.

■ Sonderform Gilles-de-la-Tourette-Syndrom
Generalisierte Tic-Krankheit mit multiplen motorischen Tics und Phonationstics (unartikulierte Laute und Schimpfwörter).

■ Diagnostik
Die Diagnose wird durch die Anamnese und die Beobachtung des Patienten gestellt.

■ Differentialdiagnose
- Verschiedene Formen des Tremors
- Choreatische Erkrankungen
- Myoklonien
- Torsionsdystonie
- Zerebrale Anfälle
- Motorische Zwangsphänomene.

■ Therapie
Die **medikamentöse Therapie** beinhaltet den Einsatz von Dopaminrezeptorenblockern wie Levetiracetam (Keppra®), Tiaprid, Pimozid oder Butyrophenonderivaten (Haldol®). In 80 % der Fälle führen diese Medikamente zum Erfolg, Rezidive nach Absetzen der Therapie sind jedoch häufig.

Im Rahmen einer **Psychotherapie** werden verhaltenstherapeutische Maßnahmen mit einer medikamentösen Therapie kombiniert.

Die **Beratung der Eltern** hat zum Ziel, die meist ausgeprägte motorische und emotionale Einengung zu lockern und den oft sehr strengen und leistungsbetonten Erziehungsstil zu beeinflussen.

■ Prognose
Beim einfachen Tic ist die Prognose günstig. Bei Gilles-de-la-Tourette-Syndrom ist sie deutlich ungünstiger.

19.9 Erkrankungen des Kleinhirns

Erkrankungen des Kleinhirns führen typischerweise zum klinischen Symptom der **Ataxie**. Die Ataxie ist definiert als Störung der Gleichgewichtsregulation und der Bewegungskoordination, die zu einer Dysmetrie oder zu einem Intentionstremor der oberen Extremität oder, bei Beteiligung der unteren Extremitäten und des Rumpfes, zu einer Gang- und Standataxie mit breitbasig schwankendem Gangbild führt.

19.9.1 Angeborene Fehlbildungen des Kleinhirns

Kleinhirnagenesie und -hypoplasie

■ Definition
Vollständiges Fehlen des Kleinhirns oder Entwicklungsstörung einzelner Teile, der Hemisphären oder des Kleinhirnwurmes.

■ Klinik
Die klinischen Symptome sind sehr variabel. Bei einer vollständigen Kleinhirnagenesie beginnt die Symptomatik häufig im Säuglingsalter mit Muskelhypotonie, abgeschwächten Muskeleigenreflexen, alternierender Hyperpnoe und Apnoe. Später entwickeln sich eine Ataxie und häufig eine mentale Retardierung.

Meist besteht gleichzeitig eine Läsion oder Fehlbildung der kontralateralen Hirnhälfte.

■ Diagnostik
Kernspintomographie des Schädels: Darstellung des Kleinhirns und der hinteren Schädelgrube.

■ Therapie
Die Behandlung ist symptomatisch und beinhaltet insbesondere physiotherapeutische Maßnahmen und Frühförderung.

Arnold-Chiari-Anomalie

■ Definition
Fehlbildung des Kleinhirns und des Hirnstammes mit Dislokation und Verformung durch eine dysrhaphische Störung, die häufig mit einem Hydrocephalus occlusus einhergehen kann.

■ Klassifikation
Typ I: symmetrische oder asymmetrische Verlagerung der Kleinhirntonsillen in das Foramen occipitale magnum.

Typ II: Verlagerung von Teilen des Kleinhirnunterwurmes in den Spinalkanal (eigentliches Arnold-Chiari-Syndrom). Aufgrund der Hypoplasie ist die hintere Schädelgrube verkleinert, der IV. Ventrikel kann durch Gewebe ausgefüllt sein, am Übergang der Medulla oblongata in das Halsmark entsteht eine bajonettartige Abwinkelung des Hirnstammes. Dies kann zu Hirnnervenfunktionsstörungen und vegetativer Dysregulation führen.

Typ III: extrakranielle Verlagerung des Kleinhirns in eine subokzipitale Zele (→ Abb. 19.12).

■ Klinik
Die klinischen Symptome sind sehr variabel. Durch die Abwinkelung des Hirnstammes kann es zu Hirnnervenfunktionsstörungen und vegetativer Dysregulation kommen. Die Verlegung des IV. Ventrikels kann zu einem **Hydrocephalus occlusus** führen.

■ Diagnostik
Kernspintomographie des Schädels: Darstellung des Kleinhirns und Klassifikation der Fehlbildung.

■ Therapie
Die Behandlung ist symptomatisch und beinhaltet insbesondere physiotherapeutische Maßnahmen und Frühförderung.

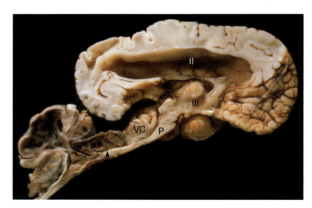

Abb. 19.12: Arnold-Chiari-Syndrom. Extreme Elongation des Pons (P) und des Kleinhirnoberwurmes (VC) mit Kompression des IV. Ventrikels (schwarzer Pfeil). Verlagerung der Kleinhirntonsillen in das Foramen occipitale magnum. Hydrocephalus internus der Seitenventrikel (II) und des III. Ventrikels (III). [7]

Dandy-Walker-Syndrom

Definition

Partielle oder komplette Vermisagenesie, wodurch es zu einer zystischen Veränderung des Daches der Rautengrube (Ventrikulozele) und zu einer starken Ausweitung der hinteren Schädelgrube kommt.

Klinik

Die klinischen Symptome sind prominentes Okziput, Hirnnervenfunktionsstörungen, Nystagmus sowie Rumpfataxie. Sehr häufig bestehen ein chronisch-progredienter Hydrozephalus sowie eine Intelligenzminderung.

Diagnostik

Kernspintomographie des Schädels: Darstellung des Kleinhirns und der hinteren Schädelgrube.

Therapie

Neben symptomatischen Maßnahmen ist meist eine Drainage des Ventrikelsystems und des zystischen Hohlraumes erforderlich.

19.9.2 Hereditäre Ataxien

Bei den hereditären Ataxien handelt es sich um eine heterogene Gruppe genetisch bedingter Erkrankungen, bei denen es zu einer zunehmenden zerebellären Dysfunktion kommt. Sie können autosomal-dominant (autosomal-dominante Heredoataxien) oder autosomal-rezessiv vererbt werden. Als klassischer Vertreter der Heredoataxien soll hier nur die Friedreich-Ataxie besprochen werden.

Autosomal-rezessive Ataxie (Friedreich-Ataxie)

Definition

Genetisch bedingte Erkrankung, die zu einer Degeneration der Hinterstränge, der spinozerebellären Bahnen und des Tractus corticospinalis der Pyramidenbahn führt und mit einer progredienten Gangataxie, einer Dysarthrie, einem Hohlfuß sowie einer vorwiegend sensorischen Neuropathie einhergeht.

Epidemiologie

Mit einer Häufigkeit von 1 : 50 000 ist die Friedreich-Ataxie die häufigste rezessiv vererbte Ataxieform.

Pathogenese

Eine Verlängerung der GAA-Nukleotidsequenz im *FRDA*-Gen ist in der überwiegenden Zahl der Fälle die Ursache der Friedreich-Ataxie.

Klinik

Die Erkrankung beginnt meist vor dem 10. Lebensjahr mit einer progredienten **Gangataxie**, einer **Dysarthrie**, einem **Hohlfuß** sowie einer vorwiegend **sensorischen Neuropathie**. Die Muskeleigenreflexe

erlöschen. Es finden sich positive Pyramidenbahnzeichen, und im Verlauf der Krankheit treten ein **Nystagmus** und eine **Optikusatrophie** auf. Häufig entwickelt sich eine **Skoliose**. Die Intelligenz ist erhalten. Die häufigste Todesursache im frühen Erwachsenenalter ist Herzversagen durch eine **hypertrophe Kardiomyopathie**, die bei zwei Drittel der Patienten besteht.

Diagnostik

- **Periphere sensible Nervenaktionspotenziale:** charakteristische Amplitudenreduktion
- **Sensible Nervenleitgeschwindigkeit:** diskrete Verlangsamung
- **Kernspintomographie des Spinalkanals und des Schädels:** Atrophie des Rückenmarkes, im späteren Krankheitsverlauf auch zerebelläre und Hirnstammatrophie
- **Molekulargenetische Untersuchung.**

Ataxia teleangiectatica (Louis-Bar-Syndrom)

→ Kapitel 8.

19.10 Rett-Syndrom

Definition

Genetische Erkrankung, die bevorzugt bei Mädchen zu einer psychomotorischen Retardierung führt.

Epidemiologie

Das Rett-Syndrom ist nach der Trisomie 21 die häufigste Form der mentalen Retardierung bei Mädchen (10 %).

Ätiologie

Die Erkrankung wird durch Mutationen im *MeCP2*-Gen auf dem X-Chromosom verursacht. Da die Mutation bei Jungen häufig letal ist, sind überwiegend Mädchen betroffen. **Neumutationen** sind deutlich häufiger als familiäre Formen. Das genetische Wiederholungsrisiko ist daher gering.

Klinik

Nach zunächst unauffälliger Entwicklung kommt es zu einer **muskulären Hypotonie**, einem **Verlust erworbener Funktionen**, besonders beim sinnvollen Gebrauch der Hände und der Sprache, einer **Dezeleration des Kopfwachstums** und **autistischen Verhaltensmustern**. **Waschende, knetende Handbewegungen** sind charakteristisch, aber nicht spezifisch für das Rett-Syndrom. Etwa 60 % der Mädchen entwickeln eine **Epilepsie**.

Nach der initialen Regression kann ein über viele Jahre anhaltendes stationäres Stadium folgen, bevor im Adoleszentenalter eine weitere motorische Verschlechterung, häufig mit **Verlust der Gehfähigkeit**, folgt. Die Lebenserwartung ist nicht regelhaft verkürzt.

Die acht diagnostischen Kriterien des Rett-Syndroms sind:
- Mädchen aus gesunder Familie
- Normale Prä-/Perinatalperiode und frühkindliche Entwicklung
- Dezeleration des Schädelwachstums
- Regression des Verhaltens, sozialer und psychomotorischer Funktionen
- Verlust sinnvoller Handfunktionen
- Handstereotypien
- Gangdyspraxie
- Endgültige Diagnosestellung erst im Alter von 3–5 Jahren.

> **Merke**
>
> Bei jedem Mädchen mit mentaler Retardierung sollte ein Rett-Syndrom ausgeschlossen werden!

Diagnostik
- Anamnestische und klinische Kriterien (→ oben)
- **Kernspintomographie des Schädels:** häufig frontale und zerebelläre Atrophie
- **EEG:** Spikes oder Sharp-Wave-Entladungen in der Einschlafphase
- **Mutationsanalyse.**

Therapie
Eine kausale Behandlung ist nicht verfügbar. Die epileptischen Anfälle sprechen gut auf Sultiam (Ospolot®) an. Bei Kontrakturen ist eine Therapie mit Botulinumtoxin indiziert (→ Kap. 19.7).

19.11 Neurokutane Syndrome

Unter neurokutanen Syndromen oder Phakomatosen versteht man eine heterogene Gruppe genetisch bedingter Erkrankungen, die durch Dysplasien neuroektodermaler Gewebe charakterisiert sind.

19.11.1 Neurofibromatose Typ 1 (NF1)

Definition
Die autosomal-dominant vererbte Neurofibromatose Typ 1 **(Morbus Recklinghausen)** ist eine der häufigsten genetischen Erkrankungen, die mit einer sehr variablen Symptomatik einhergeht. Das Auftreten von Café-au-Lait-Flecken, Neurofibromen und Lisch-Knötchen ist für die Erkrankung pathognomonisch.

Epidemiologie
Die Häufigkeit beträgt 1 : 3 000 bis 1 : 4 000. Damit ist die NF1 eine der häufigsten Erbkrankheiten. Sie betrifft beide Geschlechter gleich häufig.

Pathogenese
Die Erkrankung wird durch Mutationen im *NF1*-Gen verursacht. Das *NF1*-Gen kodiert ein zytoplasmatisches, mikrotubulusassoziiertes Protein (Neurofibromin), das als Tumorsuppressorprotein die Zellproliferation und -differenzierung beeinflusst. Mutationen im *NF1*-Gen führen daher zur Entstehung maligner Tumoren.

Klinik
Das charakteristische Merkmal der NF1 sind umschriebene, milchkaffeefarbene Hyperpigmentierungen der Haut **(Café-au-Lait-Flecken)** mit einem Durchmesser von 0,5–20 cm (in fast 100 % der Fälle nachweisbar). In 40 % der Fälle treten sommersprossenartige Pigmentierungen der Achseln und der Inguinalregion auf. Bei fast allen Patienten entwickeln sich im Verlauf Neurofibrome, gutartige Tumoren des peripheren Nervensystems. **Plexiforme Neurofibrome** gehen von größeren viszeralen Nervensträngen aus und können durch ihre Größenausdehnung zur Verdrängung benachbarter Organe und zu erheblicher kosmetischer Entstellung führen (→ Abb. 19.13). Sie sind für die NF1 spezifisch und treten im Säuglings- oder Kleinkindalter auf. Zu einer malignen Entartung kommt es in 5 % der Fälle. **Dermale Neurofibrome** sind kleine, häufig in großer Zahl auftretende Tumoren, die von terminalen Aufzweigungen kutaner Nerven ausgehen. Sie treten selten vor dem 5. Lebensjahr auf, das Risiko einer malignen Entartung ist sehr gering. Insgesamt ist das Risiko, an einem **malignen Tumor** zu erkranken, bei NF1-Patienten gegenüber der Gesamtbevölkerung nur leicht erhöht. Neurofibrosarkome, myeloische Leukämien, Rhabdomyosarkome, Phäochromozytome und Hirntumoren kommen gehäuft vor. Der häufigste intrazerebrale Tumor ist das **Optikusgliom**, das bei 15 % der NF1-Patienten vorkommt.
Lisch-Knötchen sind für die NF1 pathognomonische Irishamartome. Bei 10 % der Patienten tritt eine **Skoliose** auf. 60 % der Kinder mit NF1 zeigen

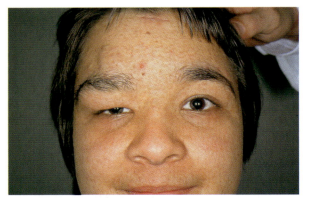

Abb. 19.13: Neurofibromatose Recklinghausen: plexiforme Neurofibrome und Ptosis. [3]

Lernschwierigkeiten, wobei eine ausgeprägte intellektuelle Beeinträchtigung bei NF1-Patienten nur geringfügig häufiger als in der Normalbevölkerung vorkommt.

> **Merke**
>
> Mehr als sechs Café-au-Lait-Flecken weisen mit hoher Wahrscheinlichkeit auf das Vorliegen einer Neurofibromatose Typ 1 hin.

■ NF1-Diagnosekriterien (NIH Consensus Conference, 1988)

Die Diagnose einer NF1 kann gestellt werden, wenn mindestens **zwei** der folgenden Kriterien erfüllt sind:

- Sechs oder mehr Café-au-Lait-Flecken < 5 mm (präpubertär) oder > 15 mm (postpubertär)
- Zwei oder mehr Neurofibrome jeglichen Typs oder ein plexiformes Neurofibrom
- Sommersprossenartige Pigmentierung der Achseln oder der Inguinalregion
- Optikusgliom
- Lisch-Knötchen
- Keilbeinflügeldysplasie oder Verkrümmung der langen Röhrenknochen
- Verwandter ersten Grades mit gesicherter NF1.

■ Weitere diagnostische Maßnahmen

- EEG
- Psychologische Testung
- Röntgen-Skelett
- Regelmäßige ophthalmologische Untersuchungen
- Regelmäßige Kernspintomographie des Schädels: kontrovers diskutiert
- Mutationsanalyse (aufwändig, da sehr großes Gen; keine Genotyp-Phänotyp-Korrelation).

■ Therapie

Eine kausale Therapie steht bisher nicht zur Verfügung. Die symptomatische Therapie beinhaltet die chirurgische Exzision großer Neurofibrome. Hierdurch kann jedoch ein erneutes Tumorwachstum induziert werden.

> **Merke**
>
> Die genetische Beratung ist bei Familien mit NF1 von besonderer Bedeutung. Kinder von Betroffenen erkranken etwa in 50 % der Fälle. Die Suche nach Einzelsymptomen bei Eltern von Erkrankten ist sinnvoll.

■ Prognose

Die Prognose ist in erheblichem Maß von der Schwere der Erkrankung abhängig. Die Kenntnis der Mutation erlaubt keine Vorhersage des Krankheitsverlaufes.

19.11.2 Neurofibromatose Typ 2 (NF2)

■ Definition

Die autosomal-dominant vererbte Neurofibromatose Typ 2 ist deutlich seltener als die NF1. Sie ist durch das Auftreten bilateraler Tumoren des VIII. Hirnnervs („Vestibularis-Schwannome") gekennzeichnet, die zu progredienter Hörminderung bis zur Ertaubung sowie zu Tinnitus und Schwindel führen.

■ Epidemiologie

Die Häufigkeit beträgt 1 : 30 000. Nur 10 % der Patienten werden vor dem 10. Lebensjahr symptomatisch.

■ Pathogenese

Die Erkrankung wird durch Mutationen im *NF2-Gen* verursacht. Das *NF2*-Gen kodiert ein Protein (Schwannomin oder Merlin), das an der Kontrolle von Zellform, Zellbewegung und Zell-Zell-Kommunikation sowie an der Tumorsuppression beteiligt ist.

■ Klinik

Die NF2 ist eine Erkrankung des Jugendlichen und jungen Erwachsenen. **Bilaterale Tumoren des VIII. Hirnnervs** sind das charakteristische klinische Merkmal der NF2 (80 %). Diese Tumoren bestehen fast ausschließlich aus Schwann-Zellen und gehen vom Vestibularisanteil des Nervs aus („Vestibularis-Schwannom"). Der Terminus Akustikusneurinom sollte nicht mehr verwendet werden. Diese Tumoren führen zu progredienter Hörminderung bis zur Ertaubung sowie zu Tinnitus und Schwindel. Bei 40 % der Patienten entstehen im Verlauf Meningeome. Andere intrakranielle Tumoren kommen ebenfalls gehäuft vor, nicht jedoch Optikusgliome. Subkapsuläre posteriore Katarakte werden bei der Hälfte der Patienten beobachtet. Sie treten meist schon im Kindesalter auf und können daher diagnoseweisend sein!

■ NF2-Diagnosekriterien (NIH Consensus Conference, 1988)

Die Diagnose einer NF2 kann gestellt werden, wenn die Kriterien für Punkt 1 **oder** Punkt 2 erfüllt sind:

1. Bilateraler Tumor des VIII. Hirnnervs (CT, NMR)
2. Verwandter ersten Grades mit gesicherter NF2 **und** entweder
   - einem unilateralen Tumor des VIII. Hirnnervs **oder**
     zwei der folgenden Befunde:
   - Neurofibrom
   - Meningeom
   - Gliom
   - Schwannom
   - Juvenile posteriore subkapsuläre Linsentrübung.

19 Neurologie

- **Weitere diagnostische Maßnahmen**
- Ophthalmologische Untersuchung
- HNO-ärztliche Untersuchung
- Audiometrie
- Kernspintomographie des Schädels
- Mutationsanalyse (aufwändig, da sehr großes Gen; keine Genotyp-Phänotyp-Korrelation).

Therapie
Eine kausale Therapie steht bisher nicht zur Verfügung. Die symptomatische Therapie beinhaltet die operative Entfernung von Schwannomen. Die Wahl des richtigen Zeitpunktes ist schwierig, da es durch die Operation in einem hohen Prozentsatz zum Verlust der Hörfähigkeit kommt, der Tumor jedoch ebenfalls zu Ertaubung und Hirnstammkompression führen kann.

19.11.3 Tuberöse Hirnsklerose

Definition
Genetisch bedingtes neurokutanes Syndrom, das sich durch Angiofibrome des Gesichtes, zerebrale Krampfanfälle und mentale Retardierung manifestiert. Synonym: Morbus Bourneville-Pringle.

Epidemiologie
Mit einer Häufigkeit von 1 : 20 000 gehört die tuberöse Hirnsklerose mit den Neurofibromatosen zu den häufigsten neurokutanen Syndromen.

Pathogenese
In 50 % der Fälle wird die Erkrankung autosomal-dominant vererbt, in 50 % der Fälle handelt es sich um Neumutationen. Mutationen im **TSC1-** und **TSC2-Gen** liegen zugrunde. Hamartin (TSC1) und Tuberin (TSC2) spielen eine Rolle bei der Tumorsuppression.

Pathologische Anatomie
Namensgebend sind pathognomonische fokale Dysplasien des zerebralen Kortex (Tuber). Bei Obstruktion der Liquorabflusswege durch kortikale Tubera kann ein Hydrozephalus entstehen. Die intrazerebralen Veränderungen weisen eine Verkalkungstendenz auf.

Klinik
Zerebrale Krampfanfälle sind das häufigste Initialsymptom und treten oft schon im Säuglingsalter auf. In der Folge kommt es häufig zu einer **psychomotorischen Retardierung**. Hinweisend auf die Diagnose sind blattförmige Hautdepigmentierungen mit gezacktem Rand (**„White Spots"**), die manchmal erst im Wood-Licht (UV-Licht mit 360 nm Wellenlänge) sichtbar werden (→ Abb. 19.14). Sie sind in 90 % der Fälle bereits im Säuglingsalter nachweisbar. Die pathognomonischen **fazialen Angiofibrome** bilden sich meist erst im Alter von 3–4 Jahren aus (→ Abb. 19.15). Es handelt sich um kleine, symmetrisch über Wangen, Nasolabialfalten und Kinn ausgebreitete teleangiektatische Papeln (früher „Adenoma sebaceum"), die hamartöse Fehlbildungen der Gesichtshaut darstellen. **Sub- und periunguale Fibrome** sind ebenfalls charakteristisch. Im Verlauf der Erkrankung können sich verschiedene **Tumoren** ausbilden: gliomatöse Tumoren der Retina und Rhabdomyome des Herzens (50 % der Patienten). Angiomyolipome oder Zysten der Nieren sind eine häufige Todesursache bei älteren Patienten.

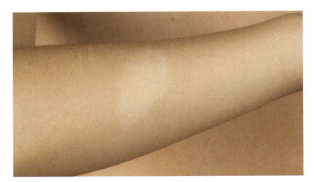

Abb. 19.14: Tuberöse Hirnsklerose. White Spots.

> **Merke**
>
> Die Kombination eines zerebralen Anfallsleidens mit fleckförmigen Hypopigmentierungen der Haut sollte an eine tuberöse Hirnsklerose denken lassen.

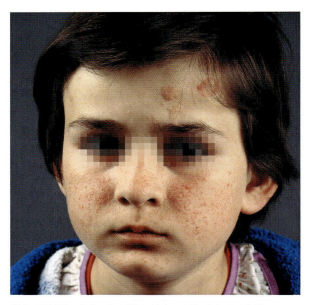

Abb. 19.15: Tuberöse Hirnsklerose. Faziale Angiofibrome.

19.11 Neurokutane Syndrome

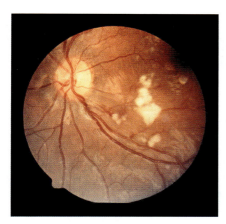

Abb. 19.16: Tuberöse Hirnsklerose. Gliomatöse Tumoren der Retina.

Diagnostik
- Dermatologische Untersuchung
- Ophthalmologische Untersuchung (→ Abb. 19.16)
- **Kernspintomographie des Schädels:** Nachweis kortikaler Tubera.

Therapie
Eine kausale Therapie ist nicht verfügbar. Viele der Patienten benötigen eine langfristige antikonvulsive Therapie, vorzugsweise mit Vigabatrin (Sabril®). Faziale Angiofibrome können laserchirurgisch abgetragen werden, wachsen jedoch häufig langsam nach.

19.11.4 Sturge-Weber-Syndrom

Definition
Das Sturge-Weber-Syndrom geht mit einer meningofazialen Angiomatose (Naevus flammeus) und mit zerebralen Verkalkungen einher.

Epidemiologie
Die Erkrankung tritt meist sporadisch mit einer Häufigkeit von 1 : 50 000 auf.

Pathogenese
Im Gegensatz zu den übrigen neurokutanen Syndromen hat sich für das Sturge-Weber-Syndrom bisher kein Hinweis auf eine genetische Ursache ergeben. Einzelne familiäre Fälle sind jedoch beschrieben.

Dem typischen Naevus flammeus liegt eine Ektasie oberflächlicher Gefäße zugrunde, deren Ursache in einem lokalen Verlust der autonomen Gefäßinnervation vermutet wird. Die zentralen Veränderungen werden als embryonale venöse Gefäßfehlbildungen des Kortex gewertet. Durch die anatomische Nachbarschaft von Sehrinde, Großhirn und Augenanlagen in der Embryonalperiode lässt sich das häufige gemeinsame Auftreten von okulärer und zerebraler Beteiligung erklären.

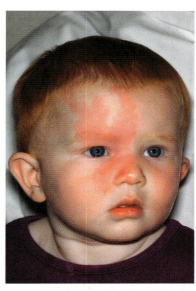

Abb. 19.17: Naevus flammeus bei einem Kind mit Sturge-Weber-Syndrom. [6]

Klinik
Der charakteristische Befund ist der meist **einseitige Naevus flammeus** im Innervationsgebiet eines oder mehrerer Äste des N. trigeminus (→ Abb. 19.17). Das Gebiet des Stirnastes ist immer betroffen. Eine okuläre Beteiligung mit angiomatöser Veränderung der Choroidea ist häufig und kann zu einem **Glaukom** des gleichseitigen Auges führen. Bei 80 % der Patienten treten, meist im 1. Lebensjahr, **zerebrale Krampfanfälle** auf. Eine **mentale Retardierung** wird bei zwei Drittel der Patienten nachgewiesen.

> **Merke**
>
> Ein Naevus flammeus des Gesichtes mit Beteiligung von Stirn und Oberlid sollte, insbesondere bei gleichzeitigem Auftreten zerebraler Krampfanfälle, an ein Sturge-Weber-Syndrom denken lassen.

Diagnostik
- EEG
- Ophthalmologische Untersuchung, regelmäßige Augeninnendruckmessungen
- **Kernspintomographie des Schädels:** Nachweis einer parietookzipital betonten kortikalen Atrophie mit gyriformen Verkalkungen sowie einer darüber liegenden Zone vermehrter Kontrastmittelanreicherung als Ausdruck der leptomeningealen Angiomatose.

Therapie
Neurologische Ausfallserscheinungen und mentale Retardierung sind in hohem Maß von der Schwere des zerebralen Anfallsleidens abhängig. Die **antikonvulsive Behandlung** hat daher eine entschei-

dende Bedeutung. Bei medikamentös nicht beherrschbarer Epilepsie kann in Abhängigkeit von der anatomischen Lokalisation zerebraler Veränderungen eine **Lobektomie oder Hemisphärektomie** den weiteren Verlauf günstig beeinflussen, insbesondere, wenn der Eingriff im 1. Lebensjahr durchgeführt wird.

19.11.5 Klippel-Trénaunay-Syndrom

■ **Definition**
Wahrscheinlich nichthereditäre Erkrankung, die durch die klassische Befundtrias aus kapillärer Malformation, Hypertrophie von Knochen und/oder Weichteilen sowie einer Varikose gekennzeichnet ist. Synonym: Angioosteohypertrophie.

■ **Pathogenese**
Die Erkrankung wird auf eine frühembryonale Störung der Gefäßentwicklung zurückgeführt. Möglicherweise liegt dem Klippel-Trénaunay-Syndrom und dem Sturge-Weber-Syndrom der gleiche pathogenetische Mechanismus zugrunde, da ein gleichzeitiges Auftreten der beiden Erkrankungen in vielen Fällen beschrieben wurde.

■ **Klinik**
Die Gefäßdysplasie führt zur Ausbildung eines Hämangioms, das klinisch als **Naevus flammeus** imponiert und meist einseitig die **unteren Extremitäten** betrifft (→ Abb. 19.18). Im Bereich der betroffenen Extremität findet sich bei zwei Drittel der Patienten eine oft erhebliche **Hypertrophie von Weichteilgewebe oder Knochen**. Bei der Mehrzahl der Patienten sind weitere Gefäßfehlbildungen (arteriovenöse Anastomosen, Venektasien, Lymphangiome) der betroffenen Körperregion nachweisbar.

Ein vaskulärer Naevus, eine Hypertrophie der befallenen Extremität, Varizen und arteriovenöse Fisteln können vorkommen. Die Gefäßfehlbildungen führen häufig zu sekundären trophischen Störungen der Haut, die sich infizieren können. Die weitere körperliche und intellektuelle Entwicklung ist nicht beeinträchtigt.

■ **Therapie**
Eine spezifische Therapie ist nicht möglich. Bei Beinlängendifferenz erfolgt eine orthopädische Behandlung. Bei ausgedehnten Hämangiomen mit extremer Hemihypertrophie können eine chirurgische Intervention und ggf. eine Amputation notwendig sein. Heute werden Hämangiome zunehmend einer Sklerosierungsbehandlung zugeführt.

19.11.6 Hippel-Lindau-Syndrom

■ **Definition**
Autosomal-dominant vererbte Erkrankung, bei der es sich streng genommen nicht um ein neurokutanes Syndrom handelt, die jedoch verschiedene klinisch-pathologische Gemeinsamkeiten mit den Phakomatosen aufweist. Klinisch ist sie durch die Ausbildung multipler gut- und bösartiger Tumoren zahlreicher Organsysteme gekennzeichnet.

■ **Ätiologie**
Der Erkrankung liegen Mutationen im *VHL*-Gen zugrunde.

■ **Klinik**
Die Symptomatik beginnt meist erst im 2. oder 3. Lebensjahrzehnt. **Akute Sehstörungen** oder **zerebelläre Symptome** sind der häufigste Vorstellungsgrund. Bei über der Hälfte der Patienten werden **Hämangioblastome** der Retina und/oder des Zerebellums gefunden. Bei 10–30 % kommen spinale Hämangioblastome, **Phäochromozytome** oder **Nierenzellkarzinome** vor. Letztere stellen die häufigste Todesursache dar.

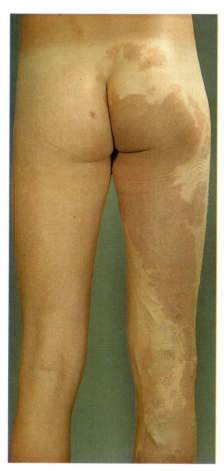

Abb. 19.18: Klippel-Trénaunay-Syndrom. Naevus flammeus (rechte Gesäßhälfte und rechtes Bein), Varikose (V. saphena magna und Seitenäste), Beinlängendifferenz (3 cm) mit sichtbarem Beckenschiefstand. [4]

■ Diagnostik
- Regelmäßige ophthalmologische Untersuchung
- Regelmäßige Sonographie des Abdomens
- Regelmäßige Kernspintomographie des Schädels
- Regelmäßige Bestimmung der Katecholamine im Urin
- Mutationsanalyse.

■ Therapie
Die Therapie der einzelnen Krankheitssymptome erfolgt in der Regel chirurgisch.

19.12 Erkrankungen des Rückenmarkes

19.12.1 Syringomyelie

■ Definition
Entwicklungsstörung des Rückenmarkes als dysrhaphische Fehlbildung mit blastomatöser Komponente.

■ Pathogenese
Die Syringomyelie entsteht durch einen fehlerhaften Schluss des Neuralrohres und eine Störung in der Bildung der dorsalen Raphe. Es kommt zu einer blastomatösen Gliawucherung und zu regressiven Gewebsveränderungen mit Höhlenbildung bevorzugt im Hals- und Brustmark. Bei Hinaufreichen des Prozesses bis in die Medulla oblongata spricht man von Syringobulbie.

■ Klinik
Das klinische Leitsymptom der Syringomyelie ist die **dissoziierte Sensibilitätsstörung**. Es kommt zu einem halbseitigen Ausfall der Schmerz- und Temperaturempfindung bei erhaltener Oberflächensensibilität.

Weitere Folgen sind trophische Störungen im Bereich der Hände sowie eine rapid fortschreitende Skoliose.

■ Diagnostik
Die Diagnose wird durch die Durchführung einer Kernspintomographie des Spinalkanals gestellt.

■ Therapie
Die Therapie erfordert häufig komplizierte chirurgische Maßnahmen und ist von der Lokalisation und der Ausprägung der Syringomyelie abhängig.

19.12.2 Tethered Cord

■ Definition
Verdickung und nach distal verlagerte Anheftung des Filum terminale durch eine Störung in der Embryonalentwicklung.

■ Embryologie
Während der fetalen Entwicklung hat das Rückenmark die gleiche Länge wie die Wirbelsäule. Aufgrund unterschiedlicher Wachstumsgeschwindigkeiten endet der Conus medullaris beim Kind auf Höhe L1. Die normale Regression des distalen embryonalen Rückenmarkes führt zu einem fadenförmigen Filum terminale, das am Steißbein angeheftet ist. Zu einem Tethered Cord kommt es, wenn ein verdicktes seilartiges Filum terminale persistiert, das auf Höhe von L2 oder darunter fixiert ist.

■ Pathogenese
Die neurologischen Symptome entstehen durch die Einwirkung von Traktionskräften auf das Rückenmark und eine verminderte Rückenmarksdurchblutung.

■ Klinik
In 70 % der Fälle ist eine **Mittellinienhautveränderung** (Neuroporus, Lipom, Haarbüschel, Hyperpigmentierung) hinweisend (→ Abb. 19.19). Die Symptomatik kann in Abhängigkeit von der Schwere des Befundes bereits bei Geburt oder erst im Erwachsenenalter beginnen. Asymmetrisches Längenwachstum von Fuß oder Bein, Muskelatrophien, Blasenfunktionsstörungen, eine fortschreitende Skoliose und diffuse Schmerzen der unteren Extremitäten sind häufige Symptome der Erkrankung.

■ Diagnostik
- **Sonographie des Spinalkanals** in den ersten Lebenstagen: Höhenbestimmung des Conus medullaris
- **Röntgen-Wirbelsäule:** meist Nachweis einer Spina bifida
- **Kernspintomographie des Spinalkanals:** exakte Höhenbestimmung des Conus medullaris und Darstellung des Rückenmarkes.

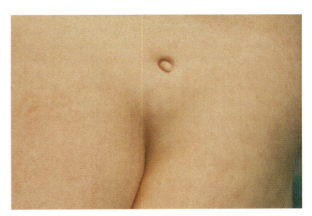

Abb. 19.19: Tethered Cord. Neuroporus mit kleinem Lipom.

19 Neurologie

■ Therapie
Die chirurgische Durchtrennung des verdickten Filum terminale verhindert oft das Fortschreiten der neurologischen Symptomatik.

19.13 Koma

■ Definition
Zustand tiefster Bewusstlosigkeit unterschiedlicher Ätiologie, der durch verbale, sensorische und physikalische Reize nicht zu unterbrechen ist.

■ Pathogenese
Bewusstseinsalterationen entstehen bei Funktionseinbußen beider Großhirnhemisphären bzw. der Formatio reticularis des Hirnstammes. Die globale Enzephalopathie führt zum Verlust von Funktionen in typischer Reihenfolge von rostral nach kaudal:
- Einschränkung der Vigilanz
- Verlust gezielter Abwehrreaktionen
- Verlust ungezielter Abwehrreaktionen
- Verlust von Hirnstammreflexen
- Verlust der spontanen Atemtätigkeit.

Fokale oder generalisierte Krampfanfälle treten oft auf. Die intrakranielle Hypertonie ist ein häufiger Begleitbefund einer globalen Enzephalopathie. Sie entsteht durch Volumenzunahme einer oder mehrerer Komponenten (Gewebe, Liquor, Blut) des ZNS. Sekundär kommt es durch die intrakranielle Druckerhöhung zu einer Verminderung des intrazerebralen Perfusionsdruckes, wodurch die Enzephalopathie weiter verstärkt wird.

■ Ätiologie und Klinik
Die wichtigsten Ursachen des Komas im Kindesalter und die entsprechenden klinischen Symptome sind in einer Checkliste zusammengefasst.

Das immer vorliegende klinische Leitsymptom ist die **schwere Bewusstseinsstörung**.

Merke

Seitendifferente Pupillen oder eine einseitig lichtstarre Pupille sprechen für das Vorliegen von Hirndruck mit der Gefahr der Hirnstammeinklemmung. In diesem Fall sollte neben der Veranlassung einer bildgebenden Diagnostik sofort versucht werden, den Hirndruck zu senken. Darüber hinaus sollte umgehend eine Kontaktaufnahme mit einem neurochirurgischen Team erfolgen. Bei Hirnstammkompression muss eine Entlastung innerhalb von 4 h erfolgen!

Checkliste: Übersicht der wichtigsten Ursachen des kindlichen Komas.	
Ursache	**Leitsymptome**
Schädel-Hirn-Trauma	• Äußere Verletzungen • Neurologische Herdzeichen
Intrazerebrale Blutung oder Ischämie	• Neurologische Herdzeichen
Intrazerebrale Raumforderung	• Stauungspapille • Neurologische Herdzeichen
Meningitis/Enzephalitis	• Fieber • Nackensteifigkeit • Krampfanfälle
Akutes oder chronisches Leberversagen	• Ikterus • Blutungen
Diabetische Ketoazidose	• Hyperventilation • Azetongeruch • Hyperglykämie
Salizylatintoxikation	• Hyperventilation • Dehydratation • Krampfanfälle
Barbituratintoxikation	• Hypoventilation • Blutdruckerniedrigung • Stecknadelpupillen
Alkoholintoxikation	• Ateminsuffizienz • Krampfanfälle • Hypoglykämie
Angeborene Stoffwechselerkrankungen	• Erbrechen • Muskeltonusveränderungen • Krampfanfälle • Hepatomegalie • Hyperammonämie • Azidose • Hypoglykämie
Hyperinsulinismus	• Blässe • Krampfanfälle • Hypoglykämie
Elektrolytentgleisungen	• Hypernatriämie • Hyponatriämie • Hypokalzämie • Hypokaliämie
Hämolytisch-urämisches Syndrom	• Blässe • Thrombozytopenie • Oligurie
Epilepsie	• Anamnese • Mydriasis • Schnelle Rückkehr des Bewusstseins
Reye-Syndrom	• Hyperventilation • Apnoe • Mydriasis • Krampfanfälle • Dezerebrationsstarre

19.13 Koma

■ Diagnostik
- **Anamnese** (parallel zur Untersuchung)
  - Beginn oder Verlauf der Erkrankung
  - Trauma?
  - Vorerkrankungen, Epilepsie?
  - Medikamentenanamnese
  - Soziale Anamnese (Freunde, Umfeld, Drogen?)
- **Klinische Untersuchung**
  - Überprüfung der Vitalfunktionen: Atmung, Herz-Kreislauf
  - Quantifizierung des Bewusstseinszustandes (Glasgow Coma Scale, → unten)
  - Verletzungen?
  - Untersuchung der Motorik (Spontanmotorik, Paresen, Reflexe, Pyramidenbahnzeichen)
  - Untersuchung der Hirnnervenfunktionen
  - Allgemeinpädiatrische Untersuchung (Lunge, Herz, Abdomen)
  - Fundusspiegelung
  - Temperaturmessung
- **Laboruntersuchungen**
  - Blutgase
  - Glukose
  - Elektrolyte
  - Ammoniak, Laktat
  - Aminotransferasen
  - Kreatinin, Harnstoff, Harnsäure
  - Blutbild, C-reaktives Protein, Blutkulturen
  - Urinuntersuchung
  - Toxikologische Untersuchung von Blut, Urin, Magensaft
- **Apparative Untersuchungen**
  - Sonographie, Computertomographie, Kernspintomographie des Schädels
  - EEG.

> **Merke**
>
> Es gibt kein neurologisches Problem, das vor den Maßnahmen zur Überprüfung und Erhaltung der Vitalfunktionen Vorrang hätte.

Im weiteren Verlauf sollte eine repetitive Quantifizierung des Bewusstseinszustandes mittels Glasgow Coma Scale (maximale Punktzahl 15) erfolgen. Tabelle 19.4 zeigt die Glasgow Coma Scale für Kinder unter 3 Jahren, Tabelle 19.5 für Kinder ab 3 Jahren.

> **Merke**
>
> Bei Glasgow Coma Scale ≤ 8 besteht eine zwingende Intubationsindikation!
> Bei Glasgow Coma Scale ≤ 5 ist die Prognose sehr ernst.

■ Überwachung
Monitorüberwachung, regelmäßige neurologische Untersuchungen, Blutgasanalysen, Bestimmung der Sauerstoffsättigung im Blut, invasives Kreislaufmonitoring (arterieller Druck, zentralvenöser Druck), Ausscheidungsbilanzierung, Laborkontrollen und kontinuierliche Hirndruckmessung bei erhöhtem Hirndruck sind die wichtigsten Überwachungsmaßnahmen bei einem komatösen Patienten.

■ Therapie
Die Sicherung der Atmungsfunktion, die Kreislaufstabilisierung, ein Ausgleich des Säure-Basen-Status, die Blutzucker- und Elektrolytnormalisierung, die Behandlung von Krampfanfällen, die Hirndrucktherapie sowie eine Temperaturnormalisie-

Tab. 19.4 Glasgow Coma Scale für Kinder < 3 Jahre.

Reaktionen		Punkte
Augen öffnen	Spontan	4
	Auf Anruf	3
	Auf Schmerzreiz	2
	Nicht	1
Verbale Antwort	Lautiert	5
	Reizbar	4
	Weint bei Schmerzreizen	3
	Stöhnt bei Schmerzreizen	2
	Keine	1
Motorische Antwort	Normale Spontanmotorik	6
	Entzieht sich der Berührung	5
	Entzieht sich bei Schmerz	4
	Pathologische Beugung	3
	Strecksynergismen	2
	Keine	1

503

Neurologie

Tab. 19.5 Glasgow Coma Scale für Kinder ≥ 3 Jahre.

Reaktionen		Punkte
Augen öffnen	Spontan	4
	Auf Anruf	3
	Auf Schmerzreiz	2
	Nicht	1
Verbale Antwort	Orientiert	5
	Verwirrt	4
	Inadäquate Wörter	3
	Unspezifische Laute	2
	Keine	1
Motorische Antwort	Befolgt Aufforderungen	6
	Gezielte Abwehr	5
	Normale Beugung	4
	Pathologische Beugung	3
	Strecksynergismen	2
	Keine	1

rung gehören neben erkrankungsspezifischen Therapiemaßnahmen zu den wichtigsten Behandlungssäulen. Bei Langzeitkranken sollte an die Verhinderung von Druckulzera (Lagewechsel, Luftkissenbetten), an die regelmäßige Durchführung physiotherapeutischer Maßnahmen, an die Verabreichung von Antazida als Stressulkusprophylaxe, an die Durchführung einer ausgewogenen parenteralen oder enteralen Ernährung sowie ggf. an eine Thromboseprophylaxe gedacht werden.

19.14 Schädel-Hirn-Trauma (SHT)

◾ Definition
Das Schädel-Hirn-Trauma ist die Folge äußerer Gewalteinwirkung auf den Schädel. Morphologische Komponenten des SHT sind Schädelfrakturen, epidurale, subdurale sowie intrazerebrale Blutungen und eine diffuse Hirnschädigung.

◾ Klassifikation
- Leichtes SHT: Glasgow Coma Scale > 12
- Moderates SHT: Glasgow Coma Scale 9–12
- Schweres SHT: Glasgow Coma Scale ≤ 8
- Geschlossenes SHT
- Offenes SHT.

◾ Epidemiologie
In Deutschland verunglücken jährlich etwa 1,5–2 Mio. Kinder. 700–1 000 dieser Kinder sind so schwer verletzt, dass sie an den Folgen des Unfalltraumas versterben. Der Anteil der Kinder mit Schädel-Hirn-Verletzungen beträgt ca. 50 %.

◾ Ätiologie
Die Ursachen von Schädel-Hirn-Verletzungen sind altersabhängig. Im 1. Lebensjahr werden Verletzungen vor allem durch akzidentelle Stürze von Wickelkommoden oder aus Babytragen sowie nicht akzidentell durch Schütteltraumata des Kindes verursacht. Danach treten häusliche und Spielunfälle und ab dem 5. Lebensjahr zunehmend Verkehrsunfälle in den Vordergrund. Zunächst handelt es sich hauptsächlich um Unfälle, bei denen Kinder als Fußgänger beteiligt sind, mit zunehmendem Alter werden Kinder häufiger als Zweiradfahrer zu Unfallopfern. Hinzu kommen im Teenageralter Schädelverletzungen durch Sportunfälle. Jungen sind doppelt so häufig betroffen wie Mädchen.

> **Merke**
>
> Bei Stürzen aus angeblich geringer Höhe, die zu schweren intrakraniellen Läsionen oder zum Tod führen, sollte unbedingt Kindesmisshandlung in Betracht gezogen werden!

◾ Pathogenese
Der kindliche Schädel unterscheidet sich in wesentlichen Punkten von dem des Erwachsenen. Säuglinge und Kleinkinder haben noch offene Schädelnähte, die Kalottendicke ist noch gering, so dass Gewalteinwirkungen auf den Kopf durch eine gewisse Verformbarkeit des knöchernen Schädels kompensiert werden können. Andererseits können jedoch durch Übertragung dieser Verformungen auf den Schädelinhalt auch Hirndestruktionen verursacht werden. Eine Volumenzunahme des Schädel-

inhaltes kann zumindest beim kleinen Kind in geringem Ausmaß durch die noch offenen Schädelnähte kompensiert werden.

Das Kopf-Körper-Verhältnis beträgt beim Säugling 1/6, beim Erwachsenen 1/30. Der Wassergehalt des kindlichen Gehirns beträgt ca. 88 % gegenüber 77 % beim Erwachsenen. Die Myelinisierung ist beim Kind noch nicht abgeschlossen, wodurch das Gehirn deutlich weicher und verformbarer ist. Hieraus resultiert eine erheblich größere Vulnerabilität des Gehirns durch plötzliche Beschleunigung oder Dezeleration.

Durch das geringere Gesamtblutvolumen sind Kinder durch Kopfschwartenverletzungen wesentlich schneller akut bedroht, beim Säugling können auch epi- und subdurale Hämatome zum hypovolämischen Schock führen.

Intrakraniale Hämatome treten bei Kindern seltener als beim Erwachsenen auf. Epidurale Hämatome sind aufgrund der Adhäsion der Dura im Bereich der Schädelnähte besonders im Säuglings- und Kleinkindalter häufig recht flach, aber großflächig und eher frontotemporal oder okzipital lokalisiert. Intrakraniale Hämatome können sich zunächst durchaus eher als Hypovolämie als durch eine neurologische Symptomatik manifestieren.

■ Klinik

Bei dem häufigen **leichteren SHT** kommt es u. U. zu einer kurzzeitigen Bewusstlosigkeit, einer Amnesie und vegetativen Symptomen wie Übelkeit, Erbrechen, Kopfschmerzen und Schwindel. Bei Kleinkindern treten häufig lang dauernde Schreiattacken nach einer Phase verminderter Vigilanz auf. Bei älteren Kindern kann eine transitorische kortikale Amaurose, ein kurzzeitiger Verlust des Sehens ohne Störung der Pupillenreaktionen, auftreten.

Ein **schweres SHT** führt zu primärer Bewusstlosigkeit. Bei einer Blutung können neurologische Herdzeichen auftreten. Mögliche Symptome bei einer Schädelbasisfraktur sind Blut- und/oder Liquoraustritt aus der Nase und/oder den Ohren sowie ein Monokel- oder Brillenhämatom. Bei einer Kalottenfraktur kann ein Frakturspalt tastbar sein. Bei Berstungstrauma kommt es zu einem instabilen Schädel (→ Abb. 19.20 a und b).

> **Merke**
>
> Das Auftreten eines subduralen Hämatoms, insbesondere in Gemeinschaft mit retinalen Einblutungen, sollte zunächst auch immer an ein nichtakzidentelles Trauma, also an eine Misshandlung des Kindes, denken lassen.

■ Komplikationen

Mögliche Komplikationen eines SHT sind persistierende Lähmungen oder eine Spastik durch fokale zerebrale Schädigung sowie persistierende psychomotorische Störungen durch eine diffuse axonale Schädigung.

Bei schwerem SHT kann eine maligne, therapierefraktäre Erhöhung des intrakraniellen Druckes mit Minderperfusion des Gehirns und Einklemmung des Hirnstammes auftreten.

■ Diagnostik

- Festlegung der Schwere des SHT: Glasgow Coma Scale
- Abdomen- und Thoraxsonographie zum Ausschluss weiterer Verletzungen (Polytrauma?)
- Hirnnervenprüfung, insbesondere Prüfung der Pupillenreaktion
- Augenärztliche Untersuchung: Stauungspapille?
- Röntgen-Schädel bei klinisch manifester Fraktur und bei Frakturverdacht
- Sonographie des Schädels: bei jedem Säugling mit SHT

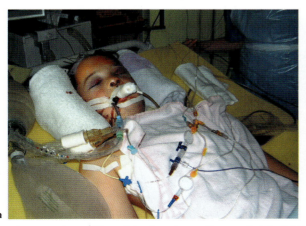 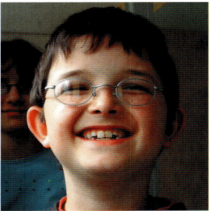

Abb. 19.20 a und b: a) 8 Jahre alter Patient nach Schädel-Hirn-Trauma (als Fußgänger von PKW erfasst). Brillenhämatom, Tamponade der Nase bei Liquorrhö, orotracheale Intubation, Magensonde, Hirndrucksonde. b) Derselbe Junge 6 Monate später. Restitutio ad integrum.

Neurologie

- Computertomographie des Schädels: obligat bei GCS $\leq$ 8, möglichst bei GCS < 12, bei Verdacht auf intrakranielle Blutung, bei Verdacht auf Hirnödem, bei klinischem Hinweis auf eine Schädelbasisfraktur
- Röntgen-HWS: bei möglicher begleitender HWS-Läsion
- Implantation einer Hirndrucksonde: Messung des intrakraniellen Druckes bei GCS $\leq$ 8
- Evozierte Potenziale: VEP, AEP, SEP
- Transkranielle Doppler-Sonographie
- EEG.

Therapie

Leichtes und moderates SHT: Die Kinder werden 48 h überwacht. Bei Erbrechen ist Nahrungskarenz indiziert. Kreislaufparameter, Pupillenreaktionen und Vigilanz (Glasgow Coma Scale) sollten regelmäßig überprüft werden.

Schweres SHT: Präklinisch sind bei GCS $\leq$ 8 die Sicherung des Kreislaufes sowie die frühzeitige Intubation und Beatmung obligat.

Bei ausgeprägter neurologischer Symptomatik sind die Hebung von Kalottenimpressionen von mehr als Kalottendicke sowie die Ausräumung epi- und subduraler Hämatome erforderlich.

Zur Hirndruckprophylaxe und -therapie erfolgen eine Oberkörperhochlagerung (30°), eine Analgosedierung und ggf. eine Relaxierung. Bei Normovolämie wird die Flüssigkeitszufuhr auf zwei Drittel des Bedarfes reduziert. Zur Behandlung von Hirndruckspitzen können Barbiturate (Thiopentalnatrium oder Methohexital) eingesetzt werden. Eine Normothermie ist anzustreben, eine Hyperthermie sollte durch medikamentöse oder physikalische Maßnahmen behandelt werden.

Bei Kreislaufdepression kommen Katecholamine zum Einsatz.

Bei der Beatmung ist auf eine optimale Oxygenierung zu achten. Eine moderate Hyperventilation (pCO_2 um 30 mmHg) wird nur bei nachgewiesener Hirndruckerhöhung durchgeführt.

Bei Therapieresistenz und malignem Hirndruck kann als Ultima Ratio das Schädeldach im Sinn einer großen osteoklastischen Trepanation eröffnet werden.

Nach Abschluss der Hirndrucktherapie sollte baldmöglichst eine Verlegung in eine auf die Behandlung von Kindern spezialisierte Rehabilitationseinrichtung erfolgen.

Prognose

Bei leichtem und moderatem SHT ist die Prognose sehr gut. Bis zu 40 % der schweren kindlichen Schädel-Hirn-Verletzungen enden hingegen tödlich, und es kommt häufig zu neurologischen Residualsymptomen. Eine primäre Areflexie sowie ein generalisiertes Hirnödem sind prognostisch ungünstig.

024 IMPP-Fragen

20 Pädiatrische Notfälle

Inhaltsverzeichnis

20.1 Verbrennungen und Verbrühungen .. 507

20.2 Ertrinkungsunfälle 508

20.3 Vergiftungen 509

20.4 Schädel-Hirn-Trauma 511

20.5 Pädiatrische Reanimation 511

Unfallfolgen stellen heute in den Industrieländern nach der Neugeborenenperiode die häufigste Todesursache im Kindesalter dar. Die Unfallmortalität ist höher als die Mortalität durch Infektionskrankheiten und maligne Tumoren zusammen. Verletzungen im Kindesalter sind der häufigste Grund, einen Arzt aufzusuchen.

■ Epidemiologie
In Deutschland ereignen sich jährlich 2 Mio. Unfälle mit Beteiligung von Kindern unter 14 Jahren. Etwa 1 000 Kinder sterben jedes Jahr an den Folgen eines Unfalls, 2 000 Kinder weisen bleibende Behinderungen auf, und 10 000 benötigen eine stationäre Behandlung von durchschnittlich 30 Tagen. 50 % der tödlich verletzten Kinder sind 1–5 Jahre alt.

> **Merke**
>
> Unfallfolgen stellen heute in den Industrieländern nach der Neugeborenenperiode die häufigste Todesursache im Kindesalter dar.

■ Unfallursachen
Tödliche Kinderunfälle: Etwa die Hälfte der tödlichen Kinderunfälle ereignet sich im Straßenverkehr (50 % im Auto, 50 % als Fußgänger oder Radfahrer). Die zweite Hälfte der tödlichen Kinderunfälle ereignet sich im häuslichen Milieu oder in der Freizeit. Häufige Ursachen sind Fensterstürze, Vergiftungen, Verbrühungen oder Verbrennungen und Ertrinken.
Nichttödliche Kinderunfälle: Im Säuglingsalter sind Stürze vom Wickeltisch, von Hochstühlen, aus Kinderwippen und Tragetaschen oder aus Laufwagen, Verbrühungen mit heißem Wasser oder Getränken und Aspirationen am häufigsten. Im Kleinkindalter stehen Stürze aus Fenstern, von Balkonen, Bäumen und Stockbetten im Vordergrund. Verbrühungen, Brände, Schnittverletzungen, Verätzungen sowie Vergiftungen oder Ersticken in Plastiksäcken sind ebenfalls häufige Unfallursachen. 40 % der Kinder verletzen sich als Mitfahrer im Auto.

■ Prophylaxe
Die Unfallhäufigkeit kann durch gezielte Präventionsmaßnahmen signifikant gesenkt werden. Neben politischen Maßnahmen, Informationskampagnen und Maßnahmen der allgemeinen Sicherheitserziehung ist die Sicherung von Haus und Garten bei Familien mit Kindern von besonderer Bedeutung.

20.1 Verbrennungen und Verbrühungen

■ Ätiologie
Häusliche Unfälle mit heißen Flüssigkeiten (Verbrühungen) sind am häufigsten. Außerdem kommen u. a. Grill-/Feuerwerksunfälle und Hausbrände vor.

■ Pathophysiologie
Die thermische Schädigung führt zu Gewebsnekrosen, Kapillarkoagulation und Endothelschäden. Es kommt zu Flüssigkeits- und Wärmeverlust. Die Freisetzung von Mediatoren (z. B. Bradykinin, Histamin, Leukotriene) führt zu lokalem Ödem und bei Verbrennungen von mehr als 10–15 % der Körperoberfläche (bei Säuglingen bereits bei 5–8 %) zur generalisierten Verbrennungskrankheit. Eine erhöhte Kapillarpermeabilität führt zu Wasser-, Salz- und Eiweißverlust in das Interstitium und zu einem Volumenmangelschock. Die Infektionsgefahr ist extrem hoch.

■ Klinik
Man unterscheidet drei Verbrennungsgrade:
- **Grad I:** betrifft nur die Epidermis; Rötung und schmerzhafte Schwellung
- **Grad II:** betrifft Epidermis und Dermis; Blasenbildung und heftige Schmerzen; je tiefer die Verbrennung, desto geringer die Schmerzen (weniger intakte Nervenendigungen)
- **Grad III:** betrifft die gesamte Haut inklusive Anhangsgebilden; weißgraue Nekrosen. Die Schmerzempfindung kann völlig fehlen. Eine spontane Reepithelialisierung ist nicht möglich.

507

Das Ausmaß der geschädigten Körperoberfläche kann mit Hilfe der sog. Neunerregel abgeschätzt werden (→ Abb. 20.1).

■ Wichtige und häufige Komplikationen
- Wundinfektion, Sepsis
- Herzinsuffizienz mit Lungenödem
- Respiratorische Insuffizienz (Schocklunge, Sepsis)
- Hirnödem (bei Hypoosmolarität)
- Gastrointestinale Blutungen (Stress), paralytischer Ileus
- Niereninsuffizienz (Schockniere bei Hypovolämie)
- Keloidbildung, Kontrakturbildung.

■ Säulen der Therapie
- Erstmaßnahmen am Unfallort: Patienten aus der Gefahrenzone entfernen, Atemwege sichern, Kreislaufstabilität überprüfen, Kleidung entfernen, lokale Kühlung über 10–20 min (kühles Wasser), Zugang legen
- Effektive Schmerzbehandlung (Morphin oder Morphinderivate)
- Intravenöse Flüssigkeitszufuhr zur Schockprophylaxe: 20 ml/kg KG/h Vollelektrolytlösung auf dem Transport, später je nach klinischem Zustand, Elektrolytsituation und Bilanz
- Wundversorgung: zunächst sterile Abdeckung, in der Klinik Entfernung von Blasenresten, z. B. unter Verwendung von Kompressen, die mit Betaisodona®, 1:10 verdünnt, getränkt sind. Geschlossene Blasen an Händen und Füßen werden nicht primär eröffnet. Hautareale mit tiefgradigen Verbrennungen 2. und Verbrennungen 3. Grades werden frühzeitig exzidiert und transplantiert.
- Intubation: bei allen Patienten mit Inhalationstrauma, sonst großzügig bei allen Patienten mit Vigilanzstörungen
- Großzügige antibiotische Therapie (immer an Sepsis denken!)
- Tetanusschutz nicht vergessen!
- Parenterale Ernährung
- Intensive physiotherapeutische Maßnahmen
- Rehabilitationsmaßnahmen.

■ Prognose
Bei Verbrennungen und Verbrühungen von mehr als 10 % der Körperoberfläche ist die Prognose ernst. Ab einer Beteiligung von 30–40 % der Körperoberfläche besteht Lebensgefahr durch Schock, Hirnödem und Sepsis. Je jünger das Kind, desto höher ist die Mortalität.

✚ 025 Video: Verbrennung

20.2 Ertrinkungsunfälle

■ Ätiologie
Im Kleinkindalter ertrinken Kinder bevorzugt in Gartenteichen und Schwimmbädern. Bei Adoleszenten stehen offene Naturgewässer im Vordergrund.

■ Pathophysiologie
Es kommt zu einem Laryngospasmus mit Hypoxämie. Nach Untertauchen des Gesichtes kommt es trotz Isovolämie zu einer Kreislaufzentralisation mit Minderperfusion der Haut und des Gastrointestinaltraktes (Tauchreflex). Das Schlucken von Wasser führt zu Hypervolämie und Elektrolytveränderungen. Durch Aspiration von Wasser werden Surfactant und Pneumozyten zerstört. Ertrinkungsunfälle gehen nahezu regelhaft mit einer Hypothermie einher. Letztlich kommt es zu einem hypoxiebedingten Kreislaufstillstand.

■ Therapie
- Rettung des Unfallopfers, Sicherung der Atemwege, i.v. Zugang
- Bei fehlender Spontanatmung sofortige Intubation und Beatmung
- Kardiale Reanimation (bei Hypothermie mindestens 1 h lang fortsetzen!)
- Temperaturmessung und Wärmekonservierung (Kleider entfernen, Isolationsfolien, Decken)
- Transport in die Klinik
- Überdruckbeatmung mit positivem endexspiratorischem Druck (PEEP)
- Hirnödemtherapie (Oberkörperhochlagerung, Hyperventilation).

> **Merke**
>
> Die langfristige Prognose nach einem Ertrinkungsunfall ist entscheidend von der schnellen und guten Erstbehandlung abhängig.

■ Prognose
Sie hängt von der Dauer der Hypoxie und vom Ausmaß der Hypothermie ab. Bei starker Unterkühlung ist die Chance auf ein folgenfreies Überleben höher!

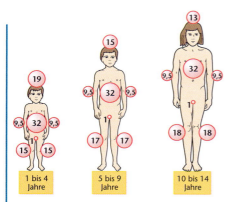

Abb. 20.1: Neunerregel zur Abschätzung des prozentualen Anteils der Körperteile an der Körperoberfläche. [20]

20.3 Vergiftungen

Definition
Als Ingestionsunfall wird die akzidentelle Einnahme von möglicherweise schädigenden Substanzen oder Dingen bezeichnet. Kommt es nach Ingestionen zu Krankheitssymptomen, spricht man von Vergiftung.

Epidemiologie
In Deutschland treten jährlich knapp 200 000 Ingestionsunfälle auf. Etwa 90 % betreffen Kinder im Alter von 10 Monaten bis 5 Jahren. Der Häufigkeitsgipfel liegt bei etwa 2 Jahren. Die Zahl der schweren Vergiftungen in Deutschland liegt bei 2 000 jährlich, die Zahl der tödlichen Vergiftungen bei unter 10. Die meisten Ingestionsunfälle ereignen sich in Haus (vor allem Badezimmer und Küche) und Garten. Bei Adoleszenten sind Alkoholintoxikationen und Suizidversuche am häufigsten.

Klinik
Vergiftungszeichen treten im Allgemeinen in einem engen zeitlichen Zusammenhang mit der Aufnahme des Giftes auf. Ausnahmen sind chlorierte Kohlenwasserstoffe, Eisen, Schwermetalle, Ethylenglykol, Methanol, Paracetamol, Paraquat, Knollenblätterpilze und Pfaffenhütchen. Bei Vergiftungen durch

Tab. 20.1 Charakteristische Vergiftungssyndrome.

Syndrombezeichnung	Symptome	Substanzen
Anticholinerges Syndrom	Mydriasis Tachykardie Trockene Schleimhäute Harnverhalt Wangenrötung Leichtes Fieber Halluzinationen	Atropin, Tollkirsche, Stechapfel
Cholinerges Syndrom	Miosis Bradykardie Hypotonie Hypersalivation Erbrechen Schwitzen Hypothermie Muskelfaszikulationen Koma und Krämpfe	Organophosphate, Cholinergika
Sympathikomimetisches Syndrom	Tachykardie Hypertonie Mydriasis Schwitzen Blässe Tremor Unruhe	Amphetamine, Adrenalin, Kokain
Opiatsyndrom	Miosis Halluzinationen Sedierung Atemdepression Koma	Opiate, Kodein
Extrapyramidales Syndrom	Tortikollis Zungen-, Schlundkrämpfe Erhaltenes Bewusstsein	Neuroleptika, Metoclopramid
Glykosidvergiftung	Herzrhythmusstörung Übelkeit, Erbrechen Halluzinationen Sehstörungen	Fingerhut, Digitalis
Thalliumvergiftung	Haarausfall Obstipation Periphere Neuropathie Enzephalopathie	Rattengift
Bleivergiftung	Darmkoliken Anämie Enzephalopathie Aschgraue Hautfarbe Bleisaum am Zahnfleisch	Blei

20 Pädiatrische Notfälle

diese Substanzen kommt es typischerweise zu einem symptomfreien Intervall.

Meist sind die klinischen Symptome unspezifisch. Bei leichteren Vergiftungen kommt es zu Verwirrung, Somnolenz, Ataxie, Hypotonie, Übelkeit und Erbrechen. Schwere Vergiftungen führen zu Koma, Krämpfen, Kreislauf- und Organversagen.

Nur einige Substanzen führen zu charakteristischen Symptomkonstellationen. Sie sind in Tabelle 20.1 zusammengefasst.

◼ Diagnostik
- Anamnese: sechs wichtige Fragen (→ Checkliste)
- Notfalluntersuchung: Atemwege frei? Ausreichende Spontanatmung? Kreislauf stabil?
- Klinische Hinweise auf charakteristische Vergiftungssyndrome (→ Tab. 20.1)?

Checkliste: Die sechs wichtigsten Fragen bei V. a. Vergiftung.	
Wer?	Alter und Gewicht
Wann?	Ungefähre Uhrzeit der Ingestion
Was?	Alle fraglichen Substanzen/Behälter asservieren
Wie viel?	Geschätzte Menge
Wie?	Oral, inhalativ, kutan, intravenös
Weshalb?	Akzidentell, suizidal, Abusus

Merke

Bei allen Vergiftungen sollte man sich von einer der Giftnotzentralen beraten lassen.

◼ Therapie
Primäre Giftentfernung: Entfernung einer Substanz aus dem Magen-Darm-Trakt vor erfolgter Resorption:
- **Induziertes Erbrechen:**
  - Die Entleerung des Gastrointestinaltraktes ist vollständiger als bei Magenspülung.
  - Ipecacuanhasirup: 9–12 Monate: 10 ml, 1–2 Jahre: 15 ml, > 2 Jahre: 15–30 ml; mindestens 200 ml Tee oder Saft nachtrinken lassen!
  - Kontraindikationen beachten (→ unten)!
- **Magenspülung:**
  - Bei Kleinkindern besteht die Gefahr einer Wasserintoxikation (hypovoläme Hyperhydratation).
  - Weniger effektive Entleerung des Gastrointestinaltraktes
  - Wird nur noch selten durchgeführt
  - Legen einer großlumigen Magensonde, Aspiration des Mageninhaltes, Spülung mit NaCl 0,9 %, Applikation von Aktivkohle
- **Aktivkohle:**
  - Absorbiert rasch verschiedenste Gifte
  - Verabreichung im Anschluss an induziertes Erbrechen oder Magenspülung

- Dosis: 1 g/kg KG (pulverförmige Kohle aufschwemmen und trinken lassen)
- Zusätzlich ist die Verabreichung eines Laxans (z. B. Glaubersalz 0,5 g/kg KG) erforderlich, um die Darmpassage zu beschleunigen und damit die Wiederfreisetzung des Giftes zu verhindern.
- Indikation: Vergiftung mit Tensiden, organischen Lösungsmitteln, Pilzgiften, Endotoxinen und zahlreichen Medikamenten
- Kontraindikation: Schwermetallvergiftung (behindert diagnostische und u. U. operative Maßnahmen).

Merke

Kontraindikationen für induziertes Erbrechen sind:
- Somnolenz und Bewusstlosigkeit
- Ingestionsunfälle bei jungen Säuglingen
- Verätzungen mit Säuren und Laugen
- Ingestion schäumender Substanzen
- Ingestion von Kohlenwasserstoffen
- Krampfanfälle.

Sekundäre Giftentfernung: Entfernung resorbierter toxischer Substanzen aus dem Körper durch:
- **Forcierte Diurese:** Die hoch dosierte Flüssigkeitsverabreichung unter Gabe von Diuretika ist bei Kindern wegen der Gefahr einer Wasserintoxikation fast nie indiziert.
- **Dialyse, Hämofiltration, Austauschtransfusion:** indiziert, wenn die Giftelimination auf anderem Weg nicht gelingt und die aufgenommene Substanz wasserlöslich ist.

Merke

Keine therapeutischen Maßnahmen sind erforderlich bei Ingestion von:
- Azetylsalizylsäure < 75 mg/kg KG
- Kodeinphosphat < 2 mg/kg KG
- Phenacetin < dreifache altersbezogene Einzeldosis
- Zigaretten:
  - 9–12 Monate: < 1/3 Zigarette oder 1/2 Kippe
  - 1–5 Jahre: < 1/2 Zigarette oder 1 Kippe
  - 6–12 Jahre: < 3/4 Zigarette oder 2 Kippen
  - > 12 Jahre: < 1 Zigarette.

Merke

Eine alleinige **Aktivkohlegabe** ist ausreichend bei Ingestion von:
- 9–12 Monate: < 1/3–3/4 Zigarette oder 1/2–1 Kippe
- 1–5 Jahre: < 1/2–1 Zigarette oder 1–2 Kippen
- 6–12 Jahre: < 1–1 1/2 Zigarette oder 2–3 Kippen
- > 12 Jahre: 1–2 Zigaretten oder 2–3 Kippen.

Spezifische therapeutische Maßnahmen bei den häufigsten Vergiftungen

Nikotin: Typische Symptome sind Blässe, Tachykardie und Schwitzen. Sehr selten sind therapeutische Maßnahmen erforderlich (→ oben). Wenn o.g. Grenzen überschritten sind, aber keine Symptome bestehen, sollte Erbrechen induziert werden. Bei Symptomen ist eine Magenspülung erforderlich.

Alkohol: Typische Symptome sind Bewusstseinsstörungen und Hypoglykämie. Bei wachem Kind wird eine Magenspülung durchgeführt. Bei bewusstlosem Kind erfolgen die Intubation, Magenentleerung sowie die Verabreichung von Glukose i.v. (Glukose 50 % 2 ml/kg KG).

Paracetamol: Das klinische Leitsymptom ist die Leberzellschädigung. Ab 100 mg/kg KG Paracetamol: primäre Giftentfernung durch induziertes Erbrechen, Kohle/Glaubersalz. Verabreichung von Acetylcystein als Antidot. Leberzellschäden sind ab einer Dosis von 125 mg/kg KG Paracetamol zu erwarten. Paracetamolspiegelbestimmungen sind hilfreich.

Azetylsalizylsäure: Typische Symptome sind Agitation, Tachykardie und Koma. Häufige Begleiterscheinungen sind eine metabolische Azidose (Entkoppelung der oxidativen Phosphorylierung) bzw. eine metabolische Alkalose (zentrale Stimulation) sowie eine Hyponatriämie (Syndrom der inadäquaten ADH-Sekretion). Ab 150 mg/kg KG: primäre Giftentfernung durch induziertes Erbrechen, Kohle/Glaubersalz. In schweren Fällen ist eine forcierte Diurese, Hämodialyse oder Hämofiltration erforderlich.

Cyanid: Typische Symptome sind eine rosige Hautfarbe, der Geruch nach Bittermandeln, Hyperventilation, Krämpfe, Opisthotonus, Atemstillstand sowie Herzstillstand durch Hemmung der Cytochromoxidase. Hier ist die sofortige Verabreichung von 4-DMAP und Natriumthiosulfat i.v. lebensrettend.

Digoxin: Typische Symptome sind Übelkeit, Halluzinationen, Sehstörungen, Arrhythmien sowie eine Hyperkaliämie. Eine primäre Giftentfernung ist bis 4 h nach Einnahme sinnvoll. Bei ventrikulären Extrasystolen wird Phenytoin, bei Tachykardie Lidocain, bei Bradykardie Atropin verabreicht. Spezifische Digitalisantikörper stehen zur Verfügung. Eine Hyperkaliämie ist als Alarmzeichen zu werten, da die Kaliumkonzentration direkt mit dem Digitalisspiegel korreliert.

Trizyklische Antidepressiva: Die typische Symptomatik manifestiert sich als Mischbild aus Agitation, Koma, Krampfanfällen, Hypertonie (initial), Tachykardie, Hypotonie und Arrhythmien. Die primäre Giftentfernung durch Magenspülung ist bis 12 h nach Einnahme sinnvoll. Anschließend werden mehrfach Kohle und Glaubersalz appliziert. Neben allgemeinen intensivmedizinischen Maßnahmen ist bei Arrhythmien die Verabreichung von Natriumbikarbonat, Lidocain oder Phenytoin indiziert. Bei Therapieresistenz muss eine elektrische Kardioversion erfolgen. Bei Krampfanfällen kommen Diazepam, Midazolam und später Phenytoin zum Einsatz. Kontraindiziert sind Physostigmin, Chinidin, Disopyramid und Procainamid.

Methylenglykol (Frostschutzmittel): Verabreichung von Ethanol in einer Dosierung von 600 mg/kg KG p.o. oder i.v. bis zu einem Blutspiegel von 100 mg/dl.

20.4 Schädel-Hirn-Trauma

→ Kapitel 19.

20.5 Pädiatrische Reanimation

Während bei Erwachsenen der kardial bedingte Atem-Kreislauf-Stillstand vorherrscht, ist bei Kindern die häufigste Ursache die Hypoxie. Weitere wichtige reversible Ursachen sind in der Checkliste zusammengefasst.

Checkliste: Reversible Ursachen für einen Atem-Kreislauf-Stillstand im Kindesalter	
4 H:	Hypoxie
	Hypovolämie
	Hyper-/Hypokaliämie
	Hypothermie
4 HITS:	Herzbeuteltamponade
	Intoxikation
	Thromboembolie
	Spannungspneumothorax

Die Leitlinien des European Resuscitation Council wurden weitgehend vereinfacht, da sich gezeigt hat, dass Kindern, aus Angst davor, Schaden anzurichten, Wiederbelebungsmaßnahmen häufig vorenthalten werden.

Abbildung 20.2 zeigt den Algorithmus der lebensrettenden Basismaßnahmen bei Kindern, Abbildung 20.3 den Algorithmus der erweiterten lebensrettenden Maßnahmen bei Kindern.

■ Beendigung der Reanimationsmaßnahmen

Nach 20 min sollte der Teamleiter sorgfältig prüfen, ob die Reanimationsmaßnahmen eingestellt oder fortgeführt werden. Wichtige Aspekte hierbei sind Ursache des Atem-Kreislauf-Stillstandes, das Zeitintervall ohne Behandlung („no flow"), die Effektivität und die Dauer der kardiopulmonalen Reanimation („low flow"), das Zeitintervall bis zur Verfügbarkeit geeigneter Maßnahmen zur Behebung eines reversiblen Krankheitsprozesses sowie besondere Begleitumstände, z.B. Ertrinken in kalten Gewässern oder die Einwirkung toxischer Substanzen.

Pädiatrische Notfälle

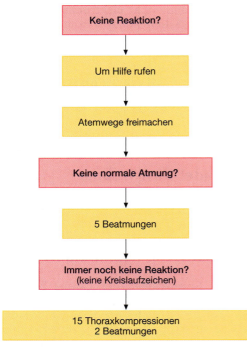

Abb. 20.2: Algorithmus der lebensrettenden Basismaßnahmen bei Kindern. Modifiziert nach Abschnitt 6 der Leitlinien zur Reanimation 2005 des European Resuscitation Council.

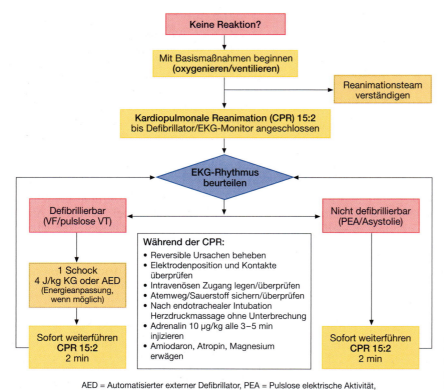

Abb. 20.3: Algorithmus der erweiterten lebensrettenden Maßnahmen bei Kindern. Modifiziert nach Abschnitt 6 der Leitlinien zur Reanimation 2005 des European Resuscitation Council.

➕ 026 + 027 Videos: Fehlintubation 1 und Fehlintubation 2

21 Vorsorgeuntersuchungen im Kindesalter

Inhaltsverzeichnis

21.1 Übersicht der Untersuchungsschwerpunkte bei den Vorsorgeuntersuchungen 513

21.2 Altersgemäße psychomotorische Entwicklung 513

21.3 Vorsorgeuntersuchungen 514

21.4 Neugeborenenscreening auf angeborene Stoffwechselerkrankungen und Endokrinopathien 521

21.5 Neugeborenenscreening auf angeborene Hörstörungen 521

21.6 Sonographische Screeninguntersuchung zum Ausschluss einer Hüftgelenksdysplasie 522

Seit 1971 besteht in Deutschland ein gesetzlicher Anspruch auf regelmäßige Untersuchungen zur Früherkennung von Krankheiten und Entwicklungsstörungen im Kindes- und Jugendalter. Das von den gesetzlichen Krankenkassen bezahlte Vorsorgeprogramm umfasst zehn Untersuchungen. Seit 2006 werden vom Berufsverband der Kinder- und Jugendärzte (BVKJ) vier neue Vorsorgeuntersuchungen im Alter von 3 Jahren (U7a), 7–8 Jahren (U10), 9–10 Jahren (U11) und 16–17 Jahren (J2) empfohlen. Die neuen Untersuchungen sind noch nicht Bestandteil des Leistungskataloges der gesetzlichen Krankenversicherungen und müssen daher zunächst von den Eltern selbst bezahlt werden. Die Erstattung der Kosten kann bei den Krankenkassen im Sinne einer primären Präventionsmaßnahme beantragt werden. Die Checkliste fasst die Zeitpunkte der empfohlenen Vorsorgeuntersuchungen im Kindesalter zusammen.

Checkliste: Übersicht der empfohlenen Vorsorgeuntersuchungen im Kindes- und Jugendalter.	
Vorsorgeuntersuchungen	Empfohlener Zeitraum
U1	10–15 min nach der Geburt
U2	3.–10. Lebenstag
U3	4.–6. Lebenswoche
U4	3.–4. Lebensmonat
U5	6.–7. Lebensmonat
U6	10.–12. Lebensmonat
U7	21.–24. Lebensmonat
U7a*	3 Jahre
U8	3,5–4 Jahre
U9	5–5,5 Jahre
U10*	7–8 Jahre
U11*	9–10 Jahre
J1	12–13 Jahre
J2*	16–17 Jahre

*neue vom BVKJ empfohlene Untersuchungen.

21.1 Übersicht der Untersuchungsschwerpunkte bei den Vorsorgeuntersuchungen

Das Ziel des Vorsorgeprogramms ist die Früherkennung von Erkrankungen, die die normale körperliche und geistige Entwicklung des Kindes gefährden. Das gelbe Vorsorgeheft dient als Dokumentationsgrundlage des gesamten Vorsorgeprogramms, es wird jeweils der Mutter ausgehändigt. Bei jeder Vorsorgeuntersuchung werden Gewicht, Körperlänge und Kopfumfang erhoben und in das Somatogramm des gelben Vorsorgeheftes eingetragen. Für die Dokumentation der neuen Vorsorgeuntersuchungen U7a, U10, U11 und J2 wurde ein zusätzliches Gesundheits-Checkheft für Kinder und Jugendliche entwickelt. Zu jeder Vorsorgeuntersuchung gehört eine vollständige körperliche Untersuchung des entkleideten Kindes.

Impfungen sind in den Vorsorgeuntersuchungen nicht enthalten. Bei jeder Vorsorgeuntersuchung sollten jedoch der Impfstatus überprüft und fehlende Impfungen nachgeholt werden.

21.2 Altersgemäße psychomotorische Entwicklung

Im Neugeborenenalter sind die Primitivreflexe bei der Beurteilung der neurologischen Entwicklung hilfreich. Sie sollten bei den entsprechenden Vorsorgeuntersuchungen geprüft werden. Es handelt sich um eine Vielzahl von Reflexen und Bewegungsautomatismen, die in den ersten Lebenswochen und -monaten physiologisch nachweisbar sind und mit zunehmender Ausreifung des ZNS verschwinden. Das Fehlen, eine Asymmetrie oder ein zu langes

21 Vorsorgeuntersuchungen im Kindesalter

Tab. 21.1 Primitivreaktionen und deren Ablauf.

Primitivreflex	Ablauf	Zeitlicher Rahmen
Saugreaktion	Saugen bei Berühren der Lippen	Bis zum 3. Monat
Suchreaktion	Mundöffnen und Hinwenden des Kopfes bei Berühren der Wange	Bis zum 3. Monat
Handgreifreaktion	Fingerbeugung bei Bestreichen der Handinnenfläche	Bis zum 6. Monat
Fußgreifreaktion	Zehenbeugung bei Bestreichen der Fußsohle	Bis zum 11. Monat
Schreitphänomen	Schreitbewegungen bei Berühren der Unterfläche	Bis zum 2. Monat
Galant-Rückgratreaktion	Bestreichen des Rückens seitlich der Wirbelsäule führt zu Wirbelsäulenflexion mit der Konkavität zur gereizten Seite	Bis zum 3.–6. Monat
Asymmetrische tonische Halsreaktion	Seitwärtsdrehung des Kopfes führt zu Streckung von Arm und Bein auf der Gesichtsseite und zur Beugung von Arm und Bein auf der Hinterkopfseite: Fechterstellung	bis zum 6. Monat
Symmetrische tonische Halsreaktion	Kopfbeugung führt zu Beugung der Arme und Streckung der Beine, Kopfstreckung führt zu Streckung der Arme und Beugung der Beine	bis zum 6. Monat
Moro-Reaktion	Erschütterung der Unterlage oder rasches Senken des in Rückenlage gehaltenen Kindes führt zuerst zur Streckung und Abduktion, dann zur Beugung und Adduktion der Arme mit Spreizen der Finger	Bis zum 3.–6. Monat

Persistieren dieser Reflexe (besser: Reaktionen) sprechen für das Vorliegen einer Hirnschädigung. Tabelle 21.1 fasst die wichtigsten Primitivreaktionen und deren Ablauf zusammen.

Die Beurteilung der altersgemäßen psychomotorischen Entwicklung ist ein zentraler Bestandteil der Vorsorgeuntersuchungen. Tabelle 21.2 gibt einen stark vereinfachten Überblick über die für den klinischen Alltag wichtigen Meilensteine der motorischen Entwicklung. Darüber hinaus ist der Denver-Developmental-Screening-Test zur Beurteilung des sozialen Kontaktes, der Grob- und Feinmotorik und der Sprache sehr gut geeignet (→ Abb. 21.1). Die bei der entwicklungsneurologischen Untersuchung eines Kindes < 2 Jahre zu beachtenden Punkte sind in einer Checkliste auf Seite 515 zusammengefasst.

21.3 Vorsorgeuntersuchungen

U1

Die U1 wird **10–15 min nach der Geburt** im Kreißsaal durchgeführt und beinhaltet folgende Schritte:
- Beurteilung des Vitalzustandes des Kindes anhand von Hautkolorit, Atmung, Muskeltonus, Reflexen bei Nasensondierung/Absaugen und Herzfrequenz. Die Befunde werden nach dem Apgar-Schema 1, 5 und 10 min nach der Geburt klassifiziert (→ Kapitel 1).

- Messung des Nabelschnur-pH-Wertes
- Beurteilung des Reifegrades des Kindes (→ Kapitel 1)
- Entscheidung, ob eine Intensivtherapie (z. B. Intubation und Beatmung) erforderlich ist
- Eine Ösophagussondierung zum Ausschluss einer Ösophagusatresie ist nur bei Polyhydramnion, vermehrtem Speichelfluss oder Atemstörung erforderlich.
- Ausschluss von Geburtsverletzungen und Fehlbildungen
- Verabreichung von Vitamin K (Konakion®) 2 mg oral
- Die Credé-Prophylaxe ist nicht mehr vorgeschrieben. In vielen Kliniken kommen Erythromycin-Augentropfen zur Anwendung (→ S. 162)
- Eintragungen der Daten zu Schwangerschaft und Geburt in das gelbe Heft.

➕ 028 Video: Vorsorgeuntersuchung U1

U2

Die U2 wird am **3.–10. Lebenstag** durchgeführt und beinhaltet folgende Schritte:
- Umfassende Untersuchung zur Erfassung behandlungs- oder kontrollbedürftiger Befunde
- Eingehende klinische Untersuchung.

21.3 Vorsorgeuntersuchungen

Checkliste: Die entwicklungsneurologische Untersuchung des Kindes < 2 Jahre.	
Anamnese	• Erkrankungen (akut/chronisch)
	• Vigilanz
	• Medikamente
	• Elternsituation
	• Umfeld
Körperliche Auffälligkeiten mit möglicher neurologischer Relevanz	• Körpermaße, Körperbau
	• Kopfform, Fontanelle
	• Dysmorphie
	• Haut: Elastizität, Pigmentveränderungen
	• Gelenke: Fehlstellungen, Beweglichkeit
	• Leber-, Milzgröße
Hirnnervenfunktion	• Fixieren, Sehfähigkeit, Lichtreaktion, Okulomotorik, Blickfolge
	• Hörvermögen, Reaktion auf Geräusche
	• Reaktion auf sensible Reize im orofazialen Bereich, Speichelfluss
	• Faziale Innervation, Mimik
	• Mund- und Zungenbewegungen, Saugen, Kauen, Schlucken
	• Stimme, Lautäußerungen, Sprache
Sensomotorik	
• **Haltung**	Symmetrie, Variabilität, Gelenkstellung
• **Bewegungsquantität**	
• **Bewegungsqualität**	Form, Ablauf, Flüssigkeit
	Zielorientierung, unwillkürliche Bewegungen
	Dosierung von Kraft, Tempo, Ausmaß
	Problemlösungsstrategien, Variabilität
	Fokussierte Aufmerksamkeit
	Innehalten in Bewegungszwischenstufen
• **Muskeltonus**	Prüfung des Widerstandes bei passiver Bewegung
• **Muskelkraft**	Trophik der Muskulatur
	Bewegung gegen Schwerkraft und Widerstand
	Faszikulationen
• **Reflexe**	Muskeleigenreflexe
	Fremdreflexe
• **Reaktion auf taktile Reize**	Hand- und Fußgreifreaktion, Suchreaktion, Saugreaktion
	Oberflächensensibilität
• **Irritabilität**	Empfindlichkeit gegenüber Reizen
• **Haltungskontrolle**	Gleichgewicht
	Reaktion auf Lagewechsel

Nach Dr. A. Enders, Zentrum für Entwicklungsneurologie und Frühförderung am Dr. v. Haunerschen Kinderspital der LMU München, 2005.

21 Vorsorgeuntersuchungen im Kindesalter

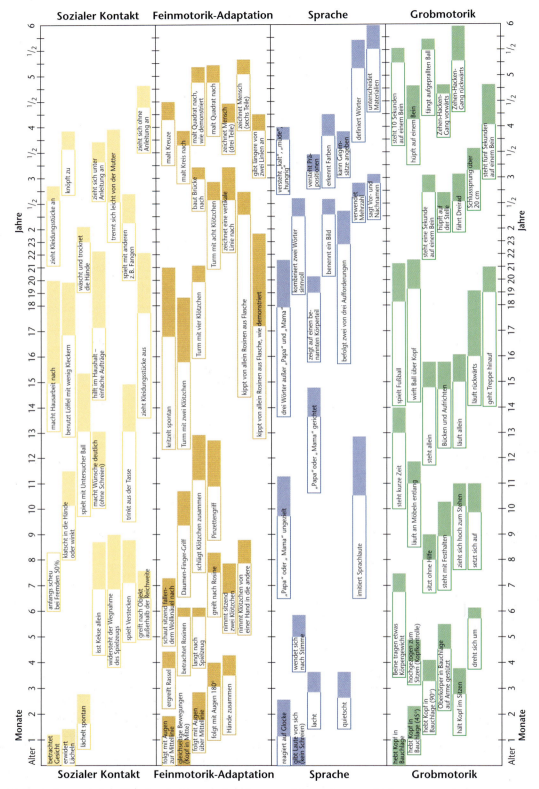

Abb. 21.1: Dokumentationsblatt für den Denver-Developmental-Screening-Test. [17]

21.3 Vorsorgeuntersuchungen

Tab. 21.2 Meilensteine der motorischen Entwicklung.

Alter	Fähigkeiten
1 Monat	In schwebender Bauchlage wird der Kopf einige Sekunden in Rumpfebene gehalten
3 Monate	Sicheres Kopfheben in Bauchlage Hände werden in Rückenlage über der Körpermitte zusammengebracht
6 Monate	Hochziehen zum Sitzen Spielzeug wird gehalten und von einer Hand in die andere gewechselt
9 Monate	Sicheres freies Sitzen
12 Monate	Sicheres Stehen mit Festhalten an Möbeln und Wänden
18 Monate	Freies Gehen mit sicherem Gleichgewicht
2 Jahre	Sicheres Rennen und Umsteuerung von Hindernissen
3 Jahre	Beidbeiniges Abhüpfen von unterster Treppenstufe
4 Jahre	Koordiniertes Treten und Steuern eines Dreirades o. Ä.
5 Jahre	Bewältigung der Treppen beim Auf- und Abgehen freihändig und mit Beinwechsel ohne Schwierigkeiten

Nach Dr. A. Enders, Zentrum für Entwicklungsneurologie und Frühförderung am Dr. v. Haunerschen Kinderspital der LMU München, 2005.

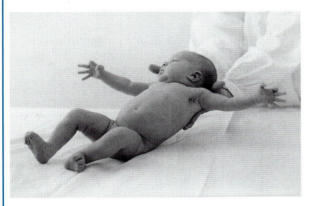

Abb. 21.2: Moro-Reaktion. Kind wird in Rückenlage gehalten. Die rasche Abwärtsbewegung des Kopfes um 4–5 cm löst eine Abduktion der Arme aus. [22]

- Durchführung des erweiterten Neugeborenenscreenings auf angeborene Stoffwechselerkrankungen und Endokrinopathien (→ Kap. 21.4)
- Durchführung des Screenings auf angeborene Hörstörungen (→ Kap. 21.5)
- Durchführung einer sonographischen Screeninguntersuchung zum Ausschluss einer Hüftgelenksdysplasie (→ Kap. 21.6), falls ein hohes Risiko für eine Hüftdysplasie besteht (positive Familienanamnese, Beckenendlage, Zwillinge). Die Routineuntersuchung wird bei der U3 durchgeführt.
- Verabreichung von Vitamin K 2 mg oral.
- Besprechung der Rachitis-, Fluor- und Jodprophylaxe: Reife Neugeborene erhalten täglich 500 IE Vitamin D sowie 0,25 mg Fluor und 50 µg Jodid pro Tag. Tabellen 21.3 und 21.4 fassen die altersabhängigen Empfehlungen zur Fluorid- und Jodidprophylaxe zusammen.

Tab. 21.3 Orientierende altersabhängige Empfehlungen zur Fluoridprophylaxe.

Alter	Fluoridmenge
1.–2. Lebensjahr	0,25 mg/d
2.–3. Lebensjahr	0,5 mg/d
3.–6. Lebensjahr	0,75 mg/d
6.–18. Lebensjahr	1 mg/d

Diese Angaben gelten für einen Fluoridgehalt des Trinkwassers von < 0,25 mg/l.

Tab. 21.4 Orientierende altersabhängige Empfehlungen zur Jodidprophylaxe.

Alter	Jodidmenge
0–4 Monate	50 µg/d
4–12 Monate	80 µg/d
1–13 Jahre	100 µg/d
Ab 13 Jahre	200 µg/d

U3

Die U3 wird in der **4.–6. Lebenswoche** durchgeführt und beinhaltet folgende Schritte:
- Eingehende körperliche Untersuchung
- Untersuchung der ersten Verhaltensmuster in der Sprache (Lautieren), im Sozialverhalten (lächelt, wenn es angelächelt wird) und im Spielverhalten (fixiert und verfolgt Gegenstände)
- Überprüfung von Primitivreflexen (→ Tab. 21.1)
- Überprüfung der normalen motorischen Entwicklung (→ Abb. 21.3)
- Verabreichung von Vitamin K 2 mg oral
- Nachfragen, ob die Vitamin-D-, Fluor- und Jodprophylaxe durchgeführt wird

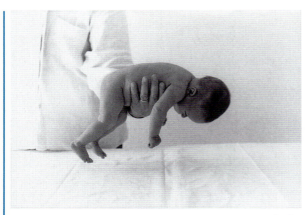

Abb. 21.3: Landau-Reaktion im Alter von 4 Wochen. [22]

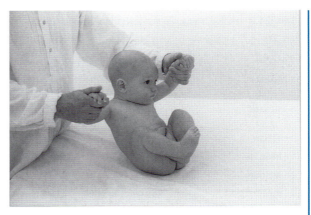

Abb. 21.5: Traktionsreaktion, 6 Monate. [22]

- Durchführung einer sonographischen Screeninguntersuchung zum Ausschluss einer Hüftgelenksdysplasie (→ Kap. 21.6).

U4

Die U4 wird im **3.–4. Lebensmonat** durchgeführt und beinhaltet folgende Schritte:
- Bei dieser Untersuchung soll besonders auf evtl. bestehende Störungen des Muskeltonus und der Koordination geachtet werden (→ Abb. 21.4)
- Überprüfung des Sehens: Fixieren von Gegenständen und Personen?
- Überprüfung des Hörens (klatschen, Rassel, Papierraschen)
- Ernährungsberatung
- Anlässlich der U4 können die ersten Impfungen (DTaP, Hib, IPV, Hepatitis B, Pneumokokken) durchgeführt werden, die jedoch nicht im engeren Sinn zur Vorsorgeuntersuchung gehören.

U5

Die U5 wird im **6.–7. Lebensmonat** durchgeführt und beinhaltet folgende Schritte:
- Die Feststellung zerebraler Bewegungsstörungen und die Beurteilung der geistigen Entwicklung stehen im Vordergrund
- Beobachtung der kindlichen Reaktionsweisen (Blickkontakt, Reaktion auf akustische Reize)
- Beurteilung der motorischen Entwicklung :
  - Kopfkontrolle sollte vollendet sein (→ Abb. 21.5).
  - Das Kind sollte sich von Rücken- in Bauchlage und umgekehrt drehen können.
  - Das Kind sollte eine symmetrische Abstützreaktion mit geöffneten Händen zeigen (→ Abb. 21.6).
  - Das Kind sollte gezielt greifen können (→ Abb. 21.7).
- Hörprüfung mittels Kleinaudiometer
- Untersuchung der Augen: Strabismus?
- Nachfragen, ob die Vitamin-D-, Fluor- und Jodprophylaxe durchgeführt wird
- Impfung: DTaP, Hib, IPV, Hepatitis B, Pneumokokken.

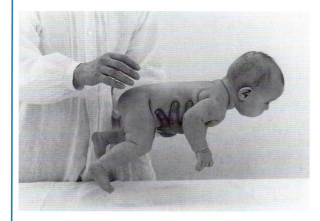

Abb. 21.4: Landau-Reaktion im Alter von 3 Monaten. [22]

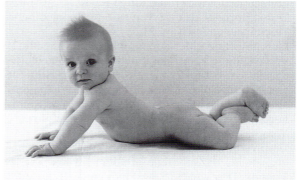

Abb. 21.6: Symmetrische Abstützreaktion mit geöffneten Händen. [22]

21.3 Vorsorgeuntersuchungen

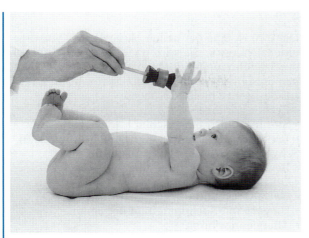

Abb. 21.7: Gezieltes Greifen. [22]

U6

Die U6 wird im **10.–12. Lebensmonat** durchgeführt und beinhaltet folgende Schritte:
- Beurteilung der Körperkoordination und der Sinnes- und Sprachentwicklung:
  Reaktion auf leise Geräusche, Silbenverdopplung
- Beurteilung der motorischen Fähigkeiten:
  – Das Kind beginnt zu stehen (→ Abb. 21.8).

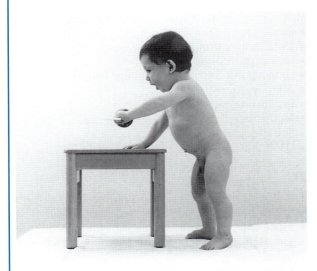

Abb. 21.8: Kind beginnt, mit Unterstützung zu stehen. [22]

  – Das Kind greift mit dem Pinzettengriff nach Gegenständen (→ Abb. 21.9).
- Fremdeln?
- Ernährungsberatung (→ Abb. 21.10)
- Hörprüfung: Bei Verdacht auf eine Hörstörung sollte eine differenzierte Diagnostik veranlasst werden.
- Bei Strabismus muss eine augenärztliche Untersuchung veranlasst werden.
- Überprüfung des Impfstatus.

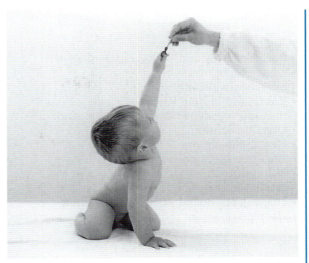

Abb. 21.9: Pinzettengriff. [22]

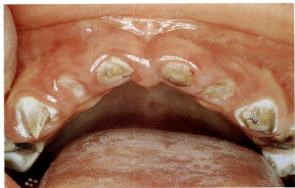

Abb. 21.10: Babybottlekaries. Sie wird in erster Linie durch Honigschnuller und gesüßte Instanttees aus Saugflaschen (nächtlicher Dauertrunk) hervorgerufen. [3]

U7

Die U7 wird im **21.–24. Lebensmonat** durchgeführt und beinhaltet folgende Schritte:
- Beurteilung der motorischen Entwicklung: Gangbild, freies Vor- und Rückwärtsgehen, Treppensteigen, Aufrichten aus der Hocke, schnelles Laufen
- Auf Fuß- und Beindeformitäten, Wirbelsäulendeformitäten und auf einen eventuellen Beckenschiefstand sollte besonders geachtet werden.
- Frage nach Verhaltensauffälligkeiten oder Fieberkrämpfen
- Fortführung der Fluor- und Jodprophylaxe
- Überprüfung des Impfstatus.

➕ 029 Video: Vorsorgeuntersuchung U7

U7a

Die U7a ist eine der neuen, zusätzlichen Vorsorgeuntersuchungen. Sie wird im Alter von **3 Jahren**

21 Vorsorgeuntersuchungen im Kindesalter

durchgeführt und beinhaltet das Erkennen und die Behandlung von:
- Allergischen Erkrankungen
- Sozialisations- und Verhaltensstörungen
- Übergewicht
- Sprachentwicklungsstörungen
- Zahn-, Mund- und Kieferanomalien.

Schwerpunkte der **Primärprävention** sind:
- Unfallprävention
- Gewaltprävention
- Allergieprävention
- Zahnpflege
- Ernährungsberatung
- Umgang mit Suchtmitteln in der Familie
- UV-Schutz.

U8

Die U8 wird im **43.–48. Lebensmonat** durchgeführt und beinhaltet folgende Schritte:
- Die Erfassung von Verhaltensauffälligkeiten ist bei dieser Untersuchung besonders wichtig: Enuresis, Enkopresis, Trotzreaktionen, Konzentrationsschwierigkeiten, Stereotypien, Schlafstörungen, Aggressivität?
- Erfassung von Sprachstörungen: altersentsprechende Sprache, Stottern, Dyslalie oder Dysarthrie?
- Besprechung der Kindergartenfähigkeit
- Eingehende Sehprüfung mit Sehtafeln oder einem Sehtestgerät
- Hörprüfung mit dem Kleinaudiometer, Tympanometrie
- Eingehende neurologische Untersuchung: Muskeltonus, Ataxie, Koordinationsstörungen, Tremor, Hirnnervenlähmungen?
- Urinuntersuchung mittels Teststreifen
- Tuberkulintestung.

U9

Die U9 wird im **60.–64. Lebensmonat** durchgeführt und beinhaltet folgende Schritte:
- Ausführliche Anamnese bezüglich Infektionen, Sprachstörungen, Verhaltensauffälligkeiten, motorischer Ungeschicklichkeit, Atemnotepisoden
- Sehprüfung mit Sehtafeln oder einem Sehtestgerät
- Hörprüfung
- Überprüfung der Grob- und Feinmotorik: Seiltänzergang, Einbeinhüpfen, grobe Kraft, Körperhaltung? Überprüfung der Hand-Augen-Koordination: Nachzeichnen von Kreis, Dreieck, Quadrat. Es empfiehlt sich auch, ein zu Hause gemaltes Bild mitbringen zu lassen.
- Überprüfung der Sprechfähigkeit: Benennung von Bildern
- Besprechung der Bedeutung der Fluor- und Jodprophylaxe
- Tuberkulintestung
- Urinuntersuchung mittels Teststreifen
- Blutdruckmessung.

U10

Die U10 ist eine der neuen, zusätzlichen Vorsorgeuntersuchungen. Sie wird im Alter von **7–8 Jahren** durchgeführt und beinhaltet vor allem das Erkennen umschriebener Entwicklungsstörungen, z. B.:
- Lese-Rechtschreib-Störungen
- Rechenstörungen
- Störungen der motorischen Entwicklung
- Verhaltensstörungen (z. B. ADHS, → Kap. 22.9).

Schwerpunkte der **Primärprävention** sind:
- Bewegungs-, Sportförderung
- Unfallprävention
- Gewaltprävention
- Umgang mit Suchtmitteln in der Familie
- Allergieprävention
- Ernährungs-, Medien-, Schulberatung
- UV-Schutz.

U11

Die U11 ist eine der neuen, zusätzlichen Vorsorgeuntersuchungen. Sie wird im Alter von **9–10 Jahren** durchgeführt und beinhaltet vor allem das Erkennen und die Behandlung von:
- Schulleistungsstörungen
- Sozialisations- und Verhaltensstörungen
- Zahn-, Mund- und Kieferanomalien
- Gesundheitsschädigendem Medienverhalten.

Schwerpunkte der **Primärprävention** sind:
- Bewegungs-, Sportförderung
- Unfallprävention
- Gewaltprävention
- Umgang mit Suchtmitteln in der Familie
- Allergieprävention
- Ernährungsberatung
- Medienberatung
- Schulberatung
- UV-Schutz.

J1

Die J1 wird im **Alter von 12–13 Jahren** durchgeführt und beinhaltet folgende Schritte:
- Ausführliche Anamnese: chronische Erkrankungen, Behinderungen, Schule, Familie, psychische Belastungen
- Körperliche Untersuchung mit Beurteilung der Pubertätsentwicklung
- Urinuntersuchung
- Cholesterinbestimmung im Serum
- Blutdruckmessung
- Überprüfung des Impfstatus
- Besprechung sexualhygienischer Fragen.

J2

Die J2 ist eine der neuen, zusätzlichen Vorsorgeuntersuchungen. Sie wird im Alter von **16–17 Jahren** durchgeführt und beinhaltet vor allem das Erkennen und die Behandlung von:

21.5 Neugeborenenscreening auf angeborene Hörstörungen

- Pubertäts- und Sexualitätsstörungen
- Haltungsstörungen
- Struma
- Diabetesrisiko
- Sozialisations- und Verhaltensstörungen.

Schwerpunkte der **Primärprävention** sind:

- Bewegungs-, Sportförderung
- Unfallprävention
- Gewaltprävention
- Umgang mit Suchtmitteln in der Familie
- Allergieprävention
- Ernährungsberatung
- Sexualität, Antikonzeption, HIV
- UV-Schutz
- Medienberatung
- Partnerschaft und Familie
- Berufsberatung.

21.4 Neugeborenenscreening auf angeborene Stoffwechselerkrankungen und Endokrinopathien

Hintergrund

Angeborene Stoffwechselerkrankungen und Endokrinopathien sind, wenn sie nicht behandelt werden, mit einer hohen Morbidität und Mortalität assoziiert. Viele von ihnen lassen sich frühzeitig diagnostizieren und effektiv behandeln. Das erweiterte Neugeborenenscreening wurde 2005 in den Leistungskatalog der gesetzlichen Krankenkassen aufgenommen und ist damit in Deutschland flächendeckend verfügbar.

Zielerkrankungen

- Hypothyreose
- Adrenogenitales Syndrom
- Biotinidasemangel
- Galaktosämie
- Hyperphenylalaninämie
- Ahornsiruperkrankung
- Medium-Chain-Acyl-CoA-Dehydrogenase-(MCAD-)Mangel
- Long-Chain-Hydroxy-Acyl-CoA-Dehydrogenase-(LCHAD-)Mangel
- Very-Long-Chain-Acyl-CoA-Dehydrogenase-(VLCAD-)Mangel
- Carnitinzyklusdefekte
- Glutarazidurie Typ 1
- Isovalerianazidämie

Durchführung

- Blutentnahme am **3. Lebenstag** (idealerweise im Alter von 48 h)
- Blutproben (meist Fersenblut) werden auf Filterpapierkarten aufgetropft.

- Das Screeningergebnis ist unabhängig von der Ernährung oder antibiotischer Therapie.
- Vor Verlegung in eine andere Institution, vor Transfusion oder Austauschtransfusion und vor Gabe von Kortikosteroiden oder Dopamin sollte unbedingt unabhängig vom Alter des Kindes eine Blutentnahme für das Neugeborenenscreening erfolgen.
- Bei Erstscreening vor der 36. Lebensstunde bzw. bei Frühgeborenen < 32. SSW ist ein Zweitscreening erforderlich.
- Der Versand der Filterpapierkarte sollte unbedingt am Tag der Blutentnahme erfolgen!

Methoden

- Zur Analyse von Aminosäuren und Acylcarnitinen wird die Tandemmassenspektrometrie angewandt.
- Für die Analytik zur Detektion von Neugeborenen mit Hypothyreose, adrenogenitalem Syndrom, Biotinidasemangel und Galaktosämie kommen andere, z. T. enzymatische Verfahren zum Einsatz.

Detektionsraten

Durch die Erweiterung des Neugeborenenscreenings wurden die Detektionsraten von 1 : 2 600 auf 1 : 1 300 verdoppelt. Mortalität und Morbidität wurden signifikant reduziert ($\rightarrow$ Kapitel 6).

Chancen und Risiken

- Chancen: Reduktion von Mortalität und Morbidität
- Risiken: Unnötige Verunsicherung/Belastung von Familien (falsch Positive).

> **Merke**
>
> Aus den Ergebnissen des Neugeborenenscreenings kann lediglich der Verdacht auf das Vorliegen einer Erkrankung abgeleitet werden. Stets muss die Diagnose durch unabhängige Methoden bestätigt werden. Ein positives Screeningergebnis ist also niemals mit einer Diagnose gleichzusetzen.

➕ 030 + 031 Videos: Neugeborenenscreening und Blutentnahme beim Säugling

21.5 Neugeborenenscreening auf angeborene Hörstörungen

Hintergrund

Permanente Hörstörungen sind bei Kindern die häufigste sensorische Schädigung (1–2 : 1 000 Neugeborene). Ohne Intervention kommt es zu bleibenden Beeinträchtigungen der sprachlichen, intellektuellen, sozialen und emotionalen Entwicklung.

21 Vorsorgeuntersuchungen im Kindesalter

▪ Ziele

Testung aller Neugeborenen bezüglich des beidseitigen Hörvermögens, um eine vollständige und frühzeitige Erkennung therapeutisch relevanter Hörstörungen und einen adäquaten Therapiebeginn sicherzustellen. Hierdurch sollen Folgebehinderungen möglichst gering gehalten werden.

▪ Durchführung

- Alle Neugeborenen sollten untersucht werden.
- Beste Ergebnisse werden **ab dem 2. Lebenstag** erzielt, die Untersuchung sollte also vor Entlassung aus der Geburtsklinik, spätestens bis zum 10. Lebenstag durchgeführt werden.
- Bei auffälligem Befund wird innerhalb von 4 Wochen ein Kontrollscreening durchgeführt. Vor Ende des 3. Lebensmonats sollte eine Hörstörung sicher nachgewiesen oder ausgeschlossen sein.
- Bei erneut auffälligem Befund erfolgt eine Konfirmationsdiagnostik mit exakter Hörschwellenbestimmung (HNO-Ärzte).
- Bei bestätigtem permanentem Hörverlust sollte eine Therapie vor Ende des 6. Lebensmonats eingeleitet werden.

▪ Methoden

- Es werden otoakustische Emissionen (OAE) oder die Ableitung akustisch evozierter Hirnstammpotenziale (AABR) allein oder in Kombination angewandt.
- Die Rate falsch positiver Testergebnisse beträgt derzeit 1–4 %. Diese kann durch die Anwendung von OAE gefolgt von AABR auf < 1 % gesenkt werden.

> **Merke**
>
> Ein unauffälliger Befund beim Neugeborenenhörscreening lässt keine Aussage über die Entwicklung des zukünftigen Hörvermögens zu. Insbesondere können damit zu diesem Zeitpunkt keine genetisch bedingten Hörstörungen erfasst werden, die sich erst im frühen Kindesalter oder später entwickeln.

21.6 Sonographische Screeninguntersuchung zum Ausschluss einer Hüftgelenksdysplasie

▪ Epidemiologie

Eine angeborene Hüftgelenksdysplasie kommt bei etwa 3 % der Neugeborenen vor. Mädchen sind etwa fünfmal häufiger betroffen als Jungen.

▪ Durchführung

Die Screeninguntersuchung zum Ausschluss einer Hüftgelenksdysplasie wird bei der U3, bei Vorliegen von Risikofaktoren bei der U2 durchgeführt.

Die standardisierte Sonographie der Hüfte beim Neugeborenen nach Graf erfordert eine morphologische Beschreibung des knöchernen Pfannenerkers, der Hüftgelenkspfanne, des knorpeligen Erkers und der Position des Hüftgelenkkopfes (→ Abb. 21.11 a und b). Tabelle 21.5 zeigt eine Klassifikation der Hüftgelenksdysplasien (→ Abb. 21.12 a bis c).

Tab. 21.5 Klassifikation der Hüftgelenksdysplasien.

Typ	Knöcherner Erker	Knorpeliger Erker	Hüftkopf		α	β	Therapie
	Form	Größe		Echogenität			
I	Eckig	Spitz	Den Hüftkopf übergreifend	Echoarm	Zentriert	> 60°	< 55°	Nein
IIa	Rund	Breit	Den Hüftkopf übergreifend	Echoarm	Zentriert	50–59°	> 55°	Kontrolle
IIb	Rund	Breit	Den Hüftkopf übergreifend	Echoarm	Zentriert	50–59°	55–70°	Kontrolle
IIc	Rund	Breit	Den Hüftkopf übergreifend	Echoarm	Noch zentriert	43–49°	70–77°	Ja
IIIa	Flach	Breit	Nicht den Hüftkopf übergreifend	Echoarm	Dezentriert	< 43°	> 77°	Ja
IIIb	Flach	Breit	Nicht den Hüftkopf übergreifend	Echodicht	Dezentriert	< 43°	> 77°	Ja
IV	Flach	Aufgebraucht	Nicht den Hüftkopf übergreifend	Echodicht	Luxiert	< 43°	Nicht bestimmbar	Ja

21.6 Sonographische Screeninguntersuchung zum Ausschluss einer Hüftgelenksdysplasie

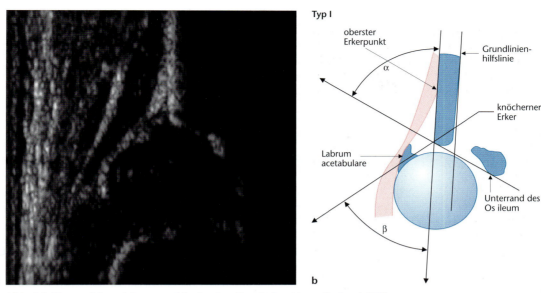

Abb. 21.11 a und b: a) Sonographie der Säuglingshüfte. Normalbefund. [23]
b) Schematische Darstellung der bei der sonographischen Untersuchung der Hüfte wichtigen anatomischen Strukturen. Normalbefund.

Merke

Das Risiko einer Hüftgelenksdysplasie ist erhöht bei:
- Geburt aus Beckenendlage
- Positiver Familienanamnese bezüglich Hüftgelenksdysplasie
- Stellungsanomalien der Füße
- Abspreizhemmung der Hüfte.

■ Therapie

Die Therapie sollte so früh wie möglich, spätestens zu Beginn der 6. Lebenswoche erfolgen.

Bei **IIa- und IIb-Hüften** wird zunächst eine Kontrolluntersuchung im Alter von 6 Wochen durchgeführt. Ab einer **IIc-Hüfte** wird bei allen Formen der Hüftgelenksdysplasie eine Spreizhosenbehandlung durchgeführt (→ Abb. 21.13). Dies gilt auch für de-

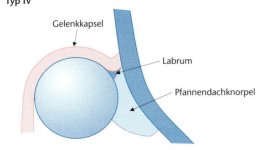

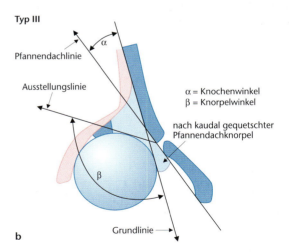

Abb. 21.12 a bis c: Hüftgelenksdysplasie.
a) Typ-II-Hüfte: breiter knöcherner Erker, knorpeliger Erker überdacht den Hüftkopf, Verkleinerung des α-Winkels, Vergrößerung des β-Winkels.
b) Typ-III-Hüfte: breiter knöcherner Erker, knorpeliger Erker überdacht den Hüftkopf nicht, weiter Verkleinerung des α-Winkels bei Vergrößerung des β-Winkels.
c) Typ-IV-Hüfte: Luxation.

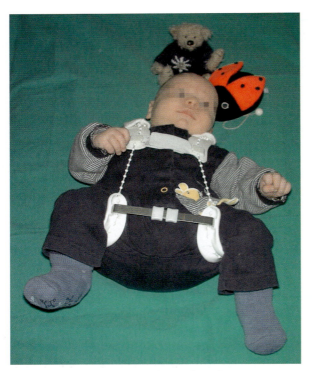

Abb. 21.13: Beuge-Spreiz-Schiene bei einem 9 Monate alten Kleinkind mit Hüftgelenksdysplasie. [1]

zentrierte und luxierte Hüften, da eine sofortige Reposition mit einem hohen Risiko der Hüftkopfnekrose assoziiert ist.

Bei **III- und IV-Hüften** wird über 3 Wochen eine Spreizhosenbehandlung durchgeführt. Ergibt eine Kontrolluntersuchung, dass der Hüftkopf reponiert ist, handelt es sich um eine „benigne" Dysplasie. Bei der „malignen" Dysplasie, die zu diesem Zeitpunkt keine Reposition aufweist, wird dann eine Overheadextensionsbehandlung mit anschließender Ruhigstellung im Gips durchgeführt. Führt auch dies nicht zum Erfolg, muss eine manuelle oder operative Reposition mit anschließender Gipsbehandlung erfolgen. Eine Hüftkopfnekrose tritt in 5–10 % der Fälle als Therapiefolge auf.

> **Merke**
>
> Wird eine angeborene Hüftgelenksdysplasie rechtzeitig erkannt und konsequent behandelt, entwickeln sich die Hüften bei über 90 % der betroffenen Kinder später funktionell und radiologisch normal.

22 Kinderpsychologie und Sozialpädiatrie

Inhaltsverzeichnis

22.1 Anorexia nervosa 525

22.2 Adipositas 527

22.3 Kindesmisshandlung und
Kindesmissbrauch 528

22.4 Enuresis 530

22.5 Enkopresis 531

22.6 Legasthenie 532

22.7 Frühkindlicher Autismus 532

22.8 Stottern 533

22.9 Aufmerksamkeits-Defizit-Hyper-
aktivitäts-Störung (ADHS) 533

22.1 Anorexia nervosa

■ Definition

Unter Anorexia nervosa versteht man eine überwiegend bei Mädchen in der Präpubertät und Pubertät auftretende selbst verursachte extreme Gewichtsabnahme oder eine unzureichende altersentsprechende Gewichtszunahme, die mit einer tief verwurzelten Überzeugung einhergeht, trotz Untergewicht zu dick zu sein.

■ Epidemiologie

Die Häufigkeit der Anorexia nervosa bei Frauen liegt bei 0,5–1 %. Das weibliche Geschlecht ist zehn- bis 15-mal häufiger betroffen als das männliche. Die Erkrankung tritt selten vor dem 10. oder nach dem 25. Lebensjahr auf. Der Häufigkeitsgipfel liegt bei 14 Jahren. Anorexia nervosa kommt gehäuft in der sozialen Mittel- und Oberschicht vor.

■ Ätiologie und Pathogenese

Bei Essstörungen handelt es sich um **multifaktoriell bedingte Erkrankungen**. Zwillings- und Familienuntersuchungen sprechen für eine Beteiligung genetischer Faktoren. Eine Rolle des *Serotonin-5HT$_{2A}$-Rezeptor*-Gens wird diskutiert. Das in vielen Ländern vorherrschende Schlankheitsideal ist wohl weniger ein pathogenetischer Faktor als ein Auslöser der Essstörung. Diäten kommen ebenfalls als Auslöser in Betracht, sofern eine entsprechende Prädisposition besteht. Einzelne Untersuchungen deuten auf eine pathogenetische Bedeutung von **Östrogen** hin. Der präpubertär einsetzende Anstieg der weiblichen Geschlechtshormone könnte ein prädisponierender Faktor für die Manifestation der Anorexia nervosa sein und damit das bevorzugte Erkrankungsalter erklären. Die **Leptinkonzentration** im Serum ist bei Patientinnen mit Anorexia nervosa im Akutstadium der Erkrankung stark erniedrigt.

Zwangs-, **Angststörungen** und **Depressionen** können im Einzelfall der Essstörung vorausgehen. Ein niedriges Selbstwertgefühl begünstigt die Manifestation einer Essstörung. Sexueller Missbrauch lässt sich bei Patientinnen mit Essstörungen nicht häufiger nachweisen als bei Frauen mit anderen psychiatrischen Störungen, jedoch deutlich häufiger als bei gesunden Frauen. Psychodynamisch sind **Autonomiekonflikte** und die **Ablehnung der weiblichen Geschlechterrolle** von Bedeutung.

■ Klinik

Das mehr oder weniger ausgeprägte **Untergewicht** ist das klinische Leitsymptom der Anorexia nervosa. Das Gewichtskriterium für die Anorexia nervosa ist erfüllt, wenn der Body-Mass-Index (BMI) unter der 10. Perzentile liegt. Bei vielen Patientinnen liegt der BMI unter der 3. Perzentile (meist zwischen 12 und 17 kg/m², sehr selten unter 10 kg/m²).

Patientinnen mit Anorexia nervosa schränken die Kalorienzufuhr durch Meidung fett- und kohlenhydratreicher Lebensmittel stark ein. Sie beschäftigen sich zwanghaft anmutend mit ihrem Körpergewicht, das sie trotz bestehenden Untergewichtes für zu hoch halten. Häufig wird versucht, den Energieverbrauch durch stundenlange **sportliche Aktivitäten** zu erhöhen. Psychisch sind die betroffenen Mädchen durch eine Neigung zu **depressiven Verstimmungen**, ausgeprägten **Ehrgeiz** bei meist **hoher Intelligenz,** oft auch durch hysterische oder schizoide Persönlichkeitszüge gekennzeichnet. Mögliche somatische Begleitsymptome sind eine Amenorrhö, Haarausfall, Osteoporose und eine reversible Pseudoatrophie des Gehirns. Zusätzlich leiden die Patienten auch unter Kälteempfindlichkeit und arterieller Hypotonie. Die häufig beklagte Obstipation ist meist auf die geringere Stuhlfrequenz durch die

525

stark eingeschränkte Nahrungsaufnahme zurückzuführen. Eine Krankheitseinsicht besteht selten.

Die Anorexia nervosa wird in zwei Subtypen unterteilt. Bei der **restriktiven Form** fehlen Fressattacken, selbst induziertes Erbrechen, Laxanzien- und Diuretikaabusus. Bei der **„Binge-Eating/Purging"- Form** treten regelmäßig „Fressanfälle" auf, die von selbst induziertem Erbrechen, Laxanzien- und Diuretikaabusus begleitet werden.

> **Merke**
>
> BMI-Werte < 13 kg/m² bei stationärer Aufnahme gehen mit einer deutlich erhöhten Mortalitätsrate einher.

Diagnostik
Diagnostische Kriterien für Anorexia nervosa
- Körpergewicht mindestens 15 % unterhalb der Norm bzw. BMI ≤ 17,5 kg/m² (→ Abb. 22.1)
- Selbst verursachter Gewichtsverlust
- Körperschemastörung und Überzeugung, zu dick zu sein
- Endokrine Störung (Hypothalamus-Hypophysen-Gonaden-Achse), z. B. Amenorrhö
- Störung der pubertären Entwicklung und des Wachstums.

Therapie
Die Behandlung der Anorexia nervosa erfordert ein umfassendes Betreuungskonzept. Der erste Schritt der Therapie besteht im Aufbau einer **Behandlungsmotivation**. Grundsätzlich ist eine ambulante Behandlung einer stationären vorzuziehen.

Indikationen für eine stationäre Aufnahme sind eine fehlende Gewichtszunahme bei niedrigem BMI, eine weitere Gewichtsabnahme unter Therapie, ein BMI < 14 kg/m², potenziell lebensgefährliche somatische Komplikationen, schwere Depressionen, akute Suizidgefahr und schwere familiäre Konflikte.

Die **Gewichtszunahme** ist ein zentrales Therapieziel und in der Regel die Grundvoraussetzung für die „Psychotherapiefähigkeit" einer Patientin. Ziel bei der Bemühung um eine **Normalisierung des Essverhaltens** ist eine regelmäßige Nahrungszufuhr zu den drei Hauptmahlzeiten sowie z. B. zwei Zwischenmahlzeiten. Eine eingehende Ernährungsberatung ist wichtig. Auf eine ausreichende Kalziumzufuhr ist zu achten (Osteoporoseprophylaxe).

Die **Psychotherapie** kann verhaltenstherapeutisch, gesprächstherapeutisch, familientherapeutisch oder tiefenpsychologisch ausgerichtet sein. Die Elternarbeit ist entscheidend. Zu Beginn muss verhindert werden, dass die Eltern die Patientin gegen ärztlichen Rat aus der Klinik nehmen, da die meisten Mädchen ihre Eltern durch Suiziddrohungen erpressen. Die Eltern müssen umfassend aufgeklärt und später in die Behandlung mit einbezogen werden.

> **Merke**
>
> Zunächst sollte bei Anorexia nervosa stets versucht werden, eine orale Nahrungsaufnahme durchzusetzen. Eine Sondenernährung kann in Einzelfällen bei schwerer Abmagerung zu einer deutlichen Entlastung der Patientin führen. Eine parenterale Ernährung ist nur in absoluten Ausnahmefällen bei vitaler Bedrohung indiziert und kann zu schweren Komplikationen führen (z. B. Elektrolytentgleisungen).

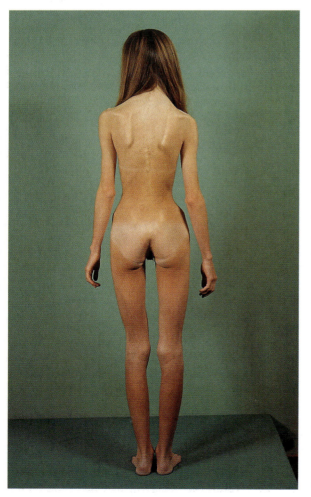

Abb. 22.1:   14-jähriges Mädchen mit Anorexia nervosa. [5]

Prognose
Die Letalität der Anorexia nervosa ist hoch. Sie beträgt 5–15 % nach 10 Jahren. Nur 10 % der Patientinnen genesen innerhalb von 2 Jahren. Chronische Verläufe sind durch soziale Isolation und eine hohe psychiatrische und somatische (z. B. Niereninsuffi-

zienz) Komorbidität gekennzeichnet. Auch sog. genesene Patientinnen behalten mehr oder weniger leichte Auffälligkeiten des Essverhaltens bei.

> **Merke**
>
> Die Anorexia nervosa weist die höchste Mortalitätsrate aller psychiatrischen Erkrankungen auf. Ein tödlicher Ausgang ist insbesondere bei langjährigem Verlauf mit niedrigem BMI zu befürchten.

22.2 Adipositas

■ Definition
Die Adipositas bezeichnet eine pathologische Erhöhung des Körperfettanteils an der Gesamtkörpermasse. Übergewicht ist als ein Body-Mass-Index über der 90., Adipositas als ein Body-Mass-Index über der 97. alters- und geschlechtsspezifischen Perzentile definiert.

■ Epidemiologie
Die Häufigkeit der Adipositas steigt in allen Industrienationen. Eine 1995 in Jena durchgeführte Studie ergab ein Übergewicht bei 10 % der 14-jährigen Jungen und bei 14 % der 14-jährigen Mädchen. Eine zum gleichen Zeitpunkt im Saarland durchgeführte Untersuchung zeigte ein Übergewicht bei 20–30 % der 6- bis 11-jährigen Kinder.

■ Ätiologie
Zwillingsuntersuchungen haben ergeben, dass der Anteil genetischer Faktoren etwa 70 % beträgt. Faktoren der psychosozialen Umgebung tragen ebenso zur Entstehung einer Adipositas bei. Ein Rückgang der körperlichen Bewegung durch moderne Fortbewegungsmöglichkeiten sowie Tätigkeiten vor dem Bildschirm und Fernsehen ist ursächlich sicher beteiligt. Die Prävalenz und das Ausmaß der Adipositas korrelieren direkt mit der konsumierten Fettmenge.

■ Pathogenese
Eine Adipositas entsteht bei einer positiven Energiebilanz des Körpers, also bei übermäßiger Kalorienzufuhr und mangelnder Energieabgabe.

Wesentliche physiologische Regulationssysteme, in denen Kandidatengene für die Gewichtsregulation vermutet werden, sind die Steuerung des Grundumsatzes, der Thermogenese, der Fettoxidation, des Hunger-Sättigungs-Empfindens (z. B. Leptinsensitivität) sowie der Adipozytendifferenzierung. Zwei übergeordnete Regulationsmechanismen können unterschieden werden: Bei der **kurzfristigen** Kontrolle der Energiebilanz spielen Signale aus dem Magen-Darm-Trakt sowie Nahrungsmetaboliten eine wichtige Rolle. Bei der **langfristigen** Kontrolle der Energiebilanz ist ein Informationsaustausch zwischen den Energiereservoiren des Körpers und den übergeordneten hypothalamischen Zentren nötig (z. B. Leptin).

Eine Adipositas entsteht dann, wenn Störfaktoren in den regulierenden Systemen keine adäquate Antwort finden. Dabei reichen kleinste Energieüberschüsse pro Tag aus, um ein progredientes Wachstum der Energiespeicher und damit der Körperfettmasse auszulösen.

■ Klinik
Kinder und Jugendliche mit Adipositas sind in der Regel **schwer und groß**, da es im Rahmen des Energieüberschusses zu einem akzelerierten Längenwachstum kommt. **Striae distensae** sowie eine **Pseudogynäkomastie** und ein **Pseudohypogenitalismus** bei Jungen sind häufig. Bei Mädchen kommt es häufig zu einer **frühzeitigen Pubertätsentwicklung**. Durch das nachteilige äußere Erscheinungsbild können schwerwiegende **psychosoziale Konsequenzen** auftreten.

Das Risiko für das Auftreten von Dyslipoproteinämien, Diabetes mellitus Typ 2 und einer arteriellen Hypertonie, und damit das **Atheroskleroserisiko**, ist stark erhöht. Typische **orthopädische Folgekrankheiten** sind Genua valga, die aseptische Nekrose der Tibiaepiphyse sowie die Epiphyseolysis capitis femoris. Das Syndrom der **obstruktiven Schlafapnoen** mit nächtlicher Hypoventilation und Hypoxämie kommt bei adipösen Kindern ebenfalls gehäuft vor (→ Kapitel Erkrankungen des Respirationstraktes). Eine **Fettleber** sowie ein gastroösophagealer Reflux sind typische gastroenterologische Komplikationen. Bei Jugendlichen mit Adipositas kann ein **Pseudotumor cerebri** mit Kopfschmerzen und Sehstörungen auftreten.

> **Merke**
>
> Kinder mit alimentärer Adipositas sind schwer und groß, Kinder mit syndromatischer Adipositas sind eher schwer und klein.

■ Diagnostik
- Bestimmung von Gewicht, Länge, BMI und Dokumentation in einer Perzentilenkurve (→ Abb. 22.2)
- Blutdruckmessung
- Bestimmung von Cholesterin und Triglyzeriden im Serum
- Bestimmung der Harnsäure im Serum bei positiver Familienanamnese
- Ggf. oraler Glukosetoleranztest
- Orthopädisches Konsil bei Hüft- oder Kniegelenkschmerzen

■ Therapie
Die Behandlung der Adipositas bedarf eines umfassenden Betreuungskonzeptes. Wichtige Ziele sind

22 Kinderpsychologie und Sozialpädiatrie

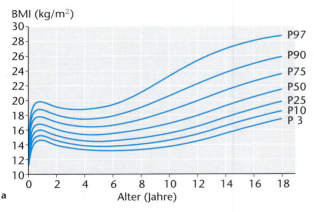

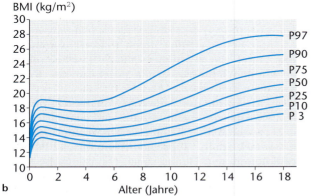

Abb. 22.2 a und b: BMI-Perzentilenkurven für Jungen (a) und Mädchen (b). [2]

eine gesunde Ernährung und ausreichende körperliche Bewegung. Zunächst sollte eine Stabilisierung des Körpergewichtes erreicht werden. Später wird eine langsame Gewichtsabnahme (z. B. 0,5 kg/Monat) angestrebt, um Gegenregulationsmechanismen (Reduktion des Grundumsatzes usw.) möglichst zu unterdrücken.

Medizinisches Ziel ist die Reduktion oder Elimination der Komorbidität.

Interdisziplinäre Therapieprogramme können den Patienten dabei unterstützen, diese Ziele zu erreichen.

22.3 Kindesmisshandlung und Kindesmissbrauch

■ Definitionen

Körperliche Misshandlung ist definiert als die Gewaltanwendung durch Erwachsene gegenüber Kindern, die zu Wunden und körperlichem Trauma sowie vor allem bei Säuglingen und Kleinkindern zu schweren Schädigungen und diagnostischen Problemen führen kann.

Sexueller Missbrauch ist definiert als die Beteiligung von Kindern und Jugendlichen an sexuellen Aktivitäten, die sie nicht oder nicht in allen Konsequenzen verstehen, denen sie nicht verantwortlich zustimmen können oder die soziale Tabus im Rahmen familiärer Strukturen verletzen.

■ Epidemiologie

Die Häufigkeit von Kindesmisshandlung ist schwer eruierbar. Vorsichtige Schätzungen gehen von fünf betroffenen Kindern auf 1 000 Geburten pro Jahr aus. Vorwiegend sind Kinder unter 4 Jahren betroffen. Man nimmt an, dass 10 % aller „Unfälle" bei Kindern unter 5 Jahren nicht akzidentell sind und dass 50 % aller Frakturen im 1. Lebensjahr sowie 15 % aller Verbrennungen und Verbrühungen bei Säuglingen auf Misshandlung zurückzuführen sind.

Die Häufigkeitsangabe für sexuellen Missbrauch ist noch schwieriger. Offizielle Zahlen liegen bei 0,75 : 1 000. Befragungen erwachsener Frauen ergeben Zahlen von 10–15 %.

■ Ätiologie

Eine initiale Ablehnungshaltung der Eltern gegenüber dem Kind kann über verschiedene Wechselwirkungen zu einem chronisch konfliktreichen Beziehungsmuster führen. Bei Deprivation und Vernachlässigung steht das Fehlen klarer Grenzen und Regeln im Vordergrund. Bei Misshandlung sind Persönlichkeitsprobleme der Eltern und widrige familiäre Bedingungen (Armut) ein wichtiger ätiologischer Faktor.

■ Klinik

Bei der aktiven Misshandlung weisen **Hautveränderungen** häufig auf die Diagnose hin. Hierzu gehören Narben, Striemen mit Abdruck von Gegenständen, unterschiedlich „alte" Hämatome (→ Abb. 22.3), Bissverletzungen und Würgemale am Hals. Auch Einblutungen in die Konjunktiven kommen vor (→ Abb. 22.4). Brandverletzungen mit kreisrundem Aussehen (Zigaretten), am Gesäß (Herdplatte) oder strumpfförmig an beiden Füßen (heißes Bad) sind fast pathognomonisch für eine nicht akzidentelle Verbrennung.

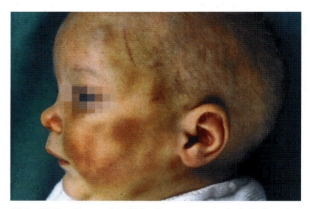

Abb. 22.3: Unterschiedlich alte Hämatome bei Kindesmisshandlung.

22.3 Kindesmisshandlung und Kindesmissbrauch

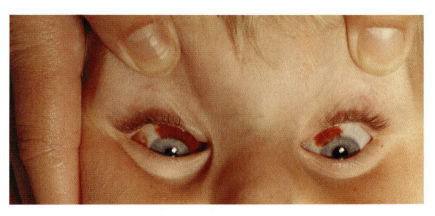

Abb. 22.4: Konjunktivale Einblutungen nach Trauma.

Frakturen sind diagnostisch wichtig und treten vor allem am Schädel, an den Extremitäten und an den Rippen auf. Junge Kinder sind besonders durch **Schädel-Hirn-Traumen** gefährdet, die zu Frakturen und intrazerebralen Blutungen führen können. Subdurale Hämatome und Retinaeinblutungen sind besonders häufig und charakteristisch. Die Kombination dieser beiden Verletzungen bei Säuglingen ist pathognomonisch für ein sog. **Schütteltrauma**. Stumpfe Bauchtraumen können zu Leber- oder Milzrupturen führen.

Kopf- und Bauchschmerzen, Übelkeit, Gangstörungen und Zyklusstörungen sind Symptome, die als Ausdruck der Stressbelastung gewertet werden können.
Verletzungen im Genital- und Analbereich, sexuell übertragbare Krankheiten sowie Schwangerschaft in der Pubertät sollten an sexuellen Missbrauch denken lassen.
Auffällige Verhaltensmuster wie Weglaufen, Suizidversuche sowie sexualisiertes Verhalten können Ausdruck einer Misshandlung oder eines Missbrauchs sein. **Auffälligkeiten im sozialen Beziehungsmuster** sind Furchtsamkeit und Übervorsichtigkeit, eingeschränkte soziale Interaktionen mit Gleichaltrigen, Autoaggression oder Aggression gegenüber anderen und Teilnahmslosigkeit. Eine Ablehnungshaltung kann sowohl von Eltern gegenüber ihrem Kind als auch von Jugendlichen gegenüber ihren Eltern oder wechselseitig vorliegen. Die Eltern haben hohe Ansprüche an die Kinder und Jugendlichen bezüglich Lob und Anerkennung. Jugendliche werden als gleichwertige Partner oder Partnerersatz behandelt. Sie zeigen ein erwachsen wirkendes Verhalten mit einem hohen Maß an Kompetenz und Verantwortung. Nur in geschütztem Rahmen kommt das Bild der Depression und Verunsicherung zum Ausdruck.

> **Merke**
>
> Die Kombination eines subduralen Hämatoms mit typischen Knochenveränderungen und/oder typischen Hautveränderungen ist pathognomonisch für eine Kindesmisshandlung.

Diagnostik

Diagnostisch besonders wichtig ist, bei verdächtigen Symptomen an die Möglichkeit einer Kindesmisshandlung zu denken. Die wichtigsten diagnostischen Schritte sind:

- Das **Gespräch** mit der Familie und dem Patienten zur Klärung von Unfallmechanismen und Hintergründen
- Sorgfältige **klinische Untersuchung**
- Gegebenenfalls **kindergynäkologische Untersuchung**
- Eine **Untersuchung des Skelettsystems** ist bei Verdacht auf Misshandlung stets erforderlich (→ Abb. 22.5).
  - Säuglinge: radiologischer „Skelettstatus"
  - Ältere Kinder: Skelettszintigraphie (geringere Strahlenbelastung), dann Anfertigung einer gezielten Röntgenaufnahme
  - Verdächtige Röntgenbefunde: subperiostale Verkalkungen, Absprengungen am Rand der Metaphysen, spiralförmige Frakturen von Röhrenknochen
- Eine **Röntgenaufnahme des Schädels** ist stets in allen Altersgruppen indiziert (→ Abb. 22.6).
- **Sonographie des Abdomens:** intraabdominelle Blutungen?
- **Augenärztliche Untersuchung:** retinale Blutungen?
- Blutbild
- Gerinnungsstatus
- Eisenstatus
- Vitamin D, Parathormon.

> **Merke**
>
> Bei Verdacht auf Kindesmisshandlung sollten alle körperlichen Auffälligkeiten sorgfältig fotografisch dokumentiert werden.

Differentialdiagnose

- Leukämie (Knochenschmerzen, Hämatome)
- Primäre Gerinnungsstörung (Hämatome)
- Rachitis (erhöhte Knochenbrüchigkeit)

Kinderpsychologie und Sozialpädiatrie

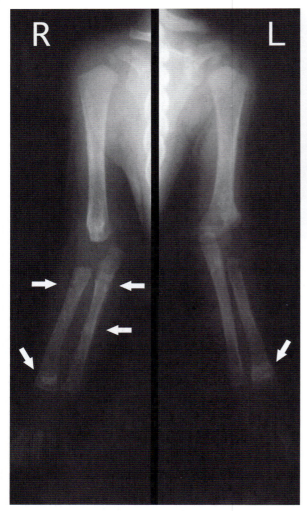

Abb. 22.5: Kindesmisshandlung. Parierfraktur. Frische proximale Radius- und Ulnafraktur rechts, Kallus am distalen Radius beidseits und am Ulnaschaft rechts als Hinweis auf länger zurückliegende Frakturen (jeweils durch Pfeile markiert).

- Osteogenesis imperfecta (rezidivierende Frakturen)
- Metaphysär lokalisierte Skelettdysplasien
- Glutarazidurie Typ 1 (subdurale Hygrome, Hämatome und Retinablutungen).

> **Merke**
>
> Bei Schädelfrakturen ist darauf zu achten, ob das angegebene Trauma für das Ausmaß der Fraktur adäquat ist.

▪ Therapie

Die Sicherheit für das Kind und praktische Hilfen (Nahrung, Wohnung, Schule) stehen im Vordergrund. Zur Krisenintervention kann das Kind durch eine **Klinikeinweisung** geschützt werden. Durch Mitarbeiter des Jugendamtes wird in Zusammenarbeit mit den beteiligten Fachkräften (Psychologen,

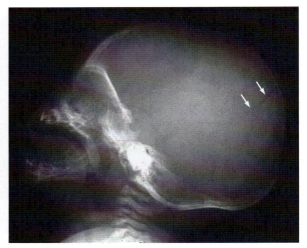

Abb. 22.6: Parietale Schädelfraktur bei Kindesmisshandlung.

Kinder- und Jugendpsychiater, Sozialpädagogen, Erzieher, Ärzte) ein **Hilfeplan** erstellt.

Eine **Inobhutnahme** ist die gesetzlich vorgeschriebene, auch gegen den Willen der Eltern mögliche Herausnahme des Kindes aus seiner Familie und dessen Unterbringung in Einrichtungen im Fall von akuter Bedrohung des Kindeswohls. Sie kann bei akuter Gefährdung des Kindes mit sofortiger Unterbringung durch das Jugendamt veranlasst werden. Ebenso kann das **Familiengericht** eingeschaltet werden.

Vor einer **Entlassung** des Kindes müssen sowohl der Schutz und die Behandlung des Kindes als auch die Weiterbetreuung und Überwachung der betroffenen Familie gewährleistet sein.

Die Einschaltung der **Polizei** kann bei schwerer Misshandlung oder bei fehlender Kooperation der Eltern zum Schutz des Kindes notwendig sein. In diesen Fällen sollte auch eine **Strafanzeige** in Betracht gezogen werden.

22.4 Enuresis

▪ Definitionen

Bei einer unkontrollierten Harnentleerung ab einem Alter von 4–5 Jahren spricht man von Enuresis. Man unterscheidet die Tagesinkontinenz (**Enuresis diurna**) und die Nachtinkontinenz (**Enuresis nocturna**). Bei der **primären Enuresis** war das Kind noch zu keiner Zeit kontinent. Bei der **sekundären Enuresis** tritt die Inkontinenz nach einer Kontinenzphase von mindestens 6 Monaten erneut auf.

▪ Epidemiologie

Etwa 14 % aller Kinder sind im Alter von 5 Jahren noch nicht dauerhaft kontinent. Jungen sind häufiger betroffen als Mädchen.

22.5 Enkopresis

■ Ätiologie

Mögliche Ursachen sind psychische Probleme (traumatische Erlebnisse, unbewusste Konflikte), eine mangelhafte Funktionsreifung, neurogene Blasenfunktionsstörungen (z.B. bei Spina bifida occulta oder Tethered Cord), urogenitale Fehlbildungen, Diabetes mellitus, Diabetes insipidus, Harnwegsinfektionen und genetische Faktoren. Häufig spielen mehrere Faktoren eine Rolle.

■ Klinik

Das klinische Leitsymptom ist das **Einnässen**, wobei die Frequenz und der Zeitpunkt des Einnässens sehr unterschiedlich sein können.

■ Diagnostik

- Ausführliche Anamnese (bestehende Erkrankungen, psychomotorische Entwicklung, familiäre Belastungen, Umfeld usw.)
- Führen eines Enuresiskalenders über mindestens 4 Wochen
- Sonographie der Nieren und der Blase: anatomische Auffälligkeiten, Restharn nach Blasenentleerung?
- Urodynamik und Uroflowmetrie: Aufschluss über die Koordination der Blasenentleerung
- Radiologische Diagnostik: nur bei auffälligen Vorbefunden (→ oben).

■ Therapie

Die **Behandlung der nicht organisch bedingten Enuresis** erfordert eine interdisziplinäre Zusammenarbeit von Psychologen, Pädagogen und Pädiatern. Das Führen eines **Enuresiskalenders** mit Belohnungsstrategien (operantes Konditionieren) ist die erste Maßnahme. Darüber hinaus werden die Kinder vier- bis sechsmal täglich zur **willkürlichen Blasenentleerung** aufgefordert. Häufig ist es bei Vorliegen einer Enuresis nocturna günstig, die Kinder nachts mindestens einmal zu wecken, um zur Toilette zu gehen.

Eine weitere Maßnahme besteht darin, die abendliche Trinkmenge einzuschränken. Die **medikamentöse Therapie** mit DDAVP (Minirin®) intranasal oder oral abends beruht auf der Vorstellung, dass Kinder mit nächtlicher Enuresis möglicherweise eine zu niedrige Vasopressinkonzentration während des Schlafes haben. Als ernste, aber seltene Nebenwirkung können Hyponatriämie und Wasserintoxikation vorkommen. Die Substanz sollte nicht länger als 4 Wochen angewandt werden. Nach Absetzen kommt es allerdings häufig zu Rezidiven. Diese Therapie wird nicht in allen Zentren befürwortet.

Eine weitere Möglichkeit besteht im Einsatz **verhaltenstherapeutischer Maßnahmen**. Hierzu gehört z.B. die Anwendung einer Klingelmatratze, die häufig sehr erfolgreich ist.

Die **Behandlung der organisch bedingten Enuresis** bei neurogenen Blasenentleerungsstörungen ist kompliziert. Anticholinergika (z.B. Oxybutynin) können die Detrusoraktivität blockieren. Bei vielen Patienten ist eine mehrfach tägliche Blasenkatheterisierung erforderlich.

■ Prognose

Die Prognose der nicht organisch bedingten Enuresis ist in der Regel günstig. Bis zum 10.–12. Lebensjahr ist die überwiegende Mehrzahl der Kinder kontinent. Die Prognose der organisch bedingten Enuresis hingegen ist ungünstig. Oberstes Ziel ist hier die dauerhafte Vermeidung von Harnwegsinfektionen.

22.5 Enkopresis

■ Definitionen

Bei willkürlichem oder unwillkürlichem Stuhlabgang nach dem 4. Lebensjahr, der nicht selten mit Kotschmieren assoziiert ist, spricht man von Enkopresis. Wie bei der Enuresis unterscheidet man eine **primäre** und eine **sekundäre Enkopresis**.

■ Epidemiologie

Die Häufigkeit der Störung ist altersabhängig. Etwa 1,5 % der 8-Jährigen und 0,8 % der 12-Jährigen koten ein. Jungen sind häufiger betroffen als Mädchen. Eine Enkopresis ist häufig mit einer Enuresis assoziiert.

■ Ätiologie

Eine primäre Enkopresis ist häufig durch eine allgemeine Entwicklungsverzögerung, eine Einschränkung der intellektuellen Funktionen oder eine Behinderung bedingt. Bei der sekundären Enkopresis ist sehr oft eine chronisch-habituelle Obstipation mit Überlaufenkopresis die Ursache (→ Kapitel 14). Darüber hinaus spielen belastende Erlebnisse oder chronische Konfliktsituationen eine wichtige Rolle.

■ Klinik

Das klinische Leitsymptom ist das **Einkoten**. Es geschieht meist tagsüber, manchmal auch nachts. Häufig verstecken die Kinder ihre verschmutzte Wäsche. Sie zeigen oft eine merkwürdige Indolenz.

■ Diagnostik

- Ausführliche Anamnese (Stuhlfrequenz und -konsistenz, bestehende Erkrankungen, psychomotorische Entwicklung, familiäre Belastungen, Umfeld usw.)
- Eingehende körperliche Untersuchung
- Sorgfältige neurologische Untersuchung
- Rektale Untersuchung (chronische Obstipation?).

■ Therapie

Liegt eine chronisch-habituelle Obstipation vor, führen eine konsequente Darmentleerung und Nor-

22 Kinderpsychologie und Sozialpädiatrie

malisierung der Stuhlfrequenz und -konsistenz schon sehr bald zu einem Sistieren der Enkopresis (→ Kapitel Gastroenterologie). Ergeben sich Anhaltspunkte dafür, dass die Beherrschung der Darmfunktion nicht richtig erlernt wurde, so sollte dieser Vorgang im Rahmen einer Übungsbehandlung unter Anwendung von Belohnungsstrategien nachgeholt werden. In anderen Fällen stehen psychologische Maßnahmen im Vordergrund. In jedem Fall ist eine eingehende Beratung der Eltern erforderlich.

Prognose

Bei Fehlen zusätzlicher Belastungsfaktoren und bei altersentsprechender Entwicklung des Kindes ist die Prognose gut.

22.6 Legasthenie

Definition

Es handelt sich um eine umschriebene Beeinträchtigung der Entwicklung der Lesefähigkeit, die nicht auf eine Intelligenzminderung, Hör- oder Sehstörung oder auf eine andere Erkrankung zurückgeführt werden kann.

> **Merke**
>
> Bei der Legasthenie besteht keine allgemeine geistige Behinderung.

Epidemiologie

Die Häufigkeit beträgt im Alter von 8 Jahren etwa 7 %. Jungen sind deutlich häufiger betroffen als Mädchen.

Ätiologie

Sie ist nicht geklärt. Familienuntersuchungen legen eine Beteiligung genetischer Faktoren nahe. Darüber hinaus werden eine Störung der Informationsverarbeitung sowie Veränderungen der Hirnstruktur und Hirnfunktion vermutet.

Klinik

Die **Lesefähigkeit** und **Rechtschreibleistung** liegen deutlich **unter der Altersnorm**, während der **Intelligenzquotient normal** ist. Bei vielen Kindern findet sich anamnestisch eine Sprachentwicklungsverzögerung. Begleitend bestehen häufig Aufmerksamkeitsstörungen und eine Hyperaktivität. Sekundär können emotionale Störungen, Konzentrationsstörungen, psychosomatische Symptome (Kopfschmerzen, Bauchschmerzen, Übelkeit), depressive Verstimmungen sowie Störungen des Sozialverhaltens auftreten.

Diagnostik

- Klinisch-psychiatrische und neurologische Untersuchung
- Hörprüfung
- Sehprüfung
- Intelligenztestung
- Psychologische Testung: Prüfung der Lese-, Rechtschreib- und Rechenfähigkeit.

> **Merke**
>
> Bisher ist keine organische Ursache für die Legasthenie bekannt.

Therapie

Eine funktionelle Übungsbehandlung des Lesens und Rechtschreibens im Rahmen einer schulischen Förderung steht im Vordergrund. Darüber hinaus sollten die Kinder bei der Bewältigung der psychischen Belastung und der Sekundärsymptome unterstützt werden.

Prognose

Nur etwa 25 % der Kinder mit einer Legasthenie erreichen im Grundschulalter altersgemäße Rechtschreibleistungen.

22.7 Frühkindlicher Autismus

Definition

Autistische Syndrome sind durch eine hochgradige interpersonelle Kontaktstörung mit einer generellen Entwicklungsverzögerung, einer Unfähigkeit, Emotionen auszudrücken, Stereotypien sowie Sprachauffälligkeiten gekennzeichnet.

Epidemiologie

Die Häufigkeit beträgt etwa 3 : 10 000. Jungen sind deutlich häufiger betroffen als Mädchen. Der frühkindliche Autismus manifestiert sich bereits im Säuglingsalter.

Pathogenese

Hirnfunktionsstörungen spielen bei der Pathogenese des frühkindlichen Autismus wahrscheinlich eine führende Rolle. Bei rund 60 % der Kinder findet man klinische Hinweise auf eine solche Hirnfunktionsstörung. Zwillingsuntersuchungen sprechen für eine bedeutende genetische Komponente bei der Entstehung autistischer Syndrome.

Klinik

Die **Entwicklung** der Kinder ist von Anfang an **verzögert**. Sie nehmen **keinen Blickkontakt** auf. Die emotionale Entwicklung kann als nahezu fehlend bezeichnet werden. Die **extreme Kontaktstörung** zeigt sich in einer Abkapselung ohne Reaktion auf Menschen. Hingegen zeigen die Kinder oft eine intensive Zuwendung zur sachlichen Umwelt. Sie halten ängstlich an Gewohnheiten fest und können in Panikzustände geraten, wenn Veränderungen in ihrer Umgebung auftreten. Die Angst vor realen Gefahren hingegen fehlt (z. B. Balancieren auf dem Balkongeländer). Es bestehen **motorische Auffäl-**

22.9 Aufmerksamkeits-Defizit-Hyperaktivitäts-Störung (ADHS)

ligkeiten wie Stereotypien (z. B. Augenbohren), Zehenspitzengang, unkoordinierte Bewegungen und Leerlaufbewegungen. Die **Sprachauffälligkeiten** manifestieren sich als verzögerte Sprachentwicklung (50 %), als Neigung zu Wortneubildung und zur Echolalie. Die Kinder sprechen typischerweise von sich in der dritten Person.

■ Diagnostik
• Die Diagnose wird klinisch unter Verwendung von Beurteilungsskalen gestellt.
• Eingehende Entwicklungsdiagnostik
• Kernspintomographie des Schädels: Ausschluss zugrunde liegender anatomischer zerebraler Veränderungen.

> **Merke**
>
> Die diagnostischen Kriterien des Autismus sind eine extreme Abkapselung gegenüber der Umwelt, Veränderungsangst sowie eine Verzögerung der Gesamtentwicklung mit Sprachauffälligkeiten.

■ Therapie
Die Behandlung ist sehr schwierig und erfordert viel Geduld bei allen Beteiligten. Das Vorgehen besteht in einem stufenweisen Aufbau von interpersonellen Kontakten zu einer Bezugsperson die man dann auszuweiten versucht. Hierzu eignen sich verhaltenstherapeutische Maßnahmen kombiniert mit gezielter Frühförderung, insbesondere im sprachlichen Bereich.

■ Prognose
Wichtige prognostische Faktoren sind die Sprachentwicklung und die Intelligenz im 6. Lebensjahr. Ist die Sprache zu diesem Zeitpunkt recht gut entwickelt und ist die Intelligenz normal (IQ > 80), ist die Prognose relativ günstig.

22.8 Stottern

■ Definition
Es handelt sich um eine situationsbedingte Redeflussstörung.

■ Epidemiologie
Stottern tritt bei etwa 5 % der 5-jährigen Jungen und bei 2 % der 5-jährigen Mädchen auf. Die Häufigkeitsgipfel liegen zwischen dem 3. und 6. (Sprachentwicklung), zwischen dem 6. und 7. (Einschulung) sowie zwischen dem 12. und 14. Lebensjahr (Pubertät).

■ Klinik
Klonisches Stottern äußert sich in Wiederholungen beim Sprechbeginn. **Tonisches Stottern** manifestiert sich als Blockierung beim Sprechablauf. Kombinierte Formen kommen vor. Bei ausgeprägten Formen treten Mitbewegungen von Körperteilen auf.

■ Therapie
Eine verhaltenstherapeutisch ausgerichtete Übungsbehandlung ist häufig erfolgreich. Wichtig ist die psychologische Entlastung des Patienten.

■ Prognose
Bei einem Drittel der Patienten sistieren die Symptome, bei einem Drittel können sie gebessert werden, in einem Drittel der Fälle persistieren sie.

22.9 Aufmerksamkeits-Defizit-Hyperaktivitäts-Störung (ADHS)

■ Definition
Eine ADHS liegt vor, wenn unaufmerksames und impulsives Verhalten mit oder ohne deutliche Hyperaktivität ausgeprägt ist, nicht dem Alter und Entwicklungsstand entspricht und zu Störungen in den sozialen Bezugssystemen, der Wahrnehmung und im Leistungsbereich (Schule) führt.

■ Klassifikation nach DSM-IV
• ADHS – hyperaktiv impulsiver Typ
• ADHS – unaufmerksamer Typ
• ADHS – kombinierter Typ.

■ Pathogenese
Es wird eine fehlerhafte Informationsverarbeitung zwischen Frontalhirn und Basalganglien infolge von Störungen im Neurotransmitterstoffwechsel (vor allem Dopamin) angenommen. Dies führt über mangelnde Hemmung von Impulsen zu ungenügender Selbstregulation. Es kommt zu Aufmerksamkeitsschwäche, Impulsivität und Hyperaktivität.

■ Epidemiologie
Bei 6–10 Jahre alten Kindern beträgt die Prävalenz der ADHS in Deutschland 6 %. Jungen sind deutlich häufiger betroffen.

■ Klinik
Aufmerksamkeitsstörung, Impulsivität und **Hyperaktivität** sind die Leitsymptome der ADHS. Die Verhaltensauffälligkeiten treten in altersvariabler Ausprägung auf.
Säuglinge: lang dauernde Schreiphasen, motorische Unruhe, Ess- und Schlafprobleme, Ablehnung von Körperkontakt, Misslaunigkeit.
Kleinkinder: plan- und rastlose Aktivität, schnelle, häufige Handlungswechsel, geringe Ausdauer, ausgeprägte Trotzreaktionen, unberechenbares Sozialverhalten, Teilleistungsschwächen bezüglich auditiver und visueller Wahrnehmung sowie Fein- und Grobmotorik, häufige Unfälle, soziale Isolation.
Schulkinder: mangelnde Regelakzeptanz, Stören im Unterricht, starke Ablenkbarkeit, emotionale Instabilität, geringe Frustrationstoleranz, aggressives Verhalten, chaotisches Ordnungsverhalten, schlechte Handschrift, unangemessene Geräuschproduktion,

533

Kinderpsychologie und Sozialpädiatrie

überhastetes Sprechen (Poltern), unpassende Mimik, Gestik und Körpersprache, häufige Unfälle, Lese-Rechtschreib-Schwäche, Lernleistungsprobleme mit Klassenwiederholungen, niedriges Selbstbewusstsein, Außenseitertum.

Adoleszenten: Leistungsverweigerung, oppositionell-aggressives Verhalten, stark vermindertes Selbstwertgefühl, Ängste, Depressionen, Kontakte zu sozialen Randgruppen, Neigung zu Delinquenz, Alkohol, Drogen.

Komorbide Störungen sind relativ häufig und werden teilweise durch negative Reaktionen der Umwelt auf ungünstiges Verhalten verstärkt: aggressive Verhaltensstörungen, depressive Störungen, Angststörungen, Zwangsstörungen, Lernstörungen und Teilleistungsschwächen, Sprach- und Sprechstörungen, Tic-Störungen, Tourette-Syndrom.

Diagnostik

- **Anamnese:** Hinweise für Aufmerksamkeitsstörung, Impulsivität und Hyperaktivität?
- **Körperlicher Untersuchungsbefund:** insbesondere neurologischer Status, Beurteilung des Hör- und Sehvermögens
- **Verhaltensbeobachtung**, ggf. mit Videoaufzeichnung
- **ADHS-spezifische Fragebögen** für Eltern und Erzieher: VBV (Verhaltensbeurteilung im Vorschulalter), FBB-HKS (Fremdbeurteilungsbogen Hyperkinetische Störung)
- **Testpsychologische Untersuchungen:** Entwicklungs-, Intelligenz- und Aufmerksamkeitstests
- **EEG:** Ausschluss Epilepsie.

Diagnosekriterien

- Sechs oder mehr Symptome von Unaufmerksamkeit seit mindestens 6 Monaten
- Sechs oder mehr Symptome von Hyperaktivität-Impulsivität seit mindestens 6 Monaten
- Auftreten einiger Symptome vor dem Alter von 7 Jahren
- Beeinträchtigung in zwei oder mehr Bezugssystemen
- Deutliche Beeinträchtigung im sozialen oder Lernleistungsbereich.

Differentialdiagnose

- Altersentsprechend hohes Aktivitätsniveau (vor allem bei jüngeren Kindern)
- Milieubedingte Verhaltensauffälligkeiten
- Isolierte Teilleistungsschwächen
- Epilepsie
- Nebenwirkungen von Medikamenten (vor allem Antikonvulsiva)
- Folgen eines Schlafapnoesyndroms
- Umschriebene Angststörungen
- Tic-Störungen
- Zwangsstörungen
- Psychosen
- Autismus

- Fragiles X-Syndrom
- Hyperthyreose.

Allgemeine symptomatische Therapie

Die **Therapieziele** sind soziale Integration, Verbesserung der Eltern-Kind-Beziehung, stabiles Selbstwertgefühl, begabungsentsprechende Schul- und Berufsausbildung. Die Behandlung umfasst mehrere Säulen:

- **Gespräch mit Eltern und Kind:** Abbau von Schuldgefühlen auf beiden Seiten
- **Maßnahmen im gegenseitigen Umgang:** Strukturierung des Tagesablaufes, Regeln für Abläufe und Pflichten, Grenzen setzen, positive Verstärkung, konstruktive Freizeitplanung
- **Behandlung von Teilleistungsschwächen, Komorbiditäten und intrafamiliären Problemen:** Familien- und Erziehungsberatung, Psychotherapie, Förderkindergarten und -schule
- **Selbsthilfegruppen**.

Medikamentöse Therapie

Bei deutlicher Beeinträchtigung im Leistungs- und psychosozialen Bereich, Leidensdruck bei Kindern/Eltern und somit Gefahr für die weitere Entwicklung des Kindes ist die medikamentöse Therapie dringend indiziert. Spontanremissionen gibt es praktisch nicht, ohne Behandlung verschlechtert sich die Situation in der Regel zunehmend. Oft sind unterstützende Übungsbehandlungen (z.B. Logopädie, Ergotherapie) erst bei medikamentöser Therapie erfolgreich.

Zur Anwendung kommen **Psychostimulanzien**, die **dopaminagonistisch** wirken: Methylphenidat, auch als Retardform (z.B. Ritalin®, Ritalin SR®), oder DL-Amphetamin. Wirkungen sind eine deutlich bessere Aufmerksamkeit, Selbststeuerung, Ausdauer, Konzentration, Verständnis für Logik, Zusammenhänge und Ermahnungen, bessere Schrift und Rechtschreibung, bessere Körperkoordination, Gestik und Körpersprache. Die Kinder haben mehr Motivation und mehr Spaß an Arbeit und Leistung. **Nebenwirkungen** treten im normalen Dosisbereich (unter 1 mg/kg KG/Tag) nur selten und meist nur zu Beginn der Behandlung auf. Die häufigsten reversiblen Nebenwirkungen sind Appetitmangel, Schlafstörungen, Dysphorie, Kopfschmerzen, Bauchschmerzen und Schwindel. Sie sind in der Regel durch Dosisreduktion oder Wechsel des Medikamentes beherrschbar. Eine Toleranz- oder Suchtentwicklung ist nicht zu befürchten, die Gefahr des Drogenmissbrauchs wird durch die Behandlung reduziert.

> **Merke**
>
> Insbesondere in ungünstigem sozialem Umfeld haben Kinder mit ADHS ein hohes Risiko für emotionale und körperliche Misshandlung.

Quellenverzeichnis

[1] Mayatepek: Pädiatrie, 1. Auflage. München: Elsevier Urban & Fischer Verlag, 2007

[2] Dörr/Rascher: Praxisbuch Jugendmedizin, 1. Auflage. München: Urban & Fischer Verlag, 2002

[3] Michalk/Schönau: Differentialdiagnose Pädiatrie, 1. Auflage. München: Urban & Schwarzenberg Verlag, 1999

[4] Rassner: Dermatologie, 7. Auflage. Mücnhen: Urban & Fischer Verlag, 2002

[5] Freisinger/Schuster/Liedtke: 80 Fälle Pädiatrie, 2. Auflage. Mücnhen: Urban & Fischer Verlag, 2004

[6] Meves: Intensivkurs Dermatologie, 1. Auflage. München: Elsevier Urban & Fischer Verlag, 2006

[7] Böcker/Denk/Heitz: Pathologie, 2. Auflage. München: Urban & Fischer Verlag, 2001

[8] Renz-Polster: Basislehrbuch Innere Medizin, 2. Auflage. München Urban & Fischer Verlag; 2001

[9] Kauffmann/Moser/Sauer: Radiologie, 2. Auflage. Münche: Urban & Fischer Verlag; 2001

[10] Berchtold: Chirurgie, 4. Auflage. München: Urban & Fischer Verlag, 2001

[11] Abdolvahab-Emminger: Exaplan, 3. Auflage. München: Urban & Fischer Verlag, 2002

[12] Ebe/Homma:Leitfaden für die EEG-Praxis, 3. Auflage. München: Urban & Fischer Verlag, 2002

[13] Mit freundlicher Genehmigung von Dr. Ch. von Klinggräff, Chefarzt der Städtischen Kinder- und Jugendklinik in Kiel über Dr. med. Thomas Rautenstrauch, www.paediatrie-in-bildern.de

[14] Rost I.: Chromosomale Mikrodeletionssyndrome. Monatsschrift für Kinderheilkunde, 2000, 148: 55–69

[15] Blanck: Visite live Pädiatrie, 1. Auflage. München: Urban & Fischer Verlag, 2002

[16] Die Abbildung wurde von Dr. Volker Straub und Dr. Stephanie Grünewald, Universitäts-Kinderklinik Essen, zur Verfügung gestellt.

[17] Sitzmann: Pädiatrie, 2. Auflage. Stuttgart: Georg Thieme Verlag, 2002

[18] Koletzko: „Kinderheilkunde", 11. Auflage. Heidelberg: Springer Verlag, 2000

[19] Roche Lexikon Medizin, 4. Auflage. München: Urban & Fischer Verlag, 1999

[20] Kretz/Beushausen: Kinder Notfall Intensiv; 2. Auflage, Urban & Fischer Verlag, 2002

[21] Koch: Klinische Nephrologie, 1. Auflage. München: Urban & Fischer Verlag, 2000

[22] Ambühl-Stamm: Früherkennung von Bewegungsstörungen beim Säugling, 1. Auflage. München: Urban & Fischer Verlag, 1999

[23] Die Abbildung wurde freundlicherweise zur Verfügung gestellt von Prof. Dr. K. Schneider, Röntgenabteilung im Dr. von Haunerschen Kinderspital der Universität München.

[24] Illing/Stephan: Klinikleitfaden Pädiatrie, 6. Auflage. München: Elsevier Urban & Fischer Verlag, 2003

[25] Zitelli/Davis: Atlas of Pediatric Physical Diagnosis, 4th edition. St. Louis: Mosby, 2002

[26] modifiziert nach Berchtold: Chirurgie, 5. Auflage. München: Elsevier Urban & Fischer Verlag, 2006

[27] Putz/Pabst: Sobotta, Atlas der Anatomie, Band 1, 22. Auflage. München: Elsevier Urban & Fischer Verlag, 2006

[28] Kanski: Klinische Ophthalmologie, 6. Auflage. München: Elsevier Urban & Fischer Verlag, 2008

[29] Kauffmann/Moser/Sauer: Radiologie, 3. Auflage. München: Elsevier Urban & Fischer Verlag, 2006

Alle anderen Abbildungen stammen aus der Fotosammlung des Dr. von Haunerschen Kinderspitals und wurden freundlicherweise zur Verfügung gestellt von Prof. Dr. med. Dietrich Reinhardt, Direktor des Dr. von Haunerschen Kinderspitals der Ludwig-Maximilians-Universität München
Lindwurmstr. 4
80337 München
Weitere Quellenangaben zu Abbildungen aus Journals finden Sie bei den Abbildungen selbst.

Register

A

AABR (akustisch evozierte Hirn-
stammpotenziale) 522
AB0-Inkompatibilität 21
– Anämie, isoimmunhämolytische
226, 227
ABC-Transporter-Defekt 136
ABCC8-Defekt 112
Abdomen. vorgewölbtes
– Wilms-Tumor 257
Abdomen, akutes
– Enterokolitis, nekrotisierende 25
Abdominalsonographie
– Colitis ulcerosa 354
– Crohn-Krankheit 352
– Invagination 348
– Kindesmisshandlung 529
Abdominaltuberkulose 166
abdominelle Tumoren, Non-Hodgkin-
Lymphome 253
Abduzensparese, Hirntumoren 268
Aberrationen s. Chromosomenaberra-
tionen 35
Abetalipoproteinämie 141
– Diarrhö 336
Abgeschlagenheit
– Brucellose 159
– Diphtherie 153
ABL-Gen, Leukämie, chronisch-mye-
loische 251
Abnabeln 4
Abort, Pränataldiagnostik 46
Absaugung, Neugeborene 4
Absencen(-Epilepsie) 467, 468
– Therapie 469, 479
Abspreizhemmung der Hüfte
– Hüftgelenksdysplasie 523
Abstützreaktion, symmetrische
518
Abszess
– Leber 375
– Lungengewebe 330
– retroösophagealer, Ösophagitis
339
– retropharyngealer 307
– zerebraler, Kopfschmerzen 483
Acanthosis nigricans
– Insulinresistenzsyndrom 111
Acarus siro var. hominis 437
ACE-Hemmer
– Alport-Syndrom 387
– Hypertonie, arterielle 405
Acetanilid
– Glukose-6-Phosphat-
Dehydrogenase-Mangel 231
Acetyl-CoA-Carboxylase 56
Acetyl-CoA-Mangel 126
Acetylcholin
– Botulismus 156
– epileptischer Anfall 466
Acetylcholin(rezeptoren) 447
– Myasthenia gravis 447
Achalasie 339
– Erbrechen 335, 339
Achillessehnenentzündung
– Oligoarthritis, juvenile 212
Achillessehnenkontraktur
– Becker-Muskeldystrophie 451
Achondroplasie, Kleinwuchs
63
Aciclovir, Herpes zoster 175
Acquired Immunodeficiency Syn-
drome s. AIDS 187

Acrodermatitis chronica atrophicans
– Lyme-Borreliose 169
Acrodermatitis enteropathica 355,
429
– Diarrhö 336
Acropathie ulcéromutilante familiale
447
ACTH
– Addison-Syndrom 76
– Hypoglykämie 106, 107, 110
ACTH-(Kurz-)Test
– Addison-Syndrom 77
– adrenogenitales Syndrom 76
Acyl-CoA-Oxidase, Defekt 135
Acylcarnitin-Carnitin-Translocase, De-
fekt 125
Acylcarnitine
– Hypoglykämie 106
– Medium-Chain-Acyl-CoA-Dehydro-
genase-(MCAD-)Defekt 126, 127
– Methylmalonazidurie/Propionazid-
ämie 98
ADA-Defekt 204
ADA-Mangel 203, 204
Addison-Krise 77
– Hyperkalzämie 420
Addison-only-Form
– Adrenoleukodystrophie, X-chromo-
somal vererbte 136
Addison-Syndrom 76
– ACTH(-Test) 77
– Aldosteron 77
– Diabetes mellitus Typ 1 115
– Fluorocortisol 77
– Hyperkaliämie 419
– Kortisol 76, 77
– Nebennierenrindenanti-
körper 77
– Pseudotumor cerebri 485
– weißes 77
Adenoide 308
Adenosindeaminase(ADA-)-Mangel
203, 204
Adenotomie
– Adenoide 308
– Schlafapnoe, obstruktive 309
Adenoviren/Adenovirus-
infektionen 182
– Bronchitis/Bronchiolitis 314
– Diarrhö 335
– de Quervain-Thyreoiditis 71
– Gastroenteritis, akute, infektiöse 348
– Meningitis 147
– Pneumonie (neonatale) 17, 329
– Pseudokrupp 311
Aderlasstherapie
– Polyglobulie 233
– Rh-Inkompatibilität 21
ADH-Mangel
– Diabetes insipidus
neurohormonalis 67
ADH-Sekretion, Störungen 67, 68
ADH-Test
– Diabetes insipidus renalis 402
ADHS (Aufmerksamkeits-Defizit-Hy-
peraktivitäts-Störung) 533
ADHS-spezifische Fragebögen 534
Adipositas 527, 528
– Diabetes mellitus Typ 2 527
– Diagnostik 527
– Großwuchs 67
– Hyperlipidämie 140
– Leptin 527
– Pseudotumor cerebri 484, 527

– Pubertätsentwicklung, frühzeitige
527
Adiposogigantismus 67
ADPKD (autosomal-dominant ver-
erbte polyzystische Nierenerkran-
kung) 410
Adrenalin
– Blutglukose 106
– Hyperphenylalaninämie 90
– Phäochromozytom 79
Adrenarche 80
adrenogenitales Syndrom 74, 76, 77
– ACTH-Kurztest 76
– Chromosomenanalyse 76
– Dehydratation, hypotone 417
– DNA-Analyse 76
– Erbrechen 335
– Großwuchs 66
– 11β-Hydroxylase-Mangel 75
– 21-Hydroxylase-Mangel 75
– 3β-Hydroxysteroid-Dehydrogenase-
Mangel 75
– Hyperkaliämie 419
– Hypertonie 404
– klassisches 75
– mit Salzverlust 74, 75
– – Differentialdiagnose 342
– Neugeborenenscreening 521
– ohne Salzverlust 74
– Pseudohermaphroditismus
femininus 75
– Pseudopubertas praecox 75, 83
– virilisierendes 74, 75, 76
adrenokortikale Hyperplasie, mikro-
noduläre
– Hyperaldosteronismus 79
Adrenoleukodystrophie
– neonatale 135
– X-/Y-chromosomal vererbte 135,
136
– – Lorenzos-Öl 136
– X-chromosomal-rezessive 136
– – Addison-Syndrom 76
Adrenomyeloneuropathie, X-chromo-
somal vererbte 136
Adynamie, Hypokaliämie 419
Äthylenglykol-Vergiftungen 509
Aflatoxine, Reye-Syndrom 378
Agammaglobulinämie, infantile (Bru-
ton) 201
– Diarrhö 336
AGN s. Glomerulonephritis, akute,
postinfektiöse 387
Agranulozytose
– allergische 235
– infantile (Kostmann) 236
– SCID 204
AGS s. adrenogenitales Syndrom
74
Ahornsirupkrankheit 97
– Intermediärform 97
– intermittierende Form 97
– Neugeborenenscreening 97, 98,
521
– Notfalltherapie 97
AIDS, Tuberkulose 163
AIDS-definierende Erkrankungen
187, 188
Akanthozytos,
– Abetalipoproteinämie 141
Akatalasämie 135
Akinesie/akinetische Anfälle 472,
492

Akkommodationslähmungen, Botulis-
mus 156
Akromegalie, Großwuchs 66
Akroparästhesien, Fabry-Syndrom
134
Akrozephalosyndaktylie Typ Apert
460
Aktivkohle, Vergiftungen 510
Akustikusneurinom s. Vestibularis-
Schwannom 497
akustisch evozierte Hirnstammpoten-
ziale (AABR) 522
akustische Aura 471
Alagille-Syndrom 367
– Cholestase 365
Albinismus 439
Albright'sche hereditäre Osteodystro-
phie
– Pseudohypoparathyreoidismus 73
Albträume 481
Albuminausscheidung im Urin
– Diabetes mellitus Typ 1 115
Aldolase-B-(ALDOB-)Gen, Mutation
– Fruktoseintoleranz, hereditäre
122
Aldosteron
– Addison-Syndrom 77
– Hypoaldosteronismus, isolierter 78
Aldosteron-sezernierende Adenome
– Hyperaldosteronismus 79
alimentärer Großwuchs 67
alkalische Phosphatase, Hepatitis B
371
Alkaptonurie 95
– Ochronose 95
– Urin, roter 384
Alkoholabusus
– Asphyxie, perinatale 6
– Stillen 50
Alkoholembryopathie 43, 45
– Kleinwuchs 63
– Mikrozephalie 462
Alkoholintoxikation 509, 511
– Koma 510
Alkyl-DHAP-Synthase, Defekt 135
ALL s. Leukämie, akute lymphatische
(ALL) 247
Allergenapplikation, Hyposensiblisie-
rung 321
Allergenkarenz
– Alveolitis, exogen-allergische 331
– Asthma bronchiale 320
Allergien, nephrotisches Syndrom
395
Allergieprävention
– Vorsorgeuntersuchungen 520
allergische Agranulozytose 235
allergische (akute) Urtikaria 434
allergische Kontaktdermatitis 434
allergische Reaktionen
– Asthma bronchiale 317
– Echinokokkose 375
– vom anaphylaktischen Typ (Typ I)
436
– vom Typ III 331, 436
– vom zytotoxischen Typ (Typ II)
436
allergische Urtikaria 435
Alloimmunthrombozytopenie 23,
243
Alopezie
– Biotinidasemangel 56
– Blizzard-Syndrom 73
– Hypokalzämie 73

536

Register

Alpha-1-Antitrypsin-Mangel 366
– Cholestase 365, 366
– Hyperbilirubinämie 20
– Lebertransplantation 366
– Leberversagen, fulminantes 376
Alpha-Fetoprotein
– Amnionflüssigkeit 46
– Ataxia teleangiectatica 205
– Keimzelltumoren 267
– Neuralrohrdefekt 458
– Tyrosinämie 94
Alpha-Galaktosidase, Defekt 133, 134
Alpha-Ketosäuren, Ahornsirupkrankheit 97
Alpha-L-Iduronidase, Pfaundler-Hurler-Syndrom 128
Alpha-Methyldopa
– Hypertonie, arterielle 405
Alport-Syndrom 386, 387
– nephrotisches Syndrom 395
– Niereninsuffizienz, chronische 407
– Proteinurie 396
ALTE (Apparent-Life-Threatening-Episode) 32, 33
Altinsulin
– Diabetes mellitus Typ 1 114
Alveolen, überblähte
– bronchopulmonale Dysplasie 11
Alveolitis
– exogen-allergische 331
– exsudative
– – Dyspnoe 303
– – Lungentuberkulose 163
– hämorrhagische, Glomerulonephritis, rapid progressive 390
Amanitatoxin, Leberversagen, fulminantes 376
amaurotisches Katzenauge 263
Amenorrhö
– Anorexia nervosa 525
– zystische Fibrose 323, 324
Aminolävulinsäure, Tyrosinämie 94
5-Aminolävulinsäure-Dehydratase
– Tyrosinämie 93
Aminosäuren
– Harnstoffzyklusdefekt 103
Aminosäurestoffwechselstörungen 97
– Krampfanfälle, neonatale 29
Aminosalizylsäure, Crohn-Krankheit 353
Aminotransferasen
– Autoimmunhepatitis 374
– Fruktoseintoleranz, hereditäre 123
– Leberversagen, fulminantes 376
– Lymphohistiozytosen, hämophagozytische, familiäre 257
– Tyrosinämie 93
AML s. Leukämie, akute, myeloische 249
Amnesie
– Epilepsie, posttraumatische 476
– retrograde 467
Amnioninfektionssyndrom
– Neugeborenensepsis 28
– Pneumonie 17
Amniozentese 46
Amoxicillin, Endokarditis 293
Amylo-1,6-Glukosidase-Defekt 119
Amyloidose
– nephrotisches Syndrom 395
– Still-Syndrom 210
Amylopektinose 119
ANA
– Autoimmunhepatitis 374
– Oligoarthritis, frühkindliche 211
– Poly-/Oligoarthritis 211, 212
Anämie 220
– AB0-Inkompatibilität 21
– aplastische 233, 234
– – akute, transitorische 222
– – Differentialdiagnose 243, 248
– Apnoe 14
– autoimmunhämolytisce 226
– autoimmunhämolytische 226, 227
– Brucellose 159
– chronische Erkrankung 220

– Dyspnoe 303
– Eisenmangel/-verwertungsstörung 220
– Endokarditis 292
– Ewing-Sarkom 266
– Frühgeborene 14, 219
– Glukose-6-Phosphat-Dehydrogenase-Mangel 231
– hämolytische 224
– – Autoimmunhepatitis 374
– – Erythrozytenmembrandefekte, angeborene 224
– – Glukose-6-Phosphat-Dehydrogenase-Mangel 231
– – hämolytisch-urämisches Syndrom 393
– – Hyperbilirubinämie 20
– – Nierenvenenthrombose 395
– – Pseudotumor cerebri 485
– – Splenomegalie 238
– – Thrombozytose 245
– – Wiskott-Aldrich-Syndrom 204
– Herzinsuffizienz 295
– hypochrome, mikrozytäre 220, 224, 233
– hypoplastische, erworbene 222
– hyporegeneratorische 222
– immunhämolytische 226
– – medikamentös bedingte 232
– Infektionen 223
– isoimmunhämolytische 226, 227
– kongenitale, hypoplastische 222
– Leukämie, akute, lymphatische 248
– Leukämie, akute, myeloische 250
– Leukämie, chronisch-myeloische 252
– makrozytäre 221
– – normochrome 222
– mechanisch-hämolytische 232
– megaloblastäre 221
– Meningokokkensepsis 152
– mikrozytäre, Vitamin-B$_6$-Mangel 55
– neonatale 22
– Nephritis, tubulointerstitielle 403
– Neuroblastom 260
– Niereninsuffizienz, chronische 407, 408
– normochrome, makrozytäre 221
– – Riboflavinmangel 55
– perniziöse, Diabetes mellitus Typ 1 115
– refraktäre (RA) 235
– – mit Blastenexzess (RAEB) 235
– – mit Blastenexzess in Transformation (RAEB-T) 235
– – mit Ringsideroblasten (RARS) 235
– Rh-Inkompatibilität 21
– Rhabdomyosarkom 262
– sideroachrestische 232
– sideroblastische 232
– Skorbut 56
– Sphärozytose, hereditäre 225
– Substratmangel 222
– Thalassaemia major 230
Anaerobier, Thyreoiditis, eitrige 71
Analatresie 344
– Erbrechen 335
– skrotale Fistel 345
Analgetika, Anämie, sideroblastische 233
Analstenose/-striktur, Obstipation 336
Analverletzungen, sexueller Missbrauch 529
anaphylaktischer Schock/Anaphylaxie 435
– Kuhmilchallergie 360
Anastomosenoperation
– Fallot-Tetralogie 285
ANCA
– Colitis ulcerosa 354
– Glomerulonephritis, rapid progressive 390
Androgene/Androgen produzierende Tumoren
– Pseudopubertas praecox 83

Androgenresistenz 87
Anenzephalie 458, 460
– Neugeborenenreanimation 6
– Neuralrohrdefekt 457
Aneurysma, mykotisches, Endokarditis 293
Aneurysmaruptur
– Subarachnoidalblutung 487
Aneurysmen
– mykotische, Endokarditis 293
– ZNS 487
Anfälle
– akinetische 472
– auditive 471
– fokal-motorische 467, 472
– fokal-sensorische 467, 471
– fokale 466, 471, 480
– generalisierte 466, 479
– gustatorische 471
– inhibitorische 472
– myoklonisch-astatische 467, 479
– – Epilepsie 470
– myoklonische, juvenile 470
– olfaktorische 471
– psychogene 481
– tonisch-astatische, Lennox-Gastaut-Syndrom 476
– tonisch-klonische 467, 471
– visuelle 471
Anfallskalender/-protokoll, Epilepsie 479
Angelman-Syndrom 42, 43
Angina
– retronasalis 308
– tonsillaris 148, 149, 309
– – Pharyngitis 149
– – rheumatisches Fieber 215
– ulceromembranosa (Plaut-Vincent) 309
Angiofibrome, faziale, Hirnsklerose, tuberöse 498
Angiographie
– Aneurysmen/Kavernome 487
– Pulmonalstenose 279
Angiokardiographie
– Aortenisthmusstenose 277
– Ventrikelseptumdefekt 281
Angiokeratoma corporis diffusum
– Fabry-Syndrom 134
Angiomatose, meningofaziale, Sturge-Weber-Syndrom 499
Angiome, venöse 485
Angiomyolipome, Hirnsklerose, tuberöse 498
Angioödem, hereditäres 435
Angstattacken/-störungen
– Anorexia nervosa 525
– Phäochromozytom 79
ANI (akute Niereninsuffizienz) 406
Anionenaustauscherharze, Hyperlipoproteinämie 141
Anisozytose
– Anämie, immunhämolytische 232
– Anämie, megaloblastäre 221
– Blutungsanämie 224
– Eisenmangelanämie 220
– Thalassaemia major/minor 230
Ankyrin, Sphärozytose, hereditäre 225
Anlegen des Kindes 4
Ann-Arbor-Klassifikation, Hodgkin-Lymphom 254
Anorchie, Hypogonadismus, hypergonadotroper 85
Anorexia nervosa/Anorexie 525, 526
– Dehydratation, hypertone 417
– Hyperkalzämie 74
– Hyperlipidämie 140
– Pellagra 55
– Pubertas tarda 84
– rheumatisches Fieber 215
– Vitamin-A-Überdosierung 57
Anosmie, Kallmann-Syndrom 84
ANS s. Atemnotsyndrom 8
Anstrengungsasthma 318
Anteposition der Aorta, Fallot-Tetralogie 284

Anti-D-Antikörper/-Prophylaxe
– Rh-Inkompatibilität 21
Anti-DNAse, rheumatisches Fieber 216
Anti-EA/- EBNA
– Mononukleose, infektiöse 179
Anti-Endomysium-IgA-Antikörper, Zöliakie 357
Anti-GBM-Antikörper
– Glomerulonephritis, rapid progressive 390
– Goodpasture-Syndrom 391
– Niereninsuffizienz, akute 407
Anti-Gewebstransglutaminase-Antikörper
– Zöliakie 357
Anti-Gliadin-Antikörper
– Zöliakie 357
Anti-HAV-IgG 370, 371
Anti-HAV-IgM 370, 371
Anti-HBc-IgG/-IGM 371
Anti-HBe 371
Anti-HBs 371
– Hepatitis-B-Impfung 192
Anti-HCV 371, 372
Anti-HDV-IgG/-IgM 371
Anti-HEV 374
Anti-HEV-IgG/-IgM 371
Anti-IgE, Asthma bronchiale 322
Anti-Müller-Hormon 86
Anti-Saccharomyces-cerevisiae-Antikörper (ASCA)
– Crohn-Krankheit 352
Anti-T-Antikörper
– Anämie, autoimmunhämolytische 226
Anti-Thyreoglobulin-Antikörper
– Hyperthyreose 70
Anti-VCA-IgG/-IgM
– Mononukleose, infektiöse 179
Antiacetylcholinrezeptorantikörper
– Myasthenia gravis 448
Antiadhärenzfaktoren, Muttermilch 50
Antiadrenergika, Hypertonie, arterielle 405
Antiasthmatika, Asthma bronchiale 320, 321, 322
Antibiotika
– Endokarditis(prophylaxe) 293
– Gastritis 342
– Gastroenteritis, akute, infektiöse 350
– Haemophilus influenzae 151
– Meningitis 147
– Pneumonie 329
– Staphylokokken, koagulasenegative/-positive 151
– Yersiniose 158
anticholinerges Syndrom 509
Anticholinergika
– Enuresis 531
– Inhalative, Asthma bronchiale 321
Antidepressiva, trizyklische
– Obstipation 336
– Vergiftungen 511
Antiepileptika 479
Antigen-Shift, Influenza 180
Antigene
– Gastroenteritis, akute, infektiöse 349
– IgA-Glomerulonephritis 385
Antihistaminika
– Dermatitis, atopische 433
– Mastozytose 440
– Urticaria pigmentosa 440
Antihypertensiva
– Hypertonie, arterielle 405
Antikoagulation
– ischämischer/zerebraler Insult 488
Antikörper
– Anämie, isoimmunhämolytische 227
– Scharlach 149
Antikonvulsiva, Status epilepticus 477
antimongoloide Lidachsenstellung
– Alkoholembryopathie 44

537

Register

Antineutrophilenzytoplasma-Antikör-
per s. ANCA
antioxidative Substanzen
– Askorbinsäure 56
– Vitamin E 61
Antiphospholipidantikörper-
syndrom 488
antiretrovirale Therapie, HIV-
Infektion 189
Antistaphylokokkenfaktor, Mutter-
milch 50
Antistreptolysintiter, rheumatisches
Fieber 216
Antithrombin-III-Mangel
– ischämischer/zerebraler Insult 488
– Nierenvenenthrombose 394
Antithymozytenglobulin (ATG)
– Anämie, aplastische 234
– Lymphohistiozytosen, hämophagozy-
tische, familiäre 257
Antituberkulotika 167
Anulozyten
– Blutungsanämie 224
– Eisenmangelanämie 220
Anurie, Niereninsuffizienz, akute
407
Anus praeter, Hirschsprung-
Krankheit 346
Aorta, reitende, Fallot-Tetralogie 284
Aortenatresie, Linksherz, hypoplasti-
sches (HLH) 288
Aortenbogen, doppelter
– Husten 303
– Stridor 306
Aortenbogenanomalien/-fehlbildungen
– Di-George-Syndrom 202
– Ullrich-Turner-Syndrom 40
Aortendilatation, Marfan-Syndrom
67
Aortenhypoplasie
– Linksherz, hypoplastisches (HLH)
288
Aorteninsuffizienz
– Endokarditis 29
– Endokarditisprophylaxe 293
– Kawasaki-Syndrom 218
– Ventrikelseptumdefekt 280
Aortenisthmusstenose 276, 277, 278
– Endokarditisprophylaxe 278
– Häufigkeit, relative 275
– Hypertonie 404
– post-/präduktale 277, 278
– Ullrich-Turner-Syndrom 39
– Ventrikelseptumdefekt 280
Aortenklappe, bikuspide
– Endokarditisprophylaxe 293
Aortenstenose 275, 276
– Auskultations- und Untersuchungs-
befunde 273, 276
– Ballondilatation 276
– Differentialdiagnose 481
– Endokarditisprophylaxe 293
– Hämodynamik 276
– sub-/supravalvuläre 275
– valvuläre 275
– – Hypertonie 404
– Williams-Beuren-Syndrom 275
Apathie
– Dehydratation 416
– Enterokolitis, nekrotisierende 25
– Hypoglykämie 107
– Meningitis 146
– Neugeborenensepsis 29
– Salzverlustkrise 75
– Vitamin-D-Intoxikation 61
APC-Resistenz
– ischämischer/zerebraler Insult 488
Apgar-Score 4
Aphasie 488
aplastische Anämie 222, 233
aplastische Krise, Sphärozytose, here-
ditäre 225
Apnoe 14
– Bradykardie 14
– Enterokolitis, nekrotisierende 25
– Frühgeborene 8, 14
– Hyperglycinämie 105
– Hypoglykämie 107

– Hypokalzämie 28, 420
– Krampfanfälle, neonatale 28
– Neugeborenensepsis 29
– Pertussis 154
– Reflux, gastroösophagealer 338
– Sepsis 14
Apolipoprotein-A-I-Synthese-Defekt
141
Apolipoprotein-B-Defekt 141
– familiärer 139
Apolipoprotein-C-II-Defekt 139
Apparent-Life-Threatening-Episode
(ALTE) 32
Appendizitis
– Differentialdiagnose 347, 352
– Erbrechen 335
– Meckel-Divertikel 346
– Yersiniose 158
Appetitlosigkeit, Vitamin-D-Intoxika-
tion 61
Aquäduktstenose, Hydrozephalus
463
Aqueductus cerebri 463
Arachidonsäure, Muttermilch 49
Arachnodaktylie, Homozystinurie
67, 95
Arcus lipoides corneae 138
Areflexie, Miller-Fisher-Syndrom 445
Arginase, Defekt 102, 103
Arginin, Zystinurie 96
Arginin-Stimulationstest
– Wachstumshormonmangel 65
Argininämie 102
Argininobernsteinsäurekrankheit
102
Argininosukzinatlyase (AL), Defekt
102
Arnold-Chiari-Anomalie 494
– Hydrozephalus 463
ARPKD (autosomal-rezessiv vererbte
polyzystische Nierenerkrankung)
410
Arrhinenzephalie 462
Arrhythmien
– Dermatomyositis 452
– Differentialdiagnose 33
– Kawasaki-Syndrom 218
– Niereninsuffizienz, akute 407
Arteria lusoria 303
arterielle Switch-Operation
– Transposition der großen Arterien
(TGA) 287
Arteriosklerose
– Chlamydia pneumoniae 162
– Homozystinurie 95
arteriovenöse Malformation 485
– Kopfschmerzen 483
arteriovenöses Mischblut, Fallot-Tetra-
logie 284
Arthralgien
– Brucellose 159
– Lyme-Borreliose 168, 169
Arthritis
– Alkaptonurie 95
– Autoimmunhepatitis 374
– B-Zell-Defekte 200
– chronische 208
– Colitis ulcerosa 353
– Crohn-Krankheit 351
– Differentialdiagnose 56
– eitrige 148
– Haemophilus influenzae 151
– juvenile, chronische 208
– – Differentialdiagnose 217
– juvenile, idiopathische 208, 209
– – alternative Therapieformen 213
– – Differentialdiagnose 209, 218,
248
– – Ergotherapie 212
– – Etanercept 213
– – Gelenkpunktion 209
– – Glukokortikoide 213
– – Iridozyklitis 213
– – Krankengymnastik 212
– – Methotrexat 213
– – NSAID 213
– – psychologische Führung 213
– – Stammzelltransplantation 213

– – Stufentherapie 214
– – Sulfasalazin 213
– – Synoviabiopsie 209
– Lupus erythematodes, systemischer
389
– Meningokokkensepsis 152
– Mumps 178
– Oligoarthritis, juvenile 212
– postinfektiöse, Campylobacterenteri-
tis/Yersiniose 158
– psoriatica 214
– Purpura Schönlein Henoch 391
– reaktive 214
– rheumatisches Fieber 149, 215
– rheumatoide, juvenile 208
– – Differentialdiagnose 228
– – Splenomegalie 238
– septische 147
– – Differentialdiagnose 209
– – Epiglottitis, akute 312
– – Staphylococcus aureus 150
– – Still-Syndrom 209
– systemische, kleiner und großer Ge-
lenke 210
– Varizellen 174
– Wiskott-Aldrich-Syndrom 204
Arthrogrypose/-gryposis
– multiplex spinalis 462
– Muskelatrophie, spinale 442
Arthropathie, Hämophilie A 239
Arthrose, Osteomyelitis 148
Arylsulfatase A, Defekt 133
Arzneimittelexantheme 436
Ascaris lumbricoides/Askariasis
197
ASD (Atrium-Septum-Defekt) 282
Askorbinsäure 56
Aspergillome 196
Aspergillose, allergische, bronchopul-
monale 196
– Husten 303
– zystische Fibrose 324
Aspergillus
– flavus, fumigatus und niger 196
– Granulomatose 237
Aspergilluspneumonie 303
Asphyxie
– blaue 6
– Cholestase 365
– Enterokolitis, nekrotisierende 25
– Hirnblutungen 12
– Hyperbilirubinämie 18
– Krampfanfälle, neonatale 29
– Leberversagen, fulminantes 376
– Mekoniumaspirationssyndrom 15
– Neugeborenensepsis 29
– perinatale 6, 7
– – Verbrauchskoagulopathie 242
– peripartale, SIDS 32
– PFC-Syndrom 18
– postnatale 6
– pränatale 6
– Thrombozytopenie, neonatale 24
– weiße 6
Asphyxietoleranz, Neugeborenes 2
Aspiration
– Apnoe 14
– Dyspnoe 303
– Ertrinkungsunfälle 508
– Fremdkörper 313
– Guillain-Barré-Syndrom 445
– Ösophagusatresie 337
– Pneumonie 17
Aspirationspneumonie
– Choanalatresie 304
– Ösophagusachalasie 339
– Ösophagusverätzungen 340
– Reflux, gastroösophagealer 338
– Säuglingsbotulismus 156
Asplenie 238
– Hib-Impfung 151
– Howell-Jolly-Körperchen 238
– Lebendimpfungen 207
– Sichelzellanämie 228
– Thrombozytose 245
Asthma bronchiale 316–321
– Allergenkarenz 320
– allergisches 316, 317

– – Husten 303
– Anfall, akuter 318
– Anti-IgE-Antikörper 322
– Antiasthmatika 321, 322
– Anticholinergika 321
– Bronchiektasen 316
– Bronchodilatatoren 320
– Bronchokonstriktion 317
– Broncholyse 319
– bronchopulmonale Dysplasie 11
– Bronchusobstruktion 314, 319
– Controller 320
– Differentialdiagnose 313, 319
– Dyspnoe 303
– Entzündungshemmer 320
– Hyposensibilisierung 321
– Immuntherapie 321
– Inhalationshilfen/-therapie 321
– Kuhmilchallergie 360
– Langzeittherapie 320
– Leukotrien-Rezeptorantagonisten
321
– Lippenbremse 318
– Lungenfunktionsprüfung 319
– Prick-Test 319
– RAST 319
– Reflux, gastroösophagealer 338
– Reliever 320
– Schweregradeinteilung 319
– Status asthmaticus 318
– Stridor 306
– Stufentherapie 320, 322
– Umweltfaktoren 317
Astronautenkost, Crohn-Krankheit
352
Astrozytenschwellung, Harnstoffzy-
klusdefekt 103
Astrozytome 268, 269
– anaplastische, hochmaligne 269
– fibrilläre 270
– Kleinhirn 269
– pilozytische 269
– Sehbahn 268
– supratentorielle, hochmaligne 270
asymptomatische Träger, Meningokok-
ken 152
Asystolie, Pneumothorax 16
Aszites
– Alpha-1-Antitrypsin-Mangel 366
– Galaktosämie 121
– Glykogenose Typ IV 119
– Leberversagen, fulminantes 377
– nephrotisches Syndrom 397
– Perikarditis 294
– portale Hypertonie 378
– Still-Syndrom 209
– Tyrosinämie 93
Aszitespunktion, Rh-
Inkompatibilität 21
Ataxia teleangiectatica 205
– Non-Hodgkin-Lymphome 252
Ataxie
– Anämie, megaloblastäre 221
– autosomal-rezessive 495
– Brown-Séquard-Syndrom 272
– Galaktosämie 121
– hereditäre 495
– Hirntumoren 268
– ischämischer/zerebraler Insult
488
– Kleinhirnerkrankungen 494
– Miller-Fisher-Syndrom 445
– Vitamin-B$_6$-Überdosierung 55
– Vorsorgeuntersuchungen 520
– zerebelläre 490
– – Abetalipoproteinämie 141
– – Ataxia teleangiectatica 205
– – Vitamin-E-Mangel 61
– Zerebralparese, infantile 490
Atelektasen 330
– bronchopulmonale Dysplasie 11
– Bronchoskopie 331
– Differentialdiagnose 331
– Dyspnoe 303
– Surfactantmangel 9
– zystische Fibrose 324
Atembewegungen, fetale, Störungen
– Lungenhypoplasie 16

Register

Atemfrequenz
– Neugeborenes 2
– normale 302
Atemgeräusche
– Atelektasen 330
– Bronchiolitis, akute 314
– Fremdkörperaspiration 313
– Lungenemphysem 332
– Pleuritis 332
– seitendifferente, Pneumothorax 16
– Zwerchfellhernie 16
Ateminsuffizienz
– Atemnotsyndrom 8
– Botulismus 156
– Diphtherie 153
– Epiglottitis, akute 312
– Guillain-Barré-Syndrom 445
– Myasthenie, neonatale 448
Atemlähmung, Säuglingsbotulismus 156
Atemnot s. Dyspnoe
Atemnotsyndrom 8, 9, 10
– Apnoe 14
– Dyspnoe 303
– Frühgeborene 8
– Hypoglykämie, neonatale bei diabetischen Müttern 26
– Lungenhypoplasie 16
– Lungenreifungsbehandlung 9
– Mekoniumaspirationssyndrom 15
– Pneumothorax 16
– Surfactantmangel 9
– Syndrom der immotilen Zilien 316
– Zwerchfellhernie 16
Atemstörungen, Asphyxie, perinatale 6
Atemwegserkrankungen 303
– Mykoplasmose 160
– Parainfluenza 181
– RS-Virus-Infektionen 179
Atemwegsinfektion 306
Atemwegsobstruktionen, Apnoe 14
Atemwegswiderstand, bronchopulmonale Dysplasie 11
Atherosklerose
– Adipositas 527
– Hypercholesterinämie, familiäre 138
Athetose 492
– dystone 490
– Zerebralparese, infantile 490
ATM-Gen-Mutationen, Ataxia teleangiectatica 205
Atmung, obstruktive/restriktive 302
Atmungskettendefekte, Hypoglykämie 108
Atmungsmuster, pathologische 302
Atopie 432
atopische Dermatitis 432
atopische Diathese
– Molluscum contagiosum 426
– Muttermilchernährung 48
atopisches Ekzem 432
ATP7B-Gen, Mutation, Wilson-Syndrom 379
Atrialisation des rechten Ventrikels
– Ebstein-Syndrom 286
atrioventrikuläre Überleitungsstörungen 300
atrioventrikulärer Septumdefekt (AVSD) 283, 284
– Häufigkeit, relative 275
– Rechts-links-Shunt 283
audiogene Epilepsie 477
auditive Anfälle 471
Auer-Stäbchen, Leukämie, akute, myeloische 250, 251
Aufmerksamkeits-Defizit-Hyperaktivitäts-Störung (ADHS) 533
– Legasthenie 532
Aufschrecken, nächtliches mit Angstsyptomatik 481
Aufwach-Grand-mal 468
Augen, halonierte
– Dehydratation 416
– Gastroenteritis, akute, infektiöse 349
Augenmuskelparesen, Diphtherie 153

Augenveränderungen, Alport-Syndrom 387
Aura
– Epilepsie, fokale 471
– Migräne 483
Auramin-Rhodamin-Färbung
– Tuberkulosebakterien 163
Ausflussbehinderungen
– des linken Ventrikel 275
– des rechten Ventrikel 279
Ausscheidungsurographie
– Harnwegsinfektionen 412
– Hydronephrose 413
– Reflux, vesikoureteraler 414
– Ureterabgangsstenose 413
– Uretermündungsstenose 414
Austauschtransfusion 21
– Crigler-Najjar-Syndrom Typ I 363
– Vergiftungen 510
Austreibungsgeräusch, Aortenstenose 276
Auswurf
– eitriger, Bronchiektasen 316
– Lungentuberkulose 164
Autismus, frühkindlicher 532
autistische Verhaltensmuster, Rett-Syndrom 495
Autoantikörper
– gegen Acetylcholinrezeptoren, Myasthenia gravis 447
– Glomerulonephritis, rapid progressive 390
Autoimmunadrenalitis, Addison-Syndrom 76
autoimmunhämolytische Anämie 226
Autoimmunhepatitis 374
– Zöliakie 357
Autoimmunpolyendokrinopathie
– Blizzard-Syndrom 73
Autoimmunprozess
– Diabetes mellitus Typ 1 112
Autoimmunthrombozytopenie 24, 243
Autoimmunthyreoiditis Hashimoto, Zöliakie 357
Automatismen 472
– Absencen-Epilepsie 468
Autonomiekonflikte, Anorexia nervosa 525
autosomale Chromosomenaberrationen 35
AV-Angiome 486
– Gehirn 485
AV-Block 300
AV-Malformationen 486
AVSD s.atrioventrikulärer Septumdefekt 283
axonale Degeneration, Vitamin-B₆-Überdosierung 55
Azetazolamid, Pseudotumor cerebri 485
N-Azetylglutamat-Synthetase (NAGS), Defekt 102
Azetylsalizylsäure
– Gelegenheitsanfälle 467, 477
– ischämischer/zerebraler Insult 489
– Kawasaki-Syndrom 218
– Reye-Syndrom 378
– rheumatisches Fieber 217
– Vergiftungen 511
Azidose
– De-Toni-Debré-Fanconi-Syndrom 401
– Hyperbilirubinämie 18
– hyperkaliämische 419
– – Pylorusstenose, hypertrophe 342
– Koma 502
– metabolische
– – Addison-Syndrom 77
– – Fruktoseintoleranz, hereditäre 123
– – Methylmalonazidurie/Propionazidämie 98
– – Niereninsuffizienz, akute 407
– – Salzverlustkrise 75
– – hyperchlorämische, De-Toni-Debré-Fanconi-Syndrom 401

– Niereninsuffizienz, chronische 408
– – PFC-Syndrom 18
– – proximal tubuläre 399
– – renal tubuläre 400
– – Fanconi-Syndrom 97
– – Obstipation 336
– – Fanconi-Syndrom 97
– Surfactantmangel 9
– Unterkühlung, Neugeborenes 3
Azidurie 98, 99
– Acylcarnitine 98
– Differentialdiagnose 342
– Erbrechen 335
– Hyperammonämie 98
– Hypoglykämie 98, 107, 108
– Pankreatitis 380
Azoospermie, Klinefelter-Syndrom 40

B

B-ALL 253
Babinski-Reflex, Rückenmarktumor 272
Babybottlekaries 519
Babygramm
– Ösophagusatresie 337
– Zwerchfellhernie 17
Bakteriämie
– Salmonellose 157
– Sepsis 145
bakterielle Fehlbesiedelung 359
bakterielle Hauterkrankungen 424
bakterielle Infektionen 148
– Sepsis 145
Bakteriurie, asymptomatische 412
Balanitis candidomycetica 196
B-ALL 253
Ballonatrioseptostomie nach Rashkind
– Transposition der großen Arterien (TGA) 287
Ballondilatation
– Aortenstenose 276
– Fallot-Tetralogie 285
– Ösophagusachalasie 339
– Pulmonalstenose 279
banaler Infekt der oberen Luftwege 306
Bandwurminfektion 196, 199
Bannwarth-Syndrom, Lyme-Borreliose 169
Barbiturate
– Krampfanfälle, zerebrale 7
– Schwartz-Bartter-Syndrom 68
Barbituratintoxikation, Koma 502
Barotrauma 11
Barrett-Ösophagus
– Reflux, gastroösophagealer 338
Bartter-Syndrom 402
– Tubulopathien 399
Basalganglien
– Tiefenstimulation, Torsionsdystonie, primäre 492
Basalzellnävussyndrom 268
Basedow-Syndrom 69, 70
Bauchkrämpfe, EHEC 158
Bauchlage, SIDS 32
Bauchpalpation, Wilms-Tumor 258
Bauchschmerzen
– Crohn-Krankheit 351
– Hypoglykämie 107
– Obstipation, chronisch-habituelle 362
– Pneumonie 328
– Shigellose 158
Bauchtuberkulose 165
Bauchtumor
– Nierendysplasie, multizystische 411
– Zystennieren 411
BCG(Bazillus-Calmette-Guerin)-Impfung 195
– Tuberkulose 166
BCG-Knochentuberkulose 195
BCG-Tuberkulose, generalisierte 195
Beatmung
– Asphyxie, perinatale 7
– bronchopulmonale Dysplasie 11

Beckenniere 410
Becker-Muskeldystrophie 449, 451
Becker-Myotonie 454, 455
Beckwith-Wiedemann-Syndrom
– Großwuchs 67
– Wilms-Tumor 257
Beclomethason, Asthma bronchiale 321
Befeuchterlunge 331
Beikost, Säuglingsernährung 52
Beinschmerzen, Guillain-Barré-Syndrom 444
Belastungsdyspnoe
– Alveolitis, exogen-allergische 331
– Lungenemphysem 332
Belastungsstridor 311
Belastungszyanose
– Polyglobulie/Hyperviskositätssyndrom 22
Bell-Parese 445
Benzylbenzoat, Skabies 437
Beriberi 54
Bernard-Soulier-Syndrom 245
Berührungsempfindlichkeit, Meningitis 146
Betablocker
– Hyperlipidämie 140
– Hypoglykämie 107
Betain
– Homozystinurie 96
Beutel-Masken-Beatmung
– Neugeborene 5
Beutler-Test
– Galaktosämie 121
Bewegungseinschränkung
– Ewing-Sarkom 266
– Osteosarkom 264
Bewegungsqualität 515
Bewegungsquantität 515
Bewegungsstörung
– Zerebralparese, infantile 490
Bewegungsstörungen
– extrapyramidale
– Glutarazidurie Typ 1 101
– zerebrale
– – Vorsorgeuntersuchungen 518
Bewusstlosigkeit
– sinuatriale Überleitungsstörung 300
Bewusstseinsstörungen/-verlust
– Absencen-Epilepsie 468
– blasser Affektkrampf 481
– Diabetes mellitus Typ 1 113
– Epilepsie, posttraumatische 476
– Glykogensynthesedefekt 120
– Koma 502
– Meningitis 146
– Reye-Syndrom 379
– Schwartz-Bartter-Syndrom 68
– Typhus abdominalis 157
BH₄ (Tetrahydrobiopterin) 89
BH₄-Belastungstest
– Hyperphenylalaninämie 92
– Phenylalaninhydroxylase-Defekt 91
BH₄-Mangel/-Synthesedefekte 92
– Hyperphenylalaninämie 92
Bifidusbakterien, Muttermilchernährung 49
Bigeminus 297
Bikarbonatverlust, Fanconi-Bickel-Syndrom 125
biliäre Exkretion, Lebererkrankungen 362
biliäre Zirrhose 377
Biliary-Sludge-Syndrom
– Differentialdiagnose 365
– zystische Fibrose 324
Bilirubin
– Amnionflüssigkeit 46
– direktes, Galaktosämie 121
– unkonjugiertes, Gilbert-Meulengracht-Syndrom 364
Bilirubin-Uridin-Diphosphat-Glukuronyl-Transferase-Defekt
– Crigler-Najjar-Syndrom Typ I 363
Bilirubinenzephalopathie 19

539

Register

Bilirubinkonzentration
– Fruktoseintoleranz, hereditäre 123
Bilirubinsteine 369
Binge-Eating/Purging-Form, Anorexia nervosa 526
Biot-Atmung 303
Biotin 56
Biotinidasemangel 56
– Neugeborenenscreening 521
BIPAP-(Bilevel Intermittent Positive Airway Pressure)-Beatmungsgerät
– Muskelatrophie, spinale 444
Beta-Zell-Antigene, Diabetes mellitus Typ 1 113
Birbeck-Granula
– Langerhans-Zell-Histiozytosen 256
Bissverletzungen, Kindesmisshandlung 528
Blackfan-Diamond-Anämie 22, 222
– Leukämie, akute, myeloische 250
Blähungen, Fruktosemalabsorption 356
Blässe
– Anämie, neonatale 22
– Asphyxie, perinatale 6
– Ductus arteriosus persistens (Botalli) 282
– Hypoglykämie 107
– Leukämie, akute, lymphatische 248
– Phäochromozytom 79
Blalock-Taussig-Shunt
– Fallot-Tetralogie 285
– Trikuspidalatresie 289
blasenbildende Erkrankungen 427
Blasendruckerhöhung
– Reflux, vesikoureteraler 414
Blasenfunktionsstörungen
– Enuresis 531
– Tethered Cord 501
Blasensprung, vorzeitiger
– Neugeborenensepsis 29
Blastenschub, Leukämie, chronisch-myeloische 251
Blastopathie 43
Bleistiftstühle, Hirschsprung-Krankheit 346
Bleivergiftung 509
– Anämie, sideroblastische 233
Blepharophimose, Alkoholembryopathie 44
Blepharoptose, Smith-Lemli-Opitz-Syndrom 142
Blickdiagnose, Werdnig-Hoffmann-Muskelatrophie 443
Blickkontakt, Autismus, frühkindlicher 532
Blicklähmung, vertikale, Myasthenia gravis 448
Blindheit
– Iridozyklitis 211
– Pfaundler-Hurler-Syndrom 129
Blitz-Nick-Salaam-Anfälle (West-Syndrom) 467, 473, 475, 480
Blizzard-Syndrom 73
Bloch-Sulzberger-Syndrom 438
Blut, fetales, Untersuchung 46
Blutausstrich, Eisenmangelanämie 221
Blutaustauschtransfusion
– Enterokolitis, nekrotisierende 25
– Hyperbilirubinämie 19
– Rh-Inkompatibilität 21
– Thrombozytopenie, neonatale 24
Blutbild
– rotes, Normwerte 219
– weißes
– – Erkrankungen 235
– – Normwerte 220
– – reaktive Veränderungen 237
Blutdruckabfall
– Pneumothorax 16
Blutdruckmessung
– Hypertonie, arterielle 404
Blutdruckunterstützung
– Asphyxie, perinatale 7
Blutentnahme
– Gastroenteritis, akute, infektiöse 349
– Meningitis 146

Blutgasanalyse
– Atemnotsyndrom 9
– Diabetes mellitus Typ 1 113
– Harnstoffzyklusdefekt 103
– Hypoglykämie 106
Blutglukose 105, 106
– Diabetes mellitus Typ 1 114
Blutgruppeninkompatibilität
– Hyperbilirubinämie 19, 20
– Morbus haemolyticus neonatorum 20
Blut-Liquor-Schranke, Poliomyelitis 184
Blutkultur, Sepsis 145
Bluttransfusion, Blackfan-Diamond-Anämie 222
Blutungen
– Anämie 224
– – aplastische 234
– – neonatale 22
– intrakranielle/intrazerebrale
– – Epilepsie, posttraumatische 476
– – Gallengangshypoplasie, intrahepatische 367
– – Koma 502
– – Neugeborene 7
– portale Hypertension 378
– Purpura Schönlein Henoch 391
– subperiostale, Skorbut 56
– thrombozytopenische, Wiskott-Aldrich-Syndrom 204
– Verbrauchskoagulopathie 242
Blutungsanämie 224
Blutungsneigung s. hämorrhagische Diathese
Blutungsprophylaxe, Hämophilie A 240
Blutvolumen
– Neugeborenes 3
BNS-Anfälle s. Blitz-Nick-Salaam-Anfälle (West-Syndrom)
Bochdalek-Hernie 16
Body-Mass-Index (BMI)
– Adipositas 527
– Anorexia nervosa 525
Bordetella pertussis 154
Bornholmer-Krankheit 181
Borrelia burgdorferi 168
Borrelia Vincenti, Angina ulceromembranosa 309
Borrelien-Lymphozytom 169
Borrelien-Meningitis 169
Bortadella-pertussis-DNA 154
Botulinumtoxin, Zerebralparese, infantile 491
Botulismus 156
Botulismus-Antitoxin 156
Bourneville-Pringle-Syndrom 498
BPD s. bronchopulmonale Dysplasie 10
Brachyzephalus 461
Bradykardie
– Apnoe 14
– Asphyxie, perinatale 6
– blasser Affektkrampf 481
– Enterokolitis, nekrotisierende 25
– Hyperkaliämie 419
– Hypothyreose 69
– perinatale 7
– Pneumothorax 16
– sinuatriale Überleitungsstörung 300
– Typhus abdominalis 157
– Vitamin-D-Intoxikation 61
Bradykinese 492
– Chorea Huntington 493
Bradykinin, Verbrennungen 507
Breitbandantibiotika, Vitamin-K-Mangel 241
Brennen
– Epilepsie mit fokal-sensorischen Anfällen 471
Brillenhämatom, Neuroblastom 260
Bronchialatmen, Atelektase 330
bronchiale Hyperreagibilität
– Bronchitis/Bronchiolitis 315
– bronchopulmonale Dysplasie 11

Bronchiallymphknotentuberkulose 163
Bronchiektasen 316
– Kartagener-Syndrom 315
– Ösophagusachalasie 339
– zystische Fibrose 323, 324
Bronchiolitis 314
– Differentialdiagnose 154
– Dyspnoe 303
– Husten 303
– Influenza 180
– Masern 169
– obliterierende/obstruktive
– – bronchopulmonale Dysplasie 10
– – Bronchodilatatoren 315
– Parainfluenza 181
– RS-Virus-Infektionen 179
Bronchitis
– akute 314
– Bronchusobstruktion 314
– Chlamydia pneumoniae 161
– chronische
– – Bronchiektasen 316
– – zystische Fibrose 323
– Haemophilus influenzae Typ b 151
– obstruktive 314
– – Bronchodilatatoren 315
– – bronchopulmonale Dysplasie 11
– – Dyspnoe 303
– – RS-Virus-Infektionen 179
– – Syndrom der immotilen Zilien 316
– Parainfluenza 181
– Rachenmandelhyperplasie 308
– Stridor 306
bronchoalveoläre Lavage, Alveolitis, exogen-allergische 331
Bronchodilatatoren
– Asthma bronchiale 320
– Bronchiolitis, akute 315
– Bronchitis, obstruktive 315
– zystische Fibrose 326
Bronchographie
– Bronchiektasen 316
Broncholyse, Asthma bronchiale 319
Bronchomalazie, Stridor 306
Bronchopneumonie, Masern 169
bronchopulmonale Dysplasie (BPD) 10, 11
– Atemnotsyndrom 9
– RS-Virus-Infektionen 179
– SIDS 32
bronchopulmonale Infektionen
– Ataxia teleangiectatica 205
Bronchoskopie
– Atelektasen 331
– Bronchiektasen 316
– Tracheal-/Bronchusstenose 305
Bronchospasmus
– bronchopulmonale Dysplasie 11
Bronchusobstruktion/-stenose
– angeborene 305
– Atelektasen 330
– Differentialdiagnose 314, 319
– Husten 303
– Mekoniumaspirationssyndrom 15
– Tuberkulose 163
– zystische Fibrose 324
Bronchustuberkulose 163
Brown-Séquard-Syndrom 272
Brucellose 159
Brudzinski-Zeichen, Meningitis 146
Brummen 302
– Asthma bronchiale 318
– Bronchitis, obstruktivre 314
– zystische Fibrose 324
Brushfield-Spots, Trisomie 21 36
Brustentwicklung, Tanner-Stadien 80
Bruton-Syndrom 201
B-Streptokokken, Pneumonie 329
B-Symptome, Hodgkin-Lymphom 254
Budd-Chiari-Syndrom 377
Budesonid, Asthma bronchiale 321
Bürstenschädel, Thalassaemia major 229
bulbäre Poliomyelitis 184

Burkholderia cepacia, Granulomatose 237
Burkitt-Lymphom 252
– EBV-Infektion 178
B-Vorläuferzellen, Leukämie, akute, lymphatische 248
B-Zell-Defekte 200, 201
– Differentialdiagnose 209
– und T-Zelldefekte, kombinierte 203
– Ursachen 206
B-Zellen 200
Beta-Zell-Antigene, Diabetes mellitus Typ 1 113
B-Zell-Hyperaktivität, Lupus erythematodes, systemischer 389
B-Zell-Hyperplasie, Hyperinsulinismus 108
B-Zell-Proteintyrosinkinase, Defekt 201

C

CACNL1A3-Gen-Mutation 455
CACT-Defekt 125
Cäsarenhals, Diphtherie 153
Café-au-lait-Flecken 438
– McCune-Albright-Syndrom 83, 438
– Neurofibromatose 438
– Neurofibromatose Typ 1 496
– Recklinghausen-Neurofibromatose 438
CAG-Repeat, Chorea Huntington 493
Calcitriol 57
Calpain-3, Muskeldystrophie 449
Campylobacter fetus 158
Campylobacter jejuni 158
– Arthritis, reaktive 214
– Diarrhö 335
– Gastroenteritis, akute, infektiöse 158, 348
Candida albicans 195
– Nosokomialsepsis 29
– Osteomyelitis 148
– Pneumonie 303
– Windeldermatitis 431
Candidiasis/Candidose 195
– AIDS 188
– Haut 196
– Hyper-IgE-Syndrom 206
– mukokutane, chronische 196
– oropharyngeale, HIV-Infektion 187
– SCID 204
– Sepsis 204
Cantharidin, Warzen 427
Captopril, Hypertonie, arterielle 405
Caput
– natiforme, Syphilis connata tarda 30
– quadratum, Vitamin-D-Mangel-Rachitis 58
– succedaneum 8
Carbamazepin, Schwartz-Bartter-Syndrom 68
Carbamoylphosphatsynthetase (CPS), Defekt 102
Carbimazol, Hyperthyreose 70
Carnitin
– Azidurie 99
– freies im Plasma, Isovalerianazidämie 100
– Hypoglykämie 106
Carnitinpalmitoyltransferase I/II, Defekt 125
Carnitintransporterdefekt 125
Carnitinzyklusdefekte 125
– Neugeborenenscreening 521
CATCH 22 42
– Di-George-Syndrom 202
Caveolindefekt, Muskeldystrophie 449
CBS-Gen
– Homozystinurie 95
CCM (zerebrale kavernöse Malformationen) 486
CD1a-Antigen
– Langerhans-Zell-Histiozytosen 256
CD4-positiven T-Zell-Konzentration
– HIV-Infektion 187, 188

540

Register

CD4-Zellen 200
CD8-Zellen 200
CD30
– Non-Hodgkin-Lymphome 253
CDC-Klassifikation
– HIV-Infektion 187
CDG(chronische Granulomatose)-
Syndrom
– ischämischer/zerebraler Insult 488
CEA, Ataxia teleangiectatica 205
Cephalosporine
– Anämie, hämolytische 226
– Anämie, immunhämoly-
tische 232
Cervix-Karzinom 194
C1-Esterase-Inhibitor-Mangel
– Angioödem, hereditäres 435
CFTR-Gen
– zystische Fibrose 323, 326
Charcot-Marie-Tooth-Syndrom 447
Cheilosis, Riboflavinmangel 55
Chemorezeptoren, Apnoe 14
Chemotherapie
– Ependymom 271
– Ewing-Sarkom 266
– Herzinsuffizienz 295
– Hodgkin-Lymphom 255
– Keimzelltumoren 268
– Medulloblastom 271
– Nervus-opticus-Gliom 270
– Neuroblastom 261
– Osteosarkom 265
– Retinoblastom 263
– Rhabdomyosarkom 262
– Sepsis 146
– Wilms-Tumor 257, 258
Cheyne-Stokes-Atmung 303
Chinin
– Anämie, immunhämolytische 232
– Long-QT-Syndrom, Kontraindika-
tion 300
Chlamydia pneumoniae, psittaci bzw.
trachomatis 161, 162
Chlamydienkonjunktivitis
– Credé-Prophylaxe 162
Chlamydienpneumonie 17, 161, 162,
329
– Differentialdiagnose 154
Chlorid, Cushing-Syndrom 77
Chloridkanaldefekt
– Bartter-Syndrom 402
– zystische Fibrose 323
Chloridkanalmyotonien 455
Chlorid-Natrium-Malabsorption, Dia-
rrhö 336
Chloridrückresorption, Bartter-Syn-
drom 402
Chloroquin, Urin, roter 384
Chlorpromazin, Obstipation 336
Choanalatresie 303, 304
Cholangiographie
– Gallengangsatresie,
extrahepatische 368
Cholangitis
– Leberabszess 375
– portale Hypertonie 377
– primär sklerosierende
– – Colitis ulcerosa 353
– – Zöliakie 357
Cholecalciferol 57
Choledochusstenose
– Differentialdiagnose 365
Choledochuszyste
– Differentialdiagnose 365
– Hyperbilirubinämie 20
Cholelithiasis 369
– Cholezystitis 369
– Differentialdiagnose 365
– Elliptozytose, hereditäre 225
– portale Hypertonie 378
– Thalassaemia major 229
– Ursodesoxycholsäure 369
– zystische Fibrose 323
Cholestase 365
– Alpha-1-Antitrypsin-Mangel 366
– Differentialdiagnose 364, 365
– Gallengangsatresie,
extrahepatische 367, 368

– Gallengangshypoplasie, intrahepati-
sche 367
– Hepatitis, neonatale 365
– intrahepatische 20, 365
– Riesenzellhepatitis 365
– Zellweger-Syndrom 135
– zystische Fibrose 323, 325
Cholesterin
– Abetalipoproteinämie 141
– Hypoalphalipoproteinämie
141
Cholesterin-Bilirubin-Steine 369
Cholesterinsteine 369
Cholesterinsynthesehemmer
– Hyperlipoproteinämie 141
Cholezystitis
– Cholelithiasis 369
– Erbrechen 335
– zystische Fibrose 323, 324
Cholezystographie
– Dubin-Johnson-Syndrom 364
– Rotor-Syndrom 364
cholinerges Syndrom 509
Cholinesteraseinhibitoren
– Myasthenia gravis 448
chondroblastisches Osteosarkom
264
Chondrodysplasia punctata,
rhizomele 135, 136
Chondrodystrophie, Differentialdia-
gnose 59
Chordozentese 46
Chorea 492
– Differentialdiagnose 493
– Huntington 493
– minor (Sydenham), rheumatisches
Fieber 149, 216
choreatiforme Hyperkinesien 493
Choreoathetose 490
– Bilirubinenzephalopathie 19
– Parkinsonismus, infantiler 92
– paroxysmale 481
– Wilson-Syndrom 380
Choriomeningitisvirus 147
Chorionzottenbiopsie 46
– adrenogenitales Syndrom 76
Chorioretinitis
– CMV-Infektion 31, 185
– Herpes simplex 31
– Toxokariasis 198
– Toxoplasmose 31
Chromosom 7, Gendefekt
– Pankreatitis, chronische 381
chromosomale Mikrodeletionssyn-
drome 41
– Genomic Imprinting 42
Chromosomenaberrationen
– autosomale 35
– (un)balancierte 38
– gonosomale 39
– Großwuchs 66
– Herzfehler, angeborene 275
– Kleinwuchs 63
– Non-Disjunction 35
– numerische 35
– strukturelle 38
Chromosomenanalyse
– adrenogenitales Syndrom 76
– Amnionzellen 46
– Hermaphroditismus verus 86
– Leukämie, akute, myeloische 250
– Leukämie, chronisch-myeloische
252
– Pseudohermaphroditismus
femininus 87
Chvostek-Zeichen, Hypokalzämie
420
Chylomikronen 137
Chylothorax 333
Chymotrypsin im Stuhl
– Pankreasinsuffizienz, exokrine 382
– Pankreatitis, chronische 381
Ciclosporin A
– Alport-Syndrom 387
– Hyperlipidämie 140
Circulus Willisii, Aneurysmen 487
CLCN1-Gen-Mutation, Myotonia con-
genita 454

Clindamycin, Endokarditis 293
Clonidin, Hypertonie, arterielle 405
Clonidintest
– Phäochromozytom 79
– Wachstumshormonmangel 65
Clostridium/Clostridien
– Anämie, autoimmunhämolytische
226
– botulinum 156
– difficile 159
– tetani 155
Clusterkopfschmerz 482
CMD s. Muskeldystrophie, kongeni-
tale 451
CML s. Leukämie, chronisch-myeloi-
sche 251
CMV-Early-Antigen 185
CMV-Infektion 31, 184
– Diabetes mellitus 111
– Differentialdiagnose 255
– Eulenaugenzellen 185
– Guillain-Barré-Syndrom 444
– HIV-Infektion 187
– Hyperbilirubinämie 20
– Immundefizienz 185
– Immunsuppression 185
– Kasuistik 186
– konnatale 184, 185
– Krampfanfälle, neonatale 29
– Mikrozephalie 462
– Organtransplantation 185
– Pneumonie, neonatale 17
– pp65 185
– Schwangerschaft 186
– Verbrauchskoagulopathie 242
c-myc-Onkogen, Medulloblastom 270
C3-Nephritis-Faktor
– Glomerulonephritis, membranproli-
ferative 390
CNI s. Niereninsuffizienz,
chronische 407
Coeruloplasmin, Wilson-Syndrom 380
COL4A3-/ COL4A5-Gen-Mutation
– Alport-Syndrom 386
Colitis ulcerosa 353, 354
– ANCA 354
– Blutungsanämie 224
– Diarrhö 336
– Differentialdiagnose 352
– Ernährung 354
– Gastrointestinalblutung 336
– Kolonkarzinomrisiko 353, 354
– Kryptenabszess 353, 354
– Pankolitis 353
Columbia-Röntgentechnik
– Rektum-/Analatresie 344
Coma s.Koma
Common-χ-Chain 203
Computertomographie, kraniale,
Aneurysmen 487
Condylomata lata 32
Conn-Syndrom 79
Controller, Asthma bronchiale 320
Coombs-Test
– Anämie, autoimmunhämolytische
227
– Rh-Inkompatibilität 21
C-Peptid
– Diabetes mellitus Typ 1 113
– Hypoglykämie 106, 110
Cor pulmonale
– bronchopulmonale Dysplasie 11
– Pierre-Robin-Sequenz 304
Cori-Krankheit 119
Cornea verticillata, Fabry-Syndrom
134
Cornelia-de-Lange-Syndrom, Mikroze-
phalie 462
Corpus callosum, Agenesie 462
Corynebacterium diphtheriae
153
Couplet 297
Coxa vara, Phosphatdiabetes 60
Coxitis
– tuberculosa 165
– fugax 208
– – Arthritis, reaktive 214
– – Differentialdiagnose 209

Coxsackie-Virus-Erkrankungen 181
– Arthritis, reaktive 214
– de Quervain-Thyreoiditis 71
– Diabetes mellitus Typ 1 111
– Myokarditis 293
Cranium bifidum 460
– Hydrozephalus 463
C-reaktives Protein
– Arthritis, reaktive 214
– Endokarditis 292
– Kawasaki-Syndrom 217
– Listeriose 160
– Meningitis 147
– Meningokokkensepsis 152
– Neugeborenenmeningitis 29
– Pneumonie 328
– Retropharyngealabszess 307
– rheumatisches Fieber 216
– Rhinopharyngitis 306
– Sepsis 145
– Still-Syndrom 210
Credé-Prophylaxe 514
– Chlamydienkonjunktivitis 162
– Neugeborenenkonjunk-
tivitis 32
Crescendo-Systolikum
– Kardiomyopathie, hypertrophe 296
Cri-du-chat-Syndrom 38
– Mikrozephalie 462
Crigler-Najjar-Syndrom (Typ I/II)
– Differentialdiagnose 363
– Hyperbilirubinämie 20
– – Kernikterus 363
Crohn-Krankheit 350, 351, 352
– Abdominalsonographie 352
– Aminosalizylsäure 353
– Anti-Saccharomyces-cerevisiae-Anti-
körper (ASCA) 352
– augenärztliche Untersuchung 352
– Diarrhö 352
– Differentialdiagnose 352, 359
– Dünndarmdoppelkontrast-
darstellung 352
– Endoskopie 352
– Ernährung 352
– Erythema nodosum 436
– Fistelbildung 351
– Gastrointestinalblutung 336
– Granulome, epitheloidzellige 351
– Pubertas tarda 84
– Pyoderma gangraenosum 351
Cromone, Asthma bronchiale 321
Cryptic-AGS 74, 76
CTD-Defekt 125
CTG-Frequenzen
– Curshman-Steinert-Muskeldystro-
phie 453
Cumarine, Vitamin-K-Mangel 241
Curettage 46
Curshmann-Steinert-
Muskeldystrophie 453, 454
Cushing-Syndrom 77
– Dexamethasonhemmtest 77
– Diabetes mellitus 111
– Hyperlipidämie 140
– Hypertonie 404
– Hypokaliämie 419
– Stammfettsucht 78
– Stiernacken 78
– Vollmondgesicht 78
Cyanid-Vergiftungen 511
Cyanocobalamin, Vitamin-B$_{12}$-
Mangel 221
Cyclophosphamid, Schwartz-Bartter-
Syndrom 68
Cystinosin-(CTNS-)Gen, Mutation
96
Cytosol-Tyrosinaminotransferase
– Tyrosinämie Typ II 94
C-Zell-Karzinom 72, 80

D

Dämmerzustand, Lennox-Gastaut-
Syndrom 476
Dakryoadenitis, Mumps 178
Dakryozyten, Thalassaemia major
230

541

Register

Dandy-Walker-Syndrom 495
Dantrolen, Hyperthermie, maligne 456
Darmblutungen
– Anämie 224
– Purpura Schönlein Henoch 392
– Typhus abdominalis 157
Darmdekontamination, Reye-Syndrom 379
Darmduplikatur, Diarrhö 336
Darmerkrankungen, chronisch-entzündliche
– s.a. Colitis ulcerosa 353
– s.a. Crohn-Krankheit 350
Darmflora, Neugeborenes 3
Darminfektionen, Erbrechen 335
Darmlymphome, Zöliakie 358
Darmobstruktion
– Erbrechen 335
– Invagination 347
Darmparasiten, Blutungsanämie 224
Darmperforation
– Enterokolitis, pseudomembranöse 159
Darmstenose, Crohn-Krankheit 351
Darmtuberkulose 163, 165
Dauerausscheider, Salmonellosen 157
Daumen, triphalangeale
– Blackfan-Diamond-Anämie 222
Dawn-Phänomen
– Diabetes mellitus Typ 1 114
DCM s. Kardiomyopathie, dilatative 296
DDAVP (Desamino-8-D-Arginin-Vasopressin)
– Diabetes insipidus neurohormonalis 68
– Enuresis 531
– Hämophilie A 240
De-Quervain-Thyreoiditis 71
Debilität, Kretinismus 69
Defäkationsschmerzen
– Obstipation, chronisch-habituelle 361, 362
Deferoxamin, Urin, roter 384
DEGUM-Klassifikation
– Hirnblutungen, Frühgeborene 12, 13
DEHA-S, Entwicklungsverzögerung, konstitutionelle 84
Dehydratation 416
– Bartter-Syndrom 402
– De-Toni-Debré-Fanconi-Syndrom 401
– Diabetes insipidus neurohormonalis 67
– Exsikkose 416
– Fanconi-Syndrom 97
– Gastroenteritis 416
– – akute, infektiöse 349
– Hyperbilirubinämie 19
– hyper-/hypotone 417
– Hypoaldosteronismus, isolierter 78
– isotone 416, 417
– Obstipation 336
– Pylorusstenose, hypertrophe 342
– Rehydratation 416
– Rotavirusinfektion 183
– Salzverlustkrise 75
– Schweregrade 349
– Vitamin-D-Intoxikation 61
Dehydro-Retinol 57
Déjerine-Sottas-Syndrom 447
Dellwarzen 426
Demenz, Pellagra 55
Demyelinisierung, Guillain-Barré-Syndrom 444
dendritische Zellen, Antigenpräsentation 255
Denver-Developmental-Screening-Test 514, 516
Denys-Drash-Syndrom, Wilms-Tumor 257
Depolarisation, paroxysmale
– epileptischer Anfall 466
Depression 525

– Hypokalzämie 73
Deprivation, Kleinwuchs 63
De-Quervain-Thyreoiditis 71
Dermatitis 431
– atopische 432, 433
– – Kuhmilchallergie 360
– – Nahrungsmittelsensibilisierung 434
– herpetiformis Duhring, Zöliakie 357
– HIV-Infektion 187
– Hyper-IgE-Syndrom 206
– Pellagra 55
– seborrhoische 55
– Vitamin-B₆-Mangel 55
Dermatomyositis 452, 453
Dermatophyten, keratinophile 195
Dermographismus, urtikarieller 435
Desamino-8-D-Arginin-Vasopressin s.DDAVP
Desoxyribonuklease, Scharlach 149
De-Toni-Debré-Fanconi-Syndrom 96, 401
– Tubulopathien 399
– Tyrosinämie 93
Detoxifikation
– Ahornsirupkrankheit 97
– Azidurie 99
– Hyperammonämie 103
Dexamethason, adrenogenitales Syndrom 76
Dexamethasonhemmtest, Cushing-Syndrom 77
Dextromethorphan, Hyperglycinämie 105
Dextroposition der Aorta
– Fallot-Tetralogie 284
DHAP-Alkyl-Transferase, Defekt 135
Di-George-Syndrom 42, 73, 202
Diabetes insipidus
– Dehydratation, hypertone 417
– Hirntumoren 268
– Kraniopharyngeom 271
– Langerhans-Zell-Histiozytosen 256
– Nervus-opticus-Gliom 269
– neurohormonalis 67, 68
– renalis 401, 402
– Tubulopathien 399
Diabetes mellitus 110
– Autoimmunhepatitis 374
– Glukosetoleranztest, oraler 116
– Hyperlipidämie 140
– Hypogonadismus, hypogonadotroper. 85
– nephrotisches Syndrom 395
– Pankreatitis 381
– Thalassaemia major 230
– Tuberkulose 163
– Typ 1 111–115
– – Dawn-Phänomen 114
– – Ernährung 114
– – Flüssigkeitssubstitution 113
– – genetische Prädisposition 111
– – Hypoglykämie 114
– – Insulin(therapie) 114
– – Insulinmangel 113
– – Kaliumsubstitution 113
– – Ketoazidose 113
– – Ketonkörpersynthese 113
– – Kuhmilchexposition 111
– – Labor 113
– – Pufferung 113
– – Somogyi-Phänomen 114
– – Stoffwechselüberwachung 114
– – Umweltfaktoren 112
– – Verzögerungsinsulin 114
– – Virusinfektionen 111
– – Zöliakie 357
– Typ 1 A/B, immunologisch vermittelter 110, 111
– Typ 2 111, 115
– – Adipositas 527
– zystische Fibrose 323, 324
diabetische Mütter
– Hypoglykämie, neonatale 26
– Schwangerschaftsbetreuung 27
Diät

– Adrenoleukodystrophie 136
– eiweißarme
– – Azidurie 99
– – Harnstoffzyklusdefekt 104
– fruktosefreie bis -arme, Fruktoseintoleranz, hereditäre 123
– galaktosearme, Uridin-Diphosphat-4-Epimerase-Defekt 122
– Hypercholesterinämie 140
– Hyperlipoproteinämie 140
– Hypertriglyzerïdämie 141
– ketogene
– – Epilepsie 480
– – Glukose-Transportprotein-Syndrom 124
– methioninarme
– – Homozystinurie 96
– – Tyrosinämie 94
– phenylalaninarme/-freie 91
– – Tyrosinämie 94
– Phenylketonurie 91
– Tyrosinarme, Tyrosinämie 94
Dialyse
– Hyperkaliämie 419
– Niereninsuffizienz, akute 407
– Vergiftungen 510
diaplazentare Infektion, Röteln 171
Diarrhö
– Abetalipoproteinämie 141
– Acrodermatitis enteropathica 429
– Adenovirusinfektion 183
– Agammaglobulinämie 202
– bakteriell bedingte 158
– blutige, Colitis ulcerosa 353
– CMV-Infektion 185
– Crohn-Krankheit 351
– Dehydration, hypotone/isotone 416, 417
– Differentialdiagnose 335, 336
– EIEC/EPEC 158
– Enterokolitis, pseudomembranöse 159
– Fruktosemalabsorption 356
– Gastroenteritis, akute, infektiöse 348
– Glukose-Galaktose-Malabsorption 124
– hämolytisch-urämisches Syndrom 392
– HIV-Infektion 187
– hyperpyretische Toxikose 417
– Hypokaliämie 419
– Kawasaki-Syndrom 217
– Kuhmilchallergie 360
– Kurzdarmsyndrom 361
– Masern 169
– Nikotinsäureamidüberdosierung 55
– Pankreasinsuffizienz, exokrine 381
– Pellagra 55
– Poliomyelitis 184
– postenteritisches Syndrom 359
– Rotavirusinfektion 183
– Shigellose 158
– Vitamin-K-Mangel 241
– wässrige, EAEC/EHEC/ETEC 158
– Waterhouse-Friderichsen-Syndrom 77
– Zöliakie 357, 358
Diazepam, Krampfanfälle, zerebrale 7
Diazoxid
– Diabetes mellitus 111
– Hyperinsulinismus 109
– Hypertonie, arterielle 405
DIC/DIG (disseminierte intravasale Koagulation/Gerinnung) 242, 243
– Meningokokkensepsis 152
– Thrombozytopenie, neonatale 24
Dickdarmpolypen
– Obstipation 336
Dicrocoelium lanceolatum 199
dienzephales Syndrom
– Nervus-opticus-Gliom 269
DiGeorge-Syndrom
– kraniofaziale Dysmorphie 203
– Truncus arteriosus communis 290
Digitalisglykoside, Herzinsuffizienz

295
Digoxin
– Vergiftungen 511
– WPW-Syndrom, Kontraindikation 298
Dihydralazin, Hypertonie, arterielle 405
Dihydropteridinreduktase-Defekt
– Hyperphenylalaninämie 92
Dihydropyridinrezeptor
– Hyperthermie, maligne 456
Dihydrotestosteronmangel
– 5α-Reduktase-Defekt 87
DIOS (distales intestinales Obstruktionssyndrom)
– Therapie 327
– zystische Fibrose 325
Diphtherie 153
– Cäsarenhals 153
– Krupp 153
– Landry-Paralyse 153
– Meldepflicht 154
– Myokarditis 153, 293
Diphtherieimpfung 190, 191
Diphtherieserum 153
Diplegie, spastische
– – Leukomalazie periventrikuläre 14
Diplokokken 150, 151
– gramnegative 152
Disaccharidasemangel
– Diarrhö 336
– Differentialdiagnose 358
– Erbrechen 335
Disaccharidmalabsorption
– autosomal-rezessiv vererbte 355
Disomie, uniparentale (UPD) 42
disseminierte intravasale Gerinnung s. DIC/DIG 242
dissociation cytoalbuminique
– Guillain-Barré-Syndrom 445
distales intestinales Obstruktionssyndrom (DIOS) 327
– zystische Fibrose 325
Diurese
– forcierte, Vergiftungen 510
– osmotische, Diabetes mellitus Typ 1 113
Diuretika
– bronchopulmonale Dysplasie 11
– Herzinsuffizienz 295
– Hypertonie, arterielle 405
DL-Amphetamin, ADHS 534
DNA-Analyse, adrenogenitales Syndrom 76
DNA-Parvovirus B19 173
DNAH 1/5
– Kartagener-Syndrom 315
DNCG, Asthma bronchiale 321
Docosahexaensäure, Muttermilch 49
L-Dopa, Torsionsdystonie, primäre 492
Dopa-responsive Dystonie 492
Dopaminmangel, Hyperphenylalaninämie 90
Doppelbilder
– Botulismus 156
– Pseudotumor cerebri 485
Doppelniere 409
Dornzellen, Pyruvatkinasemangel 232
DORV (Double Outlet Right Ventricle) 280
Double-Bubble-Phänomen, Duodenalatresie 344
Down-Syndrom 35
– Diabetes mellitus 111
– Duodenalatresie 343
– Zöliakie 357
D-Penicillamin
– Wilson-Syndrom 380
– Zystinurie 96
DPw3, Polyarthritis, seronegative 210
DQA1 0501/DQB1 0210, Zöliakie 357
DQW1, Lupus erythematodes, systemischer 389
DR4, Autoimmunhepatitis 374

Register

Dreitagefieber 172
Drogenabusus, mütterlicher
– Apnoe 14
– Asphyxie, perinatale 6
– SIDS 33
– Stillen 50
Drogenentzug, Krampfanfälle, neonatale 29
Drucksteigerung
– intrakranielle, Vitamin-A-Überdosierung 57
– intrathorakale, Pertussis 154
Drüsen, submuköse, Obstruktion
– zystische Fibrose 324
DTaP 191
Duarte-Variante, Galaktosämie 121
Dubin-Johnson-Syndrom 364
Dubowitz-Syndrom, Kleinwuchs 64
Duchenne-Muskeldystrophie 449, 450
Ductus arteriosus persistens (Botalli) 9, 282
– Apnoe 14
– Atemnotsyndrom 9
– bronchopulmonale Dysplasie 10
– Di-George-Syndrom 202
– Echokardiographie 10
– Endokarditisprophylaxe 293
– Enterokolitis, nekrotisierende 25
– Häufigkeit, relative 275
– Hypertonie 404
– Indometacin 10
– PFC-Syndrom 18
– Prostaglandinsynthesehemmer 10
– Röntgen-Thorax 10
– Transposition der großen Arterien (TGA) 287
– Verschluss 2
Ductus omphaloentericus, persistierender 346
Dünndarmbiopsie, Zöliakie 358
Dünndarmdoppelkontrastdarstellung
– Crohn-Krankheit 352
Dünndarmerkrankungen
– Granulomatose 237
Dünndarmüberwucherung, bakterielle 352
Duftstoffe, Kontaktdermatitis 434
Duodenalatresie/-stenose 343
– Double-Bubble-Phänomen 344
– Down-Syndrom 343
– Erbrechen 335
Duraeinriss, Epilepsie, posttraumatische 476
Durstgefühl, Botulismus 156
Dysarthrie
– Friedreich-Ataxie 495
– Vorsorgeuntersuchungen 520
– Wilson-Syndrom 380
Dysautonomie, familiäre Riley-Day 447
Dysferlindefekt, Muskeldystrophie 449
Dysgraphie, Wilson-Syndrom 380
Dyskinesien 492
Dyslalie 520
Dyslipoproteinämie, Adipositas 527
Dysmenorrhö, zystische Fibrose 323, 324
Dysmorphie
– Alkoholembryopathie 44
– Ullrich-Turner-Syndrom 39
– Wolf-Syndrom 39
Dysostosis multiplex 128
Dysphagie
– de Quervain-Thyreoiditis 72
– Guillain-Barré-Syndrom 445
– Ösophagusachalasie 339
– Ösophagusverätzungen 340
– Reflux, gastroösophagealer 338
– Wilson-Syndrom 380
Dyspnoe
– Asthma bronchiale 316, 318, 320
– Atemnotsyndrom 9
– bronchopulmonale Dysplasie 11
– Differentialdiagnose 303
– Diphtheriekrupp 153

– Emphysem, kongenitales 305
– Epiglottitis, akute 311
– Hodgkin-Lymphom 254
– Kuhmilchallergie 360
– Langerhans-Zell-Histiozytosen 256
– Lungenemphysem 332
– Methämoglobinämie 229
– Neugeborenenhyperthyreose 70
– Pleuritis 332
– Pneumothorax 333
– Polyglobulie 233
– schwere 311
– Ventrikelseptumdefekt 280
– Vorhofflattern/-flimmern 298
– Zwerchfellhernie 16
Dysraphien 457
Dystonie 492
– Dopa-responsive 492
– paroxysmale, benigne 481
– Zerebralparese, infantile 490
Dystroglykane 449
Dystrophie 2
– Alpha-1-Antitrypsin-Mangel 366
– CMV-Infektion 31
– Kuhmilch 48
– Kurzdarmsyndrom 361
– Mekoniumaspirationssyndrom 15
– Muttermilchernährung 48
– Polyglobulie/Hyperviskositätssyndrom 22
– Röteln 31
– Zöliakie 357
Dystrophin(-Gen), Muskeldystrophie 449
Dystrophinopathien 449
Dysurie
– Rhabdomyosarkom 261
– Urogenitaltuberkulose 165

E

EAEC (enteroaggregative E. coli) 157
Early-Onset-Sepsis 29
Ebstein-Syndrom 290
EBV-Infektion
– Differentialdiagnose 218
– Guillain-Barré-Syndrom 444
– Non-Hodgkin-Lymphome 252
– Pfeiffer-Drüsenfieber 178
Echinococcus granulosus/multilocularis 375
Echinokokkose 375
Echokardiographie
– Aortenisthmusstenose 277
– Aortenstenose 276
– atrioventrikulärer Septumdefekt 284
– Ductus arteriosus persistens (Botalli) 10, 282
– Ebstein-Syndrom 290
– Endokarditis 292
– Fallot-Tetralogie 285
– Herzinsuffizienz 295
– Kardiomyopathie, dilatative/hypertrophe 296
– Linksherz, hypoplastisches (HLH) 288
– Lungenvenenfehlmündung, totale 292
– Myokarditis 294
– Perikarditis 294
– PFC-Syndrom 18
– Pulmonalatresie mit intaktem Ventrikelseptum 288
– Pulmonalstenose 279
– rheumatisches Fieber 217
– Transposition der großen Arterien (TGA) 287
– Trikuspidalatresie 289
– Ullrich-Turner-Syndrom 40
– Ventrikelseptumdefekt 281
– Vorhofseptumdefekt 283
Echoviren 71
– Meningitis 147
– Myokarditis 293

ECMO (extrakorporale Membranoxygenierung)
– Mekoniumaspirationssyndrom 15
Eczema
– herpeticatum 176, 433
– molluscatum 426
Edwards-Syndrom 36
EEG
– ADHS 534
– Hyperglycinämie 105
Effloreszenzen
– Hämorrhagische, Meningokokkensepsis 152
– Herpes zoster 175
– Windeldermatitis 431
EHEC (enterohämorrhagische E. coli) 157
– hämolytisch-urämisches Syndrom 19, 392, 393
– Verotoxin 158
Ehrgeiz 525
– Anorexia nervosa 525
EIEC (enteroinvasive E. coli) 157
Einflussstauung, obere
– Myokarditis/Perikarditis 294
– Pertussis 154
Einklemmungsgefahr, Hirntumoren 268
Einkoten 531
Einnässen 531
Einschlafmyoklonien 481
Einschlusskörperchenkonjunktivitis, Chlamydien 161
Einziehungen
– atrioventrikulärer Septumdefekt 284
– Bronchiolitis, akute 314
– bronchopulmonale Dysplasie 11
– Ductus arteriosus persistens (Botalli) 282
– epigastrale, Laryngitis, subglottische 311
– Herzinsuffizienz 295
– inter-/subkostale
– – Atemnotsyndrom 9
– – Bronchitis, obstruktive 314
– Linksherz, hypoplastisches (HLH) 288
– PFC-Syndrom 18
– Pneumonie 328
– sternale, Atemnotsyndrom 9
Eisenmangel, Thrombozytose 245
Eisenmangelanämie 220
– Blutausstrich 221
– Differentialdiagnose 233, 248
– Eisentherapie, orale 221
– Pseudotumor cerebri 485
– Reflux, gastroösophagealer 338
– Zöliakie 357
Eisenmenger-Reaktion, Ventrikelseptumdefekt 280
Eisentherapie, orale 221
Eisenverwertungsstörung, Anämie 220
Eiweiß, Zufuhr, tägliche 47
Eiweißhydrolysatnahrungen, hochgradige 52
Eiweißverlust(syndrom)
– Kuhmilchallergie 360
– zystische Fibrose 323
EKG
– Aortenisthmusstenose 277
– Aortenstenose 276
– atrioventrikulärer Septumdefekt 284
– Ductus arteriosus persistens (Botalli) 282
– Extrasystolen 297
– Fallot-Tetralogie 285
– Herzinsuffizienz 295
– Hyperkaliämie 419
– Hyperkalzämie 420
– Hypokaliämie 419
– Hypokalzämie 420
– Kardiomyopathie, dilatative/hypertrophe 296
– Kindesalter 274
– Linksherz, hypoplastisches (HLH) 288

Long-QT-Syndrom 299
– Myokarditis 294
– Neugeborene 273
– Perikarditis 294
– Pulmonalatresie, mit intaktem Ventrikelseptum 288
– Pulmonalstenose 279
– Reentrytachykardie, paroxysmale 298
– Säugling 274
– sinuatriale Überleitungsstörung 300
– T-Wellen-Beurteilung 275
– Transposition der großen Arterien (TGA) 287
– Trikuspidalatresie 289
– Ventrikelseptumdefekt 280
– Vorhofflattern/-flimmern 298
– Vorhofseptumdefekt 283
Ekzem 431
– atopisches 432, 433
– Biotinidasemangel 56
– Hyper-IgE-Syndrom 206
– Hyperpigmentierung 439
– Kuhmilchallergie 360
– Phenylketonurie 90
– seborrhoisches 423
– Wiskott-Aldrich-Syndrom 204
Elektrolytstörungen 419
– Diabetes mellitus Typ 1 113
– Anorexia nervosa 526
– Differentialdiagnose 33
– Kammerflattern/-flimmern 299
– Koma 502
– Leberversagen, fulminantes 377
Elektrophysiologie, HSAN 447
Elephanthiasis, Erysipel 425
Elliptozytose, hereditäre 225
Embolie
– Endokarditis 293
– Fallot-Tetralogie 285
– kardiogene, ischämischer/zerebraler Insult 488
– zerebrale, Endokarditis 293
Embryo(feto)pathien
– alkoholinduzierte 43
– Hydantoin 45
– Hyperphenylalaninämie 92
– Nikotinabusus 45
– Noxen, exogene 43
– Röteln 171
– Varizellen 174
Embryotoxon
– Gallengangshypoplasie, intrahepatische 367
EMG
– Guillain-Barré-Syndrom 445
– Muskelatrophie, spinale 444
– Myasthenia gravis 448
Emphysem s. Lungenemphysem 332
Empyem, Pneumonie 328
Enalapril, Hypertonie, arterielle 405
Enanthem, Scharlach 149
Endgrößenvoraussage, Kleinwuchs 64
Endocarditis lenta 292
Endokarditis 292, 293
– Brucellose 159
– Haemophilus influenzae 151
– Herzfehler, angeborene 292
– Herzinsuffizienz 295
– infektiöse, Differentialdiagnose 217
– Libman-Sacks 293
– rheumatisches Fieber 216
– Splenomegalie 238
– Still-Syndrom 209
Endokarditisprophylaxe 293
– atrioventrikulärer Septumdefekt 284
Endokrinopathien
– Großwuchs 66
– Kleinwuchs 63
– Neugeborenenscreening 521
Endophthalmitis, Toxokariasis 198
Endorganresistenz, Wachstumshormonmangel 64
Energiebilanz, Adipositas 527

543

Register

Energiegewinnung, Neugeborenes 3
Enkopresis 531
Enolase, neuronenspezifische, Neuroblastom 259
Entamoeba histolytica
– Diarrhö 335
– Gastroenteritis, akute, infektiöse 348
enterale Verluste, Hypokaliämie 419
Enteritis infectiosa
– Meldepflicht 158
– Salmonellose 157
Enterobacter/Enterobacteriaceae
– Leberabszess 375
– Salmonellosen 156
– Shigellose 158
Enterobiasis 197
Enterokinasemangel
– Diarrhö 336
– Erbrechen 335
Enterokokken, Pneumonie, neonatale 17
– Salmonellose 157
Enterokolitis, nekrotisierende 25
– Apnoe 14
– Atemnotsyndrom 9
– Erbrechen 335
– Frühgeborene 8, 25
– Magenablaufsonde 25
– Polyglobulie/Hyperviskositätssyndrom 22
– Röntgen-Abdomen 25
– Thrombozytopenie, neonatale 24
Enterokolitis, pseudomembranöse 159
– Diarrhö 336
– Gastrointestinalblutung 336
Enteroviren, Gastroenteritis, akute, infektiöse 348
Entwässerung, Hyperhydration, isotone 418
Entwicklung, motorische 517
Entwicklungsbeschleunigung, konstitutionelle 66
entwicklungsneurologische Untersuchung 515
Entwicklungsstörungen/-verzögerung, konstitutionelle 63, 84
– Anorexia nervosa 526
– Autismus, frühkindlicher 532
– Di-George-Syndrom 202
– Enkopresis 531
– GnRH-Pulsgenerator 84
– Mannosidose 130
– Pubertas tarda 83
Entzündungshemmer, Asthma bronchiale 320
Enuresis diurna/nocturna 530, 531
Enuresiskalender 531
Enzephalitis
– Beriberi 54
– Coxsackie-Virus-Erkrankungen 181
– Differentialdiagnose 478
– Dyspnoe 303
– Erbrechen 335
– Gelegenheitsanfälle 467, 477
– Herpes simplex 31
– Infektion 176
– Influenza 180
– Koma 502
– Kopfschmerzen 483
– Masern 169
– Poliomyelitis 184
– Röteln 171
– Schwartz-Bartter-Syndrom 68
– Varizellen 174
Enzephalopathie
– AIDS 188
– Glutarazidurie Typ 1 101
– hepatische, Leberversagen, fulminantes 376
– Hepatitis A 370
– hypertensive, Kopfschmerzen 483
– Pertussis 154
– portale Hypertonie 378
– Reye-Syndrom 378
– Trisomie 18 37
Enzephalozele 458, 460

Enzymdefekte, Erythrozyten 231
Enzyme, Muskeldystrophien 451
Eosinophilie
– Aspergillose 196
– Asthma bronchiale 319
– Chlamydienpneumonie 162
– Hyper-IgE-Syndrom 206
– Leukämie, chronisch-myeloische 252
– SCID 203
– Spulwürmer 197
– Toxokariasis 198
EPEC (enteropathogene E. coli) 157
Ependymitis granularis, Hydrozephalus 463
Ependymome 268, 271
– Kleinhirnbrückenwinkel 271
epidermale Nekrolyse, toxische 428
Epidermodysplasia verruciformis 426
Epidermolyse
– dermolytische, dystrophische 427
– hereditäre 427
– intraepidermale 427
– junktionale 427
– Staphylococcal Scaled Skin Syndrome (SSSS) 424
Epidermolysis bullosa
– dystrophica 428
– hereditaria 425
– letalis 428
– polydysplastica 428
– simplex 427
Epidermophyten 195
Epididymitis
– Brucellose 159
– Mumps 177
epigastrische Aura 471
epigastrische Schmerzen, Reflux, gastroösophagealer 338
Epiglottis, weiche, Stridor 306
Epiglottitis
– akute 311, 312
– Dyspnoe 303
– Haemophilus influenzae 151
– Haemophilus influenzae Typ b 151
– Stridor 306
Epikanthus
– Alkoholembryopathie 44
– Di-George-Syndrom 202
– Katzenschreisyndrom 39
– kraniofaziale Dysmorphie 203
– Smith-Lemli-Opitz-Syndrom 142
– Trisomie 21 36
Epilepsie 466, 477
– Absencen 468
– Allgemeinmaßnahmen 479
– Anfälle
– – fokal-motorische 472
– – fokal-sensorische 471
– – fokale 480
– – generalisierte 479
– – tonisch-klonische 467, 468
– Anfallskalender/-protokoll 479
– Asphyxie, perinatale 7
– audiogene 477
– Behandlung 479
– benigne mit zentrotemporalen Spikes 472
– Diät, ketogene 480
– Einteilung, klinische 467
– fokale 471, 472
– Hemiparese, konnatale 490
– idiopathische 466, 480
– Koma 502
– Meningitis 146
– mentale Entwicklung 480
– Monotherapie 479
– myoklonische, juvenile 470
– neurochirurgische Therapie 480
– photogene 477
– posttraumatische 467, 476, 477
– Rett-Syndrom 495
– Rezidivrisiko 480
– Status epilepticus 477
– symptomatische 466, 480

– Syndrome 473
– Zerebralparese, infantile 491
– Zöliakie 357
Epilepsiechirurgie 480
epileptischer Status 477
Epiphyseolyse, Skorbut 56
Epistaxis 305
– Vitamin-K-Mangel 23
Epithelioma contagiosum 426
Epizoonosen 437
Epstein-Barr-Virus (EBV)
– Differentialdiagnose 218
– Guillain-Barré-Syndrom 444
– Non-Hodgkin-Lymphome 252
– Pfeiffer-Drüsenfieber 178
Erb-Duchenne-Lähmung 7
Erblindung, Pseudotumor cerebri 485
Erbrechen
– Ahornsirupkrankheit 97
– Botulismus 156
– De-Toni-Debré-Fanconi-Syndrom 401
– Dehydratation, isotone 416
– Differentialdiagnose 335
– EIEC 158
– FSME 186
– galliges
– – Enterokolitis, nekrotisierende 25
– – Ileumatresie/-stenose 344
– – Invagination 348
– Gastroenteritis, akute, infektiöse 348
– Hyperkalzämie 74, 420
– Hypoglykämie 107
– Hypokaliämie 419
– induziertes, Vergiftungen 510
– Kawasaki-Syndrom 217
– Kraniostenose 461
– Kuhmilchallergie 360
– Leukämie, akute, lymphatische 248
– Lungenabszess 330
– Meningitis 146
– – tuberculosa 164
– Neugeborenensepsis 29, 145
– Nierendysplasie, multizystische 411
– Nikotinsäureamidüberdosierung 55
– Ösophagusachalasie 339
– Ösophagusverätzungen 340
– Pertussis 154
– Phäochromozytom 79
– Poliomyelitis 184
– psychogenes 335
– Pylorusstenose, hypertrophe 342
– Reflux, gastroösophagealer 338
– Reye-Syndrom 379
– rezidivierendes, Hypokalzämie, neonatale 28
– Rotavirusinfektion 183
– Salmonellose 157
– Salzverlustkrise 75
– Scharlach 149
– schwallartiges
– – Duodenalatresie 344
– – Pylorusstenose, hypertrophe 342
– Shigellose 158
– Tyrosinämie 93
– Virusmeningitis 147
– Vitamin-D-Intoxikation 61
– Waterhouse-Friderichsen-Syndrom 77
Erbsbreistühle
– Typhus abdominalis 157
ERCP
– Autoimmunhepatitis 374
– Pankreatitis 380
Ergocalciferol 57
Erkrankungen, chronische, Kleinwuchs 63
Ernährung
– Colitis ulcerosa 354
– Crohn-Krankheit 352
– Diabetes mellitus Typ 1 114
– hyperkalorische, zystische Fibrose 327
– parenterale
– – Kurzdarmsyndrom 361

– – Thiaminmangel 54
Ernährungsanamnese
– Fruktoseintoleranz, hereditäre 123
– Kuhmilchallergie 360
Ernährungsberatung, Vorsorgeuntersuchungen 519, 520
Ernährungsstörungen, Hypogonadismus, hypogonadotroper. 85
erratische Myoklonien 472
Erregung, schmerzhafte
– Invagination 347
Erregungsbildungsstörungen 297
Erregungsleitungsstörungen 300
– Fabry-Syndrom 134
Erstickung, Diphtheriekrupp 153
Erstversorgung, Neugeborene 4
Ertrinkungsunfälle 508
Erysipel 148, 149, 425
Erythem
– anulare, rheumatisches Fieber 149, 216
– exsudativum multiforme majus/minus 428
– infectiosum 173
– migrans, Lyme-Borreliose 168
– neonatorum 422
– nodosum 436
– – Crohn-Krankheit 351
– – Tuberkulinprobe 436
– – Yersiniose 158
Erytheme
– Dermatomyositis 452
– schmetterlingförmige, Lupus erythematodes, systemischer 389
– Urtikaria 435
Erythroblasten, Thalassaemia major 230
Erythroblastopenie, akute 223
Erythroblastose, Anämie, neonatale 22
Erythrodermia atopica Hill 433
Erythromycin
– Long-QT-Syndrom, Kontraindikation 300
Erythropoese, Schwangerschaft 3
Erythropoetin, humanes, rekombinantes
– Frühgeborenenanämie 14
Erythrozyten
– basophile Tüpfelung, Thalassaemia major 230
– Lebensdauer 224
– Normwerte 219
– Urin, roter 384
Erythrozytenabbau, vermehrter
– Hyperbilirubinämie 20
Erythrozytenenzymdefekte 231
Erythrozytenfragmentierung, EHEC 158
Erythrozytenkonzentrate, Hyperkaliämie 419
Erythrozytenmembrandefekte, angeborene
– Anämie, hämolytische 22, 224
Erythrozytentransfusion, Frühgeborenenanämie 14
Erythrozytenzylinder 388
Erythrozytopoese, Leukämie, akute, myeloische 249
Escherichia coli 157, 158
– Anämie, autoimmunhämolytische 226
– Diarrhö 335
– Early-Onset-Sepsis 29
– Gastroenteritis, akute, infektiöse 348
– Granulomatose 237
– Harnwegsinfektionen 412
– Kostmann-Syndrom 236
– Late-Onset-Sepsis 29
– Leberabszess 375
– Meningitis 146
– Neugeborenenkonjunktivitis 32
– Pneumonie 329
– Pneumonie, neonatale 17
– Sepsis 145

544

Register

Essstörungen
– Hypogonadismus, hypogonadotroper. 85
– s.a. Anorexia bzw. Bulimia nervosa 525
ESWL, Cholelithiasis 369
Etanercept, Arthritis, juvenile, idiopathische 213
ETEC (enterotoxin bildende E. coli) 157
Ethambutol, Nebenwirkungen 167
Eulenaugenzellen, CMV-Infektion 185
Eupnoe, Stridor, inspiratorischer 311
evozierte Potenziale, Schädel-Hirn-Trauma 506
Ewing-Sarkom 265, 266
Ewing-Sarkom-Gen 266
Exanthem
– ampillinininduziertes, Mononukleose, infektiöse 178
– arznei- und infektallergisches 436
– Arzneimittelunverträglichkeit 436
– blassrotes, Typhus abdominalis 157
– Dreitagefieber 172
– flächenhaftes, Erkrankungen 171
– hämorrhagisches, Masern 169
– Infektion 177
– Masern 169, 171
– Mononukleose, infektiöse 178
– morbilliformes, Mykoplasmenpneumonie 160
– Ornithose 162
– Ringelröteln 171
– Röteln 171
– Scharlach 149
– scharlachähnliches, Kawasaki-Syndrom 217
– Still-Syndrom 209
Exanthema subitum 171, 172
– Neutropenie 237
Exfoliatine
– Staphylococcal Scaled Skin Syndrome (SSSS) 424
Exkochleation, Molluscum contagiosum 426
Exophthalmus
– Neugeborenenhyperthyreose 70
Exsikkose
– Dehydratation 416
– Diabetes mellitus Typ 1 113
– Waterhouse-Friderichsen-Syndrom 77
Exspiration, stöhnende, PFC-Syndrom 18
Exspirium, verlängertes 302
– Asthma bronchiale 318
– Bronchitis, obstruktive 314
– Differentialdiagnose 318
– Fremdkörperaspiration 313
– zystische Fibrose 324
extrapyramidale Störungen 492
– Vergiftungen 509
Extrasystolen 297
Extrazellularraum 416
Extremitätenhypertonie, Parkinsonismus, infantiler 92
Ezetimib, Hyperlipoproteinämie 141

F

FAB-Klassifikation
– Leukämie, akute
– – lymphatische 247
– – myeloische 250
– myelodysplastisches Syndrom 235
Fabry-Syndrom 127, 130, 133
Facies adenoidea 308
Fadenwürmer 197
FAH-Gen, Tyrosinämie 93, 94
Faktor VIII
– Hämophilie A 238, 240
– von-Willebrand-Syndrom 241
Faktor-IX-Aktivität, Hämophilie B 240

Faktor X, rheumatisches Fieber 215
Fallot-Tetralogie 284–286
– Blalock-Taussig-Anastomose 285
– Di-George-Syndrom 202
– Hämodynamik 284
– Häufigkeit, relative 275
– Trommelschlegelfinger 285
– Uhrglasnägel 285
Familiengericht, Kindesmisshandlung 530
Fanconi-Anämie/-Syndrom 233
– Differentialdiagnose 243
– Leukämie, akute, myeloische 250
– Proteinurie 396
– Tyrosinämie 94
– Zystinose, nephropathische 97
Fanconi-Bickel-Syndrom 125
– Tubulopathien 399
Farbstoffe, Kontaktdermatitis 434
Farmerlunge 331
Farquhar-Syndrom 256
Fasciola hepatica 199
Fassthorax, zystische Fibrose 325
Fasziitis
– Oligoarthritis, juvenile 212
– nekrotisierende, Varizellen 174
Faszikulationen 515
– SMA Typ II 444
Fasziolose 197
Faunenohren, Trisomie 18 37
Favismus
– Glukose-6-Phosphat-Dehydrogenase-Mangel 231
Fazialisparese 445
– Guillain-Barré-Syndrom 445
– Lyme-Borreliose 168, 169
– Neugeborene 7
– Neuroborreliose 446
– Otitis media acuta 310
– periphere/zentrale 446
fazioskapulohumerale Muskeldystrophie 452
Fehlbildungen
– Blackfan-Diamond-Anämie 222
– Nervensystem 457
– Neugeborene diabetischer Mütter 27
– Respirationstrakt 303
Fehlinfusion, Hydrothorax 333
Feierabend-Grand Mal 470
Feinmotorik
– Vorsorgeuntersuchungen 514, 520
Felsenbeinfrakturen, Differentialdiagnose 445
Ferritin
– Gaucher-Krankheit 131
– Neuroblastom 260
Ferrocytochromreduktionstest
– Granulomatose 237
Fersenschmerzen
– Oligoarthritis, juvenile 212
Fertilitätsminderung
– zystische Fibrose 323
Fetalblut, Untersuchung 46
fetale Zirkulation
– Frühgeborene 8
– persistierende (PFC-Syndrom) 18
– – Atemnotsyndrom 9
fetomaternale Transfusion
– Anämie, neonatale 22
Fetopathia diabetica
– Krampfanfälle, neonatale 29
Fetopathie 43
α-Fetoprotein
– Amnionflüssigkeit 46
– Ataxia teleangiectatica 205
– Keimzelltumoren 267
– Neuralrohrdefekt 458
– Tyrosinämie 94
Fetoskopie 46
Fette, Kuh-/Muttermilch 49
Fettintoleranz, Pankreatitis 381
Fettleber
– Adipositas 527
– portale Hypertonie 377
Fettmalabsorption
– Abetalipoproteinämie 141

Fettsäuren
– Muttermilch 49
– β-Oxidation, Störungen 125
– Transport- und Oxidationsstörungen 125
Fettsäurenoxidations(-störungen)
– Hypoglykämie 107
– Krampfanfälle, neonatale 29
Fetus
– Tachykardie, paroxysmale 297
FHLH s. Lymphohistiozytosen, hämophagozytische, familiäre 256
FHT (familiäre Hypertriglyzeridämie) 139
Fibrate, Hyperlipoproteinämie 141
Fibrillieren der Zunge
– Werdnig-Hoffmann-Muskelatrophie 443
Fibrinolyse, Nierenvenenthrombose 395
Fibroblastenwachstumsfaktorrezeptoren (FGFR), Mutationen
– Kraniosynostosen 460
fibroblastisches Osteosarkom 264
Fieber 164
– Angina tonsillaris 149
– Atemwegsinfekt 307
– de Quervain-Thyreoiditis 72
– Diabetes insipidus neurohormonalis 67
– Diphtherie 153
– EAEC/EIEC 158
– Enterokolitis, pseudomembranöse 159
– Ewing-Sarkom 266
– Exanthema subitum 172
– FSME 186
– Gastroenteritis, akute, infektiöse 348
– Hodgkin-Lymphom 254
– Leukämie, chronisch-myeloische 251
– Lungenabszess 330
– Lymphohistiozytosen, hämophagozytische, familiäre 257
– Meningitis 146
– Meningokokkensepsis 152
– Mononukleose, infektiöse 178
– Mykoplasmose 160
– Ornithose 162
– Otitis media acuta 310
– Perikarditis 294
– Pneumonie 328
– Retropharyngealabszess 307
– rheumatisches s. rheumatisches Fieber 215
– Salmonellose 157
– Scharlach 149
– Sepsis 145
– Still-Syndrom 209
– Toxoplasmose 31
– Virusmeningitis 147
fieberhafte Infekte, Arthritis, reaktive 214
Fieberkrämpfe 467, 477
– Exanthema subitum 172
– Gelegenheitsanfälle 477
Filzlaus 438
Finnen, Bandwürmer 199
Fischmund, Di-George-Syndrom 202
Fistel(bildung)
– Crohn-Krankheit 351
– ösophagotracheale 337
– tracheoösophageale 340
– – Husten 303
– – Ösophagusverätzungen 340
FKHL (familiäre kombinierte Hyperlipidämie) 139
Flankenrötung, Enterokolitis, nekrotisierende 25
Flankenschmerzen
– Nierendysplasie, multizystische 411
– Urogenitaltuberkulose 165
Flavivirusinfektion 186
Flimmerskotome, Migräne 483
floppy infant
– Curshmann-Steinert-Muskeldystrophie 454

– Differentialdiagnose 443
– Werdnig-Hoffmann-Muskelatrophie 443
Flüssigkeitskompartimente 416
Flüssigkeitsrestriktion
– bronchopulmonale Dysplasie 11
Flüssigkeitssubstitution
– Diabetes mellitus Typ 1 113
D-Fluorette 500®/Fluor-Vigantolette 500® 53
Fluorid(prophylaxe) 53, 517
Fluorocortisol, Addison-Syndrom 77
Flush, Phäochromozytom 79
Fluticason, Asthma bronchiale 321
FMR₁-Gen
– CCG-Amplifikation, Syndrom des fragilen X-Chromosoms 41
fokale Epilepsie 471
Folgenahrungen 52
Follikelbildung, Trachom 161
Folsäure 56
– Hyperhomozysteinämie 141
Folsäuremangel
– Anämie, megaloblastäre 221
– Neuralrohrdefekte 460
Fontan-Operation 289, 290
Fontanelle
– eingesunkene, Dehydratation 416
– vorgewölbte, Meningitis 146
Foramen ovale, offenes 283
– PFC-Syndrom 18
– Trikuspidalatresie 289
– Verschluss 2
Foramen(-ina)
– interventricularia (Monroi) 463
– Luschkae 463
– Magendii 463
Forcepsentbindung
– Fazialisparese 7
– Impressionsfraktur, Schädel 7
Formoterol, Asthma bronchiale 321
Fototherapie
– AB0-Inkompatibilität 22
– Hyperbilirubinämie 19
– Rh-Inkompatibilität 21
Fragiles-X-Syndrom 41
Fragmentozyten
– hämolytisch-urämisches Syndrom 393
– Niereninsuffizienz, akute 407
– Thalassaemia major 230
Frakturen
– Differentialdiagnose 530
– Kindesmisshandlung 528, 529
– Muskelatrophie, spinale 442
– Neugeborenes 7
– pathologische, Thalassaemia major 229
Frauenmilch, reife 48
FRDA-Gen, GAA-Nukleotidverlängerung
– Friedreich-Ataxie 495
Fremdkörper
– Dyspnoe/Husten 303
– laryngeale, Stridor 306
– Magen 341
– Ösophagus 340
Fremdkörperaspiration 312, 313
– Bronchiektasen 316
– Bronchobstruktion 314, 319
– Differentialdiagnose 154, 313, 319
– Fremdkörperentfernung 313
– Lungenabszess 330
– Stridor 306
Fremdreflexe 515
Frequently Relapsing Nephrotic Syndrome 398
Friedreich-Ataxie 495
Froschbauch
– Vitamin-D-Mangel-Rachitis 58
Froschhaltung
– Werdnig-Hoffmann-Muskelatrophie 443
Frostschutzmittel, Vergiftungen 511

545

Register

Fruchtwasseranomalien
– Asphyxie, perinatale 6
Fruchtwasseraspiration, Pneumonie 17
Frühamniozentese 46
Frühanfälle, Epilepsie, posttraumatische 477
Frühgeborene 2, 8
– Apnoe 14
– Asphyxie, perinatale 6
– Atemfrequenz 302
– Atemnotsyndrom 8
– beatmete, Pneumothorax 15
– bronchopulmonale Dysplasie 10
– CMV-Infektion 185
– Ductus arteriosus, persistierender 9
– Enterokolitis, nekrotisierende 25
– Hemiparese, spastische 490
– Hypoglykämie 26
– Komplikationen 8
– Leukomalazie periventrikuläre 13
– Mekoniumpfropfsyndrom 25
– Neugeborenensepsis 28
– Pneumonie 17
– Retinopathia praematurorum 11
– Rotavirusinfektion 183
– RS-Virus-Infektionen 179
– SIDS 32
– Vitamin-D-Bedarf 58
Frühgeborenenanämie 14, 219
Frühgeburt 8
– Nikotinabusus 45
Frühinfiltrat, Lungentuberkulose 164
Frühsommermeningoenzephalitis s. FSME 186
Fruktokinase-Defekt 123
Fruktose
– Fruktoseintoleranz, hereditäre 123
Fruktoseabsorption, inkomplette 355
Fruktosebelastungstest 123
Fruktose-1,6-Bisphosphatase-Mangel
– Hypoglykämie 108
Fruktoseintoleranz, hereditäre
– Aldolase-B-(ALDOB-)Gen, Mutation 122
– Cholestase 365
– De-Toni-Debré-Fanconi-Syndrom 401
– Differentialdiagnose 94
– Erbrechen 335
– Ernährungsanamnese 123
– H₂-Atemtest
– Hypoglykämie 107
– kariesfreie Zähne 123
– Leberversagen, fulminantes 376
– Tubulopathien 399
– Fruktosemalabsorption, H₂-Atemtest
Fruktose-1-Phosphat-Aldolase-Mangel 122
Fruktosestoffwechsel(störungen) 122
Fruktosurie, essenzielle 123
FSH(-Mangel)
– Ataxia teleangiectatica 205
– Hypogonadismus, hypogonadotroper 85
– Sexualentwicklung 80
FSH-Rezeptor-Gen-Mutationen
– Hypergonadismus, hypergonadotroper 85
FSME (Frühsommermeningoenzephalitis) 186
– Meningitis 147
fT4 s T4, freies 110
FTA (Fluoreszenz-Treponemen-Antikörpertest) 32
Fuchsbandwurm 375
Fukosidose 127, 130
Fukuyama-CMD 451
Fumarylazetoazetase, Tyrosinämie 94
Fumarylazetoazetat, Tyrosinämie 93
Fundusuntersuchung, Homozystinurie 97
Funktionsszintigraphie
– Hydronephrose 413
– Ureterabgangsstenose 413
FUO (Fieber unklarer Ursache) 159
Furosemid
– Hyperkalzämie 421

– Hypertonie, arterielle 405
Fusobacterium Plaut-Vincenti
– Angina ulceromembranosa 309
Fußdeformitäten, Trisomie 21 36
Fußstellungsanomalien, Hüftgelenksdysplasie 523

G

γ-GT, Hepatitis B 371
GABA, epileptischer Anfall 466
Galaktocerebrosid-β-Galaktosidase, Defekt 133
Galaktokinase-Defekt 122
Galaktosämie 122
– Bilirubin, direktes 121
– Cholestase 365
– De-Toni-Debré-Fanconi-Syndrom 401
– Differentialdiagnose 94
– Duarte-Variante 121
– Erbrechen 335
– galaktosefreie Säuglingsnahrung 121
– Hyperbilirubinämie 20
– Hypergonadismus, hypergonadotroper 85
– Hypoglykämie 107
– Leberversagen, fulminantes 376
– Neugeborenenscreening 121, 521
– Proteinurie 396
– Pseudotumor cerebri 484
– Tubulopathien 399
Galaktose-1-Phosphat-Konzentration in Erythrozyten
– – Galaktosämie 121
Galaktose-1-Phosphat-Uridyltransferase(-Defekt/-Mangel) 120
– Galaktosämie 121
– Uridin-Diphosphat-4-Epimerase-Defekt 122
Galaktose-1-Phosphat-Uridyltransferase-(GALT-)Gen
– Galaktosämie 120
galaktosearme Diät
– Uridin-Diphosphat-4-Epimerase-Defekt 122
galaktosefreie Säuglingsnahrung 121
Galaktosestoffwechselstörungen 120
Galant-Rückgratreflex 514
Gallenblasenhydrops, Kawasaki-Syndrom 217
gallengängige Farbstoffe
– Dubin-Johnson-Syndrom 364
– Rotor-Syndrom 364
Gallengangsatresie
– extrahepatische 367, 368
– – Cholestase 365, 367
– – Hyperlipidämie 140
– – Vitamin-D-Mangel-Rachitis 58
– Hyperbilirubinämie 20
– Neugeborene diabetischer Mütter 27
– Vitamin-K-Mangel 241
Gallengangsruptur, Differentialdiagnose 365
Gallengangsverschluss, Echinokokkose 375
Gallensäurenmangel, Diarrhö 336
Gallensteine
– Sphärozytose, hereditäre 225
Gallesekretionsstörung
– exkretorische, Hyperbilirubinämie 20
Galopprhythmen, Myokarditis 294
GALT-Gen, Mutation 120
Gametopathie 43
Gammaglobuline
– Alloimmunthrombozytopenie 24
– rheumatisches Fieber 216
Gang, watschelnder, Duchenne-Muskeldystrophie 450
Gangataxie 494
– Friedreich-Ataxie 495
Gangbild 519
Ganglion-stellatum-Blockade

– Long-QT-Syndrom 299
Ganglioneuroblastom 259
– Differentialdiagnose 79
Ganglioneuromatose, MEN 2b 80
Ganglioneurome 260
Gangstörungen, Rückenmarktumoren 272
Gastrinom, MEN 1 80
Gastritis 341
– akute/chronische 341
– Antibiotika 342
– Erbrechen 335
– Gastroduodenoskopie 341
– Gastrointestinalblutung 336
– Helicobacter pylori 341
– Protonenpumpenhemmer 342
Gastroduodenoskopie, Gastritis 341
Gastroenteritis 348
– akute, infektiöse 348-350
– B-Zell-Defekte 200
– Dehydratation 416
– eosinophile, Diarrhö 336
– Erbrechen 335
– Gastrointestinalblutung 336
– infektiöse 158
– postenteritisches Syndrom 359
– Rotavirusinfektion 183
– Salmonellose 157
– Yersiniose 158
Gastroenteropathie, allergische/eosinophile
– – Differentialdiagnose 359
Gastrointestinalblutungen
– Differentialdiagnose 336
– Skorbut 56
– Vitamin-K-Mangel 241
gastrointestinale Malformationen
– Trisomie 21 36
Gastrointestinalerkrankungen, Neugeborenes 24
Gastrointestinalinfektionen
– Adenovirusinfektion 183
Gastrointestinaltrakt
– Neugeborenes 3
Gastrointestinalulzera
– Niereninsuffizienz, chronische 408
gastroösophageale Szintigraphie
– Reflux, gastroösophagealer 338
gastroösophagealer Reflux (GÖR) s. unter Reflux 337
Gaucher-Krankheit 127, 130
– chronisch-neuronopathische Verlaufsform 131, 132
Gaucher-Zellen 131, 132
Gaumen, hoher
– Gigantismus, zerebraler 67
Gaumenmandelhyperplasie 308
Gaumensegelparese, Diphtherie 153
Gaumenspalte
– Hypoglykämie 108
– Pierre-Robin-Sequenz 304
– Smith-Lemli-Opitz-Syndrom 142
GB3-Rezeptoren, hämolytisch-urämisches Syndrom 393
GBS s. Guillain-Barré-Syndrom 444
G-CSF
– Anämie, aplastische 234
– Glykogenose Typ Ib 118
– Kostmann-Syndrom 236
– Pankreasinsuffizienz, exokrine 382
Geburt, operative
– Asphyxie, perinatale 6
Geburtsgewicht
– Ductus arteriosus, persistierender 9
– Hyperphenylalaninämie 93
– Pankreasinsuffizienz, exokrine 381
– SIDS 32
Geburtskomplikationen, Verbrauchskoagulopathie 242
Geburtstrauma, Klavikulafraktur 7
Gedeihstörungen
– adrenogenitales Syndrom 75
– Anämie, megaloblastäre 221
– atrioventrikulärer Septumdefekt 284
– Choanalstenose 304
– Diabetes insipidus neurohormonalis 67
– Fanconi-Bickel-Syndrom 125

– Gallengangsatresie, extrahepatische 367
– Hirschsprung-Krankheit 346
– Hypoaldosteronismus, isolierter 78
– Pankreasinsuffizienz, exokrine 381
– Pankreatitis, chronische 381
– Pylorusstenose, hypertrophe 342
– SCID 204
– Schlafapnoe, obstruktive 309
– Smith-Lemli-Opitz-Syndrom 142
– Tyrosinämie 93
– Vitamin-A-Mangel 57
– Ventrikelseptumdefekt 280
– zystische Fibrose 325
Gefäßerkrankungen
– ischämischer/zerebraler Insult 488
Gefäßfehlbildungen/-malformationen
– Differentialdiagnose 331
– Di-George-Syndrom 73
– Ventrikelseptumdefekt 280
Gefäßverschlüsse, Sichelzellanämie 228
Gefäßwiderstand, pulmonaler
– Ductus arteriosus, persistierender 10
Gehfähigkeit, Rett-Syndrom 495
Gehirn, AV-Angiome 485
Gehirnpseudoatrophie, Anorexia nervosa 525
geistige Behinderung/Retardierung
– Alkoholembryopathie 43
– Biotinidasemangel 56
– Hydantoinembryopathie 45
– Klinefelter-Syndrom 40
– Sturge-Weber-Syndrom 499
– Syndrom des fragilen X-Chromosoms 41
– Zerebralparese, infantile 490, 491
Gelegenheitsanfälle 477
Gelegenheitskrämpfe, Differentialdiagnose 478
Gelenkblutungen, Hämophilie A 239
Gelenke, überstreckbare, Marfan-Syndrom 47
Gelenkkontrakturen
– Pfaundler-Hurler-Syndrom 129
Gelenkpunktion
– Arthritis, juvenile, idiopathische 209
Gelenkschmerzen
– Arthritis 208
– Meningokokkensepsis 152
Gendefekte
– Herzfehler, angeborene 275
generalisierte Epilepsie 466
genetische Beratung 45
genetische Störungen
– Großwuchs 67
Genitale, atypische
– adrenogenitales Syndrom 75
Genitalverletzungen, sexueller Missbrauch 529
Genomic Imprinting
– chromosomale Mikrodeletionssyndrome 42
Gentherapie, zystische Fibrose 327
Genu valgum
– Adipositas 527
– Phosphatdiabetes 60
– Vitamin-D-Mangel-Rachitis 58
Genu varum
– Phosphatdiabetes 60
– Vitamin-D-Mangel-Rachitis 58
GEPS (Gesellschaft zur Erforschung des plötzlichen Säuglingstodes) 33
Gerinnungsstörungen
– Fruktoseintoleranz, hereditäre 123
– Galaktosämie 121
– Glykogenose Typ IV 119
– ischämischer/zerebraler Insult 488
– Leberversagen, fulminantes 376
– Reye-Syndrom 379
– Tyrosinämie 93
Germinome 266
Gesamt-IgE, Asthma bronchiale 319
Gesamtcholesterinbestimmung
– Hypercholesterinämie, familiäre 138

Register

Geschlechtschromosomenmosaike
- Hermaphroditismus verus 86
Geschlechtsrolle, weibliche, Ablehnung
- Anorexia nervosa 525
Gesichtsmissbildungen, Di-George-Syndrom 73
Gestagene, Hyperlipidämie 140
Gestationsalter(bestimmung) 2
- Pränsataldiagnostik 46
getreidehaltige Beikost, Zöliakie 357
Gewaltprävention, Vorsorgeuntersuchungen 520
Gewebsthrombosen
- Verbrauchskoagulopathie 242
Gewichtsabnahme/-verlust
- Adipositas 528
- Brucellose 159
- Crohn-Krankheit 351
- Diabetes mellitus Typ 1 113
- Hodgkin-Lymphom 254
- Hyperkalzämie 74
- Phäochromozytom 79
- postnataler 3, 51
- Salzverlustkrise 75
Gewichtsentwicklung, normale 47
Gewichtszunahme
- nephrotisches Syndrom 397
- wöchentliche 47
GFAP (saueres Gliafaserprotein)
- Hirntumoren 268
Giardia lamblia
- Diarrhö 335
- Gastroenteritis, akute, infektiöse 348
Gibbus, Skelettltuberkulose 165
Gicht, Glykogenose Typ Ia 117
Gichtarthritis, Lesch-Nyhan-Syndrom 142
Giemen 302
- Asthma bronchiale 318
- Bronchitis, obstruktivree 314
- Chlamydienpneumonie 161
- Differentialdiagnose 318
- Fremdkörperaspiration 313
- Kuhmilchallergie 360
- zystische Fibrose 324
von Gierke-Krankheit 116
Giftentfernung, primäre/sekundäre 510
Gigantismus, zerebraler 67
Gilbert-Meulengracht-Syndrom 363
- Differentialdiagnose 363
- Hyperbilirubinämie 20
- Niacinsäure 364
Gilles-de-la-Tourette-Syndrom 481, 493
Gingivahyperplasie
- Pfaundler-Hurler-Syndrom 129
Gingivitis, Neutropenie 235
Gingivostomatitis
- Herpes-simplex-Infektion 176
Glanzmann-Thrombasthenie 245
Glasgow Coma Scale 503
- Schädel-Hirn-Trauma 504
Glaukom
- Homozystinurie 95
- Iridozyklitis 211
- Retinopathia praematurorum 11
- Sturge-Weber-Syndrom 499
Gleichgewicht 515
Gleithernie 339
Glenn-Anastomose, Trikuspidalatresie 289
Gliadin(antikörper)
- Kleinwuchs 64
- Zöliakie 357
Gliedergürtelmuskeldystrophie 449, 451
- Lendenhyperlordose 451
Gliederschmerzen
- Influenza 180
- Sepsis 145
Glioblastome 269
Globoidzellleukodystrophie 133
Glockenform des Thorax
- bronchopulmonale Dysplasie 11

Glomerulonephritis
- akute, postinfektiöse 387
- Differentialdiagnose 406
- Endokarditis 293
- Hyperhydratation, isotone 418
- Hypertonie 404
- membranöse 388
- membranoproliferative 389
- - C3-Nephritis-Faktor 390
- - Nierenbiopsie 390
- mesangial-proliferative 397
- Niereninsuffizienz, chronische 407
- Proteinurie 396
- rapid progressive 390
Glomerulosklerose, fokal-segmentale 397
Glossitis
- Anämie, megaloblastäre 221
- Pellagra 55
Glossoptose, Pierre-Robin-Sequenz 304
Glukagon
- Blutglukose 106
- Hyperinsulinismus 109
- Hypoglykämie 106, 107, 110
Glukagonom
- Diabetes mellitus 111
- MEN 1 80
Glukokinase-Gen, Defekt/Mutation 108, 112
Glukokortikoide
- Arthritis, juvenile, idiopathische 213
glukokortikoidsupprimierbarer Hyperaldosteronismus 79
Glukoneogenese(störungen) 106
- Hypoglykämie 107
Glukose
- Hyperkaliämie 419
- Hypoglykämie 106
Glukose-6-Phosphat-Dehydrogenase-Mangel 231
Glukose-6-Phosphatase-Defekt 117
Glukose-Galaktose-Malabsorption 355
- Diarrhö 336
- kongenitale 124
Glukose-Transporterprotein-Syndrom 124
Glukosebedarf, Hyperinsulinismus 109
Glukosestoffwechsel 105
Glukosetoleranz, gestörte
- Ataxia teleangiectatica 205
- Niereninsuffizienz, chronische 408
- Nikotinsäureamidüberdosierung 55
Glukosetoleranztest, oraler
- Diabetes mellitus 116
Glukosetransportstörungen 124
Glukosezufuhr
- Hyperinsulinismus 109
- Hypoglykämie 107
Glukosurie
- De-Toni-Debré-Fanconi-Syndrom 401
- Diabetes mellitus Typ 1 113
- Fanconi-Bickel-Syndrom 125
- Fanconi-Syndrom 97
- Nephritis, tubulointerstitielle 403
- renale 96, 399
- Tubulopathien 399
- Tyrosinämie 94
Glukozerebrosidase-Defekt 130
Glukozerebrosidase-(GBA)-Gen
- Mutation, Gaucher-Krankheit 131
GLUT$_1$-/GLUT$_2$-Defekt 124, 125
GLUT$_5$-Gen-Mutation, Fruktosemalabsorption 356
Glutamat, epileptischer Anfall 466
Glutamat-Decarboxylase-Antikörper (GADA)
- Diabetes mellitus Typ 1 113
Glutamatdehydrogenase-(-GLUD1)-Gen, Mutation 108
- Hyperinsulinismus-Hyperammonämie-Syndrom 110

Glutaminkonzentration, Harnstoffzyklusdefekt 103
Glutarazidurie
- Typ 1 101
- - Differentialdiagnose 530
- - lysinarme Diät 102
- Neugeborenenscreening 102, 521
- Typ 3 135
Glutaryl-CoA-Dehydrogenase (GCDH), Defekt 101
glutenfreie Ernährung, Zöliakie 357, 358
Glycinstoffwechselstörungen 104
Glykogenabbau, Neugeborenes 3
Glykogenmangel, Krampfanfälle, neonatale 29
Glykogenolyse, Hypoglykämie 107
Glykogenose(n)
- Kleinwuchs 64
- Typ 0 120
- Typ I
- - Hyperlipidämie 140
- - Hypoglykämie 107
- Typ Ia 116, 117
- Typ Ib 118, 235
- Typ II 118
- Typ III 119
- - Hypoglykämie 108
- Typ IV 119
- Typ VI 119
- - Hypoglykämie 108
Glykogenspeichererkrankungen 116
- Hypoglykämie 107
Glykogensynthasedefekt 120
Glykogensynthese 106
Glykogensynthetase-Mangel, Hypoglykämie 108
Glykolyse 105
Glykolyseenzyme, Defekte 232
α-1,4-Glukosidase-Mangel 118
Glykosidvergiftung 509
Glyzin, epileptischer Anfall 466
G$_{M1}$-Gangliosidose 127
G$_{M2}$-Gangliosidose 128
- Typ 1 134
Gnomenwaden, Duchenne-Muskeldystrophie 450
GnRH-Pulsgenerator
- Entwicklungsverzögerung, konstitutionelle 84
GnRH-Rezeptor-Gen-Mutationen
- Hypogonadismus, hypogonadotroper 85
GnRH-unabhängige Pseudopubertas praecox 83
GÖR (gastroösophagealer Reflux) s. unter Reflux 337
Gonadendysgenesie
- Hypogonadismus, hypergonadotroper 85
- Pseudohermaphroditismus masculinus 87
Gonadotropine
- Pubertas praecox vera 81
Gonadotropinmangel, Kallmann-Syndrom 84
gonosomale Chromosomenaberrationen 39
Goodpasture-Syndrom 391
- Anti-GBM-Antikörper 391
- Glomerulonephritis, rapid progressive 390
- Proteinurie 396
Gorlin-Syndrom 80
GOT, Kleinwuchs 64
Gower-Manöver, Duchenne-Muskeldystrophie 450
GPT, Kleinwuchs 64
Graefe-Zeichen
- Hyperthyreose 70
- Myotonia congenita 455
Gramfärbung, Pneumokokken 150
Grand Mal 467
- diffuses 468
- Therapie 479
Granulomatose
- chronische (CDG) 236, 237
- Ferrocytochromreduktionstest 237

- Leberabszess 375
- NBT-Test 237
- Septische, Differentialdiagnose 252
Granulome
- eosinophile, Toxokariasis 198
- epitheloidzellige, Crohn-Krankheit 351
Granulopoese
- ineffektive 235
- Leukämie, akute, myeloische 249
Granulozytenfunktionsstörungen 236
- Glykogenose Typ Ib 118
Granulozytenfunktionstests 200
Greifen, gezieltes 519
Greifreflex 514
GRH-Test, Wachstumshormonmangel 65
grippeähnliche Symptome
- Mycoplasma pneumoniae 160
Grippeimpfstoffe
- Guillain-Barré-Syndrom 444
Grobmotorik
- Vorsorgeuntersuchungen 514, 520
Großhirnrinde
- Astrozytome, fibrilläre 270
Großwuchs 66, 67
- Homozystinurie 95
GTP-Cyclohydrolase-Defekt
- Hyperphenylalaninämie 92
GTP-Cyclohydrolase-I-Gen-Mutation 492
Guanin-Hypoxanthin-Phosphoribosyl-Transferase, Defekt 142
Guillain-Barré-Syndrom 444, 445
- Hepatitis A 370
- Mononukleose, infektiöse 178
- Nervenleitgeschwindigkeit 445
- Polyradikuloneuritis 444
- Pseudotumor cerebri 485
Gummata, Lues connata 32
gustatorische Anfälle 471
gustatorische Aura 471
GVH-Prophylaxe, SCID 204
Gynäkomastie
- Klinefelter-Syndrom 40, 66
- Pubertät 85
Gyrus postcentralis
- fokal-sensorische Anfälle 471

H

H-Antigene, Salmonellen 156
H$_2$-Atemtest
- Fruktosemalabsorption 356
- Laktoseintoleranz 355
- Saccharoseintoleranz 356
Haarausfall, Anorexia nervosa 525
Hämangioblastom, Hippel-Lindau-Syndrom 500
Hämangiome
- Alkoholembryopathie 45
- Differentialdiagnose 71
- Gastrointestinalblutung 336
- portale Hypertonie 377
- Stridor 306
Haematemesis, Vitamin-K-Mangel 23
Hämatokrit
- Normwerte 219
- Polyglobulie/Hyperviskositätssyndrom 22
hämatologische Erkrankungen, Neugeborene 18
Hämatom(e)
- Differentialdiagnose 529
- Glutarazidurie Typ 1 101
- Hyperbilirubinämie 20
- intrakraniales 505
- Kindesmisshandlung 528
- subperiostales, Skorbut 56
- subdurales, Kopfschmerzen 483
Hämaturie 383
- Alport-Syndrom 386
- benigne familiäre 386
- EHEC 158

547

Register

– glomeruläre 383, 385
– Goodpasture-Syndrom 391
– idiopathische, benigne, rekurrierende 386
– Lupus erythematodes, systemischer 389
– nephritisches Syndrom 388
– nichtglomeruläre 383, 385
– Nierendysplasie, multizystische 411
– Nierenvenenthrombose 394, 395
– Rhabdomyosarkom 261
– Skorbut 56
Hämochromatose
– Diabetes mellitus 111
– Differentialdiagnose 94
– Leberversagen, fulminantes 376
Hämodialyse s. Dialyse
Hämofiltration
– Hyperammonämie 103
– Vergiftungen 510
Hämoglobin
– adultes (HbA) 3
– Anämie, neonatale 22
– fetales (HbF) 3
– Polyglobulie/Hyperviskositätssyndrom 22
– Urin, roter 384
Hämoglobine, embryonale 219
Hämoglobinelektrophorese
– Sichelzellanämie 228
– Thalassaemia major/minor 230
Hämoglobinopathien
– Anämie, neonatale 22
– qualitative 227
– quantitative 229
– Splenomegalie 238
Hämoglobinurie 226
– Anämie, immunhämolytische 232
– Glukose-6-Phosphat-Dehydrogenase-Mangel 232
– nächtliche, paroxysmale 226
Hämolyse
– AB0-Inkompatibilität 22
– Anämie, autoimmunhämolytische 226
– chronische 227
– EHEC 158
– Hyperbilirubinämie 18, 20
– Hyperkaliämie 419
– Pyruvatkinasemangel 232
– Vitamin-E-Mangel 61
Hämolysine, Staphylokokken 150
hämolytisch-urämisches Syndrom 392, 393
– Diarrhö 336, 392
– Differentialdiagnose 243, 406
– EHEC 158, 392, 393
– Fragmentozyten 393
– Gastrointestinalblutung 336
– Koma 502
– nephrotisches Syndrom 395
– Nierenersatztherapie 393
– Niereninsuffizienz, chronische 407
– Proteinurie 396
– Verbrauchskoagulopathie 242
hämolytische Anämie 224
hämolytische Krise
– akute 227
– Anämie, autoimmunhämolytische 226
hämophagozytische Lymphohistiozytosen 256
Hämophagozytose
– Lymphohistiozytosen, hämophagozytische, familiäre 257
Hämophilie
– Differentialdiagnose 209
– HIV-Infektion 187
– Schweregrade 240
Hämophilie A 238, 239, 240
– Arthropathie 242
Hämophilie B 240
Haemophilus influenzae 151
– Asplenie 238
– B-Zell-Defekte 201
– Hib-Schutzimpfung 151
– Immunisierung 151, 192

– Laryngitis, supraglottische 311
– Late-Onset-Sepsis 29
– Meningitis 146, 151
– Neugeborenenkonjunktivitis 32
– Osteomyelitis 148
– Otitis media acuta 310
– Perikarditis 294
– Pleuritis 332
– Pneumonie 151, 329
– respiratorische Infektionen 151
– Sepsis 145, 151
– Sichelzellanämie 228
– Typ b 151
– – Epiglottitis, akute 151, 312
– zystische Fibrose 324
Hämoptyse, Goodpasture-Syndrom 391
hämorrhagische Diathese
– Alloimmunthrombozytopenie 24
– Galaktosämie 121
– Glykogenose Typ Ia 117
– Hämophilie A 239
– Lebererkrankungen 242
– Niereninsuffizienz, chronische 408
– Tyrosinämie 93
– Vitamin-K-Mangel 241
– von-Willebrand-Syndrom 241
hämorrhagische Infarzierung
– Hirnblutungen 12
Hämosiderose, Thalassaemia major 230
Hämostaseologie 238
hairless women 87
Halbmondbildungen
– Glomerulonephritis, rapid progressive 390
Halluzinationen, Hyperkalzämie 420
Haloperidol, Long-QT-Syndrom, Kontraindikation 300
Halothan
– Hyperthermie, maligne 456
– Leberversagen, fulminantes 376
Halslymphknotentuberkulose 165
Halsreflex, tonischer, asymmetrischer/symmetrischer 514
Halsschmerzen
– Angina tonsillaris 149
– Epiglottitis, akute 312
– Influenza 180
– Mycoplasma pneumoniae 160
– Retropharyngealabszess 307
– Scharlach 149
Halszyste, laterale/mediale 71
Haltetonusverlust
– Epilepsie mit myoklonisch-astatischen Anfälle 470
Haltetremor 492
Haltung(skontrolle) 515
Hamartin, Hirnsklerose, tuberöse 498
Hampelmann-Phänomen, Skorbut 56
HA-Nahrungen, Kuhmilchallergie 360
Hand-Fuß-Mund-Krankheit 181, 182
– Sichelzellanämie 228
Handbewegungen, waschende, knettende
– Rett-Syndrom 495
Handdeformitäten, Trisomie 21 36
Handfurchenanomalien, Alkoholembryopathie 45
Handröntgenaufnahme, Skelettreifung 62
Harnleiterobstruktion, Hypertonie 404
Harnsäure
– Glykogenose Typ III 119
– Lesch-Nyhan-Syndrom 142
– Stoffwechselstörungen 142
Harnsäuresteine 142
Harnsteine, Ureterabgangsstenose 413
Harnstoff
– Kleinwuchs 64
– nephrotisches Syndrom 397

13C-Harnstoff-Atemtest
– Helicobacter pylori 341
Harnstoffzyklus 102
Harnstoffzyklusdefekte/-störungen 102-104
– Erbrechen 335
Harntraktanomalien
– Neugeborene diabetischer Mütter 27
Harnverhalt, Rhabdomyosarkom 261
Harnwegsinfektionen 411–413
– Ausscheidungsurographie 412
– Escherichia coli 412
– Hydronephrose 413
– Miktionszystourethrogramm 412
– Reflux, vesikoureteraler 414
Harnwegsobstruktion
– Nephritis, tubulointerstitielle 404
Harrison-Furche, Vitamin-D-Mangel-Rachitis 58
Hartnup-Erkrankung
– Diarrhö 336
Hartnup-Syndrom 96
– Tubulopathien 399
Hashimoto-Thyreoiditis 71
– Blizzard-Syndrom 73
– Diabetes mellitus Typ 1 115
– Zöliakie 357
Hautablösungen, Acrodermatitis enteropathica 429
Hautabszess, Granulomatose 237
Hautatrophie, Hypokalzämie 73
Hautblutungen
– Leukämie, akute, lymphatische 248
– Skorbut 56
– Vitamin-K-Mangel 241
Hautcandidose 196
Hautemphysem, Pneumothorax 15
Hauterkrankungen
– bakterielle 424
– virusbedingte 426
Hautikterus
– Hyperbilirubinämie 18, 19
– Sphärozytose, hereditäre 225
Hautinfektionen, Herpes simplex 31
Hautpflege, Dermatitis, atopische 433
Hauttests, Immundefekte 200
Hautturgor, Dehydratation 416
Hautveränderungen
– Kindesmisshandlung 528
– Neugeborene 422
– Vitamin-A-Überdosierung 57
Hb, Normwerte 219
Hb-Barth's 231
Hb-Gower-1/2 219
Hb-Synthesestörung, β-Thalassämie 229
HbA1c 219, 228
– Diabetes mellitus Typ 1 113, 115
HbA2 219, 228
HbCAg 370
HbEAg 370, 371
HbF 219, 228
– Blackfan-Diamond-Anämie 222
– Thalassaemia minor 230
HbH 231
HbS, Sichelzellanämie 228
HbsAg 370, 371
– HbsAg-Positive 373
– HbsAg-Träger 370
– Hepatitis D 373
HBV-DNA 371
β-HCG
– Hermaphroditismus verus 86
– Keimzelltumoren 267
hCG-/hMG-Test
– Pseudohermaphroditismus femininus/masculinus 87
HCG-sezernierende Tumoren
– Pseudopubertas praecox, isosexuelle 83
HCM s. Kardiomyopathie, hypertrophe 295
HCV-RNA 371, 372
HDAg 371

HDL (High Density Lipoproteins) 137
HDV-RNA 371
Hefen 195
Heinz-Innenkörper
– Anämie, immunhämolytische 232
– Glukose-6-Phosphat-Dehydrogenase-Mangel 231
Heiserkeit
– Atemwegsinfekt 307
– Diphtheriekrupp 153
– Rhinopharyngitis 306
Helicobacter pylori
– 13C-Harnstoff-Atemtest 341
– Gastritis 341
– Non-Hodgkin-Lymphome (NHL) 252
– Urease 341
Hemianopsie, ischämischer/zerebraler Insult 488
Hemiballismus 492
Hemihypästhesien, Migräne 483
Hemihypertrophie, Wilms-Tumor 257
Hemiparese
– arm-/beinbetonte, ischämischer/zerebraler Insult 488
– Hirntumoren 268
– konnatale, spastische 490
– Meningitis tuberculosa 164
Hemiplegie
– alternierende 481
– Masernenzephalitis 169
– Meningitis tuberculosa 164
– Meningokokkenmeningitis 153
Hemisphärektomie, Sturge-Weber-Syndrom 500
Hemmkörperhämophilie 240
Heparinisierung
– Nierenvenenthrombose 395
hepatisches Koma 376
Hepatitis
– autoimmune 374
– chronisch-aggressive, Colitis ulcerosa 353
– Diarrhö 336
– Erbrechen 335
– Glomerulonephritis, membranöse 388
– HIV-Infektion 187
– Hyperbilirubinämie 20
– idiopathische 365
– infektiöse 365
– neonatale 364, 365
– portale Hypertonie 377
– Varizellen 174
Hepatitis A 369, 370
Hepatitis B 370
– Arthritis, reaktive 214
– chronisch-aggressive/-persistierende 371
– fulminante 371
– Hepatosplenomegalie 370
– α-Interferon 372
– Leberzellkarzinom 371
– Leberzirrhose 371
– Mottenfraßnekrosen 370
Hepatitis-B-Hyperimmunglobulin 372
Hepatitis-B-Impfung 192
Hepatitis C 372, 373
– Non-Hodgkin-Lymphome (NHL) 252
Hepatitis D 373
Hepatitis E 373
Hepatomegalie
– Anämie, megaloblastäre 221
– atrioventrikulärer Septumdefekt 284
– Fanconi-Bickel-Syndrom 125
– Galaktosämie 121
– Glykogenose Typ Ia 117
– Glykogenose Typ VI 120
– Hypoglykämie 108
– Langerhans-Zell-Histiozytosen 256
– Lipoproteinlipase-Defekt 139
– Myokarditis 294

Register

– Perikarditis 294
– Refsum-Syndrom 136
– Tyrosinämie 93
– Ventrikelseptumdefekt 280
– Vitamin-A-Überdosierung 57
– zystische Fibrose 325
Hepatoportoenterostomie
– Gallengangsatresie, extrahepatische 368
hepatorenale Tyrosinämie 93
hepatorenales Syndrom 376
Hepatosplenomegalie
– AB0-Inkompatibilität 22
– Anämie
– – aplastische 234
– – neonatale 22
– Arthritis, seropositive 210
– Brucellose 159
– B-Zell-Defekte 200
– CMV-Infektion 31
– Hepatitis B 370
– HIV-Infektion 187
– Hypoalphalipoproteinämie 141
– Leukämie, akute, lymphatische 248
– Linksherz, hypoplastisches (HLH) 288
– Listeriose 160
– Lymphohistiozytosen, hämophagozytische, familiäre 257
– Niemann-Pick-Krankheit 132
– Pfaundler-Hurler-Syndrom 129
– Rh-Inkompatibilität 21
– Röteln 31, 172
– Sepsis 145
– Still-Syndrom 209
– Thalassaemia major 229
– Toxoplasmose 31
– Truncus arteriosus communis 290
– Wilson-Syndrom 380
hepatozelluläres Karzinom, Tyrosinämie 93
hepatozerebrale Degeneration 379
Hermaphroditismus verus 86
Hernien
– inkarzerierte, Invagination 347
– parasöphageale 339
– Pfaundler-Hurler-Syndrom 129
Herpangina
– Angina tonsillaris 309
– Coxsackie-Virus-Erkrankungen 181, 182
Herpes genitalis 176
Herpes-simplex-Bronchitis
– HIV-Infektion 187
Herpes-simplex-Infektionen 175–177
– der Haut 176
– konnatale 31, 177
– intrauterine 31, 177
Herpes-simplex-Ösophagitis 187
Herpes-simplex-Pneumonie 187
– neonatale 17
Herpes-simplex-Stomatitis 187
Herpes zoster 175
– HIV-Infektion 187
– ischämischer/zerebraler Insult 488
Herpesvirus, humanes 6/7 (HHV 6/7) 172
Herz-Lungen-Transplantation, Ventrikelseptumdefekt 281
Herzbeuteltamponade, Atem-Kreislauf-Stillstand 511
Herzfehler, angeborene 275
– Alkoholembryopathie 45
– Chromosomenanomalien 275
– Differentialdiagnose 33
– Di-George-Syndrom 73, 202
– Endokarditis 292
– Fanconi-Anämie 233
– Gendefekte 275
– Husten 303
– Herzinsuffizienz 295
– Hyperphenylalaninämie 93
– Links-Rechts-Shunt 279
– Nierendysplasie, multizystische 411
– Pfaundler-Hurler-Syndrom 129
– Rechts-links-Shunt 284

– Röteln(embryopathie) 31, 171
– teratogene Einflüsse 275
– Trisomie 13 37
– Trisomie 18 37
– Trisomie 21 36
– Ullrich-Turner-Syndrom 39
– Wolf-Syndrom 39
– zyanotische 287
– – Verbrauchskoagulopathie 242
Herzfrequenz, Neugeborene 2, 3
Herzgeräusche
– akzidentelle 273, 300
– Blutungsanämie 224
– diastolische 301
– Eisenmangelanämie 220
– systolische, PDA 10
– Ventrikelseptumdefekt 280
Herzinsuffizienz 295
– Anämie
– – aplastische, akute, transitorische 223
– – neonatale 22
– atrioventrikulärer Septumdefekt 284
– Beriberi 54
– Differentialdiagnose 406
– Digitalisglykoside 295
– Diuretika 295
– Dyspnoe 303
– Echokardiographie 295
– EKG 295
– Herzfehler, angeborene 295
– Herzkatheter 295
– Herztransplantation 295
– Influenza 180
– Kunstherz 295
– Meningokokkensepsis 152
– Nachlast (afterload) 295
– Neugeborene 295
– Neugeborenenhyperthyreose 70
– Perikarditis 294
– Polyglobulie/Hyperviskositätssyndrom 22
– Röntgen-Thorax 295
– Säuglinge 295
– Splenomegalie 238
– Thalassaemia major 230
– Trikuspidalatresie 289
– Ventrikelseptumdefekt 280
– Verbrennungen 508
– Vorhofflattern/-flimmern 298
– Vorlast (preload) 295
Herzkatheter
– atrioventrikulärer Septumdefekt 284
– Ebstein-Syndrom 290
– Fallot-Tetralogie 285
– Herzinsuffizienz 295
– Kardiomyopathie, dilatative 296
– Linksherz, hypoplastisches (HLH) 288
– Lungenvenenfehlmündung, totale 292
– Pulmonalatresie mit intaktem Ventrikelseptum 288
– Transposition der großen Arterien (TGA) 287
– Trikuspidalatresie 289
Herzklappenprothesen
– Anämie, mechanisch-hämolytische 232
Herzrhythmusstörungen 297, 481
– Diphtherie 153
– Hyperkaliämie 419
Herzstillstand, Vitamin-D-Intoxikation 61
Herztod, plötzlicher
– Aortenstenose 276
– Diphtherie 153
– Kardiomyopathie, hypertrophe 296
– Vorhofflattern/-flimmern 298
Herztöne
– Myokarditis 294
– Pneumothorax 16
– Ventrikelseptumdefekt 280
Herztransplantation

– Endokarditisprophylaxe 293
– Herzinsuffizienz 295
– Linksherz, hypoplastisches (HLH) 288
Herzverlagerung, Zwerchfellhernie 16
Herzversagen
– Beriberi 54
– Niereninsuffizienz, akute 407
Heteroglykanosen 127, 128
HEV-Ag 374
HEV-RNA 371, 374
Hexadaktylie, Trisomie 13 38
Hexosaminidase-A-Defekt 134
hGH, Wachstumshormonmangel 66
HHL (Neurohypophyse), Hormone 62
HHV 6 (humanes Herpesvirus 6) 172
HHV 7 (humanes Herpesvirus HHV 7) 172
Hiatushernie 339
– Differentialdiagnose 342
– Erbrechen 335
– Reflux, gastroösophagealer 338
– Refluxösophagitis 339
Hib-Impfung 151, 191, 192
– Epiglottitis, akute 311
– Haemophilus influenzae Typ b 151
– Immundefekte 207
– Sphärozytose, hereditre 225
Hill-Erythrodermie 433
Himbeerzunge, Scharlach 149
Hippel-Lindau-Syndrom 500
Hirnabszess
– Kopfschmerzen 482
– Listeriose 160
– Otitis media acuta 310
– Sinusitis 308
Hirnatrophie
– Anämie, megaloblastäre 221
– Asphyxie, perinatale 7
– frontotemporale, Glutarazidurie Typ 1 101
– Vitamin-B$_{12}$-Mangel 50
Hirnblutungen 12, 13
– Apnoe 14
– asymptomatische 12
– Atemnotsyndrom 9
– AV-Malformationen 486
– Erbrechen 335
– Frühgeborene 8, 11
– – DEGUM-Klassifikation 12, 13
– Germinalmatrix 12
– hämorrhagische Infarzierung 12
– Hypertonie 404
– porenzephale Zyste 12
– posttraumatische, Kopfschmerzen 482
– Ventrikelerweiterung 12
Hirndrucksteigerung
– s.a. Drucksteigerung, intrakranielle
– Erbrechen 335
– Hydrozephalus 463
– Kleinhirnastrozytom 269
– Kopfschmerzen 483
– Kraniostenose 461
– Nüchternerbrechen, frühmorgendliches 484
– Schädel-Hirn-Trauma 506
– Sinus-/Hirnvenenthrombose 489
Hirninfarkt
– Sichelzellanämie 228
Hirnvenenausfälle
– ischämischer/zerebraler Insult 488
Hirnnervenfunktion 515
Hirnnervenlähmungen
– Beriberi 54
– Botulismus 156
– Guillain-Barré-Syndrom 445
– Hirntumoren 268
– Lymphohistiozytosen, hämophagozytische, familiäre 257
– Masernenzephalitis 169
– Meningitis 146
– Meningokokkenmeningitis 153
– Vitamin-E-Mangel 61
Hirnödem
– Asphyxie, perinatale 6

– Harnstoffzyklusdefekt 103
– Hyperamonämie 98
– Kreislaufkollaps zu rasche 418
– Leberversagen, fulminantes 376, 377
– Niereninsuffizienz 407
– Reye-Syndrom 379
– Verbrennungen 508
Hirnödemüberwachung, Neugeborenenreanimation 7
Hirnschädigung
– Hyperphenylalaninämie 90
– Krampfanfälle, neonatale 29
– Lennox-Gastaut-Syndrom 476
Hirnsklerose, tuberöse 267, 498
Hirnstammkompression, Koma 502
Hirnstammpotenziale, akustisch evozierte (AABR) 522
Hirnstammschädigung
– Krampfanfälle, neonatale 29
Hirntrauma, Schwartz-Bartter-Syndrom 68
Hirntumoren 268–269
– Differentialdiagnose 33
– Einklemmungsgefahr 268
– Erbrechen 335
– Hypertonie 404
– Infra-/supratentorielle 268
– Kopfschmerzen 482, 483
– nach Schädelbestrahlung 268
– saures Gliafaserprotein 268
– Synaptophysin 268
Hirnvenenthrombose (septische) 489
Hirschsprung-Krankheit 345, 346
– Anus praeter 346
– Bleistiftstühle 346
– Erbrechen 335
– Megakolon, toxisches 346
– Obstipation 336, 346
Hirsutismus, Insulinresistenzsyndrom 111
Histamin, Verbrennungen 507
Histiozytosen 255
Histoplasmose, AIDS 188
HIV-1/2 187
HIV-Antikörper 188
HIV-DNA/RNA 188
HIV-Infektion 187
– antiretrovirale Therapie 189
– CD4-Molekül 187
– CDC-Klassifikation 187
– Impfungen 190
– Non-Hodgkin-Lymphome 252
HLA B27
– Arthritis, reaktive 214
– Campylobacterenteritis 158
– Oligoarthritis, juvenile 212
HLA-B8, Autoimmunhepatitis 374
HLA-B-14-Assoziation
– Cryptic-AGS 76
– Late-Onset-AGS 75
HLA-DP, Zöliakie 356
HLA-DQ, Zöliakie 356
HLA-DR, Zöliakie 356
HLA-DR1, Polyarthritis, seronegative 210
HLA-DR2
– Lupus erythematodes, systemischer 389
– Oligoarthritis, frühkindliche 211
HLA-DR3
– Autoimmunhepatitis 374
– Lupus erythematodes, systemischer 389
HLA DR4
– Oligoarthritis, frühkindliche 211
– Polyarthritis, seropositive 210
HLA DR5, Oligoarthritis, frühkindliche 211
HLA DR6, Oligoarthritis, frühkindliche 211
HLA DR8, Oligoarthritis, frühkindliche 211
HLA-B8, Autoimmunhepatitis 374

549

Register

HLA-Typisierung 200
– adrenogenitales Syndrom 76
HLH (hypoplastisches Linksherz) 287
HMSN (hereditäre sensomotorische Neuropathien) 447
– Typ I Charcot-Marie-Tooth 447
– Typ II 447
– Typ III Déjerine-Sottas 447
HNF-1/-1ß, Defekt 112
HNF-4, Defekt 112
Hochfrequenzoszillationsbeatmung
– Mekoniumaspirationssyndrom 15
Hochsinger'sche Infiltrate, Lues connata 31
Hochwuchs
– eunuchoider, Klinefelter-Syndrom 40
– XYY-Syndrom 41
Hocke, aufrichten
– Vorsorgeuntersuchungen 519
Hodenbiopsie, Klinefelter-Syndrom 40
Hodentumoren 267
Hodgkin-Lymphom 254
– Ann-Arbor-Klassifikation 254
– B-Symptome 254
– EBV 178
– Mediastinalverbreiterung 255
– noduläre Sklerose 254
– noduläres, lymphozytenprädominantes 254
– Radiochemotherapie 255
– Reed-Sternberg-Zellen 254
– Splenomegalie 238
– Tuberkulose 163
– WHO-Klassifikation 254
Hodgkin-Zellen 254
Hörprüfung
– Legasthenie 532
– Vorsorgeuntersuchungen 518, 520
Hörschwellenbestimmung 522
Hörstörungen/-verlust
– Adrenoleukodystrophie, neonatale 135
– Biotinidasemangel 56
– Meningitis 146
– Meningokokkenmeningitis 152
– Mumps 178
– Muskeldystrophie, fazioskapulohumerale 452
– Neugeborenenscreening 521
– Otitis media acuta 310
– Refsum-Syndrom 136
Hohlfuß, Friedreich-Ataxie 495
Holocarboxylase-Synthetase-Mangel 56
Holoprosenzephalie 462
Homogentisinsäure
– Alkaptonurie 95
– Urin, roter 384
Homozystinurie 95, 96
– CBS-Gen 95
– Großwuchs 67
– ischämischer/zerebraler Insult 488
Hordeolum, Staphylococcus aureus 150
Hormone, Adenohypophyse/Neurohypophyse 62
Horner-Syndrom, Neuroblastom 260
hot potato voice, Epiglottitis, akute 312
Howell-Jolly-Körperchen
– Asplenie 238
– Sichelzellanämie 228
HPV s. humane Papillomaviren
HSAN (hereditäre sensorisch-autonome Neuropathien) 447
HSV-1/2 175
HSV-DNA 177
HSV-Infektionen s. Herpes-simplex-Infektionen
Hüftgelenksdysplasie/-luxation
– Alkoholembryopathie 45
– Hüfte, Abspreizhemmung 523
– Hüftkopfnekrose 524
– Neugeborenenscreening 522
– Overheadextensionsbehandlung 524

– Sonographie 522, 523
– Spreizhosenbehandlung 524
– Vorsorgeuntersuchungen 522
IIa-, IIb-, IIc Hüften, Vorsorgeuntersuchungen 523
III- und IV-Hüften, Vorsorgeuntersuchungen 524
Hufeisenniere 410
Human Immunodeficiency Virus s. HIV-Infektion
humane Papillomaviren (HPV) 194
– Impfung 191, 194, 195
– Infektion 426, 427
humanes Herpesvirus 6 (HHV 6) 172
humanes Herpesvirus 7 (HHV 7) 172
Humaninsulin, Diabetes mellitus Typ 1 114
Hundebandwurm 375
Hundespulwurm 198
Hunger, Hypoglykämie 107
Hunter-Syndrom 127
Huntington-Gen 493
HUS s. hämolytisch-urämisches Syndrom 392
Husten
– Asthma bronchiale 316, 318, 320
– Atemwegsinfekt 307
– bellender
– – Diphtheriekrupp 153
– – Parainfluenza 181
– – Pseudokrupp 311
– Bronchiektasen 316
– Bronchitis, akute 314
– chronischer, bronchopulmonale Dysplasie 11
– Differentialdiagnose 303
– Epistaxis 305
– Fremdkörperaspiration 313
– Hodgkin-Lymphom 254
– Kuhmilchallergie 360
– Langerhans-Zell-Histiozytosen 256
– Lungenabszess 330
– Lungentuberkulose 164
– Ösophagusatresie 337
– Ösophagusverätzungen 340
– paroxysmaler, Pertussis 154
– Pleuritis 332
– Pneumonie 328
– Pneumothorax 333
– Rhinopharyngitis 306
– stakkatoartiger, Chlamydienpneumonie 161
– Syndrom der immotilen Zilien 316
– zystische Fibrose 324
Hutchinson-Trias 32
– Syphilis connata tarda 32
HVL (Adenohypophyse), Hormone 62
HVL-Adenom, Cushing-Syndrom 77
Hyaluronidase
– Scharlach 149
– Staphylokokken 150
Hydantoinembryopathie 45
– Mikrozephalie 462
Hydranenzephalie 462
– Differentialdiagnose 464
Hydrocephalus
– communicans 463
– e vacuo 463
– externus 463
– internus 463
– – Vena-Galeni-Malformation 486
– occlusus, Arnold-Chiari-Anomalie 494
Hydrochlorothiazid
– Hypertonie, arterielle 405
Hydrolysat- oder Elementarnahrungen
– kuhmilchfreie 360
Hydronephrose 413
– Hypertonie 404
– Uretermündungsstenose 414
Hydrops congenitus universalis
– Rh-Inkompatibilität 21
Hydrops fetalis
– Anämie, neonatale 22
– Erythema infectiosum 173

hydrostatische Reposition, Invagination 348
Hydrothorax 333
Hydroxycobalamin, Azidurie 99
18-Hydroxycorticosteron
– Hypoaldosteronismus, isolierter 78
Hydroxyharnstoff, Sichelzellanämie 229
11β-Hydroxylase-Mangel
– adrenogenitales Syndrom 75
– Hypoaldosteronismus, isolierter 78
18-Hydroxylase-Mangel
– Hypoaldosteronismus, isolierter 78
21-Hydroxylase-Mangel
– adrenogenitales Syndrom 75
– Pubarche, prämature 83
Hydroxylysin, Stoffwechselstörungen 101
Hydroxyphenylpyruvat-Dioxygenase
– Tyrosinämie, transitorische des Neugeborenen 94
4-Hydroxyphenylpyruvat, -laktat und -azetat
– Tyrosinämie Typ II 94
17-Hydroxy-Progesteron
– Cryptic-AGS 76
3β-Hydroxysteroid-Dehydrogenase-Mangel
– adrenogenitales Syndrom 75
17β-Hydroxysteroid-Dehydrogenase
– Testosteronbiosynthesedefekte 87
Hydrozephalus 463
– Aquäduktstenose 463
– Dandy-Walker-Syndrom 495
– Erbrechen 335
– Fundusspiegelung 464
– Hirndrucksteigerung 463
– Kernspintomographie 464
– Kleinhirnastrozytom 269
– Komplikationen nach Shuntanlage 465
– Kopfschmerzen 482, 483
– Kopfumfangsmessung 464
– Krampfanfälle, neonatale 29
– Liquorzirkulationsstörung 463
– Meningitis 146
– Meningokokkenmeningitis 153
– Meningozele 458
– Optikusatrophie 463
– Pfaundler-Hurler-Syndrom 129
– posthämorrhagischer 12
– Prognose 465
– Pubertas praecox vera 82
– Schädelsonographie 464
– Sonnenuntergangsphänomen 463
– Stauungspapille 463
– Strabismus 463
– Toxoplasmose 31
Hydrozystome, Differentialdiagnose 426
Hygrome
– Glutarazidurie Typ 1 101
– subdurale, Meningitis 146
Hypalbuminämie
– Colitis ulcerosa 354
– Differentialdiagnose 363
– Glomerulonephritis, membranöse 388
– Glykogenose Typ IV 119
– Hyperbilirubinämie 18
– Leberversagen, fulminantes 376
– nephrotisches Syndrom 388, 395–397
Hyperaktivität
– ADHS 533
– Alkoholembryopathie 44
Hyperaldosteronismus 78
– glukokortikoidsupprimierbarer 79
– Hypertonie 404
– Hypokaliämie 419
– primärer 78
– sekundärer 79
Hyperaminoazidurie
– De-Toni-Debré-Fanconi-Syndrom 401
– Galaktosämie 121
– Nephritis, tubulointerstitielle 403

Hyperaminoazidurie, organische
– Fanconi-(Bickel-)Syndrom 97, 125
– Fruktoseintoleranz, hereditäre 123
– Tyrosinämie 94
Hyperammonämie 103
– Hirnödem 98
– Kasuistik 104
– Koma 502
– Lebertransplantation 104
– Leberversagen, fulminantes 376
– Medium-Chain-Acyl-CoA-Dehydrogenase-(MCAD)Defekt 126
– Methylmalonazidurie/Propionazidämie 98
– Methylmalonazidurie/Propionazidurie 98
– Reye-Syndrom 379
– Stickstoffelimination 103
hyperammonämisches Koma 104
Hyperbilirubinämie
– AB0-Inkompatibilität 22
– Blutaustauschtransfusion 19
– Crigler-Najjar-Syndrom, Typ I/II 363
– Definition 18
– direkte 20
– Dubin-Johnson-Syndrom 364
– Elliptozytose, hereditäre 226
– Epidemiologie 18
– Fototherapie 19
– Galaktosämie 121
– Gallengangsatresie, extrahepatische 367, 368
– Gilbert-Meulengracht-Syndrom 363
– Hepatitis B 371
– Hepatitis, neonatale 365
– indirekte 20
– Kephalhämatom 8
– Klinik 19
– konjugierte 364
– Neugeborenes 18
– Pathogenese 18
– Polyglobulie/Hyperviskositätssyndrom 22
– portale Hypertonie 378
– Prävention 20
– Risikofaktoren 18, 19
– Rotor-Syndrom 364
– Sichelzellanämie 228
– Sphärozytose, hereditäre 225
– Tyrosinämie 93
– unkonjugierte 363
– zystische Fibrose 325
Hypercholesterinämie
– Apolipoprotein-B-Defekt 139
– Cholelithiasis 369
– Diät 140
– Gallengangsatresie, extrahepatische 368
– Gallengangshypoplasie, intrahepatische 367
– hetero-/homozygote Form 138
– LDL-Rezeptor-Defizienz 138
– Xanthome 138
Hyperchylomikronämie, Lipoproteinlipase-Defekt 139
Hyperexzitabilität
– Asphyxie, perinatale 6
– Hypoglykämie 26
– Hypokalzämie, neonatale 28
– Meningitis 146
– Neugeborenensepsis 29
– Polyglobulie/Hyperviskositätssyndrom 22
Hyperfruktosämie, Fruktosurie, essenzielle 124
Hypergammaglobulinämie
– Autoimmunhepatitis 374
– Sichelzellanämie 228
– Toxokariasis 198
Hyperglycinämie 104, 105
Hyperglykämie
– Diabetes mellitus Typ 1 113
– Pankreatitis 380
hypergonadotroper Hypogonadismus 85
– Pubertas tarda 83

Register

Hyperhidrosis, Tyrosinämie Typ II 94
Hyperhomozysteinämie, Folsäure
141
Hyperhydratation, hyper-, hypo- bzw.
-isotone 418
Hyper-IgE-Syndrom 206
Hyperinsulinismus 108, 109
– Diazoxid 109
– Glukagon 109
– Glukosebedarf 109
– Glukosezufuhr 109
– Hypoglykämie 26, 107, 108
– Insulinbestimmung 109
– Kalziumstimulationstest, intraarteri-
eller 109
– Koma 502
– kongenitaler 108
– – mit Hyperammonämie 110
– Leucinbelastungstest 110
– neonataler mit β-Zellhyperplasie
108
– Nifedipin 109
– Octreotid 109
– Pankreashyperplasie, fokale, adeno-
matöse 108
– Pankreasresektion 110
– SUR1-Gen 108
Hyperinsulinismus-Hyperammonämie-
Syndrom 108, 110
– Differentialdiagnose 103
– Glutamatdehydrogenase-
(GLUD1-)Gen, Mutation 110
Hyperkaliämie 419
– Addison-Syndrom 77
– Atem-Kreislauf-Stillstand 511
– EKG 419
– Hyperaldosteronismus 79
– Hyperthermie, maligne 456
– Hypoaldosteronismus, isolierter 78
– Niereninsuffizienz 407
– – chronische 408
– Salzverlustkrise 75
hyperkaliämische Paralyse 455
Hyperkaliurie, Fanconi-Syndrom 97
Hyperkalzämie 420
– benigne, familiäre 420
– Diabetes insipidus renalis 401
– Furosemid 421
– Hyperparathyreoidismus 74
– Hyperthermie, maligne 456
– idiopathische 420
– Kammerflattern/-flimmern 299
– NaCl 421
– Pankreatitis 381
– Polydipsie/Polyurie 420
– Vitamin-D-Intoxikation 61
Hyperkalziurie
– Hyperparathyreoidismus 74
– Hypoparathyreoidismus 73
– Tubulopathien 399
Hyperkapnie, Pierre-Robin-Sequenz
304
Hyperkeratose
– Riboflavinmangel 55
– Tyrosinämie Typ II 94
Hyperketonämie, Diabetes mellitus
Typ 1 113
Hyperkinesien 492
– choreatiforme 493
– Phenylketonurie 90
Hyperkoagulabilität, Nierenvenen-
thrombose 394
Hyperlaktazidämie
– Glykogensynthasedefekt 120
Hyperleukozytose
– Leukämie
– – akute, myeloische 250
– – chronisch-myeloische 251,
252
Hyperlipidämie
– familiäre, kombinierte 139
– Glykogenose Typ Ia 117
– nephrotisches Syndrom 388
– Pankreatitis 380, 381
Hyperlipoproteinämie 137
– Anionenaustauscherharze 141
– Cholesterinsynthesehemmer 141
– Diät 140

– Ezetimib 141
– Fibrate 141
– nephrotisches Syndrom 397
– sekundäre 140
– Statine 141
– Sterintransporterinhibitor 141
Hypernatriämie
– Diabetes insipidus
– – neurohormonalis 67
– – renalis 402
– Koma 502
– Krampfanfälle, neonatale 29
Hyperosmolarität
– Diabetes insipidus
neurohormonalis 67
– Diabetes mellitus Typ 1 113
Hyperostosen, kortikale
– Vitamin-A-Überdosierung 57
Hyperoxalurie
– Nephritis, tubulointerstitielle 404
– Typ I 135
Hyperparathyreoidismus 74
– Diarrhö 336
– Differentialdiagnose 61, 420
– Erbrechen 335
– Hyperkalzämie 74, 420
– Hyperkalziurie 74
– Hypertonie 404
– Hypokalzämie, neonatale 28
– Hypophosphatämie 74
– MEN 1/2a 80
– Pankreatitis 380
– Primärer 74
– sekundärer 74
– – Vitamin-D-Mangel 58
Hyperphenylalaninämie 89
– BH₄-Belastungstest 92
– BH₄-Mangel 92
– Embryofetopathie 92
– Enzymdefekte 92
– Neugeborenenscreening 521
– Parkinsonismus, infantiler 92
– Phenylalaninhydroxylase-Defekt 89
– Phenylketonurie 90
– Zerebralschaden 90
Hyperphosphatämie
– Di-George-Syndrom 202
– Differentialdiagnose 420
– Hypokalzämie 420
– Hypoparathyreoidismus 73
– Krampfanfälle, neonatale 29
– Niereninsuffizienz 407
Hyperphosphaturie
– De-Toni-Debré-Fanconi-Syndrom
401
– Tyrosinämie 94
Hyperpigmentierung 438
– Fanconi-Anämie 234
– postinflammatorische 439
– Tethered Cord 501
Hyperpyrexie
– Dehydratation, hypertone 417
– Krabbe-Syndrom 133
Hyperreflexie, hyperpyretische Toxi-
kose 417
Hyperreninismus, Bartter-Syndrom
402
Hypersalivation
– Krabbe-Syndrom 133
– Krampfanfälle, neonatale 28
– Parkinsonismus, infantiler 92
– Rolando-Epilepsie 473
Hypersiderämie
– Anämie, sideroblastische 233
Hypersplenismus 235
– Differentialdiagnose 243
Hypertelorismus
– Gigantismus, zerebraler 67
– Katzenschreisyndrom 39
hypertensive Krise,
Phäochromozytom 79
Hyperthermie
– Dehydratation, hypertone 417
– Hyperbilirubinämie 18
– maligne 456
– Neugeborenenhyper-
thyreose 70
– Neugeborenes 3

– Schädel-Hirn-Trauma 506
Hyperthyreose 69
– Anti-Thyreoglobulin-Antikörper 70
– Basedow-Syndrom 69
– Carbimazol 70
– de Quervain-Thyreoiditis 72
– Diabetes mellitus 111
– Diarrhö 336
– Differentialdiagnose 420
– Graefe-Zeichen 70
– Großwuchs 66
– Hashimoto-Thyreoiditis 71
– Hyperlipidämie 140
– Hypertonie 404
– Methimazol 70
– Möbius-Zeichen 70
– Neugeborene 70
– Stellwag-Zeichen 70
– Thyreoidektomie, subtotale 70
– TRAK 70
hypertone Bewegungsstörungen
– Zerebralparese, infantile 491
hypertone Dehydratation 417
hypertone Hyperhydratation 418
Hypertonie 404
– arterielle 403, 404 405
– Differentialdiagnose 79
– endokrine 403
– essenzielle 403
– Glomerulonephritis rapid progres-
sive 390
– hämolytisch-urämisches Syndrom
393
– Hyperkalzämie 74
– kardiovaskuläre 403
– nephritisches Syndrom 387, 388
– Nierendysplasie, multizystische
411
– Niereninsuffizienz, chronische 408
– Phäochromozytom 79
– pulmonale
– – atrioventrikulärer Septumdefekt
283
– – bronchopulmonale Dysplasie 11
– – Mekoniumaspirationssyndrom 15
– – PFC-Syndrom 18
– – rheumatisches Fieber 216
– – Ventrikelseptumdefekt 281
– – zystische Fibrose 324
– renoparenchymatöse 403
– renovaskuläre 403
– Zystennieren 411
Hypertriglyzeridämie
– Diät 141
– familiäre 139
– Lipoproteinlipase-Defekt 139
– Lymphohistiozytosen, hämophago-
tische, familiäre 257
– Niereninsuffizienz, chronische 408
Hyperurikämie
– Glykogenose Typ Ia 117
– Lesch-Nyhan-Syndrom 142
– Leukämie, akute, lymphatische 248
– Leukämie, akute, myeloische 250
– Leukämie, chronisch-myeloische 252
– Non-Hodgkin-Lymphome 253
Hyperventilation, Asphyxie,
perinatale 6
Hyperviskositätssyndrom 22
– Polyglobulie 233
Hypoaldosteronismus 78
– Hyperkaliämie 419
hypoallergene (HA) Nahrungen 52
Hypoalphalipoproteinämie 141
Hypochlorämie, Addison-Syndrom
77
Hypochondroplasie 63
Hypochromie
– Blutungsanämie 224
– Eisenmangelanämie 220
Hypogammaglobulinämie 201, 202
Hypoglykämie 106
– Addison-Syndrom 77
– Ahornsirupkrankheit 97
– Apnoe 14
– Diabetes mellitus Typ 1 114
– Differentialdiagnose 33
– endokrin bedingte 110

– Fruktoseintoleranz, hereditäre 123
– Galaktosämie 121
– Gelegenheitsanfälle 467, 477
– Glukose 106
– Glukosezufuhr 107
– Glykogenose Typ Ia 117
– Glykogenose Typ III/IV 119
– Glykogenose Typ VI 120
– Hyperbilirubinämie 18
– Hyperinsulinismus 108
– hypoketotische 107
– – Medium-Chain-Acyl-CoA-Dehy-
drogenase-(MCAD-)Defekt
126
– hyporegenerative 110
– ketotische 107
– Koma 502
– Krampfanfälle, neonatale 29
– Leberversagen, fulminantes 376
– Maltodextrin 27
– Medium-Chain-Acyl-CoA-Dehydro-
genase-(MCAD-)Defekt 127
– Metabolitenkonstellation im Blut
108
– Methylmalonazidurie/Propionazid-
ämie 98
– Morbidität 27
– Neugeborene 3
– – diabetischer Mütter 26
– PFC-Syndrom 18
– postprandiale 107
– Reye-Syndrom 379
– Symptome 106, 108
– transitorische, Neugeborene 25
– Tyrosinämie 93
– Wachstumshormonmangel 64
– Waterhouse-Friderichsen-Syndrom
77
Hypogonadismus 84
– hypergonadotroper 84, 85
– – Ataxia teleangiectatica 205
– – Galaktosämie 121
– – Pubertas tarda 83, 84
– – Ullrich-Turner-Syndrom 39
– hypogonadotroper 84
– – Pubertas tarda 84
– Nervus-opticus-Gliom 269
– persistierender 84
Hypokaliämie 419
– Atem-Kreislauf-Stillstand 511
– Bartter-Syndrom 402
– De-Toni-Debré-Fanconi-Syndrom
401
– Diabetes insipidus renalis 401
– Fanconi-Syndrom 97
– Kammerflattern/-flimmern 299
– Koma 502
– Long-QT-Syndrom 299
– Muskelschwäche 419
– Obstipation 336
– renale Ausscheidung 419
hypokaliämische Paralyse,
periodische 455
Hypokalzämie 419
– Apnoe 14
– Chvostek-Zeichen 420
– Di-George-Syndrom 202
– Hypoglykämie 28
– Hypoparathyreoidismus 73
– Kalziumglukonat 420
– Koma 502
– Krampfanfälle, neonatale 29
– nephrotisches Syndrom 397
– Neugeborene 27, 420
– Pankreatitis 381
– Polyglobulie/Hyperviskositätssyn-
drom 22
– Pseudohypoparathyreoidismus 73
– Trousseau-Zeichen 420
– Vitamin-D-Mangel-Rachitis 58
hypoketotische Hypoglykämie 107
Hypokinese, Parkinsonismus, infanti-
ler 92
Hypolipoproteinämien 141
Hypomagnesiämie
– Differentialdiagnose 420
– Krampfanfälle, neonatale 29
– Long-QT-Syndrom 299

551

Register

Hypomelanosis Ito 440
Hypomimie, Parkinsonismus, infantiler 92
Hyponatriämie
– Addison-Syndrom 77
– Gelegenheitsanfälle 467, 477
– Hypoaldosteronismus, isolierter 78
– Koma 502
– Krampfanfälle, neonatale 29
– Niereninsuffizienz 407
– Salzverlustkrise 75
Hypoparathyreoidismus 72
– Blizzard-Syndrom 73
– Di-George-Syndrom 73, 202
– Differentialdiagnose 420
– Hyperphosphatämie 73
– Hypokalzämie 73, 420
– – neonatale 28
– Kalziumglukonat 73
– Krampfanfälle 73
– – neonatale 29
– Pseudotumor cerebri 484
– Tetanie 73
Hypophosphatämie
– De-Toni-Debré-Fanconi-Syndrom 401
– Fanconi-Bickel-Syndrom 125
– Hyperkalzämie 420
– Hyperparathyreoidismus 74
– Phosphatdiabetes 60
hypophosphatämische Rachitis, familiäre 60
Hypophosphatasie, Pseudotumor cerebri 485
hypophysärer Zwergwuchs 64
Hypophyseninsuffizienz, Schwartz-Bartter-Syndrom 68
Hypopigmentierungen 439
Hypopituitarismus, Hypoglykämie 107, 108
hypoplastisches Linksherz (HLH) 287
Hypoproteinämie
– Colitis ulcerosa 354
– Differentialdiagnose 406
– Glykogenose Typ IV 119
– Hydrothorax 333
– Langerhans-Zell-Histiozytosen 256
– Tyrosinämie 93
Hyporeflexie
– Hypokaliämie 419
– Vitamin-B$_6$-Überdosierung 55
– Vitamin-E-Mangel 61
Hyposensibilisierung 321, 322
– Asthma bronchiale 321
Hypospadie, Wolf-Syndrom 39
Hypothalamus-Hypophysen-Gonaden-Achse
– Anorexia nervosa 526
Hypothalamusinfiltrate, Addison-Syndrom 76
Hypothalamustumoren
– Addison-Syndrom 76
– Diabetes insipidus neurohormonalis 67
Hypothermie
– Apnoe 14
– Atem-Kreislauf-Stillstand 511
– Ertrinkungsunfälle 508
– Hyperbilirubinämie 18
– PFC-Syndrom 18
Hypothyreose 68, 69
– Differentialdiagnose 346
– Hashimoto-Thyreoiditis 71
– Hyperbilirubinämie 20
– Hyperlipidämie 140
– Hypogonadismus, hypogonadotroper. 85
– Jodmangel 69
– Kleinwuchs 63
– Kretinismus 69
– L-Thyroxin 69
– Minderwuchs 69
– Myxödem 69
– Neugeborenenscreening 69, 521

– Obstipation 336
– Riedel-Struma 72
– Schilddrüsensonographie 69
hypotone Dehydratation 417
hypotone Hyperhydratation 418
Hypotonie
– Addison-Syndrom 77
– Apnoe 14
– Differentialdiagnose 406
– Leukomalazie periventrikuläre 14
– muskuläre
– – Alkoholembryopathie 44
– – Biotinidasemangel 56
– – Trisomie 21 35
– – Vitamin-D-Intoxikation 61
– Rett-Syndrom 495
Hypourikämie, Xanthinurie 143
Hypoventilation
– Duchenne-Muskeldystrophie 450
– Schlafapnoe, obstruktive 308
– SMA Typ II 444
Hypovolämie
– Apnoe 14
– Atem-Kreislauf-Stillstand 511
– Differentialdiagnose 406
– Verbrennungen 508
Hypoxämie
– Atemnotsyndrom 9
– Ertrinkungsunfälle 508
– Schlafapnoe, obstruktive 309
– Surfactantmangel 9
hypoxämischer Anfall
– Fallot-Tetralogie 285
Hypoxie
– Apnoe 14
– Atem-Kreislauf-Stillstand 511
– Differentialdiagnose 406
– Epiglottitis, akute 312
– Ertrinkungsunfälle 508
– intrauterine, Mekoniumaspirationssyndrom 15
– Kammerflattern/-flimmern 299
– Leberversagen, fulminantes 377
– PFC-Syndrom 17
– Pierre-Robin-Sequenz 304
– Sichelzellanämie 228
– Surfactantmangel 9
– Transposition der großen Arterien (TGA) 287
Hypsarrhythmie
– BNS-Anfälle 475
– West-Syndrom 475

I

Ibuprofen, Urin, roter 384
I-Cell Disease 130
Ichthyosis congenita/vulgaris 430
Icterus (s.a. Ikterus)
– gravis/praecox, Rh-Inkompatibilität 21
– prolongatus
– – Hypothyreose 69
– – Neugeborenensepsis 145
– – zystische Fibrose 323
idiopathische Epilepsie 466
IgA 200
– Muttermilch 49
IgA-Glomerulonephritis 383
– Antigene 385
– Makrohämaturie 385
– Nierenersatztherapie 386
– Proteinurie 396
– Zöliakie 357
IgA-Mangel 201
– Ataxia teleangiectatica 205
– Diarrhö 336
– Lebendimpfungen 207
– Zöliakie 357, 358
IgA-produzierende Zellen, Reifungsstörungen 201
IgD 200
IgE 200
– Aspergillose 196
– Ataxia teleangiectatica 205
IgE-RAST, Kuhmilchallergie 360

IGF1
– Kleinwuchs 64
– Wachstumshormonmangel 65
– Wachstumshormonmangel, isolierter 64
IGF-BP3
– Kleinwuchs 64
– Wachstumshormonmangel 65
IgG 200
– Alveolitis, exogen-allergische 331
– Hyposensiblisierung 321
– Lyme-Borreliose 169
– Muttermilch 49
IgG-Subklassen 200
IgG-Subklassen-Defekte 201
– Ataxia teleangiectatica 205
– Lebendimpfungen 207
IgM 200
– Exanthema subitum 172
– Lyme-Borreliose 169
– Masern 170
– Mumps 178
– Muttermilch 49
– Röteln 172
– Varizellen 175
IgM-Fluoreszenz-Test 32
IgM-Isoantikörper, AB0-Inkompatibilität 21
Ikterus (s.a. Icterus)
– Anämie, neonatale 22
– Crigler-Najjar-Syndrom Typ I/II 363
– Echinokokkose 375
– Elliptozytose, hereditäre 225
– Gilbert-Meulengracht-Syndrom 364
– Hepatitis B 370
– Hyperbilirubinämie 18, 19
– Langerhans-Zell-Histiozytosen 256
– Mononukleose, infektiöse 178
– Neugeborenensepsis 29
– Nikotinsäureamidüberdosierung 55
– physiologischer
– Polyglobulie/Hyperviskositätssyndrom 22
– prolongatus
– – Neugeborenensepsis 145
– Röteln 31
– Thalassaemia major 229
– Tyrosinämie 93
– Vitamin-A-Überdosierung 57
– Wilson-Syndrom 380
IL-6
– Sepsis 145
Ileumatresie/-stenose 344
– Röntgen-Abdomenleeraufnahme im Hängen
– – stenose 344
Ileus
– Differentialdiagnose 346
– Hoher, Duodenalatresie 344
– Invagination 348
– Mittelhoher, Ileumatresie/-stenose 344
– paralytischer
– – Erbrechen 335
– – Hypokaliämie 419
– – Verbrennungen 508
– Polyglobulie/Hyperviskositätssyndrom 22
– zystische Fibrose 323
Immobilisation, Hyperkalzämie 420
Immundefekte/-defizienz 200
– Bronchiektasen 316
– CMV-Infektion 185
– Hib-Impfung 151, 207
– Impfungen 206
– schwere, kombinierte 203
– – und Lebendimpfungen 204
– sekundäre 206
– Tuberkulose 163
– und Lebendimpfungen 206
Immunglobuline 200
– IgA-Mangel 201
– Kawasaki-Syndrom 218

– Muttermilch 49
– Purpura, immunthrombozytopenische 244
immunhämolytische Anämie 226
Immunisierung (s.a. Impfungen)
– FSME 186
– Haemophilus influenzae Typ B 151
– Hepatitis B 372
– Masern 171
– Pertussis 154
– Poliomyelitis 184
– Röteln 172
– Tetanus 155
– Varizellen 174
Immunität, Tuberkulose 163
Immunkomplexvaskulitis
– Lupus erythematodes, systemischer 389
Immunneutropenie 235
Immunsuppression/-suppressiva
– Autoimmunhepatitis 374
– Aspergillose 196
– CMV-Infektion 185
– Lupus erythematodes, systemischer 389
– Myasthenia gravis 448
Immunsupprimierte, Listeriose 160
Immunsystem 200
Immuntherapie, Asthma bronchiale 321
immunthrombozytopenische Purpura (ITP) 243
Immuntoleranz, Crohn-Krankheit 351
Impedanzaudiometrie, Seromukotympanon 311
Impetigo contagiosa 149, 150, 424
– Hyperpigmentierung 439
– Prädilektionsstellen 424
– Staphylococcus aureus 150
– Varizellen 174
Impetigonephritis 424
Impfantikörper 200
– Hypogammaglobulinämie 201
Impfkalender 190
– STIKO-Empfehlungen 191
Impfmasern 171, 193
Impfpoliomyelitis 184
Impfungen (s.a. Immunisierung) 190
– HIV-Infektion 190
– Immundefekte 206
– Kontraindikationen 190
– nephrotisches Syndrom 395
Impressionsfrakturen
– Epilepsie, posttraumatische 476
– Kephalhämatom 7
– Neugeborene 7
Imprintingmutation 43
Impulsiv-Petit-mal 470
Impulsivität, ADHS 533
In-situ-Thrombose
– ischämischer/zerebraler Insult 488
In-vitro-Stimulation, T-Zellen 200
Inappetenz, Obstipation, chronisch-habituelle 362
Incontinentia pigmenti
– achromians 440
– Bloch-Sulzberger 438
Indometacin, Ductus arteriosus, persistierender 10
Industrieschadstoffe
– Muttermilchernährung 50
Infektanämie 223
Infektanfälligkeit
– Anämie, megaloblastäre 221
– Niereninsuffizienz, chronische 408
– Trisomie 21 35
– Vitamin-D-Mangel-Rachitis 58
Infektasthma 303
Infektionen
– Anämie
– – aplastische 234
– – neonatale 22
– bakterielle 148
– – AIDS 188
– bronchopulmonale 11
– bronchopulmonale Dysplasie 10, 11

Register

– Hyperbilirubinämie 20
– nephrotisches Syndrom 395
– Neugeborene 30
– Neugeborenes 28
– pyogene, Neutrozytopenie 235
– rezidivierende
– – Granulomatose 237
– – T-Zell-Defekte 200
– – zystische Fibrose 324
– Thrombozytopenie, neonatale 23
– Verbrauchskoagulopathie 242
Infektionsneigung s. Infektanfälligkeit
Infektionsschutz, Muttermilch 50
Infektionsübertragung, Stillen 50
Infertilität
– Klinefelter-Syndrom 40
– zystische Fibrose 324, 325
Influenza(viren) 180
– Anämie, autoimmunhämolytische 226
– Bronchitis/Bronchiolitis 314
– Myokarditis 293
infratentorielle Tumoren 268
Infusionen, Hyperhydratation, hypotone/isotone 418
Infusothorax 333
Ingestionsunfall 509
INH-Hepatitis 167
Inhalationshilfen, Asthma bronchiale 321
Inhalationstherapie
– Asthma bronchiale 321
– zystische Fibrose 326
Inhalationstrauma, Verbrennungen 508
inhibitorische Anfälle 472
Innenohrschwerhörigkeit
– Hutchinson-Trias 32
– Röteln(embryopathie) 31, 172
Inobhutnahme, Kindesmisshandlung 530
Insellzellantikörper 113
Instabilität, ADHS 533
Insulin
– Amnionflüssigkeit 46
– Diabetes mellitus Typ 1 113, 114
– Hyperkaliämie 419
– Hyperinsulinismus 109
– Hypoglykämie 106, 107, 110
– Wirkung, genetische Defekte 111
Insulinautoantikörper (IAA)
– Diabetes mellitus Typ 1 113
Insulinhypoglykämietest, Wachstumshormonmangel 65
Insulinmangel, Diabetes mellitus Typ 1 113
Insulinom, MEN 1 80
Insulinphosphataseantikörper, Diabetes mellitus Typ 1 113
Insulinresistenzsyndrome 111
Intelligenzminderung
– Anorexia nervosa 525
– Duchenne-Muskeldystrophie 450
Intelligenztestung, Legasthenie 532
Intentionstremor 492
– Galaktosämie 121
Interferon
– Arthritis, juvenile, idiopathische 208
– Hepatitis B 372
– Warzen 427
Intersexualität 85
– Anti-Müller-Hormon 86
– SRY-Gen 86
– Therapie 88
intestinale Dysplasie, neuronale, Differenzialdiagnose 346
intestinale Obstruktionen, Hyperbilirubinämie 20
Intoxikationen s. Vergiftungen
Intrakutanprobe nach Mendel-Mantoux 165
intraspinale Raumforderung, Differenzialdiagnose 445
Intrazellulärraum 416
intrazerebrale Raumforderung, Koma 502

Intubation, Pneumothorax 333
Invagination 347
– Abdominalsonographie 348
– Erbrechen 335
– Erregung, schmerzhafte 347
– Gastrointestinalblutung 336
– Hernien, inkarzerierte 347
– hydrostatische Reposition 348
– Kolon-Kontrasteinlauf 348
– Krebsscherenphänomen 348
– Letargie 347
– Meckel-Divertikel 347
– Röntgen-Abdomenleeraufnahme 348
– Stuhl, blutiger 348
– zystische Fibrose 323
IPF-1, Defekt 112
Ipratropiumbromid
– Asthma bronchiale 321
IQ (Intelligenzquotient)
– Legasthenie 532
– Trisomie 21 36
– XYY-Syndrom 41
Iridozyklitis
– Arthritis, juvenile, idiopathische 213
– Colitis ulcerosa 353, 354
– Oligoarthritis, frühkindliche 211
– Poly-/Oligoarthritis 212
Irritabilität 515
– Hypoglykämie 107
ischämischer Insult 488
isoimmunhämolytische Anämie 227
Isoimmunthrombozytopenie, neonatale 23
Isoleucin, Ahornsirupkrankheit 97
Isoniazid
– Anämie, hämolytische 226
– Anämie, immunhämolytische 232
– Leberversagen, fulminantes 376
– Nebenwirkungen 167
– Tuberkulose 166
Isosporidiose, AIDS 188
Isovalerianazidämie 99, 100
– Neugeborenenscreening 100, 521
Isovaleryl-CoA-Dehydrogenase (IVCDH), Defekt
– Isovalerianazidämie 99
Ito-Hypomelanose 440
ITP (immunthrombozytopenische Purpura) 243
IVA s. Isovalerianazidämie 99
IVD-Gen, Mutation, Isovalerianazidämie 99

J

J1/2, Vorsorgeuntersuchungen 520
Jackson-Anfall 472
Jagged-1-Protein-Defekt, Alagille-Syndrom 367
5-Jahres-Überlebensrate
– Tumoren, maligne 247
JAK-3-Kinase-Gen 203
Janz-Syndrom 470
Jejunumatresie/-stenose 344
– Differenzialdiagnose 342
Jervell-Lange-Nielsen-Syndrom (JLNS) 299
JIA (juvenile idiopathische Arthritis) 208
JMML (juvenile myelomonozytäre Leukämie) 235
Jodidprophylaxe, Dosierungen 517
[123]Jodid-Schilddrüsenszintigraphie
– Schilddrüsentumoren 72
Jodmangel
– Hypothyreose 69
– Struma 70, 71
Jodprophylaxe 517
Jolly-Körperchen 200
J-Pouch, Colitis ulcerosa 354
Juckreiz (s. a. Pruritus)
– Gallengangshypoplasie, intrahepatische 367
– perianaler, Enterobiasis 197
– Varizellen 174

K

Kälteagglutinine, Mykoplasmenpneumonie 161
Kälteanreicherung, Listeriose 159
Kälteantikörper, Anämie, autoimmunhämolytische 226
Kalium(substitution)
– Cushing-Syndrom 77
– Diabetes mellitus Typ 1 113
– Hypogonadismus, hypogonadotroper. 85
Kaltschweißigkeit, Hypoglykämie 107
Kalzium
– Kleinwuchs 64
– Rachitis 59
Kalziumantagonisten
– Hypertonie, arterielle 405
Kalziumglukonat
– Hyperkaliämie 419
– Hypokalzämie 420
– Hypoparathyreoidismus 73
Kalziumresorption
– Parathormon 72
Kalziumstimulationstest
– intraarterieller, Hyperinsulinismus 109
Kammerflattern/-flimmern 298, 299
– Aortenstenose 276
– Hyperkaliämie 419
Kandidiasis s. Candidiasis 195
Kapillarpermeabilität, Beriberi 54
Kaposi-Sarkom, AIDS 188
Kardiomegalie
– Aortenstenose 276
– bronchopulmonale Dysplasie 11
– Ductus arteriosus, persistierender 10
– Glykogenose Typ II 118
– Kardiomyopathie, dilatative 296
– Neugeborene diabetischer Mütter 27
Kardiomyopathie 295
– Arrhythmogene, rechtsventrikuläre 295
– Differentialdiagnose 33
– dilatative 295, 296
– – Beriberi 54
– – Duchenne-Muskeldystrophie 450
– – Herzinsuffizienz 295
– – HIV-Infektion 187
– – hypertrophe 295
– – Carnitintransporterdefekt 125
– – Friedreich-Ataxie 495
– – Herztod, plötzlicher 296
– – obstruktive 275
– – restriktive 295
– – Sichelzellanämie 228
kardiopulmonale Reanimation, Asphyxie, perinatale 4
Kardioversion, Vorhofflattern/-flimmern 298
Kardioverter-Defibrillator, Long-QT-Syndrom 299
Karditis
– HIV-Infektion 187
– Kawasaki-Syndrom 217
– Lyme-Borreliose 168
– rheumatisches Fieber 216
Karies
– Prophylaxe, Fluorid 53
– Vitamin-D-Mangel-Rachitis 58
kariesfreie Zähne, Fruktoseintoleranz, hereditäre 123
Kartagener-Syndrom 315
Kartenherzbecken
– Vitamin-D-Mangel-Rachitis 58
Kasabach-Merritt-Syndrom, Differenzialdiagnose 243
Kasai-Operation, Gallengangsatresie, extrahepatische 368
Katabolismus, Hypoglykämie 107
Katalase, Staphylokokken 150
Katarakt
– Fabry-Syndrom 134

– Galaktosämie 121
– Hypokalzämie 420
– Iridozyklitis 211
– Mukopolysaccharidosen 128
– Pfaundler-Hurler-Syndrom 129
– Röteln(embryopathie) 31, 172
– Smith-Lemli-Opitz-Syndrom 142
Katecholamin-produzierende Tumoren
– Differentialdiagnose 79
Katecholamine
– Neuroblastom 260
– Phäochromozytom 79
Katheterassoziierte Infektionen
– Staphylococcus aureus 151
Katzenauge, amaurotisches, Retinoblastom 258
Katzenschreisyndrom 38
– Mikrozephalie 462
Katzenspulwurm 198
kavernöse Hämangiome 486
Kavernome 485
– Angiographie 487
– Kernspintomographie des Schädels 487
– Krampfanfälle, fokale 487
– Low-Pressure-Läsionen 487
– MR-Angiographie 487
– Slow-Flow-Läsionen 487
Kawasaki-Syndrom 217
– Azetylsalizylsäure 218
– Differentialdiagnose 209
– Thrombozytose 245
Kayser-Fleischer-Kornealring, Wilson-Syndrom 379, 380
KCNE1/ KCNQ1, Jervell-Lange-Nielsen-Syndrom 299
Kehlkopfdiphtherie 153
Keimzelltumoren 267
– α-Fetoprotein 267
– β-HCG 267
Keloidbildung, Verbrennungen 508
Kephalhämatom 8
– Hyperbilirubinämie 8, 19
– Impressionsfrakturen 7
Keratitis
– Fazialisparese 446
– Parenchymatosa, Hutchinson-Trias 32
– Riboflavinmangel 55
Keratoconjunctivitis herpetica 31, 176
Keratokonjunktivitis
– Biotinidasemangel 56
– epidemica, Adenovirusinfektion 183
– Herpes simplex 31, 176
– Trachom 161
Keratomalazie, Vitamin-A-Mangel 57
Keratose, follikuläre, Vitamin-A-Mangel 57
Kernig-Zeichen, Meningitis 146
Kernikterus 18
– AB0-Inkompatibilität 22
– Crigler-Najjar-Syndrom Typ I 363
– Krampfanfälle, neonatale 29
– Rh-Inkompatibilität 21
Kernspintomographie
– Addison-Syndrom 77
– Arthritis, juvenile, idiopathische 209
– Glutarazidurie Typ I 102
– Hirntumoren 269
– Keimzelltumoren 267
– Oligoarthritis, frühkindliche 211
– Osteomyelitis 148
– Osteosarkom 265
– Polyarthritis, seronegative 211
– des Schädels, Kavernome 487
Ketamin, Hyperglycinämie 105
Ketoazidose, diabetische 113
– Koma 502
ketogene Diät
– Epilepsie 480
– Glukose-Transporterprotein-Syndrom 124
Ketogenese 106
Ketonkörper
– Diabetes mellitus Typ 1 113
– Hypoglykämie 106, 108

553

Register

Ketonurie, Diabetes mellitus Typ 1
113
Ketose
– Glykogensynthasedefekt 120
ketotische Hyperglycinämie 104
ketotische Hypoglykämie 107
Keuchhusten 154
Kilokalorien
– Kuhmilch 49
– Zufuhr, tägliche 47
Ki-1-Lymphom 253
Kinderunfälle 507
Kindesmissbrauch 528
Kindesmisshandlung 529, 530
– Differentialdiagnose 33, 529
kinetischer Tremor 492
kirschroter Makulafleck
– GM$_2$-Gangliosidose Typ I 134
– Niemann-Pick-Krankheit 132
kissing disease, Pfeiffer-Drüsenfieber
178
Klappenersatz, Aortenstenose 276
Klappeninsuffizienz, Fabry-Syndrom
134
Klappensprengung, Aortenstenose
276
Klappenzerstörung, Endokarditis
293
Klarzelltyp, Wilms-Tumor 257
Klavikulafraktur, Neugeborene 7
Klebsiellen
– Granulomatose 237
– Leberabszess 375
– Meningitis 146
– Nosokomialsepsis 29
– Pneumonie, neonatale 17
Kleinhirnagenesie/
-hypoplasie 494
Kleinhirnastrozytom 269
Kleinhirnbrückenwinkeltumoren
– Ependymom 271
– Differentialdiagnose 445
Kleinhirnerkrankungen 494
Kleinwuchs 62
– Chromosomenaberrationen 63
– Diagnostik 64
– Differentialdiagnose 63, 64
– Endgrößenvoraussage 64
– endokrine Störungen 63
– familiärer 63
– Fanconi-Anämie 233
– Fanconi-Bickel-Syndrom 125
– Glykogenose Typ Ia 117
– Hypokalzämie 73
– Skelettalterbestimmung 64
– Skelettanomalien 63
– Smith-Lemli-Opitz-Syndrom 142
– Speicher-/
Stoffwechselerkrankungen 64
– Wachstumshormonmangel 64
– Wachstumsverlauf 66
– Zöliakie 358
Klinefelter-Syndrom 40
– Diabetes mellitus 111
– Großwuchs 66
– Hodenbiopsie 40
– Hypogonadismus 84, 85
– XXY-Karyotyp 66
Klingelmatratze, Enuresis 531
Klinodaktylie, Alkoholembryopathie 45
Klippel-Trénaunay-Syndrom 500
Kloni
– distale 472
– Epilepsie mit tonisch-klonischen An-
fällen 468
– hemifaziale, Rolando-Epilepsie 473
klonisches Stottern 533
Klopfen
– Epilepsie mit fokal-sensorischen An-
fällen 471
Klopfschall, hypersonorer
– Fremdkörperaspiration 313
Klopfschalldämpfung, Atelektasen
330
Klumpke-Lähmung 7
Knochenalter(bestimmung)
– Gigantismus, zerebraler 67
– Hypothyreose 69

Knochendysplasie, fibröse
– McCune-Albright-Syndrom 83
Knochenendotheliom, hochmalignes
265
Knochenhypertrophie
– Klippel-Trénaunay-Syndrom 500
Knochenläsionen
– Langerhans-Zell-Histiozytosen 256
Knochenmarkaplasie/-hyoplasie
– Blackfan-Diamond-Anämie 222
– Hepatitis A 370
Knochenmarkausstrich/-diagnostik
– Anämie, megaloblastäre 221
– Gaucher-Zellen 132
Knochenmarkpunktion
– Ewing-Sarkom 266
– Hirntumoren 269
– Hodgkin-Lymphom 254
– Leukämie, akute, lymphatische 248
– Leukämie, akute, myeloische 250
– Leukämie, chronisch-myeloische
252
– Lymphohistiozytosen, hämophagozy-
tische, familiäre 257
– Neuroblastom 260
– Retinoblastom 263
– Rhabdomyosarkom 262
Knochenmarktransplantation
– Adrenoleukodystrophie 136
– Anämie, aplastische 234
– Blackfan-Diamond-Anämie 222
– Pfaundler-Hurler-Syndrom 129
Knochenmetastasen, Differentialdia-
gnose 420
Knochenreifung, Großwuchs 67
Knochenschmerzen
– De-Toni-Debré-Fanconi-Syndrom
401
– Hyperparathyreoidismus 74
– Leukämie, akute, lymphatische 248
– Leukämie, chronisch-myeloische
251
Knochenszintigraphie
– Arthritis, juvenile, idiopathische
209
Knollenblätterpilz-Vergiftung 509
koagulasenegative/-positive Staphylo-
kokken 150, 151
Koagulationsnekrose,
Säureverätzung 340
Koagulopathien
– Gastrointestinalblutung 336
– Lebererkrankungen 242
– Vitamin-K-Mangel 241
kochsalzreiche Ernährung
– Hyperhydratation, hypertone 418
körperliche Auffälligkeiten
– mit möglicher neurologischer Retar-
dierung 515
körperliche Misshandlung 528
– ADHS 534
Körperpflegemittel
– Kontaktdermatitis 434
Koffein, Apnoe 14
Kohlenhydrate, Kuh-/Muttermilch
49
Kohlenhydratstoffwechsel
– Thiamin 54
Kohlenhydratstoffwechsel-
störungen 105
– Krampfanfälle, neonatale 29
Kohlenmonoxidvergiftung, Dyspnoe
303
Kohlenwasserstoffe, chlorierte
– Vergiftungen 509
Kokken 150
Kokzidioidomykose, AIDS 188
Kolitis
– Autoimmunhepatitis 374
– pseudomembranöse 159
– ulzierende, Shigellose 158
Kollagenosen
– Differentialdiagnose 217
– Thrombozytose 245
Kolliquationsnekrose, Laugenverät-
zung 340
Kolonkarzinomrisiko
– Colitis ulcerosa 354

Kolonkontrasteinlauf
– Colitis ulcerosa 354
– Hirschsprung-Krankheit 346
– Invagination 348
Kolostrum 48
Koma 502, 503
– Dehydratation 416
– diabetisches 113
– FSME 186
– Glasgow Coma Scale 503
– hepatisches 376
– hyperammonämisches 104
– Hyperkalzämie 420
– Hypoglykämie 107, 108
– Masernenzephalitis 169
– urämisches 407
– Waterhouse-Friderichsen-Syndrom
77
Komplementdefekte
– Lebendimpfungen 207
Komplementsystem 200
Konjunktivalblutungen
– Kindesmisshandlung 529
– Pertussis 154
Konjunktivitis
– Chlamydia trachomatis 161
– Kawasaki-Syndrom 217
– Neugeborene 32
– Ornithose 162
– Riboflavinmangel 55
– Staphylococcus aureus 150
Kontaktdermatitis, allergische 434
Kontaktstörungen
– Autismus, frühkindlicher 532
Kontinua
– Brucellose 159
– Typhus abdominalis 157
Kontrakturen
– Duchenne-Muskeldystrophie 450,
451
– Muskelatrophie, spinale 442
– Verbrennungen 508
– Werdnig-Hoffmann-
Muskelatrophie 443
Konzentrationsstörungen
– Brucellose 159
– Hypokalzämie 73
– Legasthenie 532
Koordinationsstörungen
– Vorsorgeuntersuchungen 520
Kopflaus 437
Kopfschmerzen 482
– Adipositas 527
– AV-Malformationen 486
– Differentialdiagnose 482
– FSME 186
– Hirntumoren 268
– Hypoglykämie 107
– Kavernome 487
– Klinik 484
– Leukämie, akute, lymphatische 248
– Lupus erythematodes, systemischer
389
– medikamenteninduzierte 482
– Meningitis 146
– Meningitis tuberculosa 164
– Mycoplasma pneumoniae 160
– Ornithose 162
– Phäochromozytom 79
– primäre/sekundäre 482
– Pseudotumor cerebri 485
– Salmonellose 157
– Virusmeningitis 147
– Vitamin-A-Überdosierung 57
Kopfumfangsmessung
– Hydrozephalus 464
– Mikrozephalie 462
Kopfwachstumsdezeleration
– Rett-Syndrom 495
Koplik-Flecken, Masern 170
Koronaraneurysmen
– Kawasaki-Syndrom 217, 218
Koronararteriitis, Kawasaki-
Syndrom 218
koronare Herzerkrankung
– Chlamydia pneumoniae 162
Koronarsklerose
– Hypoalphalipoproteinämie 141

Kortikosteroide
– Asthma bronchiale 321
– Blutglukose 106
– Cushing-Syndrom 77
– Diabetes mellitus 111
– Differentialdiagnose 353
– Hyperlipidämie 140
– Pseudotumor cerebri 485
Kortisol
– Addison-Syndrom 76, 77
– adrenogenitales Syndrom 74
– Cushing-Syndrom 77
– Hypoglykämie 110
– Synthese
– – vermehrte 77
– – verminderte 74
Koryza, Lues connata 31
Kostmann-Syndrom 235, 236
– G-CSF 236
– Leukämie, akute, myeloische
250
Kotschmieren, Enkopresis 531
Krabbe-Syndrom 127, 133
Krätzemilbe 437
Krampfanfälle
– Adrenoleukodystrophie, neonatale
135
– Ahornsirupkrankheit 97
– Astrozytome, fibrilläre 270
– Dehydratation 416
– Di-George-Syndrom 202
– Differentialdiagnose 33
– Endokarditis 292
– epileptische 467
– fokale, Kavernome 487
– FSME 186
– Hirntumoren 268
– Hyperglycinämie 105
– Hypokalzämie 420
– Hypoparathyreoidismus 73
– Koma 502
– Kraniostenose 461
– Lymphohistiozytosen, hämophago-
tische, familiäre 257
– Masernenzephalitis 169
– neonatale 28
– – Vitamin-B$_6$-abhängige 28
– Neugeborenensepsis 29
– Schwartz-Bartter-Syndrom 68
– tonisch-klonische 467
– Vitamin-D-Mangel-Rachitis 58
– zerebrale
– – Asphyxie, perinatale 7
– – AV-Malformationen 486
– – Blutungen, intrakranielle 7
– – Chorea Huntington 493
– – Differentialdiagnose 493
– – Glukose-Transporterprotein-Syn-
drom 124
– – Glykogenose Typ Ia 117
– – Hirnsklerose, tuberöse 498
– – Homozystinurie 95
– – Hypoglykämie 107
– – Hypoglykämie, neonatale 26
– – Hypokalzämie, neonatale 28
– – Krabbe-Syndrom 133
– – Lupus erythematodes,
systemischer 389
– – Medium-Chain-Acyl-CoA-Dehy-
drogenase-(MCAD-)Defekt
127
– – Meningitis 146
– – Meningokokken-
meningitis 153
– – Niereninsuffizienz, akute 407
– – Phenylketonurie 90
– – Polyglobulie/Hyperviskositätssyn-
drom 22
– – Sichelzellanämie 228
– – Sturge-Weber-Syndrom 499
– – Vitamin-B$_6$-Mangel 55
kraniofaziale Dysmorphie
– Blackfan-Diamond-Anämie 222
– Di-George-Syndrom 202, 203
– Pfaundler-Hurler-Syndrom 129
– Smith-Lemli-Opitz-Syndrom 142
– Trisomie 21 35, 36
– Zellweger-Syndrom 135

554

Kraniopharyngeom 268, 271
– Hypogonadismus, hypogonadotroper. 85
– Rathke-Tasche 271
Kraniostenose 461
Kraniosynostosen 460
– Fibroblastenwachstumsfaktorrezeptoren (FGFR), Mutationen 460
Kraniotabes
– Differentialdiagnose 59
– Vitamin-D-Mangel-Rachitis 58
Kreatinin
– Kleinwuchs 64
– nephrotisches Syndrom 397
Krebsscherenphänomen, Invagination 348
Kreislauf, Neugeborenes 2
Kreislaufstillstand
– Ertrinkungsunfälle 508
– Kammerflattern/-flimmern 299
– Schlafapnoe, obstruktive 309
Kreislaufversagen, Diphtherie 153
Kreislaufzentralisation
– Ertrinkungsunfälle 508
Kretinismus, Hypothyreose 69
Kribbeln, Epilepsie mit fokal-sensorischen Anfällen 471
Krupp
– Differentialdiagnose 312
– Diphtherie 153
– Influenza 180
– Masern 169
Krusten, Skabies 437
Kryoglobulinämie, Hepatitis A 370
Kryotherapie
– Molluscum contagiosum 426
– Retinopathia praematurorum 11
Kryptenabszess, Colitis ulcerosa 353, 354
Kryptokokkose, AIDS 188
Kryptosporidien/Kryptosporidiose
– AIDS 188
– Diarrhö 335
– Gastroenteritis, akute, infektiöse 348
Kugelberg-Welander-Muskelatrophie 442, 444
Kugelzellanämie 224, 225
Kuhmilch, Zusammensetzung 49
Kuhmilchallergie 359, 360
– Diabetes mellitus Typ 1 111
– Dystrophie 48
kuhmilchfreie Hydrolysat- oder Elementarnahrungen 360
Kuhmilchproteinintoleranz 355, 359
– Diarrhö 336
– Differentialdiagnose 358
– Erbrechen 335
– Gastrointestinalblutung 336
Kunstherz, Herzinsuffizienz 295
Kupferausscheidung, Wilson-Syndrom 380
Kupferstoffwechselstörungen 379
Kupfervergiftung, Tubulopathien 399
Kurzdarmsyndrom 355, 361
– Diarrhö 336
– Differentialdiagnose 359
– Ernährung, parenterale 361
– Malabsorption 361
– Metronidazol 361
Kussmaul-Atmung 302
– Diabetes mellitus Typ 1 113
Kyphose
– Pfaundler-Hurler-Syndrom 129
Kyphoskoliose
– Rückenmarktumoren 272

L

Labiennekrose, Erysipel 425
Lactobacillus bifidus, Muttermilch 49
Lactoferrin, Muttermilch 49, 50
Lähmungen
– Beriberi 54
– FSME 186
– hyperkaliämische 419

– Hypokaliämie 419
– Leukämie, akute, lymphatische 248
– schlaffe
– – Landry-Paralyse 153
– – Poliomyelitis 184
Längenentwicklung/-wachstum
– beschleunigtes, Pubertas praecox vera 82
– normale 47
Läusebefall 437
Lageanomalien, Asphyxie, perinatale 6
Lakrimation, Tyrosinämie Typ II 94
Laktase-Persisters 355
Laktasemangel 355
Laktat, Hypoglykämie 106
Laktatazidose
– Glykogenose Typ Ia 117
– Glykogenose Typ III 119
– Thiaminmangel 54
Laktose, Muttermilch 49
Laktoseintoleranz 355
– Diarrhö 336
– Differentialdiagnose 359
– Dünndarmschleimhautbiopsie 355
– Erbrechen 335
– H₂-Atemtest 355
– Zöliakie 358
Lambliasis 355
– Differentialdiagnose 359
Landau-Reaktion 518
Landry-Paralyse, Diphtherie 153
Langerhans-Zell-Histiozytosen 255, 256
– Birbeck-Granula 256
– CD1a-Antigen 256
Langerhans-Zellen 256
Langzeit-pH-Metrie
– Reflux, gastroösophagealer 338
Laparoschisis 24
Laparotomie 368
Large for Gestational Age (LGA) 2
LARON-Syndrom, Wachstumshormonmangel 64
Larva migrans visceralis 198
Laryngitis
– subglottische, stenosierende 181, 311
– – s.a. Pseudokrupp 311
– – Influenza 180
– supraglottische 311
Laryngomalazie
– kongenitale 304
– Stridor, postnataler 305
Laryngospasmus
– Ertrinkungsunfälle 508
– Hypokalzämie 28, 420
– Kuhmilchallergie 360
– Vitamin-D-Mangel-Rachitis 58
Laryngotracheobronchitis
– Parainfluenza 181
Larynxödem
– Ösophagusverätzungen 340
Larynxpapillome 426, 427
Larynxstenose 303
– Erysipel 425
Lasertherapie
– Retinopathia praematurorum 11
– Warzen 427
Late-Onset-AGS 74, 75
Late-Onset-Hyperglycinämie 105
Late-Onset-Sepsis 29
Laufen, schnelles
– Vorsorgeuntersuchungen 519
Laugenverätzungen
– Kolliquationsnekrose 340
– Ösophagus 340
Laxantienabusus, Diarrhö 336
LCH s. Langerhans-Zell-Histiozytosen 255
LCHAD-Defekt/-Mangel 125
– Neugeborenenscreening 521
LDL (Low Density Lipoproteins) 137
– Leukämie, akute, lymphatische 248
– Leukämie, chronisch-myeloische 252

– Neuroblastom 260
– Non-Hodgkin-Lymphome 253
LDL-Rezeptor-Defizienz/-Defekt 138
Lebendgeburt 2
Lebendimpfungen
– und Ataxia teleangiectatica 205
– und Immundefekte 206
– – schwere, kombinierte 204
– und Wiskott-Aldrich-Syndrom 205
Lebensmittelvergiftung
– Salmonellosen 157
Leber, weiße, Reye-Syndrom 378
Leberabszess 375
– Granulomatose 237
Leberbiopsie 362, 368
– Toxokariasis 198
Leberegel 197
– großer/kleiner 199
Lebererkrankungen 362
– biliäre Exkretion 362
– diagnostische Maßnahmen 362
– Hypoglykämie 107
– Immunologie 362
– Koagulopathien 242
– Lebersyntheseleistungen 362
Leberfibrose, Zystennieren 411
Leberfunktionsstörungen
– Differentialdiagnose 103
– Fruktoseintoleranz, hereditäre 123
– Galaktosämie 121
– Glykogenose Typ IV 119
– Hypoglykämie 108
– Nikotinsäureamidüberdosierung 55
– Refsum-Syndrom 137
Leberfunktionstests
– Ataxia teleangiectatica 205
– Phenylketonurie 91
Leberhistologie
– Gallengangshypoplasie, intrahepatische 367
Leberinfektionen, nichtvirale 375
Leberphosphorylase-Defekt
– Glykogenose Typ VI 119
Lebertransplantation
– Alpha-1-Antitrypsin-Mangel 366
– Autoimmunhepatitis 374
– Crigler-Najjar-Syndrom Typ I 363
– Gallengangsatresie, extrahepatische 368
– Hyperammonämie 104
– Leberversagen, fulminantes 377
– portale Hypertonie 378
– Tyrosinämie 94
– Wilson-Syndrom 380
Leberverfettung, Reye-Syndrom 378
Leberversagen, fulminantes 376
– Autoimmunhepatitis 374
– Enzephalopathie, hepatische 376
– Gallengangsatresie, extrahepatische 367
– Glykogenose Typ IV 119
– Hepatitis A 370
– hepatorenales Syndrom 376
– Infektionen 376
– Koma 502
– Intoxikationen 376
– Komplikationen 377
– Lebertransplantation 377
– supportive Maßnahmen 377
– Tyrosinämie 93, 94
– Wilson-Syndrom 380
Leberzellkarzinom
– Hepatitis B 371
– Hepatitis C 373
Leberzellschädigung
– Alpha-1-Antitrypsin-Mangel 366
Leberzirrhose
– Autoimmunhepatitis 374
– biliäre 377
– – Gallengangsatresie, extrahepatische 367
– – Hyperlipidämie 140
– – zystische Fibrose 324–325, 327
– Cholelithiasis 369
– Diarrhö 336
– Galaktosämie 121
– Glykogenose Typ IV 119

– Hepatitis B 371
– Hepatitis C 373
– Hyperaldosteronismus, sekundärer 79
– Klassifikation 377
– postnekrotische 377
– Splenomegalie 238
– Thalassaemia major 230
– Tyrosinämie 93
– Wilson-Syndrom 380
Lecithin, Amnionflüssigkeit 46
Legasthenie 532
Leiomyosarkom
– HIV-Infektion 187
Lendenhyperlordose
– Duchenne-Muskeldystrophie 450
– Gliedergürtelmuskeldystrophie 451
– Muskeldystrophie, fazioskapulohumerale 452
Lennox-Gastaut-Syndrom 467, 476
– Anfälle, tonisch-astatische 476
– Dämmerzustand 476
– Differentialdiagnose 470
– Hirnschädigung 476
– Therapie 480
Leptin
– Adipositas 527
– Anorexia nervosa 525
Leptospirose, Differentialdiagnose 218
Lernschwierigkeiten
– Neurofibromatose Typ 1 497
Lesch-Nyhan-Syndrom 142
– Nephritis, tubulointerstitielle 404
Lese-Rechtschreib-Störungen
– Vorsorgeuntersuchungen 520
Lesefähigkeit, Legasthenie 532
Lethargie
– Ahornsirupkrankheit 97
– Hyperglycinämie 105
– Invagination 347
– Leukomalazie periventrikuläre 14
– Meningitis 195
– Polyglobulie/Hyperviskositätssyndrom 22
– Tyrosinämie, transitorische 94
Leucin, Ahornsirupkrankheit 97
Leucinbelastungstest
– Hyperinsulinismus 110
– Hypoglykämie 110
Leucinstoffwechsel
– Isovalerianazidämie 100
Leukämie 246
– akute, lymphatische (ALL) 247
– – B-Vorläuferzellen 248
– – FAB-Klassifikation 247
– – Knochenmarkpunktion 248
– – Stammzelltransplantation 249
– – ZNS-Bestrahlung 249
– akute, myeloische (AML) 249
– – Auer-Stäbchen 250, 251
– – Chromosomenanalyse 250
– – Differentialdiagnose 248
– – FAB-Klassifikation 250
– – Hyperleukozytose 250
– – Knochenmarkpunktion 250
– – Lumbalpunktion 250
– – Stammzelltransplantation 250
– – ZNS-Bestrahlung 250
– Ataxia teleangiectatica 205
– chronisch-myeloische (CML) 251
– – ABL-Gen 251
– – Blastenschub 251
– – Chromosomenanalyse 252
– – Knochenmarkpunktion 252
– – Philadelphia-Chromosom 251
– Differentialdiagnose 56, 152, 209, 228, 243, 255, 529
– juvenile, myelomonozytäre (JMML) 235
– – Differentialdiagnose 252
– konnatale, Anämie, neonatale 22
– Splenomegalie 238
– Therapierisiken 249
– Trisomie 21 35
– undifferenzierte 250
– Verbrauchskoagulopathie 242
leukämoide Reaktion 252

555

Register

Leukodystrophie, metachromatische 127, 133
Leukomalazie, periventrikuläre 13
– Frühgeborene 8
Leukotrien-Rezeptorantagonisten
– Asthma bronchiale 321
Leukotriene, Verbrennungen 507
Leukozyten, Normwerte 220
Leukozytenstase
– Leukämie, chronisch-myeloische 251
leukozytoklastische Vaskulitis 391
Leukozytopenie 235
– Fanconi-Anämie 233
– Listeriose 160
– Neugeborenenmeningitis 29
– neutrophile 235
Leukozytose
– Arthritis, reaktive 214
– Ewing-Sarkom 266
– Kawasaki-Syndrom 217
– Meningitis 146
– Meningokokkensepsis 152
– Neugeborenenmeningitis 29
– Neugeborenensepsis 28
– Rhabdomyosarkom 262
– rheumatisches Fieber 216
– Sepsis 145
– Sichelzellanämie 228
Leukozyturie
– Kawasaki-Syndrom 217
– Lupus erythematodes, systemischer 389
– Nephritis, tubulointerstitielle 403
– sterile, Urogenitaltuberkulose 165
Leuzinose 97
Leydig-Zell-Tumor
– Pseudopubertas praecox, isosexuelle 83
Leydigzellhyperplasie
– Klinefelter-Syndrom 40
LGA (Large for Gestational Age) 2
LGMD s. Gliedergürtelmuskeldystrophie 451
LH(-Mangel)
– Hypogonadismus, hypogonadotroper. 85
– Sexualentwicklung 80
LH-Rezeptor-Gen-Mutationen
– Hypergonadismus, hypergonadotroper 85
LH-RH-Analoga, Pubertas praecox vera 82
Libman-Sacks-Endokarditis 293
Lidachsenstellung
– antimongoloide, Alkoholembryopathie 44
– Mongoloide, Trisomie 21 36
Lidödeme
– nephrotisches Syndrom 397
– Trichinose 198
Lidschluss
– Muskeldystrophie, fazioskapulohumerale 452
Links-rechts-Shunt
– Ductus arteriosus persistens (Botalli) 9, 10, 282
– Herzfehler, angeborene 279
– Ventrikelseptumdefekt 279
Linksherz, hypoplastisches (HLH) 287, 288
– Häufigkeit, relative 275
– Herzkatheter 288
– Norwood-Operation 288
Linksverschiebung, Sepsis 145
α-Linolensäure, Muttermilch 49
Linsenluxation
– Homozystinurie 67, 95
– Marfan-Syndrom 67
Lipidspeichererkrankungen, lysosomale 130
Lipidstatus, Hypercholesterinämie, familiäre 138
Lipogenese 106
Lipolyse 106
Lipoproteinlipase, Defekt 139
Lipoproteinstoffwechselstörungen 137

Lippenbremse
– Asthma bronchiale 318
Liquor dissociation cytoalbuminique 445
Liquorbefunde
– Meningitis. bakterielle 147
– Virusmeningitis 147
Liquorglukosekonzentration
– Glukose-Transporterprotein-Syndrom 124
Liquorpunktion/-untersuchung
– Epiglottitis, akute 312
– Hirntumoren 268
– Lyme-Borreliose 169
– Lymphohistiozytosen, hämophagozytische, familiäre 257
– Meningitis tuberculosa 164
– Meningokokkensepsis 152
– Neugeborenenmeningitis 29
– Pseudotumor cerebri 485
Liquorzirkulationsstörung, Hydrozephalus 463
Lisch-Knötchen, Neurofibromatose Typ 1 496
Listeria monocytogenes/Listeriose 159, 160
– Late-Onset-Sepsis 29
– Meldepflicht 160
– Meningitis 146
– Pneumonie, neonatale 17
Lithiumtherapie
– Diabetes insipidus renalis 401
LKM-1 (Antikörper gegen mikrosomales Antigen aus Leber und Niere)
– Autoimmunhepatitis 374
Lobärpneumonie, Pneumokokken 150, 329
Lobektomie, Sturge-Weber-Syndrom 500
Löffler-Lungeninfiltrat, eosinophiles 197
Löfgren-Syndrom
– Erythema nodosum 436
Long-Chain-Hydroxy-Acyl-CoA-Dehydrogenase-(LCHAD-)Mangel 125
– Neugeborenenscreening 521
Long-QT-Syndrom 299
Lorenzos-Öl
– Adrenoleukodystrophie, X-chromosomal vererbte 136
Louis-Bar-Syndrom 205
Low Cardiac Output-Syndrom
– Kardiomyopathie, dilatative 296
Low-Pressure-Läsionen, Kavernome 487
LQT-Gene 299
– Romano-Ward-Syndrom 299
Lues connata (praecox/tarda) 30
Luftansammlungen, extraalveoläre
– Mekoniumaspirationssyndrom 15
Luftwegsinfekt, banaler, oberer 306
Lumbalpunktion 248
– Ewing-Sarkom 266
– Fieberkrämpfe 478
– Hirntumoren 269
– Hodgkin-Lymphom 254
– Leukämie, akute, myeloische 250
– Meningitis 146
– Neuroblastom 260
– Retinoblastom 263
– Rhabdomyosarkom 262
– Sepsis 145, 146
– Virusmeningitis 147
Lungenabszess 330
– Fremdkörperaspiration 330
– Pleuritis 332
– Pneumonie 328
– Staphylokokkenpneumonie 330
Lungenagenesie, Differentialdiagnose 331
Lungenarterien, Vasokonstriktion
– Ductus arteriosus, persistierender 10
Lungenatelektase s. Atelektasen 330
Lungenblutung, Goodpasture-Syndrom 391
Lungencandidose 196
Lungencompliance, Surfactantmangel 9

Lungendurchblutung
– Transposition der großen Arterien (TGA) 287
Lungenembolie
– Dyspnoe 303
– Endokarditis 293
Lungenemphysem 332
– Asthma bronchiale 318
– bronchopulmonale Dysplasie 11
– interstitielles, Atemnotsyndrom 9
– lobäres, kongenitales 305
– Mekoniumaspirationssyndrom 15
Lungenentfaltung, Neugeborenes 2
Lungenerkrankungen 328
– Neugeborene 15
– restriktive, Granulomatose 237
Lungenfibrose
– Alveolitis, exogen-allergische 331, 332
– bronchopulmonale Dysplasie 11
– Dyspnoe 303
Lungenfunktion, zystische Fibrose 326
Lungenfunktionsprüfung
– Asthma bronchiale 319
Lungenherde, nekrotische
– Tuberkulose 164
Lungenhypoplasie 16
– PFC-Syndrom 18
– Zwerchfellhernie 16
Lungeninfarkt, Sichelzellanämie 228
Lungeninfiltrat Löfflersches, eosinophiles 197
Lungenkollaps, Asthma bronchiale 318
Lungenmetastasen
– Keimzelltumoren 267
Lungenödem
– Aortenstenose 276
– Ductus arteriosus, persistierender 9, 10
– Dyspnoe 303
– Kardiomyopathie, dilatative 296
– Linksherz, hypoplastisches (HLH), 288
– Niereninsuffizienz 407
– Truncus arteriosus communis 290
– Verbrennungen 508
Lungenreifungsbehandlung
– Atemnotsyndrom 9
Lungentransplantation
– zystische Fibrose 327
Lungentuberkulose 162, 163
– Primärinfiltrat/-komplex 163
Lungenüberblähung
– Fremdkörperaspiration 312
Lungenüberdurchblutung
– Ductus arteriosus, persistierender 10
Lungenunreife
– bronchopulmonale Dysplasie 11
Lungenvenenfehlmündung, totale 291, 292
– Häufigkeit, relative 275
– Herzkatheter 292
Lupus erythematodes, systemischer 389
– Arthritis 389
– Endokarditis 293
– Erythem, schmetterlingförmiges 389
– Glomerulonephritis, membranöse 388
– Hyperlipidämie 140
– Hypertonie 404
– Immunkomplexvaskulitis 389
– Immunsuppression 389
– Nephritis, tubulointerstitielle 404
– Nierenbiopsie 389
– Pankreatitis 380
– Panzytopenie 389
– Proteinurie 396
– Splenomegalie 238
Lyell-Syndrom 428
– medikamentöses, Differentialdiagnose 427
Lyme-Arthritis 169
– Differentialdiagnose 209

Lyme-Borreliose 168, 446
– Acrodermatitis chronica atrophicans 169
– Arthralgien 169
– Bannwarth-Syndrom 169
– Differentialdiagnose 217, 445
– Erythema migrans 168
– IgG/IgM 169
– Liquoruntersuchung 169
Lymphadenitis
– Brucellose 159
– Epiglottitis, akute 312
– zervikale, MOTT 168
– colli, Differentialdiagnose 254
Lymphadenopathie/Lymphknotenschwellung
– B-Zell-Defekte 200
– Diphtherie 153
– HIV-Infektion 187
– Kawasaki-Syndrom 217
– Leukämie, akute, myeloische 250
– Mononukleose, infektiöse 178
– Polyarthritis, seropositive 210
– schmerzlose
– – Hodgkin-Lymphom 254
– – Non-Hodgkin-Lymphome 253
– Still-Syndrom 209
Lymphangiektasie, intestinale, Diarrhö 336
Lymphangiome
– Differentialdiagnose 71
– Stridor 306
Lymphangitis, Erysipel 425
Lymphknotenabszess
– Granulomatose 237
Lymphknotenbiopsie, Hodgkin-Lymphom 254
Lymphohistiozytosen, hämophagozytische, familiäre 256
– Antithymozytenglobulin 257
– Perforin-Gen 256
Lymphome
– AIDS 188
– Ataxia teleangiectatica 205
– großzellig-anaplastische 253
– kleinzellige 252
– (nicht)lymphoblastische 253
– Splenomegalie 238
– Thrombozytose 245
lymphoproliferative Erkrankungen
– Mononukleose, infektiöse 178
lymphoretikuläre Malignome
– Wiskott-Aldrich-Syndrom 204
lymphozytäre Infiltrate
– Hashimoto-Thyreoiditis 71
Lymphozyten, Normwerte 220
Lymphozytenfragilitätstest
– Anämie, aplastische 234
Lymphozytom, Lyme-Borreliose 168, 169
Lymphozytopenie
– Wiskott-Aldrich-Syndrom 204
Lymphozytose
– infektiöse 237
– Mononukleose, infektiöse 179
– Pertussis 154, 237
– Röteln 237
Lysin
– Stoffwechselstörungen 101
– Zystinurie 96
lysinarme Diät
– Glutarazidurie Typ 1 102
lysosomale (Lipid-)Speichererkrankungen 130
Lysozym, Muttermilch 49, 50
lytischer Abfall, Typhus abdominalis 157

M

Macula, Varizellen 174
Madenwürmer 197
Maelena, Vitamin-K-Mangel 23
Magen-Darm-Entleerung
– Nahrungsmittelbotulismus 156

Register

Magen-Darm-Passage
– Hiatushernie 339
– Reflux, gastroösophagealer 338
Magenablaufsonde
– Enterokolitis, nekrotisierende 25
Magenerkrankungen 341
Magenfremdkörper 341
Magenspülung, Vergiftungen 510
Magenulkus
– Blutungsanämie 224
– Erbrechen 335
Major Illness, Poliomyelitis 184
Makroangiopathie
– Diabetes mellitus Typ 2 116
– ischämischer/zerebraler Insult 488
Makroglossie
– Beckwith-Wiedemann-Syndrom 67
– Glykogenose Typ II 118
– Hypothyreose 69
– Pfaundler-Hurler-Syndrom 129
– Trisomie 21 36
Makrohämaturie 385
– Glomerulonephritis, membranoproli-
ferative/rapid progressive 390
– IgA-Glomerulonephritis 385
– nephritisches Syndrom 387
– nephrotisches Syndrom 397
– Urogenitaltuberkulose 165
Makrolide, Dermatitis, atopische 433
Makrophagen, Phagozytose 255
Makrosomie
– Hypoglykämie 26, 108
– Nervenläsionen 7
Makrozephalie
– Differentialdiagnose 464
– Gigantismus, zerebraler 67
– progrediente, Glutarazidurie Typ 1
101
Makrozyten, Anämie, megaloblastäre
221
Makrozytose, Pyruvatkinasemangel
232
Makulafleck, kirschroter
– GM$_2$-Gangliosidose Typ I 134
– Niemann-Pick-Krankheit 132
Malabsorptionssyndrome 354
– Differentialdiagnose 61, 420
– Gallengangshypoplasie, intrahepati-
sche 367
– Hypoglykämie 107
– Kurzdarmsyndrom 361
– portale Hypertonie 378
– Vitamin-K-Mangel 241
Maldigestion, zystische Fibrose 323,
325
Maleylazetoazetat, Tyrosinämie 93
Malformationen, arteriovenöse
(ZNS) 485
maligne Hyperthermie 456
Malrotation
– Diarrhö 336
– Erbrechen 335
Maltodextrin, Hypoglykämie 27
Mangelernährung, Kleinwuchs 63
Mannosidose 127, 130
Manometrie
– anorektale, Hirschsprung-
Krankheit 346
– Ösophagusachalasie 339
Marfan-Syndrom, Großwuchs 67
Marfan-Zeichen
– Vitamin-D-Mangel-Rachitis 58
marfanoider Habitus
– Homozystinurie 95
– MEN 2b 80
Marker-X-Syndrom 41
Marmorierung, Neugeborenensepsis
29
Maroteaux-Lamy-Syndrom 127
Martin-Bell-Syndrom 41
MAS s.
Mekoniumaspirationssyndrom 15
Maschinengeräusch 273
Masern 169
– Diabetes mellitus Typ 1 111
– Differentialdiagnose 218
– Exanthem 169, 171
– Enzephalitis 169

– Immunisierung 171, 193
– impfbedingte 193
– Komplikationen 169
– Koplik-Flecken 170
– Meldepflicht 171
– Panenzephalitis, subakute, sklerosie-
rende 169
– Tuberkulose 163
– Tuberkulosehauttest, falsch-
positiver 165
Masern-Mumps-Röteln-
Impfung/-Vakzine 191, 194
Masern-RNA 170
Masernkrupp 169
Masernpemphigoid 169
Masernpneumonie, Husten 303
Maskenbeatmung
– Apnoe 14
– Mekoniumaspirationssyndrom,
Kontraindikation 15
– Zwerchfellhernie,
Kontraindikation 16
Masseterkrampf, Tetanus 155
Mastoiditis 310
– Haemophilus influenzae Typ b
151
– Otitis media 310
– Pseudotumor cerebri 485
– Rhinopharyngitis 306
Mastozytom 440
Mastozytose 440
Mastzelldegranulation, Urtikaria
434
MCAD-Defekt 125, 126
– Neugeborenenscreening 521
McCune-Albright-Syndrom 83
– Café-au-lait-Flecken 438
– Pseudopubertas praecox,
isosexuelle 83
MCV, Normwerte 219
MEBD s. Muscle-Eye-Brain-Erkran-
kung 452
Meckel-Divertikel 346
– Appendizitis 346
– Blutungsanämie 224
– Gastrointestinalblutung 336
– Invagination 347
MeCP2-Gen-Mutationen
– Rett-Syndrom 495
Medianekrose, Ullrich-Turner-Syn-
drom 40
Mediastinaltumoren
– Non-Hodgkin-Lymphome 253
Mediastinalverbreiterung
– Hodgkin-Lymphom 255
– Ösophagusachalasie 339
Mediastinalverlagerung
– Fremdkörperaspiration 312
Mediastinitis
– Ösophagusverätzungen 340
Medienberatung
– Vorsorgeuntersuchungen 520
Medikamentenabusus
– Asphyxie, perinatale 6
– Stillen 50
Medium-Chain-Acyl-CoA-Dehydroge-
nase-(MCAD-)Mangel 125, 126
– Neugeborenenscreening 521
Medulloblastom 268, 270
– c-myc-Onkogen 270
Megacolon congenitum 345
Megakolon
– Differentialdiagnose 346
– toxisches
– – Colitis ulcerosa 353
– – Enterokolitis,
pseudomembranöse 159
– – Hirschsprung-Krankheit 346
Megalenzephalie,
Differentialdiagnose 464
Megaösophagus
– Ösophagusachalasie 339
Mekonium 3
Mekoniumabgang, fehlender
– Duodenalatresie 344
– Ileumatresie/-stenose 344
Mekoniumaspirations-
syndrom 15

– ECMO (extrakorporale Membran-
oxygenierung) 15
– Hochfrequenzoszillations-
beatmung 15
– Neugeborenensepsis 29
– PFC-Syndrom 18
– Pneumothorax 15
– Stickstoffmonoxid (NO) 15
– tracheobronchiale Lavage 15
Mekoniumileus 25
– Erbrechen 335
– Mikrokolon 26
– Röntgen-Abdomen 26
– zystische Fibrose 25, 323, 325,
327
Mekoniumperitonitis
– Mekoniumileus 25
Mekoniumpfropfsyndrom 25
Melaninmangel
– Hyperphenylalaninämie 90
MELAS, ischämischer/zerebraler In-
sult 488
Meldepflicht
– Botulismus 156
– Brucellose 159
– Diphtherie 154
– Enteritis infectiosa 158
– Listeriose 160
– Masern 171
– Meningitis, bakterielle 147
– Meningokokkenmeningitis 153
– Pertussis 154
– Salmonellose 157
– Tetanus 156
– Tuberkulose 166
membranoproliferative Glomerulo-
nephritis 389
MEN 80
– Phäochromozytom 79
– Typ 1 80
– – Hyperparathyreoidismus 74
– Typ 2
– – Hyperparathyreoidismus 74
– Typ 2a/2b 80
Menarche 81
Mendel-Mantoux-Test 165
Menin-Gen (11q13), Mutation 80
meningeale Tumoren 268
Meningismus
– hyperpyretische Toxikose 417
– Meningokokkensepsis 152
Meningitis 146
– Agammaglobulinämie 202
– Antibiotika 147
– Apnoe 14
– aseptische
– – Coxsackie-Virus-Erkrankungen
181
– – Mumps 177
– B-Zell-Defekte 200
– bakterielle 146
– Blutentnahme 146
– Brucellose 159
– Brudzinski-Zeichen 146
– Dexamethason 147
– Differentialdiagnose 33, 307, 478
– Dyspnoe 303
– Epiglottitis, akute 312
– Erbrechen 335
– Erreger 146
– FSME 186
– Gelegenheitsanfälle 467, 477
– Haemophilus influenzae Typ b 146,
151
– HIV-Infektion 187
– Hydrozephalus 463
– ischämischer/zerebraler Insult
488
– Kernig-Zeichen 146
– Koma 502
– Kopfschmerzen 146, 483
– Krampfanfälle, neonatale 29
– Listeriose 160
– Lumbalpunktion 146
– Lyme-Borreliose 168, 169
– Meningokokken 147, 152
– Nackensteifigkeit 146
– neonatale 28, 29, 146

– – Liquorpunktion 29
– Otitis media acuta 310
– Pneumokokken 146, 147, 150
– Pneumokokkenvakzine 147
– psychomotorische Entwicklungsver-
zögerung 146
– Schädel-Hirn-Trauma 146
– Schwartz-Bartter-Syndrom 68
– Sepsis 146
– SIADH 146
– Spätschäden 146
– Trichinose 198
– tuberculosa 164
– – Liquoruntersuchung 164
– – Therapie 166
– – Tuberkulintest 165
– virale 147
meningitische Zeichen
– Virusmeningitis 147
Meningoenzephalitis
– Brucellose 159
– FSME 186
– Herpes-simplex-Infektion 176
– Listeriose 160
– Mumps 177
– Röteln 31
Meningokokken 151
– asymptomatische Träger 152
– B-Zell-Defekte 201
– Erregernachweis 152
– Perikarditis 294
– Verbrauchskoagulopathie 242
Meningokokkenimpfung 193
Meningokokkenmeningitis 29, 147,
152
– Meldepflicht 153
– Prognose 152
Meningokokkensepsis 152
– Petechien 145
– Verbrauchskoagulopathie 145
– Waterhouse-Friderichsen-Syndrom
77, 146, 151, 152
Meningomyeloenzephalitis, FSME
186
Meningomyelozele,
Neuralrohrdefekt 457
Meningoradikulitis, Lyme-Borreliose
168, 169
Meningozele 458
– kraniale 460
mentale Entwicklung, Epilepsie
480
mentale Retardierung
– Hyperglycinämie 105
– Hyperphenylalaninämie 90
– Refsum-Syndrom 137
– Tyrosinämie Typ II 94
Merosinopathie 451
Mesalazin, Colitis ulcerosa 354
Mesokardie
– Neugeborene diabetischer Mütter
27
Meta-Jod-123-Benzylguanidin
(MIBG)-Szintigraphie
– Neuroblastom 260
– Phäochromozytom 79
metabolische Störungen,
Neugeborene
metachromatische Leukodystrophie
127, 133
Metalues 32
Metanephrine, Phäochromozytom
79
Metastasen, Hyperkalzämie 420
Meteorismus, Pankreatitis 381
Methämoglobinämie
– Dyspnoe 303
– toxische 229
Methämoglobindiaphorase 229
Methanol-Vergiftungen 509
Methimazol, Hyperthyreose 70
Methionin, Tyrosinämie 94
methioninarme Diät
– Homozystinurie 96
– Tyrosinämie 94
Methotrexat
– Arthritis, juvenile, idiopathische
213

557

Register

3-Methylcrotonyl-CoA-Carboxylase
– Biotin 56
Methylenblau
– Glukose-6-Phosphat-
Dehydrogenase-Mangel 231
N-Methyl-D-Aspartat-(NMDA-)Rezep-
toren 105
Methylenglykol-Vergiftung 511
Methylmalonazidurie (MMA) 98
Methylmalonyl-CoA-Mutase-Derfekt
98
Methylphenidat, ADHS 534
Metronidazol
– Kurzdarmsyndrom 361
– Urin, roter 384
Mexiletin, Long-QT-Syndrom 299
MH s. Hyperthermie, maligne 456
MHC-Expressionsdefekt 204
Migräne 481-483
– Erbrechen 335
– mit/ohne Aura 483
– Schmerzcharakterisierung 483
Migraine accompagnée 483
Mikroangiopathie
– Diabetes mellitus Typ 1 115
– Diabetes mellitus Typ 2 116
– ischämischer/zerebraler Insult 488
Mikrodeletion 22q 42
Mikrodeletion 22q11
– Truncus arteriosus communis 290
Mikrodeletion 22q11.2
– Di-George-Syndrom 202
– kraniofaziale Dysmorphie 202
Mikrodeletionssyndrome 42, 43
– chromosomale 41
Mikrogastrie, Erbrechen 335
Mikrognathie
– Katzenschreisyndrom 39
Mikrohämaturie 383, 385
– Alport-Syndrom 387
– Glomerulonephritis, membranöse 388
– Glomerulonephritis, membranoproli-
ferative 390
– Hämaturie, benigne familiäre 386
– Nephritis, tubulointerstitielle 403
– nephrotisches Syndrom 397
– Urogenitaltuberkulose 165
Mikrokolon
– kongenitales, Differentialdiagnose
346
– Mekoniumileus 26
Mikropannus, Trachom 161
Mikropenis, Hypoglykämie 108
Mikrophthalmie
– Pätau-Syndrom 38
Mikroretrogenie, Stridor 306
Mikroretrognathie
– Smith-Lemli-Opitz-Syndrom 142
Mikrothromben
– Polyglobulie/Hyperviskositätssyn-
drom 22
Mikrozephalie 460, 462
– Alkoholembryopathie 43
– CMV-Infektion 31
– Fanconi-Anämie 233
– Galaktosämie 121
– Glukose-Transporterprotein-Syn-
drom 124
– Herpes simplex 31
– Hydantoinembryopathie 45
– Hyperglycinämie 105
– Hyperphenylalaninämie 93
– Kopfumfangsmessung 462
– Röteln 31
– Smith-Lemli-Opitz-Syndrom
142
– TORCH-Serologie 462
– Toxoplasmose 31
– Trisomie 13 37
Mikrozirkulationsstörung
– Atemnotsyndrom 9
Mikrozytose
– Anämie, sideroblastische 232
– Blutungsanämie 224
– Eisenmangelanämie 220
– Thalassaemia major/minor 230
Miktionszystourethrogramm
– Beckenniere 410

– Doppelniere 410
– Harnwegsinfektionen 412
– Hufeisenniere 410
– Reflux, vesikoureteraler 414
Milben, Skabies 437
Milch-Alkali-Syndrom
– Differentialdiagnose 420
Miliartuberkulose 164
– Therapie 166
– Tuberkulintest 165
Milien 423
– Differentialdiagnose 426
Miller-Dieker-Syndrom 42
Miller-Fisher-Syndrom 445
Milzerkrankungen 238
Milzruptur
– Hepatitis A 370
– Mononukleose, infektiöse 178
Milzvenenstauung, Splenomegalie 238
mimische Muskulatur, Schwäche
– Muskeldystrophie, fazioskapulohu-
merale 452
Minderwuchs
– Alkoholembryopathie 43
– De-Toni-Debré-Fanconi-Syndrom 401
– Di-George-Syndrom 202
– Gallengangshypoplasie, intrahepati-
sche 367
– Hirntumoren 268
– Hypoglykämie 108
– Hypopituitarismus 110
– Hypothyreose 69
– intrauteriner 42
– Kraniopharyngeom 271
– Pankreasinsuffizienz, exokrine 381
– Phosphatdiabetes 60
– sekundärer 63
– Thalassaemia major 229
– Ullrich-Turner-Syndrom 40
Mineralien, Kuh-/Muttermilch 49
Minimal-Change-
Glomerulonephritis 397
Minor Illness, Poliomyelitis 184
Minoxidil, Hypertonie, arterielle
405
Mitochondriopathien
– Leberversagen, fulminantes 376
Mitralatresie
– Linksherz, hypoplastisches (HLH)
288
Mitralinsuffizienz
– Endokarditis 292
– Endokarditisprophylaxe 293
– Kawasaki-Syndrom 218
Mitralstenose
– Endokarditisprophylaxe 293
Mittellappensyndrom
– Atelektasen 330
Mittellinienhautveränderung
– Tethered Cord 501
Mittelmeerfieber, familiäres 209
Mittelohrerguss, chronischer
– Otitis media acuta 310
Mittelphalangendefekte, subperiostale
– Hyperparathyreoidismus 74
MMA s. Methylmalonazidurie 98
Mobitz-Block 300
MODY (Maturity-Onset Diabetes in
the Young) 111, 112
Moebius-Syndrom 462
Moebius-Zeichen, Hyperthyreose 70
Moeller-Barlow-Krankheit 56
Molluscum contagiosum 426
Molluscumkörperchen 426
Monarthritis
– Arthritis, reaktive 214
– Brucellose 159
Mongolenfleck 424
mongoloide Lidachsenstellung
– Trisomie 21 36
Mononukleose, infektiöse 178
– Antikörpernachweis 179
– Differentialdiagnose 248, 254
– Komplikationen 178
– Leukozytose 237
– Lymphozytose 179
– Paul-Bunnell-
Hämagglutinationstest 179

Monosomie 4p, partielle 39
Monosomie 5p, partielle 38
Monozytenangina 178
Monozytopoese
– Leukämie, akute, myeloische 249
Montelukast, Asthma bronchiale 321
Morbus
– s.a. unter den Eigennamen bzw. Epo-
nymen
– Addison 76
– Basedow 69
– Berger 383
– Bourneville-Pringle 498
– Bruton 201
– Crohn 350
– Ebstein 290
– Fabry 127, 133
– Farquhar 256
– Gaucher 127, 130
– haemolyticus neonatorum 20
– haemorrhagicus neonatorum 23,
241
– Hirschsprung 345
– Hodgkin s. Hodgkin-Lymphom
254
– Krabbe 127, 133
– Niemann-Pick 127
– Recklinghausen 496
– Sandhoff 128
– Still 208
– Tay-Sachs 128
– Werlhof 244
– Wilson 379
Morgagni-Hernie 16
Moro-Reaktion/-Reflex 514, 517
Morphin, Schwartz-Bartter-Syndrom
68
Morquio-Syndrom 127
Mortalität, neonatale/perinatale 2
Motoneuronen, Erkrankungen 442
motorische Entwicklung 517
– Vorsorgeuntersuchungen 518, 519
motorische Vorderhornkerne
– Aplasie, partielle 462
MOTT (Mycobacteria Other Than Tu-
berculosis) 167
Mottenfraßnekrosen, Hepatitis B
370
MR-Angiographie
– Aneurysmen 487
– ischämischer/zerebraler Insult 488
– Kavernome 487
MRCP, Pankreatitis 380
Mucopolysaccharide, saure
– Pfaundler-Hurler-Syndrom 129
Müller-Gang 86
Mukolipidose Typ II 130
Mukopolysaccharidosen 127, 128
– Dysostosis multiplex 128
– Kleinwuchs 64
– Screeninguntersuchungen 129
Mukopolysaccharidspeicherung 128
Mukoviszidose s. zystische Fibrose
323
mukoziliäre Clearance
– Syndrom der immotilen Zilien 316
– zystische Fibrose 323
Multiorganversagen 145
– Meningokokkensepsis 152
Multiple endokrine Neoplasien s.
MEN 80
multiple Sklerose, Obstipation 336
Mumps 177
– de Quervain-Thyreoiditis 71
– Diabetes mellitus Typ 1 111
– Epididymitis/Orchitis 177
– okuläre Komplikationen 178
– Pankreatitis 178, 380
– Tuberkulosehauttest, falsch-
positiver 165
Mumpsimpfung/-vakzine 193
Mundatmung
– Schlafapnoe, obstruktive 308
Mundsoor 196
Murationsanalyse
– Fruktoseintoleranz, hereditäre 123
Muscle-Eye-Brain-Erkrankung 451,
452

Muskelatrophie, spinale 442
– BIPAP-Beatmungsgerät 444
– distale/proximale 442
– EMG 444
– Infantile mit Kontrakturen 442
– intermediäre 442, 444
– mit Arthrogrypose u. Knochenfraktu-
ren 442
– mit diaphragmaler Schwäche 442
– Muskelbiopsie 444
– Nervenleitgeschwindigkeit 444
– olivopontozerebelläre Atrophie 442
– Typ I (Werdnig-Hoffmann) 442,
443
– Typ II 444
– Typ III (Kugelberg-Welander) 442,
444
Muskelbiopsie
– Curshman-Steinert-Muskeldystro-
phie 454
– Dermatomyositis 453
– Hyperthermie, maligne 456
– Muskelatrophie, spinale 444
– Myotonia congenita 455
– Polymyositis 453
Muskelblutungen, Neugeborenes 7
Muskeldystrophie 449
– apparative Diagnostik 451
– Dystrophin 449
– Enzyme 451
– fazioskapulohumerale 452
– kongenitale 451
– Mutationsanalyse 451
– Typ Becker 451
– Typ Duchenne 449
Muskeleigenreflexe 515
– Anämie, megaloblastäre 221
– Werdnig-Hoffmann-
Muskelatrophie 443
Muskelhypertrophie
– Becker-Muskeldystrophie 451
Muskelhypotonie
– Myasthenie, neonatale 448
Muskelkrämpfe
– Hypokalzämie 420
– Tetanus 155
Muskelkraft 515
Muskelschmerzen
– Brucellose 159
– Dermatomyositis 452
– Meningokokkensepsis 152
– Ornithose 162
– Trichinose 198
Muskelschwäche 443
– Botulismus 156
– Brown-Séquard-Syndrom 272
– Dermatomyositis/Polymyositis
452
– distalbetonte, Curshman-Steinert-
Muskeldystrophie 454
– Guillain-Barré-Syndrom 444
– Hypokaliämie 419
– Kugelberg-Welander-
Muskelatrophie 444
– Myasthenia gravis 448
– proximal betonte, Duchenne-Mus-
keldystrophie 450
– Vitamin-B₆-Überdosierung 55
– Vitamin-E-Mangel 61
Muskeltonus 515
– Hypothyreose 69
muskuläre Hypertonie, Asphyxie, peri-
natale 6
Mutationsanalyse, Glykogensynthase-
defekt 120
Mutter-Kind-Bindung
– Muttermilchernährung 48
Muttermilch
– Antiadhärenzfaktoren 50
– Antistaphylokokkenfaktor 50
– Fettgehalt/Fettsäuren 49
– Immunglobuline 49
– Infektionsschutz 50
– Kohlenhydrate 49
– Laktoferrin 50
– Laktose 49
– Lysozym 50
– Mineralien 49

Register

– Proteine 49
– Vitamin D 49
– Vitamin K 49
– Vitamin-K-Mangel 23
Muttermilchernährung 47
– biologische Vorteile 49
– Dystrophie 48
– Formen 48
– Industrieschadstoffe 50
– Pestizide 50
– Vitamin-K-Mangel 241
Muttermilchikterus 20
Myalgia epidemica 181
Myasthenia gravis 447, 448
– Acetylcholinrezeptoren 447
– Autoantikörper gegen Acetylcholin-rezeptoren 447, 448
– Cholinesteraseinhibitoren 448
– Kongenitale/neonatale 448
– Obstipation 336
– Plasmapherese 448
– Tensilontest 448
– Thymektomie 448
– Thymushyperplasie 447
Mycobacterium
– avium, intracellulare, haemophilum, malmoense 167
– bovis 162, 163
– fortuitum, chelonae, abscessus 167
– kansasii, simiae, marinum 167
– scrofulaceum, szulgai, xenopi 167
– tuberculosis 162
Mycoplasma
– nominis 160
– pneumoniae 160
– – Bronchitis, akute 314
– salivarium 160
Mydriasis, Botulismus 156
Myelinolyse, zentrale, pontine 417
Myelitis, Influenza 180
Myeloblastenleukämie, akute
– ohne Ausreifung 250
myelodysplastisches Syndrom 234
– FAB-Klassifikation 235
Myelomeningozele 458, 459
mykobakterielle Erkrankungen, nicht-tuberkulöse 167
Mykobakterien 162
– Perikarditis 294
– Pneumonie 329
Mykobakterien-DNA, Tuberkulose 166
Mykobakteriose, atypische, AIDS 188
Mykoplasmen, Guillain-Barré-Syn-drom 444
Mykoplasmenpneumonie 160, 328, 329
– Kälteagglutinine 161
– Röntgen-Thorax 161
Mykoplasmose 160, 161
Myoglobinurie
– Hyperthermie, maligne 456
– Urin, roter 384
Myokardinfarkt
– Aortenstenose 276
– Phytosterinämie 140
Myokardiopathie
– Meningokokkensepsis 152
Myokarditis 293
– CMV-Infektion 31
– Dermatomyositis 452
– Diphtherie 153, 293
– Echokardiographie 294
– EKG 294
– Hepatitis A 370
– Herzinsuffizienz 295
– Influenza 180
– Kardiomyopathie, dilatative 296
– Kawasaki-Syndrom 217, 218
– Leberversagen, fulminantes 376
– Mononukleose, infektiöse 178
– Mumps 178
– Röntgen-Thorax 294
– Röteln(embryopathie) 31, 172
– Shigellose 158

– Typhus abdominalis 157
– Virusserologie 294
Myoklonien 492
– benigne des Säuglinsalters 481
– Chorea Huntington 493
– Epilepsie mit myoklonisch-astati-schen Anfälle 470
– erratische 472
– GM₂-Gangliosidose Typ I 134
– Hyperglycinämie 105
– Hypokalzämie, neonatale 28
– Krampfanfälle, neonatale 28
– Parkinsonismus, infantiler 92
– Polyglobulie/Hyperviskositätssyn-drom 22
– Rolando-Epilepsie 473
Myopathien 447, 448
– entzündliche 452
– Reflux, gastroösophagealer 338
Myopie, Homozystinurie 95
β-Myosin-Heavy-Chain (MHC)
– Kardiomyopathie, hypertrophe 296
myotone Dystrophie
– Curshmann-Steinert 453
– Obstipation 336
Myotonia congenita 454
– Muskelbiopsie 455
– Skelettmuskelchloridkanal 454
– Typ Becker 454, 455
– Typ Thomsen 454
Myotonie
– Curshmann-Steinert-Muskeldystro-phie 453
– nicht-dystrophe 454
Myotonin-Proteinkinase-Gen
– Curshmann-Steinert-Muskeldystro-phie 453
Myxödem, Hypothyreose 69
Myxom, Endokarditis 293

N

n-myc-Onkogen
– Neuroblastom 259, 260
Nabel, blutender
– Vitamin-K-Mangel 23
Nabelhernie
– Beckwith-Wiedemann-Syndrom 67
– Hypothyreose 69
Nabelinfektion, Tetanus neonatorum 155
Nabelkolik, Ascaris lumbricoides 197
Nabelschnur-pH-Wert
– Vorsorgeuntersuchungen 514
Nabelschnureinriss, Anämie, neona-tale 22
Nabelschnurgefäßkatheterisierung
– Enterokolitis, nekrotisierende 25
Nabelschnurhernie 24
Nabelschnurpunktion 46
Nabelschnurumschlingung 4
Nabelvenenkatheter, portale Hyperto-nie 377
Nachdunkelung des Urin
– Alkaptonurie 95
Nachlast (afterload)
– Herzinsuffizienz 295
Nachschlaf, postiktaler
– Epilepsie mit tonisch-klonischen An-fällen 468
Nachtblindheit, Vitamin-A-Mangel 57
Nachtschweiß
– Brucellose 159
– Hodgkin-Lymphom 254
– Leukämie, akute, lymphatische 249
– Lungentuberkulose 164
– Miliartuberkulose 164
Nackenmuskulatur
– Gliedergürtelmuskeldystrophie 451
Nackensteifigkeit, Meningitis 146
NADPH-Oxidase-Defekt
– Granulomatose 237
Nährstoffzufuhr, altersabhängige 47
Naevus flammeus
– Klippel-Trénaunay-Syndrom 500
– Sturge-Weber-Syndrom 499

Nagelbrüchigkeit, Hypokalzämie 73
Nagelhypoplasie
– Hydantoinembryopathie 45
Nagelwuchsstörungen, Hypokalzämie 420
1-Nahrungen 51
Nahrungskarenz
– Medium-Chain-Acyl-CoA-Dehydro-genase-(MCAD-)Defekt 127
– Pankreatitis 381
Nahrungsmittelallergien
– Erbrechen 335
– Ösophagitis 339
Nahrungsmittelbotulismus 156
Nahrungsmittelintoxikationen
– Botulismus 156
– Staphylococcus aureus 150
Nahrungsmittelsensibilisierung
– Dermatitis, atopische 434
Nahrungsmittelvergiftung, Diarrhö 336
NAL s. Adrenoleukodystrophie, neo-natale 135
Nalidixinsäure
– Glukose-6-Phosphat-Dehydrogenase-Mangel 231
Naphtalin
– Glukose-6-Phosphat-Dehydrogenase-Mangel 231
Narkolepsie 481
Narkosekomplikation
– Hyperthermie, maligne 456
Narkotika, Obstipation 336
Nasen-Rachen-CPAP, Apnoe 13
Nasenatmung
– Otitis media acuta 310
Nasenbluten s. Epistaxis 305
Nasendiphtherie 153
Nasenendoskopie, Choanalatresie 304
Nasenflügeln, Pneumonie 328
Nasennebenhöhlenentzündung s. Si-nusitis 307
Nasenrücken, kurzer
– Alkoholembryopathie 44
Nasensondierung
– Choanalatresie 304
Nasopharynxkarzinom, EBV 178
Natrium(bedarf) 416, 417
Natriumnitroprussid
– Hypertonie, arterielle 405
Natriumresorption, zystische Fibrose 323
NBT-Test, Granulomatose 237
Nebennierenaplasie 76
Nebennierenblutungen
– Addison-Syndrom 76
– Meningokokkensepsis 152
Nebennierenhyperplasie
– Hyperaldosteronismus 79
Nebennierenhypoplasie
– Addison-Syndrom 76
Nebenniereninsuffizienz
– Adrenoleukodystrophie, neonatale 135
– Blizzard-Syndrom 73
– Hypoglykämie 107, 108, 110
Nebennierenmarkerkrankungen 79
Nebennierenrindenantikörper
– Addison-Syndrom 77
Nebennierenrindenapoplex
– Addison-Krise 77
Nebennierenrindenerkrankungen 74
Nebennierenrindenkarzinom 258
Nebennierenrindennekrose
– Waterhouse-Friderichsen-Syndrom 77
Nebennierenrindentumor
– Pseudopubertas praecox, heterosexu-elle 83
Nebenschilddrüsenerkrankungen 72
NEC (nekrotisierende Enterokolitis) s. unter Enterokolitis 25
Nedocromil, Asthma bronchiale 321
Neisseria meningitidis 151
– Meningitis 146
Nekrolyse, epidermale, toxische 428

nekrotisierende Enterokolitis (NEC) s. unter Enterokolitis 25
Nematoden 197
Neonatalmortalität 2
Neonatalperiode 2
Neovaskularisation
– Retinopathia praematurorum 11
Nephritis
– Hypokaliämie 419
– interstitielle
– – Brucellose 159
– – Differentialdiagnose 406
– Lupus erythematodes, systemischer 389
– Mononukleose, infektiöse 178
– Mumps 178
– tubulointerstitielle 403
– – Nierenbiopsie 403
– – Nierensonographie 403
– Proteinurie 396
nephritisches Syndrom
– akutes 387, 388
Nephroblastom s. Wilms-Tumor 257
Nephrokalzinose
– Hyperkalzämie 420
– Hyperkalziurie 74
– Hypoparathyreoidismus 73
– Vitamin-D-Intoxikation 61
Nephrolithiasis
– Hyperkalziurie 74
– Hypoparathyreoidismus 73
– Zystinurie 96
Nephropathie
– Diabetes mellitus Typ 1 115
– HIV-Infektion 187
– Lesch-Nyhan-Syndrom 142
nephropathische Zystinose 96
Nephrostomie
– Ureterabgangs-/-mündungs-stenose 414
nephrotisches Syndrom 388, 395
– Allergien 395
– Checkliste 388
– Diagnostik 397
– Epidemiologie 395
– Glomerulonephritis, membranöse 388
– Hypalbuminämie 396
– Hyperaldosteronismus, sekundärer 79
– Hyperhydratation, isotone 418
– Hyperlipidämie 140
– Hyperlipoproteinämie 397
– Impfungen 395
– Induktionstherapie 398
– Infektionen 395
– Kasuistik 398
– Komplikationen 397
– Ödeme 396
– Pathologie 397
– Prednisontherapie 398
– Prognose 398
– Proteinurie 396
– Rezidivtherapie 398
– symptomatische Therapie 397
– Thromboseneigung 396
Nervenläsionen, Neugeborenes 7
Nervenleitgeschwindigkeit
– Guillain-Barré-Syndrom 445
– Muskelatrophie, spinale 444
– Refsum-Syndrom 137
Nervensystem, Fehlbildungen 457
Nervosität, Hyperthyreose 70
Nervus-opticus-Gliom 269
Netzhautablösung
– Retinopathia praematurorum 11
Netzhautinfarkt
– Sichelzellanämie 228
Neugeborene
– Absaugung 4
– abtrocknen 4
– Alloimmunthrombo-zytopenie 23
– Anämie 22
– anlegen an die Brust 4
– Apgar-Score 4
– Asphyxie 6
– Asphyxietoleranz 2

559

Register

– Atemfrequenz 2
– Autoimmunthrombozytopenie 24
– Beutel-Masken-Beatmung 5
– Blutungen (intrakranielle) 7
– Blutvolumen 3
– Chlamydienkonjunktivitis 161
– Cholestase 365
– Coxsackie-Virus-Erkrankungen 181
– Darmflora 3
– diabetischer Mütter, Hypoglykämie 26
– dystrophe s. unter Dystrophie 2
– EKG 273
– Energiegewinnung 3
– Erstuntersuchung 4
– Erstversorgung 4
– eutrophe 2
– Frakturen 7
– Gastrointestinal- erkrankungen 24
– Gastrointestinaltrakt 3
– Gewichtsverlust 3
– Gewichtszunahme, wöchentliche 47
– hämatologische Erkrankungen 18
– Harnwegsinfektionen 7
– Hautveränderungen 422
– HBsAg-positiver Mütter 7
– – Hepatitis-B-Impfung 192
– Hepatitis 365
– Herpes-simplex-Infektionen 177
– Herzfrequenz 2, 3
– Herzinsuffizienz 295
– Hyperbilirubinämie 18
– Hyperthermie 3
– Hyperthyreose 70
– hypertrophe 2
– Hyperviskositätssyndrom 22
– Hypoglykämie 3, 26
– Hypokalzämie 27, 420
– Ikterus 20, 363
– Infektionen 28, 30
– Isoimmunthrombozyto- penie 23
– Klavikulafraktur 7
– Konjunktivitis 32
– – Chlamydia trachomatis 162
– Krampfanfälle 7
– – benigne, (nicht)familiäre 467
– – Vitamin-B₆-Mangel 467
– Kreislauf 2
– Lagerung, erste 4
– Listeriose 159, 160
– Lues 30
– Lungenentfaltung 2
– Lungenerkrankungen 15
– Lungenhypoplasie 16
– Mekoniumileus 25
– Meningitis 28, 146
– metabolische Störungen 26
– Morbus haemolyticus neonatorum 20
– Myasthenia gravis 448
– Nervenläsionen 7
– Nierenvenenthrombose 394
– Östrogene 4
– Perinatalschäden 6
– periphere Zirkulation 2
– Petrussa-Index 5
– Pneumonie 17, 328
– – Chlamydia trachomatis 162
– Pneumothorax 15
– Polyglobulie 22
– postnatale Adaptation 2
– Prolaktin 4
– Pulmonalstenose 279
– reife 2
– Rh-Inkompatibilität, Anti-D-Prophy- laxe 20
– Säure-Basen-Status 4
– Schlafmyoklonus, benigner 481
– Sepsis 28, 29, 145
– – Thrombozytopenie, neonatale 24
– Sphärozytose, hereditäre 225
– Thrombozytopenie 23
– Tyrosinämie, transitorische 94

– übertragene 2
– – Mekoniumaspirationssyndrom 15
– Überwärmung 3
– Unterkühlung 3
– Urinproduktion 3
– Vitamin-D-Bedarf 58
– Vitamin-K-Mangel 23
– Wärmeregulation 3
– Wasserbedarf 3
– Zwerchfellhernie 16
Neugeborenenintensivstation, SIDS 33
Neugeborenenreanimation 5, 6
Neugeborenenscreening 517
– Ahornsirupkrankheit 97, 98
– Detektionsraten 521
– Endokrinopathien 521
– Galaktokinase-Defekt 122
– Galaktosämie 121
– Glutarazidurie Typ 1 102
– Hüftgelenksdysplasie 522
– Hörstörungen 521
– Hypothyreose 69
– Isovalerianazidämie 100
– Medium-Chain-Acyl-CoA-Dehydro- genase-(MCAD-)Defekt 126
– Methoden 521
– Methylmalonazidurie/Propionazid- ämie 98
– Phenylalanin 90
– Stoffwechselerkrankungen 521
– Tyrosinämie, transitorische 95
– Uridin-Diphosphat-Galaktose-4-Epi- merase-Defekt 122
– zystische Fibrose 326
Neunerregel, Verbrennungen 508
Neuralrohrdefekte 457
– Alpha-Fetoprotein 458
– Folsäuremangel 460
– Neugeborene diabetischer Mütter 27
Neuraminidase
– Anämie, autoimmunhämolytische 226
Neuraminidasemangel 130
Neuro D1, Defekt 112
Neuroblastom 259
– Brillenhämatom 260
– Chemotherapie 261
– Diagnostik 260
– Differentialdiagnose 79, 258
– Enolase, neuronenspezifische 259
– Horner-Syndrom 260
– Katecholamine 260
– Meta-Jod-Benzyl-Guanidin-Szinti- graphie 260
– Metastasen 260
– – Differentialdiagnose 445
– n-myc-Onkogen 259, 260
– Opsomyoklonus-Ataxie-Syndrom 260
– Pseudorosetten 259
– Risikogruppen 261
– Säuglingsalter 260
– Stadieneinteilung 260
– Stammzelltransplantation 261
Neuroblastoma in situ 260
Neuroborreliose 169
– Fazialisparese 446
neurodegenerative Symptome
– Sphingolipidosen 130
Neurodermitis
– Hyperpigmentierung 439
neuroektodermale Tumoren, primitive (PNET) 270
neuroendokrinologische Ausfälle
– Kraniopharyngeom 271
neuroepitheliales Gewebe
– Tumoren 268
Neurofibromatose Recklinghausen
– Café-au-lait-Flecken 438, 496
– Nervus-opticus-Gliom 269
– Typ 1/2 496, 497
Neurofibrome 496
neurokutane Syndrome 496
neurologische Ausfälle
– AV-Malformation 486
– Frühgeburt 8

– Hyperkalzämie 420
– ischämischer/zerbraler Insult 488
– Leukämie, chronisch-myeloische 251
– Sinus-/Hirnvenenthrombose 489
– Vitamin-E-Mangel 61
– Zellweger-Syndrom 135
neuromuskuläre Erkrankungen, Dys- pnoe 303
Neuropathie
– Diabetes mellitus Typ 1 115
– hereditäre
– – sensomotorische (HMNS) 447
– – sensorisch-autonome (HSAN) 447
– Hypoalphalipoproteinämie 141
– Periphere, Vitamin-B₆-Überdosie- rung 55
– sensible
– – mit Anhidrose 447
– – Friedreich-Ataxie 495
– – kongenitale 447
Neurotoxine
– Clostreidium botulinum 156
Neurotransmittermangel
– BH₄-Mangel 92
neurovegetative Symptome
– Tetanus 155
Neutro(zyto)penie
– Exanthema subitum 237
– familiäre, benigne/maligne 235
– Glykogenose Typ Ib 118
– HIV-Infektion 187
– kongenitale (Kostmann) 235
– Leukämie, akute, lymphatische 248
– Pankreasinsuffizienz, exokrine 381, 382
– pyogene Infektionen 235
– Schweregrade 235
– zyklische 235, 236
Neutrophile, Normwerte 220
Neutrophilie
– mit Linksverschiebung 220
NF1/2-Gen-Mutationen 497
NHL s. Non-Hodgkin-Lymphome 252
Niacin(säure) 55
– Gilbert-Meulengracht-Syndrom 364
nichtallergische Urtikaria 435
nichtnukleosidische Reverse-Tran- skriptase-Inhibitoren (NNRTI)
– HIV-Infektion 189
Nickel, Kontaktdermatitis 434
Nickkrampf, West-Syndrom 475
Niemann-Pick-Krankheit 127, 132, 365
– Leberversagen, fulminantes 376
Nieren
– Lage- und Fusionsanomalien 409
– polyzystische, Differentialdiagnose 258
Nierenabszess
– Differentialdiagnose 258
Nierenagenesie 409
– bi-/unilaterale 409
– Neugeborene diabetischer Mütter 27
– Potter-Sequenz 409
Nierenarterienstenose
– Hyperaldosteronismus, sekundärer 79
– Hypertonie 404
Nierenbiopsie
– Glomerulonephritis
– – membranoproliferative 390
– – rapid progressive 390
– Hämaturie, benigne, familiäre 386
– IgA-Glomerulonephritis 386
– Lupus erythematodes, systemischer 389
– Nephritis, tubulointerstitielle 403
– Niereninsuffizienz 407
Nierendegeneration, multi-/polyzysti- sche 411
– Hypertonie 404
– Niereninsuffizienz, chronische 407
– Trisomie 13 37

Nierenerkrankungen 383
– polyzystische
– – autosomal-dominant vererbte (ADPKD) 410
– – autosomal-rezessiv vererbte (ARPDK) 410
– Proteinurie 395
– zystische
– – Niereninsuffizienz, chronische 407
Nierenersatztherapie
– hämolytisch-urämisches Syndrom 393
– IgA-Glomerulonephritis 386
Nierenfehlbildungen
– kongenitale 409
– Tubulopathien 399
– Ullrich-Turner-Syndrom 40
– Wolf-Syndrom 39
Nierenhypoplasie 409
– Hypertonie 404
– Niereninsuffizienz, chronische 407
Niereninsuffizienz 406
– akute 406, 407
– Alport-Syndrom 387
– ARPKD 411
– chronische 407, 408
– Differentialdiagnose 420
– Fabry-Syndrom 134
– Goodpasture-Syndrom 391
– hämolytisch-urämisches Syndrom 393
– Hyperkaliämie 419
– Hyperlipidämie 140
– Lesch-Nyhan-Syndrom 142
– Nierenbiopsie 407
– prä-/postrenale bzw. renale 406
– prärenale 407
– Sichelzellanämie 228
– terminale 407, 408
– – Hyperhydratation, isotone 418
– – Zystinose, nephropathische 97
– Tubulopathien 399
– urämisches Koma 407
– Verbrennungen 508
– Vitamin-D-Intoxikation 61
Nierensonographie
– hämolytisch-urämisches Syndrom 393
– Nephritis, tubulointerstitielle 403
Nierenszintigraphie
– Beckenniere 410
– Doppelniere 410
– Hufeisenniere 410
Nierentrauma, Hypertonie 404
Nierenvenenthrombose 394
– Fibrinolyse 395
– Heparinisierung 395
– Hypertonie 404
– Thrombophilie 394
Nierenvergrößerung
– Nierenvenenthrombose 394
Nierenversagen
– Leberversagen, fulminantes 377
– Meningokokkensepsis 152
– Nierenvenenthrombose 394
– Polyglobulie/Hyperviskositätssyn- drom 22
– portale Hypertonie 378
– terminals, Glomerulonephritis, membranoproliferative 390
Nierenzellkarzinom
– Hippel-Lindau-Syndrom 500
Nierenzysten, Zellweger-Syndrom 135
Nifedipin
– Hyperinsulinismus 109
– Hypertonie, arterielle 405
Nikotin(abusus)
– Asphyxie, perinatale 6
– Embryopathien 45
– Schwartz-Bartter-Syndrom 68
– SIDS 33
– Stillen 50
– Vergiftungen 511
Nikotinsäure 55
Nikotinsäureamid 55

560

Register

Niridazol
– Glukose-6-Phosphat-Dehydrogenase-Mangel 231
Nitrofurantoin
– Glukose-6-Phosphat-Dehydrogenase-Mangel 231
– Pseudotumor cerebri 485
– Urin, roter 384
NK-Zell-Funktionstests 200
NMDA-Rezeptoren 105
– Blockade, Hyperglycinämie 105
NMDA-Rezeptoren 105
n-myc-Onkogen, Neuroblastom 259, 260
NNR-Insuffizienz s. Nebennierenin-suffizienz
NNRTI (nichtnukleosidische Reverse-Transkriptase-Inhibitoren)
– HIV-Infektion 189
NO-Beatmung
– Ventrikelseptumdefekt 281
noduläre Sklerose
– Hodgkin-Lymphom 254
Nokardiose, HIV-Infektion 187
Non-Disjunction 35
– Klinefelter-Syndrom 40
– Trisomie 18 37
Non-Hodgkin-Lymphome (NHL) 252
– abdominelle Tumoren 253
– CD30 253
– Lymphknotenschwellung, zervikale, schmerzlose 253
– Mediastinaltumoren 253
– St.-Jude-Klassifikation 253
Non-MEN 80
nonketotische Hyperglycinämie 104
Noonan-Syndrom 40
– Hypogonadismus 85
– Kleinwuchs 63
Noradrenalin
– Phäochromozytom 79
Noradrenalinmangel
– Hyperphenylalaninämie 90
Norwalk-Viren
– Gastroenteritis, akute, infektiöse 348
Norwood-Operation
– Linksherz, hypoplastisches (HLH) 288
nosokomiale Sepsis 29
– Erregerspektrum 29
Nosokomialinfektionen
– Rotaviren 183
– RS-Virus-Infektionen 179
– Staphylococcus epidermidis 150
NOTCH-Proteine
– Alagille-Syndrom 367
Notfalltherapie
– Ahornsirupkrankheit 97
– Azidurie 99
– Galaktosämie 121
– Glutarazidurie Typ 1 102
– Hyperammonämie 103
– Hyperinsulinismus 109
– Isovalerianazidämie 100
– Medium-Chain-Acyl-CoA-Dehydrogenase-(MCAD)Defekt 127
Noxen, exogene
– Embryfetopathien 43
NRTI (nukleotidische Reverse-Transkriptase-Inhibitoren)
– HIV-Infektion 189
NSAID
– Arthritis, juvenile, idiopathische 213
NSE (neuronenspezifische Enolase)
– Neuroblastom 260
NTBC (2-(2-Nitro-4-Trifluoro-Methyl-benzoyl)-1,3-Cyclohexanedion 94
– Tyrosinämie 94
5'-Nukleotidase
– Hepatitis B 371
Nucleus paraventricularis/ supraopti-cus 62
– ADH 67

Nüchternerbrechen
– Hirndrucksteigerung 484
– Hirntumoren 268
Nüchternhypoglykämie
– Glykogensynthasedefekt 120
Nüchternmagensaftgewinnung
– Tuberkulose 163
nukleotidische Reverse-Transkriptase-Inhibitoren (NRTI)
– HIV-Infektion 189
numerische Chromosomenaberratio-nen 35
Nystagmus
– Dandy-Walker-Syndrom 495
– Friedreich-Ataxie 495
– ischämischer/zerebraler Insult 488
– Krampfanfälle, neonatale 28
Nystatinpaste
– Windeldermatitis 431

O

OAE (otoakustische Emissionen) 522
Obduktion, SIDS 33
Oberbauchschmerzen
– gürtelförmige, Pankreatitis, akute 380
– kolikartige, Cholelithiasis 369
– Leukämie, chronisch-myeloische 251
Oberflächenantigene (O-Antigene)
– Salmonellen 156
– Streptococcus pyogenes 149
Oberflächensensibilität 515
Oberschenkelfrakturen
– Neugeborenes 7
Obstipation
– Brucellose 159
– chronisch-habituelle 336, 361
– – Differentialdiagnose 346
– – Enkopresis 531
– – Polyethylenglykol 362
– – Sorbitklysmen 362
– Differentialdiagnose 336
– Hirschsprung-Krankheit 346
– Hypothyreose 69
– Vitamin-D-Intoxikation 61
– Vitamin-D-Mangel-Rachitis 58
Obstruktionssyndrom, distales intesti-nales (DIOS)
– zystische Fibrose 325
– Therapie 327
OCA1/2 209
Ochronose, Alkaptonurie 95
Octreotid, Hyperinsulinismus 109
Ödeme
– Galaktosämie 121
– Glomerulonephritis, rapid progres-sive 390
– Herzinsuffizienz 295
– Kuhmilchallergie 360
– Langerhans-Zell-Histiozytosen 256
– nephrotisches Syndrom 388, 395, 396
– Perikarditis 294
– supraglottische 311
– Tyrosinämie 93
Ösophagitis 339
– CMV-Infektion 185
– eosinophile 339
– – Differentialdiagnose 341
– Gastrointestinalblutung 336
– Ösophagoskopie 339
– Reflux, gastroösophagealer 338
– retroösophagealer Abszess 339
– Säure- oder Laugenverätzung 339, 340
Ösophagogastroduodenoskopie
– Ösophagusverätzungen 340
Ösophagogastroskopie
– Ösophagusachalasie 339
Ösophagoskopie
– Hiatushernie 339
– Ösophagitis 339
Ösophagosphinkteromyotomie
– Ösophagusachalasie 339

ösophagotracheale Fistel 337
Ösophagusachalasie 339
Ösophagusatresie 337
– Babygramm 337
– Polyhydramnion 337
– Reflux, gastroösophagealer 338
– Vogt-Einteilung 337
Ösophagusblindsack 337
Ösophagusbreischluck
– Ösophagusachalasie 339
Ösophagusdilatation
– Ösophagusachalasie 339
Ösophaguserkrankungen 337
Ösophagusfremdkörper 340
Ösophagusvarizen
– Blutungsanämie 224
– Gastrointestinalblutung 336
– portale Hypertonie 378
Östrogenbiosynthesedefekt
– Hypergonadismus, hypergonadotro-per 85
Östrogene
– Anorexia nervosa 525
– Großwuchs 67
– Hyperlipidämie 140
– Neugeborenes 4
– Pseudopubertas praecox 83
– Ullrich-Turner-Syndrom 40
Ohr, abstehendes
– Mastoiditis 310
Ohrenschmerzen
– Mastoiditis 310
– Otitis media acuta 310
1,25-[OH]2-Vitamin-D3 57
– Pseudohypoparathyreoidismus 73
okuläre Anomalien
– Zellweger-Syndrom 135
okuläre Symptome
– Acrodermatitis enteropathica 429
okulärer Albinismus 439
okulogyre Krisen
– Parkinsonismus, infantiler 92
okulokutaner Albinismus 439
olfaktorische Anfälle 471
olfaktorische Aura 471
Oligoarthritis 208
– frühkindliche 208
– – ANA 211
– – Iridozyklitis 211
– – Kernspintomographie 211
– – Lyme-Borreliose 168
– – reaktive 214
– Typ I, Kleinmädchenform 211, 212
– – – Therapie 214
– Typ II, Großjungenform 212
– – Therapie 214
– undifferenzierte 208
Oligohydramnion
– ARPKD 410
– Lungenhypoplasie 16
Oligomeganephronie 409
Oligosaccharide
– Hyperinsulinismus 109
– Muttermilch 49
– Pfaundler-Hurler-Syndrom 129
Oligosaccharidosen 127, 130
Oligurie
– Glomerulonephritis, rapid progres-sive 390
– Hyperhydratation, hypotone 418
– nephritisches Syndrom 387, 388
– Niereninsuffizienz, akute 407
– Waterhouse-Friderichsen-Syndrom 77
olivopontozerebelläre Atrophie
– Muskelatrophie, spinale 442
Omenn-Syndrom 203
Omphalozele 24
– Beckwith-Wiedemann-Syndrom 67
– Klinik 24
Onychomykose 195
Ophthalmoplegie
– Myasthenia gravis 448
Opiatsyndrom 509
Opisthotonus
– Ahornsirupkrankheit 97
– Krabbe-Syndrom 133
– Tetanus 155

Opsomyoklonus-Ataxie-Syndrom
– Neuroblastom 260
Optikusatrophie
– Biotinidasemangel 56
– Friedreich-Ataxie 495
– Hydrozephalus 463
– Pseudotumor cerebri 485
Optikusgliom
– Neurofibromatose Typ 1 496
Optikusneuritis, Mumps 178
optische Aura 471
Orbitasonographie, Retinoblastom 263
Orchitis
– Brucellose 159
– Mumps 177
Organfehlbildungen
– Alkoholembryopathie 45
– Trisomie 21 36
– Ullrich-Turner-Syndrom 40
– Wolf-Syndrom 39
Organhypoperfusion
– Polyglobulie/Hyperviskositätssyn-drom 22
Organtransplantation
– CMV-Infektion 185
– Non-Hodgkin-Lymphome 252
Ornithin, Zystinurie 96
Ornithincarbamoyltransferase (OCT), Defekt 102
Ornithose, Chlamydia psittaci 162
Orotsäure, Harnstoffzyklusdefekt 103
Orthostasesyndrom, funktionelles
– Differentialdiagnose 481
OSA s. Schlafapnoe, obstruktive 308
Osler-Knötchen, Endokarditis 292
Ossifikationsstörungen
– Vitamin-D-Mangel 58
Osteitis fibrosa generalisata
– Hyperparathyreoidismus 74
Osteochondritis syphilitica 31
Osteodystrophie
– Niereninsuffizienz, chronische 408
Osteogenesis imperfecta
– Differentialdiagnose 530
– Kleinwuchs 63
osteoklastisches Osteosarkom 264
Osteolyse, Osteosarkom 265
Osteomyelitis 148
– Differentialdiagnose 56, 131, 209, 228, 265
– Haemophilus influenzae 151
– Keimnachweis 148
– Kernspintomographie 148
– Komplikationen 148
– Pathogenese 148
– Röntgenbild 148
– Sinusitis 308
Osteopenie
– Fanconi-Bickel-Syndrom 125
Osteoporose
– Hyper-IgE-Syndrom 206
– Skorbut 56
– Thalassaemia major 229
– Vitamin-A-Überdosierung 57
– Zöliakie 358
Osteosarkom 264
– Kasuistik 264, 265
Ostium-secundum-Defekt 282
Otitis media
– acuta 310
– Agammaglobulinämie 202
– B-Zell-Defekte 200
– Chlamydia pneumoniae 162
– Differentialdiagnose 445
– exsudativa, Seromukotympanon 310
– Haemophilus influenzae Typ b 151
– Hypogammaglobulinämie 201
– Masern 169
– Mastoiditis 310
– Parainfluenza 181
– Pertussis 154
– Pneumokokken 150
– Pseudotumor cerebri 485
– rezidivierende
– – Rachenmandelhyperplasie 308

561

Register

– – Rhinopharyngitis 306
– – Syndrom der immotilen Zilien 316
– – zystische Fibrose 323, 325
– Sepsis 145
– Shigellose 158
otoakustische Emissionen (OAE) 522
Otorrhö, Otitis media acuta 310
Ovarialfibrose, Galaktosämie 121
Ovarialinsuffizienz
– Hypergonadismus, hypergonadotroper 85
Ovarialtumoren
– Pseudopubertas praecox, isosexuelle 83
Ovarialzysten
– Pseudopubertas praecox, isosexuelle 83
ovarian streaks
– Ullrich-Turner-Syndrom 39
Overheadextensionsbehandlung
– Hüftgelenksdysplasie 524
Oxalatsteine
– Askorbinsäure, Überrdosierung 56
Oxcarbazepin
– Epilepsie, fokale 472
18-Oxidase-Mangel
– Hypoaldosteronismus, isolierter 78
β-Oxidation der Fettsäuren, Störungen 125
Oxygenierung, bronchopulmonale Dysplasie 11
Oxytocin, Stillen 51
Oxyuriasis/Oxyuris vermicularis 197

P

p 53, Rhabdomyosarkom 261
p-ANCA (antineutrophile zytoplasmatische Antikörper mit perinukleärem Fluoreszenzmuster)
– Autoimmunhepatitis 374
PA s. Propionazidämie 98
Pätau-Syndrom 37
PAH s. Phenylalaninhydroxylase 89
PAH-Gen, Mutation 91
PAIR-(Punktion-Aspiration-Injektion-Reaspiration-)Methode
– Echinokokkose 375
Palmarerythem
– Kawasaki-Syndrom 217
Panaritium 425
Pancreas anulare, Erbrechen 335
Panenzephalitis, subakute, sklerosierende (SSPE) 169
Panhypopituitarismus
– Hypoglykämie 110
Pankarditis, rheumatisches Fieber 149
Pankolitis 353
Pankreasenzyme, zystische Fibrose 327
Pankreaserkrankungen 380
Pankreasfunktion
– zystische Fibrose 326
Pankreashyperplasie, adenomatöse, fokale
– Hyperinsulinismus 108
Pankreasinsuffizienz
– exokrine
– – G-CSF 382
– –, generalisierte 381
– zystische Fibrose 325
Pankreaszysten
– zystische Fibrose 323
pankreatikobiliäre Ganganomalien
– Differentialdiagnose 365
pankreatisches Venensampling
– Hyperinsulinismus 109
Pankreatitis
– akute 380
– – Oberbauchschmerzen, gürtelförmige 380
– chronische 381

– – Chymotrypsin im Stuhl 381
– – Secretin-Pancreozymin-Test 381
– Diabetes mellitus 111
– Diarrhö 336
– hämorrhagisch-nekrotisierende 380
– Hepatitis A 370
– hereditäre 381
– Hyperlipidämie 140
– interstitiell-ödematöse 380
– Lipoproteinlipase-Defekt 139
– Mumps 178
– Nahrungskarenz 381
– nekrotisierende 381
– portale Hypertonie 377
– sekundär chronische 381
– zystische Fibrose 323, 324
Panmyelopathie 233
Pannusbildung
– Arthritis, juvenile, idiopathische 208
Panzytopenie
– Anämie, aplastische 234
– CMV-Infektion 31
– Fanconi-Anämie 233
– Lupus erythematodes, systemischer 389
– Lymphohistiozytosen, hämophagozytische, familiäre 257
– Thrombozytopenie, neonatale 24
– Varizellen 174
Papeln
– Pediculus capitis 438
– schuppende, Langerhans-Zell-Histiozytosen 256
– Skabies 437
– Strophulus infantum 435
– xanthomatöse, Langerhans-Zell-Histiozytosen 256
Papillenhypertrophie, Trachom 161
Papillenödem
– Pseudotumor cerebri 485
Papillitis, Toxokariasis 198
Papillomaviren, humane 426
Papillome, orale 426
Paracetamol
– Leberversagen, fulminantes 376
– Vergiftungen 509, 511
Parästhesien
– Anämie, megaloblastäre 221
– Epilepsie mit fokal-sensorischen Anfällen 471
– Hyperkaliämie 419
– Landry-Paralyse 153
– Migräne 483
– Pellagra 55
Parainfluenza(viren) 181
– Bronchitis, akute 314
– Bronchitis/Bronchiolitis 314
– Komplikationen 181
– Pneumonie, neonatale 17
– Meningitis 147
– Pseudokrupp 311
Paralyse
– hyper-/hypokaliämische (periodische) 455
– Poliomyelitis 184
– Syphilis connata tarda 32
Paramyxoviren 169, 179
paraneoplastisches Cushing-Syndrom 77
paraösophageale Hernie 399
Paraquat-Vergiftungen 509
Parasiten, Sepsis 145
Parathormon
– Di-George-Syndrom 202
– Paraneoplastische Bildung, Differenzialdiagnose 420
– Wirkungen 72
Parathormonresistenz
– Pseudohypoparathyreoidismus 73
Parazentese
– Seromukotympanon 311
Paresen
– Endokarditis 292
– Hyperkaliämie 419
– spastische, Rückenmarktumor 272
– Trichinose 198
Parierfraktur
– Kindesmisshandlung 530

Parkinsonismus, infantiler
– Hyperphenylalaninämie 92
Parotisschwellung
– HIV-Infektion 187
– Mumps 177
Parotitis epidemica 177
paroxysmale Dystonie, benigne 481
paroxysmale Reentrytachykardie 297
Parrotsche Furchen
– Lues connata 31
Parvovirus-B19-Infektion 173
– Arthritis, reaktive 214
– Erythema infectiosum 173
Patch-Test, Dermatitis, atopische 433
Paul-Bunnell-Hämagglutinationstest
– Mononukleose, infektiöse 179
Pavor nocturnus 481
PCOS (polyzystisches Ovarsyndrom)
– Insulinresistenzsyndrom 111
PCP-Prophylaxe
– Ataxia teleangiectatica 205
– SCID 205
– Wiskott-Aldrich-Syndrom 205
PCR (Polymerase-Ketten-Reaktion)
– Adenovirusinfektionen 183
– HIV-Infektion 188
– Mononukleose, infektiöse 179
– Mykoplasmenpneumonie 161
– Ornithose 162
– Tuberkulose 163, 166
PDA s. Ductus arteriosus persistens (Botalli)
Pectus carinatum
– Vitamin-D-Mangel-Rachitis 58
Pediculosis
– capitis 437
– – Permethrin 438
– pubis 438
– – Tâches bleues 438
Peitschenwürmer 198
Pellagra 55
Pemphigoid
– Masern 169
Pemphigus syphiliticus 425
D-Penicillamin
– Wilson-Syndrom 380
– Zystinurie 96
Penicillin G
– Lues connata 32
– Meningokokkensepsis 152
– Pneumokokken 150
– Tetanus 155
Penicillin V
– Angina tonsillaris 310
– Diphtherie 153
– rheumatisches Fieber 217
– Scharlach 149
Penicillinallergie
– Scharlach 149
Penicillinase
– Staphylokokken 150
Penicilline
– Anämie, hämolytische 226
– Anämie, immunhämolytische 232
Penicillinresistenz, Staphylokokken 150
Penisgangrän
– Erysipel 425
Pentosephosphatzyklus
– Glukose-6-Phosphat-Dehydrogenase-Mangel 231
Perforin-Gen
– Lymphohistiozytosen, hämophagozytische, familiäre 256
Pericarditis
– exsudativa 294
– serosa, Tuberkulose 165
– sicca 294
Peridontitis, Neutropenie 235
Perikarderguss
– Lyme-Borreliose 168
Perikarditis 294
– Dermatomyositis 452
– Echokardiogramm 294
– EKG 294
– Herzinsuffizienz 294
– Kawasaki-Syndrom 217, 218

– konstriktive, portale Hypertonie 377
– Lupus erythematodes, systemischer 389
– Meningokokkensepsis 152
– Perikardreiben 294
– Pleuritis 332
– rheumatisches Fieber 294
– Röntgen-Thorax 294
– Still-Syndrom 209
– tuberkulöse 166
– Tuberkulose 294
Perimyokarditis
– Coxsackie-Virus-Erkrankungen 181
Perinatalmortalität 2
Perinatalperiode 2
Perinatalschäden, Neugeborenes 6
Periorbitalabszess, Sinusitis 308
Periorbitalphlegmone, Rhinopharyngitis 306
Peristaltik, fehlende
– Enterokolitis, nekrotisierende 25
Peritonitis
– Enterokolitis, nekrotisierende 25
– Erbrechen 335
– Pleuritis 332
Peritonsillarabszess
– Angina tonsillaris 309
– Rhinopharyngitis 306
– Stridor 306
Perlèche, Riboflavinmangel 55
Permethrin, Pediculus capitis 438
peroxisomale Biogenese/Enzyme 135
– Defekte 134, 136
peroxisomale Erkrankungen 134
Perspiratio insensibilis 416
Pertussis 154
– Apnoe 154
– Chemoprophylaxe 154
– Epistaxis 305
– Erreger 154
– Husten 303
– Immunisierung 154
– Kasuistik 155
– Lymphozytenvermehrung 237
– Lymphozytose 154
– Meldepflicht 154
– Stadium catarrhale, convulsivum bzw. decrementi 154
– Tuberkulosehauttest, falschpositiver 165
Pertussisimpfstoffe/-impfung 191, 192
Pestizide, Muttermilchernährung 50
Petechien
– Alloimmunthrombozytopenie 23
– hämolytisch-urämisches Syndrom 393
– Meningokokkensepsis 145
– Neugeborenensepsis 29
– Pertussis 154
– Purpura Schönlein Henoch 391
– Skorbut 56
– Verbrauchskoagulopathie 242
– Wiskott-Aldrich-Syndrom 204
Petrussa-Index 5
Pfaffenhütchen-Vergiftungen 509
Pfaundler-Hurler-Syndrom 127, 128
– Enzymersatztherapie 130
– Knochenmarktransplantation 129
PFC-Syndrom 17
– Atemnotsyndrom 9
– Echokardiographie 18
– Polyglobulie/Hyperviskositätssyndrom 22
– Röntgen-Thorax 18
Pfeifen 302
– Asthma bronchiale 318
– Bronchitis, obstruktive 314
Pfeiffer-Drüsenfieber (kissing disease) 178
Pfeiffer-Zellen 178
Pfötchenstellung
– Hypokalzämie 420
– Vitamin-D-Mangel-Rachitis 58

562

Register

Pfortaderthrombose
– portale Hypertonie 377
– Splenomegalie 238
Phäochromozytom 79
– Clonidintest 79
– Diabetes mellitus 111
– Hippel-Lindau-Syndrom 501
– hypertensive Krise 79
– Hypertonie 404
– Katecholamine 79
– MEN 2a 80
– Meta-Jod-123-Benzylguanidin (MIBG)-Szintigraphie 79
Pharyngitis
– Angina tonsillaris 149
– Chlamydia pneumoniae 162
– Parainfluenza 181
Phenophthalein, Urin, roter 384
Phenothiazine, Urin, roter 384
Phentolamin, Hypertonie, arterielle 405
Phenylalanin 89
– Neugeborenenscreening 90
Phenylalanin-Tyrosin-Ratio
– Hyperphenylalaninämie 89
phenylalaninarme/-freie Diät 91
– Tyrosinämie 94
Phenylalaninhydroxylase-Defekt 89
– BH₄-Belastungstest 91
– Hyperphenylalaninämie 89
– mit/ohne BH₄-Sensitivität 91
Phenylazetat 90
Phenylhydrazin
– Glukose-6-Phosphat-Dehydrogenase-Mangel 231
Phenylketonurie 90
– Diät 91
– Hyperphenylalaninämie 90
– Leberfunktionsdiagnostik 91
– maternale 92
– Mikrozephalie 462
– Therapie 92
Phenyllaktat 90
Phenylpyruvat 90
Phenytoin
– Diabetes mellitus 111
– Urin, roter 384
– Vitamin-K-Mangel 241
Philadelphia-Chromosom
– Leukämie, chronisch-myeloische 251
Philtrum, verstrichenes
– Alkoholembryopathie 44
Phlegmone, Varizellen 174
Phonokardiographie
– Herzgeräusche, akzidentelle 301
Phosphatase, alkalische
– Hepatitis B 371
– Kleinwuchs 64
Phosphatdiabetes 60
– Differentialdiagnose 59, 61, 420
– Phosphatsubstitution 61
– Tubulopathien 399
Phosphatkonzentration
– Fruktoseintoleranz, hereditäre 123
Phosphatmangel
– Differentialdiagnose 420
Phosphatreabsorption
– Parathormon 72
Phosphatsubstitution
– Phosphatdiabetes 61
Phosphaturie
– Fanconi-(Bickel-)Syndrom 97, 125
Phosphorylase-b-Kinase-Defekt
– Glykogenose Typ VI 120
photogene Epilepsie 477
Photophobie
– Riboflavinmangel 55
– Tyrosinämie Typ II 94
Phototherapie
– Crigler-Najjar-Syndrom Typ I 363
PHP s. Pseudohypoparathyreoidismus 73
Phthysis bulbi, Iridozyklitis 211
Physiotherapie
– bronchopulmonale Dysplasie 11

Phytansäureabbau, Störungen 137
Phytosterinämie 140
Pi-Phänotypisierung
– Alpha-1-Antitrypsin-Mangel 366
Pierre-Robin-Sequenz 304
– Stridor 306
Pigmentierungsstörungen 438
Pilokarpin-Iontophorese 326
Pilzinfektionen 195
– AIDS 188
PiMM-/ PiMS-Phänotyp
– Alpha-1-Antitrypsin-Mangel 366
pink Fallot 285
Pinzettengriff 519
PiPP-/PiSS-/ PiSZ- bzw. PiZZ-Phänotyp
– Alpha-1-Antitrypsin-Mangel 366
PKU s. Phenylketonurie 90
PLᴬ¹-positive Thrombozyten
– Alloimmunthrombozytopenie 23
Placenta praevia
– Anämie, neonatale 22
Plagiozephalus 460
Plantarerythem
– Kawasaki-Syndrom 217
Plaques muqueuses
– Lues connata 32
Plasmaglukosekonzentration
– Hypoglykämie, neonatale 26
Plasmapherese
– Myasthenia gravis 448
Plasmarenin
– Bartter-Syndrom 402
– Hypoaldosteronismus, isolierter 78
Plaut-Vincent-Angina 309
Plazenta-Nabelschnur-Anomalien
– Asphyxie, perinatale 6
Plazentainsuffizienz
– Asphyxie, perinatale 6
– Kleinwuchs 63
Plazentalösung, vorzeitige
– Anämie, neonatale 22
plazentoneonatale Übertransfusion 4
Pleozytose
– Lymphohistiozytosen, hämophagozytische, familiäre 257
– Meningokokkensepsis 152
– Neugeborenenmeningitis 29
Plethora
– Polyglobulie/Hyperviskositätssyndrom 22
Pleuraadhäsionen
– zystische Fibrose 324
Pleuraempyem 332
– Pleuritis 332
Pleuraerguss
– Differentialdiagnose 331
– Dyspnoe 303
– entzündlicher 332
– nephrotisches Syndrom 397
Pleuraerkrankungen 332
Pleuraknarren 332
Pleurapunktion
– Hydrothorax 333
– Pleuritis 332
Pleurareiben 332
Pleuraschmerzen
– Ornithose 162
Pleuritis 332
– Pleurapunktion 332
– Pneumonie 328
– serofibrinosa exsudativa, Tuberkulose 165
– Still-Syndrom 209
– tuberkulöse 166
Plexus myentericus 339
Plexuslähmung
– obere (Erb-Duchenne) 7
– untere (Klumpke) 7
Plexuspapillome, Hydrozephalus 463
PNET (primitive neuroektodermale Tumoren) 270
Pneumatosis intestinalis
– Enterokolitis, nekrotisierende 25
Pneumatozele
– Hyper-IgE-Syndrom 206

Pneumocystis- jirovecii -Pneumonie (P. carinii) 303
– HIV-Infektion/AIDS 188, 189
– SCID 204
Pneumokokken(infektion) 150
– Agammaglobulinämie 202
– Anämie, autoimmunhämolytische 226
– Asplenie 238
– B-Zell-Defekte 201
– Gramfärbung 150
– Meningitis 146, 147, 150
– Otitis media acuta 310
– Penicillin G 150
– Perikarditis 294
– Sepsis 145
– Sichelzellanämie 228
– Sinusitis 150
Pneumokokken-Polysaccharid-Impfstoff 193
Pneumokokkenimpfung/-vakzine 150, 192
– Immundefekte 207
– Meningitis 147
– Sphärozytose, hereditäre 225
Pneumomediastinum 333
– Asthma bronchiale 318
– Atemnotsyndrom 9
– Dyspnoe 303
– Mekoniumaspirationssyndrom 15
– Pneumothorax 15
– zystische Fibrose 324
Pneumonie 328
– Agammaglobulinämie 202
– Alveolitis, exogen-allergische 331
– Antibiotika 329
– Ascaris lumbricoides 197
– B-Zell-Defekte 200
– bakterielle, Husten 303
– Bauchschmerzen 328
– Bronchusobstruktion 314
– Chlamydia pneumoniae 162
– CMV-Infektion 185
– Differentialdiagnose 406
– Dyspnoe 303
– Erreger 329
– Frühgeborene 17
– Haemophilus influenzae 151
– Herzinsuffizienz 295
– HIV-Infektion 187
– Influenza 180
– interstitielle
– – lymphoide, HIV-Infektion 187
– – Mononukleose, infektiöse 178
– – Ornithose 162
– – Röteln 31
– Meningokokkensepsis 152
– Mycoplasma pneumoniae 160, 161
– Neugeborene 17
– Ornithose 162
– Parainfluenza 181
– Pertussis 154
– PFC-Syndrom 17
– Pleuritis 332
– Pneumokokken 150
– Pneumothorax 333
– rezidivierende, zystische Fibrose 323
– RS-Virus-Infektionen 179
– Sepsis 145
– Shigellose 158
– Varizellen 174
– Wiskott-Aldrich-Syndrom 204
pneumonische Infiltrate
– Differentialdiagnose 331
Pneumoperikard
– Atemnotsyndrom 9
– Pneumothorax 15, 16
Pneumoperitoneum
– Atemnotsyndrom 9
– Pneumothorax 15
Pneumothorax 15, 16, 333
– Apnoe 14
– Asthma bronchiale 318
– Atemnotsyndrom 9
– Dyspnoe 303
– Frühgeborene, beatmete 15

– Mekoniumaspirationssyndrom 15
– Röntgen-Thorax 16
– zystische Fibrose 324
PNP-Mangel 203
Poikilozytose
– Anämie
– – immunhämolytische 232
– – megaloblastäre 221
– Blutungsanämie 224
– Eisenmangelanämie 220
– Sichelzellanämie 228
– Thalassaemia major/minor 230
Polioenzephalitis 184
Polioimpfung 192
Poliomyelitis 183
– bulbäre 184
– Immunisierung, aktive 184, 192
– Major/Minor Illness 184
– paralytische 184
Poliomyelitisvakzine 192
– inaktivierte 191
Pollakisurie
– Harnwegsinfektionen 412
Polyarthritis 208
– seronegative 208, 210, 212
– – Therapie 214
– seropositive 208, 210, 212
– – Rheumafaktor 210
– – Therapie 214
Polychromasie
– Pyruvatkinasemangel 232
Polydipsie
– Bartter-Syndrom 402
– De-Toni-Debré-Fanconi-Syndrom 401
– Diabetes insipidus neurohormonalis 67
– Diabetes mellitus Typ 1 113
– Hyperkalzämie 420
– Hyperkalziurie 74
– Nephritis, tubulointerstitielle 403
– Vitamin-D-Intoxikation 61
Polyendokrinopathien, autoimmune
– Addison-Syndrom 76
Polyethylenglykol
– Obstipation, chronisch-habituelle 362
polyglanduläre Insuffizienz
– Hypergonadismus, hypergonadotroper 85
Polyglobulie 22, 219, 233
– Abnabeln 4
– Aderlasstherapie 233
– Enterokolitis, nekrotisierende 25
– Fallot-Tetralogie 285
– Hyperbilirubinämie 20
– Krampfanfälle, neonatale 29
Polyhydramnion
– Duodenalatresie 343
– Ileumatresie/-stenose 344
– Ösophagusatresie 337
Polymyoklonien
– Werdnig-Hoffmann-Muskelatrophie 443
Polymyositis 452
– Muskelbiopsie 453
– Steroidtherapie 453
Polyneuritis, Diphtherie 153
Polyneuropathie
– Vitamin-B₆-Mangel 55
Polypen
– Blutungsanämie 224
– s. Rachenmandelhyperplasie 308
Polyphagie, Hyperthyreose 70
Polyradikuloneuritis
– Guillain-Barré-Syndrom 444
Polyserositis, Still-Syndrom 209
Polysomnographie
– Schlafapnoe, obstruktive 309
Polyspike-Wave-Abläufe
– Impulsiv-Petit-mal 470
Polysplenie-Syndrom
– Neugeborene diabetischer Mütter 27
Polyurie
– Bartter-Syndrom 402

Register

– De-Toni-Debré-Fanconi-Syndrom
401
– Diabetes insipidus
neurohormonalis 67
– Diabetes mellitus Typ 1 113
– Differentialdiagnose 68
– Fanconi-Syndrom 97
– Hyperkalzämie 420
– Hyperkalziurie 74
– Hypokaliämie 419
– Nephritis, tubulointerstitielle 403
– Vitamin-D-Intoxikation 61
Polyzythämie
– Pseudotumor cerebri 485
Pompe-Krankheit 118
porenzephale Zyste
– Hirnblutungen 12
Porenzephalie 462
Porphyrine, Urin, roter 384
portale Hypertonie/Hypertension
377
– Aszites 378
– intra-, prä- bzw. posthepatische
377
– Lebertransplantation 378
– Varizenblutung 378
– zystische Fibrose 323, 325
postenteritisches Syndrom 355,
359
– Rehydratation 359
postexpositionelle Prophylaxe
– Hepatitis A 370
Postkardiotomiesyndrom
– Perikarditis 294
Postpoliomyelitissyndrom 184
Poststreptokokkenglomerulo-
nephritis 387
– akute 149
Potter-Sequenz, Nierenagenesie
409
pp65
– CMV-Infektion 185
PPSB
– Lebererkrankungen 242
– Vitamin-K-Mangel 242
Prader-Willi-Syndrom 42, 43
– Diabetes mellitus 111
– Hypogonadismus, hypogonadotro-
per. 85
– Kleinwuchs 63
Prä-B-Zellen
– Differenzierungsstörung 201
präkordiales Schwirren 273
prämature Pubarche 83
prämature Thelarche 83
Pränataldiagnostik 46
– Homozystinurie 96
– Pfaundler-Hurler-Syndrom 129
– Tyrosinämie 94
– zystische Fibrose 326
Pränatalinfektionen
– Kleinwuchs 63
Prazosin, Hypertonie, arterielle 405
Pre-Nahrungen 51
Prednison
– Blackfan-Diamond-Anämie 222
Pregnantriol
– adrenogenitales Syndrom 76
Pregnantriolon
– adrenogenitales Syndrom 76
Prick-Test
– Asthma bronchiale 319
– Dermatitis, atopische 433
– Kuhmilchallergie 360
Primärinfiltrat/-komplex
– Tuberkulose 163
Primaquin
– Glukose-6-Phosphat-
Dehydrogenase-Mangel 231
Primitivreflexe
– Vorsorgeuntersuchung 514
Probiotika
– Gastroenteritis, akute, infektiöse
350
Proglottiden, Bandwürmer 199
Prokinetika
– Reflux, gastroösophagealer
338

Prolaktin
– Neugeborenes 4
– Stillphysiologie 51
Propionazidämie (PA) 98
Propionyl-CoA-Carboxylase
– Biotin 56
– Defekt 98
Propranolol
– Hypertonie, arterielle 405
Prostaglandine/Prostaglandininfusion
– Aortenisthmusstenose, präduktale
277
– Aortenstenose 276
– Ductus arteriosus, persistierender
10
– Fallot-Tetralogie 285
– Migräne 483
– Pulmonalatresie mit intaktem Ventri-
kelseptum 288
– Pulmonalstenose 279
– Transposition der großen Arterien
(TGA) 287
– Ventrikelseptumdefekt 281
Prostaglandinsynthesehemmer
– Diabetes insipidus renalis 402
– Ductus arteriosus, persistierender
10
Proteasen, Staphylokokken 150
Protein-C-Mangel
– ischämischer/zerebraler Insult 488
– Nierenvenenthrombose 394
Protein-S-Mangel
– Nierenvenenthrombose 394
Proteindefekte
– Sphärozytose, hereditäre 225
Proteine, Kuh-/Muttermilch 49
Proteinelektrophorese
– nephrotisches Syndrom 397
Proteinurie 395
– Alport-Syndrom 387
– Differentialdiagnose 395, 396
– EHEC 158
– Glomerulonephritis
– – membranöse 388
– – membranoproliferative 390
– Goodpasture-Syndrom 391
– Kawasaki-Syndrom 217
– Lupus erythematodes, systemischer
389
– Nephritis, tubulointerstitielle 403
– nephritisches Syndrom 387, 388
– nephrotisches Syndrom 388,
395–397
– Nierenerkrankungen 395
Proteus
– Granulomatose 237
– Leberabszess 375
Protonenpumpenhemmer
– Gastritis 342
Pruritus (s.a. Juckreiz)
– Gallengangshypoplasie, intrahepati-
sche 367
– perianaler, Enterobiasis 197
– Varizellen 174
Pseudo-Lennox-Syndrom
– Differentialdiagnose 470
Pseudogynäkomastie
– Adipositas 527
Pseudohermaphroditismus
– femininus/masculinus 86
– – adrenogenitales Syndrom 75
– – hCG-/hMG-Test 87
Pseudohypogenitalismus
– Adipositas 527
Pseudohypoparathyreoidismus 73,
74
– Albright'sche hereditäre Osteodystro-
phie 73
– Differentialdiagnose 420
– Hypokalzämie 73, 420
– Tubulopathien 399
– 1,25-(OH)2-Vitamin-D3 73
– Typ I/II 73
Pseudokrupp 181, 311
– s.a. Laryngitis, subglottische 311
– Differentialdiagnose 307, 312, 313
– Dyspnoe 303
– Epistaxis 305

– Husten, bellender 303, 311
– Stridor, inspiratorischer 311
Pseudomembranen
– Diphtherie 153
– Enterokolitis, pseudomembranöse
159
pseudomembranöse Enterokolitis
159
Pseudomonas aeruginosa
– Harnwegsinfektionen 412
– Kostmann-Syndrom 236
– Leberabszess 375
– Nosokomialsepsis 29
– Osteomyelitis 148
– Pneumonie, neonatale 17
– zystische Fibrose 324
Pseudoobstruktion, Obstipation 336
Pseudoparalyse
– Skorbut 56
– syphilitische, Differentialdiagnose
56
Pseudoperitonitis
– Waterhouse-Friderichsen-Syndrom
77
Pseudopolypen
– Colitis ulcerosa 354
Pseudopubertas praecox 81, 83
– adrenogenitales Syndrom 75
– Ätiologie 83
– GnRH-unabhängige 83
Pseudorosetten
– Neuroblastom 259
Pseudotumor cerebri 484
– Adipositas 527
– Azetazolamid 485
– Doppelbilder 485
– Kopfschmerzen 482, 485
– Kortikosteroide 485
– Papillenödem 485
– ventrikuloperitonealer Shunt 485
Pseudozysten
– Pankreatitis 380
– Splenomegalie 238
Psoasabszess
– Sklettuberkulose 165
Psoriasisarthritis 208, 215
psychische Symptome
– Hyperkalzämie 74
– Zöliakie 358
psychogene Anfälle 481
psychomotorische Entwicklung
– Vorsorgeuntersuchungen 513
psychomotorische Retardierung
– Adrenoleukodystrophie, neonatale
135
– Alkoholembryopathie 44
– Asphyxie, perinatale 7
– Hirnsklerose, tuberöse 498
– Meningitis 146
– Meningokokkenmeningitis 152
– Mukopolysaccharidosen 128
– Pankreasinsuffizienz, exokrine 382
Psychostimulanzien, ADHS 534
Psychotherapie
– Anorexia nervosa 526
Pterin-Carbinolamin-Dehydratase-
Defekt
– Hyperphenylalaninämie 92
Pterygium colli
– Ullrich-Turner-Syndrom 39
PTH s. Parathormon 72
Ptosis
– Botulismus 156
– Myasthenia gravis 448
– Säuglingsbotulismus 156
Pubarche 80
– prämature 83
Pubertät 80
– Gynäkomastie 85
– Stottern 533
Pubertas praecox 81
– Adipositas 527
– Großwuchs 66
– idiopathische 82
– vera 81
– Gonadotropine 81
– – LH-RH-Analoga 82
– zentrale 81

Pubertas tarda 83
Pubesbehaarung
– Entwicklung, Tanner-Stadien 81
Pufferung
– Diabetes mellitus Typ 1 113
Pulmonalatresie mit intaktem Ventri-
kelseptum 288
pulmonale Insuffizienz
– Lungenhypoplasie 16
Pulmonalisschlinge 305
– Husten 303
– Stridor 306
Pulmonalstenose 279
– Angiographie 279
– Auskultations- und Untersuchungs-
befund 279, 279
– Ballondilatation 279
– Echokardiographie 279
– EKG 279
– Endokarditisprophylaxe 293
– Fallot-Tetralogie 284, 285
– Häufigkeit, relative 275
– Neugeborene 279
– Prostaglandininfusion 279
– sub-/supravalvuläre 279
– Transposition der großen Arterien
(TGA) 286, 287
– Ullrich-Turner-Syndrom 39
– valvuläre 279
– Ventrikelseptumdefekt 280
Pulse
– Anämie, neonatale 22
– an unteren Extremitäten nicht tast-
bare 273
– Pulsus celer et altus 273
– Ductus arteriosus, persistierender
10
Pupille, lichtstarre
– Koma 502
Puppengesicht
– Glykogenose Typ Ia 117
Purinnukleosidphosphorylase (PNP),
Mangel 204
Purpura
– anaphylaktoide 391
– – Diarrhö 336
– CMV-Infektion 31
– idiopathisch-thrombozytopenische
– – Autoimmunthrombozytopenie,
neonatale 24
– immunthrombozytopenische (ITP)
243
– – Blutbild 244
– – Differentialdiagnose 248
– – Immunglobuline 244
– – Kasuistik 245
– – Thrombozytenkonzentrate 244
– – Röteln(embryopathie) 31, 172
– Schoenlein-Henoch 391
– – Differentialdiagnose 56, 152
– – Gastrointestinalblutung 336
– – Glomerulonephritis, rapid progres-
sive 390
– – Invagination 347
– thrombotisch-
thrombozytopenische 243
– thrombozytopenische
– – Differentialdiagnose 56
Pusteln, Pediculus capitis 438
PVL s. Leukomalazie
periventrikuläre 13
Pyelonephritis 412
– Brucellose 159
– Differentialdiagnose 406
– Harnwegsinfektionen 412
– Hypertonie 404
Pyknolepsie 468
– Therapie 479
Pyloromyotomie nach Weber-Ramstedt
– Pylorusstenose, hypertrophe
343
Pylorusstenose, hypertrophe
– Differentialdiagnose 76
– Erbrechen 335
– Hypokaliämie 419
– Kasuistik 343
– Pyloromyotomie nach Weber-Rams-
tedt 343

564

Register

Pyoderma gangraenosum
– Crohn-Krankheit 351
Pyodermie
– Impetigo contagiosa 424
Pyopneumothorax
– Pleuritis 332
Pyrantel-Embonat
– Spulwürmer 197
Pyrazinamid
– Nebenwirkungen 167
– Tuberkulose 166
Pyridoxal 55
Pyridoxamin 55
Pyridoxin 55
6-Pyruvoyl-Tetrahydropterin-Synthase-Defekt
– Hyperphenylalaninämie 92
Pyruvatcarboxylase
– Biotin 56
– Mangel, Hypoglykämie 108
Pyruvatkinasemangel 232

Q

Q188R-Mutation 121
De-Quervain-Thyreoiditis 71
QT-Verlängerung, Hypokalzämie 420
Quaddelbildung, Urtikaria 434
Quadratschädel
– Syphilis connata tarda 32
Quantiferon Tb-Gold-Test® 166
Quickwert, Vitamin-K-Mangel 23

R

RA (refraktäre Anämie) 235
Rachenabstrich
– Rhinopharyngitis 306
– Scharlach 149
Rachendiphtherie 153
Racheninspektion
– Epiglottitis, akute, Kontraindikation 312
Rachenmandelhyperplasie 308
– Schlafapnoe, obstruktive 308
Rachitis
– De-Toni-Debré-Fanconi-Syndrom 401
– Differentialdiagnose 529
– Fanconi-Bickel-Syndrom 125
– Formen 60
– hypophosphatämische, familiäre 60
– Kalzium 59
– Kleinwuchs 63
– Tubulopathien 399
– Tyrosinämie 93
– Vitamin D₃ 59
– Vitamin-D-abhängige Typ I/II (VDAR I/II) 60
– Vitamin-D-Mangel 58
– Vitamin-D-refraktäre, Zystinose, nephropathische 96
rachitischer Rosenkranz 58
Rachitisprophylaxe 517
rachitogene Tetanie 58
Radiochemotherapie
– Hodgkin-Lymphom 255
RAEB (RA mit Blastenexzess) 235
RAEB-T (RAEB in Transformation) 235
Räusperhusten
– Alveolitis, exogen-allergische 331
rapid progressive Glomerulonephritis (RPGN) 390
RARS (RA mit Ringsideroblasten) 235
Rashkind-Opertion
– Transposition der großen Arterien (TGA) 287
Rasselgeräusche
– Alveolitis, exogen-allergische 331
– Bronchitis, obstruktive 314
– bronchopulmonale Dysplasie 11
– Fremdkörperaspiration 313
– zystische Fibrose 324

RAST
– Asthma bronchiale 319
– Dermatitis, atopische 433
Rathke-Tasche, Kraniopharyngeom 271
RB₁
– Osteosarkom 265
– Retinoblastom 263
RDS (Respiratory Distress Syndrome) s. Atemnotsyndrom 9
Realimentation
– Gastroenteritis, akute, infektiöse 350
Reanimation, kardiopulmonale 511
– Asphyxie, perinatale 7
– Beendigung 511
– Kammerflattern/-flimmern 299
– Leitlinien 512
– Neugeborene 5
Rechenschwäche/-störungen
– Galaktosämie 121
– Vorsorgeuntersuchungen 520
Rechts-links-Shunt
– atrioventrikulärer Septumdefekt 283
– Ductus arteriosus, persistierender 10
– Herzfehler, angeborene 284
– PFC-Syndrom 18
– auf Vorhofebene, Surfactantmangel 9
Rechtsschreibleistung, Legasthenie 532
Rechtsherzhypertrophie
– Fallot-Tetralogie 284
– zystische Fibrose 324
Rechtsherzinsuffizienz
– bronchopulmonale Dysplasie 11
– Hydrothorax 333
– Hyperaldosteronismus, sekundärer 79
– portale Hypertonie 377
– Schlafapnoe, obstruktive 309
– Ventrikelseptumdefekt 281
– zystische Fibrose 324
Rechtsverschiebung
– Anämie, megaloblastäre 221
Recklinghausen-Neurofibromatose 496
– Café-au-lait-Flecken 438
Reed-Sternberg-Zellen 254
Reentrytachykardie, paroxysmale 297
– EKG 298
Reese-Ellsworth Klassifikation
– Retinoblastom 263
5α-Reduktase-Defekt 87
Reflexe 515
Reflexepilepsie 467, 477
Reflux, gastroösophagealer 337, 338
– Barrett-Ösophagus 338
– Differentialdiagnose 33
– epigastrische Schmerzen 338
– Erbrechen 335, 338
– gastroösophageale Szintigraphie 338
– Kuhmilchallergie 360
– Ösophagitis 338
– Prokinetika 338
Reflux, vesikoureteraler 414
– Ausscheidungsurographie 414
– Blasendruckerhöhung 414
– Differentialdiagnose 406
– Hydronephrose 413
– Hypertonie 404
– Miktionszystourethrogramm 414
– Zystomanometrie 415
– Zystoskopie 414
Refluxösophagitis
– Hiatushernie 339
Refluxprüfung
– Harnwegsinfektionen 412
Refsum-Syndrom 135–137
Regurgitation, Ösophagusachalasie 339
Rehydratation
– Dehydratation 416
– – isotone 417

– Gastroenteritis, akute, infektiöse 349
– orale/parenterale 417
– postenteritisches Syndrom 359
Reifegrad des Kindes
– Vorsorgeuntersuchungen 514
Reifgeborene
– Atemfrequenz 302
reitende Aorta, Fallot-Tetralogie 284
Reiter-Syndrom
– Arthritis, reaktive 214
Reithosenphänomen
– Rückenmarktumor 272
Reizbarkeit
– Vitamin-A-Überdosierung 57
Reizhusten
– Alveolitis, exogen-allergische 331
– Mycoplasma pneumoniae 160
– Ornithose 162
Rektalabszess, -fissur bzw. -fistel
– Obstipation 336
Rektumatresie 344
Rektumbiopsie
– Hirschsprung-Krankheit 346
Rektumprolaps
– zystische Fibrose 323, 327
Rekurrensparese, geburtstraumatische
– Differentialdiagnose 305
– Stridor 306
Releasing-Hormone (RH) 62
Reliever, Asthma bronchiale 320
renale Ausscheidung
– Hyperkaliämie 419
– Hypokaliämie 419
Renin-Angiotensin-Aktivität
– Hyperaldosteronismus 79
Resorptionsatelektase
– Bronchiallymphknotentuberkulose 163
Respiration
– Epiglottitis, akute 312
Respirationstrakt
– Erkrankungen 302
– Fehlbildungen 303
respiratorische Affektkrämpfe 480, 481
respiratorische Infektionen
– Adenovirusinfektion 182
– Haemophilus influenzae Typ b 151
respiratorische Insuffizienz
– Asphyxie, perinatale 6
– Mekoniumaspirationssyndrom 15
– perinatale 7
– PFC-Syndrom 18
Respiratory Distress Syndrome (RDS) s. Atemnotsyndrom 9
Respiratory-Syncytial-(RS-)Virus 179
retikuläre Dysgenesie 204
Retikuloendotheliosen
– Splenomegalie 238
Retikulozytose
– Elliptozytose, hereditäre 226
– Rh-Inkompatibilität 21
– Thalassaemia major 230
Retinablutungen
– Kindesmisshandlung 529
Retinitis
– CMV-Infektion 185
Retinitis pigmentosa
– Abetalipoproteinämie 141
– Adrenoleukodystrophie, neonatale 135
– Refsum-Syndrom 136
Retinoblastom 263
Retinol 57
Retinopathia praematurorum 11
– Frühgeborene 8
– Kryo-/Lasertherapie 11
Retinopathie
– Diabetes mellitus Typ 1 115
Retinsäure 57
Retrognathie, mandibuläre
– Pierre-Robin-Sequenz 304
retroösophagealer Abszess
– Ösophagitis 338
Retropharyngealabszess 307
– Stridor 306
Retrovirus 187

Rett-Syndrom 495
Reye-Syndrom 378
– Azetylsalizylsäure 378
– Darmdekontamination 379
– Diagnostik 379
– Differentialdiagnose 103
– Enzephalopathie 378
– Erbrechen 335
– Influenza B 180
– Koma 502
– Leberverfettung 378
– weiße Leber 378
Rh-Inkompatibilität 20
– Aderlass 21
– Anämie
– – isoimmunhämolytische 226, 227
– – neonatale 22
– Anti-D-Antikörper 21
– Anti-D-Prophylaxe 20
– Blutaustauschtransfusion 21
– Bluttransfusion, fetale 21
– Coombs-Test 21
– Fototherapie 21
– Morbus haemolyticus neonatorum 20
– Transfusion 0-rh-negativer Erythrozyten 21
Rhabdomyolyse
– Hyperthermie, maligne 456
Rhabdomyosarkom 261, 262
– alveoläres 262
– botryoider Typ 262
– p 53 261
– Prognose 262
– Spindelzelltyp 262
Rheumafaktor, Polyarthritis
– seronegative 211
– seropositive 210
Rheumaknötchen
– Arthritis, juvenile, idiopathische 208
– rheumatisches Fieber 216
rheumatische Erkrankungen 208
rheumatisches Fieber 215
– Angina tonsillaris 215
– Arthritis 215
– Azetylsalizylsäure 217
– Chorea minor Sydenham 216
– Differentialdiagnose 56, 209, 217, 228, 292
– Echokardiographie 217
– Endokarditis(prophylaxe) 216, 293
– Erythema anulare 216
– Faktor X 215
– Karditis 216
– Penicillin V 217
– Perikarditis 294
– Rezidivprophylaxe 217
– Rheumaknötchen 216
– Scharlach 149, 215
– Streptokokken, β-hämolysierende 215
Rhinitis
– allergica 432
– Parainfluenza 181
– Rhinopharyngitis 306
– Syndrom der immotilen Zilien 316
rhinobronchiales Syndrom 319
Rhinokonjunktivitis, Röteln 171
Rhinopharyngitis
– akute 306
– Retropharyngealabszess 307
Rhinoviren
– Bronchitis/Bronchiolitis 314
rhizomele Chondrodysplasia punctata 135, 136
Riboflavin(mangel) 54, 55
Richner-Hanhart-Syndrom 94
Riedel-Struma 72
Riesenaneurysmen 487
Riesenhämangiom
– Differentialdiagnose 243
– Thrombozytopenie, neonatale 24
Riesenzellastrozytom, subependymales 268
Riesenzellhepatitis 365, 366
– Cholestase 365
– Differentialdiagnose 94

565

Register

Rifampicin
- Anämie, immunhämolytische 232
- Nebenwirkungen 167
- Tuberkulose 166
- Urin, roter 384
rigid spine
- Muskeldystrophie, kongenitale 451
Rigor, Tetanus 155
Rinderbandwurm 199
Ringelröteln 173
- Exanthem 171
Ringleistenstenose 275
Ringsideroblasten
- Anämie, sideroblastische 233
Rippenosteomyelitis
- Pleuritis 332
Ristocetin-Cofaktor
- von-Willebrand-Syndrom 241
Risus sardonicus, Tetanus 155
RNA-Orthomyxoviren 180
RNA-Paramyxoviren 181
Robertson-Translokation 38
Röntgen-Abdomen
- Enterokolitis, nekrotisierende 25
- Mekoniumileus 26
Röntgen-Abdomenleeraufnahme
- im Hängen, Ileumatresie/-stenose 344
- Invagination 348
Röntgenaufnahme des Schädels
- Kindesmisshandlung 529
Röntgen-Thorax
- Aortenisthmusstenose 277
- Aortenstenose 276
- Atemnotsyndrom 9
- atrioventrikulärer Septumdefekt 284
- bronchopulmonale Dysplasie 11
- Ductus arteriosus persistens (Botalli) 10, 282
- Fallot-Tetralogie 285
- Fremdkörperaspiration 313
- Herzinsuffizienz 295
- Linksherz, hypoplastisches (HLH) 288
- Mykoplasmenpneumonie 161
- Myokarditis 294
- Perikarditis 294
- PFC-Syndrom 18
- Pneumothorax 16
- Pulmonalatresie, mit intaktem Ventrikelseptum 288
- Pulmonalstenose 279
- Transposition der großen Arterien (TGA) 287
- Tuberkulose 166
- Ventrikelseptumdefekt 281
- Vorhofseptumdefekt 283
- Zwerchfellhernie 16
Röntgenuntersuchung
- Osteomyelitis 148
- Phosphatdiabetes 60
- Vitamin-D-Mangel-Rachitis 58
Röteln 171
- Arthritis, reaktive 214
- Diabetes mellitus Typ 1 111
- Enzephalitis 172
- Exanthem 171
- Hyperbilirubinämie 20
- Immunisierung, aktive 172
- konnatale 172
- Lymphozytose 237
- Mikrozephalie 462
- Neugeborene 31
- Pseudotumor cerebri 485
- Tuberkulosehauttest, falschpositiver 165
Rötelnembryofetopathie 171
Rötelnimpfung 172, 194
Rolando-Epilepsie 467, 472
- EEG 474
- Kasuistik 473
Romano-Ward-Syndrom (RWS) 299
- LQT-1- bis -3-Gene 299

ROP s. Retinopathia praematurorum 11
Rosenkranz
- rachitischer, Vitamin-D-Mangel-Rachitis 58
- skorbutischer 56
Rotaviren/Rotavirusinfektionen 183
- Diarrhö 335
- Gastroenteritis, akute, infektiöse 348
roter Urin 383
Rotor-Syndrom 364
RPGN (rapid progressive Glomerulonephritis) 390
RS-Virus-Infektionen 179
- Bronchitis/Bronchiolitis 314
- Differentialdiagnose 33
- Pneumonie 329
- - neonatale 17
- Pseudokrupp 311
RT-PCR
- Coxsackie-Virus-Erkrankungen 182
- HIV-Infektion 188
- Influenza 180
- Masern 170
- Poliomyelitis 184
- Röteln 172
Rubivirus 171
Rückenmarkerkrankungen 501
Rückenmarktumoren 272
- extra-/intramedulläre bzw. extra-/intradurale 272
- Kernspintomographie 272
- Röntgen-Wirbelsäule 272
Rückenschmerzen
- Gliedergürtelmuskeldystrophie 451
- Oligoarthritis, juvenile 212
- Rückenmarktumoren 272
Ruhetremor 492
Rumpfataxie
- Dandy-Walker-Syndrom 495
Rundherde, Lungentuberkulose 164
Russell-Silver-Syndrom
- Kleinwuchs 63
Ryanodinrezeptor
- Hyperthermie, maligne 456

S

Saccharase-Isomaltase-(SI)-Gen
- Mutationen 355
Saccharase-Isomaltase-Malabsorption 355
Saccharoseintoleranz 355
- H$_2$-Atemtest 356
Säuglinge
- ADHS 533
- Botulismus 156
- EKG 274
- Harnwegsinfektionen 412
- Herzinsuffizienz 295
- Neuroblastom 260
- Nierenvenenthrombose 394
- Pneumonie 328
- Siebbeinentzündung, akute, eitrige 308
- Tachykardie, paroxysmale 297
Säuglingsanfangsnahrungen 51
Säuglingsdermatitis, seborrhoische 423
Säuglingsekzem, atopisches 432
Säuglingsernährung/-nahrung 47
- Beikost 52
- Eiweißhydrolysatnahrungen, hochgradige 52
- Fluorid 53
- galaktosefreie 121
- hypoallergene (HA) Nahrungen 52
- künstliche 51
- Sojabasis 52
- Vitamin D 53
Säure-Basen-Status
- Neugeborene 4
Säurebelastung
- Azidose, renal tubuläre 400

Säureverätzung
- Koagulationsnekrose 340
- Ösophagitis 339, 340
Sakroiliitis 212
- Brucellose 159
Salaam-Krampf
- West-Syndrom 475
Salbutamol, Asthma bronchiale 321
Salivation, Säuglingsbotulismus 156
Salizylate, Hypoglykämie 107
Salizylsäure, Warzen 427
SALK-Impfstoff 192
Salmeterol, Asthma bronchiale 321
Salmonella gastroenteritidis, paratyphi bzw. typhi 157
Salmonellen/Salmonellosen 156, 157
- Arthritis, reaktive 214
- Bakteriämie 157
- Darmblutungen 157
- Dauerausscheider 157
- Diarrhö 335
- Gastroenteritis, akute, infektiöse 157, 348
- Granulomatose 237
- H-/O-Antigene 156
- Lebensmittelvergiftung 157
- Sepsis 145
- Typhus abdominalis 157
Salmonellenosteomyelitis 148
- Sichelzellanämie 228
Salve 297
Salyzilatintoxikation, Koma 502
Salzhunger
- Addison-Syndrom 77
- De-Toni-Debré-Fanconi-Syndrom 401
Salzverlustsyndrom
- Addison-Syndrom 76
- adrenogenitales Syndrom 75, 76
- Hyperkaliämie 419
- renales, Dehydratation, hypotone 417
Sandalenlücke, Trisomie 21 36
Sandhoff-Syndrom 128
Sanfilippo-Syndrom 127
Sarcoglykane 449
Sarcospan 449
Sarkoglykankomplex, Defekt
- Muskeldystrophie 449
Sarkoidose
- Differentialdiagnose 420
- Erythema nodosum 436
- Hyperkalzämie 420
- Nephritis, tubulointerstitielle 404
- Proteinurie 396
Sarkome, Differentialdiagnose 209
Sattelnase
- Syphilis connata tarda 32
Sauerstofftoxizität
- bronchopulmonale 11
- Retinopathia praematurorum 11
Sauerstoffzufuhr
- Asphyxie, perinatale 7
Saugreaktion 515
Saugreflex
- Vorsorgeuntersuchung 514
Saugwürmer 196, 199
SCAD-Defekt 125
Scapula alata
- Duchenne-Muskeldystrophie 450
- Muskeldystrophie, fazioskapulohumerale 452
Schadstoffe, Stillen 50
Schädel-Hirn-Trauma 504
- Diagnostik 505
- Epilepsie, posttraumatische 476
- evozierte Potenziale 506
- Glasgow Coma Scale 504
- Hirndruckprophylaxe 506
- Hyperthermie 506
- Kindesmisshandlung 529
- Klassifikation 504
- Koma 502
- Komplikationen 505
- leichtes 505, 506

- Meningitis 146
- moderates 506
- Prognose 506
- Pseudotumor cerebri 485
- schweres 505, 506
- Therapie 506
Schädel(basis)fraktur
- Epilepsie, posttraumatische 476
- Kindesmisshandlung 530
- Neugeborene 7
Schädelsonographie
- Glutarazidurie Typ 1 102
Schallleitungsschwerhörigkeit
- Seromukotympanon 311
Scharlach 148, 149
- Differentialdiagnose 218
- Enanthem 149
- Exanthem 149, 171
- Himbeerzunge 149
- Poststreptokokkenglomerulonephritis 149
- rheumatisches Fieber 149, 215
Schaumzellen
- Niemann-Pick-Krankheit 133
Scheie-Syndrom 127
Schielen s. Strabismus
Schilddrüsenadenom 72
- Differentialdiagnose 71
Schilddrüsenantikörper
- Hypothyreose 69
Schilddrüsenerkrankungen 68
Schilddrüsenhormone
- Diabetes mellitus 111
Schilddrüsenkarzinom
- Differentialdiagnose 71
- follikuläres 72
- medulläres 72
- - MEN 2a/2b 80
- papilläres 72
Schilddrüsensonographie
- Hashimoto-Thyreoiditis 71
- Hypothyreose 69
Schilddrüsentumoren 72
Schimmelpilze 195
Schlaf
- Rolando-Epilepsie 473
Schlaf-Grand-Mal 468
Schlafapnoe, obstruktive 308
- Adipositas 527
- Polysomnographie 309
Schlafmyoklonus, benigner 481
Schlaftest
- Wachstumshormonmangel 65
Schlafwandeln
- Differentialdiagnose 481
Schleimhautbiopsie
- Reflux, gastroösophagealer 338
Schleimhautblutungen
- Skorbut 56
- Vitamin-K-Mangel 241
- von-Willebrand-Syndrom 241
Schleimhautödem, allergisch bedingtes
- Stridor 306
Schleimhautschwellungen
- Ösophagusverätzungen 340
Schluckbeschwerden
- Diphtherie 153
Schluckimpfung
- Impfpoliomyelitis 184
Schlucklähmung
- Landry-Paralyse 153
Schluckstörungen
- Botulismus 156
- Diphtherie 153
- Epiglottitis, akute 312
- Retropharyngealabszess 307
Schmerzcharakterisierung
- Migräne 483
Schmerzen
- abdominelle, Nikotinsäureamidüberdosierung 55
- Epilepsie mit fokal-sensorischen Anfällen 471
- Ewing-Sarkom 266
- Osteosarkom 264
- Pneumothorax 333
- radikuläre, Rückenmarktumor 272

566

Register

– retrosternale, Ösophagus-
verätzung 340
– rheumatisches Fieber 215
Schmetterlingserythem
– Lupus erythematodes, systemischer
389
Schmetterlingswirbel
– Gallengangshypoplasie, intrahepati-
sche 367
Schmierinfektion
– Shigellose 158
Schnappatmung 303
– Botulismus 156
– Mekoniumaspirationssyndrom 15
Schnarchen, habituelles
– Schlafapnoe, obstruktive 308
Schnelltest, Influenza 180
Schnupfen 307
Schock
– allergischer, Anämie, isoimmunhä-
molytische 227
– Anämie, neonatale 22
– anaphylaktischer 435
– – Echinokokkose 375
– – Urtikaria 435
– Asphyxie, perinatale 6
– Cholestase 365
– Diabetes insipidus
neurohormonalis 67
– Dyspnoe 303
– Enterokolitis, nekrotisierende 25
– Hyperbilirubinämie 18
– hyperpyretische Toxikose 417
– hypovolämischer, Proteinurie 396
– kardiogener, Aortenstenose 276
– Kuhmilchallergie 360
– Leberversagen, fulminantes 377
– Mekoniumaspirationssyndrom 15
– Meningokokkensepsis 152
– Pneumothorax 16
– septischer 145
– – Epiglottitis, akute 312
– – Neubegorene 29
– Thrombozytopenie, neonatale 24
– Verbrauchskoagulopathie 242
– Waterhouse-Friderichsen-Syndrom
77
Schocklunge
– Differentialdiagnose 406
– Verbrennungen 508
Schockprophylaxe
– Verbrennungen 508
Schocksyndrom, toxisches
– Differentialdiagnose 152
Schoenlein-Henoch-Purpura s. Pur-
pura Schoenlein Henoch
Schonatmung
– Dyspnoe 303
Schrei, initialer
– Epilepsie mit tonisch-klonischen An-
fällen 468
Schreien, schrilles
– Blutungen, intrakranielle 7
– Hypoglykämie 107
– Meningitis 146
– – tuberculosa 164
Schreiphänomen 514
– zyanotischer Affektkrampf 481
Schüttelfrost
– Anämie, isoimmunhämolytische
227
– Meningokokkensepsis 152
– Ornithose 162
– Salmonellose 157
– Sepsis 145
Schütteltrauma 529
Schulberatung
– Vorsorgeuntersuchungen 520
Schulleistungsknick
– Seromukotympanon 311
Schulterdystokie
– Nervenläsionen 7
Schultergürtelatrophie, FSME 186
Schwäche, Pellagra 55
Schwangerschaft, Erythropoese 3
Schwangerschaftsabbruch 46
Schwangerschaftsbetreuung
– diabetische Mütter 27

Schwartz-Bartter-Syndrom. 68
Schweinebandwurm 199
Schweißtest, zystische Fibrose 314,
326
Schwellungen
– Osteosarkom 264
– schmerzhafte, Vitamin-A-Überdosie-
rung 57
Schwerhörigkeit
– Alport-Syndrom 387
– Kretinismus 69
Schwermetallvergiftung 509
– Proteinurie 396
Schwindel
– Botulismus 156
– Hypoglykämie 107
– ischämischer/zerebraler Insult
488
– Neurofibromatose Typ 2 497
– paroxysmaler 481
– Schwartz-Bartter-Syndrom 68
– sinuatriale Überleitungsstörung
300
Schwirren
– im Jugulum tastbares 273
– präkordiales 273
Schwitzen/Schweißausbrüche
– Leukämie, chronisch-myeloische
251
– Phäochromozytom 79
– Ventrikelseptumdefekt 280
SCID (Severe Combined Immunodefi-
ciency) 203
– B-negative/-positive 203
– GVH-Prophylaxe 204
– mit Eosinophilie 203
SCN4A-Gen-Mutation 455
seborrhoische Säuglingsdermatitis
423
Sebostase
– Dermatitis, atopische 432
Second Sensory Area
– Epilepsie mit fokal-sensorischen An-
fällen 471
Secretin-Pancreozymin-Test
– Pankreatitis, chronische 381
Sectio, Abnabeln 4
Sehbahn, Astrozytome 268
Sehnenansatzschmerzen
– Oligoarthritis, juvenile 212
Sehprüfung
– Legasthenie 532
– Vorsorgeuntersuchungen 520
Sehstörungen
– Adipositas 527
– Hippel-Lindau-Syndrom 500
– Hirntumoren 268
– Hypoglykämie 107
– Kraniopharyngeom 271
– Leukämie, chronisch-myeloische
251
– Phäochromozytom 79
– Sichelzellanämie 228
– Zerebralparese, infantile 490
Seitenstrangangina 309
Sekundärglaukom s. Glaukom 11
Sellaregion, Tumoren 268
Sensibilitätsstörungen 55
– HSAN 447
– Syringomyelie 501
Sepiapterinreduktase-Defekt
– Hyperphenylalaninämie 92
Sepsis 145
– Agammaglobulinämie 202
– Apnoe 14
– B-Zell-Defekte 200
– Bakteriämie 145
– Blutkultur 145
– C-reaktives Protein 145
– Chemotherapie 146
– CMV-Infektion 185
– Differentialdiagnose 33, 406
– Entzündungsparameter 145
– Erbrechen 23
– Haemophilus influenzae Typ b
151
– Herzinsuffizienz 295
– HIV-Infektion 187

– Hyperbilirubinämie 18
– Kasuistik 29
– Klinik 145
– Krampfanfälle, neonatale 28
– Leberabszess 375
– Letalität 146
– Leukozytose 145
– Linksverschiebung 145
– Lumbalpunktion 145, 146
– Meningitis 146
– Mycoplasma hominis 160
– Neugeborene 28, 145
– nosokomiale 29
– Ösophagusverätzungen 340
– Pleuritis 332
– portale Hypertonie 377
– Splenomegalie 238
– Therapie 146
– Tonsillogene 309
– Urinkultur 145
– Verbrauchskoagulopathie 242
– Verbrennungen 508
sepsisähnliches Bild
– Galaktosämie 121
Septikämie
– Salmonellose 157
septische Arthritis 147
septischer Schock 145
septo-optische Dysplasie
– Hypopituitarismus 110
Septum-primum-Defekt 282, 283
Septumdefekt, atrioventrikulärer
(AVSD) 283
Septumhypertrophie
– Neugeborene diabetischer Mütter
27
Sequestrationskrisen
– Sichelzellanämie 228
Serokonversion
– Lyme-Borreliose 168
Seromukotympanon 310
– Impedanzaudiometrie 311
– Parazentese 311
– Tympanometrie 311
Serotonin, Migräne 483
Serotonin 5HT$_{2A}$-Rezeptor-Gen
– Anorexia nervosa 525
Serotoninmangel
– Hyperphenylalaninämie 90
Serratia marcescens
– Nosokomialsepsis 29
– Urin, roter 384
Sertoli-Zellen
– Anti-Müller-Hormon 86
Sertoli-Zell-Tumor
– Pseudopubertas praecox, heterosexu-
elle 83
Serumbilirubinkonzentration
– Normogramm 19
Serumcholesterin
– Hyperthyreose 70
Serumeisen
– Anämie
– – aplastische, akute, transitorische
223
– – sideroblastische 233
– – Blackfan-Diamond-Anämie 222
Serumeiweißelektrophorese
– Alpha-1-Antitrypsin-Mangel 366
Serumferritin
– Anämie, sideroblastische 233
– Blackfan-Diamond-Anämie 222
Serumkalium
– Hyperkaliämie 419
– Hypokaliämie 419
Serumkalzium
– Hyperkalzämie 420
– Hypokalzämie 419, 420
Serumnatrium
– Dehydratation
– – hyper-/hypotone 417
– – isotone 416
– Hyperhydratation, hyper-, hypo-
bzw- isotone 418
Serumosmolalität
– Dehydratation
– – hyper-/hypotone 417
– – isotone 416

– Hyperhydratation, hyper-, hypo-
bzw- isotone 418
Severe Combined Immunodeficiency
(SCID) 203
Sexualentwicklung 80
– FSH/LH 80
– Störungen 80
Sexualhormone
– Großwuchs 67
sexuelle Differenzierung
– Störungen 85
sexueller Missbrauch 528, 529
SGA (Small for Gestational Age) 2
– Hypoglykämie 26
SGLT$_1$-Defekt 124
Shigella boydii, dysenteriae, flexneri,
sonnei 158
Shigellen/Shigellose 158
– Arthritis, reaktive 214
– Diarrhö 335
– Gastroenteritis, akute, infektiöse
348
– Sepsis 145
shigellenruhrähnliches Krankheitsbild
– EIEC 158
Short-Chain-Acyl-CoA-Dehydroge-
nase-Defekt 125
Shwachman-Diamond-Syndrom 235,
381
SIADH
– Meningitis 146
– – tuberculosa 165
Sialidose 127, 130
Sichelzellanämie 228
– Blutausstrich 228
– Hämoglobinelektrophorese 228
– Hand-Fuß-Syndrom 228
– HbS 228
– Howell-Jolly-Körperchen 228
– Hydroxyharnstoff 229
– ischämischer/zerebraler Insult
488
– Osteomyelitis 148
– Salmonellenosteomyelitis 228
– Sequestrationskrisen 228
– Targetzellen 228
Sick-Sinus-Syndrom 300
sideroachrestische Anämie 232
sideroblastische Anämie 232
SIDS (Sudden Infant Death Syn-
drome) 32
– Vorgehen bei Geschwisterkindern
33
Siebbeinentzündung, akute, eitrige
308
Silbernitratprophylaxe
– Chlamydienkonjunktivitis 162
– Neugeborenenkonjunktivitis 32
7S-Immunglobuline
– Guillain-Barré-Syndrom 445
Simultanimpfung
– Hepatitis B 372
sinuatriale Überleitungsstörung 300
Sinubronchitis 307
– Kartagener-Syndrom 315
Sinus ethmoidales, maxillares bzw.
sphenoidalis 307
Sinus-cavernosus-Thrombose, septi-
sche 489
Sinus-venosus-Defekt 282
Sinusbradykardie
– sinuatriale Überleitungsstörung
300
– zyanotischer Affektkrampf 481
Sinusitis 307
– akute, einfache 308
– B-Zell-Defekte 200
– Chlamydia pneumoniae 162
– chronische 307, 308
– eitrige 307
– Haemophilus influenzae Typ b 151
– Husten 303
– Hypogammaglobulinämie 201
– Komplikationen 308
– Kopfschmerzen 483
– Pneumokokken 150
– rezidivierende, zystische Fibrose
323

567

Register

– Rhinopharyngitis 306
– Sepsis 145
– Syndrom der immotilen Zilien 316
– zystische Fibrose 325
Sinusvenenthrombose 489
– Erysipel 425
– Kopfschmerzen 482
– Pseudotumor cerebri 485
– septische 489
– Sinusitis 308
Sipple-Syndrom 80
SIRS (Systemic Inflammatory Response Syndrome) 145
Sitosterinämie 140
Sitzbuckel
– Pfaundler-Hurler-Syndrom 129
Sitzkyphose
– Vitamin-D-Mangel-Rachitis 58
Skabies 437
– Benzylbenzoat 437
Skaphozephalus 460, 461
Skelettalterbestimmung
– Kleinwuchs 64
Skelettanomalien/-deformitäten
– Alkoholembryopathie 45
– Atelektasen 330
– Kleinwuchs 63
– Pankreasinuffizienz, exokrine 382
– Trisomie 21 35, 36
Skelettdysplasien,
 Differentialdiagnose 530
Skelettmuskelchloridkanal
– Myotonia congenita 454
Skelettreifung 62
– Handröntgenaufnahme 62
Skelettsystem, Untersuchung
– Kindesmisshandlung 529
Skelettszintigraphie
– Ewing-Sarkom 266
– Osteosarkom 265
– Retinoblastom 263
– Rhabdomyosarkom 262
Skeletttuberkulose 165, 166
Sklerenikterus
– Hyperbilirubinämie 18
– Sphärozytose, hereditäre 225
Sklerodermie
– Reflux, gastroösophagealer 338
Skoliose
– Duchenne-Muskeldystrophie 450
– Friedreich-Ataxie 495
– Muskeldystrophie, fazioskapulohumerale 452
– Neurofibromatose Typ 1 496
– Pleuritis 332
– SMA Typ II 444
– Tethered Cord 501
– Werdnig-Hoffmann-Muskelatrophie 443
– zystische Fibrose 325
Skorbut 56
– Differentialdiagnose 59
skorbutischer Rosenkranz 56
Skotom, Toxokariasis 198
skrotale Fistel, Analatresie 345
SLA (Antikörper gegen lösliches Leberantigen)
– Autoimmunhepatitis 374
SLE s. Lupus erythematodes, systemischer 389
SLO-Gen, Mutation, Smith-Lemli-Opitz-Syndrom 142
Slow-Flow-Läsionen
– Kavernome 487
SMA (Antikörper gegen glatte Muskulatur)
– Autoimmunhepatitis 374
SMA (spinale Muskelatrophie)
– Typ I 442, 443
– Typ II 442, 444
– Typ III 444
Small for Gestational Age (SGA) 2
– Hypoglykämie 26
Smith-Lemli-Opitz-Syndrom 141
Smith-Magenis-Syndrom 42
Sodbrennen
– Reflux, gastroösophagealer 338

Sofortreaktion vom Typ I
– Urtikaria 434
Sojamilchnahrungen 52
– Kuhmilchallergie 360
Somatogramm 513
Somatomedine
– Wachstumshormonmangel, isolierter 64
somatosensorische Erscheinungen
– Rolando-Epilepsie 473
Somnolenz
– Hyperkalzämie 420
– hyperpyretische Toxikose 417
– Hypoglykämie 108
– Masernenzephalitis 169
– Medium-Chain-Acyl-CoA-Dehydrogenase-(MCAD-)Defekt 127
– Pellagra 55
– Säuglingsbotulismus 156
Somogyi-Phänomen
– Diabetes mellitus Typ 1 114
Sonnuntergangsphänomen
– Hydrozephalus 463
Sonographie
– Arthritis, juvenile, idiopathische 209
– Hirnblutungen 12
– Hüftgelenksdysplasie 522, 523
– Polyarthritis, seronegative 211
– Pränataldiagnostik 46
– Pubertas praecox vera 82
– Ureterabgangsstenose 413
Soor, Blizzard-Syndrom 73
Sopor, Laryngitis, subglottische 311
Sorbitklysmen
– Obstipation, chronisch-habituelle 362
soziale Beziehungsmuster
– sexueller Missbrauch 529
Spacer, Asthma bronchiale 321
Spätanfälle
– Epilepsie, posttraumatische 477
Spaltlampenuntersuchung
– Homozystinurie 97
Spannungskopfschmerz 482
Spannungspneumothorax 333
– Atem-Kreislauf-Stillstand 511
– Neugeborenes 15
Spasmen
– Brown-Séquard-Syndrom 272
– Tetanus 155
– Vitamin-D-Mangel-Rachitis 58
– Zerebralparese, infantile 490
Speichelfluss
– Epiglottitis, akute 312
– Ösophagusverätzungen 340
– Retropharyngealabszess 307
Speichererkrankungen 127
– Einteilung 127, 128
– Kleinwuchs 64
– lysosomale 130
– Splenomegalie 238
Spektrin
– Elliptozytose/Sphärozytose, hereditäre 225
Spermienmotilität
– Kartagener-Syndrom 316
Sphärozyten 225
Sphärozytose, hereditäre 224
– Splenektomie 225
Sphincter-Oddi-Dysfunktion
– Pankreatitis 381
Sphingolipidosen 127, 130
Sphingomyelinase-Defekt 132
Sphrintzen-Syndrom 42
Spielunlust
– Meningitis tuberculosa 164
Spina bifida
– Neuralrohrdefekt 457
– occulta 458
– – Enuresis 531
Spironolacton
– Hypertonie, arterielle 405
Splenektomie
– Asplenie 238
– Purpura, immunthrombozytopenische 244

– Spärozytose, hereditäre 225
Splenomegalie 238
– Agammaglobulinämie 202
– Anämie
– – autoimmunhämolytische 226
– – sideroblastische 233
– Elliptozytose, hereditäre 225
– Leukämie, chronisch-myeloische 251
– Sphärozytose, hereditäre 225
– Typhus abdominalis 157
Spondylarthritis/-arthropathie, juvenile 208, 212
Spondylitis
– Brucellose 159
– tuberculosa 165
Spontanabort
– Trisomie 21 35
Spontanfrakturen
– Osteomyelitis 148
– Skorbut 56
Spontanpneumothorax 333
– zystische Fibrose 323
sportliche Aktivitäten
– Anorexia nervosa 525
Sprachauffälligkeiten
– Autismus, frühkindlicher 533
Sprache, kloßige
– Epiglottitis, akute 312
Sprache, verwaschene
– Myasthenia gravis 448
Sprach(entwicklungs)störungen
– Legasthenie 532
– Migräne 483
– Otitis media acuta 310
– Vorsorgeuntersuchungen 520
– XXX-Syndrom 41
Spreizhosenbehandlung
– Hüftgelenksdysplasie 524
Sprosspilze 195
Spulwürmer 197
Sputum, purulentes
– Lungenabszess 330
SRY-Gen
– Intersexualität 86
– Hermaphroditismus verus 86
SSMA (supplementär-sensomotorisches Areal) 471
SSPE (subakute sklerosierende Panenzephalitis) 169
SSSS (Staphylococcal Scaled Skin Syndrom) 424
St.-Jude-Klassifikation
– Non-Hodgkin-Lymphome (NHL) 253
Stadium
– catarrhale, convulsivum bzw. decrementi, Pertussis 154
– incrementi, Typhus abdominalis 157
Stammfettsucht
– Cushing-Syndrom 78
Stammganglienverkalkungen
– Hypokalzämie 420
Stammhypotonie
– Parkinsonismus, infantiler 92
Stammzelltransplantation
– Arthritis, juvenile, idiopathische 213
– Leukämie
– – akute, lymphatische 249
– – akute, myeloische 250
– – chronisch-myeloische 252
– Neuroblastom 261
– Retinoblastom 263
Standataxie 494
Staphylococcal Scaled Skin Syndrome (SSSS) 424
– Diagnostik 425
– Epidermolyse 424
– Exfoliatine 424
– Staphylococcus aureus 150
Staphylococcus aureus 150
– Dermatitis, atopische 433
– Endokarditis 292
– Granulomatose 237
– Impetigo contagiosa 150, 424
– Kostmann-Syndrom 236

– Late-Onset-Sepsis 29
– Osteomyelitis 148
– Panaritium 425
– Pleuritis 332
– Pneumonie 329
– – neonatale 17
– Therapie 151
Staphylococcus epidermidis 150, 151
– Nosokomialinfektionen/-sepsis 29, 150
Staphylokokken(infektionen) 150
– Abszesse 150
– Agammaglobulinämie 202
– Anämie, autoimmunhämolytische 226
– B-Zell-Defekte 201
– koagulasenegative/-positive 150, 151
– Laryngitis, supraglottische 311
– Leberabszess 375
– Meningitis 146
– Otitis media acuta 310
– Panaritium 425
– Penicillinresistenz 150
– Perikarditis 294
– Sepsis 145
– Thyreoiditis, eitrige 71
– zystische Fibrose 324
Staphylokokkenpneumonie
– Lungenabszess 330
– Pneumothorax 15
Startle-Epilepsie 477
Statine, Hyperlipoproteinämie 141
statomotorischen Entwicklung
– SMA Typ II 444
Status
– asthmaticus 318
– epilepticus 477
Stauungspapille
– Hirntumoren 268
– Hydrozephalus 463
Steal-Effekt
– AV-Malformationen 486
Steatorrhö
– Blizzard-Syndrom 73
– Vitamin-D-Mangel-Rachitis 58
Steißbeinteratom 267
Stellungsanomalien der Füße
– Hüftgelenksdysplasie 523
Stellwag-Zeichen
– Hyperthyreose 70
Stereotypien
– Autismus, frühkindlicher 532
Sterilität
– Syndrom der immotilen Zilien 316
– zystische Fibrose 323
Sterintransporterinhibitor
– Hyperlipoproteinämie 141
Sternenhimmel, Varizellen 174
steroid-dependent nephrotic syndrome 398
steroid-resistant nephrotic syndrome 398
Steroidtherapie
– Dermatomyositis 453
– Polymyositis 453
Stevens-Johnson-Syndrom 428, 429
– Differentialdiagnose 425
STH, Blutglucose 106
STH-Mangel
– Hypoglykämie 110
Stickstoffelimination
– Harnstoffzyklusdefekt 103
– Hyperammonämie 103
Stickstoffmonoxid (NO)
– Mekoniumaspirationssyndrom 15
Stiernacken, Cushing-Syndrom 78
STIKO-Empfehlungen
– Impfungen 191
Still-Syndrom 209
– Arthritis 208
– Endokarditis 292
– Exanthem 209
– Fieberschübe 209
– Polyserositis 209
– Splenomegalie 238
– Therapie 214

Register

Stillen 50, 51
– Oxytocin/Prolaktin 51
– Schadstoffe 50
Stimmbandlähmung
– Säuglingsbotulismus 156
Stoffwechselerkrankungen
– Kleinwuchs 64
– Koma 502
– Neugeborenenscreening 521
Stomatitis
– aphthosa 177
– – Herpes-simplex-Infektion 176
– Candidiasis 196
– Kawasaki-Syndrom 217
– Kostmann-Syndrom 236
– Neutropenie 235
Stottern 533
– Vorsorgeuntersuchungen 520
Strabismus
– Hirntumoren 268
– Hydrozephalus 463
– Toxokariasis 198
– Vorsorgeuntersuchungen 518
Strafanzeige, Kindesmisshandlung 530
Strahlennephritis
– Nephritis, tubulointerstitielle 404
Strahlentherapie
– Ewing-Sarkom 266
– Retinoblastom 263
– Wilms-Tumor 258
Streptococcus bovis, mitis, mutans bzw. sanguis
– Endokarditis 292
Streptococcus pneumoniae 150
– Meningitis 146
– Pleuritis 332
– Pneumonie 329
Streptococcus pyogenes 148
– Exotoxine 148
– Impetigo contagiosa 150
– Oberflächenantigene 149
Streptokinase, Scharlach 149
Streptokokken
– β-hämolysierende der Gruppe A 148
– – Erysipel 425
– – Impetigo contagiosa 424
– – Late-Onset-Sepsis 29
– – Meningitis 146
– – Pneumonie, neonatale 17
– – rheumatisches Fieber 215
– hämolysierende der Gruppe B
– – Early-Onset-Sepsis 29
– – Osteomyelitis 148
– – Erythema nodosum 436
– Leberabszess 375
– Osteomyelitis 148
– Otitis media acuta 310
– Perikarditis 294
– Sepsis 145
– Thyreoiditis, eitrige 71
– zystische Fibrose 324
Streptokokkenangina 149
Streptolysin-O/-S, Scharlach 149
Streptomycin
– Nebenwirkungen 167
Stressfaktoren
– Diabetes mellitus Typ 1 112, 113
Stressulkus
– Niereninsuffizienz, akute 407
Striae
– distensae, Adipositas 527
– rubrae, Cushing-Syndrom 78
Stridor
– Differentialdiagnose 306
– Fremdkörperaspiration 313
– inspiratorischer
– – Diphtheriekrupp 153
– – Epiglottitis, akute 312
– – Eupnoe 311
– – Laryngo-/Tracheomalazie 304
– – Parainfluenza 181
– – Pseudokrupp 311
– – Ösophagusverätzung 340
– Reflux, gastroösophagealer 338

Strömungsgeräusch
– Vena-Galeni-Malformation 486
Strophulus infantum 435
strukturelle Chromosomenaberrationen 38
Struma 70
– diffusa 70
– Jod 71
– juvenile, euthyreote 71
– konnatale
– – Differentialdiagnose 305
– – Stridor 306
– neonatorum 70
– Neugeborenenhyperthyreose 70
– TRH-Test 71
Stuhl
– blutig-wässriger, Enterokolitis, pseudomembranöse 159
– blutiger
– – Invagination 348
– – Purpura Schönlein Henoch 391
– wässrig-schleimiger, Salmonellose 157
Stuhlentleerungen, fötide
– Hirschsprung-Krankheit 346
Stuhlkultur
– Gastroenteritis, akute, infektiöse 349
Stuhluntersuchung
– Gastroenteritis, akute, infektiöse 349
– Salmonellose 157
Sturge-Weber-Syndrom 499
Sturz zu Boden
– Epilepsie mit myoklonisch-astatischen Anfälle 470
Subarachnoidalblutung
– Aneurysmaruptur 487
– Kopfschmerzen 483
Subduralempyem, Sinusitis 308
Subduralhämatom
– Differentialdiagnose 464
– Kindesmisshandlung 529
– Kopfschmerzen 483
Subduralhygrom, Meningitis 146
subokzipitale Zele 494
Substanz P, Migräne 483
Succinylazetoazetat
– Tyrosinämie 93
Succinylazeton, Tyrosinämie 94
Succinylcholin
– Hyperthermie, maligne 456
– myotone Dystrophie 454
Suchreaktion 515
Suchreflex 514
Sudden Infant Death Syndrome s. SIDS 32
Sulfacetamid
– Glucose-6-Phosphat-Dehydrogenase-Mangel 231
Sulfamethoxazol
– Glucose-6-Phosphat-Dehydrogenase-Mangel 231
Sulfapyridin
– Glucose-6-Phosphat-Dehydrogenase-Mangel 231
Sulfasalazin
– Arthritis, juvenile, idiopathische 213
Sulfonamide
– Anämie, hämolytische 226
– – immunhämolytische 232
Sulfonylharnstoff-Rezeptorgen
– Hyperinsulinismus 108
Sultiam, Epilepsie, fokale 472
supplementär-sensomotorisches Areal (SSMA)
– Epilepsie mit fokal-sensorischen Anfällen 471
supraglottisches Ödem 311
supratentorielle Astrozytome 270
supratentorielle Tumoren 268
SUR1-Mutationen 108
– Hyperinsulinismus 108
Suralisbiopsie, HSAN 447
Surfactant, Ertrinkungsunfälle 508

Surfactantmangel 9
– Atelektasen 9, 330
– Atemnotsyndrom 9
swiss-cheese-VSD 279
Switch-Operation, arterielle
– Transposition der großen Arterien (TGA) 287
Sympathikolytika
– Hypertonie, arterielle 405
β₂-Sympathomimetika, Asthma bronchiale 321
sympathikomimetisches Syndrom 509
Synaptophysin, Hirntumoren 268
Syndrom
– der immotilen Zilien 315
– – mukoziliäre Clearance 316
– der inadäquaten ADH-Sekretion 68, 511
– – Hyperhydratation, hypotone 418
– – Meningitis tuberculosa 165
– des fragilen X-Chromosoms 41
Synkope
– Aortenstenose 276
– Differentialdiagnose 481
– sinuatriale Überleitungsstörung 300
– vasovagale 481
– Vorhofflattern/-flimmern 298
Synoviabiopsie
– Arthritis, juvenile, idiopathische 209
Synovitis
– Arthritis, juvenile, idiopathische/rheumatoide 208
Syphilis connata tarda 32
Syphilome 32
Syringobulbie 501
Syringomyelie 501
Systolikum, Maximum 273
Szintigraphie
– Gallengangsatresie, extrahepatische 368
– Reflux, gastroösophagealer 338

T

T3
– Hyperthyreose 70
– Hypoglykämie 106, 110
– Hypothyreose 69
T4
– freies
– – Hyperthyreose 70
– – Hypoglykämie 106, 110
– – Hypothyreose 69
– Kleinwuchs 64
Tabaksbeutelgesäß
– Zöliakie 357
Tabes dorsalis
– Syphilis connata tarda 32
Tâches bleues
– Pediculosis pubis 438
Tachyarrhythmie
– Vorhofflattern/-flimmern 298
Tachydyspnoe
– Alveolitis, exogen-allergische 331
– atrioventrikulärer Septumdefekt 284
– Bronchiolitis, akute 314
– Bronchitis, obstruktive 314
– Ductus arteriosus persistens (Botalli) 282
– Herzinsuffizienz 295
– Linksherz, hypoplastisches (HLH) 288
– Parainfluenza 181
– Pneumonie 328
– Truncus arteriosus communis 290
– zystische Fibrose 324
Tachykardie
– Anämie, neonatale 22
– Ductus arteriosus, persistierender 10
– Eisenmangelanämie 220
– Herzinsuffizienz 295
– Hyperthyreose 70

– Hypokaliämie 419
– Laryngitis, subglottische 311
– Methämoglobinämie 229
– Neugeborenenhyperthyreose 70
– Neugeborenensepsis 145
– paroxysmale 297
– – des älteren Kindes 297
– – Fetus 297
– – mit Reentry über eine akzessorische Leitungsbahn 297
– – Säuglinge 297
– – supraventrikuläre 297
– – ventrikuläre 297
– Phäochromozytom 79
– Pneumonie 328
– Sepsis 145
– ventrikuläre 297
Tachypnoe
– Anämie, neonatale 22
– Atemnotsyndrom 9
– Chlamydienpneumonie 161
– Hypoglykämie 27, 107
– Hypokalzämie, neonatale 28
– Lungenemphysem 332
– Neugeborenensepsis 29, 145
– Sepsis 145
– Zwerchfellhernie 16
Tacrolimus
– Hyperlipidämie 140
Taenia/Taeniasis 197, 199
– saginata 199
– solium 199
Tanner-Stadien
– Brustentwicklung 80
– Pubesbehaarung, Entwicklung 81
Targetzellen
– Sichelzellanämie 228
– Thalassaemia major 230
Tauchreflex
– Ertrinkungsunfälle 508
Tay-Sachs-Krankheit 128, 134
99ᵐ-Technetium-Szintigraphie
– Osteomyelitis 148
Teilhydrolysate, kuhmilchfreie 360
Teilleistungsschwäche
– Rolando-Epilepsie 473
Teleangiektasien
– Ataxia teleangiectatica 205
– kapilläre 485
– okulokutane 205
Temperaturmissempfindungen
– Epilepsie mit fokal-sensorischen Anfällen 471
Tenesmen
– Colitis ulcerosa 353
– EIEC 158
– Shigellose 158
Tensilontest
– Myasthenia gravis 448
Teratogenität, Vitamin A 57
Teratom
– Differentialdiagnose 258
– differenziertes 266
– Pseudopubertas praecox, isosexuelle 83
Terbutalin
– Asthma bronchiale 321
Terfenadin
– Long-QT-Syndrom, Kontraindikation 300
Terminalschlaf
– Epilepsie mit tonisch-klonischen Anfällen 467
testikuläre Feminisierung 87
– Androgenresistenz 87
testikuläre Insuffizienz
– Hypergonadismus, hypergonadotroper 85
Testisvergrößerung
– Syndrom des fragilen X-Chromosoms 41
Testosteron, Großwuchs 67
Testosteronbiosynthesedefekte 87
– 17β-Hydroxysteroid-Dehydrogenase 87
– Hypogonadismus, hypergonoadotroper 85

569

Register

Testotoxikose
– familiäre 83
– Pseudopubertas praecox, isosexuelle 83
Tetanie
– Di-George-Syndrom 202
– Hypokalzämie 420
– Hypoparathyreoidismus 73
– rachitogene, Vitamin-D-Mangel-Rachitis 58
Tetanus 155
– Meldepflicht 156
– neonatorum, Nabelinfektion 155
– Opisthotonus 155
– Rigor 155
– Risus sardonicus 155
Tetanus-Diphtherie-Vakzine 191
Tetanusimmunglobulin 155,191
Tetanusimpfung 191
Tetanusschutz
– Verbrennungen 508
Tetanustoxin 191
Tethered Cord
– Enuresis 531
– Mittellinienhautveränderung 501
Tetrahydrobiopterin
– Hyperphenylalaninämie 89
– Stoffwechsel 90
Tetraparese, beinbetonte/komplette 490
Tetrazykline
– Pseudotumor cerebri 485
TGA s. Transposition der großen Arterien 286
TH1-/TH2-Antwort
– Diabetes mellitus Typ 1 112
TH1-Zellen
– Hyper-IgE-Syndrom 206
TH1-Zytokine
– Arthritis, juvenile, idiopathische 208
Th2-Dominanz
– Hyposensibilisierung 322
Thalassaemia intermedia 231
Thalassaemia majo/minor 229
Thalassämie 229
– α-Thalassaemia minima/minor 231
– α-Thalassämie 231
– β-Thalassämie 229
– Differentialdiagnose 233
Thalliumvergiftung 509
Thelarche 80
– prämature 83
Theophyllin
– Apnoe 14
– Asthma bronchiale 321
Thiamin 54
– Kohlenhydratstoffwechsel 54
Thiaminmangel 54
– Laktatazidose 54
Thiaziddiuretika/Thiazide
– Diabetes insipidus renalis 402
– Hyperlipidämie 140
– Hyperkalzämie 420
Thiazolsulfon
– Glukose-6-Phosphat-Dehydrogenase-Mangel 231
Thin Basement Membrane Nephropathy 386
Thiolase, peroxismale, Defekt 135
Thomsen-Myotonie 454
Thorax, Glockenform
– bronchopulmonale Dysplasie 11
Thoraxdeformitäten
– Marfan-Syndrom 67
– Pneumothorax 16
Thoraxeinziehungen
– Laryngitis, subglottische 311
Thoraxschmerzen
– Perikarditis 294
– Pleuritis 332
Thrombasthenie Glanzmann 245
Thrombinbildung, DIG 242
Thromboembolie
– Atem-Kreislauf-Stillstand 511
– Homozystinurie 95
Thrombophilie
– Nierenvenenthrombose 394

Thrombose
– Differentialdiagnose 406
– Fallot-Tetralogie 285
– Homozystinurie 67
– Kawasaki-Syndrom 217
– nephrotisches Syndrom 396
Thrombozyten
– PL^{A1}-positive 23
Thrombozytenfunktionsstörungen 245
Thrombozyteninkompatibilität
– fetomaternale 23
Thrombozytenkonzentrate
– Purpura, immunthrombozytopenische 244
Thrombozytopenie 243
– Blutungsanämie 224
– Differentialdiagnose 243
– EHEC 158
– Fallot-Tetralogie 285
– hämolytisch-urämisches Syndrom 393
– HIV-Infektion 187
– isolierte hypoplastische 243
– Leukämie, akute, lymphatische 248
– – myeloische 250
– medikamenteninduzierte 243
– Meningokokkensepsis 152
– neonatale 23
– Neugeborenenmeningitis 29
– Nierenvenenthrombose 394, 395
– Polyglobulie/Hyperviskositätssyndrom 22
– Varizellen 174
– Wiskott-Aldrich-Syndrom 204
Thrombozytopoese
– Leukämie, akute, myeloische 249
Thrombozytose 245
– ischämischer/zerebraler Insult 488
– Vitamin-E-Mangel 61
Thymektomie, Myasthenia gravis 448
Thymusaplasie/-dysplasie
– Ataxia teleangiectatica 205
– Di-George-Syndrom 73, 202
– SCID 204
Thymusbedingte Verschattung
– Differentialdiagnose 331
Thymushyperplasie
– Myasthenia gravis 447
Thymushypoplasie
– Di-George-Syndrom 73, 202
Thyreoglobulin, Hypothyreose 69
Thyreoglobulin-Antikörper
– Hashimoto-Thyreoiditis 71
Thyreoidektomie, subtotale
– Hyperthyreose 70
Thyreoiditis 71
– akute, eitrige 71
– Autoimmunhepatitis 374
– chronisch-fibröse (Riedel) 72
– chronisch-lymphozytäre (Hashimoto) 71
– Differentialdiagnose 71
– Mumps 178
– subakute, nicht eitrige (de Quervain) 71
Thyreotoxikose
– Hyperkalzämie 420
L-Thyroxin, Hypothyreose 69
TIA (transitorisch-ischämische Attacke) 488
Tics 481, 492, 493
Tiefenhirnstimulation der Basalganglien
– Torsionsdystonie, primäre 492
TIN (tubulointerstitielle Nephritis) 403
Tinea 195
– capitis, corporis, faciei, manuum, pedum bzw. unguium 195
Tinnitus
– Neurofibromatose Typ 2 497
TLVF s. Lungenvenenfehlmündung, totale 291
TNF-α
– Arthritis,juvenile, idiopathische 208

Tocopherol 61
Todeszeichen
– SIDS 33
Tollwutimpfstoffe
– Guillain-Barré-Syndrom 444
Toluidinblau
– Glukose-6-Phosphat-Dehydrogenase-Mangel 231
(De-)Toni-Debré-Fanconi-Syndrom 96, 401
– Tubulopathien 399
– Tyrosinämie 93
tonisches Stottern 533
Tonnenform der Schneidezähne
– Hutchinson-Trias 32
tonsilläres Gewebe, fehlendes
– SCID 204
Tonsillektomie
– Schlafapnoe, obstruktive 309
Tonsillen
– gelbliche, Hypolipoproteinämie 141
Tonsillendiphtherie 153
Tonsillenhyperplasie
– Mononukleose, infektiöse 178
Tonsillitis
– catarrhalis 309
– virale 310
Tonsillopharyngitis
– Mononukleose, infektiöse 178
Tophi
– Lesch-Nyhan-Syndrom 142
TORCH-Infektionen 30
TORCH-Serologie
– Mikrozephalie 462
Torsade-de-pointes-Tachykardie 299
– Long-QT-Syndrom 299
Torsionsdystonie, primäre 492
Totgeburt 2
Toxic Shock Syndrome
– Differentialdiagnose 218
– Staphylococcus aureus 150
– Varizellen 174
Toxin A/B
– Enterokolitis; pseudomembranöse 159
toxische epidermale Nekrolyse 428
Toxocara/Toxokariasis 197
– canis/cati 198
– okuläre 198
Toxoplasma gondii 31
Toxoplasmose
– Differentialdiagnose 255
– HIV-Infektion 187
– Hydrozephalus 463
– Hyperbilirubinämie 20
– Krampfanfälle, neonatale 29
– Mikrozephalie 462
TPHA (Treponema-pallidum-Hämagglutinationstest) 32
tracheale Obstruktion 303
Tracheal ödem
– Ösophagusverätzungen 340
Trachealstenose
– angeborene 305
– Husten 303
– Stridor 306
Tracheitis
– Parainfluenza 181
tracheobronchiale Fehlbildungen
– Bronchusobstruktion 314
tracheobronchiale Lavage
– Mekoniumaspirationssyndrom 15
Tracheobronchitis
– Influenza 180
– Mycoplasma pneumoniae 160
Tracheomalazie
– kongenitale 304
– Stridor 306
tracheoösophageale Fistel
– Erbrechen 335
– Husten 303
– Ösophagusverätzungen 340
Tracheotomie
– Pneumothorax 333
Trachom
– Chlamydia trachomatis 161

Tragusdruckschmerz
– Otitis media acuta 310
TRAK
– Basedow-Syndrom 69
– Hyperthyreose 70
– Struma neonatorum 70
Traktionsreaktion
– Vorsorgeuntersuchungen 518
Tranexamsäure
– von-Willebrand-Syndrom 241
Transfusion 0-rh-negativer Erythrozyten
– Rh-Inkompatibilität 21
Transfusionszwischenfall
– Anämie, isoimmunhämolytische 226, 227
– Verbrauchskoagulopathie 242
α-1,4-1,6 Transglukosidase-Defekt 119
transitorisch-ischämische Attacke (TIA) 488
transitorische Hypogammaglobulinämie 201
Transportstörungen 96
Transposition der großen Arterien (TGA) 286
– arterielle Switch-Operation 287
– Ballonatrioseptostomie nach Rashkind 287
– Häufigkeit, relative 275
– Hämodynamik 286
Trematoden 196, 199
Tremor 492
– Differentialdiagnose 493
– Hyperthyreose 70
– Hypoglykämie 107
– Hypokalzämie, neonatale 28
– kinetischer 492
– Kugelberg-Welander-Muskelatrophie 444
– SMA Typ II 444
Treponema pallidum 30
Treponema-pallidum-Immobilisationstest 32
Treppensteigen
– Vorsorgeuntersuchungen 519
TRH-Test
– Struma 71
Trichinella spiralis 198
Trichinose 197, 198
Trichophyten 195
Trichterbrust
– Alkoholembryopathie 45
Trichuriasis 197, 198
Trichuris trichiura 197, 198
Trientine
– Wilson-Syndrom 380
Trigeminus 492
Triggerfaktoren/-substanzen
– Dermatitis, atopische 432
– Hyperthermie, maligne 456
Triglyzeride
– Abetalipoproteinämie 141
– Hypoalphalipoproteinämie 141
Trigonozephalus 460
Trihexyphenidyl
– Torsionsdystonie, primäre 492
Trikuspidalatresie 289
– Blalock-Taussig-Shunt 289
Trimenonanämie 219
Trinitrotoluol
– Glukose-6-Phosphat-Dehydrogenase-Mangel 231
Trinkschwäche
– Ahornsirupkrankheit 97
– atrioventrikulärer Septumdefekt 284
– Blutungen, intrakranielle 8
– Ductus arteriosus persistens (Botalli) 282
– Enterokolitis, nekrotisierende 25
– Hypoglykämie 107
– Meningitis 146
– Myasthenie, neonatale 448
– Neugeborenensepsis 29, 145
– Salzverlustkrise 75

Register

– Truncus arteriosus communis 290
– Tyrosinämie, transitorische 94
– Ventrikelseptumdefekt 280
– Werdnig-Hoffmann-
Muskelatrophie 443
Trinkwasser, Fluorgehalt 53
Triplett 297
Trismus, Tetanus 155
Trisomie 13 37
– Herzfehler, angeborene 275
– Neugeborenenreanimation 6
Trisomie 18 36
– Herzfehler, angeborene 275
– Mikrozephalie 462
– Neugeborenenreanimation 6
Trisomie 21 35
– atrioventrikulärer Septumdefekt
283
– Brushfield-Spots 36
– Herzfehler, angeborene 275
– IQ 36
– Kleinwuchs 63
– Klinik 36
– kraniofaziale Dysmorphie 36
– Leukämie, akute, myeloische 250
– Makroglossie 36
– Mikrozephalie 462
– mütterliches Alter 36
Trommelfellperforation
– Otitis media acuta 310
Trommelschlegelfinger
– Alveolitis, exogen-allergische 331
– Fallot-Tetralogie 285
– zystische Fibrose 325
α-Tropomyosin
– Kardiomyopathie, hypertrophe 296
Troponin-T-Gen
– Kardiomyopathie, hypertrophe 296
Trousseau-Zeichen
– Hypokalzämie 420
Truncus arteriosus communis 290
– Di-George-Syndrom 202
– Häufigkeit, relative 275
– Hmodynamik 290
Truncus brachiocephalicus
– Fehlabgang 305
Tryptophan
– Stoffwechselstörungen 101
TSC1- und TSC2-Gen, Mutationen
498
TSH
– Basedow-Syndrom 69
– Hyperthyreose 69, 70
– Hypoglykämie 106, 110
– Kleinwuchs 64
– Struma 71
TSH-Rezeptoren
– Basedow-Syndrom 69
T-SPOT.TB® 166
T-Suppressorzellfunktionsstörung
– Hashimoto-Thyreoiditis 71
Tuberin
– Hirnsklerose, tuberöse 498
Tuberkulinkonversion 166
Tuberkulintest
– Erythema nodosum 436
– Meningitis tuberculosa 165
– Miliartuberkulose 165
– Vorsorgeuntersuchungen 520
Tuberkulose 162, 303
– Abheilung 163
– AIDS 188
– Aspergillose 196
– asymptomatisch verlaufende
163
– BCG-Impfung 166
– Bronchiallymphknoten-
(perforation) 163
– Differentialdiagnose 307
– Erythema nodosum 436
– extrapulmonale 165
– gastrointestinale 165
– generalisierte 164
– Halslymphknoten 165
– Immunität 163
– kultureller Nachweis 166
– Meldepflicht 166
– Mendel-Mantoux-Test 165

– Meningitis 164
– – Therapie 166
– miliare 164
– Mykobakterien-DNA 166
– Nachweis von säurefesten Stäbchen
im Direktpräparat 166
– Nüchternmagensaftgewinnung 163
– Osteomyelitis 148
– PCR 166
– Perikarditis 166, 294
– – serosa 165
– Pleuritis 166
– – serofibrinosa exsudativa 165
– primär (un)komplizierte 166
– Primärinfiltrat/-komplex 163
– Risikofaktoren 163
– Röntgen-Thorax 166
– Skelett 165
– urogenitale 165
Tuberkulose-in-vitro-Vollbluttests
166
Tuberkulosebakterien
– Auramin-Rhodamin-Färbung 163
Tuberkulosehauttests 165
Tuberkulostatika
– Anämie, sideroblastische 233
tuberöse Hirnsklerose 268, 498
tubulointerstitielle Nephritis (TIN)
403
Tubulopathien 399
– Differentialdiagnose 61
– Hypokaliämie 419
Türkensäbeltibia
– Syphilis connata tarda 32
Tumoren, maligne 246
– Glomerulonephritis, membranöse
388
– 5-Jahres-Überlebensrate 247
Tumorrupturgefahr
– Wilms-Tumor 258
T-Wellen-Beurteilung, EKG 275
Tympanometrie
– Seromukotympanon 311
Typ-A-Insulinresistenz
– Diabetes mellitus 111
Typhus abdominalis 156, 157
Tyrosin
– Tyrosinämie 94
Tyrosinämie 93
– Aminolävulinsäure 94
– chronische 93
– De-Toni-Debré-Fanconi-Syndrom
93
– FAH-Gen 93, 94
– Fumarylazetoazetathydrolase 94
– hepatorenale 93
– Hyperbilirubinämie 20
– Lebertransplantation 94
– Leberversagen, fulminantes 94,
376
– Methionin 94
– NTBC-Therapie 94
– Pränataldiagnostik 94
– Succinylazeton 94
– transitorische 94
– Typ I 94
– – Cholestase 365
– – De-Toni-Debré-Fanconi-Syndrom
401
– – Tubulopathien 399
– Typ II 94
– Tyrosin 94
Tyrosinaminotransferase-Defekt
– Tyrosinämie, transitorische des Neu-
geborenen 94
– – Typ II 94
tyrosinarme Diät
– Tyrosinämie 94
Tyrosinstoffwechsel 93
T-Zell-Defekte 202
– Ataxia teleangiectatica 205
– primäre 203
– und B-Zelldefekte, kombinierte
203
– Ursachen 206
T-Zell-Lymphome
– EBV 178
– lymphoblastische 253

T-Zellen 200
– In-vitro-Stimulation 200

U

U1–U11 (Vorsorgeuntersuchungen)
514–520
UDPG-Transferase-Defekt
– Crigler-Najjar-Syndrom, Typ I/II
363
– Gilbert-Meulengracht-Syndrom
364
Übelkeit
– Botulismus 156
– Hyperkalzämie 74, 420
– Pankreatitis, chronische 381
– Phäochromozytom 79
– Schwartz-Bartter-Syndrom 68
– Vitamin-D-Intoxikation 61
Überfütterung, Erbrechen 335
Übergangsmilch 48
Überleitungsstörungen
– atrioventrikuläre 300
– sinuatriale 300
Übertransfusion,
plazentaoneonatale 4
Überwärmung
– Neugeborenes 3
Uhrglasnägel
– Fallot-Tetralogie 285
Ulkus, peptisches
– Gastrointestinalblutung 336
Ullrich-Turner-Syndrom 39
– Aortenisthmusstenose 277
– Diabetes mellitus 111
– Echokardiographie 40
– Herzfehler, angeborene 275
– Hypogonadismus, hypergonadotro-
per 84, 85
– Kleinwuchs 63
– Östrogene 40
– Wachstumshormontherapie 40
– Zöliakie 357
Ultraschalluntersuchung s. Sonogra-
phie
Unfälle 507
– Kindesmisshandlung 528
– Prophylaxe 507
Unfallprävention
– Vorsorgeuntersuchungen 520
uniparentale Disomie (UPD) 42
Unruhe
– Hyperthyreose 70
– Vitamin-A-Überdosierung 57
Unterernährung/Untergewicht
– Anorexia nervosa 525
– Pubertas tarda 84
Unterkühlung
– Neugeborenes 3
Untersuchung
– entwicklungsneurologische
515
UPD (uniparentale Disomie)) 42
Urämie, Erbrechen 335
urämisches Koma
– Niereninsuffizienz, akute 407
Urate, amorphe
– Urin, roter 384
Ureaplasmen, Pneumonie 329
Urease, Helicobacter pylori 341
Ureterabgangsstenose 413, 414
Ureterkinking
– Ureterabgangsstenose 413
Uretermündungsstenose 414
– Ausscheidungsurographie 414
– Hydronephrose 413, 414
– Nephrostomie 414
Urethritis
– Chlamydia trachomatis 162
– nichtgonorrhoische 162
Uridin-Diphosphat-4-Epimerase-De-
fekt 122
Uridin-Diphosphat-Galaktose-4-Epi-
merase-Defekt
– Neugeborenenscreening 122
Urin, roter 383
– Ursachen 384

Urinkultur
– Harnwegsinfektionen 412
– Sepsis 145
Urinnachdunklung
– Alkaptonurie 95
Urinproduktion
– Neugeborenes 3
Urinsediment
– Harnwegsinfektionen 412
Urinuntersuchung
– Vorsorgeuntersuchungen 520
Urobilinogen
– Hepatitis B 371
Uroflowmetrie, Enuresis 531
Urogenitalfehlbildungen
– Alkoholembryopathie 45
Urogenitalinfektionen
– Mycoplasma hominis 160
Urogenitaltuberkulose 165
– Leukozyturie, sterile 165
Urographie
– Zystennieren 411
Uropathie, obstruktive
– Differentialdiagnose 406
– Niereninsuffizienz, chronische 407
Ursode(s)oxycholsäure
– Cholelithiasis 369
– zystische Fibrose 327
Urticaria pigmentosa 440
Urtikaria 434
– allergische (akute) 434, 435
– Anämie, isoimmunhämolytische 227
– anaphylaktischer Schock 435
– Dermographismus 435
– Echinokokkose 375
– Kuhmilchallergie 360
– Mastzelldegranulation 434
– nichtallergische (chronische) 434,
435
– Quaddelbildung 434
– Sofortreaktion vom Typ I 434
Uterusrückbildung
– Muttermilchernährung 47
Uveokeratitis, Mumps 178

V

Vakuolenmyopathie 455
Vakuumaspiration 46
Valin
– Ahornsirupkrankheit 97
– Stoffwechselstörungen 97
Valproat(therapie)
– Differentialdiagnose 103
– Epilepsie mit tonisch-klonischen An-
fälle 468
– Leberversagen, fulminantes 376
Vanillinmandelsäure
– Phäochromozytom 79
Varicella- Zoster-Virus
– attenuierter 194
Varicella-Zoster-Immunglobulin 174
Varicella-Zoster-Virus 174, 175
Varizellen 174
– Enzephalitis 174
– HIV-Infektion 187
– Immunisierung/Impfung 174
– ischämischer/zerebraler Insult 488
– Juckreiz 174
– Komplikationen 174
– konnatale 174
– Sternenhimmel 174
– Zerebellitis 174
– Zinkhaltige Schüttelmixturen 175
Varizellenembryopathie 174
Varizellensyndrom, fetales 174
Varizenblutung
– portale Hypertonie 378
vaskuläre Malformationen, ZNS 485
Vaskulitis
– allergische 152
– Differentialdiagnose 218, 352
– Glomerulonephritis, rapid progres-
sive 390
– Hypertonie 404
– Kawasaki-Syndrom 217
– leukozytoklastische 391
– Purpura Schoenlein Henoch 391

571

Register

– Verbrauchskoagulopathie 242
– Wiskott-Aldrich-Syndrom 204
Vasodilatatoren
– Hypertonie, arterielle 405
Vasokonstriktion
– Retinopathia praematurorum 11
Vasopressin-V2-Rezeptor-Gen-Mutation, Diabetes insipidus renalis 401
VDAR I/II (Vitamin-D-abhängige Rachitis Typ I/II) 60
vegetarische Ernährung, mütterliche
– Stillen 50
– Vitamin-B$_{12}$-Mangel 50
vegetative Symptome
– Epilepsie mit tonisch-klonischen Anfällen 468
Vena-Galeni-Malformation 485, 486
– Hydrocephalus internus 486
– Strömungsgeräusch 486
– Volumenbelastung, kardiale 486
Venenpunktionen
– Pneumothorax 333
Ventrikel
– linker, Ausflussbehinderungen 275
– rechter, Ausflussbehinderung 279
Ventrikelblutungen
– Hydrozephalus 463
Ventrikelerweiterung
– Hirnblutungen 12
Ventrikelseptumdefekt
– Angiokardiographie 281
– Auskultations- und Untersuchungsbefunde 273
– Begleitfehlbildungen 280
– Di-George-Syndrom 202
– drucktrennender 280
– Echokardiographie 281
– Eisenmenger-Reaktion 280
– EKG 280
– Endokarditisprophylaxe 293
– Hämodynamik 280
– Häufigkeit, relative 275
– Herz-Lungen-Transplantation 281
– Hypertonie, pulmonale 281
– Kasuistik 281
– Klinik 280
– Links-Rechts-Shunt 279
– muskulärer Defekt 279
– nichtdrucktrennender 280
– NO-Beatmung 281
– perimembranöser Defekt 279
– Prostazyklininfusion 281
– Rechtsherzinsuffizienz 281
– Röntgen-Thorax 281
– Transposition der großen Arterien (TGA) 286
– Trikuspidalatresie 289
– Verschluss 281
ventrikuloperitonealer Shunt
– Pseudotumor cerebri 485
Verätzungen
– Gastrointestinalblutung 336
– Ösophagus 340
Verbrauchskoagulopathie 242
– Anämie, isoimmunhämolytische 227
– Diagnostik 242
– Differentialdiagnose 406
– Meningokokkensepsis 145
– Pankreatitis 380
– Therapie 243
– Zehenspitzennekrose 242
Verbrennungen/Verbrühungen 507, 508
– Gradeinteilung 507
– Infektionsgefahr 507
– Inhalationstrauma 508
– Kindesmisshandlung 528
– Neunerregel 508
– Schockprophylaxe 508
– Tetanusschutz 508
– Verbrauchskoagulopathie 242
– Wundversorgung 508
Vergiftungen 509
– Aktivkohle 510
– Alkohol 511
– anticholinerges Syndrom 509

– Antidepressiva, trizyklische 511
– Atem-Kreislauf-Stillstand 511
– Austauschtransfusion 510
– Azetylsalizylsäure 511
– Blei 509
– Checkliste 510
– cholinerges Syndrom 509
– Cyanid 511
– De-Toni-Debré-Fanconi-Syndrom 401
– Diagnostik 510
– Dialyse 510
– Digoxin 511
– Diurese, forcierte 510
– Epidemiologie 509
– Erbrechen, induziertes 510
– extrapyramidales Syndrom 509
– Frostschutzmittel 511
– Giftentfernung, primäre/sekundäre 510
– Glykoside 509
– Hämofiltration 510
– Kammerflattern/-flimmern 299
– Leberzirrhose 377
– Magenspülung 510
– Methylenglykol 511
– Nikotin 511
– Opiate 509
– Paracetamol 511
– sympathikomimetisches Syndrom 509
– Symptome 510
– Syndrome 509
– Thallium 509
– Therapie 510, 511
– Zeichen 509
Verhaltensauffälligkeiten/-störungen
– Alkoholembryopathie 43
– Hypoglykämie 107
– Phenylketonurie 90
– sexueller Missbrauch 529
– Vorsorgeuntersuchungen 520
Verhaltenstherapie, Enuresis 531
Verkalkungen, intrakranielle
– CMV-Infektion 31
– Toxoplasmose 31
Vermisagenesie
– Dandy-Walker-Syndrom 495
Verotoxin, EHEC 158
Verrucae
– planae juveniles 426
– vulgares et plantares 426
Verwirrtheit
– Endokarditis 292
– Hyperkalzämie 420
Very-Long-Chain-Acyl-CoA-Dehydrogenase-(VLCAD-)Mangel 125
– Neugeborenenscreening 521
Verzögerungsinsulin
– Diabetes mellitus Typ 1 114
vesikoureteraler Reflux 414
– Differentialdiagnose 406
– Hypertonie 404
Vestibularis-Schwannom
– Neurofibromatose Typ 2 497
Vibrio cholerae, Diarrhö 335
Vierfingerfurche, Trisomie 21 36
Vincristin, Schwartz-Bartter-Syndrom 68
Viridansstreptokokken
– Endokarditis 292
Virilisierung
– adrenogenitales Syndrom 74, 75, 76
virusbedingte Hauterkrankungen 426
Virushepatitis 369
Virusinfektionen 169
– AIDS 188
– Diabetes mellitus Typ 1 111
– Splenomegalie 238
Virusmeningitis 147
Viruspapillome 426
Viruspneumonie, Husten 303
visuelle Anfälle 471
Visusminderung/-verlust
– Iridozyklitis 211
– Retinoblastom 263

Vitamin A 57
– Teratogenität 57
– Überdosierung 57
Vitamin-A-Intoxikation
– Hyperkalzämie 420
– Pseudotumor cerebri 485
Vitamin-A-Mangel 57
Vitamin B$_1$ 54
Vitamin B$_2$ 54
Vitamin B$_6$ 55
– Überdosierung 55
Vitamin-B$_6$-abhängige Krampfanfälle 28
Vitamin-B$_6$-Abhängigkeit
– Homozystinurie 96
Vitamin-B$_6$-Mangel 55
– Krampfanfälle, zerebrale 55
– Neugeborenenkrämpfe 467
Vitamin B$_{12}$ 56
Vitamin-B$_{12}$-Malabsorption 355
Vitamin-B$_{12}$-Mangel 50
– Anämie, megaloblastäre 221
– Cyanocobalamin 221
– Kasuistik 50
– vegetarische Ernährung 50
Vitamin C 56
Vitamin-C-Mangel 56
Vitamin D 53, 57
– Bedarf 58
– Funktionen 58
– Muttermilch 49
– Säuglingsernährung 53
Vitamin-D-abhängige Rachitis Typ I/II (VDAR I/II) 60
– Differentialdiagnose 59
Vitamin-D-Intoxikation 61
– Differentialdiagnose 420
– Hyperkalzämie 61, 420
– Proteinurie 396
Vitamin-D-Mangel 58
– alimentärer 58
– Hypokalzämie, neonatale 28
Vitamin-D-Mangel-Rachitis 58
– Differentialdiagnose 59, 61, 420
– Hyperparathyreoidismus 74
– Hypokalzämie 420
– Kleinwuchs 63
– Komplikationen 58
– Labor 59
– Röntgen 58
– Zöliakie 357
Vitamin-D-refraktäre/resistente Rachitis
– Differentialdiagnose 59
– Zystinose, nephropathische 96
Vitamin-D-Resistenz
– De-Toni-Debré-Fanconi-Syndrom 401
Vitamin D$_2$ 57
Vitamin D$_3$ 57
– Rachitis 59
1,25-[OH]2-Vitamin-D$_3$ 57
– Pseudohypoparathyreoidismus 73
Vitamin E 61
Vitamin-E-Mangel 61
Vitamin H 56
Vitamin K 61
– Muttermilch 49
Vitamin K$_1$
– Vitamin-K-Mangel 23
Vitamin K$_2$
– Vitamin-K-Mangel 23
– Vorsorgeuntersuchungen 514
Vitamin-K-Mangel 23, 61, 241
– Gallengangshypoplasie, intrahepatische 367
– hämorrhagische Diathese 241
– Koagulopathien 241
– Muttermilch 23
– Muttermilchernährung 241
– Neugeborenes 23
– PPSB 242
– Vitamin K$_2$ 23
– Vitamin K$_1$ 23
Vitamin-K-Mangelblutung 23
– Zöliakie 357
Vitamin-E-Mangel 61
Vitamine 54

– fettlösliche 57
– Muttermilch 49
– wasserlösliche 54
Vitiligo 440
– Autoimmunhepatitis 374
– Blizzard-Syndrom 73
VLCAD-Defekt/-Mangel 125
– Neugeborenenscreening 521
VLDL (Very Low Density Lipoproteins) 137
Völlegefühl, Botulismus 156
Vogelhalterlunge 331
Vogt-Einteilung
– Ösophagusatresie 337
Vollmondgesicht
– Cushing-Syndrom 78
Volumenbelastung, kardiale
– Vena-Galeni-Malformation 486
Volumenmangelschock
– Dehydratation, isotone 416
Volvulus
– Erbrechen 335
– Gastrointestinalblutung 336
– zystische Fibrose 323
von Gierke-Krankheit 116
von-Willebrand-Syndrom 241
– Faktor-VIII, C-Aktivität 241
– Schleimhautblutungen 241
– Tranexamsäure 241
Vor- und Rückwärtsgehen, freies 519
Vorderhornkerne
– motorische, Aplasie, partielle 462
Vorhofflattern/-flimmern 298
– EKG 298
Vorhofseptumdefekt 282
– Auskultations- und Untersuchungsbefunde 273
– Auskultationsbefund 283
– Echokardiographie 283
– Häufigkeit, relative 275
– Trikuspidalatresie 289
Vorlast (preload)
– Herzinsuffizienz 295
Vorsorgeuntersuchungen 513
– Abstützreaktion 518
– Bewegungsstörungen, zerebrale 518
– Checkliste 513
– Ernährungsberatung 519
– Feinmotorik 514
– Grobmotorik 514
– Hüftgelenksdysplasie 522
– J1–J2 520
– motorische Entwicklung 518, 519
– Primitivreflexe 513
– psychomotorische Entwicklung 513
– U1–U11 514–520
VSD s. Ventrikelseptumdefekt 279
Vulvovaginitis, Candidiasis 196
VWF-Ag, von-Willebrand-Syndrom 241
VZV-IgM-Antikörper 175
VZV-Pneumonie, neonatale 17

W

Wachstumshormon
– Hypoglykämie 106, 110
Wachstumshormonmangel 66
– Arginin-Stimulationstest 65
– Clonidintest 65
– Diagnostik 64
– Endorganresistenz 64
– GRH-Test 65
– hGH 66
– Hypoglykämie 64, 107
– Hypopituitarismus 110
– Insulinhypoglykämietest 65
– isolierter 64
– Kleinwuchs 63
– kompletter 64
– Schlaftest 65
Wachstumshormontherapie
– Ullrich-Turner-Syndrom 40
Wachstumsphasen 62

Register

Wachstumsretardierung
- Anorexia nervosa 526
- Cushing-Syndrom 78
- Niereninsuffizienz, chronische 408
- Phosphatdiabetes 60
- Ullrich-Turner-Syndrom 39
Wachstumsstillstand
- Polyarthritis, seropositive 210
Wachstumsverlauf
- Kleinwuchs 66
Wärmeantikörper
- Anämie, autoimmunhämolytische 226
Wärmeintoleranz, Hyperthyreose 70
Wärmeregulation, Neugeborenes 3
WAGR-Syndrom
- Wilms-Tumor 257
Walker-Warburg-Syndrom 451, 452
Warzen
- Cantharidin 427
- filiforme 426
- Laserexzision 427
- Salizylsäure 427
WAS-Gen, Mutationen 204
Wasser 416
- Zufuhr, tägliche 47
Wasserbedarf 416
- Neugeborenes 3
- täglicher 47
Wasserintoxikation
- Hyperhydratation, hypotone 418
Wassermangel 416
Wasserüberschuss 418
Wasserumsatz 416
Wasting-Syndrome, AIDS 188
Waterhouse-Friderichsen-Syndrom 77, 152
- Addison-Krise 77
- Addison-Syndrom 76
- Meningokokkensepsis 146, 151, 152
Weber-Ramstedt-Pylorotomie
- Pylorusstenose, hypertrophe 343
Wegener-Granulomatose
- Glomerulonephritis, rapid progressive 390
Weichteilblutungen
- Hämophilie A 239
Weichteilhypertrophie
- Klippel-Trénaunay-Syndrom 500
Weichteilschwellung
- Langerhans-Zell-Histiozytosen 256
Weichteilverkalkungen
- Hyperkalzämie 420
- Vitamin-D-Intoxikation 61
weiße Leber
- Reye-Syndrom 378
weißer Addison 77
Wenckebach-Block 300
Werdnig-Hoffmann-Muskelatrophie 442, 443
- Blickdiagnose 443
- Fibrillieren der Zunge 443
- floppy infant 443
- Muskeleigenreflexe 443
- Polymyoklonien 443
Wermer-Syndrom 80
Wesensveränderung
- Hirntumoren 268
West-Syndrom 467, 473
- Hypsarrhythmie 475
- Kasuistik 475
- Therapie 480
White Spots
- Hirnsklerose, tuberöse 498
WHO-Klassifikation
- Hirntumoren 268
- Hodgkin-Lymphom 254
Williams-Beuren-Syndrom 42
- Aortenstenose 275
- Kleinwuchs 63
Wilms-Tumor 257
- Bauchpalpation 258
- Beckwith-Wiedemann-Syndrom 67
- Chemotherapie 257, 258

- Hypertonie 404
- Kasuistik 258
- Klarzelltyp 257, 258
- Sonographie 259
- Stadieneinteilung 258
- Strahlentherapie 258
- WAGR-Syndrom 257
- WT1 257
Wilson-Syndrom 379
- ATP7B-Gen, Mutation 379
- Coeruloplasmin 380
- D-Penicillamin 380
- De-Toni-Debré-Fanconi-Syndrom 401
- Diagnostik 380
- hepatische Symptome 380
- Ikterus 380
- Kayser-Fleischer-Kornealring 379, 380
- Lebertransplantation 380
- Leberversagen, fulminantes 376
- Proteinurie 396
- Tubulopathien 399
- Zink 380
Windeldermatitis 431
- Candida albicans 196, 431
- Nystatinpaste 431
Windpocken 174
Winterenteritis
- Rotavirusinfektion 183
Wirbelbogenschlussdefekt
- Spina bifida occulta 458
Wiskott-Aldrich-Syndrom 204
- Differentialdiagnose 418
- Non-Hodgkin-Lymphome 252
- Pseudotumor cerebri 485
- Thrombozytopenie, neonatale 24
- und Lebendimpfungen 205
Wolf-Syndrom 39
Wolff-Gang 86
Wolff-Parkinson-White-(WPW-)Syndrom 297
WT1, Wilms-Tumor 257
Würgemale, Kindesmisshandlung 528
Wundexzision, Tetanus 155
Wundinfektion/-versorgung, Verbrennungen 508
Wurmerkrankungen 197
WWS s. Walker-Warburg-Syndrom 452

X

X-Chromosom, fragiles 41
X-chromosomal vererbte Adrenoleukodystrophie 135, 136
- Addison-Syndrom 76
Xanthinoxidase-Defekt 142
Xanthinurie 142
Xanthome
- Glykogenose Typ Ia 117
- Hypercholesterinämie 138
- Lipoproteinlipase-Defekt 139
- Phytosterinämie 140
Xerophthalmie
- Vitamin-A-Mangel 57
45, X0 s. Ullrich-Turner-Syndrom 39
XX-Gonadendysgenesie
- Hypergonadismus, hypergonadotroper 85
XXX-Syndrom 41
- Klinefelter-Syndrom 66
46,XX/46,XY-Chimärismus
- Hermaphroditismus verus 86
47, XXY s. Klinefelter-Syndrom 40
XY-Gonadendysgenesie
- Hypergonadismus, hypergonadotroper 85
XYY-Syndrom 41
- Großwuchs 66

Y

Yersinia
- enterocolitica 158
- - Arthritis, reaktive 214
- - Diarrhö 335
- pestis 158
- pseudotuberculosis 158
Yersinien/Yersiniose
- Gastroenteritis, akute, infektiöse 158, 348

Z

Zahnanomalien
- Hyper-IgE-Syndrom 206
Zahndurchbruch
- Fluorid 53
- verzögerter, Vitamin-D-Mangel-Rachitis 58
Zahndystrophie
- Hypokalzämie 73
Zahnfleischblutungen
- Skorbut 56
Zahnhygiene
- Endokarditis 293
Zahnschmelzdefekte
- Vitamin-D-Mangel-Rachitis 58
Zecken
- FSME-Virus 186
- Lyme-Borreliose 168
β-Zellhyperplasie
- Hyperinsulinismus 108
Zellweger-Syndrom 135
- Differentialdiagnose 365
Zentralvenenthrombose
- Mumps 178
zentrische Fusion 38
zentrotemporale Spikes
- Epilepsie, benigne 472
zerebelläre Ausfälle
- FSME 186
Zerebellitis
- Varizellen 174
zerebrale kavernöse Malformationen 486
zerebraler Abszess
- Kopfschmerzen 483
zerebraler Gigantismus 67
zerebraler Insult 488
Zerebralparese, infantile 489–491
- ataktische 490, 491
- athetotische 490
- - Bilirubinenzephalopathie 19
- Botulinumtoxin 491
- dyskinetisch-spastische 490
- hypertone Bewegungsstörungen 491
- Obstipation 336
- Reflux, gastroösophagealer 338
- spastische 490
- - Asphyxie, perinatale 7
zerebrohepatorenales Syndrom 135
Zerebrosidsulfatase, Defekt 133
Zestoden 196
ziliäre Dysfunktion/Dyskinesie 315
- Bronchiektasen 316
- Bronchusobstruktion 319
- Differentialdiagnose 319
- Syndrom der immotilen Zilien 316
Zink, Wilson-Syndrom 380
Zinkhaltige Schüttelmixturen
- Varizellen 175
Zirkulation, periphere
- Neugeborenes 2
Zirkulationsstörungen
- Verbrauchskoagulopathie 242
ZNS-Agenesien 462
ZNS-Aneurysmen 487
ZNS-Erkrankungen, vaskuläre 485
ZNS-Lymphome 268
ZNS-Malformationen, vaskuläre 485
ZNS-Missbildungen
- Krampfanfälle, neonatale 29
ZNS-Toxoplasmose, AIDS 188
Zöliakie 355, 356
- Anti-Endomysium-IgA-Antikörper 357

- Antigewebstransglutaminase-antikörper 357
- Antigliadinantikörper 357
- Diabetes mellitus Typ 1 115
- Diarrhö 336
- Differentialdiagnose 358, 359
- Dünndarmbiopsie 358
- Eisenmangelanämie 357
- Erbrechen 335
- genetische Faktoren 356
- getreidehaltige Beikost 357
- glutenfreie Ernährung 357
- glutenhaltige Nahrungsmittel 357
- IgA-Mangel 358
- Kasuistik 359
- Komplikationen 358
- latente 357
- Pathogenese 357
- Pubertas tarda 84
- Serologie 358
- silente 357
- Umweltfaktoren 357
- Vitamin-D-Mangel-Rachitis 58
- Vitamin-K-Mangel 241
Zoster
- ophthalmicus 175
- oticus 175
- - Differentialdiagnose 445
Zottenatrophie
- Kuhmilchallergie 360
Zungenatrophie
- Curshmann-Steinert-Muskeldystrophie 454
Zungenlähmung
- Botulismus 156
Zungenpapillenatrophie
- Pellagra 55
Zwangshaltungen des Kopfes
- Hirntumoren 268
Zwangsstörungen
- Anorexia nervosa 525
- Differentialdiagnose 493
Zwerchfellhernie 16
- Atemgeräusche 16
- Atemnotsyndrom 16
- Babygramm 17
- PFC-Syndrom 18
- Pneumothorax 15
- Röntgen-Thorax 16
Zwerchfellkrämpfe
- Tetanus 155
Zwerchfellparese
- Atelektasen 330
- Dyspnoe 303
- Landry-Paralyse 153
Zwergwuchs
- hypophysärer 64
- Kretinismus 69
- Pfaundler-Hurler-Syndrom 129
Zwinker-Tics 493
Zyanose
- Alveolitis, exogen-allergische 331
- Apnoe 14
- Asphyxie, perinatale 6
- Atemnotsyndrom 9
- Emphysem, kongenitales 305
- Fallot-Tetralogie 284, 285
- Herzinsuffizienz 295
- Hypoglykämie 107
- Laryngitis, subglottische 311
- Lungenemphysem 332
- Lungenvenenfehlmündung, totale 291
- Mekoniumaspirationssyndrom 15
- Methämoglobinämie 229
- Ösophagusatresie 337
- PFC-Syndrom 18
- Pneumonie 328
- Pneumothorax 16
- Polyglobulie 233
- Pulmonalatresie mit intaktem Ventrikelseptum 288
- Tracheal-/Bronchusstenose 305
- Transposition der großen Arterien (TGA) 287
- Trikuspidalatresie 289
- Zwerchfellhernie 16
zyanotische Affektkrämpfe 481

573

Register

Zyklusstörungen
– Insulinresistenzsyndrom 111
Zylindrurie
– Nephritis, tubulointerstitielle 403
β-Zystathioninsynthetase-Defekt, Homozystinurie 95
Zyste, porenzephale
– Hirnblutungen 12
Zystennieren 410
– Urographie 411
Zystenruptur
– Echinokokkose 375
Zystin, Zystinurie 96
Zystinkristalle
– Zystinose, nephropathische 97
Zystinose 96
– De-Toni-Debré-Fanconi-Syndrom 401
– nephropathische 96
– – Vitamin-D-refraktärer Rachitis 96
– Proteinurie 396
– Tubulopathien 399
Zystinurie 96
– D-Penicillamin 96
– Nephrolithiasis 96
– Tubulopathien 399

zystische Fibrose 303, 323
– Amenorrhö 324
– Antibiotika 326
– antiinflammatorische Therapie 326
– Aspergillose, allergische, bronchopulmonale 324
– Atelektasen 324
– Bronchiektasen 316, 324
– Bronchodilatatoren 326
– Bronchusobstruktion 314, 319
– CFTR-Gen 323, 326
– Chloridkanal, cAMP-abhängiger 323
– Cholestase 325, 365
– Cholezystitis 324
– Diabetes mellitus 111, 324
– Differentialdiagnose 154, 209, 319, 346
– Drüsen, submuköse, Obstruktion 324
– Dysmenorrhö 324
– Dyspnoe 303
– Ernährung, hyperkalorische 327
– Fassthorax 325
– Gentherapie 327

– Hepatomegalie 325
– Hyperbilirubinämie 20, 325
– Hypertonie, pulmonale 324
– Infektionen, rezidivierende 324
– Infertilität 324, 325
– Inhalationstherapie 326
– Invagination 347
– Kasuistik 328
– Leberzirrhose, biliäre 324, 325, 327
– Lungenfunktion 326
– Lungentransplantation 327
– Maldigestion 325
– Mekoniumileus 25, 325, 327
– mukoziliäre Clearance 323
– Natriumresorption 323
– Neugeborenenscreening 326
– Organbeteiligungen 323
– Otitis media 325
– Pankreasenzyme 327
– Pankreasfunktion 326
– Pankreasinsuffizienz 325
– Pankreatitis 324, 380, 381
– Physiotherapie 326
– Pränataldiagnostik 326
– Pseudomonas aeruginosa 324

– Pubertas tarda 84
– Reflux, gastroösophagealer 338
– Rektumprolaps 327
– Rhinopharyngitis 306
– Schweißtest 314, 326
– Sinusitis 325
– Skoliose 325
– Therapie 326
– Trommelschlegelfinger 325
– Ursodeoxycholsäure 327
– Vitamin-D-Mangel-Rachitis 58
– Vitamin-K-Mangel 241
– hämorrhagische, Adenovirusinfektion 183
– Harnwegsinfektionen 412
Zystizerkose 199
Zystomanometrie
– Reflux, vesikoureteraler 415
Zystoskopie, Reflux, vesikoureteraler 414
Zytokine 200
Zytomegalievirusinfektion s. CMV-Infektion
Zytotoxin
– Enterkolitis, pseudomembranöse 159